Lehrbuch der Entstauungstherapie

Ihr Bonus als Käufer dieses Buches

Als Käufer dieses Buches können Sie kostenlos unsere Flashcard-App „SN Flashcards" mit Fragen zur Wissensüberprüfung und zum Lernen von Buchinhalten nutzen. Für die Nutzung folgen Sie bitte den folgenden Anweisungen:

1. Gehen Sie auf **https://flashcards.springernature.com/login**
2. Erstellen Sie ein Benutzerkonto, indem Sie Ihre Mailadresse angeben, ein Passwort vergeben und den Coupon-Code einfügen.

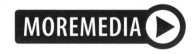

Ihr persönlicher „SN Flashcards"-App Code   5F8D2-5D2ED-22B52-B6147-D8C5B

Sollte der Code fehlen oder nicht funktionieren, senden Sie uns bitte eine E-Mail mit dem Betreff **„SN Flashcards"** und dem Buchtitel an **customerservice@springernature.com.**

Günther Bringezu · Otto Schreiner
Hrsg.

Lehrbuch der Entstauungstherapie

Manuelle Lymphdrainage, Kompressionstherapie, Muskel- und Gelenkpumpeffekte und andere Verfahren

5., vollständig überarbeitete Auflage

Mit einem Geleitwort von Werner Siems

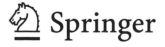 Springer

Hrsg.
Günther Bringezu
Akademie Dampsoft
Eckernförde, Deutschland

Otto Schreiner
Lymphakademie Deutschland
Hannover, Deutschland

ISBN 978-3-662-60575-2   ISBN 978-3-662-60576-9   (eBook)
https://doi.org/10.1007/978-3-662-60576-9

Die Deutsche Nationalbibliothek verzeichnet diese Publikation in der Deutschen Nationalbibliografie; detaillierte bibliografische Daten sind im Internet über http://dnb.d-nb.de abrufbar.

Springer

Foto Umschlag: © Otto Schreiner, Hannover

Springer ist ein Imprint der eingetragenen Gesellschaft Springer-Verlag GmbH, DE und ist ein Teil von Springer Nature.
Die Anschrift der Gesellschaft ist: Heidelberger Platz 3, 14197 Berlin, Germany

Im Andenken an die Entwickler der Manuellen Lymphdrainage und der Komplexen physikalischen Entstauungstherapie:
das Ehepaar Estrid (1898–1996) und Dr. phil. Emil Vodder (1896–1986),
den Allgemeinmediziner Dr. med. Johannes Asdonk (1910–2003),
den Arzt, Wissenschaftler und Lymphologen Prof. Dr.h.c. Prof. Dr.med. Michael Földi (1920–2018).
Nicht vergessen werden sollen all die Fachlehrer, die begleitend zu den Inauguratoren die Lehre mit weiterentwickelt und weiterverbreitet haben. Desgleichen die zahllosen Therapeuten, die durch ihre engagierte Arbeit diese Therapieform zum Wohle der Patienten angewandt und auch damit weiterentwickelt haben.

Geleitwort

Das Fachgebiet der Lymphologie ist interdisziplinär, vielseitig, komplex, natürlich praxisrelevant und patientenorientiert. Und das trifft in vollem Maße auch auf das Buch zu, das Günther Bringezu und Otto Schreiner nun schon in der fünften Auflage herausgeben. Die komplexe physikalische Entstauung (KPE) ist eine anerkannte Behandlungsmethode, um Ödeme unterschiedlicher Ursachen zu behandeln. Sie ist auf die Anatomie und Physiologie des Lymphgefäßsystems und auf die individuelle Ödembeschaffenheit abgestimmt. Bringezu und Schreiner, zwei Spezialisten und absolute Profis des Fachgebietes, beschreiben in ihrem Lehrbuch nicht nur die klassischen Grundlagen von Ödemen, sondern erarbeiten und diskutieren Behandlungskonzepte der mit Ödemen verbundenen Krankheitsbilder und deren praktische Umsetzung.

In den dreißiger Jahren des vergangenen Jahrhunderts behandelte der aus Dänemark stammende Masseur Emil Vodder (1896–1986) einen Patienten mit geschwollenen Halslymphknoten mit einer sanften Massage. Offenbar konnte man lymphatische Stauungen mit einer solchen milden Massagetechnik lindern oder gar beseitigen. Vodder hatte krankheitsbedingt das Studium der Medizin abgebrochen und sich der physikalischen Medizin zugewandt. 1928 wurde ihm von der Universität Brüssel aufgrund einer kunsthistorischen Dissertation der Titel des Doktors der Philosophie (Dr. phil) verliehen. 1929 ging er zusammen mit seiner Frau Estrid Vodder, die 1923 in Berlin Heilpraktikerin geworden war, nach Frankreich.

1932 arbeitete Vodder als Masseur an der Côte d'Azur in Frankreich, wo sich damals viele Engländer mit geschwollenen Halslymphknoten zur Kur aufhielten. Mehrere dieser Patienten behandelte Emil Vodder eben mit einer milden Massagetechnik, eigentlich wider alle Regeln der medizinischen Kunst, sollten doch solche Lymphknoten nicht gereizt, ja nicht einmal berührt werden. Er jedoch konnte die Stauungen mit streichenden, kreisenden und pumpenden Griffen abdrainieren. Warum gelang ihm dies? In Paris studierte er das Buch „Die Anatomie der Lymphgefäße" von Marie Philibert Constant Sappey (1810–1896).

Vodder dachte nach und probierte, und er baute ein Gerüst einer neuen Methode auf. Er stellte dann wenig später in Paris seine Grundgriffe „Stehender Kreis", „Pumpgriff", „Schöpfgriff" und „Drehgriff" vor. Dies war der Beginn der Entwicklung einer genialen Methode, der Manuellen Lymphdrainage, die mittlerweile im Zentrum der Komplexen Physikalischen Entstauungstherapie, abgekürzt KPE, steht. Die Vodder'schen Lymphdrainagegriffe orientieren sich bis heute an diesen Sappey'schen Darstellungen aus dessen Buch „Die Anatomie der Lymphgefäße", das Vodder so intensiv studiert hatte. 1936 stellte Vodder seine Methode erstmals auf der Weltausstellung in Paris vor. Im gleichen Jahr publizierte er die Methode in der „Révue d'hygiène individuelle" und in der Zeitschrift „Ny Tid og Vi" und dokumentierte so seine Priorität der Methodologie. In den 1950er-Jahren reiste Emil Vodder in mehrere Länder Europas und hielt Vorträge. Er bildete zusammen mit seiner Frau Estrid Therapeuten für die Ausübung der Methode aus.

Dennoch wurde die manuelle Lymphdrainage lange Zeit „nur" der sogenannten Alternativmedizin zugerechnet und deshalb von vielen Ärzten und Wissenschaftlern nicht akzeptiert.

1967 wurde die „Gesellschaft für manuelle Lymphdrainage nach Dr. Vodder" unter anderem von Emil Vodder, Johannes Asdonk (1910–2003) und Günther Wittlinger (1940–2013), einem Masseur aus Walchsee, gegründet. Die Gesellschaft führte jährlich wissenschaftliche und praktische Arbeitstagungen mit dem Ziel durch, die Wirksamkeit der manuellen Lymphdrainage zu beweisen. Aus ihr entstand 1976 die „Deutsche Gesellschaft für Lymphologie".

1969 hatte Asdonk in Essen die erste Schule zur Ausbildung von Physiotherapeuten in manueller Lymphdrainage gegründet, in der auch das Ehepaar Vodder als Lehrer eingesetzt wurde. 1972 gründete Asdonk dann im Schwarzwald die weltweit erste lymphologische Fachklinik. Ab 1974 wurde die manuelle Lymphdrainagetherapie kassenüblich und somit von den Krankenkassen bezahlt. Vor allem mit dem Engagement der Ärzte Johannes Asdonk und Michael Földi (1920–2018), beide ehemalige enge Mitarbeiter von Emil Vodder, hatte sie die Aufnahme in die Schulmedizin erreicht.

In Deutschland, Österreich und der Schweiz hatte und hat die Lymphologie hervorragende Vertreter, die das Fachgebiet in der Klinik, Ausbildung und der Forschung voranbrachten und voranbringen. Dazu gehörte auch Prof. Stefan Kubik, der längere Zeit das Anatomische Institut an der Universität Zürich leitete und der entscheidend dazu beitrug, weiße Stellen in der Anatomie der Lymphgefäße und Lymphknoten farbig auszufüllen.

Bringezu und Schreiner tragen dazu bei, die Weiterbildung von Therapeuten voranzubringen, auf wissenschaftlicher und praxisbezogener Basis. Ihr Buch leistet dazu einen hervorragenden Beitrag, nunmehr schon seit Jahren. Ich selbst bin stolz, in diese Weiterbildungen einbezogen zu sein und darüber hinaus in der angewandten Grundlagenforschung Feinmechanismen der Pathophysiologie und Pathobiochemie des Lymphödems und der Entstauung bearbeiten zu können. So haben wir eindeutige Beweise dafür gefunden, dass beim Lymphödem toxische Oxidationsprodukte wie Oxysterole und Aldehyde und somit Sauerstoffradikale und oxidativer Stress eine wichtige Rolle spielen. Bei diesen Forschungen haben wir viele Repräsentanten der Lymphologie in Deutschland und im Ausland kennengelernt. Und bei den Weiterbildungsaufgaben haben wir auch die Herren Bringezu und Schreiner kennen und schätzen gelernt, die Herausgeber des hier vorliegenden Buches. Wir wissen, wie eng in ihrem Denken das praktische klinische Herangehen, das Bemühen um praxisrelevante Weiterbildung und das Bestreben um praxisnahe Forschung verbunden sind. Wir wünschen dem grandiosen Buch weiterhin gute Verbreitung und der Methode der komplexen physikalischen Entstauung weiteres Aufblühen in der deutschen und der europäischen Medizin.

Prof. Dr. med. Dr. sc. med. Werner Gerhard Siems
Arzt, Biochemiker, Prof. h.c. Universität Salzburg
Mitglied der Akademie der Wissenschaften New York (NYAS), USA
Goslar, am 20. September 2019

Vorwort zur 5. Auflage

Wir, die beiden Herausgeber und Autoren des Buches sind seit etwa 4 Jahrzehnten im Bereich der Entstauungstherapie tätig. Ende der 1970er-/Anfang der 1980er-Jahre haben wir die Manuelle Lymphdrainage bei ihren „Urvätern" erlernt. Zuerst nach der „Vodder-Methode" und danach bei Herrn Dr. Asdonk persönlich. Der Manuellen Lymphdrainage ist es zu verdanken, dass der Entstauungsgedanke immer mehr in den Vordergrund physiotherapeutischen Denkens rückte und heute einen breiten Raum einnimmt.

Es muss 1997 gewesen sein, als wir gemeinsam mit dem Springer Verlag beschlossen, eine umfangreiche Publikation zum Thema Manuelle Lymphdrainage zu wagen, die das Zeug hatte, als Lehrbuch zu fungieren. Nach diesem ersten Entschluss gingen wir ein noch weiterreichendes Wagnis ein, nämlich nicht nur die Therapieform Manuelle Lymphdrainage als Paradedisziplin der Entstauungsmöglichkeiten zu erläutern, sondern die gesamte Bandbreite der (etablierten) Möglichkeiten in ihrer Gesamtheit darzustellen. Dies war bis dato ein absolutes Novum. Die 1. Auflage erschien im Jahre 2000.

Nun hat *unser Kind* von damals das Erwachsenenalter erreicht, hat über die beiden Jahrzehnte tausende Physiotherapeuten und Masseure in ihrer beruflichen Weiterbildung begleitet. In diesen beiden Jahrzehnten hat sich naturgemäß vieles geändert. Und, um in der Anfangsmetapher zu bleiben, *unser Kind* ist erwachsen geworden!

Waren es anfänglich (bis zur 2. Auflage) noch zwei Bände, die das komplexe Thema der Entstauungstherapie repräsentierte, wurde der Inhalt ab der 3. Auflage in einem Band zusammengefasst. Der Seitenumfang ist stetig gewachsen, was dem Zuwachs an Wissen auf dem Gebiet der Lymphologie entspricht, was aber auch die teilweise geänderte Sichtweise in der Physiotherapie und die Verzahnung von ehemals getrennt betrachteten Vorgehensweisen widerspiegelt. Das geradezu typische Beispiel dafür stellt die osteopathische bzw. manualtherapeutische Möglichkeit der Beeinflussung tiefer Venen- und Lymphgefäßverläufe dar. Während mit der Vodder'schen Technik in hervorragender Weise das oberflächliche Lymphgefäßsystem beeinflussbar ist, endet eine zielgerichtete Förderung mit dem Übertritt der Gefäße ins Körperinnere. Hier kann die Manuelle Therapie in Verbindung mit der Atmung helfen.

Auch die Aufmachung des Werkes hat sich in dieser Zeit geändert und verdeutlicht den rasanten Wandel der letzten beiden Jahrzehnte hinsichtlich der technischen Möglichkeiten. Mit der 4. Auflage steht dieses Lehrbuch zur klassischen Erscheinung als Printexemplar auch als E-Book-Version zur Verfügung.

In der 4. Auflage hatten wir geradezu einen Paradigmenwechsel gewagt, indem wir erstmals die „Regel" durchbrachen und eine einzige „Schulmeinung" vertraten, sondern unsere Auffassung darlegten: Aus unserer Sicht ist die Manuelle Lymphdrainage ein geradezu geniales Vermächtnis des Ehepaares Vodder, die es nicht verdient hat, als „seine einzig wahre und richtige" Technik dargestellt zu werden, sondern zum „Allgemeinwissen" gehört. Wir haben damals (2014) mit dem leider inzwischen verstorbenen Claus Wenz die Grifftechnik und -auffassung von Asdonk, der diese Technik unbezweifelbar wesentlich mitgeprägt hat, in dieses Lehrbuch übernommen. Erstmals war damit nachvollziehbar, dass die vom Ehepaar Vodder entwickelte und von Asdonk weiter ausgebaute Grifftechnik sich zwischen den heute existierenden Schulen keinesfalls gravierend unterscheidet. Diese Auffassung deckte sich mit unserer persönlichen Erfahrung, da wir sowohl die „Vodder'sche Originalmethode" als auch die Asdonk'sche „Version" erlernt haben. Die lange Zeit künstlich aufrechtgehaltenen „Unterschiede" waren und sind eine (höchstens marketinginitiierte) Illusion.

Da sich die Physiotherapie im Wandel befindet und deren Akademisierung voranschreitet, verlangt eine Diskussion und Darstellung von Techniken heute zunehmend nach wissenschaftlichen Belegen. Wir haben versucht, dem in dieser neuen Auflage gerecht zu werden, indem wir die stetig wachsende Zahl von relevanten Studien an entsprechender Stelle zitierten. Dadurch kann sich jeder Leser selbst überzeugen und erhält einen Überblick über die weitreichenden Behandlungsmöglichkeiten der verschiedenen Ödeme.

Auch bei der Erarbeitung der 5. Auflage konnten wir wieder auf die Mitarbeit versierter Ko-Autoren zurückgreifen und sogar noch einige neue hinzugewinnen. Ohne diese Mithilfe, die wir von Anfang an hatten, wäre dieses Projekt niemals möglich gewesen und wir können uns für diese Unterstützung durch deren Expertise gar nicht genug bedanken. Außerdem hat uns PD Dr. Pieper von der radiologischen Klinik der Universität Bonn die Erlaubnis erteilt, die von ihm gefertigten magnetresonanzlymphographischen Abbildungen zu benutzen, um an der einen oder anderen Stelle die Aussagen noch weiter zu verdeutlichen. Dafür sind wir außerordentlich dankbar.

Wir danken auch den Mitarbeitern des Springer-Verlages für ihr Vertrauen und für ihre Bereitschaft, unsere Vorstellungen zu verwirklichen und, soweit irgend möglich, umzusetzen.

Ganz besonders bedanken wir uns bei unseren Ehefrauen für deren geradezu unendliche Geduld mit uns!

Günther Bringezu
Otto Schreiner
Eckernförde an der Ostsee und Lindau an der Schlei
Frühjahr 2020

Vorbemerkungen zum Konzept des Buchs

» Ein Gramm Wissen ist einem Zentner Überzeugung und einer Tonne Meinung bei weitem vorzuziehen. (Manès Sperber)

Wir mussten mit diesem Werk eine Art Spagat vollführen, da wir einerseits alle physiotherapeutischen Methoden darstellen wollten, die sich zur Behandlung von Stauungen eignen, wobei der *Manuellen Lymphdrainage* hierbei ein besonders breiter Raum gewidmet wird. Berücksichtigt werden andererseits jedoch auch Aspekte, die nicht direkt mit der Beseitigung von Schwellungen zu tun haben, so z. B. die schmerzlindernde und die beruhigende Wirkung, die besonders in der Kopfschmerzbehandlung genutzt wird (Sektion VIII Weitere Indikationen). Dies ist nur ein typisches Beispiel für unser Vorhaben, all diese therapeutischen Einzelaspekte, die üblicherweise isoliert betrachtet werden, in einen Behandlungskontext zu den entstauungstherapeutischen Überlegungen zu stellen. In den Kapiteln, in denen die relevanten Beschwerdebilder erläutert und diskutiert werden (also ab ▶ Kap. 13) fließt quasi alles zusammen in den dortigen Behandlungskonzepten.

Einen weiteren Schwerpunkt bildet die *Kompressionstherapie*. Auch diese Therapieform ist unserer Ansicht nach in der Massage- und Physiotherapieausbildung noch nicht angemessen vertreten.

Die übrigen entstauungsfördernden Maßnahmen werden jeweils nur in dem Ausmaß beleuchtet, wie es zur Klarstellung ihrer Rolle bei der Ödembehandlung nötig war. Die *Muskel- und Gelenkpumpmechanismen* (nicht zu vergessen die sog. „Hautpumpe") und die rückflussfördernden Mechanismen der *Atmung* beispielsweise sind quasi „gewünschte Nebenwirkung" des üblichen bewegungstherapeutischen Vorgehens. Trotzdem werden gerade diese Aspekte im Allgemeinen unterschätzt bzw. nicht in ausreichendem Maße zielgerichtet eingesetzt.

In den ▶ Kap. 1 und 2 werden „Trans-Paint"-Darstellungen des Lymphgefäßsystemes verwendet. Es handelt sich dabei um ein spezielles Darstellungsverfahren, das die menschliche Anatomie besonders wirklichkeitsnah wiedergibt. Der Begriff „Trans-Paint" ist rechtlich geschützt, über die Rechte verfügen Tjado Galic und Otto Schreiner. Die Wiedergabe und Verwendung von Trans-Paint-Abbildungen ist ohne ausdrückliche Erlaubnis unzulässig. Zuwiderhandlungen unterliegen den Strafbestimmungen des Warennamenschutzgesetzes. Nähere Informationen zu Trans-Paint gibt Tjado Galic, Köbelingerstr. 1., 30159 Hannover (E-Mail: tjado.galic@googlemail.com).

Um den Lesefluss nicht zu stören, wurde im Fließtext meist nur die männliche Form von Berufs- und Personenbezeichnungen verwendet, also statt „Therapeutin/Therapeut" nur „Therapeut", statt „Ärztin/Arzt" nur „Arzt" etc. Selbstverständlich ist immer auch die weibliche und jegliche andere Form gemeint.

Zur Ergänzung der Informationen in Buch haben wir für Sie weiterführende, unterstützende und organisatorische Hilfsmittel bzw. Anregungen entwickelt. Gern dürfen Sie dieses Angebot im Zuge der Entstauungstherapie in Anspruch nehmen.

Zahlreiche Merkblätter und Vordrucke zur Befunderhebung und Dokumentation, Musteranschreiben an Ärzte im Hinblick auf Nachverordnungen von MLD/KPE und/oder Kompressionsbandagierungen und vieles mehr finden Sie auf SpringerLink unter der ISBN 978-3-662-60576-9 .

Günther Bringezu
Otto Schreiner
März 2020

Inhaltsverzeichnis

III   Posttraumatische und postoperative Schwellungen

IV   Rheumatisch bedingte Schwellungen

V   Venöse Abflussstörungen

VI   Lymphödeme

VIII   Weitere Indikationen für die Manuelle Lymphdrainage

Die Herausgeber

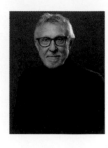

Günther Bringezu
- Ausbildung zum Masseur und medizinischen Bademeister mit anschließender mehrjähriger Tätigkeit
- Leitung des Kurmittelhauses Damp sowie der Physikalischen Abteilung der Ostseeklinik Damp
- Mitbegründer des Lehrinstitutes Physikalische Therapie und Sportmedizin Damp 1982
- 1983 Prüfung zum Fachlehrer für Manuelle Lymphdrainage/ Komplexe Physikalische Entstauungstherapie und seit dieser Zeit Tätigkeit als Lehrkraft am Lehrinstitut Damp
- Von 1984 Leitende Lehrkraft, seit 1990 bis Dezember 2008 auch Leiter der Akademie Damp (Lehrinstitut)
- Autor diverser Veröffentlichungen zu den Themen Sportphysiotherapie, Manuelle Lymphdrainage, Kopfschmerztherapie und diverser Massagetechniken
- Erlangung der Lizenz Sportphysiotherapie des Deutschen Sportbundes
- Vorsitzender des Prüfungsausschusses zur Prüfung von Fachlehrern für Manuelle Lymphdrainage/Komplexe Physikalische Entstauungstherapie (von 2002 bis Ende 2005)
- Langjähriger ehemaliger Dozent an der Universität Flensburg
- Weitere Dozententätigkeit in Deutschland und Österreich
- Seit 2012 selbstständige Tätigkeit (Coaching und medizinische Fortbildungsservices) (▶ http://www.guenther-bringezu.de)

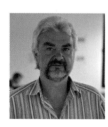

Otto Schreiner
- Ausbildung als Masseur und medizinischer Bademeister
- Ausbildung als Physiotherapeut
- Tätigkeit in verschiedenen Kliniken und privaten Praxen, zunächst als Masseur/medizinischer Bademeister, später als Physiotherapeut
- Stellvertretender Leiter des Kurmittelhauses Damp/Physikalische Abteilung der Ostseeklinik Damp
- Zahlreiche Weiterbildungen wie Marnitz-Therapie, Manuelle Lymphdrainage, Manuelle Therapie, PNF, Sportphysiotherapie
- Tätigkeit als geprüfter Fachlehrer für Manuelle Lymphdrainage und Komplexe Physikalische Entstauungstherapie seit 1985
- Zahlreiche Vorträge und Unterrichtstätigkeiten in diversen Weiterbildungskursen der Akademie Damp sowie anlässlich verschiedener Fachkongresse zu Themen wie Manuelle Lymphdrainage, Elektrotherapie, Sportphysiotherapie
- Zahlreiche Veröffentlichungen in Fachzeitschriften
- Seit 2010 fachlicher Leiter der Lymphakademie Deutschland (▶ http://www.lymphakademie.de)

Die Autorinnen und Autoren

Freerk T. Baumann

Klinik I für Innere Medizin, Universitätsklinik Köln, Centrum für Integrierte Onkologie Aachen Bonn Köln Düsseldorf, Köln, Deutschland

Josef Beuth

Institut zur wissenschaftl. Evaluation naturheilkundlicher Verfahren, Universitätsklinik Köln, Köln, Deutschland

Günther Bringezu

Coaching und med. Forgildungsservices, Fachlehrer für Manuelle Lymphdrainage/Komplexe Physikalische Entstauungstherapie, Eckernförde, Deutschland

Constance Daubert

SRH Hochschule für Gesundheit, Karlsruhe, Deutschland

Hermann Ewald

Ökumenisches Zentrum für Hospizarbeit und Palliativmedizin, Katharinen-Hospiz am Park, Flensburg, Deutschland

Tjado Galic

Heilpraktiker/Klassische Homöopathie, Hannover, Deutschland

Ramin Ilbeygui

Arzt für Allgemeinmedizin, Facharzt für Orthopäde und orthopädische Chirurgie, Pamhagen, Österreich

Nina Kock

Essity, BSN MEDICAL GMBH, Hamburg, Deutschland

Dmitrij Reder

Fachlehrer für MLD/KPE, Fachlehrer für Manuelle Therapie und Orthopädische Medizin, Dozent der IAOM (International Academy of Orthopedic Medicine), Bremen, Deutschland

Bodo Richardt

Lehrbeauftragter für Marnitz-Therapie, Wangerooge, Deutschland

Claudia Schmalz

Palliativmedizin, Geschäftsführende Oberärztin der Klinik für Strahlentherapie, Universitätsklinikum Schleswig-Holstein, Campus Kiel, Karl-Lennert-Krebscentrum, Kiel, Deutschland

Barbara Schreiner

Physiotherapiepraxis „Der Physio", Süderbrarup, Deutschland

Otto Schreiner

Physiotherapeut Fachlehrer für Manuelle Lymphdrainage/komplexe physikalische Entstauungstherapie, Fachlicher Leiter der Lymphakademie Deutschland, Hannover, Deutschland

Nicole Stachowitz

Fachlehrerin für MLD/KPE, Praxis „Die Lymphspezialisten", Hamburg, Deutschland

Paul Streibl

Fachlehrer für Manuelle Lymphdrainage/Komplexe Physikalische Entstauungstherapie, Kappeln, Deutschland

Harald Trettin

Facharzt für Neurologie und Psychiatrie, Physikalische Therapie/Sportmedizin, Kagel, Deutschland

Claus Wenz[†]

Mannheim, Deutschland

Bernhard Wiedenhofer

Dermatologe, Facharzt für Allergologie und Naturheilverfahren, Treia, Deutschland

Michael Zippe

Facharzt für Gynäkologie, Rieseby, Deutschland

Allgemeine theoretische Grundlagen

Inhaltsverzeichnis

Blutkreislauf, Interstitium und Lymphgefäßsystem

Otto Schreiner

Inhaltsverzeichnis

Elektronisches Zusatzmaterial Die elektronische Version dieses Kapitels enthält Zusatzmaterial, das berechtigten Benutzern zur Verfügung steht https://doi.org/10.1007/978-3-662-60576-9_1. Die Videos lassen sich mit Hilfe der SN More Media App abspielen, wenn Sie die gekennzeichneten Abbildungen mit der App scannen.

© Springer-Verlag GmbH Deutschland, ein Teil von Springer Nature 2020
G. Bringezu, O. Schreiner (Hrsg.), *Lehrbuch der Entstauungstherapie*,
https://doi.org/10.1007/978-3-662-60576-9_1

1.1 Einleitung: Salz-Wasser-Haushalt

Der menschliche Körper besteht zum größten Teil aus Wasser. Beim Erwachsenen macht es etwa 66 %, beim Neugeborenen sogar 75 % des Körpergewichtes aus. ◻ Abb. 1.1 zeigt, wie sich das Wasser unter physiologischen Bedingungen in den einzelnen Flüssigkeitsräumen verteilt.

Die Aufnahme der täglich notwendigen Wassermenge von ca. 2,5 l erfolgt zum größten Teil über die feste und flüssige Nahrung; lediglich ca. 300 ml Wasser entstehen durch oxidativen Abbau von Kohlenhydraten, Fett und Eiweiß. Die gleiche Wassermenge wird wieder abgegeben, und zwar v. a. über die Nieren (ca. 1,4 l Urin/Tag), die Lungen und die Haut (knapp 1 l/Tag) sowie über den Stuhl (lediglich 100 ml).

Der Wasser- und damit auch der Salzhaushalt unterliegen weit reichenden, überwiegend hormonellen Steuermechanismen, die die Filtervorgänge in der Niere beeinflussen. Tritt beispielsweise ein Wasser- und Elektrolytverlust (z. B. durch vermehrtes Schwitzen) ein, erkennen Osmo-Rezeptoren, die hauptsächlich im Hypothalamus angesiedelt sind, das gestörte Verhältnis zwischen Salz und Wasser im Blutplasma. In diesem Fall werden über das antidiuretische Hormon ADH, auch Adiuretin oder Vasopression genannt, nachfolgende komplexe Vorgänge initiiert. ADH wirkt insbesondere an den Sammelrohren der Niere und führt dazu, dass es zur Wasserretention und zur Permeabilitätssteigerung in den distalen Tubuli und den Sammelrohren kommt, sodass eine verstärkte Harnkonzentrierung erfolgt. Zusätzlich wirkt es vasokonstriktorisch. Gleichzeitig wird über Angiotensin II, ein in der Leber gebildeter vasokonstriktorischer Wirkstoff ein verminderter Zustrom zur Niere bewirkt, mit dem Effekt der Senkung der glomerulären Filtrationsrate. All dies hat eine verminderte Wasserausscheidung zur Folge. Angiotensin II löst gleichzeitig ein Durstgefühl (hypothalamusabhängig) aus. Darüber hinaus stimuliert Angiotensin II das Nebennierenrindenhormon Aldosteron, welches die

verminderte Ausscheidung von Flüssigkeit über die Niere sowie den Darm und gleichzeitig eine Verminderung der Speichel- und Schweißproduktion bewirkt. Aldosteron ist wiederum gemeinsam mit dem Renin, welches direkt im glomerulären Apparat gebildet wird, für die Bildung von Angiotensin II verantwortlich – eingebunden im Renin-Angiotensin-Aldosteron-System (RAAS).

Eine erhöhte Flüssigkeitszufuhr mit der Folge der zeitweiligen Erhöhung des wasserbedingten Plasmavolumens führt im Gegenzug zur vermehrten renalen Wasserausscheidung, da ansonsten die Gefahr einer erhöhten Belastung des Herz-Kreislaufsystems bestünde. An den Vorgängen dieser Volumenregulierung sind wiederum komplexe Regulationsmechanismen beteiligt. Das vorab beschriebene RAAS kann ebenfalls zur Erhöhung der renalen Ausscheidungsrate beitragen, unterstützt und „moduliert" durch ein weiteres Hormon, das ANP. Dieses Akronym steht für atriales natriuretisches Peptid, welches sinnvollerweise in den Vorhöfen des Herzens freigesetzt wird, wiederum initiiert durch dortige Volumenrezeptoren, die bei vermehrter Vorhofdehnung ansprechen (diese Volumenrezeptoren befinden sich übrigens auch in den Lungenvenen). Durch diese gemeinsame „Kooperation" ist es möglich das jeweils zirkulierende Blutvolumen zu kontrollieren und zu regulieren.

Das Phänomen der sog. „Nykturie" bei Patienten mit schwergradiger Rechtsherzinsuffizienz lässt sich so erklären: das schwache Herz führt zu einer venösen Hypervolämie mit der Folge der venösen Drucksteigerung und damit verbunden zur weiteren Steigerung der kapillären Filtrationsrate. Deshalb gelangt tagsüber vermehrt Wasser in das Interstitium, v. a. in Körperregionen, die der Schwerkraft besonders ausgesetzt sind, also vorwiegend in den Beinen. Nachts, bei vorwiegend horizontaler Körperhaltung vermindert sich der venöse Überdruck mit der Folge der jetzt einsetzenden Rückresorption dieses Überschusses aus dem Interstitium. Dadurch vermehrt sich zwangsläufig das Plasmavolumen mit der Folge der erhöhten renalen Ausscheidungsrate.

An der Regelung dieser osmotischen Balance sind zudem das Schilddrüsenhormon Calcitonin, das an der Niere die Elektrolytausscheidung (v. a. von Phosphat-, Calcium-, Natrium-, Kalium- und Magnesiumionen) steigert, das Kortisol aus der Nebennierenrinde, das die renale Wasserausscheidung herabsetzt und gleichzeitig auch die Natriumausscheidung hemmt, und die Östrogene, die ebenfalls zur Wasser- und Salzzurückhaltung (Retention) führen, beteiligt.

Diese komplexe Balance wird letztlich deshalb angestrebt, um das innere Milieu der einzelnen Zelle konstant zu halten, die ja alle wichtigen Substanzen aus der interstitiellen Flüssigkeit aufnimmt und wiederum Substanzen in sie abgibt. Damit sich dieses Milieu nicht in kürzester Zeit erschöpft (quasi „umkippt"), bedarf es

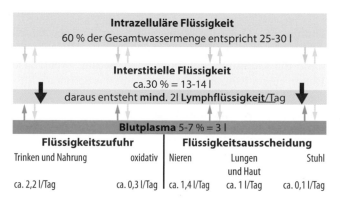

Intrazelluläre Flüssigkeit
60 % der Gesamtwassermenge entspricht 25-30 l

Interstitielle Flüssigkeit
ca. 30 % = 13-14 l
daraus entsteht mind. 2 l Lymphflüssigkeit/Tag

Blutplasma 5-7 % = 3 l

Flüssigkeitszufuhr		Flüssigkeitsausscheidung		
Trinken und Nahrung	oxidativ	Nieren	Lungen und Haut	Stuhl
ca. 2,2 l/Tag	ca. 0,3 l/Tag	ca. 1,4 l/Tag	ca. 1 l/Tag	ca. 0,1 l/Tag

◻ **Abb. 1.1** Flüssigkeitsverteilung auf die einzelnen Flüssigkeitsräume sowie Zufuhr- und Ausscheidungsmenge

einer ständigen Erneuerung. Dies geschieht über den Austausch durch das Plasma, das über die arteriellen Blutgefäße antransportiert wird, sowie über den Rücktransport zum einen durch Wiederaufnahme an den Blutkapillaren in das venöse Plasma und zum anderen über die Lymphgefäße.

Bereits in den 70er-und auch 80er-Jahren stellten u. a. Castenholz, Földi, Hauck und Tischendorf endgültig klar, dass Blutkreislauf und Lymphgefäßsystem bei höher entwickelten Wirbeltieren und natürlich auch beim Menschen funktionell eine untrennbare Einheit bilden. Gerade in der Kreislaufperipherie, d. h. im Bereich der terminalen Blutgefäße und der initialen Lymphgefäße, wird diese funktionelle Einheit deutlich. Dennoch wurde zur Erklärung der Austauschvorgänge an den terminalen Blutgefäßen und der interstitiellen Flüssigkeitsbalance noch sehr lange ausschließlich das Modell von Starling verwendet, das bereits zu Beginn des 20. Jahrhunderts entwickelt wurde. Dieses Modell berücksichtigt die Lymphgefäße nur am Rande bzw. billigt ihnen höchstens eine untergeordnete „Bedarfs-Rolle" zu.

Heute weiß man, dass das Funktionieren der interstitiellen Flüssigkeitsbalance maßgeblich von der ungehinderten Funktion der Lymphgefäße abhängt. Castenholz (1998) prägte daher für die Funktionseinheit terminale Blutbahn und initiale Lymphgefäße den Begriff „Blut-Lymph-Schranke".

Ebenso hat sich das Bild der „Einheits-Blutkapillare" grundlegend verändert. So stellte u. a. Hammersen (zit. in Tischendorf 1991) ebenfalls in den 70er-Jahren fest, dass das Gefäßbett jeweils von den lokalen Erfordernissen geprägt ist. Mit anderen Worten: Die jeweils organspezifischen Gegebenheiten stellen Stoffwechselanforderungen, die entsprechende Kapillartypen erforderlich machen. Auch die Durchlässigkeit der Blutkapillarwandung zum Interstitium hin wird von diesen gewebstypischen Stoffwechselanforderungen geprägt und ist keineswegs „einheitlich".

In den folgenden Ausführungen wird zum besseren Verständnis und aus Gründen der Übersichtlichkeit allerdings ebenfalls vereinfacht und z. T. stark schematisiert. Dies ist dem Ziel der Ausführungen auch durchaus angemessen: Zur Erläuterung der Ödempathophysiologie und v. a. der Behandlungsmöglichkeiten mit physiotherapeutischen Mitteln ist es nicht nötig, das „verwirrend vielgestaltige Bild der Kreislaufperipherie" (Tischendorf 1991) in allen Einzelheiten darzulegen.

Die einzelnen Stoffaustauschvorgänge am Übergang der terminalen Blutbahn zum Interstitium und die Aufnahme in die initialen Lymphgefäße werden einzeln, also voneinander getrennt dargestellt, obwohl sie natürlich alle ständig gleichzeitig, und sich dadurch auch gegenseitig beeinflussend, stattfinden. Auch diese Vereinfachung soll dem besseren Verständnis dienen.

1.2 Blut – Zusammensetzung und Aufgaben

Definition

Blut ist ein spezielles Gewebe bzw. ein „flüssiges Organ", das im Röhrensystem des Blutgefäßsystemes bewegt wird. Die Blutmenge des Menschen beträgt ca. 5–6 l und macht damit durchschnittlich 8 % des Körpergewichtes aus (sog. Normovolämie).

Das Blut besteht aus
- Blutkörperchen und
- Blutplasma (◘ Abb. 1.2).

Blutkörperchen Die Blutkörperchen bilden den korpuskulären (lat. corpus = Körper), d. h. den zellulären Anteil. Der prozentuale Bestandteil aller Blutkörperchen, bezogen auf das Blutgesamtvolumen, wird „Hämatokrit" genannt. Er ist beim Mann größer als bei der Frau und beträgt durchschnittlich 42 %.

Die Blutkörperchen lassen sich unterteilen in
- Erythrozyten (rote Blutkörperchen, Anteil: 99 %),
- Leukozyten (weiße Blutkörperchen, Abwehrzellen) und
- Thrombozyten (Blutplättchen).

Die Erythrozyten transportieren O_2 und CO_2.

Die Leukozyten lassen sich weiter unterteilen in
- Granulozyten (ca. 67 %),
- Lymphozyten (ca. 27 %) und
- Monozyten (ca. 6 %).

Die Granulozyten sind unspezifische Abwehrzellen, die Lymphozyten spezifische Abwehrzellen und die Monozyten unspezifische große Fresszellen (d. h. Makrophagen).

Die Thrombozyten sind an der Blutgerinnung beteiligt.

Blutplasma Das Blutplasma bildet den flüssigen Anteil und macht 58 % der Blutmenge (ca. 3,5 l) aus. Blutplasma ohne die Gerinnungsfaktoren heißt Serum. Wenn also Blut in einem Röhrchen gerinnt, bleibt das Serum als flüssiger Überstand.

Das Blutplasma besteht aus
- Wasser (90 %),
- großen Molekülen, d. h. Proteinen (8 %, 70–80 g/l, insgesamt 200 g) und
- kleinen Molekülen (2 %).

Das Plasmawasser steht mit ca. 3,5 l einer ca. 13–14 l umfassenden interstitiellen Flüssigkeitsmenge und einer

◘ Abb. 1.2 Feste und flüssige Bestandteile des Blutes

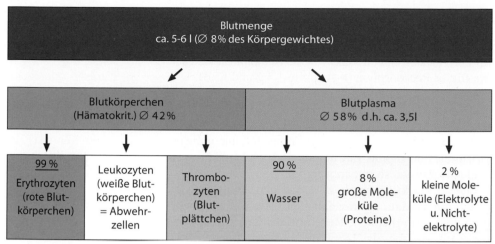

ca. 30 l umfassenden intrazellulären Flüssigkeitsmenge gegenüber.

Die großen Moleküle sind ein Gemisch aus ca. 100 verschiedenen Proteinen, die sich unterteilen lassen in

- ca. 60 % Albumine (einfacher wasserlöslicher Eiweißkörper),
- fast 40 % α-, β- und γ-Globuline (lat. globulus=Kügelchen) und
- Fibrinogen, ein Gerinnungsfaktor; u. a. Eiweiße z. B. des Komplementsystems (lat. complementum=Ergänzung; weiteres System der Infektabwehr).

Die kleinen Moleküle lassen sich unterteilen in
- Elektrolyte, auch Blutsalze genannt, und
- Nichtelektrolyte (z. B. Glukose, Enzyme, Hormone, Blutfette, Aminosäuren, Harnstoff).

Die Aufgaben des Blutes sind in der folgenden Übersicht zusammengefasst.

Aufgaben des Blutes
- Transportfunktion zur Gewährleistung der ständigen Präsenz aller lebensnotwendigen Stoffe auf „schnellem Wege". Hier spielt auch die Signalübermittlung über die transportierten Hormone eine große Rolle.
- Abwehrfunktion v. a. über die zirkulierenden Leukozyten, aber auch über sog. humorale Abwehrsubstanzen.
- Schutz vor Flüssigkeitsverlust durch die Gerinnungs- und damit „Abdicht-Faktoren".
- Wärmeregulation durch den Transport und die Verteilung der dem Körper zugeführten bzw. der vom Körper selbst produzierten Wärme. So wird gewährleistet, dass der Körper im Kern die gleich bleibende, lebensnotwendige Temperatur von ca. 36,5 °C aufrechterhalten kann.
- Pufferfunktion durch mitgeführte Substanzen wie Plasmaproteine, CO_2 etc.

1.2.1 Plasmaproteine

Für die weiteren Betrachtungen sind vor allem die Plasmaproteine von Bedeutung. Sie sind für die Aufrechterhaltung des Flüssigkeitsgleichgewichtes zwischen Blutplasma und interstitieller Flüssigkeit wichtig und spielen andererseits auch in der Ödempathophysiologie eine z. T. erhebliche Rolle.

Aufgaben der Plasmaproteine
- Nährfunktion bzw. Proteinreservoir
- Erzeugung des kolloidosmotischen Druckes des Blutes
- „Vehikelfunktion" (Transportfunktion)
- Pufferfunktion
- Abwehrfunktion
- Schutz vor Blutverlust

Nährfunktion bzw. Proteinreservoir Die ca. 200 g gelösten Proteine stellen eine rasch verfügbare Reserve dar. Im Gegensatz zu den meisten Körperzellen, die lediglich die Bausteine von Proteinen – nämlich Aminosäuren – aufnehmen, sind insbesondere phagozytierende Zellen in der Lage, Plasmaproteine als Ganzes aufzunehmen und enzymatisch in dann für alle Körperzellen rasch verfügbare Aminosäuren zu zerlegen.

Hinweis

Die Nährfunktion hat für die Ödementstehung insofern eine gewisse Bedeutung, als diese Proteinreserve bei ungenügender Nahrungsaufnahme aufgebraucht wird, was auf Dauer zum Absinken der Proteinmenge (v. a. der Albuminmenge) führt. Daraus resultiert eine Verringerung des kolloidosmotischen Druckes bzw. Soges des Plasmas – eine mögliche Ursache der Ödementstehung (▶ Kap. 2).

1

Erzeugung des kolloidosmotischen Druckes des Blutes   Der Konzentrationsunterschied zwischen den Plasmaproteinen und dem Eiweißanteil der interstitiellen Flüssigkeit sorgt für den Rückstrom von Wasser in die Blutkapillare und somit für die Reabsorption (▶ Abschn. 1.5.2 und 1.5.3).

„Vehikelfunktion" (Transportfunktion)   Ihre spezielle Molekularstruktur mit zahlreichen Bindungsstellen macht die Plasmaproteine zu idealen „Vehikeln" für manche Hormone und Lipide, Bilirubin u. a. Auch Medikamente sind teilweise erst so transportierbar.

Diese Funktion spielt u. a. für den Transport der durch die Verdauung angefallenen verschiedenen Fettmoleküle eine erhebliche Rolle und wird im Zusammenhang mit den über das Lymphgefäßsystem transportierten Fetten näher erläutert.

Pufferfunktion   Durch ihre Fähigkeit, abhängig vom bestehenden pH-Wert H+-Ionen und/oder OH-Ionen zu binden, tragen die Plasmaproteine zum konstanten pH-Wert bei. Solche Moleküle werden deshalb auch Ampholyte genannt (griech. amphi=beide im Sinne beider Arten von Elektrolyten).

Abwehrfunktion   Speziell in der Gruppe der γ-Globuline finden sich die sog. Antikörper, d. h. spezielle Eiweiße gegen spezielle Antigene.

Schutz vor Blutverlust   Über den Anteil an Fibrinogen hat der Organismus die Möglichkeit, unter Zusammenwirkung vieler einzelner Faktoren aus dem Fibrinogen den Faserstoff Fibrin zu bilden, der wesentlich an der Festigkeit eines „Leckverschlusses" beteiligt ist.

1.3   Aufbau und Aufgaben des Blutgefäßsystems

Bei höher entwickelten Lebewesen reicht die bloße Diffusion der Nährstoffe zur Versorgung der einzelnen Zellen nicht aus. Daher müssen die Körperflüssigkeiten in einem speziellen Gefäßsystem zirkulieren, um auf schnellem Wege alle Zellsysteme ver- und auch entsorgen zu können.

Dieses geschlossene System stellt wohl das wichtigste Transportsystem des menschlichen Organismus dar. Es wird angetrieben vom „Motor" Herz, weshalb man auch vom kardiovaskulären System spricht.

Das kardiovaskuläre System
- Das kardiovaskuläre System teilt man einerseits ein in
- Lungen- oder kleinen Kreislauf und
- Körper- oder großen Kreislauf (◻ Abb. 1.3) und andererseits in
- Hochdruck- oder arterielles System (mit dem linken Ventrikel als „Druck-Pumpe") und
- Niederdruck- oder venöses System (mit dem rechten Ventrikel als „Saug-Pumpe") (◻ Abb. 1.4).

Lungenkreislauf   Im Lungenkreislauf erfolgt der Gasaustausch im Sinne einer O_2-Anreicherung des Blutes und einer CO_2-Abgabe an die Atemluft.

Körperkreislauf   Im Körperkreislauf erfolgt die Ver- und Entsorgung aller Organe des Körpers im Sinne der Aufgaben des Blutes (▶ Abschn. 1.2).

Hochdrucksystem   Das Hochdrucksystem hat eine Versorgungsfunktion. Von einem mittleren Druckwert von 100 mmHg (unterschieden in systolisch 120 mmHg und diastolisch 80 mmHg als „Normwerte") in der Aorta und den großen Körperarterien wird der Blutdruck zunächst in den kleinen Arterien auf 80–70 mmHg und schließlich in den Arteriolen – man spricht von Widerstandsgefäßen – von 70 mmHg erheblich reduziert bis auf ca. 40 mmHg.

Die Maßeinheit „mmHg" (Hg steht für Quecksilber) entspricht der Maßeinheit Torr und wird im Bezug auf Körperflüssigkeiten vielerorts der internationalen Maßeinheit (SI) Pa für Pascal vorgezogen.

Niederdrucksystem   Das Niederdrucksystem hat eine Rückführ- und Reservoirfunktion. In den Kapillaren kommt es zu einem raschen Druckabfall vom arteriellen Beginn von 40 auf 15 mmHg am Übergang zu den Venolen, wo der Druck noch weiter bis auf 10 mmHg sinkt. In den kleinen Venen reduziert sich der Druck weiter, bis er in der V. cava am Übergang zum Atrium dextrum nur noch 2–4 mmHg beträgt.

In den Venen befinden sich mindestens drei Viertel (!) der Blutmenge, weshalb die Venen auch Kapazitätsgefäße genannt werden (◻ Abb. 1.5).

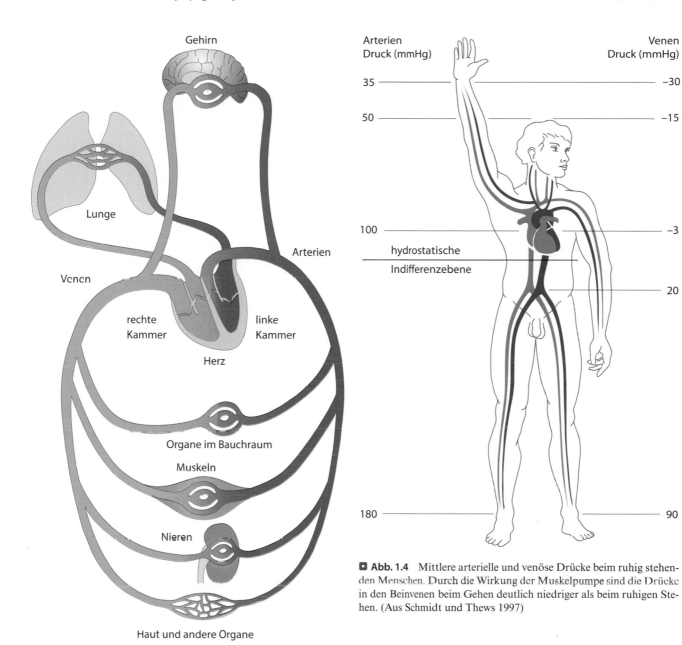

Gehirn

Lunge

Arterien

Venen

rechte Kammer

linke Kammer

Herz

Organe im Bauchraum

Muskeln

Nieren

Haut und andere Organe

◨ **Abb. 1.3** Blutkreislauf

Arterien Druck (mmHg)

Venen Druck (mmHg)

35 — −30

50 — −15

100 — −3

hydrostatische Indifferenzebene

— 20

180 — 90

◨ **Abb. 1.4** Mittlere arterielle und venöse Drücke beim ruhig stehenden Menschen. Durch die Wirkung der Muskelpumpe sind die Drücke in den Beinvenen beim Gehen deutlich niedriger als beim ruhigen Stehen. (Aus Schmidt und Thews 1997)

◨ **Abb. 1.5** Schematische Angaben über die Verteilung von Blutvolumen und Widerstand in den einzelnen Gefäßabschnitten. Die Angaben sind gerundet

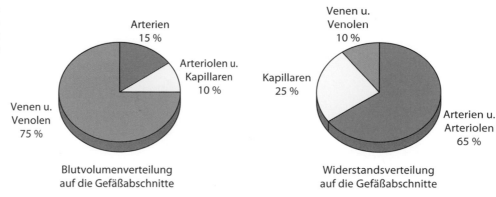

Arterien 15 %

Arteriolen u. Kapillaren 10 %

Venen u. Venolen 75 %

Blutvolumenverteilung auf die Gefäßabschnitte

Venen u. Venolen 10 %

Kapillaren 25 %

Arterien u. Arteriolen 65 %

Widerstandsverteilung auf die Gefäßabschnitte

1

1.4 Unterschiede zwischen Hochdruck- und Niederdrucksystem

Prinzipiell unterscheiden sich Arterien und Venen hinsichtlich ihres Wandaufbaus zunächst nicht. Beide Gefäßsysteme haben drei Schichten (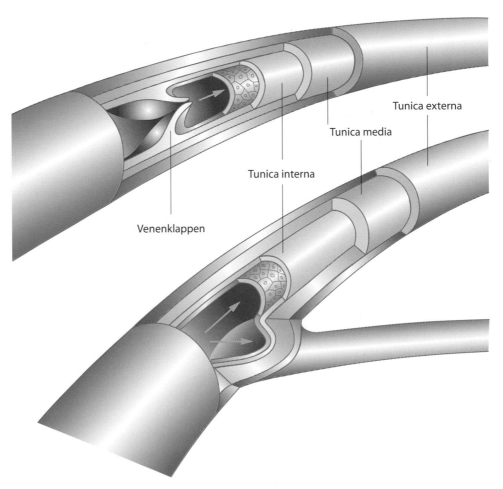 Abb. 1.6 und 1.7):

- Tunica externa bzw. Adventitia,
- Tunica media bzw. Media oder auch Muskularis und
- Tunica interna bzw. Intima.

Die dem Lumen zugewandte Intima besteht aus Endothelzellen und einer elastischen Membran (sog. Elastica interna) und – je nach Gefäßtyp – aus einem Gerüst aus feinsten kollagenen Fasern.

Die anliegende Media wird von einer mehr oder weniger dicken Schicht aus zirkulären und/oder spiraligen glatten Muskelzellen gebildet, die wiederum von Bindegewebsfasern „verstärkt" werden.

Die äußere Schicht, die Adventitia, weist ebenfalls noch glatte Muskelzellen auf, wenn auch deutlich weniger als die Media, dafür jedoch umso mehr Bindege-

websfasern, die dem Gefäß zusätzliche Festigkeit verleihen und es andererseits auch mit der Umgebung verbinden, d. h. es verankern.

Lediglich das dem Lumen zugewandte Drittel der Gefäßwandung eines größeren Gefäßes wird direkt aus dem Blutstrom per Diffusion ernährt. Die beiden äußeren Drittel besitzen eigene Gefäße – sog. Vasa vasorum (also nicht nur versorgende Arterien, sondern auch venöse Vasa vasorum und Lymph-vasa-vasorum!). Die glatte Muskulatur der Gefäße ist außerdem durch vegetative Fasern, nämlich durch den sympathischen Teil des unwillkürlichen Nervensystems, innerviert. Auf diese Weise wird sowohl ein bestimmter Grundtonus reguliert als auch eine aktive Rückstellfunktion aus einem erweiterten Lumen des Gefäßes ermöglicht. Eine echte Kontraktion, d. h. eine wesentliche aktive Lumenverringerung, die vom Grundlumen ausgeht, ist lediglich im Arteriolenbereich zu beobachten; sie hat jedoch keine Transportfunktion, sondern dient der Druckregulierung.

Die Punkte, in denen sich Arterien und Venen unterscheiden, sind in Tab. 1.1 zusammengefasst.

Abb. 1.6 Wandaufbauschichten von Venen und Arterien

Tunica externa

Tunica media

Tunica interna

Venenklappen

◘ Abb. 1.7 Arterie und Vene im Querschnitt. Die Wand der Venen ist dünner, weil die Tunica media schwächer ist. Vasa vasorum befinden sich in der Tunica externa bzw. Adventitia

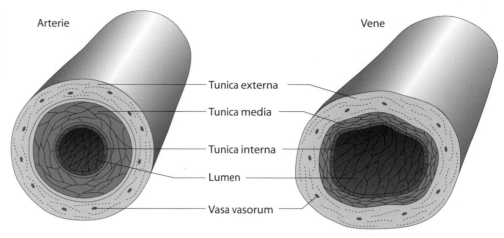

Arterie · Vene

- Tunica externa
- Tunica media
- Tunica interna
- Lumen
- Vasa vasorum

◘ Tab. 1.1 Unterschiede zwischen Arterien und Venen

Arterien	Venen
Beschaffenheit	
Herznah: Arterien vom elastischen Typ für die Windkesselfunktion	Wand wesentlich dünner als bei gleich großen Arterien. Sehr große Dehnbarkeit, daher große Aufnahmekapazität für Blut ohne Behinderung des Rückstroms=Kapazitätsgefäße
Peripher: Arterien vom muskulären Typ mit geringer Wanddehnbarkeit	Klappen im Lumen zur Richtungsbestimmung und zur Verhinderung des retrograden Flusses. Klappen besitzen vor allem die Extremitätenvenen und hier wiederum das tiefe System mehr als das oberflächliche. Die großen Venenstämme sind klappenlos (obere und untere „Hohlvene")
Strömung	
Die Strömung zu den Organen hin ergibt sich aus dem Blutauswurf (d. h. aus der rhythmischen Kontraktion) der linken Herzkammer	Strömung zum Herzen zurück durch viele Mechanismen: Muskelpumpeffekt, wobei z. B. die „Architektur" des Fußes eine nicht unerhebliche Rolle spielt (daher auch die Bezeichnung „Muskel-Gelenk-Pumpeffekt")
	Druck-Sog-Effekt durch die Atmung im Wechsel zwischen abdominalem und thorakalem Raum
	Sogwirkung des rechten Herzens, auch Ventilebenenmechanismus genannt. Wirkt sich v. a. auf die herznahen Gefäße aus
	Schwerkraftwirkung. Während bei stehenden Menschen eine hydrostatische Druckerhöhung auf die Gefäße unter Herzniveau zu bewältigen ist, wirkt sich die Schwerkraft auf die Blutsäule über Herzniveau im venösen Gefäßabschnitt zusätzlich rückflussfördernd aus. Etwa 5–10 cm unter dem Zwerchfell zeigt sich ein lageunabhängiger Druck („hydrostatische Indifferenzebene"). Beim liegenden Menschen können die hydrostatischen Effekte weitgehend vernachlässigt werden

1

1.4.1 Topographie des venösen Systems

Die Anordnung des venösen Gefäßsystems der Extremitäten ist als funktionell zweischichtig zu verstehen. Es gibt
— ein tiefes System und
— ein oberflächliches System.

Während das oberflächliche Venensystem extrafaszial, d. h. im subkutanen Bereich liegt, befindet sich das tiefe, also subfasziale System zwischen der Muskulatur und verläuft meist zusammen mit den Arterien, den tiefen Lymphgefäßen und den Nervenstämmen bindegewebig umschlossen in Muskellogen (◘ Abb. 1.8).

Die Verbindung zwischen diesen beiden Systemen bildet das auch als „drittes Venensystem" bezeichnete transfasziale Venensystem, auch Perforansvenen (Vv. perforantes) genannt. Die Perforansvenen durchbrechen (perforieren) die Extremitätenfaszie und verbinden so das oberflächliche mit dem tiefen Venensystem. Für den gesamten venösen Rücktransport aus den Extremitäten ist hauptsächlich das tiefe Venensystem verantwortlich, und zwar in einer Größenordnung von >90 % (!) – man spricht deshalb von den „Leitvenen".

Funktionell entscheidend ist, dass die Klappen der Perforansvenen in die Tiefe zeigen, sodass das Blut von der Oberfläche in die Tiefe abgesaugt wird.

Die spezielle Topographie des Venensystemes der unteren und oberen Extremitäten wird unter funktionellen Gesichtspunkten in ▶ Kap. 5 beschrieben. Weitere Hinweise zur Venenanatomie und Pathologie finden sich außerdem in ▶ Kap. 18.

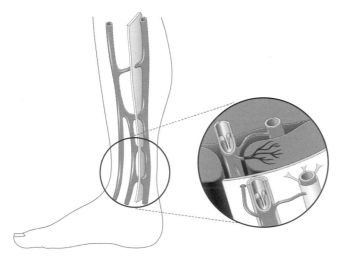

◘ **Abb. 1.8** Anordnung des Venensystems in 2 Schichten: Hautvenen und subfasziale Leitvenen. Beide Schichten sind durch Perforansvenen verbunden

1.5 Terminale Strombahnen und Stoffaustausch

Der Begriff der terminalen Strombahn (◘ Abb. 1.9) umfasst die Gesamtheit der kleinsten Blutgefäße wie
— Arteriolen: 100–20 μm=0,1–0,02 mm,
— Metarteriolen: 20–8 μm=0,02–0,008 mm,
— Kapillaren: 8–3 μm=0,008–0,003 mm; mit einer ≈ Länge 750 μm=3/4 mm,
— Venolen: 8–30 μm=0,008–0,03 mm,

die man als funktionelle Einheit auffassen muss und als Mikrozirkulation bezeichnet (Busse 1997; Tischendorf 1991).

┌─ **Definition** ─────────────────────────────┐
1 μm entspricht dem 1millionsten Teil eines Meters bzw. dem 1tausendsten Teil eines mm.
└──┘

Zur Mikrozirkulation gehören außerdem der interstitielle Raum und das initiale Lymphgefäßsystem.
Bedenkt man,
— dass die Strömungsgeschwindigkeit des Blutes von den Arteriolen von 3 mm/s zu den Kapillaren auf 0,3 mm/s abnimmt,
— dass die Gesamtzahl aller Kapillaren von ca. 40 Milliarden (!) eine theoretische Ober- und damit Austauschfläche von 600 m^2 ergibt,
— dass man die an den Austauschvorgängen mitbeteiligten Venolen dabei z. T. mitberechnen muss, was die mögliche Austauschfläche dann auf 1000 m^2 (!) erhöht,

so wird deutlich, dass das Prinzip des Stoffaustausches auf relativ langen Kontaktzeiten des vorbeiströmenden Blutes mit der größtmöglichen Austauschfläche beruht (alle Angaben zur grundsätzlichen Anatomie und Physiologie der Blutkapillaren siehe Schmidt und Lang 2007).

Rein mathematisch stehen für jeden mm^3 Gewebe 600 Kapillaren zur Verfügung, was wiederum verdeutlicht, dass jede einzelne lebende Zelle in ihrer unmittelbaren Nähe genügend Austauschgefäße findet. Der Stoffaustausch zwischen Blutkapillaren und interstitieller Flüssigkeit ist dabei natürlich immer in beide Richtungen zu verstehen, d. h. sowohl vom Plasma zum Interstitium hin als auch „zurück".

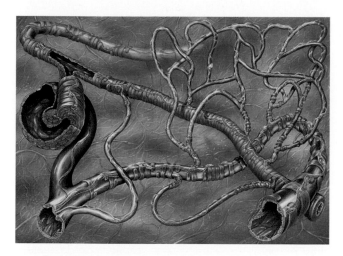

◘ Abb. 1.9 Schematische Darstellung der dreidimensionalen terminalen Gefäßabschnitte. (© Medical Art Service Isabel Christensen, München; mit freundl. Genehmigung)

Unter Ruhebedingungen ist jedoch nur ca. ein Drittel aller Kapillaren durchströmt, und die Verteilung der Kapillaren im Organismus ist selbstverständlich nicht mathematisch homogen, sondern funktionell zu sehen. Manche Organe haben ein sehr dichtes Kapillarnetz, z. B. das Gehirn und das Myokard mit 2500–3000 Kapillaren je mm^3, während andere Organe, wie etwa die Skelettmuskulatur, dagegen verhältnismäßig wenige Kapillaren pro mm^3 haben. Knochen, Knorpel und Fettgewebe weisen noch viel weniger Kapillaren auf, ebenso Sehnen und Bänder. Diese zählen deshalb zum sog. bradytrophen Gewebe (griech. brady=langsam; griech. troph/Throphik steht für den Ernährungszustand des Gewebes).

Die Evolution hat für hochsauerstoffzehrende und hochsauerstoffabhängige Organsysteme eine besonders dichte Kapillarisierung entwickelt. So enthält z. B. 1 mm^3 graue Substanz des Gehirns, also ein stecknadelkopfgroßes Teilchen, eine Kapillarstrecke von etwa 1100 mm Länge. Dennoch nimmt das Kapillarkonvolut nur 17 % dieses Raumes ein, da hier hauptsächlich Neurone, Nervenfasern und Gliagewebe untergebracht sind. Die Herzmuskulatur hat eine ähnlich dichte Kapillarisierung, wobei jede Herzmuskelzelle von 4 Kapillaren umgeben ist. Nur so ist gewährleistet, dass die Diffusionsstrecke kurz genug ist, um das lebenswichtige System ausreichend zu versorgen.

Hinweis

Die Stoffaustauschprozesse, die im Bereich der terminalen Strombahn (also der Kapillaren und Venolen) erfolgen, stellen den funktionell wichtigsten Vorgang des gesamten Bluttransportes dar.

Für die Betrachtungen in diesem Zusammenhang ist das allgemein gebräuchliche Kapillarmodell ausreichend. Es basiert auf der Annahme, dass von den kleinen Arteriolen ein dreidimensionales Kapillarnetz abgeht, das direkt in die Venolen übergeht. Zudem genügt es für unsere Zwecke, von einer Art „Einheitskapillare" auszugehen (◘ Abb. 1.10), obwohl es diese funktionell gar nicht geben kann (▶ Abschn. 1.1).

Die Wandung dieser „haardünnen" Blutkapillaren besteht aus platten Endothelzellen, die in ihrer Form an Puzzleteile erinnern und einem Kapillargrundhäutchen – der Basalmembran – anliegen. Glatte Muskelzellen sind nicht zu finden, und eine direkte Verbindung zum vegetativen Nervensystem wie in den anderen Gefäßabschnitten ist auch nicht vorhanden. Bei manchen Kapillartypen findet man eine andere Zellart „außen aufgelagert", die man Perizyten nennt.

In Wirklichkeit stellen die Kapillaren keine direkte Verbindung zwischen Arteriolen und Venolen dar; sie sind entweder über arteriovenöse Anastomosen quasi „kurzgeschlossen" oder über sog. „Metarteriolen" mit den kleinen Venolen verbunden. Erst von den Metarteriolen zweigen die echten Kapillaren ab, deren Durchströmung hier (meist) über präkapilläre Sphinkter geregelt wird.

Man unterscheidet heute im Wesentlichen 3 Typen von Kapillaren, nämlich

- die Kapillare mit durchgehender Membran,
- den sog. fenestrierten Typ und
- den diskontinuierlichen Typ.

Der Typ mit durchgehender Membran ist die am weitesten verbreitete Form und kommt v. a. im Muskelgewebe, im Fett- und Bindegewebe sowie in der Lunge vor. Bei den Betrachtungen der Austauschvorgänge an der Kapillare entspricht dieser Typ am ehesten der angenommenen „Einheitskapillare". Der Typ mit intrazellulären Fensterungen kommt v. a. in den Glomeruli der Nieren und in der Darmschleimhaut vor, während

1

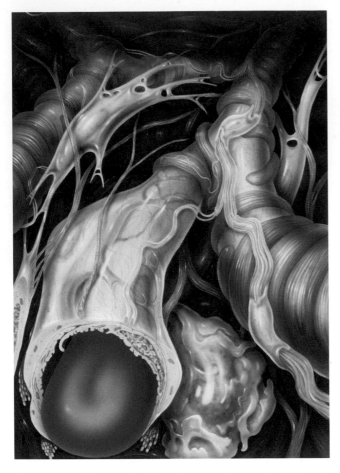

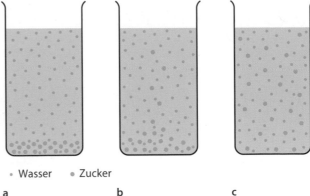

• Wasser   • Zucker

a   b   c

◘ **Abb. 1.11**   **a–c** Schema der Diffusion von Zucker im Lösungsmittel Wasser

◘ **Abb. 1.10**   Schematische Darstellung des Aufbaus der Blutkapillare. Um die innere Endothelzellschicht befindet sich die Basalmembran. Perizyten sind aufgelagert. Am Übergang von der Arteriole befindet sich der präkapilläre Sphinkter. (© Medical Art Service Isabel Christensen, München; mit freundl. Genehmigung)

der diskontinuierliche Typ mit relativ großen Zwischenräumen zwischen den Endothelzellen der Kapillarwandung überall dort anzutreffen ist, wo zelluläre Blutbestandteile ausgetauscht werden müssen (v. a. Erythrozyten). Dies ist in der Milz, der Leber und im Knochenmark der Fall.

Die Bezeichnung „Blutkapillare" stammt aus dem Jahr 1661 und wurde von Malpighi (Marcello Malpighi 1628–1694, italienischer Anatom und Pionier der Mikroskopie) geprägt, der von „vasi capillari" sprach, was mit „Haargefäße" übersetzt werden kann und bezogen auf die Gefäßstärke auch so gemeint war.

Dies alles bedeutet, dass die Kapillaren die Durchströmung nicht aktiv regeln. Maßgeblich sind vielmehr

— der anatomische Aufbau vorgeschalteter Gefäßabschnitte, z. B. sog. präkapilläre Sphinkter (lokalisiert im Bereich der Metarteriolen),

— „exogene" Einflüsse außerhalb der Gefäße, sog. vasoaktive Mediatoren wie Histamin, Bradykinin, Serotonin, Prostaglandine etc. (die ebenfalls auf die Arteriolen einwirken),

— „physikalische" Faktoren wie Wärme und Kälte und der

— veno-arterioläre Reflex (VAR), ein sympathikotoner Schutzreflex gegenüber einer Kapillargefäßüberlastung bei Lageveränderung von der horizontalen in die vertikale Position. (Husmann und Amann-Vesti 2010). Földi (2005) spricht in diesem Zusammenhang sogar von einem aktiven ödemprotektiven Mechanismus.

Im Folgenden werden die in der Übersicht aufgelisteten Austauschvorgänge in der terminalen Strombahn näher betrachtet.

Austauschvorgänge in der terminalen Strombahn
Im Bereich der terminalen Strombahn finden folgende Austauschvorgänge statt:
— Diffusion/Osmose,
— Filtration und Reabsorption,
— Eiweißübertritt durch Diffusion der „kleinen" Albumine durch die Endothelzelllücken der Kapillarwandung. Zusätzlich wahrscheinlich durch „zufälliges Überschwappen" während der Migration von Leukozyten; diskutiert werden auch zellaktive Austauschvorgänge (sog. „Zytopempsis" oder auch „Transzytose")
— Migration von Zellen.

1.5.1 Diffusion

Definition

Unter Diffusion (lat. für verbreiten, zerstreuen) versteht man die Wanderung von Teilchen einer Lösung vom Ort der hohen Konzentration zum Ort niederer Konzentration zum Zwecke des Konzentrationsausgleichs (◘ Abb. 1.11). Die ursächliche Kraft ist die „thermische Molekularbewegung".

Die Diffusionsgeschwindigkeit ist grundsätzlich gering. Mit anderen Worten: Ohne Berücksichtigung fördernder Einflüsse benötigt z. B. Kochsalz im Wasser 1 Stunde für eine effektive Strecke von 0,5 mm, während das größere Zuckermolekül in der gleichen Zeit lediglich 0,3 mm zurücklegt.

Die Geschwindigkeit ist zudem vom Medium abhängig, d. h., sie ist in Gasen größer als in Flüssigkeiten und hier wiederum größer als in festen Stoffen. Ein weiterer Faktor ist die herrschende Temperatur: Unter Wärmezufuhr erhöht sich die Diffusionsgeschwindigkeit. Prinzipiell ist die Diffusionsrate umso größer, je größer der Konzentrationsunterschied ist.

Die Diffusionszeit wächst quadratisch mit der zu überwindenden Strecke: Bei Verdopplung der Transitstrecke benötigt eine Substanz die 4fache Zeit, bei Vervierfachung der Strecke bereits die 16fache Zeit etc.

Diese Zusammenhänge erklären die große Zahl an Blutkapillaren und deren unterschiedliche Verteilung zwischen tachytrophen (griech. tachy=schnell, beschleunigt, troph=ernähren) Organen wie dem Gehirn, dem Herzmuskel etc. und bradytrophen Geweben wie Sehnen, Knorpel etc. Nur der auf „maximalen Gewebskontakt" angelegten großen Anzahl an Blutkapillaren ist es zu verdanken, den extrem sauerstoffabhängigen Zellen vor allem des ZNS die nötige Menge „zudiffundieren" zu lassen. Verdoppelt sich also die Diffusionsstrecke, gelangt nur noch ¼ der Sauerstoffmenge zur Zelle!

Bei der Diffusion von Stoffen durch eine Membran, wie sie in biologischen Systemen nahezu üblich ist, spielen die Struktur und der Aufbau der Membran eine wesentliche Rolle. Im Falle der Blutkapillarwandung ist die Möglichkeit für Substanzen, diese zu durchdringen, davon abhängig,

— wie „groß" die Substanz im Verhältnis zur Porengröße zwischen den einzelnen Endothelzellen ist und
— ob die Substanz „nur" wasserlöslich oder „sogar" lipidlöslich ist, da biologische Membranen sog. „Phospholipid-Membranen" sind, die für lipidlösliche Substanzen wie O_2 und CO_2 keinerlei Hindernis darstellen, d. h., diese können frei diffundieren.

Die Diffusionsvorgänge an der terminalen Strombahn spielen, rein mengenmäßig gesehen, die größte Rolle am Gesamtstoffaustausch. In der kurzen Zeit von ca. 2 Sekunden, in der das Blut die Kapillare einmal passiert, geschieht Folgendes:

— Das Wasser des Blutplasmas wird ca. 40-mal (!) mit dem Wasser des Interstitiums ausgetauscht. Es erfolgt also eine ständige Vermischung, wobei die auswärts diffundierende Menge genauso groß ist wie die einwärts diffundierende Menge (Nettodiffusion=0).

Bezogen auf die Gesamtaustauschfläche aller Blutkapillaren ergibt dies die unglaubliche Menge von mehr als 80.000 l/24 Std.

— Gleichzeitig diffundieren wasserlösliche Substanzen wie Natrium-Ionen, Chlorid-Ionen, Glucose und andere
— geringe Mengen kleiner Plasmaproteine ausschließlich durch die wassergefüllten Poren zwischen den Endothelzellen.

Die Diffusionsrate ist dann abhängig vom Verhältnis zwischen Molekülgröße zur Porengröße. Mit anderen Worten: Kleine Moleküle wie H_2O und NaCl diffundieren viel leichter als die größeren Glucose-Moleküle oder gar die Plasmaproteine als Makromoleküle.

> **Hinweis**
>
> Man kann mit Recht von einem „Siebeffekt" der Kapillarwandung sprechen, der zu einem deutlichen Proteinunterschied zwischen Plasma und interstitieller Flüssigkeit führt.

Deutlich wird dies, wenn man die diffundierte Wasserrate mit der Größe 1 als Bezugswert heranzieht. Die Diffusionsrate für Glucose beträgt dann im Verhältnis dazu 0,6; die für das Albuminmolekül gar <0,0001. Glucose kann also nur etwa halb so gut diffundieren wie Wasser und das Eiweißmolekül Albumin weniger als 1/10.000 so gut durch die Poren der Kapillarwandung. Dies ist allerdings abhängig vom jeweiligen Kapillartyp und damit vom spezifischen Stoffwechsel der Organe. In der Leber z. B. sind die Kapillaren viel eiweißdurchlässiger als in der Haut.

— Dagegen diffundieren lipidlösliche Substanzen wie O_2 und CO_2 ungehindert auf der gesamten Fläche, sodass Sauerstoff die Blutbahn in Richtung Interstitium und damit in Richtung lebender Zelle ungehindert verlassen kann und im Gegenzug CO_2 als Stoffwechselendprodukt vom Interstitium in das Blut zurückdiffundiert.

Da das CO_2 im Blut zu 80 % chemisch umgewandelt als Bikarbonat (HCO_3^-) transportiert wird, ändert sich der pH-Wert leicht und damit die Blutfarbe – „dunkleres" venöses Blut.

1.5.2 Osmose

> **Definition**
>
> Als Osmose (griech. das Stoßen, der Stoß) bezeichnet man den Übergang des Lösungsmittels einer Lösung durch eine feinporige Scheidewand, die zwar für das Lösungsmittel selbst, jedoch nicht für den gelösten Stoff durchlässig ist (▢ Abb. 1.12).

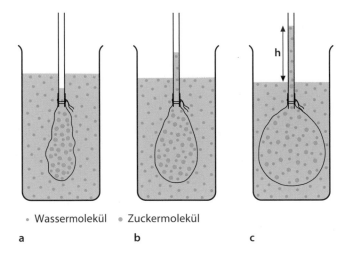

• Wassermolekül   • Zuckermolekül

a   b   c

◨ **Abb. 1.12   a–c** Schema der Osmose von Wasser durch die für Zuckermoleküle undurchlässige Wand einer Schweinsblase. Der Einstrom von Wasser in die Blase ist durch den allmählich sinkenden Wasserspiegel von **a** nach **c** bei gleichzeitigem Anstieg der Wassersäule im Steigrohr erkennbar. Die Kraft, die die Wassersäule im Steigrohr anhebt, ist Ausdruck des osmotischen Drucks der Zuckerlösung. Würde man statt des Steigrohres die Blase fest verschließen, könnte es infolge des osmotischen Drucks der Zuckerlösung zum Platzen der Blase kommen

Membranen, die für manche Stoffe gut durchlässig sind, für andere dagegen schwer oder gar nicht durchlässig, werden als „semipermeabel" bezeichnet. In einem solchen Falle kommt es nicht zu einer ungehinderten Stoffbewegung innerhalb einer Lösung entlang des Konzentrationsgefälles, sondern dazu, dass das Lösungsmittel – z. B. das Wasser – durch die semipermeable Membran zum gelösten Stoff hin quasi „angesaugt" wird.

Für die Blutkapillarwandung trifft dies v. a. im Bezug auf die Kraft, die von den Plasmaproteinen ausgeht, durchaus zu (◨ Abb. 1.13).

Da Plasmaproteine nur in sehr geringem Maß durch die Wandung in das Interstitium diffundieren können, besteht ein relatives „Missverhältnis" zwischen Wasser und Eiweißmolekülen intravasal zu extravasal. Dadurch strebt das interstitielle Wasser nach intravasal.

Diese osmotische Kraft wird im Weiteren zum besseren Verständnis als „Sog" bezeichnet, obwohl dadurch natürlich sich die „Druck"-Verhältnisse tendenziell angleichen. Da der Sog von den großen Eiweißmolekülen ausgeht, spricht man vom kolloidosmotischen bzw. onkotischen Sog der Plasmaproteine (kolloid=nicht in „echter" Lösung befindlich, sondern in feinster Verteilung; onkotisch=geschwollen).

1.5.3   Reabsorption

Die Gesamtplasmaproteinmenge von ca. 200 g entspricht 70–80 g/l Plasma mit einer bildhaften „Saugkraft" (=onkotischer Sog der Bluteiweiße) auf die interstitielle Flüssigkeit, die wiederum einen Druckwert von

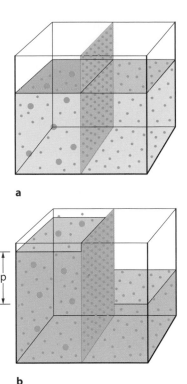

◨ **Abb. 1.13   a, b** Schema der Osmose, ausgehend von großen Molekülen, vergleichbar den Plasmaproteinen. Die Kraft, die zum Einstrom von Wasser aus der rechten Seite des Behältnisses (vergleichbar mit den Verhältnissen im Interstitium) führt, ist Ausdruck des kolloidosmotischen Druckes (bzw. Sogs)

25 mmHg entspricht (=kolloidosmotischer Druck des Plasmas). Dieser Gesamtplasmaproteinmenge steht eine interstitielle Eiweißmenge gegenüber, die mit 40–60 % der Plasmaproteinmenge wesentlich größer ist, als bisher angenommen (Schad 2009). Diese wird analog als onkotischer Sog (oder kolloidosmotischer Druck) der Gewebeeiweiße aufgefasst, welches zu onkotischen Druckverhältnissen der interstitiellen Flüssigkeit in Größenordnungen von mindestens 10 mmHg führt.

Die interstitielle „Gegenkraft" beträgt nach heutigem Wissen also durchschnittlich 10 mmHg (wobei nochmals betont werden muss, dass diese Werte aus didaktischen Gründen verwendet werden und lediglich dem prinzipiellen Verständnis des Vorgangs an sich dienen und nicht als absolut angesehen werden dürfen!).

In der Muskulatur liegt der Wert der durchschnittlichen Eiweißmenge leicht höher als im Interstitium der Haut; in anderen Organen, z. B. in der Leber, kann er sogar wesentlich höher sein, während er im ZNS aus nachvollziehbaren Gründen äußerst niedrig ist.

Bisher ging man davon aus, dass durch den Konzentrationsunterschied zwischen Plasma und interstitieller Flüssigkeit eine gewisse „Rücksaugkraft" bestehen müsse. Diese „Rücknahme" wird deshalb als Reabsorption bezeichnet (◨ Abb. 1.14). Die folgenden Ausführungen werden zeigen, dass kaum eine effektive Reabsorp-

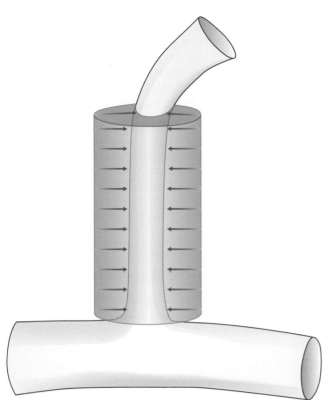

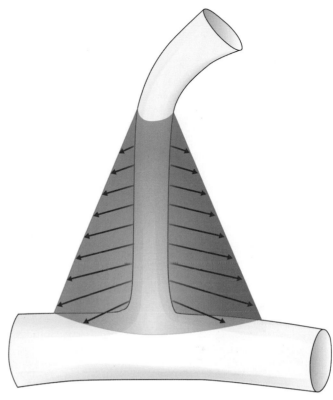

■ **Abb. 1.14** Modell der onkotischen Flüssigkeitsbewegung aus dem Interstitium in die Kapillare hinein. Der „onkotische Sog" durch die Bluteiweiße führt zur kolloidosmotischen Drucksteigerung, die rechnerisch in einer Größenordnung von 25 mmHg liegt

■ **Abb. 1.15** Modell der mechanisch-druckbedingten Flüssigkeitsbewegung aus der Blutkapillare in den perikapillären Raum. Bei subatmosphärischem Gewebedruck erhöht sich diese Auswärtsbewegung, bei positivem Gewebedruck wird sie entsprechend gemindert

tion zustande kommt, sondern in den meisten Fällen die Filtration überwiegt.

1.5.4 Filtration/Ultrafiltrat

Prinzipiell ist der Blutdruck in allen Gefäßabschnitten eine auswärts gerichtete Kraft. Zu einem Flüssigkeitsübertritt von intra- nach extravasal kommt es jedoch erst im Bereich der „physiologischen Leckstellen", der Blutkapillaren durch deren speziellen Wandbau. Da lediglich kleinmolekulare Bestandteile die Filterfläche der Kapillarwandung passieren können, spricht man auch vom Ultrafiltrat.

Auf der Strecke der Kapillarpassage kommt es zu einer starken Reduzierung des noch bestehenden Blutdrucks von ca. 40 mmHg am Übergang von der Arteriole zur echten Kapillare auf 15 mmHg am venösen Ende. So lässt sich erklären, warum am arteriellen Beginn der Kapillare verhältnismäßig viel Flüssigkeit mit darin gelösten Substanzen durch die Poren der Kapillarwand tritt und an deren venösem Ende (eine lineare Druckabnahme vorausgesetzt) sehr viel weniger (■ Abb. 1.15).

Zwar werden durch den Vorgang der Filtration und Reabsorption gelöste Substanzen mitgerissen; deren Menge ist jedoch im Verhältnis zur Diffusionsmenge äußerst gering.

Der filtrierenden Kraft steht extravasal der Druck entgegen, der durch das Gewebe selbst entsteht – der gewebespezifische oder interstitielle hydrostatische Druck.

Die Bestimmung dieses Gewebedruckes ist sehr schwierig und kann gleichzeitig logischerweise kein absoluter Wert sein. Die insgesamt stark differierende „Gewebsfestigkeit" wird bestimmt durch

- den Anteil an Bindegewebsfasern,
- die interstitielle Flüssigkeit, besser die interstitelle oder extrazelluläre Matrix, und
- „mechanische" Faktoren, wie z. B. einen angespannten Muskel.

Das Ergebnis sind Druckwerte von +10 mmHg bis zu negativen Werten von −8 mmHg, je nach Betrachtungsweise und Autor (vgl. Kirsch 1998; Schad 1996; Schmidt und Thews 1997; Schmidt und Lang 2007).

Verdeutlicht wird dies durch den vereinfachenden Vergleich, dass der Druck innerhalb eines Skelettmuskels im kontrahierten Zustand viel höher liegt als im entspannten Zustand. Es ist weiterhin nachvollziehbar, dass in Organen mit eher weicher Konsistenz, wie beispielsweise der Lunge, andere interstitielle Drücke herrschen als in einem Gelenk, und hier besteht wiederum ein Unterschied zwischen be- und entlastetem Zustand.

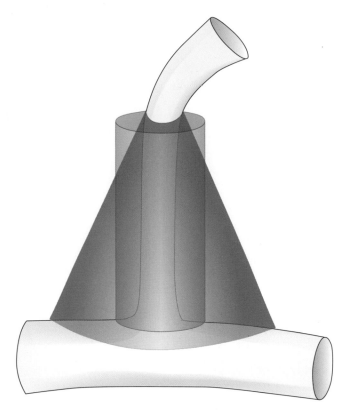

◘ Abb. 1.16 Verdeutlichung der Entstehung der effektiven Filtrationsmenge sowie der sehr geringen effektiven Reabsorptionsmenge

Was noch bis vor wenigen Jahren lediglich als Möglichkeit diskutiert wurde, ist nun zur Gewissheit geworden, nämlich dass das ehemals als unverrückbares Postulat geltende „Starlingsche Gleichgewicht" (◘ Abb. 1.18) im Lichte des heutigen Wissenstandes revidiert werden muss. Schad (1996, 1998 und 2009) und andere gehen davon aus, dass aufgrund eines durchgehend negativen d. h. subatmosphärischen interstitiellen Druckes (ausgenommen sind Organe wie Niere, Leber, Darm, das Myokard während der Diastole und das Gehirn), verbunden mit einem wesentlich höheren durchschnittlichen kolloidosmotischen Druck der Gewebsflüssigkeiten als bisher angenommen (siehe oben), nämlich bis ca. 10 mmHg, gar keine nennenswerte effektive Reabsorption stattfindet (◘ Abb. 1.16), was zur Folge hat, dass das Lymphgefäßsystem, zumindest in der Haut und den Extremitäten, den größten Teil der Filtrationsmenge aufnehmen muss, was zu einer durchschnittlichen täglichen Lymphmenge von 5–7 l führen würde! Diese enorme „Primärlymphmenge" reduziert sich erst während der Passage der Lymphe v. a. durch die zahlreichen Lymphknoten (immerhin 600–700 beim Menschen siehe unter ▶ Abschn. 1.9.3), wo mindestens 50 % des Wassers in die dortigen Blutkapillaren rückresorbiert wird (da hier andere, d. h. aktive resorbierende Vorgänge, ähnlich wie an den Nierentubuli und im Darm stattfinden), was dann zur „Restmenge" von täglich 2–3 l führt, die über die beiden Venenwinkel dem venösen Blut

zugeführt werden (▶ Abschn. 1.9.3). Unter körperlicher Belastung kann dann die Lymphproduktion auf 20–25 l/d steigen (=maximale Transportkapazität des Lymphgefäßsystems); sie muss somit durch die sog. „Sicherheitsventilfunktion" des Lymphgefäßsystems kompensiert werden, damit es nicht zur Ödembildung kommt.

Unter diesem Betrachtungswinkel erscheint das von uns schon vor Jahren propagierte besondere Verfahren bei der Regenerations- bzw. Entmüdungsmassage (▶ Abschn. 33.2.1) nämlich die Miteinbeziehung der Griffe der Manuellen Lymphdrainage besonders in den Lymphknotengebieten als geradezu „visionär", zumindest bezogen auf die Aussagen des 1996 verstorbenen Sportmediziners Prof. H. Schoberth, auf den diese Form der Kombinationsbehandlung zurückgeht.

Wie die Kenntnis dieser Vorgänge an der Blutkapillare für die Entstauungstherapie genutzt werden kann, soll nun anhand von Beispielen verdeutlicht werden.

> **▶ Beispiel**
>
> 1. Eine Druckerhöhung im venösen Kreislauf (entweder durch verminderten venösen Rückfluss bei insuffizienten Venen oder durch rechtsventrikuläre Schwäche) führt zu einem verzögerten Blutdruckabfall bei der Durchströmung der Kapillaren.
> 2. Dies bedeutet, dass sich die effektive Filtrationsmenge nochmals erhöht, was zur Mehrarbeit des Lymphgefäßsystems führen muss, welches es durch seine enorm hohe Reservekapazität (meist) kompensieren kann.
> 3. Das Resultat ist ein größerer Abstrom von Wasser aus dem Blutplasma in das Interstitium mit der Möglichkeit der Ödembildung.
> 4. Legt man bei einem venös insuffizienten Patienten von außen eine Kompression an das Bein an, verändert man den geringen Gewebedruck der Haut so, dass man nun von einem positiven Gewebedruck sprechen kann. Die Folge ist, dass die Filtration „abgebremst" wird, also sich vermindert, was wiederum zur Entlastung des Lymphgefäßsystems führt und damit wird die Kompression von außen zu einer durchaus sinnvollen, nahezu kausalen Maßnahme.
> 5. Bei einer kardialen Insuffizienz jedoch könnte eine plötzliche Vergrößerung der kompressionsbedingten Reabsorptionsmenge zur Vorlasterhöhung führen und dadurch fatale Folgen haben. ◄

1.5.5 Eiweißübertritt – Zytopempsis/Transzytose

In Bezug auf die Plasmaproteine und deren unterschiedliche Konzentration zwischen intra- zu extravasalem Raum sind nun noch folgende Fragen offen:
- Wie gelangen die Plasmaproteine durch die Wandung der Blutkapillare?
- Wie gelangen die Plasmaproteine aus der interstitiellen Flüssigkeit wieder in den Blutstrom zurück?

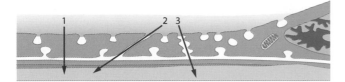

Abb. 1.17 Passagemöglichkeiten durch die Blutkapillarwandung am Beispiel einer Blutkapillare vom kontinuierlichen Typ, die quasi als „Norm-" oder „Einheitskapillare" fungiert. **1** stellt dabei den transzellulären Passageweg mittels Diffusion von lipidlöslichen Stoffen dar, **2** den Passageweg von wasserlöslichen Stoffen durch die Endothelzellfugen, **3** den transzellulären Passageweg durch zelluläre Kanäle. Ob diese sich durch Vesikelverkettung bilden und damit als „Zytopempsis" verstanden werden können, ist immer noch ungeklärt. (Nach Schmidt und Thews 1997)

> **Hinweis**
>
> Die Wandung der Blutkapillare ist nicht völlig undurchlässig gegenüber Plasmaproteinen. Mit anderen Worten: Die Plasmaproteine können als wasserlösliche Substanzen durch die wassergefüllten Poren der Kapillarwand diffundieren, wobei die Diffusionsrate sehr unterschiedlich ist (▶ Abschn. 1.5.1).

Dies ist wiederum vom Kapillartyp und damit auch vom jeweiligen Organ abhängig. Insgesamt jedoch gelangt etwa die gesamte der in der Blutbahn zirkulierenden Albuminmenge in 24 Stunden in die interstitielle Flüssigkeit.

Prinzipiell gilt, dass dabei die Eiweißpermeabilität von arteriell nach venös zunimmt. Die Porengröße der Kapillarwandung ist also im venösen Abschnitt und in den anschließenden Venolen größer als am arteriellen Beginn. Dadurch diffundieren Makromoleküle wie die Plasmaproteine vorwiegend im venennahen Abschnitt der Blutkapillare und sogar noch im postkapillären Venolenbereich in zunehmendem Maße in die interstitielle Flüssigkeit (**Abb. 1.17**).

Auch konvektive Kräfte auf Plasmaproteine beim Wasserdurchstrom zwischen den Kapillarwandendothelien spielen eine Rolle (Schad 1998) und werden als „solvent drag" (im Sinne. von „lösungsbedingtes mitziehen" aufgrund der Masseträgheit) bezeichnet. Vorstellbar ist auch ein „zufälliges Überschwappen" während der Migration von Leukozyten (▶ Abschn. 1.5.6) in das Interstitium, die dabei die interendothelialen Lücken erweitern.

Ein weiterer Durchtrittsvorgang, der diskutiert wird, wird durch die Zellen der Blutkapillarwandung selbst bewerkstelligt. Es handelt sich also um einen aktiven und damit Energie verbrauchenden Vorgang. Dabei geschieht Folgendes:

Die Endothelzellen nehmen auf der Lumenseite mittels Endozytose Proteine in Vesikeln auf und geben diese per Exozytose unverändert auf der Gegenseite wieder ab. Diesen Vorgang nennt man Transzytose oder Zytopempsis (**Abb. 1.17**).

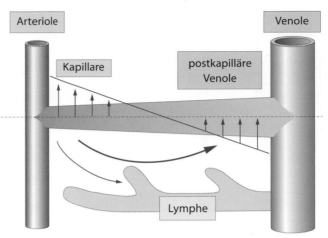

Abb. 1.18 Zusammenspiel der Filtrations-/Reabsorptionsvorgange an der Blutkapillare unter Beteiligung des Lymphgefäßsystemes nach dem Starlingschen Postulat. (Aus Schmidt und Thews 1997)

Gut zu wissen

Die **Endozytose** ist ein aktiver, da von der Zelle gesteuerter Vorgang. Die Zellmembran bildet dabei eine Einstülpung, die den aufzunehmenden Stoff bläschenförmig umschließt. Handelt es sich dabei um Flüssigkeit, spricht man auch von der Pinozytose, bei korpuskulären Stoffen von der Phagozytose.

Die **Exozytose** ist ebenfalls ein aktiver Transport per Vesikel (Bläschen), bei dem die Zelle Substanzen quasi „exportiert".

Der Wortteil „pempsis" in Zytopempsis kommt aus dem Griechischen und steht für „ein Paket packen/versenden". Asdonk verdeutlichte dies mit dem Begriff **„Zellpaketpost"**.

Mit dem Erreichen des perikapillären Raumes „verlieren" die Plasmaproteine quasi ihr Transportmittel, den Blutstrom. Da eine übermäßige Anreicherung der Proteine im Gewebe mit dem Funktionsprinzip der Flüssigkeitsbalance des Gewebes nicht vereinbar wäre, muss es Mechanismen zur ständigen Beseitigung der Proteine geben.

> **Hinweis**
>
> Da die Reabsorption von den Eiweißen ausgeht, ist es mit den Naturgesetzen nicht vereinbar, dass die Eiweiße per Reabsorption in die Blutbahn zurückgelangen. Für die Aufnahme der Eiweiße aus der interstitiellen Flüssigkeit, für ihren Weitertransport und damit schließlich für die Rückführung aus dem Interstitium in die Blutbahn ist das Lymphgefäßsystem quasi „pflichtgemäß zuständig" (**Abb. 1.18**).

Földi prägte daher den Begriff der „lymphpflichtigen Eiweißlast" (Földi 1971; Rusznyák et al. 1969).

Zu den näheren Umständen der Aufnahme sowie für die Beschreibung weiterer lymphpflichtiger Stoffe ▶ Abschn. 1.7.

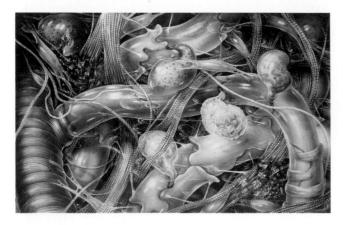

Abb. 1.19 Beispiel für den Zellübertritt durch interendotheliale Fugen an der Blutkapillare und an der postkapillären Venole sowie der Zellwanderung in die initialen Lymphgefäße. (© Medical Art Service Isabel Christensen, München; mit freundl. Genehmigung)

1.5.6 Migration von Zellen

Alle Leukozyten sind in der Lage, sich „amöboid" fortzubewegen. Mit anderen Worten: Sie können die Wand der Blutkapillaren im Bereich der Interendothelialfugen durchwandern (◼ Abb. 1.19). Auch im Gewebe wandern die weißen Blutzellen „umher", um ihre Aufgaben als Abwehrzellen zu erfüllen.

Die Erythrozyten gelangen nur unter besonderen Bedingungen in das Interstitium. Vor allem bei einer Verletzung sind sie vermehrt in der Gewebsflüssigkeit zu finden. Da sie im Gegensatz zu den Leukozyten nicht eigenbeweglich sind, müssen sie sowohl zellulär (d. h. durch „Fresszellen") als auch auf dem Lymphgefäßwege entfernt werden.

1.6 Interstitium/Zusammensetzung der Körperflüssigkeiten

> **Definition**
>
> Das Interstitium, auch interstitieller Raum oder interzellulärer (Zwischenzell-)Raum genannt, ist der Flüssigkeitsraum, der alle Zellen unmittelbar umgibt.

Weitere synonym gebrauchte Begriffe sind extrazellulärer Raum, Gewebsflüssigkeitsraum oder ganz allgemein „Gewebe".

Man unterscheidet

- Interzellularsubstanz und
- interstitielle Flüssigkeitsräume (◼ Abb. 1.20).

Interzellularsubstanz Die Interzellularsubstanz besteht aus einem gewebespezifischen Anteil kollagener und elasti-

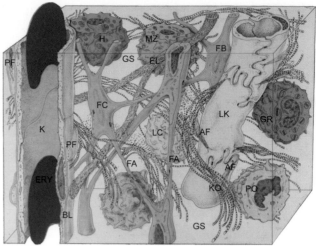

Abb. 1.20 Dreidimensionale Darstellung eines Bindegewebsabschnittes mit Blutkapillare und Lymphkapillare. Zwischen den verschiedenen Zellen (FC Fibrozyten, FB Fibroblasten die sich über ihre Ausläufer FA berühren und damit ein Maschenwerk bilden; H Histiozyten, MZ Mastzellen, LC Lymphozyten, GR Granulozyten und PC Plasmazellen bewegen sich frei zwischen diesem Gerüst) befindet sich die Grundsubstanz GS. Kollagene Fasern (KOL) stabilisieren den interstitiellen Raum. (© Medical Art Service Isabel Christensen, München; mit freundl. Genehmigung)

scher Bindegewebsfasern und der Bindegewebsgrundsubstanz. (Grundsubstanz, auch extrazelluläre Matrix genannt, ist der nicht fasrige, teils in Gel-, teils in Solform vorliegende Hauptanteil des Bindegewebes. Der Gel-Zustand ist arm an freiem Wasser und besteht aus Makromolekülen wie Glykosaminoglykanen, also Polysacchariden = Vielfachzucker, zu denen u. a. die Hyaluronsäure zählt, und sog. Proteoglykanen, also Eiweiß-Zucker-Verbindungen).

Die Viskosität, also die Zähigkeit und damit die Fließfähigkeit der Bindegewebs-Grundsubstanz ist vom „Mischungsverhältnis" des Wassers zu diesen Makromolekülen abhängig und wird als Sol- oder Gel-Zustand oder -Phase definiert. Das Verhältnis Sol-/Gel-Phase ist nicht etwa konstant, sondern „fluktuiert", ändert sich also ständig.

Interstitieller Raum Der interstitielle Raum definiert sich dagegen durch paravasale (also die Gefäße umgebende bzw. begleitende) Spalträume und durch die sog. „Gewebsspalten", die die Grundsubstanz durchziehen

Die Bewegung der aus den Blutkapillaren ausgetretenen Flüssigkeit und aller anderen Substanzen zu den gewebespezifischen Zellen hin – bzw. von diesen weg zu den Blutkapillaren hin – findet vorwiegend in flüssigkeitsreichen Spalträumen statt, wobei auch die Gelsubstanz (allmählich) durchdrungen wird.

In diesen Gewebsspalten findet sich das Anfangsgeflecht des Lymphgefäßsystems (initialer Lymphgefäßplexus). Hiervon ragen manchmal die fingerähnlichen Anfangsteile der Lymphgefäße in Nebenspalträume, um die

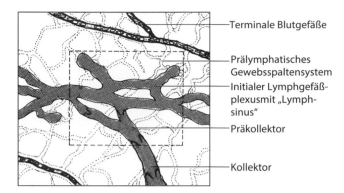

Abb. 1.21 Schematische Darstellung zum Konzept der „initialen Lymphbahn" (umrahmt). (© A. Castenholz, Kassel)

— Terminale Blutgefäße
— Prälymphatisches Gewebsspaltensystem
— Initialer Lymphgefäßplexus mit „Lymphsinus"
— Präkollektor
— Kollektor

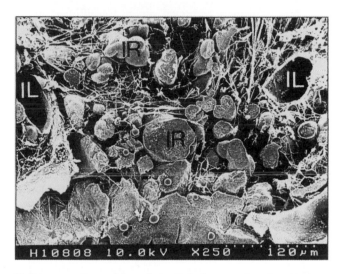

Abb. 1.22 Rasterelektronische Aufnahme aus dem Faserbindegewebe der Rattenzunge, deren interstitielles Raumsystem mit einer flüssigen Plastikmasse (Mercox) gefüllt wurde. Das Präparat wurde nicht wie üblich dem Mazerationsprozess unterzogen, sodass die bindegewebigen Fasern zusammen mit dem interstitiellen Raum (IR), die normalerweise mit Gewebsflüssigkeit gefüllt sind, dargestellt sind. Der Plexus initialer Lymphbahnen (IL) ist an zwei Stellen angeschnitten. (© A. Castenholz, Kassel)

Flüssigkeit und die Substanzen zu drainieren, die nicht reabsorbiert werden (**Abb.** 1.20, 1.21 und 1.22). Von Lymphologen werden diese Spalträume deshalb auch als „low-resistance pathway" (Hauck 1988) bzw. gar als „prälymphatische Transportwege" bezeichnet (Castenholz 1984).

Prinzipiell werden im Organismus drei unterschiedliche Flüssigkeitsräume definiert (**Abb.** 1.1 und 1.23):
— intravasale Flüssigkeit: Blutplasma und Lymphflüssigkeit,
— interstitielle Flüssigkeit und
— intrazelluläre Flüssigkeit.

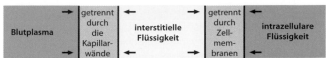

Abb. 1.23 Die drei Flüssigkeitsräume im Organismus

Auf die Zusammensetzung der intrazellulären Flüssigkeit wird hier nicht eingegangen. Zur besonderen Bedeutung der hormonellen Regelung des Salz-Wasser-Haushaltes und damit letztlich der Flüssigkeitsverteilung im Körper (▶ Abschn. 1.1).

Vergleicht man die Zusammensetzung von Blutplasma und interstitieller Flüssigkeit, so wird Folgendes deutlich:
— Die Verteilung der Elektrolyte etc. ähnelt sich weitgehend, was aufgrund der Zusammenhänge zwischen Filtrations- und Reabsorptionsmenge einerseits und der ausgeglichenen Diffusionsrate für niedermolekulare Blutplasmabestandteile andererseits eigentlich auch zu erwarten war.
— Bei der Proteinkonzentration jedoch besteht ein gravierender Unterschied: Im Blutplasma kann eine relativ hohe, im Interstitium dagegen nur eine sehr geringe Konzentration gemessen werden.

Da jedoch überall in den Geweben (mit Ausnahme v. a. des Gehirns und der Niere) Eiweiße aller Größenordnungen aus den Blutkapillaren austreten, weist dieses „Defizit" in der interstitiellen Flüssigkeit auf ein „eiweißbewältigendes Transportmittel" hin.

Dieses Transportmittel können nur die Lymphgefäße sein, die je nach Organ mehr oder weniger Eiweiße aus dem Interstitium aufnehmen.

Für die folgenden Betrachtungen zur Physiologie der Lymphbildung und für das Verständnis der Ödementstehung (▶ Abschn. 2.1 und 2.2) ist hinsichtlich der Verhältnisse im interstitiellen Raum jedoch noch eine weitere Eigenschaft von Bedeutung: Unter physiologischen Bedingungen weist das normal hydratisierte Interstitium nur eine geringe Weitbarkeit (auch Compliance genannt) auf. Mit anderen Worten: Es kommt zu keinen messbaren Volumenschwankungen (Busse 1997).

Bei erhöhtem Flüssigkeitseinstrom – wie etwa unter den Bedingungen der Ödementstehung – steigt der interstitielle Druck bereits bei einer Zunahme des Flüssigkeitsvolumens von 25–50 % der Normalhydrierung an. Danach nimmt jedoch auch die Weitbarkeit (prinzipiell unendlich) zu, ohne dass es zu einer weiteren Steigerung des Gewebedruckes kommt (Schad 1996).

Für das Ödemverständnis und die Ödembehandlung bedeutet dies zweierlei:

1

Hinweis

1. Erst eine Zunahme der Flüssigkeitsmenge von etwa 100 % des Normalwertes macht sich als interstitielles Ödem klinisch bemerkbar. Wenn das Symptom „Ödem" also subjektiv erkannt wird, befindet sich bereits mindestens die doppelte Flüssigkeitsmenge im Interstitium wie unter „Normalbedingungen" (Busse 1997).
2. Außerdem lässt sich die geringe Gewebedrucksteigerung durch die zusätzliche Flüssigkeit nicht filtrationsmindernd nutzen. Dies kann nur durch „künstliche" Drucksteigerung von außen, also z. B. durch Bandagierung geschehen.

Insgesamt ist festzustellen, dass der Körper relativ lange die Möglichkeit hat, einer Ödembildung entgegenzuwirken.

Dies lässt sich dadurch erklären, dass bei einer erhöhten Filtration von Wasser gleichzeitig der Proteingehalt des Interstitiums „verdünnt" wird. Das Verhältnis von Plasmaproteinen zu interstitiellen Proteinen verschiebt sich also zugunsten der Plasmaproteine mit der Folge einer beginnenden Reabsorption. Gleichzeitig kommt allerdings ein weiterer ödemverhindernder Faktor hinzu: Der Lymphabtransport steigt deutlich.

Nach Busse (1997) löst z. B. im Intestinaltrakt eine venöse Druckerhöhung um 30 mmHg einen messbaren Anstieg des Lymphflusses um das 20fache (!) aus. Der damit verbundene erhöhte Eiweißabtransport aus dem Interstitium bewirkt, dass die Plasmaproteinkonzentration im Verhältnis zur Proteinkonzentration im Interstitium noch deutlicher überwiegt. Die Folge ist eine weitere Reabsorptionsverbesserung.

Hinweis

Das Lymphgefäßsystem ist für die Flüssigkeitsbalance des Körpers von grundlegender Bedeutung, und der Abtransport von Substanzen wie extravasale Eiweißmoleküle ist hauptsächlich dem Lymphgefäßsystem vorbehalten. Mit anderen Worten: Das Lymphgefäßsystem spielt eine „pflichtgemäße Rolle" bei der Bewältigung dieser Substanzen, die daher auch „lymphpflichtige Stoffe/Lasten" genannt werden (Rusznyák et al. 1969).

1.7 Lymphpflichtige Lasten/Stoffe

Definition

Alle Stoffe, die aus der interstitiellen Flüssigkeit nicht oder nur unzureichend über die Blutgefäße zu beseitigen sind, werden als lymphpflichtige Lasten bezeichnet.

Lymphpflichtige Lasten
- Eiweiß- und andere Makromoleküle
- Verdauungsfette
- Zellen
- Wasser
- Sonstige korpuskuläre Teile

Lymphpflichtige Eiweißlast   Neben dem physiologischen Eiweißübertritt aus den Blutkapillaren in das Interstitium der einzelnen Gewebe kann es auch zu einer unphysiologischen Eiweißansammlung im Interstitium kommen.

Jede Entzündung, unabhängig von ihrer Ursache, stellt eine Exsudation dar. Die unspezifischen Entzündungsmechanismen bedingen einen Eiweißübertritt in hohem Maße durch die Blutkapillarwände. Damit steigt die lymphpflichtige Eiweißmenge enorm an. Alle anderen Makromoleküle wie v. a. Hyaluronsäure werden ebenfalls in das Lymphgefäßsystem aufgenommen, zu den Lymphknoten transportiert, größtenteils dort abgebaut oder in die Blutgefäße aufgenommen (Brenner 2014).

Lymphpflichtige Fettlast   Im Dünndarm (v. a. im Duodenum=Zwölffingerdarm und im oberen Jejunum=Leerdarm) sind u. a. fettspaltende Enzyme (Lipasen) des Pankreas und Salze der Galle an der Spaltung und Vermischung der Lipide beteiligt. Auf diesem Wege entstehen kurz-, mittel- und langkettige Fettsäuren, die nur teilweise ungehindert durch die Zellen der Dünndarmwand und hier über Blutkapillaren weiter über das Pfortadersystem zur Leber transportiert werden. Der größte Teil muss zunächst „weiterbehandelt" werden, um im wässrigen Milieu des Plasmas sowie in der Lymphflüssigkeit problemlos transportiert werden zu können. Solche Fettsäuren werden dadurch wasserlöslich („hydrophil") gemacht, indem sie durch Eiweißmoleküle „ummantelt" werden. Solche Chylomikronen werden in der Dünndarmwandung nicht in die Blutgefäße resorbiert, sondern zusammen mit allen anderen lymphpflichtigen Stoffen (v. a. wiederum Proteine) in die Lymphgefäße der Dünndarmzotten, „Chylusgefäße" genannt, aufgenommen.

Durch die „Zumischung" der Lipide in die Lymphflüssigkeit des Darmes erscheint die ansonsten wässrigklare Lymphflüssigkeit (lat. lympha=klares Wasser, Quellwasser) hier ausnahmsweise milchig „chylös", was zur Entdeckung der Lymphgefäße bereits vor Tausenden von Jahren führte („weiße Gefäße" von Hippokrates, „Milchvenen" von Pecquet u. a. m.) und sich in anatomischen Bezeichnungen wie „Cisterna chyli" und „Milchbrustgang" für Ductus thoracicus auch heute noch niederschlägt.

Lymphpflichtige Zelllast   Wie bereits erwähnt (▶ Abschn. 1.5.6), verlassen die weißen Blutzellen – die Leukozyten – ständig die Blutkapillaren durch deren

Interendothel-Fugen, um immunologische Aufgaben zu erfüllen. Aus diesem Grunde sind sie auch alle in der Lymphe nachweisbar.

Rote Blutzellen, die Erythrozyten, gelangen meist nur unter den Bedingungen eines Traumas aus den Blutgefäßen in das Interstitium, sodass sie nicht obligat in der Lymphe nachweisbar sind.

Krebszellen können ebenfalls den Weg über die Lymphgefäße nehmen, um sich vom ursprünglichen Entstehungsort zu verbreiten, d. h. zu metastasieren (=lymphogener Metastasierungsweg) (Castenholz 1997).

Lymphpflichtige Wasserlast Da die Austauschvorgänge an der Blutkapillare immer zu einem Überhang an Ultrafiltrat im Interstitium führen, wird diese Flüssigkeit „pflichtgemäß" vom Lymphgefäßsystem aufgenommen und bildet so die eigentliche Lymphflüssigkeit.

Die so entstandene Lymphflüssigkeitsmenge wird unter „Normbedingungen" mit 2–3 l/24 Std. angegeben (Busse 1997; Schad 2009). Nach den neueren Erkenntnissen (Schad 2009) fällt im Gesamtorganismus in 24 Stunden eine Filtrationsmenge von 5–7 Litern an (früher ging man von 20 Litern aus!). Etwa 50 % dieser Menge wird in den 600–700 Lymphknoten (siehe unter ▶ Abschn. 1.9.3) des Menschen in das Plasmavolumen rückresorbiert, sodass die Messungen der Zuflussraten an den Venenwinkeln von ca. 2–3 Litern Lymphe erklärbar ist und das „neue" Zahlenwerk nochmals unterstreicht.

Starke körperliche Arbeit, sportliche Ausdauertätigkeit und ähnliche Aktivitäten können die tägliche Filtrationsmenge natürlich erheblich erhöhen, wobei die ohnehin geringe Reabsorptionsmenge durch die Plasmaproteinmenge von 70–80 g/l Plasma jeweils eine fixe Größe darstellt. Hier wird das Lymphgefäßsystem in noch größerem Maße kompensatorisch tätig und hält das Flüssigkeitsgleichgewicht aufrecht.

Sonstige lymphpflichtige Stoffe. Körperfremde Substanzen wie
- Keime,
- eingeatmeter Staub,
- Farbstoffpartikel (z. B. durch Tätowierung oder Kontrastmittel) etc.

gelangen manchmal in das Interstitium und werden z. T. bereits dort durch die körpereigene Abwehr oder aber spätestens nach ihrem Transport über die Lymphgefäße zu den regionären Lymphknoten transportiert, dort neutralisiert und/oder „endgelagert".

1.8 Lymphbildung/Lymphflüssigkeit

Erst mit der Aufnahme aller „lymphpflichtigen Lasten" in die Anfangsgebilde des Lymphgefäßsystemes kommt es zur Lymphbildung. Diese Flüssigkeit darf erst jetzt Lymphflüssigkeit bzw. Lymphe genannt werden.

1.9 Abschnitte und Größenordnung der Lymphgefäße

Ähnlich wie das venöse Blutgefäßsystem stellt das Lymphgefäßsystem ein Rücktransportsystem dar. Es kann durchaus als Parallelsystem zum venösen Kreislauf betrachtet werden, wobei es jedoch – nicht zuletzt durch die den Kollektoren zwischengeschalteten Lymphknoten – nicht nur Transportaufgaben, sondern auch immunologische Funktionen erfüllt.

Dass das Lymphgefäßsystem erst in den letzten 2–3 Jahrzehnten des 20. Jahrhunderts die ihm zustehende Beachtung fand, hat u. a folgende Gründe:
- Der Aufbau der kleinsten, funktionell jedoch wichtigsten Abschnitte des Lymphgefäßsystems (initiale Lymphgefäßabschnitte) ist erst seit dem Einsatz von Elektronenmikroskopen bekannt. Bei Leichen, die im Präpariersaal für das Anatomiestudium zur Verfügung stehen, sind sie kollabiert und somit kaum zu erkennen. Dadurch behielt das Lymphgefäßsystem lange Zeit den Status eines „verborgenen Systems" (Berens v. Rautenfeld et al. 1996).
- Die Herstellung von entsprechend aussagekräftigen Präparaten ist sehr aufwändig, weshalb sie nach Aussagen von Hochschullehrern nur spärlich zu finden sind.
- Die Nomenklatur ist nicht einheitlich.

> **Definition**
>
> Funktionell stellen die fingerförmigen Initialgefäße, bisher Lymphkapillaren genannt und teilweise auch die Präkollektoren den flüssigkeitsaufnehmenden Teil dar. Sie werden deshalb auch als Resorptionsgefäße bezeichnet. Die Kollektoren und Lymphstämme hingegen transportieren die Lymphe; man nennt sie deshalb auch Leitungsgefäße (Kubik 1993).

Der Aufbau des Lymphgefäßsystems ist in der folgenden Übersicht zusammengefasst.

1

Das Lymphgefäßsystem wird in Bezug auf seine Größenordnung, seine Wandstruktur und die daraus resultierenden Funktionen in folgende Abschnitte eingeteilt:

- initiale Lymphgefäße (Vasa lymphatica initialia) als peripherste, initiale Abschnitte mit
- Initialsinus oder (früher) Lymphkapillaren (Vasa lymphocapillaria),
- Präkollektoren (Vasa lymphatica praecollectoria),
- Lymphkollektoren (Vasa lymphatica collectoria) mit zwischengeschalteten Lymphknoten (Nodi lymphatici) und Lymphstämme (Trunci lymphatici) als größte Abschnitte.

Die lateinischen Begriffe stammen größtenteils von Berens v. Rautenfeld et al. (1996). Sie dienen als Vorschlag für die unbedingt nötige einheitliche Benennung des Lymphgefäßsystemes.

1.9.1 Initiale Lymphgefäße (Vasa lymphatica initialia)

Die initialen (lat. für anfänglich, beginnend) Lymphgefäße bilden die Peripherie des Lymphgefäßsystems (◘ Abb. 1.24). Sie sind im Interstitium zu finden, also in den Gewebsspalträumen, in denen sich die aus dem Blutgefäßsystem übergetretenen Substanzen – per Filt-

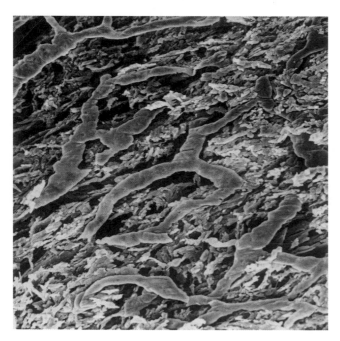

◘ **Abb. 1.24** Rasterelektronenmikroskopische Aufnahme von Ausgusspräparaten (Mercox) des initialen Lymphgefäßplexus (×30). (© A. Castenholz, Kassel)

ration, Diffusion, Zellmigration oder gar Transzytose/Zytopempsis – bewegen (◘ Abb. 1.21).

Diese Gefäßabschnitte bilden hier ein Netzwerk. Die Größenordnung (Lumen) bewegt sich in Bereichen von durchschnittlich 50–100 μm (Földi und Kubik 1993; Berens v. Rautenfeld et al. 1996). Sie sind also für das bloße Auge nicht erkennbar. Trotzdem sind sie damit größerlumig als die vergleichbaren kleinsten Blutgefäßabschnitte wobei die Angaben variieren, je nachdem welcher Füllungszustand zugrunde gelegt wurde (▶ Abschn. 1.5).

Das dreidimensionale Geflecht des „initialen Lymphgefäßplexus" (Castenholz 1984) gliedert sich in

- die sog. Lymphkapillaren auch Lymphsinus genannt, die vom initialen Netzwerk in die Gewebsspalträume ragen, und
- in die Präkollektoren,

wobei die Übergänge zwischen beiden Gefäßanteilen fließend sind und noch nicht einmal elektronenmikroskopisch exakt unterschieden werden können.

1.9.1.1 Lymphkapillaren (Vasa lymphocapillaria)

Die Bezeichnung Lymph-„Kapillare" wurde schon immer kontrovers diskutiert, da der Begriff der Kapillare mit den komplexen Austauschvorgängen im Kapillarbett des Blutkreislaufs verbunden ist; dies trifft so für den Anfang des Lymphgefäßsystems nicht zu. Trotzdem setzte sich diese Bezeichnung zunächst im allgemeinen „lymphologischen Sprachgebrauch" durch. Im Zuge des 33. Jahreskongresses der Deutschen Gesellschaft für Lymphologie (2009) wurde im Zusammenhang mit einem Vortrag von H. Zöltzer die dringende Empfehlung ausgesprochen, in Zukunft den nicht zutreffenden Begriff der „Kapillare" beim Lymphgefäßsystem zu vermeiden und stattdessen den anatomisch und funktionell richtigeren Begriff des initialen Lymphsinus (also ein „hohlraumartiges" Anfangsgebilde) zu verwenden. (Der Begriff taucht im Folgenden lediglich in Original-Bildlegenden auf und wurde von uns dort nicht korrigiert.)

Der Beginn des Systems (◘ Abb. 1.25) wird häufig als fingerförmige Fortsätze des initialen Lymphgefäßnetzes dargestellt. Wie die Blutkapillaren sind die initialen Lymphsinus aus Endothelzellen aufgebaut (nach Zöltzer 2016 ca. 500 pro mm^2); ihre Basalmembran ist jedoch im Gegensatz zu den Blutkapillaren anders gestaltet.

Rasterelektronenmikroskopische Darstellungen, die vor allem von Castenholz stammen, zeigen (◘ Abb. 1.26), dass um die „schlauchförmigen" Endothelzellgebilde eine filzartige Faserschicht zu finden ist. Diese Schicht besteht aus Filamenten, die z. T. parallel zur Endothelzellschicht verlaufen – sog. Basalfilamente – oder auch radiär angeordnet sind – sog. Ankerfilamente. Diese verankern die Gefäße im Bindegewebe des Interstitiums. Man schreibt ihnen sowohl eine Funktion bei der Öffnung der Open-Junction-Formationen zu als auch eine lumenstabilisierende.

Die außergewöhnlich großflächigen Endothelzellen (Castenholz 1998) erinnern in ihrem Aussehen an Puzzle-

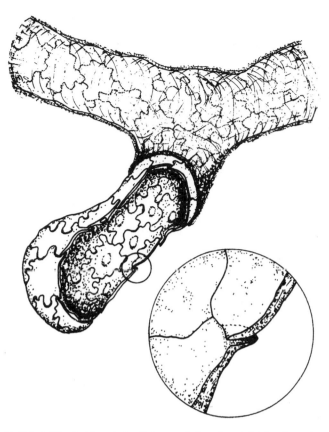

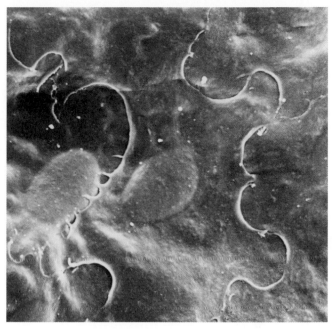

Abb. 1.27 Rasterelektronenmikroskopische Aufnahme der inneren Oberfläche eines initialen Lymphgefäßes. Deutlich sichtbar sind die „puzzleförmige" Ausbreitung der Endothelzellen sowie deren Kerne. (© A. Castenholz, Kassel)

Abb. 1.25 Zeichnerische Rekonstruktion eines initialen Lymphgefäßes mit Überlappungsstellen der Endothelverbindungen. (© A. Castenholz, Kassel)

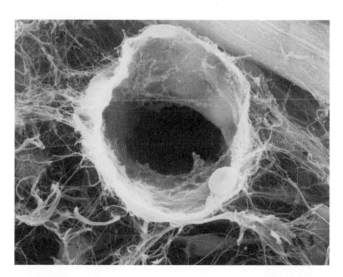

Abb. 1.26 Rasterelektronische Aufnahme eines Gefäßes der initialen Lymphstrombahn. Querschnitt mit umgebendem Faser-Zellsystem des interstitiellen Raumes. (© A. Castenholz, Kassel)

teile (oder auch an Eichenblätter; ☐ Abb. 1.25 und 1.27), da sie zungenförmige Ausläufer besitzen, die sich in die Einbuchtung der ähnlich geformten Nachbarendothelzelle einfügen, deren zungen- bzw. zipfelartige Ausläufer sich an anderen Stellen wiederum mit den Nachbarendo-

thelzellen überlappen (☐ Abb. 1.28). Diese Überlappungen werden als Hauptöffnungsstellen der Lymphsinus zum Interstitium hin betrachtet und allgemein als Junktionen (eingedeutscht von „open junctions"=nicht festgefügte Fugen der sich berührenden Endothelzellen) bzw. „Flatterventile" bezeichnet.

Nach Castenholz (1998) muss man sich dieses System etwa folgendermaßen vorstellen. Dieser Endothelzellverband weist an den Kontaktstellen zur jeweiligen Nachbarendothelzelle zahlreiche nicht verschlossene Fugen (Open Junctions), aber auch eng aneinanderliegende „dichte", adhärente Fugen (Zonula adhaerens) auf. Die Open-Junction-Formationen sind dabei unter normalen Gewebeverhältnissen geschlossen oder taschenförmig überlappt (☐ Abb. 1.28). Eine Zunahme der Gewebeflüssigkeitsmenge, wie dies etwa bei Ödembildung vorkommt, führt über das Ankerfilamentsystem zu Zugkräften auf diesen Endothelzellverband und damit zur Öffnung dieser vorbestimmten Lücken (☐ Abb. 1.29) bis hin zur regelrechten „Lochbildung". Immerhin gibt Zöltzer (2016) die Anzahl solcher „potenzieller" Open Junctions mit ca. 3750/mm² an! Unter normalen Gewebedingungen stellt sowohl die Architektur des Interstitiums als auch die sich überlappenden Endothelzellen der Lymphsinus ein nur schwer zu überwindendes Hindernis für größere Partikel dar. Castenholz spricht regelrecht von der „Gewebe-Lymph-Schranke".Bei der Ödembildung dagegen, erweitern sich sowohl die Open Junctions als auch die prälymphatischen Kanäle (☐ Abb. 1.21), sodass dann sogar Partikel in der Größe von Erythrozyten passieren

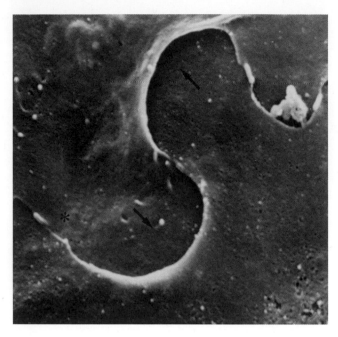

Abb. 1.28 Vergrößerter Ausschnitt aus dem Bereich der interendothelialen Grenze. Die Zytoplasmaabschnitte der benachbarten Zellen sind miteinander verzahnt unter Bildung taschenartiger Formationen (→) (*=Zone mit einfachem Endothelkontakt). (© A. Castenholz, Kassel)

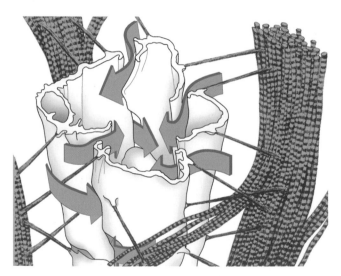

Abb. 1.29 Synoptische Darstellung des Drainagemechanismus einer Lymphkapillare. Da die einzelnen Endothelzellen über „Ankerfilamente" an den kollagenen Faserstrukturen des interstitiellen Raumes verankert sind, wirken sich verformende Kräfte z. B. durch Flüssigkeitseinstrom als Zugkräfte auf den lockeren Endothelzellverband aus. Die Junktionen öffnen sich weit, sodass es zum Flüssigkeitseinstrom kommen kann

können. Weiter werden auch interendotheliale Kanäle beschrieben und auch pinozytotische Vesikel (Pinozytose = „Zelltrinken"; bläschenförmige Aufnahme von Flüssigkeiten in die Zelle) sollen eine Rolle spielen (Brenner 2014).

> **Hinweis**
>
> Gerade in der frühen Verletzungsphase, tragen diese Mechanismen offenbar dazu bei, dass die „Verletzungstrümmer" so möglichst schnell auf dem Lymphwege beseitigt werden können. Hierbei könnte besonders die frühzeitige Manuelle Lymphdrainage äußerst hilfreich sein!

Weitere gebräuchliche Bezeichnungen für die Aufnahmestellen an den initialen Lymphsinus sind: Lymphpforten (Herpertz 2003a), Einflussventile bzw. -öffnungen (Berens v. Rautenfeld und Fedele 2005).

Mit dem Einstrom gleichen sich die Druckunterschiede zwischen dem Lumen des initialen Gefäßes und dem ödematösen Interstitium aus, sodass sich die interendothelialen Öffnungen wieder schließen (Prinzip eines „Flatterventils") (☐ Abb. 1.30). Damit ist der Vorgang der eigentlichen Lymphbildung abgeschlossen. Neuere Untersuchungen gehen sogar von einer aktiven Funktion der Lymphkapillar-Endothelzellen bei der Lymphbildung aus (Zöltzer 2001, 2002, 2003) und bestätigen damit den von Kubik (1993) vermuteten Mechanismus der Zytopempsis von „außen nach innen".

Die Mehrheit der vorhandenen Lymphsinus eines bestimmten Gewebsareals wird unter physiologischen Bedingungen – d. h. bei „normalen" Stoffwechselvorgängen – nicht gebraucht. Sie sind deshalb ungenutzt und dann fast kollabiert (weshalb lange Zeit keine eindeutigen Aussagen über das Vorhandensein dieser Lymphgefäßabschnitte in den einzelnen Gewebsarten

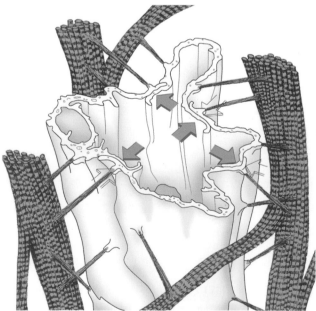

Abb. 1.30 Mit dem Einstrom von Flüssigkeit aus dem Interstitium erfolgt ein intravasaler Druckausgleich, sodass die Junktionen sich schließen. Die Lymphbildung ist abgeschlossen

getroffen werden konnten), stellen aber ein Potenzial dar, das unter gesteigerten Stoffwechselbedingungen eine Ödembildung zunächst verhindert. Nicht zuletzt dadurch erklärt sich die hohe funktionelle Reserve des Lymphgefäßsystems (▶ Abschn. 2.2.1).

Die Dichte des initialen Lymphgefäßnetzes scheint – analog zur Verteilung der terminalen Blutgefäße – von der Stoffwechsellage des Gewebes abhängig zu sein. Mit anderen Worten: Bradytrophe Gewebe haben relativ wenige Lymphgefäße, während Gewebe mit hohem Stoffwechsel (tachytrophe Gewebe) zahlreiche Lymphgefäße aufweisen.

Lymphgefäße – und damit eine lymphatische „Entsorgung" – gibt es in fast allen Geweben unseres Organismus.

Keine Lymphgefäße sind zu finden

- im ZNS, d. h. in der Substanz des Gehirns und des Rückenmarkes einschließlich der Meningen. Neuere Studien (z. B. Aspelund et al. 2015; Louveau et al. 2017 und Izen et al. 2019) zeigen, dass dieses Postulat so nicht stimmt, sondern dass das Lymphgefäßsystem bis in die Dura mater reicht,
- in Linse und Glaskörper des Auges,
- im Knochen (außer dem Periost),
- in der Substanz des Knorpels und
- in allen nicht durchbluteten Hautteilen wie Epidermis und den Anhangsgebilden (Haare, Nägel etc.).

1.9.1.2 Präkollektoren (Vasa lymphatica praecollectoria)

Die einzelnen fingerartigen Lymphsinus einer bestimmten Region finden sich in Gefäßabschnitten zusammen, die ein deutlich weiteres Lumen besitzen (bis zu 150 μm, d. h. etwas größer als 1/10 mm) und geflechtartig dreidimensional verbunden sind. Hier wird die in den Lymphsinus „eingesammelte" Lymphe – d. h. die Flüssigkeit mit lymphpflichtigen Stoffen, die je nach Stoffwechsellage angefallen ist – zum ersten Male „vorgesammelt", daher die Bezeichnung „Präkollektoren".

Der Wandbau der Präkollektoren weist bereits vereinzelt glatte Muskelzellen auf. Hier wurden jedoch auch schon Übertritte von lymphpflichtigen Stoffen aus der umgebenden interstitiellen Flüssigkeit in das Lumen beobachtet Zöltzer (2002) spricht von einer „Zwitterstellung". Dies unterstreicht die Tatsache, dass der Übergang zwischen den Lymphkapillaren und Präkollektoren fließend ist.

Die Präkollektoren weisen nach Zöltzer (2016) außerdem Trabekel im Lumen auf, sodass die Lymphe verwirbelt wird, denn bereits hier beginnt die immunologische Bearbeitung der lymphpflichtigen Stoffe. Außerdem leiten sie die vorgesammelte Lymphe in nachgeschaltete größere Gefäße – die eigentlichen Sammelgefäße – ab. In deren Lumen findet man bereits regelmäßig taschenklappenähnliche Gebilde (◘ Abb. 1.31 und 1.32), während

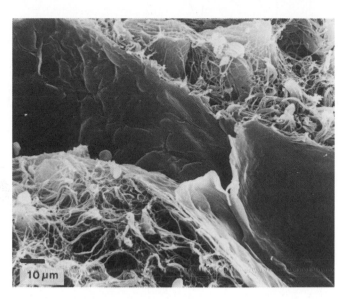

◘ **Abb. 1.31** Rasterelektronenmikroskopische Aufnahme eines Gefäßes der initialen Lymphstrombahn im Längsschnitt mit Ausstromklappe. Beachtenswert sind die Dünnwandigkeit und das umgebende Faser-Zellsystem des interstitiellen Raumes. (© A. Castenholz, Kassel)

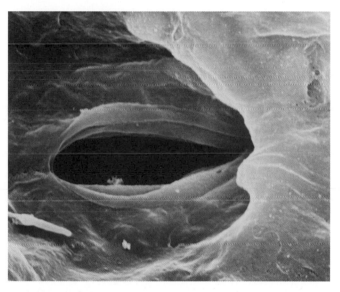

◘ **Abb. 1.32** Rasterelektronenmikroskopische Aufnahme einer zweizipfligen geöffneten Klappe eines initialen Lymphgefäßes. (© A. Castenholz, Kassel)

diese in den Präkollektoren noch unregelmäßig sind und keinen wesentlichen Einfluss auf die Gesamt-Strömungsrichtung dieses Areals haben sondern lediglich den retrograden Fluss zum initialen Lymphsinus verhindern.

1.9.2 Lymphkollektoren (Vasa lymphatica collectoria)

Im Anschluss an das initiale Lymphgefäßplexus findet man die Lymphkollektoren. Dabei handelt es sich um

Gefäße mit einem Durchmesser von 600 µm und größer (d. h. >1/2 mm bis 1,5 mm). Die Lymphkollektoren sind also bereits mit dem bloßen Auge gut erkennbar.

1.9.2.1 Aufbau und Funktion

Der Wandaufbau entspricht dem der Blutgefäße, wobei der typische dreischichtige Aufbau (Adventitia, Media/ Muskularis und Intima) weniger deutlich unterscheidbar ist (◻ Abb. 1.33). Neben dieser Schichtung erinnern die nun regelmäßig vorkommenden Taschenklappen im Lumen an die analogen „Rücktransport-Aufgaben" der Venen wobei nach Herpertz (2003a) die Anzahl der Klappen die der Venen überwiegt.

Die glatten Muskelzellen der Media sind bei größeren Kollektoren mehrschichtig angeordnet, weshalb man sie durchaus als „muskulöse Transportröhren" bezeichnen kann. Die Muskelschichten (sowohl in longitudinaler als auch zirkulärer Verlaufsrichtung) sind jedoch nicht über die gesamte Länge eines Kollektors gleichmäßig, sondern nur jeweils im Mittelstück zwischen der distalen und

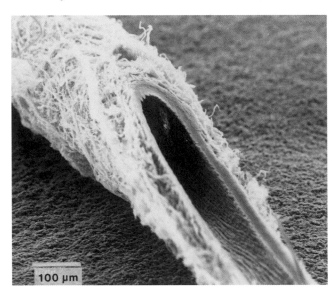

◻ **Abb. 1.33** Rasterelektronenmikroskopische Aufnahmen eines Kollektorgefäßes. Der schräge Anschnitt zeigt die Intima und Media als kompakte Schichten, die vom lockeren Faserwerk der Adventitia umhüllt werden. (Das Längsrelief der lumenseitigen Oberfläche ist präparationsbedingt). (© A. Castenholz, Kassel)

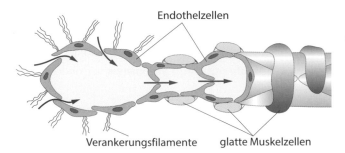

◻ **Abb. 1.34** Schematische Darstellung der Muskularis der Lymphangione zwischen den luminalen Klappenabschnitten. (Aus Schmidt und Thews 1997)

der proximalen Taschenklappe im Lumen angeordnet (◻ Abb. 1.34). (Außerdem scheint es sowohl muskelstarke als auch muskelschwächere Kollektoren innerhalb eines Gefäßbündels zu geben.) Damit erscheint der Kollektor als Folge von muskulären Abschnitten, unterbrochen von muskelarmen bis zu muskellosen Abschnitten im Klappenbereich, die sog. „Lymphangione". Zudem sind die Kollektoren im muskelführenden Mittelstück durch wenige vegetative Fasern innerviert. Die Transmittersubstanzen (sowohl adrenerge als auch cholinerge) weisen sowohl auf sympathische als auch parasympathische Beeinflussung hin (Sperling et al. 2017), die jedoch lediglich modulierende Funktionen zu haben scheinen. Außerdem beschreiben diese Autoren das Vorhandensein sog. Schrittmacherzellen (ebd.).

Cajal'sche Zellen sind ganz spezielle Muskelzellen, die der spanische Nobelpreisträger Santiago Ramón Cajal entdeckt und beschrieben hat. Sie sind v. a. aus dem Gastrointestinaltrakt bekannt und dort im Zusammenhang mit der Darmmotilität bedeutsam. Sie können unabhängig von neuronalen Impulsen Kontraktionen benachbarter glatter Muskelzellen auslösen. Ihnen wird deshalb eine Schrittmacherfunktion zugewiesen.

> **Hinweis**
>
> Die Lymphgefäße sind in der Lage, auch abschnittweise, d. h. Segment für Segment, zu kontrahieren.

Die Kontraktion der glatten Muskelzellen führt nicht nur – wie bei den Blutgefäßen – zu einer Rückstellung des durch Füllung aufgedehnten Gefäßes in das Ursprungslumen, sondern auch zu einer deutlichen Lumeneinengung (◻ Abb. 1.36). Dies lässt sich sicherlich u. a. durch die filigrane Gefäßwandarchitektur der Lymphkollektoren erklären.

Die Kontraktionen werden v. a. durch den Anstieg des Gefäßinnendruckes bewirkt, ausgelöst durch die Füllung der distal gelegenen Lymphgefäßabschnitte (◻ Abb.1.35).

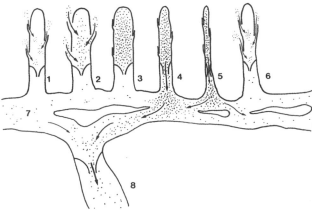

◻ **Abb. 1.35** Verschiedene Füllungs- und Entleerungsphasen der initialen Lymphstrombahn. 7 stellt den initialen Lymphgefäßplexus dar, 8 den anschließenden Kollektor. (© A. Castenholz, Kassel)

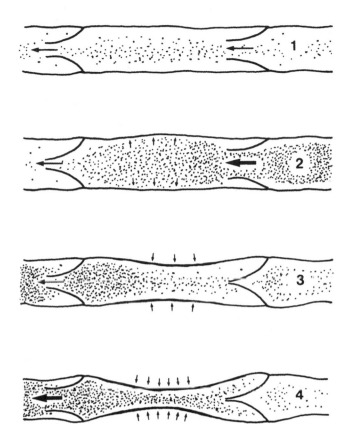

◘ Abb. 1.36 Verschiedene Aktionsphasen eines Lymphangions. 1 Kontinuierlicher Durchfluss bei gleichzeitiger Öffnung der distalen und proximalen Klappe. 2 Wanddehnung bei stärkerer Füllung von distal. 3 und 4 Kontraktion der Angionwand im Abschnitt zwischen den Klappen; in der Folge schließt sich die distale Klappe, und die Flüssigkeit wird nach proximal ausgetrieben. (© A. Castenholz, Kassel)

Die damit verbundene Zunahme der Wandspannung scheint ab einem bestimmten Punkt (man könnte auch sagen ab einer „kritischen Füllungsmenge"), zusammen mit der modulierenden vegetativen Innervation und den Schrittmacherzellen, den auslösenden Reiz für das Zusammenziehen der glatten Muskelzellen der Media zu bilden.

Die maximale intralymphvaskuläre Drucksteigerung, die noch Lymphangiomotorik hervorruft, wird mit 8 mmHg angegeben. Eine größere Drucksteigerung führt dagegen zu einer Frequenzverminderung (Földi und Kubik 1993).

Diese einzelnen Kollektorabschnitte, heute einheitlich lymphologisch als Lymphangione bezeichnet, weisen also eine echte Eigenmotorik auf. Interessanterweise beschreibt Berens v. Rautenfeld und Fedele (2005), dass beim Menschen mehr glatte Muskelzellen in den Kollektoren der Beine als in den Kollektoren der Arme zu finden sind. Hier wiederum findet man offensichtlich in den superfizialen Kollektoren mehr Muskelschichten als in den profunden Kollektoren. Dies erscheint logisch, und unterstreicht die „Zuhilfenahme" der Skelettmuskelpumpbewegungen durch die tiefen Kollektoren, die

den oberflächlichen Kollektoren versagt bleiben. Herpertz (2003b) beschreibt die oberflächliche Drainagekapazität mit 80–90 %, die der tiefen Kollektoren lediglich mit 10–20 % des gesamten Lymphabflusses der Extremitäten – eine funktionelle Umkehrung der Bedeutung zwischen Venen- und Lymphgefäßsystems bezogen auf den Gesamtabfluss . An den oberen Extremitäten sind Verbindungen (i.S. von Perforansgefäßen) in beide Richtungen beschreiben (v. a. palmar und kubital) an den unteren Extremitäten überwiegen die Perforansverbindungen von den profunden zu den superfizialen Kollektoren (im Gegensatz zum Aufbau und Funktion des venösen Gefäßsystems!).

Der Anstieg des Drucks auf die Lymphflüssigkeit, hervorgerufen durch die Kontraktion, befördert diese nach proximal in das nächste durch Klappen begrenzte Segment, d. h. in das proximale Lymphangion. Gleichzeitig wird auch eine bestimmte Menge Lymphe gegen die distale Klappe gedrückt, die jedoch – falls sie nicht pathologisch verändert ist oder das Gefäß insgesamt einen pathologischen Dilatationszustand aufweist – den retrograden Fluss verhindert (◘ Abb. 1.36).

> **Hinweis**
>
> Die Technik der Manuellen Lymphdrainage beruht auf folgender Hypothese: Die Wanddehnung wird nicht nur durch den intralymphvaskulären Druckanstieg mit Lymphangion-Kontraktionen beantwortet, sondern es ist auch eine Einflussnahme von außen möglich, wenn nämlich durch druckintermittierende, kreisförmige Gewebeverformung quasi „künstliche" Gefäßwanddehnungen erzeugt werden. Zusätzlich lymphflussanregend dürfte dabei die Verschiebung von interstitieller Flüssigkeit zu benachbarten Initialabschnitten wirken, die sich dann füllen und dehnen. Auch auf den Zustand der interstitiellen, extrazellulären Matrix scheinen diese rhythmischen, druckintermittierenden, pumpenden Griffe Einfluss zu haben und zwar in der Form, dass die wenig visköse Gel-Phase in eine flüssigere Form übergeht (Meert 2007).

1.9.2.2 Sicherheitsventilfunktion der Lymphgefäße

Die Möglichkeit der selektiven Kontraktion der einzelnen Angione bringt es mit sich, dass sich das Lymphgefäßsystem variabel an die Flüssigkeitsmenge im Interstitium anpasst:

– Bei geringen Mengen anfallender lymphpflichtiger Last genügt es, wenn „hin und wieder" ein Angion kontrahiert, um über mehrere, quasi „passive" Segmente hinweg einen ausreichenden Lymphstrom zu erzeugen. Da sich das „aktive" Angion nur allmäh-

lich wieder füllt, vergeht eine verhältnismäßig lange Zeit bis zur neuerlichen kritischen Füllungsmenge, die dann den gleichen Mechanismus wieder bewirkt.
— Bei einer größeren Menge lymphpflichtiger Last füllen sich die Lymphangione pro Zeiteinheit häufiger, sodass die Kontraktionen in kürzeren Zeitabständen erfolgen und auch mehrere Angione „in Serie" tätig sind.

Die durchschnittliche Kontraktionsfrequenz wird mit 8–10/min (Földi und Kubik 1993) bzw. mit 10–12/min (Berens v. Rautenfeld et al. 1996) angegeben, wobei hier lediglich die Ruhefrequenz gemeint ist. Die dabei erzeugte Strömungsgeschwindigkeit beträgt 5–10 cm/min bei starker muskulärer Tätigkeit bis zu 80 cm/min (Herpertz 2003a). Der dabei entstehende Druck liegt (gemessen an Armlymphkollektoren) bei >80 mmHg (Sperling et al. 2017). In den Lymphknoten (▶ Abschn. 1.9.3) verlangsamt sich die Geschwindigkeit um etwa den Faktor 100, sodass eine Lymphknotenpassage durchaus bis zu 20 min dauern kann. Das dadurch bewältigte normale Lymphzeitvolumen lässt sich mindestens um das 10fache steigern (gelegentlich wird sogar von einer Steigerungsmöglichkeit bis auf das 20-Fache oder gar das 50-Fache – Berens v. Rautenfeld – gesprochen). Damit ist dann das höchstmögliche Lymphzeitvolumen erreicht, das nach Földi als Transportkapazität des Lymphgefäßsystems zu verstehen ist.

> **Hinweis**
>
> Im Hinblick auf die Flüssigkeitsbalance des Gewebes ist die eiweißabhängige Reabsorption in die Blutkapillaren zu vernachlässigen, in jedem Falle aber eine fixe Größe. Das Lymphgefäßsystem spielt dabei eine variable Rolle. Földi spricht in diesem Zusammenhang von der Sicherheitsventilfunktion.

1.9.2.3 Direkte lymphflussbestimmende Faktoren

Wie viel lymphpflichtige Last anfällt, die dann das Lymphzeitvolumen und damit den Grad der Eigenmotorik bestimmt, wird durch folgende Faktoren beeinflusst:
— die Stoffwechsellage des jeweiligen Gewebes,
— die körperliche Aktivität,
— die Nahrungsaufnahme und
— die Temperatureinwirkung,

Stoffwechsellage des jeweiligen Gewebes Neben der gewebespezifischen physiologischen besteht auch eine pa-thophysiologische Abhängigkeit. Mit anderen Worten: Die lymphpflichtige Menge steigt immer dann, wenn ödemauslösende Mechanismen eine Rolle spielen, wie z. B. bei Entzündungen des Gewebes etc. (▶ Kap. 2).

Allerdings muss dabei berücksichtigt werden, dass bei entzündlichen und traumatischen Vorgängen gleichzeitig Schmerzmediatoren frei werden, unter deren Einwirkung dann wiederum eine Verringerung der momentanen Lymphangiomotorik erfolgt. Nach Földi und Kubik (1993) führt dies mit hoher Wahrscheinlichkeit zu einem Lymphangiospasmus.

Körperliche Aktivität Bei hoher Aktivität ist der Stoffwechsel v. a. der Skelettmuskulatur hoch, sodass die lymphpflichtige Menge ansteigt. So kann man bei manchen Langstreckenläufern direkt nach dem Wettkampf deutlich angeschwollene Lymphknoten im Kniekehlen- und Leistenbereich feststellen.

Dies unterstreicht, dass das Lymphgefäßsystem nicht unwesentlich an den Rücktransportmechanismen beteiligt ist, und verdeutlicht dessen Wert in der Gewebsdrainage der Muskulatur.

Nahrungsaufnahme Während des Verdauungsvorganges steigt naturgemäß die Menge der lymphpflichtigen Fettlast.

> **Hinweis**
>
> Wenn man Flüssigkeit (Wasser) zu sich nimmt, erhöht sich nicht die lymphpflichtige, sondern nur die harnpflichtige Last.

Temperatureinwirkung Wärmezufuhr erhöht die Menge der lymphpflichtigen Last durch die damit verbundene Stoffwechselsteigerung. Gleichzeitig lässt sich eine Frequenzzunahme der Lymphangione beobachten (Mislin 1961, zit. in Földi und Kubik 1993). Hitze scheint die Lymphgefäße zu lähmen (Mislin 1961).

Kälte vermindert sowohl den Stoffwechsel und damit die anfallende Lymphmenge als auch die Eigenfrequenz der Lymphgefäße (Tischendorf 1991).

> **Hinweis**
>
> Bei einer direkten Einwirkung von Eis über mehr als 8 min, die das Gewebe erheblich abkühlt, lässt sich aufgrund einer erheblichen Wanddurchlässigkeit ein Austritt von Lymphflüssigkeit aus den Lymphgefäßen nachweisen (Meeusen 1986, zit. in Wingerden 1992; ▶ Kap. 9).

1.9.2.4 Indirekte lymphflussbestimmende Faktoren

Natürlich hängt der Lymphtransport nicht nur von den Faktoren Menge der lymphpflichtigen Last und damit von der Eigenmotorik der Angione ab, sondern – in Analogie zum venösen Rücktransport – auch von „indirekten", quasi von außen einwirkenden Transportmechanismen wie

- dem Gelenk- und Skelettmuskelpumpmechanismus v. a. an den Extremitäten und
- der thorakalen Sogwirkung der Atmung im Rumpfinneren.

Gelenk- und Skelettmuskelpumpmechanismus v. a. an den Extremitäten Hier ist festzuhalten, dass sich dieser Faktor nur auf die Lymphbahnen direkt auswirkt, die zwischen den Muskeln verlaufen und damit zum tiefen System zählen. Die oberflächlich verlaufenden subkutanen Kollektoren sind mit dem Muskelpumpeffekt direkt nicht ausreichend zu erreichen. Dies ist von weit reichender therapeutischer Bedeutung, zumal das oberflächliche Lymphgefäßsystem der Extremitäten eine größere Rolle spielt als das tiefe System – im Gegensatz zur Funktion der Venen wie vorab schon erläutert.

> **Hinweis**
>
> Sollen Bewegungsübungen zu entstauenden Zwecken eingesetzt werden, ist Folgendes zu beachten: Viele periphere Ödeme sind extrafaszial gelagert und entziehen sich damit dem effektiven Einfluss der Muskelpumpe weitgehend (► Kap. 5).

Thorakale Sogwirkung der Atmung im Rumpfinneren In der Phase der Inspiration entsteht intrathorakal ein Unterdruck, während intraabdominal gleichzeitig ein Überdruck besteht. Dadurch werden die Bauchraum-Lymphgefäße nach proximal in den Thoraxraum „entleert"; gleichzeitig wird die Lymphe aus den venenwinkelnahen Gefäßen in das Blut gesaugt. Diese Vorgänge lassen sich entstauungstherapeutisch nutzen (► Abschn. 3.7.12 und 3.7.14 und ► Kap. 7).

Als weitere Faktoren sind noch zu nennen:
- die Peristaltik des Darmes sowie die Bewegungen der inneren Organe und
- die Pulsation der benachbarten Arterien.

Peristaltik des Darmes Entstauungstherapeutisch hat die Darmperistaltik eine nicht zu unterschätzende Bedeutung. Sie spielt v. a. bei begleitender Obstipation im Zusammenhang mit einem behandlungsbedürftigen Ödem der unteren Extremitäten eine große Rolle, da die Abflusswege des Beines, durch den Becken-Bauch-Raum verlaufend, behindert sein könnten.

> **Hinweis**
>
> Inwieweit die reibungslose Funktion der anderen inneren Organe und deren Bewegungen aufgrund ihrer elastischen Aufhängungen den intrapelvinen und intraabdominalen Lymphfluss mitbestimmen, ist bisher wenig untersucht und kann deshalb nur hypothetisch betrachtet werden. Vor allem osteopathische Techniken mit dem Ziel, Organgleitbewegungen zu normalisieren und zu optimieren zusammen mit der reibungslosen Funktion der Diaphragmen, könnten bei der Rückflussförderung der Lymphflüssigkeit v. a. bei Stauungen in der unteren Körperhälfte von Bedeutung sein.

Pulsation der benachbarten Arterien Die Pulsation der benachbarten Arterien spielt lediglich beim Ductus thoracicus wegen dessen Verlaufs neben der Aorta sowie bei den tiefen Lymphkollektoren der Extremitäten (Arterien in den Logen der Muskelgruppen) eine Rolle. Entstauungstherapeutisch kann dies nicht genutzt werden.

1.9.2.5 Lymphgefäßsystem der einzelnen Gewebe

Außer im ZNS, im Knochen und im Knorpel sind in allen Organen Lymphgefäße vorhanden (► Abschn. 1.9.1). Ihr jeweiliger anatomischer Aufbau wird im Folgenden beschrieben. Die Ausführungen basieren auf den Aussagen von Kubik (1993).

Haut In der Haut findet man initiale Lymphgefäße, v. a. in der Dermis (bzw. dem Corium), beginnend bereits in der papillären Schicht. Die mit einer ausgeprägten Muskelschicht ausgestatteten Kollektoren sind dagegen in der Subkutis angeordnet. Die subkutanen Kollektoren verlaufen relativ geradlinig und „entsorgen" dadurch die darüberliegende Haut nahezu „streifenförmig" (◨ Abb. 1.75). Mehrere parallel verlaufende Kollektoren bilden dabei funktionell betrachtet Gefäßbündel, die innerhalb des Gefäßbündels zahlreiche kollaterale Verbindungen aufweisen. Zusammen mit den initialen Lymphgefäßabschnitten aus der Dermis bildet das Lymphgefäßsystem der Haut insgesamt das oberflächliche bzw. epifasziale oder auch subkutane Kollektorsystem (► Abschn. 1.10.5 und ◨ Abb. 1.70, 1.71, 1.72, 1.73, 1.74, 1.75 und 1.76).

> **Hinweis**
>
> Von allen Organen ist gerade in der Haut (und Schleimhaut) das Lymphkapillarnetz am dichtesten. Dies lässt sich (nach Herpertz 2003b) dadurch erklären, dass potenzielle „Eindringlinge" (schädliche Mikroorganismen) hier abgefangen werden müssen, um sie der „geballten" Abwehr in den Lymphknoten zuzuführen.

Die zahlreichen, leistungsfähigen Kollektoren der Haut erklären sich aus dem rückflussfördernden Defizit der menschlichen Haut. Das eher schwache extrafasziale Venensystem und die sehr elastische Haut bedingen geradezu eine Ödembildung, weshalb „wenigstens" die Lymphgefäße der „starke Partner" sein müssen.

Skelettmuskulatur Die Kollektoren der Skelettmuskulatur verlaufen zusammen mit den größeren Blutgefäßen in den Logen zwischen den einzelnen Muskeln (◼ Abb. 1.37). Die einzelnen Muskelfaserbündel werden von initialen Lymphgefäßen drainiert, die jedoch lediglich bis zum Perimysium in den Muskel vordringen. Sie finden sich nicht im Endomysium (◼ Abb. 1.37a).

Sehnen Ähnlich wie mit der Skelettmuskulatur verhält es sich mit den Sehnen. Die initialen Lymphgefäße drainieren die einzelnen Sehnenfaserbündel, die durch das Peritendineum internum umschlossen sind (◼ Abb. 1.37b).

Gelenke Die Gelenke weisen initiale Lymphgefäße in der Synovialhaut (Membrana synovialis) sowie im Periost der beteiligten Knochen auf. Der Gelenkknorpel selbst sowie die Kompakta der Knochen besitzen keine initialen Lymphgefäße. Die initialen Lymphgefäße in der Membrana synovialis drainieren den Binnenraum insgesamt, wobei die ableitenden Kollektoren in der äußeren Kapselschicht (Membrana fibrosa oder auch Stratum fibrosum) angesiedelt sind (◼ Abb. 1.37c). Weiteres: ▶ Kap. 5.

Innere Organe Die Kollektoren der inneren Organe findet man in der Organkapsel (und der Adventitia mit dem entsprechenden Fettgewebe). Am Beispiel des Dünndarmes stellt dies letztlich das Peritoneum dar. Das initiale Lymphgefäßsystem ist eng verknüpft mit der Funktion des jeweiligen Organs und findet sich im Interstitium der entsprechenden Gewebe. Beim Dünndarm ist es in den einzelnen Zotten, den Villi intestinales (lat. villus=Zotte; Schleimhautfortsatz eines Organes), angesiedelt. Die Kollektoren führen die entsprechende Organ-Lymphe früher oder später in die Lymphgefäßstämme (◼ Abb. 1.37d und 1.39).

Blutgefäße Die größeren Blutgefäße wie die Aorta und die V. cava weisen initiale Lymphgefäße in der Media und der Adventitia auf (◼ Abb. 1.6 und 1.7).

Nerven Auch im Epineurium der peripheren Nerven sind Lymphgefäße zu finden. Sie beginnen an der Stelle, an der der periphere Nerv durch die Dura mater spinalis hindurchtritt (◼ Abb. 1.37e). Subdural befinden sich keine Lymphgefäße (s. auch die Ausführungen zur intrakraniellen Drainage ▶ Abschn. 1.10.2 sowie die Ausführungen von H. Trettin in ▶ Kap. 29 und 30).

Jedem Organ – ob Haut, Muskulatur oder Hohlorgane – sind zunächst noch organzugehörige Lymphknoten zugeordnet (◼ Abb. 1.38), in die die drainierenden Kollektoren einmünden.

Von den regionären Organlymphknoten führen efferente Kollektoren die Lymphe in „überregionäre" Lymphknotenansammlungen, die die Lymphe mehrerer Organe aufnehmen. Erst nachdem all diese „Klärstationen" durchlaufen sind, mündet die Lymphe in die Lymphgefäßstämme, die das Ende des Lymphgefäßsystemes eines jeweiligen Gebietes darstellen und quasi „Riesenkollektoren" sind (◼ Abb. 1.39).

1.9.3 Lymphknoten

> **Definition**
>
> Die **Lymphknoten** zählen zu den (sekundären) lymphatischen Organen unseres Körpers. Sie nehmen jedoch eine Sonderstellung ein, da sie funktionell in das Lymphgefäßsystem eingeschaltet sind.

(Die anatomische Bezeichnung des Lymphknotens als Organ variiert, je nach Autor. Manche bevorzugen die „ältere" Bezeichnung Lymphonodus – Ln, andere dagegen Nodus lymphaticus oder lymphoideus – Nl. Bezugnehmend auf die früheren umfangreichen Ausführungen von Kubik, Gregl u. a. behalten wir die Abkürzung Ln (bzw. Lnn als Pluralform) für die folgenden Ausführungen bei).

Der einzelne Lymphknoten, der zwischen 0,3 cm (=3 mm) und 3 cm Durchmesser haben kann, variiert in der Form zwischen rund, oval und bohnen-/nierenförmig (◼ Abb. 1.40). Die Gesamtzahl der Lymphknoten beim Menschen wird von Kubik (1993) mit 600–700 angegeben.

Lymphknoten sind im Fettgewebe der entsprechenden Region eingebettet und darin verankert. Die äußere Hülle wird von einer Kapsel gebildet, die aus kollagenen Bindegewebsfasern und glatten Muskelzellen besteht. Von der Kapsel ragen bälkchenartige Septen (auch Trabekel genannt) in das Zentrum des Lymphknotens hinein (◼ Abb. 1.41) und bilden so sein inneres Gerüst. Dadurch wird der Lymphknoten quasi räumlich unterteilt und gleichzeitig auch stabilisiert.

Die Kapsel wird von außen, vorwiegend im konvexen Bereich, von mehreren zuführenden (afferenten) Lymphgefäßen durchstoßen. Die Anzahl bzw. der Gesamtquerschnitt dieser Vasa afferentia ist meist größer als die Anzahl der Vasa efferentia, die den Lymphknoten vorwiegend im konkaven „nabelartigen" Lymphknotenhilus verlassen.

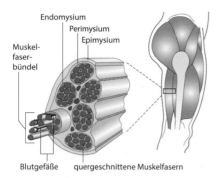

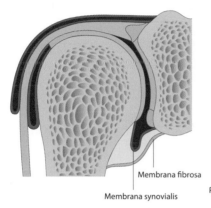

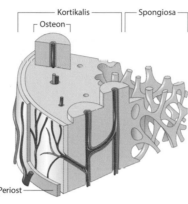

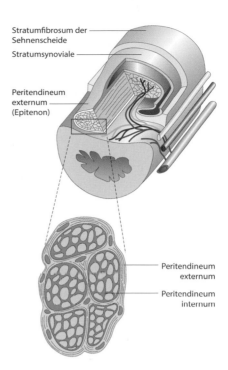

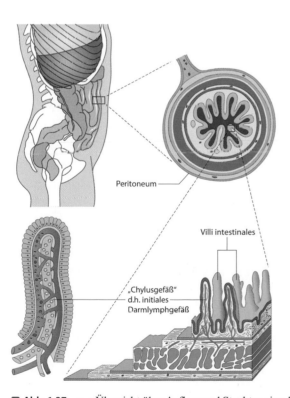

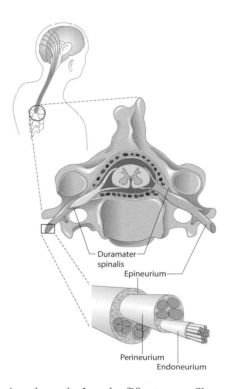

Abb. 1.37   a–e Übersicht über Aufbau und Struktur einzelner Organe. zur Verdeutlichung der Anordnung des Lymphgefäßsystemes. **a** Skelettmuskulatur, **b** Sehnen, **c** Gelenke, **d** innere Organe, **e** Nerven

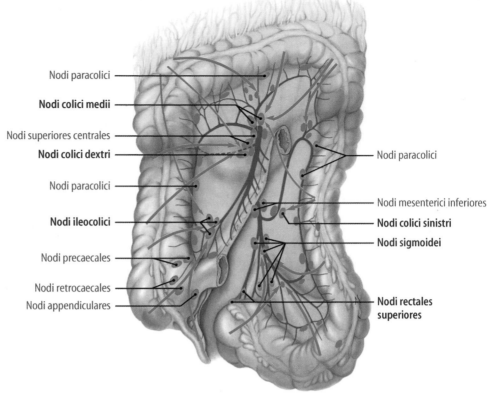

Abb. 1.38 Der Darm als Beispiel für die Anordnung von organeigenen/regionären Lymphknoten und deren Abflusswege, die letztlich alle in den Truncus gastrointestinalis drainieren. (Aus Tillmann 2009)

Nodi paracolici

Nodi colici medii

Nodi superiores centrales

Nodi colici dextri

Nodi paracolici

Nodi ileocolici

Nodi precaecales

Nodi retrocaecales

Nodi appendiculares

Nodi paracolici

Nodi mesenterici inferiores

Nodi colici sinistri

Nodi sigmoidei

Nodi rectales superiores

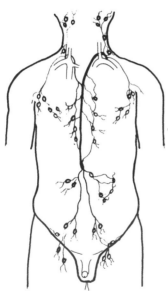

Abb. 1.39 Übersicht über die wichtigsten Lymphgefäßstämme. (© A. Castenholz, Kassel)

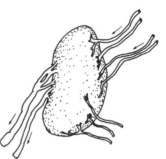

Abb. 1.40 Äußere Ansicht eines „typischen" Lymphknotens mit afferenten (zuführenden) und efferenten (wegführenden) Lymphgefäßen. Letztere treten aus dem Hilum des Lymphknotens aus, zusammen mit der Ein- und Austrittsstelle für die Blutgefäße. (© A. Castenholz, Kassel)

Lymphfollikel stellen Keim- und Reaktionszentren für Lymphozyten dar und sind im histologischen Schnittbild im Lymphknotenkortex durch ein helles, rundes Zentrum mit einem dunklen Rand gekennzeichnet.

Das dominierende Gewebe ist das lymphoretikuläre Gewebe, ein schwammartiges Netzwerk aus retikulärem Bindegewebe und Lymphozyten, das zur Kapsel hin als Rinde (Cortex) zahlreiche Lymphfollikel (auch Rinden- oder Sekundärfollikel genannt) aufweist (Abb. 1.42) und im Zentrum des Lymphknotens eher strangartig erscheint.

Das dichte Netzwerk wird von einem Spaltsystem durchzogen – dem Sinussystem (lat. sinus=Ausbuchtung, Hohlraum) (Abb. 1.43). Das Sinussystem ist im Vergleich zum lymphoretikulären Gewebe weitmaschiger.

Direkt unter der bindegewebigen Kapsel befindet sich ein erster Hohlraum, der als Rand- oder Marginalsinus (lat. margo=Grenze, Rand) bezeichnet wird. Dieser Marginalsinus wiederum ist Teil eines anastomosierenden Hohlraumsystemes, das sich im Verlauf der

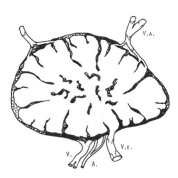

Abb. 1.41 Das Kapsel-Trabekel-System eines Lymphknotens in zweidimensionaler Schnittansicht. (© A. Castenholz, Kassel)

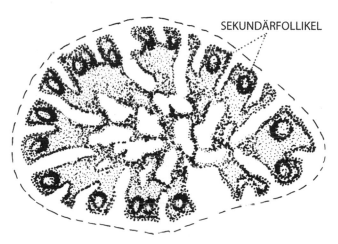

SEKUNDÄRFOLLIKEL

Abb. 1.42 Die Anordnung des lymphatischen Gewebes im Lymphknoten mit strangartiger Markzone und randständigen Keimzentren (= Sekundärfollikel). (© A. Castenholz, Kassel)

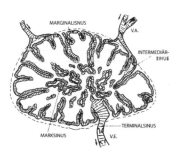

Abb. 1.43 Das verzweigte Sinussystem des Lymphknotens in zweidimensionaler Schnittansicht. (© A. Castenholz, Kassel)

Trabekel in das System der Intermediärsinus und der Marksinus verzweigt. Der Zentralsinus (oder auch Terminalsinus) schließlich führt die Lymphe zu den efferenten Lymphgefäßen (im Hilusbereich).

Dieses Sinussystem wird von besonderen Endothelzellen (sog. Uferzellen) begrenzt, die sich durch eine hohe Phagozytose- und Speicherfähigkeit auszeichnen. Zudem ist es von einem weitmaschigen Netz durchzogen, das aus Fasern des retikulären Bindegewebes gebildet wird und in dem spezifische und unspezifische Abwehrzellen vorkommen. Dieses Gewebe, das als retikuloendo-

theliales System (Abk. RES) oder retikulohistiozytäres System (RHS) bekannt ist, heute jedoch als Monozyten-Makrophagen-System bezeichnet wird, dient als eine Art Reusensystem. Hier werden sowohl „schädliches" organisches Material wie Bakterien, Zellfragmente, entartete Zellen etc. abgefangen als auch anorganische Fremdkörper wie Kohle-, Staub- und evtl. Farbteilchen (was dazu führen kann, dass sich so belastete Lymphknoten dunkel verfärben).

Eine Verfärbung wurde vor allem bei Lymphknoten des Lungenhilusbereiches beobachtet, wo die Rückstände der Atemluft „endgelagert" werden, sowie bei Lymphknoten, die tätowierte Haut drainieren.

Besonders fatal erscheint in diesem Zusammenhang die Erkenntnis, dass nahezu alle Tätowiermittel stark belastet sind durch krebserregende Bestandteile wie z. B. Schwermetalle! Außerdem können solche Verfärbungen die Diagnostik verdächtiger Lymphknoten erschweren, da sich vermutete maligne Zellen nur durch Färbetechniken seitens der Pathologie eindeutig nachweisen lassen.

Der Lymphknoten ist also so aufgebaut, dass die Lymphflüssigkeit quasi „gezwungen" wird einen verlangsamenden „gewundenen" Weg zu nehmen, damit sichergestellt ist, dass ein möglichst intensiver Kontakt zum geballt vorkommenden Immunsystem erfolgt (Abb. 1.44). Nur dadurch ist es möglich, dass die Lymphflüssigkeit sowohl vom „ortsansässigen" als auch vom „mobilen" Immunsystem spezifisch wie auch unspezifisch „bearbeitet" werden kann.

Nach einem ersten unspezifischen Kontakt mit Antigenen präsentieren die Fress- und Speicherzellen dem spezifischen Abwehrsystem – sowohl dem humoralen

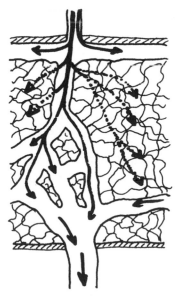

Abb. 1.44 Schema der intranodalen Lymphpassage. Einerseits „schnell" durch das Sinussystem, andererseits (gestrichelte Pfeile) durch das gesamte Lymphknotengewebe. (© A. Castenholz, Kassel)

B-Zell-System als auch dem zellulären T-Zell-System – markante (d. h. immunrelevante) Teile dieses Antigens und setzen so die entsprechende spezifische Abwehrreaktion in Gang.

Durch diese weite Verzweigung der Sinus vergrößert sich der Raum, der der Strömung der Lymphe zur Verfügung steht, im Verhältnis zum Lumen der Lymphgefäße erheblich. Zusätzlich zur mechanischen Fließbehinderung, die sich aus der Gewebestruktur des Lymphknotens ergibt, wird einerseits die Strömungsgeschwindigkeit also auch auf diese Weise um etwa den Faktor 100 verlangsamt und andererseits durch Verwirbelung zu noch größerem, d. h. immunrelevantem Oberflächenkontakt gesorgt.

Der Lymphknoten ist so aufgebaut, dass die Lymphflüssigkeit auf dem Passageweg durch das „weiträumigere" Sinussystem und durch das engmaschigere lymphoretikuläre Gewebe sowohl vom „ortsansässigen" als auch vom „mobilen" Immunsystem spezifisch wie auch unspezifisch bearbeitet wird.

Mit anderen Worten: Die Strömungsgeschwindigkeit der Lymphe in den Kollektoren, die mit ca. 10 Angionkontraktionen/min als Ruhefrequenz sowieso schon sehr gering ist, wird durch die spezielle Architektur des Lymphknotens um ein Vielfaches verringert. Die Auffüllung eines Lymphknotens durch die afferente Lymphe erfolgt jedoch nicht vollständig. Sie ist im Wesentlichen von den Druckverhältnissen in den afferenten Kollektoren abhängig. Bei geringer Lymphmenge, die beispielsweise durch die Kollektoren des Beines zu den Leistenlymphknoten geführt wird, lässt sich zweierlei beobachten. Zum einen füllt sich nur ein Teil der dort vorkommenden Lymphknoten zum anderen fließt die Lymphe in einem einzelnen Lymphknoten auch nicht durch alle Sinus' sondern lediglich über denjenigen Sektor, der durch den eintretenden Kollektor „gespeist" wird. Bei erhöhtem Druck dagegen (und damit bei größerer Lymphmenge) resultiert eine nahezu komplette Füllung des Lymphknotens und damit ein vollständiges Durchströmen aller Sinusräume. Aus diesem Grund wird in der Entstauungstherapie gerade den Lymphknotenansammlungen mit der Manuellen Lymphdrainage besondere Aufmerksamkeit gewidmet. Dies schlägt sich darin nieder, dass auf diesen Regionen immer wieder mittels sog. „Stehender Kreise" manipuliert wird. Dies soll dazu dienen, die lymphknotennahen Zuflüsse anzuregen, damit sich dadurch die durchströmte Lymphknotenanzahl erhöht, um die Lymphknotenansammlung „besser auszunutzen". Gleichzeitig erhofft man sich eine Beschleunigung des stark verlangsamten Durchflusses zumindest einiger Lymphknoten, um den ständigen Abstrom der relativ eiweißreichen Lymphe zu gewährleisten, damit die Rückresorption von Ultrafiltrat in die Blutkapillaren des Lymphknotens in genügendem Maße stattfinden kann. Dazu ist ein ständiger Abstrom der re-lativ eiweißreichen Lymphe unbedingte Voraussetzung. Dabei muss jedoch Folgendes bedacht werden:

> **Hinweis**
>
> Die Strömungsverlangsamung im Lymphknoten ist biologisch sehr sinnvoll. Daher muss eine Manipulation, die eine Erhöhung der Abstrommenge bei gleichzeitiger Beschleunigung zum Ziel hat, gründlich bedacht werden.

Die Arterie, die den Lymphknoten versorgt, tritt im Hilusbereich in das Organ ein und verzweigt sich in ein immenses Kapillarsystem, das sowohl die Gewebe innerhalb der Kapsel versorgt als auch teilweise die Kapsel durchbricht und das kapsuläre und perikapsuläre Gewebe mit einschließt (◘ Abb. 1.45 und 1.46). Die dazugehörige Vene verlässt den Lymphknoten ebenfalls im Hilusbereich. Diese starke Vaskularisierung hat neben der Ver- und Entsorgung des Gewebes auch den Zweck, dass alle Abwehrmechanismen des zirkulierenden Blu-

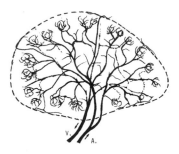

◘ **Abb. 1.45** Schema der Blutgefäßversorgung des Lymphknotens in zweidimensionaler Schnittansicht. (© A. Castenholz, Kassel)

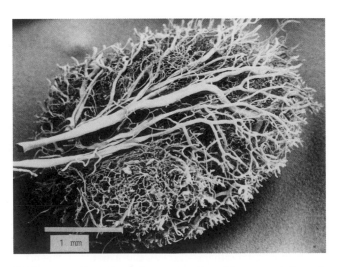

◘ **Abb. 1.46** Korrosionspräparat eines Lymphknotens mit Darstellung der zuführenden arteriellen Gefäße und Teilen des Kapillarsystems der Rindenzone. Das Präparat wurde durch Injektion eines Kunststoffes in die arterielle Blutbahn gewonnen. (© A. Castenholz, Kassel)

tes in hohem Maße präsent sind. Außerdem wird über die Kapillaren die lymphpflichtige Wasserlast stark reduziert. Dies geschieht in einer Größenordnung von bis zu 50 % (Kubik 1993; Schad 1996, 1998). Die Innervation des Lymphknotens erfolgt begleitend mit den Blutgefäßen ebenfalls über den Lymphknotenhilus.

Erst nachdem die Lymphe durch zahlreiche Lymphknoten quasi auf „Unbedenklichkeit" hin kontrolliert und verändert wurde, wird sie über die Lymphgefäßstämme dem venösen System zugeführt.

Zusammenfassung

Im Überblick lassen sich die Aufgaben und Funktionen der Lymphknoten folgendermaßen charakterisieren:

- Filter und Speicher für schädliche Bestandteile aus der Peripherie, die nicht in die Blutbahn gelangen dürfen
- Neu- und „Ausbildung" von spezifischen Abwehrzellen – Lymphozyten
- Orte des konzentrierten Zusammenwirkens aller Immunreaktionen
- Verlangsamung des Lymphstromes/Volumenspeicher für Lymphe
- Regulierung der Lymphzusammensetzung, Reduzierung des Wasseranteils

1.9.4 Lymphgefäßstämme (Trunci lymphatici)

Definition

Die größten Kollektoren des Lymphgefäßsystemes werden als Lymph(gefäß)stämme bezeichnet (Trunci lymphatici; lat. truncus=Stamm, Rumpf).

Der Wandbau der Lymphgefäßstämme entspricht dem der kleineren Kollektoren, wobei die Muskularis stärker ausgeprägt ist, die Klappen ebenfalls in regelmäßigen, allerdings größeren Abständen zu finden sind (nach Herpertz (2003a) alle 4–8 cm).

Im Prinzip befinden sie sich unmittelbar vor der Einmündung in das venöse System. „Unmittelbar" bedeutet jedoch nicht etwa, dass sie lediglich wenige Zentimeter vor den beiden Venenwinkeln zu finden sind, sondern vielmehr, dass sie das jeweilige „Hauptabflussrohr" einer bestimmten „Entsorgungsregion" darstellen, deren Lymphe vorher durch zahlreiche Lymphknoten immunologisch „gereinigt" und in der Menge reduziert wurde. Erst wenn all diese Lymphknotenstationen durchlaufen sind, wird die Restlymphe in diese Hauptgefäße „freigegeben".

Hinweis

Die Lymphgefäßstämme sind nicht mehr durch Lymphknoten unterbrochen und stellen den Übergang zum venösen System dar.

1.9.4.1 Die Lymphgefäßstämme im Einzelnen

Im Folgenden werden die Lymphgefäßstämme im Einzelnen dargestellt (◘ Abb. 1.39).

Das größte menschliche Lymphgefäß ist der Ductus thoracicus. Er entsteht aus
- den beiden Trunci lumbales (Tr. lumbalis dexter und Tr. lumbalis sinister) und
- dem Truncus intestinalis, auch Truncus gastrointestinalis genannt (intestinal=zum Darmkanal gehörend, gastrointestinal=zum Magen-Darm-Trakt gehörend).

Diese drei Gefäße werden auch als „Wurzeln" des Ductus thoracicus bezeichnet. An ihrem meist gemeinsamen Zusammenfluss auf der Höhe des thorakolumbalen Übergangs bilden sie manchmal eine Gefäßaussackung, die dann Cisterna chyli (Näheres: ◘ Abb. 1.48, 1.78 und 1.80) genannt wird.

Weitere größere Lymphstämme sind
- die Trunci parasternales,
- die Trunci intercostales,
- die Trunci tracheobroncheales und
- die Trunci mediastinales (jeweils dexter und sinister).

Diese Gefäße bilden gelegentlich einen gemeinsamen Gefäßstamm, der dann Truncus bronchomediastinalis (◘ Abb. 1.80) genannt wird (lat. mediastinum=Mittelfell).

Das Mediastinum ist das mittlere Gebiet des Brustraums, der sog. Mediastinal- oder Mittelfellraum. Es handelt sich dabei um den Raum zwischen den beiden Pleurahöhlen (bzw. Lungen); er reicht von den Körpern der Brustwirbel bis zum Brustbein und wird nach beiden Seiten durch die Pleurae mediastinales begrenzt. Kaudal endet das Mediastinum am Zwerchfell, kranial steht es durch die obere Thoraxapertur mit dem Bindegeweberaum des Halses in direktem Zusammenhang.

Außerdem führen Trunci subclavii die Lymphe aus den Lnn. axillares ab, während Trunci jugulares die Lymphe der Kopf-Hals-Region in das venöse System überleiten. Trunci supraclaviculares entstehen manchmal aus den Lnn. supraclaviculares.

Der Ductus (auch Truncus) lymphaticus dexter wird als gelegentlich vorkommende Vereinigung der jugularen und sub- sowie supraklavikulären Lymphgefäßstämme des rechten Körperquadranten beschrieben, ist jedoch inkonstant (◘ Abb. 1.78 und 1.80).

1.10 Topographie des Lymphgefäßsystems

Aus den zahlreichen heute zur Verfügung stehenden Quellen zur Topographie der Lymphgefäße des menschlichen Körpers wurde hier eine Auswahl getroffen, die im Hinblick auf die entstauungstherapeutischen Belange wichtig und notwendig erschien.

Ein Schwerpunkt liegt auf dem Gebiet der „Lymphdrainage der Haut", da dieses Organ für den Lymphdrainagetherapeuten von primärem Interesse ist. Weiterhin sind die Extremitäten von großer Bedeutung, da zu behandelnde Schwellungen jeglicher Art häufig dort lokalisiert sind, sowie die Kopf-Hals-Region. Die darüber hinausgehenden tieferen Abflusswege werden nur so weit besprochen, wie es für das Verständnis von Entstauungsmaßnahmen nötig ist.

Auch auf die ausführliche Beschreibung der lymphatischen Entsorgung einzelner Organe wird hier weitgehend verzichtet, da dies entstauungstherapeutisch irrelevant ist.

Auf eine Benennung der jeweiligen Lymphknotenanzahl wird ebenfalls bewusst verzichtet, da diese Zahlen stark variieren und auch dies für die Entstauungstherapie ohne Bedeutung ist.

1.10.1 Übergang der Lymphgefäßstämme in das venöse System

Der als Endstation aller Lymphgefäßstämme fungierende rechte und linke Venenwinkel (Angulus venosus dextra et sinistra) entsteht durch das Zusammentreffen der V. jugularis interna (innere Hals- bzw. Drosselvene, kommt aus dem Schädelinneren) und der V. subclavia (Schlüsselbeinvene,

kommt aus dem Arm-Schulter-Bereich) (◘ Abb. 1.47). Die dadurch gebildete V. brachiocephalica mündet in die obere Hohlvene (V. cava superior), die schließlich im rechten Vorhof des Herzens (Atrium dextrum) endet.

In den Bereich des linken Venenwinkels mündet der Ductus thoracicus, der manchmal vorher einen oder auch alle anderen Lymphgefäßstämme des linken oberen Körperquadranten – den Tr. jugularis sinister, den Tr. subclavius sinister und den Tr. supraclavicularis sinister – aufgenommen hat (◘ Abb. 1.80). Hin und wieder findet man Darstellungen, wonach dieser gemeinsame kurze Einmündungsgang sogar als „Ductus" oder „Truncus lymphaticus sinister" bezeichnet wird. Manche anatomische Beschreibungen nennen weiterhin den Tr. bronchomediastinalis sinister, der jedoch links noch seltener vorkommt als rechts.

Im Bereich des rechten Venenwinkels münden neben dem Tr. jugularis dexter, dem Tr. subclavius dexter und dem Tr. supraclavicularis dexter auch der Tr. bronchomediastinalis dexter ein, der als Transportgefäß für die Lymphe der rechten Hälfte der Thoraxhöhle angesehen werden kann. Der Ductus oder Truncus lymphaticus dexter, der manchmal gar als Pendant des Ductus thoracicus dargestellt wird, ergibt sich nur im Falle einer gemeinsamen Einmündung der rechten Lymphstämme und stellt dann ein lediglich 1–1,5 cm langes Gefäß dar, das jedoch nach Kubik (1993) sehr selten überhaupt als solches erkennbar ist.

Viel häufiger findet man verschiedene Einmündungsvarianten im Bereich der Venenwinkel, wobei die großen Lymphgefäßstämme dann jeder für sich oder aber in mehreren Ästen und wechselnden Vereinigungen einmünden. Kubik schlägt aus diesen Gründen für das Einmündungsgebiet des Lymphgefäßsystems in das Venensystem die Bezeichnung „Area jugulosubclavia", in der Lymphdrainagetherapie kurz „Terminus" genannt vor (◘ Abb. 1.48).

Der Druck im Ductus thoracicus wird durch Kubik mit mindestens 6–4 cmH$_2$O angegeben, was einem Wert von ca. 8 mmHg entspricht (1 cmH$_2$O entspricht ca. 1,35 mmHg), während gleichzeitig im Angulus venosus ein durchschnittlicher Druckwert von ca. 4 mmHg herrscht. Was sich aus diesen Druckwerten für den Lymphtransport ergibt, verdeutlicht die Übersicht.

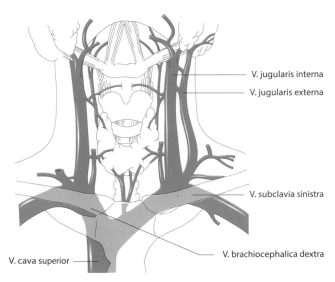

V. jugularis interna

V. jugularis externa

V. subclavia sinistra

V. brachiocephalica dextra

V. cava superior

◘ **Abb. 1.47**   Angulus venosus dexter et sinister, gebildet jeweils aus der V. jugularis interna und der V. subclavia. (Aus Diehm et al. 1999)

> **Lymphtransport und Druckgefälle**
> – Der Übertritt der Lymphflüssigkeit in das venöse Blut folgt einem Druckgefälle, das sich bei Inspiration durch den dabei entstehenden Unterdruck in den zentralen Venen noch weiter erhöht. Dadurch kann man regelrecht von einem „Ansaugen" der Lymphe sprechen.

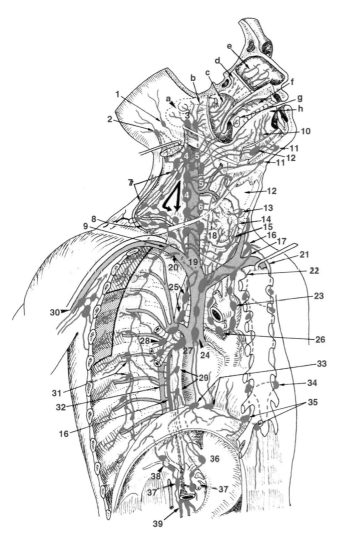

Abb. 1.48 Einmündungsregion „Area jugulosubclavia". Tiefe Lymphknotengruppen des Halses und des Mediastinums. a Paukenhöhle, Trommelfell, b Tuba auditiva, c Pharynx, d Nasenseptum, e Nasenhöhle, f Gaumen, g Tonsille, h Zunge. 1 Ln. occipitalis, 2 Ln. retroauricularis, 3 Lnn. parapharyngei, 4 Lnn. jugulares laterales, 5 Lnn. jugulodigastrici, 6 Lnn. juguloomohyoidei, 7 Lnn. comitantes n. accessorii, 8 Lnn. supraclaviculares, 9 Truncus intercostalis dexter, 10 Ln. sublingualis, 11 Lnn. submentales, 12 Ln. submandibularis, 13 Ln. praelaryngeus, 14 Schilddrüse, 15 Lnn. praetracheales, 16 Ductus thoracicus, 17 Truncus mediastinalis anterior sinister, 18 Lnn. paratracheales (cervicales), 19 Ductus lymphaticus, 20 Truncus subclavius dexter, 21 Truncus parasternalis sinister, 22 Truncus parasternalis dexter, 23 Lnn. mediastinales anteriores sinistri, 24 Lnn. mediastinales anteriores dextri, 25 Lnn. laterotracheales dextri, 26 Lnn. laterotracheales sinistri, 27 Ln. tracheobronchialis inferior (bifurcationis), 28 Lnn. bronchopulmoneales (interlobares), 29 Lnn. juxtaoesophagei, 30 Lnn. axillares, 31 Lnn. intercostales, 32 V. azygos, 33 Lnn. lateropericardiaci (juxtaphrenici), 34 Lnn. parasternales, 35 Lnn. prepericardiaci, 36 Ln. gastricus (paracardiacus), 37 Lnn. lumbales (aortici), 38 Lnn. diaphragmatici inferiores, 39 Cisterna chyli (Mod. nach Prof. St. Kubik, mit freundl. Genehmigung)

— Vergleicht man die angegebenen Druckwerte in den peripheren Lymphsinus von ca. 3–4 mmHg mit den Werten des zentralen Ductus thoracicus von mindestens 8 mmHg, wird klar, dass der Lymphtransport gegen das übliche hydrostatische Druckgefälle stattfindet, also ganz im Gegensatz zum venösen Transport.

— Dies bedeutet, dass man das venöse System als „passives System" ansehen kann, während das Lymphgefäßsystem ein „aktives" sein muss.

Damit wird nochmals einer der wesentlichen Unterschiede zwischen beiden rückführenden Gefäßsystemen deutlich, und gleichzeitig wird die große Bedeutung des Lymphgefäßsystems unterstrichen.

1.10.2 Kopf-Hals-Region

Auffällig ist, dass im Gesichtsbereich wenige vereinzelte, inkonstante Lymphknoten zu finden sind, die Lnn. faciales. An der Kopf-Hals-Grenze dagegen zeigt sich ein geschlossener Knotenring (Circulus lymphaticus pericervicalis), bestehend aus

— Lnn. occipitales,
— Lnn. mastoidei, Lnn. retroauriculares
— Lnn. parotidei, Lnn. praeauriculares
— Lnn. submandibulares und
— Lnn. submentales.

Dieser Knotenring geht direkt in seitliche Halslymphknotenketten oder Lymphknotengruppen,

— die Lnn. jugulares interni (auch Jugularis-Interna-Kette) und
— die Lnn. cervicales (anteriores und laterales)

über. Sie lassen sich bis dicht an die Venenwinkelregion verfolgen (☐ Abb. 1.49).

Früher benannte man all diese Lymphknoten einheitlich als Lnn. cervicales profundi, woraus der Voddersche Begriff „Profundus" für die seitliche Halsregion abgeleitet ist (☐ Abb. 1.50).

Aus den seitlichen Halslymphknotenketten gehen die beiden Trunci jugulares hervor. Am Übergang zur dorsalen Halsseite liegen Lymphknoten unter dem M. trapezius (Pars descendens) – die Lnn. subtrapezoidei cervicales et dorsales, die auch als Akzessoriuskette bezeichnet werden, da sie neben den Endästen des N. accessorius liegen (☐ Abb. 1.48). Sie nehmen die Lymphgefäße der oberflächlichen Muskulatur und der tiefen Nackenmuskeln auf.

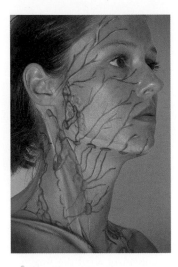

Abb. 1.49 Superfiziale Lymphknoten und Lymphgefäße der seitlichen Hals- und Gesichtsregion (TransPaint-Darstellung)

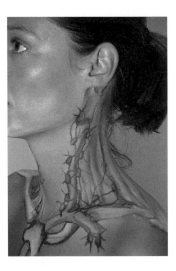

Abb. 1.50 Profunde Lymphknoten und Lymphgefäße der seitlichen Halsregion unter dem M. sternocleidomastoideus (TransPaint-Darstellung)

Der N. accessorius ist der XI. Hirnnerv. Er innerviert den M. trapezius und den M. sternocleidomastoideus.

Die Akzessoriuskette mündet lateral in die supraklavikulären Halslymphknoten, die Lnn. supraclaviculares, die auch als transversale Halskette bezeichnet werden. Sie gehen ventromedial venenwinkelnah in den Truncus supraclavicularis über, der in den jeweiligen rechten bzw. linken Venenwinkel mündet.

Infraklavikuläre Lymphknoten (Lnn. infraclaviculares) sind zwischen den axillaren Lymphknoten und dem venenwinkelnahen Truncus subclavius zu finden und haben manchmal ebenfalls Verbindungen zur supraklavikulären Kette.

In all diese klavikulären Lymphknoten und durch deren Verbindungen zu den seitlichen Halslymphknoten können Lymphgefäße aus den intrathorakalen und sogar intraabdominalen Organen münden, was

erklärt, dass dort manchmal Metastasen von Tumoren dieser Organe gefunden werden.

All diese Lymphgefäße und Lymphknoten sind für die lymphatische Entsorgung sowohl der Haut als auch der Weichteile des Schädeläußeren und des Halses zuständig. Wie jedoch wird der intrakranielle Bereich lymphatisch entsorgt?

1.10.2.1 Lymphatische Entsorgung des intrakraniellen Bereichs

Nach Földi und Kubik (1993) gibt es nach heutigem Wissensstand weder in der Substanz des ZNS, also des Gehirns und des Rückenmarkes einschließlich der Meningen, noch im Inneren des Auges Lymphgefäße. Unter ▶ Abschn. 1.9.1 wurde dies bereits dem heutigen Wissensstand angepasst. Die Erklärung für diese außergewöhnliche Situation scheint sich aus der sog. „Blut-Hirn-Schranke" zu ergeben, deretwegen keine lymphpflichtige Eiweißlast anfällt, womit die Entwicklung eines Lymphgefäßsystems auch nicht erforderlich war.

Die „Blut-Hirn-Schranke" ist eine selektiv durchlässige Schranke zwischen Blutkapillaren und Hirnsubstanz. Durch den speziellen Kapillarwandbau unterliegt der Stoffaustausch mit dem ZNS einer „Kontrolle". Die Blut-Hirn-Schranke stellt v. a. eine Schutzeinrichtung dar, die schädliche Stoffe von den Nervenzellen abhält.

Gründe dafür, dass dennoch lymphpflichtige Stoffe im ZNS anfallen
- Die Barriere ist in einigen Bereichen „lückenhaft".
- Unter traumatischen Bedingungen (z. B. bei einem Schädel-Hirn-Trauma).
- Unter entzündlichen Bedingungen (z. B. bei einer Meningoenzephalitis) entstehen lymphpflichtige Lasten, vor allem Eiweiß.
- Infolge eines hämorrhagischen Insultes.

Földi und Kubik (1993) beschreibt tierexperimentelle Untersuchungen und Obduktionsbefunde nach Hirnblutungen, wonach sich zeigt, dass sich Blut bzw. intrakraniell injizierte Farbstoffe in den Halslymphknoten ebenso wieder finden lassen wie in Lymphgefäßen der Nasen-Rachen-Schleimhaut oder in Lymphgefäßen des Fettgewebes, das den Augapfel abpolstert. Die neueren Untersuchungen von Aspelund et al. 2015; Louveau et al. 2017 und Izen et al. 2019 bestätigen dies weitgehend.

Weiterhin besteht eine Verbindung zwischen dem Liquor cerebrospinalis (Gehirn-Rückenmark-Flüssigkeit) und dem Lymphgefäßsystem insofern, als der ständig v. a. in den Plexus choroidei der Hirnventrikel gebildete Liquor einerseits wieder resorbiert wird, andererseits aber auch über die Hirn- und Spinalnervenaus- bzw. -durchtritte in

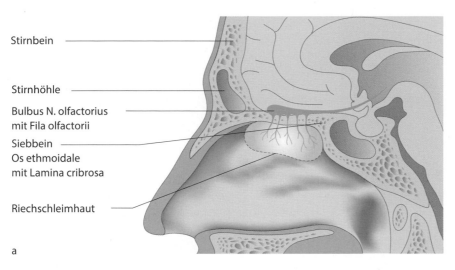

Stirnbein

Stirnhöhle

Bulbus N. olfactorius
mit Fila olfactorii

Siebbein
Os ethmoidale
mit Lamina cribrosa

Riechschleimhaut

a

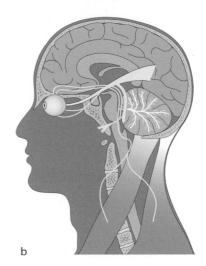

b

○ **Abb. 1.51** **a** Schema des N. olfactorius mit Fila nervus olfactorii und deren Durchtritt durch die Lamina cribrosa an der tiefsten Stelle der vorderen Schädelgrube. **b** Schema des Verlaufes des N. opticus

extrakranielle bzw. extraspinale Lymphgefäße gelangen kann. So zeigte sich eine deutliche Erhöhung im Lymphzeitvolumen des Truncus jugularis, wenn im Tierversuch durch Flüssigkeitsinjektion in den Liquorraum ein künstlicher Überdruck erzeugt wurde. Földi spricht deshalb von einer „Sicherheitsventilfunktion" des Lymphgefäßsystems für den Liquorraum (siehe dazu auch die Ausführungen in ▶ Kap. 29 und 30).

Der Weg lymphpflichtiger Stoffe aus dem ZNS in extrakraniell gelegene Lymphgefäße lässt sich nach heutigen Kenntnissen folgendermaßen beschreiben:

Entlang der Hirnnervendurchtrittsstellen durch den knöchernen Schädel bewegt sich intrakranielle lymphpflichtige Last. Dies gilt v. a. für die ersten beiden Hirnnerven, nämlich den N. olfactorius (I. Hirnnerv) und den N. opticus (II. Hirnnerv) (○ Abb. 1.51). Entlang der Riechfäden des N. olfactorius (Fila nervus olfactorii) durch die in der vorderen Schädelgrube gelegenen Siebbeinplatte (Lamina cribrosa des Os ethmoidale) verlässt ein größerer Teil der im Gehirn anfallenden lymphpflichtigen Last das Schädelinnere. Manche Autoren sprechen von 40–50 % der intrakraniellen lymphpflichtigen Last.

Entlang der zerebralen Blutgefäße, d. h. in deren Adventitia in speziellen Spalträumen (Virchow-Robinsche Räume) bewegt sich intrakraniell lymphpflichtige Last, die erst extrakraniell in die Lymphgefäße aufgenommen wird, die wiederum in den tiefen seitlichen Halslymphknoten münden.

1.10.3 Obere Extremität

Die Lymphgefäße des Armes lassen sich prinzipiell in zwei Schichten einteilen:
- in eine oberflächliche, also extrafaszial gelegene Schicht und

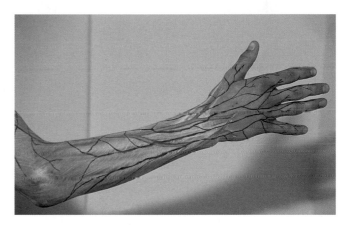

○ **Abb. 1.52** Superfiziale Lymphgefäße der Dorsalseite der Hand und des Unterarms (TransPaint-Darstellung)

- in eine tief liegende, subfasziale oder auch intramuskuläre Schicht.

Die distalsten kleinsten Lymphgefäße beginnen jeweils im Fingerendgliedbereich. Kubik (1993) beschreibt, dass ab dem 2. Fingerglied Kollektoren erkennbar sind, die jeweils an den Fingerrändern Richtung Handrücken und von hier sowohl radial als auch ulnar am Unterarm weiter nach proximal verlaufen (○ Abb. 1.52).

An den Fingern lässt sich nicht zwischen oberflächlichem und tiefem Lymphgefäßsystem unterscheiden. Die palmare Fläche der Hand wird den Kollektoren des Handrückens größtenteils über die ulnaren und radialen Handränder zugeführt (○ Abb. 1.53).

Nur die Lymphgefäße, die sich etwa auf Höhe der Handwurzelknochen und des Karpaltunnelbereiches befinden, bleiben volarseitig und verlaufen am Unterarm nach proximal, bis sie sich nach etwa zwei Dritteln der Strecke mit den radial und ulnar verlaufenden Unterarmlymphgefäßbündeln des Handrückens vereinigen. Diese

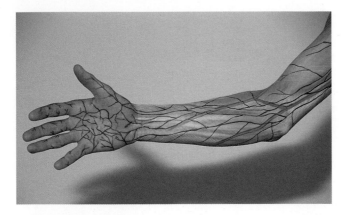

Abb. 1.53 Superfiziale Lymphgefäße der Palmarseite der Hand und des Unterarmes sowie der Ellenbeuge (TransPaint-Darstellung)

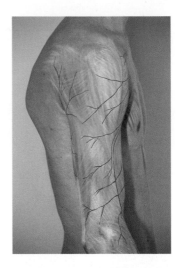

Abb. 1.55 Superfiziale Lymphgefäße der Oberarmlateralseite (TransPaint-Darstellung)

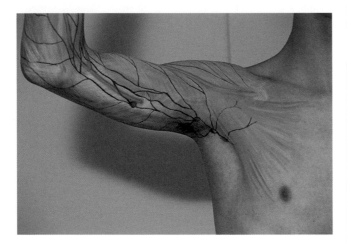

Abb. 1.54 „Entstehung" des medialen Oberarmbündels mit superfizialem kubitalem Lymphknoten an der Perforansstelle der V. basilica. Die superfizialen Lymphgefäße der Pars clavicularis deltoidei verlaufen nach infraklavikulär (TransPaint-Darstellung)

zeigen ebenfalls etwa im proximalen Drittel des Unterarmes die Tendenz, nun von ihrem bisherigen streckseitigen Verlauf wieder volarseitig zu ziehen und anschließend auf der Höhe des Ellenbogengelenkes in das sog. mediale Oberarmbündel überzugehen (Abb. 1.54). Das mediale Oberarmbündel verläuft im Bereich des Sulcus bicipitalis medialis an der Oberarminnenseite zur Achselhöhle.

Ein Teil der Lymphgefäße der Oberarmlateralseite verläuft ebenfalls mit Tendenz nach medial (Abb. 1.55). Einige dieser Gefäße umgehen dabei quasi den axillaren Lymphknotenbereich und münden direkt in infra- oder sogar supraklavikuläre Lymphknoten. Da dieser Verlauf etwa dem der V. cephalica entspricht, spricht man manchmal auch von „zephalen Lymphgefäßen" (Abb. 1.56).

Die Lymphgefäße der Haut, die den M. deltoideus bedeckt, verlaufen größtenteils nach ventromedial zu

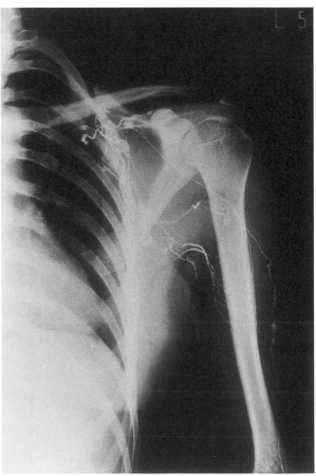

Abb. 1.56 Lymphangiographie der linken Achselhöhle mit einem zephalen Lymphgefäß, das etwa dem Verlauf der V. cephalica entspricht. (© A. Gregl, Göttingen)

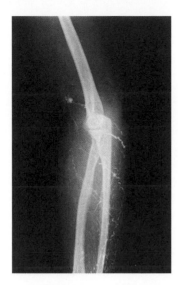

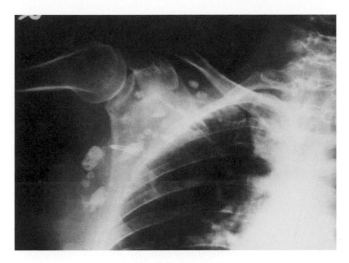

Lymphknoten, die infraklavikulär liegen. Das Hautareal der Pars spinalis des M. deltoideus zeigt Lymphgefäße, die in die axillaren Lymphknoten münden.

1.10.3.1 Das tiefe Lymphgefäßsystem und die Lymphknoten des Armes

Als eine Art „Zwischenstation" auf dem Weg von den Fingern zur Achselhöhle (■ Abb. 1.57) kann man einige wenige (nicht immer vorhandene) kleine Lymphknoten der Ellenbeuge betrachten, die sowohl oberflächlich (Lnn. cubitales superficiales) als auch in der Tiefe der Ellenbeugenregion (Lnn. cubitales profundi) und im Sulcus bicipitalis medialis (Lnn. brachiales) liegen.

Die tiefen Lymphgefäße des Unterarmes folgen in ihrem Verlauf etwa den großen Blutgefäßen des Unterarmes (v. a. der A. radialis und der A. ulnaris). Im Wesentlichen stellt man drei Bahnen fest:
- radial,
- ulnar und
- interosseal (im Raum zwischen Elle und Speiche).

In der Ellenbeuge bestehen z. T. Verbindungen zwischen tiefen und oberflächlichen Lymphgefäßbündeln in beide Richtungen.

Während die Fingergelenke vom oberflächlichen Lymphgefäßsystem drainiert werden, wird der Karpus teils vom oberflächlichen und teils vom tiefen System drainiert, wobei Kubik (1993) von hier zusätzlich Anastomosen vom tiefen zum oberflächlichen System beschreibt.

Das Ellenbogengelenk und das Schultergelenk werden ausschließlich über das tiefe Lymphgefäßsystem

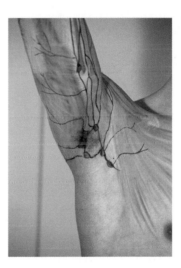

drainiert. Dies gilt im Wesentlichen auch für die Muskulatur des Armes.

Die axillaren Lymphknoten (Lnn. axillares) liegen im Fettgewebe der Achselhöhle, im sog. Corpus adiposum axillae, und sind in verschiedenen Gruppen und Schichten angeordnet, die miteinander in Verbindung stehen (■ Abb. 1.58, 1.59 und 1.77). Die ventrale Gruppe der Lnn. axillares reicht z. T. unter die Brustmuskeln (Mm. pectorales major et minor), die dorsale Gruppe liegt im Bereich des dorsalen Achselwulstes (gebildet durch M. latissimus dorsi und M. teres major). Eine weitere Gruppe liegt innerhalb der Achselhöhle, wovon einige an der Basis und einige an der Spitze der sog. Achselhöhlenpyramide angesiedelt sind. Aus onkologisch-diagnostischer Sicht wird die Lage der axillären Lymphknoten in Level I

1

bis III eingeteilt, das heißt in alle Tiefen der Axilla, wo die Lymphknoten entnommen werden (▶ Abschn. 22.2.2, ◻ Abb. 22.5).

> **Hinweis**
>
> Die ableitenden (efferenten) Lymphgefäße des axillaren Lymphknotenbereiches folgen im Wesentlichen der V. subclavia und vereinigen sich venenwinkelnah zum Truncus subclavius.

1.10.4 Untere Extremität

Analog zu den Lymphgefäßen des Armes finden sich auch an den Beinen
- oberflächlich gelegene, also extrafasziale Lymphgefäße und
- tief gelegene, subfasziale Lymphgefäße,

die durch die Faszienschicht voneinander getrennt sind. Ebenfalls findet man, von distal nach proximal betrachtet, „auf halbem Wege"– nämlich in der Kniekehle – Lymphknoten, bevor dann in der Leistenregion die Hauptlymphknotenansammlung für die untere Extremität angesiedelt ist. Die distalsten Lymphgefäße findet man an den Zehen.

Die plantare Fläche des Fußes wird ähnlich drainiert wie die palmare Fläche der Hand, nämlich ausgehend von einer mittleren Fläche zum jeweiligen Fußrand und von hier zum Fußrücken hin.

Von Fußrücken und Innenknöchel (Malleolus medialis) zieht der größte Teil dieser oberflächlichen Lymphgefäße mit Tendenz nach medial zur Tibiafläche, drainiert hierbei die Haut der gesamten ventralen Unterschenkelfläche (◻ Abb. 1.60) sowie einen Teil der Haut, die die Wade bedeckt, bis auf einen schmalen dorsomedialen Streifen.

Über die Knicinnenseite, gelegentlich als „Flaschenhals" bezeichnet (◻ Abb. 1.61), verlaufen diese Gefäße bis zur Leistenbeuge, dem Inguinalbereich (nach dem Ligamentum inguinale, dem Leistenband). Diese im Bündel verlaufenden Lymphgefäße begleiten die V. saphena magna (große Rosenvene oder Haupthautvene des Beines). Sie werden auch als **ventromediales** oder **vorderes präfasziales Bündel** bezeichnet (◻ Abb. 1.62). Nach neueren Erkenntnissen, z. B. von Sperling et al. (2017), besteht dieses Bündel aus einem Netzwerk verschieden muskelstarker Kollektoren und nur die muskelkräftigen zeigen sich in den üblichen Färbedarstellungen von distal her, beispielsweise mit Patent-Blau oder früher auch mittels der direkten Lymphographie.

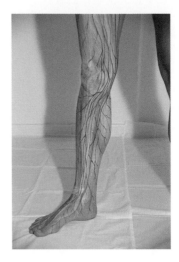

◻ **Abb. 1.60** Superfiziale Lymphgefäße der medialen Fuß- und Unterschenkelseite, in Begleitung der V. saphena magna (TransPaint-Darstellung)

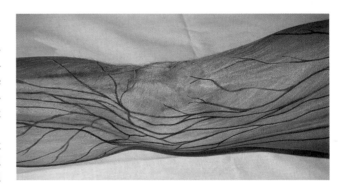

◻ **Abb. 1.61** Der „physiologische Flaschenhals" der superfizialen Lymphgefäße des ventromedialen Bündels auf Kniehöhe (TransPaint-Darstellung)

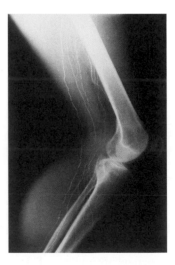

◻ **Abb. 1.62** Lymphangiographie des ventromedialen Bündels bei Flexionsstellung des Knies. (© A. Gregl, Göttingen)

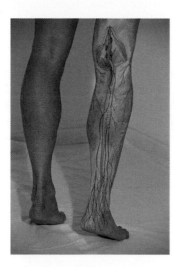

◘ **Abb. 1.63** Die superfizialen Lymphgefäße des dorsolateralen Bündels im Verlauf der V. saphena parva sowie der Einmündung in die Poplitea (TransPaint-Darstellung)

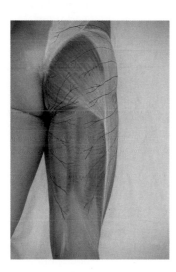

◘ **Abb. 1.64** Superfiziale Lymphgefäße des dorsalen Oberschenkels einschließlich der Gesäßregion. Durch die territoriale Zuordnung nach medial und nach lateral ergibt sich die sog. „Hosenboden-Wasserscheide", die bis auf Höhe der proximalen Spitze der Poplitea reicht (TransPaint-Darstellung)

Von der hinteren Hälfte des lateralen Fußrandes sowie der Ferse und dem lateralen Malleolus ziehen weitere oberflächliche Lymphgefäße über den Wadenbereich, etwa dem Verlauf der V. saphena parva (kleine Rosenvene) folgend, nach proximal zur Kniekehle (Poplitea). Dieses Lymphgefäßbündel bezeichnet man als **dorsolaterales** oder **hinteres präfasziales Bündel** (◘ Abb. 1.63). Das dorsolaterale Bündel mündet in oberflächliche Lymphknoten der Kniekehle (Lnn. poplitei superficiales).

Die Haut der dorsalen Oberschenkel- und der Gesäßregion wird ebenfalls zu den oberflächlichen inguinalen Lymphknoten hin drainiert (◘ Abb. 1.64). Von einer Mittellinie ausgehend, müssen die Lymphgefäße nach

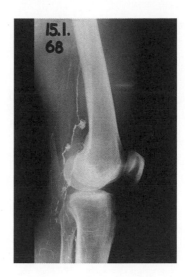

◘ **Abb. 1.65** Lymphangiographie der Lymphgefäße des dorsolateralen Bündels vom Unterschenkel und dessen weiterer Verlauf in der Tiefe. Sichtbar sind auch die Lnn. poplitei superficiales et profundi. (© A. Gregl, Göttingen)

lateral bzw. nach medial verlaufen, um schließlich zu den ventral gelegenen Leistenlymphknoten zu gelangen.

1.10.4.1 Das tiefe Lymphgefäßsystem und die Lymphknoten des Beines

Die Lymphknoten in der Kniekehle (Lnn. poplitei) sind sowohl oberflächlich (Lnn. poplitei superficiales), und zwar direkt unter der Faszie nach dem Durchtritt der V. saphena parva, als auch tiefer (Lnn. poplitei profundi), in Nachbarschaft der Gefäße der Kniekehle (A. poplitea) oder in der Nähe der Femurkondylen, zu finden (◘ Abb. 1.63 und 1.65).

In diese poplitealen Lymphknoten münden also sowohl Lymphgefäße aus dem oberflächlichen dorsolateralen Bündel als auch die tief liegenden (subfaszialen) Lymphgefäße aus dem Unterschenkelbereich und der Kniegelenkregion selbst. Die tiefen subfaszialen Lymphgefäße des Unterschenkels verlaufen meist mit den tiefen Blutgefäßen in einer gemeinsamen Faszienscheide.

Von den poplitealen Lymphknoten ziehen Lymphgefäße – weiterhin in Begleitung der tiefen Blutgefäße (A. und V. femoralis) – nach proximal zu tief gelegenen Lymphknoten des Leistenbereiches (Lnn. inguinales profundi), wobei einige jedoch auch aus der Tiefe wieder zur Oberfläche ziehen können und in die Lnn. inguinales superficiales münden.

Wiederum einige dieser profunden Lymphgefäße folgen dem Verlauf des N. ischiadicus und umgehen so quasi die Leistenlymphknoten, da sie über das Foramen ischiadicum majus und minus direkt zu den Lnn. iliaci interni in den Beckenbereich ziehen können. Asdonk bezeichnete diese Gefäße als „Ischiasanastomosen".

1

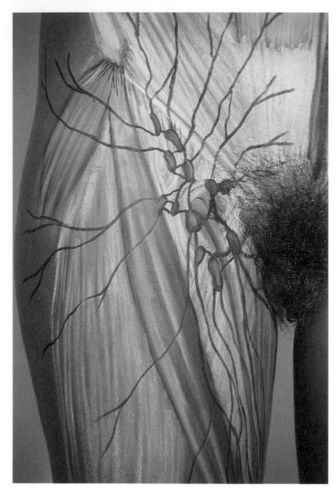

◘ Abb. 1.66 Lnn. inguinales superficiales auf dem Trigonum femorale. Sichtbar sind auch die afferenten Kollektoren, die „sternförmig" auf die Lnn. inguinales superficiales zulaufen (TransPaint-Darstellung)

Die Gelenke des Beins – von der Fußregion über das Kniegelenk bis zum Hüftgelenk – werden über die tiefen Lymphgefäßwege drainiert. Dies gilt im Wesentlichen auch für die Muskulatur des Beins.

Für die Fuß- und Unterschenkelregion wurden Anastomosen vom tief gelegenen System in das oberflächliche Lymphgefäßsystem beschrieben, die jedoch nach Kubik (1993) lediglich in pathologischen Fällen darstellbar sind.

Die Lymphknoten der Leiste (Lnn. inguinales) liegen – analog zur Trennung der Lymphgefäße in oberflächliche und tief liegende – in einer oberflächlichen subkutanen Region (Lnn. inguinales superficiales) (◘ Abb. 1.66) und einer tiefen Schicht (Lnn. inguinales profundi). Die größte Anzahl der oberflächlichen Lymphknoten der Leiste liegt auf einer markanten Fläche unterhalb des Leistenbandes (Ligamentum inguinale), die als Trigonum femorale mediale (Oberschenkeldreieck) bezeichnet wird. Dieses Oberschenkeldreieck ist begrenzt durch die Verbindungslinien vom vorderen oberen Darmbeinstachel (Spina

iliaca anterior superior) zur Symphyse und von der Symphyse nach kaudal entlang des M. adductor longus bis zu der Stelle, an der der M. sartorius (wiederum von der Spina iliaca anterior superior kommend) diagonal über den Oberschenkel verläuft und die Adduktoren kreuzt.

Die innerhalb dieses Trigonum femorale mediale liegenden Lnn. inguinales superficiales sind hier in mehreren Gruppen angeordnet, die verschiedene Einzugsbereiche haben:

- das gesamte ventromediale praefasziale Lymphgefäßbündel,
- die Bauchhaut,
- die dorsale Oberschenkelregion mit der Haut der Lenden- und Gesäßregion und
- das äußere Genitale und die Dammregion.

Die tiefen Inguinallymphknoten (Lnn. inguinales profundi) sind im oberen Drittel der tiefen Beingefäße zu finden (A. und V. femoralis), die im sog. Adduktorenkanal (Canalis adductorius) verlaufen. Hier münden die von den Lnn. poplitei kommenden profunden Lymphgefäße des Oberschenkels ein.

Die efferenten (ableitenden) Lymphgefäße aus dem oberflächlichen und tiefen Inguinallymphknotenbereich treten unter dem Leistenband hindurch in Lymphknoten innerhalb des Beckens (Lnn. iliaci) ein (◘ Abb. 1.67 und 1.68). Der weitere Weg wird im Folgenden ▶ Abschn. 1.10.6 beschrieben.

1.10.5 Rumpfwand

Wie bereits dargestellt, lässt sich auch am Rumpf ganz allgemein unterscheiden zwischen

- oberflächlichen (superfizialen) und
- tiefen (profunden) Rumpfwand-Lymphgefäßen und -Lymphknoten.

1.10.5.1 Die Haut des Rumpfes/lymphatische Wasserscheiden

In der Haut und Unterhaut der ventralen und dorsalen Fläche des Rumpfes gibt es – abgesehen von inkonstanten, vereinzelt vorkommenden sog. „interkalaren" (lat. für einschalten, einschieben) Lymphknoten – keine wesentlichen Lymphknotenansammlungen, die diesen Körperabschnitt großflächig drainieren könnten.

Deshalb orientieren sich die Lymphgefäße zu den jeweiligen Extremitätenwurzeln, um die dortigen Lymphknotengruppen der Extremitäten quasi „mit zu nutzen", wie z. B. in ◘ Abb. 1.69 und 1.70 dargestellt. Man kann dadurch die Haut des Rumpfes kaudal von einer Linie, die über die Schlüsselbeine zu den Schultern und von dort über die Schulterblattgräten verläuft, sowohl dorsal als auch ventral in vier Quadranten einteilen. Das daraus entstehende Hautterritorium drainiert in die jeweilige axillare

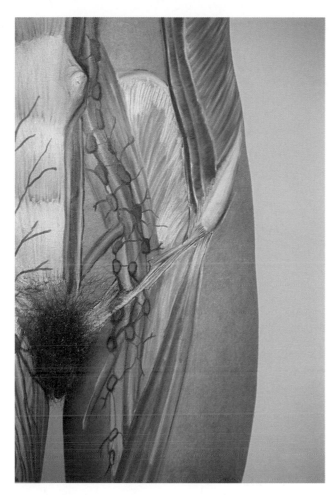

Abb. 1.67 Die Lnn. inguinales profundi im Canalis adductorius. Sichtbar ist auch der Durchtritt durch das Lig. inguinale im Bereich der Lacuna vasorum und der oberste der Lnn. inguinales profundi, der sog. „Rosenmüllersche Lymphknoten", im Leistenband. Proximal des Leistenbandes liegen die Lnn. iliaci externi im Verlauf der großen Becken-Blutgefäße (TransPaint-Darstellung)

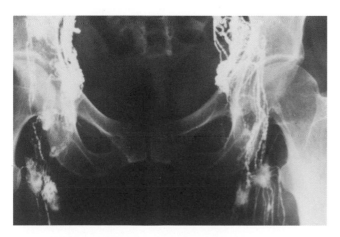

Abb. 1.68 Lymphangiographie der inguinalen und iliakalen Lymphknotenketten. (© A. Gregl, Göttingen)

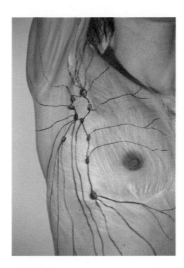

Abb. 1.69 Bedeutung der Lnn. axillares für die Haut des Rumpfes und die Lymphgefäße des Armes

bzw. inguinale Lymphknotengruppe. **Abb.** 1.70a, b und 1.71 sollen diese Gegebenheiten nochmals illustrieren.

Dies erklärt die Trennung der Hautlymphgefäßverläufe für die Rumpfhaut. Die Trennungslinien, nach Kubik (1988, 1989, 1993) auch als Wasserscheiden bzw. nach dem Vorschlagskatalog von Berens v. Rautenfeld (1996) als Divortia aquarum bezeichnet, verlaufen folgendermaßen (**Abb.** 1.70b):

— vertikal entlang der Körpermittellinie (mediansagittale Linie), mit Zuordnung zu den linken und rechten Lymphknotengruppen der Extremitätenwurzeln,

— entlang einer Horizontallinie etwa auf Transversalebene, mit Zuordnung zu den beiden axillaren bzw. inguinalen Lymphknotengruppen der Extremitätenwurzeln,

— entlang einer weiteren Horizontallinie zwischen den Schlüsselbeinen und den Schulterblattgräten (s. oben), die die Rumpfhaut von der Haut der Kopf-Hals-Region trennt, und

— entlang des dorsolateralen Oberschenkelterritoriums; diese Linie trennt die Haut der Gesäßregion etwa handbreit neben der Analfalte von der Haut der lateralen Gesäßregion und der lateralen dorsalen Oberschenkelregion (daher „Hosenboden-Wasserscheide" genannt) (**Abb.** 1.64 und 1.71d).

Da die Wasserscheiden des Rumpfes vor allem bei der Entstauung von Extremitätenödemen mit Manueller Lymphdrainage eine große Rolle spielen, müssen sie im Folgenden genauer betrachtet und diskutiert werden. In Ergänzung zu den Erläuterungen über den Aufbau des Lymphgefäßsystemes in den einzelnen Organen (▶ Abschn. 1.9 sowie

◻ Abb. 1.70   a, b Oberflächliches Lymphgefäßsystem: therapierelevante Wasserscheiden. **a** Schema der Rumpfwand (Rückenhaut seitwärts geklappt) mit den Wasserscheiden. 1 vordere senkrechte Wasserscheide=sagittomediane Wasserscheide, 2 hintere senkrechte, d. h. sagittomediane Wasserscheide, 3 transversale Wasserscheide, 4 Drainagegebiet des lateralen Oberarmbündels, 5 vordere Rumpfwand, 6 seitliche Rumpfwand, 7 hintere Rumpfwand, 8 interaxillare Kollateralen, 9 axillo-inguinale Kollateralen, 10 Amputationsstelle der Schulter. (Mod. nach S. Kubik, Zürich) **b** Um die entstauungstherapeutisch relevanten Zusammenhänge zu verdeutlichen wurden alle Körperregionen, die zu einer entsprechenden Lymphknotenansammlung drainieren, in der gleichen Farbengruppe dargestellt. Dadurch wird nochmals deutlich, dass alle Hautterritorien der unteren Körperhälfte ventral und dorsal incl. der unteren Extremitäten zu den Lymphknotenansammlungen der Leistenregion drainieren. Die lymphanatomische „Trennlinie" zu den Territorien der Brust-Rücken-Region stellt sowohl ventral als auch dorsal die transversale Wasserscheide auf der Höhe Bauchnabel – untere Rippenbögen dar. Für die obere Körperhälfte gelten mit der Ausnahme der „fünften" Extremität – der Kopf-Hals-Region analoge Verhältnisse, bezogen auf die axillären Lymphknoten. Die lymphanatomische „Trennlinie" zwischen den Territorien der linken zur rechten Körperhälfte erfolgt durch die sagittomediane Wasserscheide genau in der Körpermittellinie (in der Grafik jeweils durch a für die rechte Körperseite und b für die linke Körperseite verdeutlicht) (Abb. 1.70b findet sich auch online von Kapitel 1 auf SpringerLink unter ISBN 978-3-662-60576-9 und kann bis zum Format DIN A3 ausgedruckt werden)

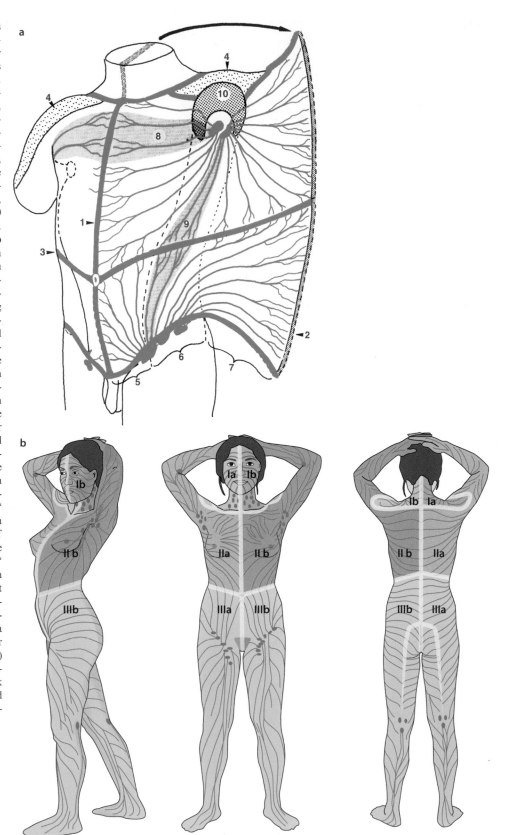

Abb. 1.71 **a–d** Lymphgefäße **a** der Brusthaut, **b** der Bauchhaut, **c** der Rückenhaut, **d** der Lenden-und Gesäßhaut (Trans-Paint-Darstellung)

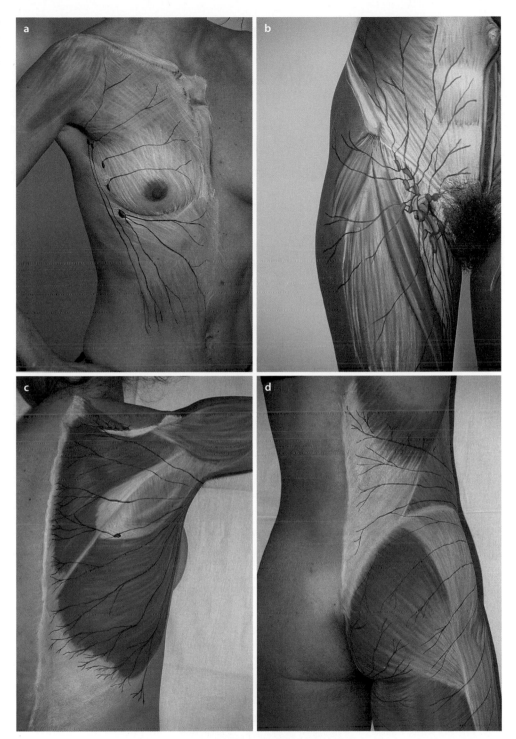

Abb. 1.37 und 1.38) ist es dazu nötig, das Organ Haut genauer zu betrachten (■ Abb. 1.72, 1.73, 1.74, 1.75 und 1.76)

Es ist deutlich zu erkennen, dass mit der Grenze zwischen Oberhaut (Epidermis) und Lederhaut (Dermis bzw. Corium) nicht nur zahlreiche Blutkapillarschlingen zu finden sind, sondern dass neben den Blutkapillaren die typischen „fingerartigen Erweiterungen" des beginnenden Lymphgefäßsystems vorhanden sind: die initialen Lymphsinus. An diesen initialen Lymphgefäßplexus schließen sich übergangslos die oberflächlichen Präkollektoren an, die ebenfalls noch Resorptionsaufgaben wahrnehmen und deren spärliche Klappen für den Transport noch von untergeordneter Bedeutung sind. Sie sind netzartig miteinander verbunden und bilden in der Lederhaut das sog. Rete cutaneum (superficiale et profundum).

1

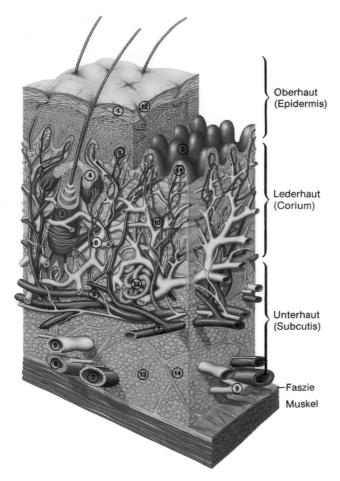

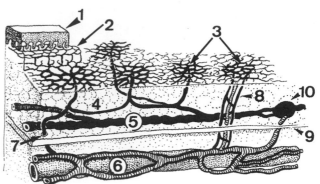

Abb. 1.74 Lymphdrainage der Haut. 1 Epidermis, 2 feinmaschiges Rete cutaneum superficiale, 3 grobmaschiges Rete cutaneum profundum, 4 Präkollektor, 5 epifaszialer Kollektor, 6 tiefe perivaskuläre Kollektoren, 7 Verbindung zwischen Präkollektor und tiefen Kollektoren, 8 direkte Verbindung zwischen kutanem Lymphplexus und tiefen Kollektoren, 9 Faszie, 10 oberflächlicher Interkalarknoten. (© S. Kubik, Zürich)

Abb. 1.72 Übersichtsschema der Felderhaut. 1 Hornschicht (Stratum corneum), 2 Coriumpapillen, 3 Haarfollikel, 4 Talgdrüse, 5 Kapillarschlinge mit initialem Lymphgefäß, 6 Arterie bzw. Arteriole, 7 Vene bzw. Venole, 8 Lymphgefäß, 9 Nerv, 10 Vater-Pacini-Tastkörperchen, 11 Meißnersches Tastkörperchen, 12 Schweißdrüse mit Ausführgang, 13 subkutanes Fettgewebe, kissenförmig zwischen Bindegewebssträngen eingelagert, 14 Bindegewebsstränge (Retinacula cutis). (Aus Asmussen, P.D.: Compendium Medical, Beiersdorf AG, mit freundl. Genehmigung)

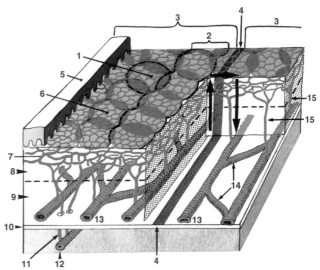

Abb. 1.75 Schema der Lymphdrainage der Haut. 1 lymphatisches Areal, 2 lymphatische Hautzone, 3 Lymphterritorien, 4 lymphatische Wasserscheide, 5 Epidermis, 6 Kapillarnetz, 7 Koriumnetz, 8 Corium, 9 Subcutis, 10 Faszie, 11 perforierende Präkollektoren, 12 tiefes Lymphgefäß, 13 subkutane (präfasziale) Kollektoren, 14 Anastomosenäste, 15 segmentale ableitende Präkollektoren. Die dicken Pfeile markieren den Lymphabfluss über der Wasserscheide. (Mod. nach S. Kubik, Zürich)

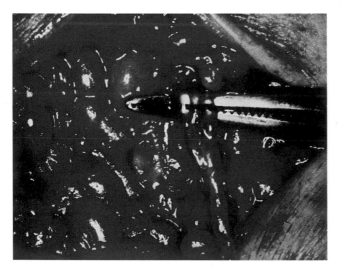

Abb. 1.73 Subkutaner Kollektor auf dem Fußrücken. Freipräpariert als Vorbereitung zur Lymphographie. (© A. Gregl, Göttingen)

Daran schließen sich dann die Präkollektoren des Rete profundum an, die die bis dahin aufgesammelte Lymphe in tiefere Hautschichten und schließlich zu den Kollektoren, die in der Unterhaut (Subcutis) der Faszie aufliegen, ableiten.

Gelegentlich durchbrechen solche Präkollektoren auch die Faszie und stellen damit eine Verbindung zum subfaszialen Lymphgefäßsystem dar. In der Haut des Rumpfes leiten solche Perforansgefäße Lymphe in subfasziale Lymphgefäße ab, an den Extremitäten geschieht dies eher umgekehrt (Abb. 1.74 und 1.75). Dies ist jedoch für die Gesamtdrainage der Haut unter physiologi-

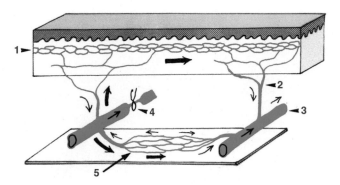

■ **Abb. 1.76** Überbrückungsmöglichkeiten über die Wasserscheiden bei Unterbrechung des Lymphabflusses in einem Hautterritorium. 1 Kapillarplexus der Haut, 2 Präkollektor, 3 Kollektor in der Subkutis, 4 schematische Darstellung der Unterbrechung des Lymphabflusses, 5 interterritoriale „End-to-end-Anastomosen", Der gefäßfreie Raum zwischen den beiden Kollektoren stellt das Gebiet einer Wasserscheide dar. Die dicken Pfeile zeigen den Weg, den die gestaute Lymphflüssigkeit nimmt. (Mod. nach S. Kubik, Zürich)

schen Bedingungen von geringer Bedeutung und wird, nach den Aussagen von Kubik (1993), erst unter pathologischen Bedingungen, sprich bei einer Ödembildung, therapeutisch relevant.

> **Hinweis**
>
> Spricht man von „den Lymphgefäßen" eines bestimmten Hautgebietes, meint man die subkutan gelegenen, bereits mit dem bloßen Auge erkennbaren Lymphkollektoren (■ Abb. 1.73).

Die Klappen der subkutanen Kollektoren eines größeren Hautgebietes, die funktionell bedeutsamer sind als die in den Präkollektoren ebenfalls vorhandenen Taschenklappen, weisen insgesamt zu den Lymphknotenansammlungen der nächsten Extremitätenwurzel. Diese Hautgebiete werden deshalb von Kubik als lymphatisches Territorium beschrieben. Daraus ergeben sich an den jeweiligen Territoriumsgrenzen die erwähnten lymphatischen Wasserscheiden (■ Abb. 1.75 und 1.76).

Betrachtet man diese lymphatischen Territorien, stellt man fest, dass die subkutanen Kollektoren eines jeden Territoriums fast ausschließlich untereinander, jedoch äußerst selten mit Kollektoren des Nachbarterritoriums in Verbindung stehen. Entstauungstherapeutische Bedeutung haben jedoch nur die Wasserscheiden am Körperstamm. Diejenigen der Extremitäten, z. B. der sich teilende „Abfluss" der Oberschenkelrückseite sowie die gleichen Bedingungen der Oberarmrückseite (■ Abb. 1.55 und 1.64) sowie das Territorium der Unterschenkelventralseite durch das distale ventromediale Gefäßbündel und das Territorium der Unterschenkeldorsalseite durch das dorsolaterale Gefäßbündel sind griffe- und entstauungstechnisch zu vernachlässigen. Sie stellen im weitgefassten Sinne von Berens

v. Rautenfeld und Fedele (2005) eher „relative" Wasserscheiden dar. Die Wasserscheiden bilden ohnehin keine absoluten Hautabflussgrenzen, sondern es lassen sich gewissermaßen „überbrückende" lymphatische Verbindungen erkennen (■ Abb. 1.76), und zwar:

— das klappenarme Netz der oberflächlichsten Lymphgefäße des initialen Lymphgefäßplexus, das letztlich den gesamten Körper verbindet; in dieser Schicht wäre die Lymphe in jede beliebige Richtung verschiebbar; und
— subkutane interterritoriale Anastomosen, von Kubik (1993) als „End-to-end-Anastomosen" oder „fasziales Netz" bezeichnet.

1.10.5.2 Nutzen für den Ödemfall

Wie in der folgenden Auflistung beschrieben, kompensiert der Körper erfolgreich zunächst ein potenziell entstehendes Ödem bzw. es erfolgt eine „physiologische" Ödemverringerung bei vorhandenen Ödemen. Dies ist jedoch naturgemäß alles nur in sehr begrenztem Ausmaß möglich.

Wenn die physiologische Lymphdrainage aufgrund einer pathologischen Abflussverlegung nicht funktioniert, geschieht Folgendes:

— Die ständig anfallende Lymphflüssigkeit staut sich zunächst über das oberflächlichste klappenarme Netz zurück und von hier in den Nachbarquadranten (dermaler Reflux, „dermal backflow").
— Gleichzeitig staut sich die Lymphe in den subkutanen Kollektoren derart, dass die End-to-end-Anastomosen in den entsprechenden Nachbarquadranten des Rumpfes eröffnet werden.
— Ein weiterer Teil kann – ebenfalls per Rückstau – in solche Lymphgefäße der Subkutis abfließen, die die Körperfaszie perforieren und von hier in die tieferen Lymphgefäße führen, die wiederum die Rumpfmuskulatur drainieren. Dies ist in vermehrtem Maße natürlich nur möglich, wenn durch den Rückstau die Gefäße dilatieren und damit eigentlich insuffizient werden.
— Eine vierte Möglichkeit stellen nach einiger Zeit neu gebildete bzw. regenerierte Lymphgefäße dar, die im Zuge der Wundheilung entstanden sind, wenn die Abflussblockade auf eine Verletzung und nicht etwa auf eine Verlegung durch einen Tumor zurückzuführen ist.
— Földi und Kubik (1993) beschreibt weiterhin die Möglichkeit der Bildung lymphovenöser Anastomosen, d. h. von in benachbarte Venen einwachsenden Lymphgefäßen (▶ Abschn. 20.1.2).
— Nicht vergessen werden darf der „extravasale Weg": Das Interstitium der Haut mit seinen Spalträumen ist ebenfalls geeignet, Ödemflüssigkeit in den Nachbarquadranten absickern zu lassen.

Die Grifftechnik der Manuellen Lymphdrainage setzt bei den genannten Kompensationsmöglichkeiten gezielt therapeutisch an. Sie macht sich sowohl die Anastomosen zu den jeweiligen Nachbarquadranten als auch die Verschiebemöglichkeit über das subepidermale klappenarme Lymphgefäßnetz zunutze. Anscheinend läßt sich die Wirkung von auf die Haut geklebten elastischen Streifen (Lymphtaping) teilweise auf diesem Wege erklären (▶ Kap. 11). Wichtig ist auch die manuelle Verschiebbarkeit gestauter Flüssigkeit außerhalb aller Gefäße, d. h. in den Spalträumen des Interstitiums der Haut.

1.10.5.3 Die Muskulatur des Rumpfes

Die Muskeln des Rumpfes haben eigene Lymphknoten zur Drainage der in ihnen anfallenden Lymphe; gleichzeitig nutzen sie teilweise auch die Lymphknoten der Extremitätenwurzeln.

Die Lymphknoten, die einzeln oder in kleinen Gruppen vorkommen und den großen, konstanten Lymphknotengruppen zwischengeschaltet sind, werden Interkalarknoten genannt (◻ Abb. 1.71). Auf eine Beschreibung wurde jedoch verzichtet, da sie als inkonstant angesehen werden, sodass sie für die systematische Anwendung der Griffe der Manuellen Lymphdrainage keine Bedeutung haben.

So wird ein Teil der Lymphe der Rumpfwandmuskulatur nach der Passage solcher Interkalarknoten in die axillaren bzw. inguinalen Lymphknotenansammlungen abgeleitet, ein anderer Teil jedoch auch in das Körperinnere und somit intrathorakal bzw. intraabdominal drainiert.

Auch hier gilt festzustellen, dass die Kenntnis der Lage solcher Interkalarknoten für die manuelle Entstauungstherapie von untergeordneter Bedeutung ist, da sie mit den Griffen der Manuellen Lymphdrainage nur in Einzelfällen gezielt behandelt werden können. Hier steht die Beeinflussung der Lymphgefäße und -knoten durch die aktive Muskelbewegung und durch die Atmung im Vordergrund. Nicht zuletzt deshalb stellen diese Therapiemöglichkeiten einen wichtigen Bestandteil der sog. „komplexen bzw. kombinierten physikalischen Entstauungstherapie" dar.

1.10.5.4 Die Brustdrüse

Die Brustdrüse (Mamma) ist eine Hautdrüse, deren sezernierendes Drüsengewebe eine enge Verbindung mit dem subkutanen Fettgewebe hat. Die äußere Form wird weniger durch die ca. 15 Drüsenlappen bestimmt, sondern vielmehr durch das Fettgewebe.

Hinsichtlich ihres Lymphgefäßsystems nimmt die Brustdrüse eine Zwischenstellung ein. Sie wird sowohl über ein oberflächliches, kutanes Lymphgefäßnetz (Plexus cutaneus superficialis) als auch durch ein intraglanduläres System (Plexus intraglandularis) drainiert (◻ Abb. 1.77). Den Großteil der Lymphgefäße, die in Richtung Axilla verlaufen, findet man in der Subkutis, während der eigentliche Drüsenbereich in die Tiefe abfließt. Diese Lymphge-

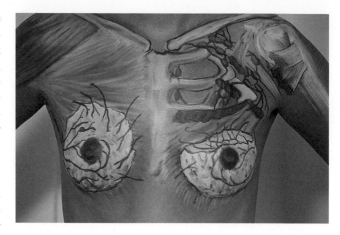

◻ **Abb. 1.77** Lymphdrainage der Brustdrüse (TransPaint-Darstellung). Rechte Körperhälfte der oberflächliche Weg, linke Körperhälfte der tiefe Weg mit den Lnn. axillares in Begleitung der V. axillaris, Lnn. infrapectorales, Lnn. parasternales und Lnn. infraclaviculares. Im Drüsengewebe der rechten Körperseite ist zusätzlich ein inkonstanter Interkalarknoten der Brustdrüse dargestellt (kranial der Mammille), der Ln. premammaris

fäße durchbrechen die thorakald Faszie und gelangen so in den Raum des vorderen Mediastinums zu Lymphknoten beiderseits des Sternums aber auch durch die Faszie des M. pectoralis major. In letzterem Fall verlaufen sie dann zwischen großem und kleinem Brustmuskel nach lateral in die Axilla oder gar in noch tieferer Schicht unter dem M. pectoralis minor auf der Thoraxfaszie.

Die einzelnen Drainagewege lassen sich folgendermaßen beschreiben:

- Die hauptsächlich zuständigen Lymphknoten sind die Lnn. axillares, zu denen auch die subpektoralen Lymphknoten zu rechnen sind, in die ein größerer Teil (ca. 70 %) der Brustdrüsenlymphgefäße ableitet.
- Einen weiterer Drainageweg stellen parasternale Lymphknoten dar, die bereits intrathorakal liegen.
- Einige wenige Lymphgefäße drainieren zu den supraklavikulären Lymphknoten.
- Ein vierter Abflussweg führt vom medialen unteren Bereich der Brustdrüse in Richtung des epigastrischen Winkels und von hier neben dem Processus xyphoideus durch die Rumpfwand in Lymphknoten, die z. B. auch den M. rectus abdominus drainieren.
- Kontralaterale Wege über die median-sagittale Wasserscheide hinweg zur gegenüberliegenden Brustdrüse und sogar zur gegenüberliegenden Axilla sind ebenfalls bekannt. Diese Wege werden vom Körper normalerweise lediglich im Falle eines Abflusshindernisses einer axillaren Seite genutzt.

Zusammenfassend kann man also feststellen: Die Lymphknotenansammlungen an den jeweiligen Extremitätenwurzeln dienen nicht nur als Drainagegebiet für die zugehörige Extremität, sondern aufgrund der Quadrantenbildung der Haut des Rumpfes dienen sie auch als Drainagebiet für jeweils einen solchen Quadranten. Man spricht deshalb im Zusammenhang mit dem gesamten Einzugsgebiet einer Lymphknotengruppe auch von Tributargebieten (von lat. tributum = Abgabe, Zugeteiltes) (◘ Abb. 1.70a, b).

1.10.6 Becken-/Bauchorgane

Die efferenten Gefäße der Inguinallymphknoten treten durch mehrere Lücken des Leistenbandes (Ligamentum inguinale) in den Beckenraum ein. Diese Lücken (Lacunae) dienen dem Durchtritt von Blutgefäßen und Nerven (A., V. und N. femoralis) und dem Durchtritt der Hüftbeuger (M. iliopsoas) (◘ Abb. 1.67 und 1.68). Daher wird zwischen „Gefäßlücke" (Lacuna vasorum) und „Muskellücke" (Lacuna musculorum) unterschieden. Die kleinste dieser Lücken, die medial am Schambeinhöcker (Tuberculum pubicum) liegt, an dem das Leistenband ansetzt, wird als „Lacuna lymphatica" bezeichnet.

An dieser Lacuna lymphatica befindet sich ein relativ konstanter, größerer Lymphknoten, der noch zu den profunden Inguinalknoten gerechnet wird und als Rosenmüllerscher Knoten bekannt ist (◘ Abb. 1.67).

Nach dem Durchtritt durch die verschiedenen Aussparungen des Leistenbandes münden die Lymphgefäße in iliakale Lymphknoten (Lnn. iliaci) ein, die leistenbandnah Lnn. iliaci externi und im weiteren Verlauf dann Lnn. iliaci interni und Lnn. iliaci communes genannt werden.

Auf der Höhe der Lendenwirbelsäule heißen die Knoten der weiterführenden Lymphknotengruppe lumbale Lymphknoten – Lnn. lumbales – bzw. wegen ihres beidseitigen Verlaufes neben der Aorta abdominalis auch Lnn. paraaortales oder sogar Lnn. paracavales, bezogen auf die dortige V. cava inferior.

In den Beckenlymphknoten vermischt sich quasi die Lymphe aus dem Beinbereich sowie der Haut der Bauch-, Lenden-, Gesäß- und Genitalregion mit Lymphe, die direkt aus Beckenorganen kommt.

Für die einzelnen Gruppen sind dies:

— Lnn. iliaci externi: nehmen die Zuflüsse aus den inguinalen Lymphknoten, von der Bauchwand, der Dammregion, teilweise aus dem äußeren Genitale, teilweise von der Harnblase, der Prostata, teilweise vom Uterus (v. a. dem Collum/Cervix uteri) auf.

— Lnn. iliaci interni: nehmen die Zuflüsse aus den tiefen Gefäßen des Oberschenkels und den Lnn. popliteales, von denen einige dem Verlauf des N. ischiadicus folgen, weiterhin von der Glutealmuskulatur, vom Rektum und ebenfalls vom Collum/Cervix uteri, von der Prostata und Teilen des Genitales auf.

— Lnn. iliaci communes: nehmen die Zuflüsse aus den Lnn. iliaci interni und externi auf und stellen deren

retroperitoneal (hinter dem Bauchfell) gelegene Fortsetzung dar.

— Lnn. lumbales/paraaortales/paracavales (ebenfalls in verschiedene Gruppen unterteilt): nehmen die Zuflüsse aus den iliakalen Lymphknoten, aus dem Corpus uteri, den Hoden und den retroperitoneal gelegenen Organen wie Nieren, Nebennieren, Milz, aber auch Pankreas, Leber und sogar teilweise Magen sowie Dünn- und Dickdarm auf.

> **Hinweis**
>
> Aus den beiden links und rechts der Wirbelsäule gelegenen lumbalen Knotengruppen gehen hervor:
> — der Truncus lumbalis sinister und
> — der Truncus lumbalis dexter.

Alle hier aufgeführten Organe haben selbstverständlich „organeigene" Lymphknoten, in die die entsprechende Lymphe zunächst drainiert wird, bevor sie in die großen Knotengruppen abgeleitet wird. So ist beispielsweise die mesenteriale Lymphknotengruppe (Lnn. mesenterici; lat. Mesenterium=Dünndarmgekröse, Aufhängevorrichtung für die Dünndarmabschnitte an die hintere Bauchwand) eine sehr große Gruppe, die als viszerale (die Eingeweide betreffende) Gruppe der lumbalen Lymphknoten bezeichnet wird. Sie nimmt die Dünndarmlymphe auf.

> **Hinweis**
>
> Aus den efferenten Abflüssen der Lnn. mesenterici und weiterer Gruppen, wie z. B. den Lnn. coeliaci (lat. coeliacus=zur Bauchhöhle gehörend), die die Verdauungsorgane drainieren, ergibt sich der Truncus intestinalis bzw. Truncus gastrointestinalis.

> **Die drei Wurzeln des Ductus thoracicus**
>
> Auf der Höhe des thorakolumbalen Übergangs, ventral der Wirbelkörper in Nachbarschaft der Aorta abdominalis und der V. cava inferior, ergibt sich meist eine Vereinigung der drei Lymphgefäßstämme des Bauchraumes,
> — des Truncus lumbalis dexter,
> — des Truncus lumbalis sinister und
> — des Truncus intestinalis.
>
> Daraus entsteht dann der größte menschliche Lymphgefäßstamm: der Ductus thoracicus (◘ Abb. 1.78 und 1.79).

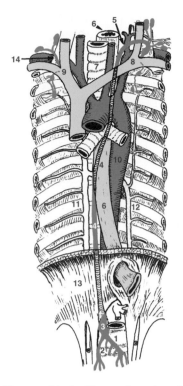

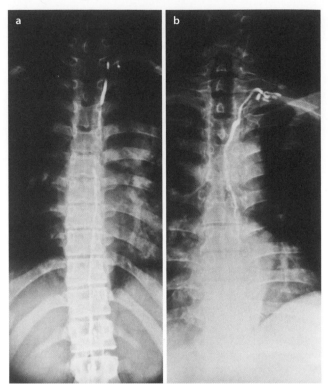

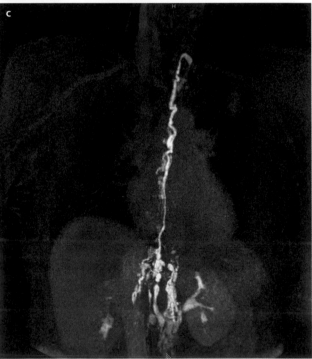

Abb. 1.78 Topographie des Ductus thoracicus. 1 Truncus lumbalis sinister, 2 Truncus lumbalis dexter, 3 Cisterna chyli, 4 Pars thoracalis ductus thoracici, 5 Pars cervicalis ductus thoracici, 6 Oesophagus, 7 Trachea, 8 Angulus venosus sinister, 9 Angulus venosus dexter, 10 Aorta, 11 V. azygos, 12 V. hemiazygos, 13 Zwerchfell; a=crus mediale, b=crus intermedium, c=crus laterale, 14 Ductus lymphaticus dexter, 15 A. cervicalis superficialis. (Mod. nach S. Kubik, Zürich)

Aus den in der Übersicht aufgeführten drei Wurzeln des Ductus thoracicus entsteht manchmal zunächst eine Art Gefäßerweiterung – eine Gefäßaussackung, eine „ampullenförmige" Erweiterung – die Cisterna chyli (genauer: Cisterna chyli Pecqueti, nach ihrem Erstbeschreiber Pecquet). Die Bezeichnung leitet sich einerseits aus cisterna (lat.) für „Wasserbehälter" (im Sinne von Sammelbrunnen) ab und andererseits, dass sich die mit Fetten angereicherte Verdauungslymphe, die aus den Chylusgefäßen (griech. chylus=Milchsaft) des Darmes kommt, über den Zufluss des Truncus intestinalis mit der wässrig klaren Lymphflüssigkeit der anderen Organe mischt. Dadurch erscheint auch die Lymphflüssigkeit des Ductus thoracicus zeitweilig milchig, was zu seiner deutschen Bezeichnung „Milchbrustgang" führte.

Die Anatomen sind sich jedoch einig, dass diese Cisterna nicht einmal bei der Hälfte der Präparate zu sehen ist. Dagegen findet sich viel häufiger am Ende des Ductus thoracicus vor der Einmündung in den linken Venenwinkel eine solche Erweiterung, die Mündungsampulle oder terminale Ampulle genannt wird.

Abb. 1.79 **a–c** Ductus thoracicus **a** in röntgenologischer Darstellung von fast Bleistiftstärke im gesamten Verlauf; **b** im Bereich des proximalen Drittels mit deutlicher „Einmündungskrümmung" in den Angulus venosus sinister. (© A. Gregl, Göttingen). **c** Magnetresonanz-Lymphangiographie (MRL) einer 44-jährigen Patientin mit Darstellung der zentralen Lymphgefäße. Es stellen sich kräftige retroperitoneale Lymphgefäße dar, die in die Cisteria chyli unmittelbar unter dem Zwerchfell münden. Von hier aus Kontrastmittelabstrom über den Ductus thoracicus, der in seinem Verlauf mehrfach gedoppelt, geschlängelt und insgesamt etwas diltatiert ist. Regelrechte Mündung im linken Venenwinkel. (Mit freundlicher Genehmigung von PD Dr. Pieper, Radiologische Klinik der Universität Bonn. pieper.lymphatic@gmail.com)

1.10.7   Organe der Brusthöhle

Der größte Teil des Ductus thoracicus befindet sich, wie der Name sagt, intrathorakal. Sein Verlaufsbeginn variiert zwischen dem 2. Lendenwirbelkörper und dem 12. Brustwirbelkörper. Dies ist nicht unerheblich, da diese 3 Wirbel zusammen mit den dazwischen liegenden Disci intervertebrales ca. 8–10 cm hoch sind. So erklärt sich die unterschiedlich lange Pars abdominalis des Ductus thoracicus und damit auch die große Variante in der Gesamtlänge von 36–45 cm (Kubik 1993). Der durchschnittliche Durchmesser des Ductus thoracicus beträgt beim Erwachsenen etwa 5 mm, ist allerdings vom jeweiligen Füllungszustand abhängig. Manchmal wird als Größenvergleich auch „bleistiftstark" angegeben. Die meisten Autoren beschreiben regelmäßig vorhandene Klappen im Abstand von 4–8 cm.

An die Pars abdominalis schließt sich der längste Teil des Ductus thoracicus, die Pars thoracalis, an. Nachdem der Ductus thoracicus durch die Aortenöffnung im Zwerchfell (Hiatus aorticus) in den Thoraxraum übergetreten ist, verläuft er rechts neben der Aorta weiter nach kranial im hinteren Mediastinum (Mittelfell, Mittelteil des Thoraxinnenraumes zwischen den beiden Pleurasäcken, der das Herz, die Luft- und Speiseröhre sowie die großen Gefäße enthält).

Im oberen Mediastinum, jetzt hinter der Speiseröhre, beschreibt der Ductus thoracicus etwa auf Höhe des zervikothorakalen Überganges als Pars cervicalis einen Bogen mit einer ampullenähnlichen Erweiterung vor der Mündung nach vorne über die linke Pleurakuppel hinweg und vereinigt sich im linken Venenwinkel (Angulus venosus sinister) mit dem Venensystem, durch eine Mündungsklappe von diesem getrennt.

Der Ductus thoracicus kommt bei vielen Wirbeltieren paarig vor, und solche „stehen gebliebenen Entwicklungen" sind hin und wieder auch beim erwachsenen Menschen vorzufinden. Eine solche Variante kann sogar so weit gehen, dass mehrere Äste vor der Einmündung in den linken Venenwinkel bestehen oder dass der Ductus thoracicus im Falle einer paarigen Anlage in je einen Venenwinkel mündet.

Während in den abdominalen Abschnitt des Ductus thoracicus (Pars abdominalis) die gesamte Lymphe der Beine, der Haut des Bauch- und Lendenbereiches sowie der Becken- und Bauchorgane einschließlich der Gesäß-, Lenden- und Bauchmuskulatur über die Trunci lumbales und den Truncus intestinalis einmündet, nehmen im thorakalen Abschnitt (Pars thoracalis) zahlreiche Lymphgefäße der Brusthöhle und der dazugehörigen Organe der linken Thoraxhälfte Verbindung mit diesem großen Gefäß auf.

Die Lymphknoten, die die Lymphe der Thoraxwand aufnehmen, fasst man häufig als parietale Gruppe zusammen, während die Lymphe von den Organen der Brusthöhle in der sog. viszeralen Gruppe aufgenommen wird.

„Parietal" leitet sich ab von lat. paries=zur Wand, zur Wandschicht eines Organes bzw. einer Körperhöhle gehörend; „viszeral" dagegen bedeutet die „Eingeweide" betreffend.

Die parietale Gruppe weist Lymphknotengruppen auf wie

- Lnn. intercostales,
- Lnn. laterovertebrales (auch Lnn. juxtavertebrales),
- Lnn. prevertebrales und
- Lnn. parasternales.

Die viszerale Gruppe lässt sich wiederum in größere Gruppen unterteilen wie

- Lnn. mediastinales (die sich z. B. in anteriores etc. untergliedern lässt),
- Lnn. tracheobronchales,
- Lnn. hili pulmonis etc.

Die Bronchiallymphknoten gehören zu den größten des Körpers. Ihre ursprünglich rötliche Farbe verändert sich im Laufe des Lebens in dunkelgrau bis schwärzlich. Sie sind Veränderungen, wie z. B. Verkalkung, in weit größerem Maße ausgesetzt als die meisten anderen Lymphknoten.

Außerdem gehören zur viszeralen Gruppe noch direkte Organlymphknoten wie

- Ln. cardiacus,
- Ln. preaorticus,
- Lnn. thymici,
- Lnn. diaphragmatici,
- Ln. prelaryngeus,
- Lnn. bifurcationis etc.

Aus all diesen Lymphknotengruppen schließen sich diverse Lymphgefäßstämme zusammen, die entweder direkt oder nach der Vereinigung mit anderen Stämmen in die jeweiligen Venenwinkel münden.

Gefäßzusammenschlüsse

Aus konstanteren, beidseitig vorkommenden Gefäßstämmen wie

- Truncus tracheobronchialis sinister et dexter,
- Truncus mediastinalis,
- Truncus intercostalis und
- Truncus parasternalis

wird als Gefäßzusammenschluss häufig der Truncus bronchomediastinalis dexter bzw. sinister beschrieben.

Der Truncus bronchomediastinalis sinister mündet schließlich wiederum in den Ductus thoracicus, während der rechte Truncus bronchomediastinalis dexter in den rechten Angulus venosus einmündet. Hieraus folgt:

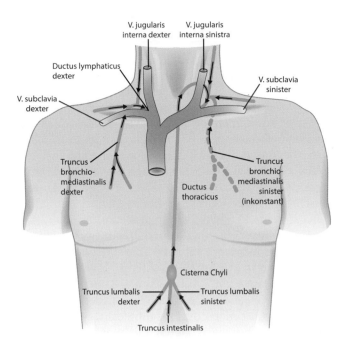

◾ **Abb. 1.80** Stark schematisierte Darstellung der großen Lymphstämme im Körperinneren sowie deren Zuflüsse in die beiden Venenwinkel

---

Hinweis

Drei Viertel des gesamten Körpers werden in den linken Venenwinkel lymphatisch abgeleitet; der Angulus venosus dexter ist lediglich für den rechten oberen Körperquadranten zuständig. Für die Praxis der Entstauungstherapie ist dies jedoch ohne Bedeutung (◾ Abb. 1.80).

1.10.8 Zusammenfassung der Lage der Lymphkollektoren

Im Rumpfinneren lässt sich, bezogen auf die Lage der Lymphkollektoren, folgende Einteilung vornehmen:

Einteilung des Lymphsystems im Rumpfinnern
- Viszerales Lymphgefäßsystem:
  - Verläuft in und um die Organe
  - Drainiert zunächst in organeigene Lymphknoten und schließlich in die Lymphgefäßstämme
- Parietales Lymphgefäßsystem:
  - Verläuft nahe der „Leibeswand"
  - Drainiert Muskeln, Sehnen, Gelenke, Knochen und Nerven

Perforansgefäße verbinden die subkutane Lymphgefäßschicht der Rumpfhaut mit dem parietalen System (also von subkutan nach parietal, jedoch hauptsächlich nur unter pathologischen Bedingungen!)

Dagegen gilt für die Lage der Kollektoren der Extremitäten:

Einteilung des Lymphgefäßsystems der Extremitäten
- **Oberflächliches Lymphgefäßsystem:**
  - Verläuft epifaszial
  - Hat dickere Muskelschicht, transportiert ca. 70–80 % der Lymphmenge
  - Folgt meist den oberflächlichen Venen (in funktionellen Gefäßbündeln)
  - Drainiert die Haut und Subkutis
- **Tiefliegendes Lymphgefäßsystem:**
  - Verläuft subfaszial
  - Folgt den tiefen Arterien bzw. verläuft in einer gemeinsamen Gefäßscheide mit Arterien und Venen
  - Drainiert Muskeln, Sehnen, Gelenke, Knochen und Nerven
- Perforansgefäße (von lat. perforare = durchdringen, durchbohren) verbinden beide Systeme (hauptsächlich von sub- nach extrafaszial an den Extremitäten)

Literatur

Aspelund A et al (2015) A dural lymphatic vascular system that drains brain intertitial fluid an macromelecules. J.Exp.Med. 212(7):991–999

Berens v. Rautenfeld D, Fedele C (2005) Manuelle Lymphdrainage beim Pferd. Schlütersche Verlagsgesellschaft mbH & Co. KG, Hannover

Berens v. Rautenfeld D, Lüdemann W, Cornelsen H (1996) Die peripheren Lymphgefäße – Eine „Blackbox" der anatomischen Ausbildung – Der Versuch eines Kataloges von Mindestanforderungen an Medizinstudenten. In: Lymphologica Jahresband. Medikon, München, S 5–10

Brenner E (2014) Initiale Lymphgefäße – Mythen und Wahrheiten. LymphForsch 18(1):31–40

Busse R (1997) Gefäßsystem und Kreislaufregulation. In: Schmidt RF, Thews G (Hrsg) Physiologie des Menschen, 27. Aufl. Springer, Berlin/Heidelberg

Castenholz A (1984) Strukturbild und Wirkungsweise der „initialen Lymphbahn". Lymphol VIII:55–64

Castenholz A (1997) Partikel- und Zellbewegungen zwischen Interstitium und Lymphbahn. LymphForsch 1 (1): 7–13

Diehm C, Allenberg JR, Nimura-Eckert K (1999) Farbatlas der Gefäßkrankheiten. Springer, Berlin/Heidelberg/New York/Tokyo

Földi M (1971) Erkrankungen des Lymphsystems. Witzstrock, Baden-Baden

Földi M, Kubik S (1993) Lehrbuch der Lymphologie, 3. Aufl. G. Fischer, Stuttgart

Földi M, Földi E, Kubik S (Hrsg) (2005) Lehrbuch der Lymphologie, 6. Aufl. Urban & Fischer, München

Hauck G (1988) Physiologische Aspekte der Lymphbildung. In: Ödem Jahresband. Perimed Fachbuchverlag, Erlangen, S 67–71

Herpertz U (2003a) Ödeme und Lymphdrainage. Schattauer, Stuttgart

Herpertz U (2003b) Die Bedeutung des Lymphkapillarnetzes der Haut für den Lymphfluss. LymphForsch 7(1):25–26

Husmann M, Amann-Vesti BR (2010) Physiologie und Pathologie der arteriellen und venösen Mikrozirkulation. Swiss Medical Forum 10(38):643–646

Izen RM et al (2019) Postnatal Development of lymphatic vasculature in the brain meninges. Author manuscript Dev Dyn. 247(5):741–753

Kirsch E (1998) Pathophysiologie des interstitiellen Raumes. In: Rieger H, Schoop W (Hrsg) Klinische Angiologie. Springer, Berlin/Heidelberg

Kubik S (1988) Allgemeine Organisation des Lymphgefäßsystems der Haut. In: Ödem Jahresband. Perimed, Erlangen, S 83–88

Kubik S (1989) Ursachen der Ödembildung und des kutanen Refluxes. In: Lymphologica Jahresband. Medikon, München, S 26–35

Kubik S (1993) Anatomie des Lymphgefäßsystems. In: Földi M, Kubik S (Hrsg) Lehrbuch der Lymphologie, 3. Aufl. G. Fischer, Stuttgart

Louveau A et al (2017) Understanding the functions and relationships of the glymphatic system and meningeal lymphatics. J Clin Invest 127(9):3210–3219

Meert GF (2007) Das venöse und lymphatische System aus osteopathischer Sicht. Urban & Fischer, München

Mislin H (1961) Experimenteller Nachweis der autochtonen Automatie der Lymphgefäße. Experientia 17:29–30

Rusznyák I, Földi M, Szabó G (1969) Lymphologie – Physiologie und Pathologie der Lymphgefäße und des Lymphkreislaufes, 2. Aufl. G. Fischer, Stuttgart

Schad H (1996) Physiologie der Lymphbildung und der Lymphströmung. Phlebologie 25:213–221

Schad H (1998) Das Lymphgefäßsystem – Funktion und Störung. Lymph Forsch 2:69–80

Schad H (2009) Gilt die Starling'sche Hypothese noch? LymphForsch 13(2):71–77

Schmidt RF, Lang F (2007) Physiologie des Menschen mit Pathophysiologie, 30. Aufl. Springer Medizin Verlag

Schmidt RF, Thews G (1997) Physiologie des Menschen, 27. Aufl. Springer, Berlin/Heidelberg

Sperling A, Hasselhof V, Ströbel P, Becker J, Buttler K, Aung T, Felmerer G, Wilting J (2017) Ultrastrukturelle und immunhistologische Untersuchungen humaner Lymphkollektoren. LymphForsch 21(1):13–20

Tillmann B (2009) Atlas der Anatomie, 2. Aufl. Springer, Berlin/Heidelberg

Tischendorf F (1991) Zur Morphologie der Kreislaufperipherie. medwelt 42:289–293

van Wingerden BAM (1992) Eistherapie – kontraindiziert bei Sportverletzungen? Leistungssport 2:5–8

Zöltzer H (2001) Das initiale Lymphendothel ist aktiv an der Lymphbildung beteiligt. LymphForsch 5(1):7–17

Zöltzer H (2002) Ultrastrukturelle Besonderheiten des Lymphendothels. LymphForsch 6(2):69–78

Zöltzer H (2003) Funktionelle Anatomie der Lymphbildung. LymphForsch 7(2):60–68

Zöltzer H In: Gültig O, Miller A, Zöltzer H (2016) Leitfaden Lymphologie. Urban& Fischer, München

Ödeme/Ödempathophysiologie

Günther Bringezu, Tjado Galic und Otto Schreiner

Inhaltsverzeichnis

© Springer-Verlag GmbH Deutschland, ein Teil von Springer Nature 2020
G. Bringezu, O. Schreiner (Hrsg.), *Lehrbuch der Entstauungstherapie*,
https://doi.org/10.1007/978-3-662-60576-9_2

2.1 Definition

Einfach ausgedrückt sind Ödeme unphysiologische Flüssigkeitsansammlungen im Gewebe und in Hohlräumen. Der Begriff des Ödems ist im klinischen Sprachgebrauch sehr weit gefasst. Dies kommt auch in den folgenden gängigen Definitionen zum Ausdruck.

> **Definition**
>
> Ödeme sind Einlagerungen von Flüssigkeit im interstitiellen bzw. extravasalen (auch extrazellulären) Raum, mit der Folge der Gewebsschwellung (Degenhardt 1991).
>
> Unter Ödem verstehen wir im klinischen Sinne eine Schwellung, die durch die Vermehrung des Flüssigkeitsgehaltes im Interstitium verursacht ist und die wir mit Hilfe unserer Sinnesorgane erkennen können, d. h., sie ist sichtbar und tastbar (Földi und Kubik 1993).
>
> Das Ödem ist eine überreiche Ansammlung von (extravasaler und extrazellulärer) Flüssigkeit in Gewebsspalten und/oder Körperhöhlen (Gedigk 1990).

Synonym zum Ödem-Begriff wird auch der Terminus „Wassersucht" gebraucht – speziell dann, wenn es sich um große Flüssigkeitsansammlungen in der Bauchhöhle handelt, z. B. bei schwerer Herzinsuffizienz oder bei einem akuten Nierenversagen, wenn der gesamte Körper anschwillt.

Darüber hinaus sind aus der Histopathologie auch intrazelluläre Wasseransammlungen bekannt. Diesen intrazellulären Ödemen liegen in der Regel anoxische Zellschäden und andere dystrophische Prozesse zugrunde. Jede Form der Zellmembranschädigung sowie das Versagen von Ionenpumpen erzeugen eine Störung des osmotischen Gleichgewichtes. Dadurch kommt es infolge der Wasseraufnahme zur Schwellung der Zelle und der Zellorganellen. Es handelt sich also nicht um Ödeme im eigentlichen klinischen Sinne. Sie sind deshalb nicht Gegenstand der folgenden Betrachtungen.

Im Folgenden wird kurz auf die in der folgenden Übersicht erwähnten Synonyme eingegangen.

Diverse synonyme Bezeichnungen für Ödeme
In der Praxis existiert eine große Anzahl verschiedener Begriffe, die vor allem bei speziellen Ödemlokalisationen anstelle der Bezeichnung „Ödem" oder „Schwellung" gebraucht werden, wie z. B.
- Hydrops,
- Anasarka und
- Elephantiasis.

Hydrops Als Hydrops bezeichnet man ganz allgemein Flüssigkeitsansammlungen in den vorgebildeten Körperhöhlen. Diese können sowohl als Transsudat (klar, zell- und eiweißarm) oder auch als Exsudat (trübe, zell- und eiweißreich) vorkommen.

Charakteristische Beispiele für einen Hydrops sind:
- Aszites: Wasseransammlungen in der Bauchhöhle.
- Pleuraerguss, Hydrothorax: Flüssigkeitsansammlungen zwischen Lungenfell und Rippenfell.
- Perikarderguss, Hydroperikard: Flüssigkeitsansammlungen im Herzbeutel.
- Gallenblasenhydrops: Rückstau von Gallensaft.
- Gelenkerguss, Gelenkhydrops oder bei Blutansammlung Hämarthros.
- Hydrozele, Wasserbruch: Flüssigkeitsansammlung in der Tunica vaginalis testis.
- Hydrozephalus: Liquorstau im Ventrikelsystem und/oder im äußeren Liquorraum.

Anasarka Als Anasarka bezeichnet man ausgedehnte Wasseransammlungen in den Gewebsspalten der Haut, meist infolge einer Herz-Kreislauf-Dekompensation. Der Begriff „Anasarka" kommt aus dem Griechischen und bedeutet „über der Muskulatur", d. h. im Unterhautbereich.

Elephantiasis „Elephantiasis" ist eine medizinhistorische Bezeichnung für chronische Lymphödeme, die ausgesprochen massiv sind und die üblichen Konturen einer Extremität so verändern, dass sie an Elefantenbeine erinnern. Diese Bezeichnung, die den betroffenen Patienten gegenüber wenig pietätvoll ist, sollte daher aus dem klinischen Sprachgebrauch verschwinden und durch Lymphödem Stadium III ersetzt werden.

Keine Ödeme im eigentlichen Sinne der Definition sind
- Myxödeme (griech. myxo=Schleim; hier im Sinne von „Schleimgewebe"): Einlagerung von Schleim bildenden Zuckerverbindungen (Mukopolysaccharide) in der Unterhaut bei Schilddrüsenerkrankungen, und
- Lipödeme: Bis heute schwer definierbare Fettgewebsvermehrung (v. a. der unteren Körperhälfte) die deshalb besser als Lipohypertrophie bezeichnet wird mit nachfolgender Wassereinlagerung.

2.2 Ätiopathophysiologie

Ein Ödem ist zunächst ein unspezifisches Symptom für eine große Zahl von Störungen, die z. T. einzeln, aber auch in unterschiedlicher Kombination miteinander für ein Ungleichgewicht des Flüssigkeits- und Stoffaustausches zwischen Blutkapillaren und Gewebe sorgen können. Die Rolle des Lymphgefäßsystemes ist dabei untrennbar mit der Gewebsdrainage und damit letztendlich mit der Ödemvermeidung verbunden (▶ Kap. 1).

2.2.1 Rolle des Lymphgefäßsystems

Unter physiologischen Bedingungen der Mikrozirkulation (▶ Kap. 1) besteht immer ein Gleichgewicht zwischen der Zustrommenge in das Interstitium und der Abstrommenge. Mit anderen Worten:

Filtration=Reabsorption+Lymphabfluss

Die Anatomie des Lymphgefäßsystems gewährleistet, dass diejenige, nicht reabsorbierte Menge (lymphpflichtige Wasser- und Eiweißlast) durch das Lymphgefäßsystem aufgenommen- und abtransportiert werden kann, ohne dass dessen Grenze erreicht wird, d. h. die Reservekapazität (auch funktionelle Reserve genannt) ist mehr oder weniger groß (◨ Abb. 2.1). Dies erklärt die Rolle des Lymphgefäßsystems als „Sicherheitsventil" (Földi und Kubik 1993). Diese maximale Menge ist begrenzt durch das Lymphzeitvolumen (LZV), also die Menge, die das Lymphgefäßsystem pro Zeiteinheit aufgrund seiner anatomischen und physiologischen Transportkapazität maximal bewältigen kann.

Die Ausführungen von Schad (▶ Abschn. 1.5) zeigen jedoch, dass gerade in der menschlichen Haut so gut wie keine Rückresorption in die Blutkapillare stattfindet. Dadurch müsste es eigentlich ständig zur Ödematisierung kommen. Die menschliche Haut ist, ebenfalls funktionsbedingt, lediglich eine „lockere Hülle" unseres Körpers (Kirsch (1998) spricht vom „Schalengewebe" und davon, dass die Haut ein idealer Wasserspeicher ist)

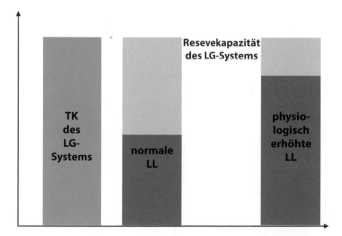

◨ Abb. 2.1 Die anatomisch-physiologische Transportkapazität (=TK) des Lymphsystems ist immer höher als die normale, also physiologische lymphpflichtige Last (LL). Selbst unter alltäglichen Belastungsbedingungen wie starker körperlicher Anstrengung oder auch während des Verdauungsvorganges mit vermehrtem Anfall lymphpflichtiger Fette wird die Grenze dieser Kapazität nicht überschritten, lediglich die funktionelle Reserve vermindert sich

und alleine dadurch prädestiniert, Flüssigkeit einzulagern. Hierbei spielt der geringfügige interstitielle Druck dieses Organs eine mitentscheidende Rolle.

Der gleiche Autor spricht davon, dass sich etwa 2,5–3 l der gesamten interstitiellen Flüssigkeit (ca. 13 l) im Interstitium der Haut befindet, von wo sie auch leicht wieder mobilisiert werden kann und dort auch nicht die Zellfunktion beeinträchtigt, wie dies beispielsweise in der Lunge der Fall wäre (nicht von ungefähr ist ein typisches Zeichen bei Dehydratation die stehende Hautfalte bei stark verringertem Hautturgor). Die Einwirkung der Muskeltätigkeit greift hier nicht oder nur wenig, da der Hauttonus zu gering ist, um als Widerlager zur Muskeltätigkeit zu fungieren. Nicht von ungefähr ist der größte Teil des Lymphgefäßsystems oberflächlich angelegt (70–80 % des Lymphflusses findet hier statt). Und auch nicht zufällig ist das oberflächliche Lymphgefäßsystem bei Pferden eher spärlich vorhanden, da diese Lauftiere eine um Längen straffere Haut besitzen, sodass hier der Begriff der Hautpumpe zutrifft (B. v. Rautenfeld und Fedele 2005, sowie persönliche Mitteilung). Beim Menschen greifen deshalb die Mechanismen einer Kompression auf ideale, kompensierende Weise (▶ Kap. 4).

Die physiologisch-anatomischen Möglichkeiten, eine Flüssigkeitseinlagerung, also eine ständige Ödematisierung zu vermeiden, sind folgende:

— der ständige Rückstrom über das Venensystem der Extremitäten in Zusammenarbeit mit der Muskulatur (▶ Abschn. 5.1)
— die pumpende Wirkung der Muskulatur auf das Organ Haut, solange wir uns in ständiger Bewegung befinden (▶ Abschn. 5.1.2)
— das Lymphgefäßsystem, welches als einzige Struktur weitgehend unabhängig von der pumpenden Wirkung der Skelettmuskulatur ist.

Gerade das oberflächliche Venensystem ist funktionsbedingt wenig geeignet, einer größeren Flüssigkeitsansammlung entgegenzuwirken. Ohne die Einwirkung der pumpenden Rückflusswirkung der Skelettmuskulatur auf die tiefen Venen, welches auch zu einer Entlastung der „überforderten" Haut führt, wäre das oberflächliche Venensystem rasch überfordert, und auf Dauer gesehen würde sich sogar eine pathologische Insuffizienz ergeben.

> **Hinweis**
>
> Dies alles erklärt die Rolle des Lymphgefäßsystems als Sicherheitsventil (Földi und Kubik 1993), um der allgemeinen, nahezu physiologischen Ödemneigung des Menschen entgegenzuwirken.

Ist es trotz allem zur Ödembildung gekommen, heißt dies prinzipiell, dass ein Ungleichgewicht zwischen den Mechanismen besteht, die zum Zufluss in das Gewebe führen, und jenen, die den Abstrom bedingen. Mit anderen Worten:

Filtration>Reabsorption+Lymphabfluss

Dieses Ungleichgewicht kann folgende Gründe haben:

Unabhängig vom Organ Haut, also auf den gesamten Organismus bezogen, kann sich die **Filtration** derart erhöht haben, dass die Reabsorption zusammen mit dem Lymphabfluss nicht ausreicht, das Gleichgewicht aufrechtzuerhalten. – So führen Entzündungsprozesse zu einer massiven arteriolären Dilatation bei gleichzeitig erhöhter Kapillarpermeabilitätssteigerung. Weiterhin führt auch eine venöse Drucksteigerung zu einem Rückstau ins Kapillarbett und damit zu einer (passiven) Filtrationserhöhung. Die intrakapilläre Druckerhöhung infolge einer venösen Hypertension wird deshalb auch als „passive Hyperämie" bezeichnet. Demgegenüber steht die „aktive Hyperämie", die auf vasoaktive Mechanismen im arteriolären Abschnitt zurückzuführen ist.

Die **Reabsorption** kann sich derartig verringert haben, dass das Lymphgefäßsystem auf Dauer nicht in der Lage ist, den Flüssigkeitsüberschuss im Interstitium zu kompensieren. – Die Gründe hierfür liegen meist in einer Verringerung der Plasmaproteinmenge, die v. a. bei pathologischem Eiweißverlust des Darmes oder der Nieren vorkommt, aber auch auf einer mangelnden Eiweißsynthese der Leber beruhen kann. Die Reabsorption verringert sich aber auch immer dann, wenn sich das physiologische Eiweißkonzentrationsgefälle zwischen Plasma und Interstitium verringert, wie dies bei allen exsudativen Vorgängen der Fall ist.

Ein weiterer Grund kann eine Störung der extravasalen Eiweißzirkulation aufgrund **mangelnder Lymphtransportkapazität** sein. – Die Ursache für das Ungleichgewicht kann also auch in einer von vorneherein verminderten Leistungsfähigkeit des Lymphgefäßsystemes liegen, sodass schon die normale lymphpflichtige Eiweißlast nicht ausreichend bewältigt wird.

Das Lymphgefäßsystem spielt also vor allem eine „ödemprotektive" Rolle. Mit anderen Worten: Es fungiert als Sicherheitsventil (Földi und Kubik 1993) mit der Aufgabe, sowohl die Flüssigkeit zu beseitigen, die über die Reabsorptionsmenge (lymphpflichtige Wasserlast) hinausgeht, als auch alle anderen nicht oder nur ungenügend reabsorbierbaren Substanzen aufzunehmen (v. a. die lymphpflichtige Eiweißlast).

> **Hinweis**
>
> Entsteht ein Ödem, ist zu fragen, ob das Lymphgefäßsystem dabei eine ursächliche Rolle spielt oder ob es in seiner Funktion als Sicherheitsventil an die physiologischen Grenzen gestoßen ist.

Földi leitet aus diesen Überlegungen drei verschiedene Insuffizienzformen des Lymphgefäßsystemes ab:

1. die dynamische Insuffizienz (oder auch Hochvolumeninsuffizienz),
2. die lymphostatische Insuffizienz (oder auch Niedrigvolumeninsuffizienz bzw. mechanische Insuffizienz) und
3. die „Sicherheitsventilinsuffizienz".

Dynamische Insuffizienz (◻ Abb. 2.2)   Ein völlig gesundes und leistungsfähiges Lymphgefäßsystem wird durch die ödemauslösenden Vorgänge an seine physiologischen Grenzen gebracht, sodass trotz voller Auslastung der Transportkapazität ein Überhang entsteht, der als Ödem sicht- und tastbar wird, denn das Lymphzeitvolumen kann ja nie höher sein, als die Transportkapazität.

> **► Beispiel**
>
> Die massive Abflussbehinderung bei einer tiefen Bein-/Beckenvenenthrombose führt zu einer Überfiltration, die so groß ist, dass das Lymphgefäßsystem nur unzureichend kompensieren kann. ◄

Lymphostatische Insuffizienz (◻ Abb. 2.3)   Wenn das Lymphgefäßsystem selbst insuffizient ist, d. h., wenn die normale Bewältigung der Wasser-, vor allem aber der Eiweißlast nicht möglich ist, entwickelt sich stets ein relativ eiweißreiches Lymphödem. Diese Funktionsunfähigkeit der Lymphgefäße wird als „lymphostatische Insuffizienz" bezeichnet.

> **► Beispiel**
>
> Nach operativer Entfernung von Lymphknoten aus der Axilla nach einer Brustkrebsdiagnose kann die Transportkapazität dauerhaft zu niedrig sein, sodass die normale lymphpflichtige Eiweißlast nicht mehr bewältigt wird und sich daraus ein (sekundäres) Armlymphödem entwickelt. ◄

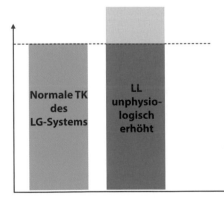

◻ **Abb. 2.2**   Erhöht sich die lymphpflichtige Last auf unphysiologische Weise, kann dadurch die Transportkapazität des Lymphgefäßsystems mehr oder weniger massiv überschritten werden, dies ist das dann sicht- und tastbare Ödem aufgrund „dynamischer Insuffizienz", auch als „Hochvolumeninsuffizienz" bezeichnet

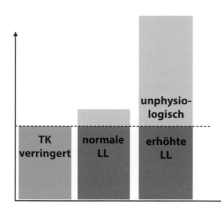

Abb. 2.3 Ist die Transportkapazität des Lymphgefäßsystems durch eine organisch-funktionelle Beeinträchtigung mehr oder weniger stark vermindert, kann oftmals schon die normale lymphpflichtige Last zu einer Ödembildung führen. Es handelt sich dabei um eine „lymphostatische" oder auch „Niedrigvolumeninsuffizienz". Ist in diesem Falle die lymphpflichtige Last noch unphysiologisch erhöht, bedeutet dies eine massive Ödematisierung und damit den denkbar gefährlichsten Zustand für die Gewebs- und damit Zellversorgung, die im schlimmsten Falle zu nekrotischen Erscheinungen führen kann. Földi bezeichnet diesen Ausnahmezustand als „Sicherheitsventilinsuffizienz" oder „kombinierte Insuffizienz"

Hinweis

Während lymphodynamische Schwellungen je nach Grundursache meist reversibel sind, handelt es sich bei lymphostatischen Ödemen um chronische, prinzipiell nicht vollständig korrigierbare Zustände. Daraus ergeben sich weit reichende Konsequenzen für die Entstauungstherapie.

Sicherheitsventilinsuffizienz (Kombinierte Insuffizienz) Aus dem klinischen Verlauf von Ödemen lassen sich (Abb. 2.3) noch weitere Aspekte der Belastungsmechanismen des Lymphgefäßsystemes erkennen, die Földi mit dem abstrakten Begriff „Sicherheitsventilinsuffizienz" bezeichnet:

— Wenn ein bis an die Grenzen belastetes Lymphgefäßsystem auf Dauer an Leistungsfähigkeit verliert, vermindert sich dadurch auch der Eiweißrücktransport. Auf diese Weise entsteht aus einem ursprünglich eiweißarmen Ödem eine eiweißreiche Form – z. B. deutlich verhärtete Knöchelödeme bei lange bestehender Herz- oder Niereninsuffizienz.

— Wenn bei einem bereits vermindert leistungsfähigen Lymphgefäßsystem durch eine andere Ödemursache zusätzlich eine erhöhte lymphpflichtige Last dazukommt, wie das z. B. durch eine Sprunggelenkdistorsion bei einem bereits bestehenden Beinlymphödem vorkommen kann.

2.2.2 Klinik

Schwellungen können im Allgemeinen durch einfache Befundverfahren nach dem Prinzip AIP (Anamnese, Inspektion, Palpation) erkannt werden. Am offensichtlichsten zeigen sie sich an der Körperoberfläche, v. a. aber an den Extremitäten durch Sicht- und Tastbefund.

Die beiden Leitsymptome einer jeden Schwellung sind:
— anatomische Form- oder auch Konturenveränderungen bzw. -abweichungen,
— verbunden mit einer Dellbarkeit, die mehr oder weniger lange bestehen bleibt (Abb. 2.4).

Da die Compliance des Bindegewebes gegenüber Flüssigkeitsansammlungen verhältnismäßig hoch ist (Busse 1997), ist dies meist erst dann möglich, wenn sich bereits die doppelte „Normalmenge" angesammelt hat (▶ Abschn. 1.6).

Weitere Zeichen/Symptome:

Asymmetrisch auftretende Schwellungen (beispielsweise eines Fußes), weisen eher auf eine lokale Ursache hin, während bei weitgehend symmetrischen Schwellungen an eine systemische Ursache gedacht werden muss (beidseitige Knöchelschwellungen könnten beispielsweise auf eine Rechtsherzinsuffizienz hinweisen).

Schwellungen sind **nicht** typischerweise mit Schmerzen als dem häufigsten Warnsignal des Körpers verbunden. So können selbst extreme Formen von Extremitätenschwellungen, wie fortgeschrittene Stadien bei Lymphödemen (Abb. 2.13), schmerzfrei sein, abgesehen von manchmal auftretendem Spannungs-, Schwere- und Druckgefühl.

Mit dem „Stemmer-Zeichen" (Abb. 20.7) lassen sich Ödeme hinsichtlich ihrer lymphostatischen Komponente von solchen ohne lymphostatischer Komponente

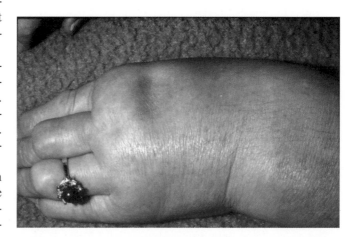

Abb. 2.4 „Klassische" Ödemzeichen: einerseits Veränderungen der gewohnten anatomischen Form, andererseits deutliche Dellenbildung

differenzieren. Es handelt sich dabei um einen Hautfaltentest der Zehen- bzw. Fingerrücken. Der Versuch, eine **dünne** Hautfalte auf der Streckseite der Grundphalanx der Zehen bzw. Finger zu erfassen und anzuheben, gelingt nur dann, wenn keine lymphostatische Insuffizienz vorliegt (Näheres dazu ▶ Abschn. 20.2).

Schwellungen können sich auch durch Behinderungen von Bewegungen bemerkbar machen, wie dies typischerweise auf intraartikuläre Schwellungen zutrifft. Jedoch vermindert jede Schwellung, auch extraartikulär lokalisiert, das physiologische Bewegungsausmaß.

Bei nicht so offensichtlicher Befundlage nach dem Prinzip AIP lässt sich der Verdacht, z. B. auf einen Pleuraerguss oder eine Schwellung im Zusammenhang mit einer Pneumonie, auskultatorisch erfassen, während bildgebende Verfahren, z. B. Thoraxaufnahmen zur endgültigen Verifizierung dienen. Des Weiteren dienen Punktate bei Ergüssen zur Abklärung der Differenzierung eines serösen oder gar hämorrhagischen Ergusses.

2.2.3 Eiweißgehalt

Von therapeutisch übergeordnetem Interesse ist die Frage, ob die Ödemzusammensetzung eiweißreich oder eher eiweißarm ist. Stark eiweißreiche Ödeme ziehen in kurzer Zeit sekundäre Gewebsveränderungen durch Ab- und Umbauprozesse nach sich, die zu Fibrosen und Verklebungen führen können. Im Vergleich zu eiweißarmen Ödemen sind sie wesentlich schwieriger zu behandeln.

Da Eiweiß nicht in die Blutkapillaren reabsorbierbar ist (es ist lymphpflichtig), wirkt sich dies auf die physiotherapeutischen Ödemverringerungsmöglichkeiten aus:

- Gewebsdruckerhöhung mittels Kompression kann nur den Wasseranteil reduzieren, nicht den Eiweißanteil.
- Hochlagerung der ödematisierten Ödemregion verringert durch Blutdrucksenkung im venösen Kreislauf die Filtrationsrate und verbessert dadurch die Reabsorption, jedoch nur für die reabsorbierbaren Ödembestandteile.
- Die Muskel-/Gelenkpumpmechanismen fördern den venösen Rückstrom, jedoch nur der bereits im Blutkreislauf zirkulierenden Bestandteile, also nicht die extravasale Eiweißlast.

> **Hinweis**
>
> Die einzige effektive Möglichkeit, auf den Eiweißgehalt eines Ödemes reduzierend einzuwirken, besteht durch die Manuelle Lymphdrainage.

Nach den vorangegangenen Überlegungen lassen sich folgende Aussagen treffen:

Prinzipiell sind Ödeme bei lymphostatischer Insuffizienz immer eiweißreich. Diese Form entsteht ja gerade daraus, dass das Lymphgefäßsystem den Abtransport der lymphpflichtigen Eiweißlast nur ungenügend leisten kann.

Bei den anderen vaskulär bedingten Ödemen sind all jene immer eiweißreich, die auf einer erhöhten Kapillarpermeabilität beruhen. Der Begriff „Exsudation" meint immer einen vermehrten Eiweißübertritt in das Gewebe.

Ödeme aufgrund einer venösen Abflussbehinderung (Phlebödeme) sind im latenten Stadium eher eiweißarm, während sich mit fortschreitender Dauer (d. h. bei der chronisch-venösen Insuffizienz ab Stadium II) eine zunehmende Eiweißanreicherung zeigt, die nicht zuletzt durch eine allmähliche „Ermüdung" des mit Höchstkapazität ausgelasteten Lymphgefäßsystemes bedingt ist. Dies führte in jüngerer Zeit zur immer gebräuchlicheren Bezeichnung der chronisch-venös-lymphatischen Insuffizienz oder sogar zu Phlebolymphödem (Schwan-Schreiber 2016).

Ödeme aufgrund einer Hypoproteinämie sind im Allgemeinen eiweißarm.

Ebenfalls eiweißarm sind Ödeme aufgrund einer Rechtsherzinsuffizienz mit daraus folgender venöser Hypertension.

Gleiches gilt für alle Ödeme, die aufgrund einer Störung übergeordneter Regulationsmechanismen entstehen, wie dies v. a. in der Schwangerschaft durch hormonelle Veränderungen geschieht.

Die Ätiopathophysiologie der Ödeme ist in ▣ Abb. 2.5 nochmals übersichtlich dargestellt.

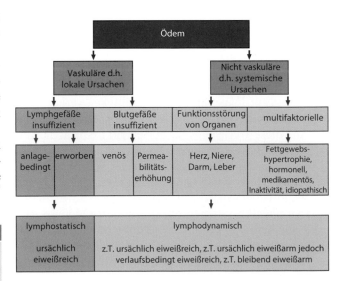

▣ **Abb. 2.5** Ätiopathophysiologie der Ödeme unter besonderer Berücksichtigung der Insuffizienzformen des Lymphgefäßsystemes

2.3 Nomenklatur verschiedener Ödeme

Aufgrund der Vielfalt in der Bezeichnung der Ödeme wird im Folgenden eine Einteilung nach dem jeweiligen ödemverursachenden Mechanismus vorgenommen. Den Ausgangspunkt bildet die Frage, welcher der Vorgänge im Bereich der terminalen Blutgefäße bzw. der initialen Lymphgefäße hauptsächlich gestört ist. Dies ist sinnvoll, weil im klinischen Alltag die verschiedensten Begriffe verwendet werden, die jedoch nichts über die Möglichkeit der physikalisch-therapeutischen Entstauung aussagen. Die Einteilung stößt (wie die meisten Einteilungen) dort an ihre Grenzen, wo es sich – wie z. B. im hormonellen System – um übergeordnete oder multifaktorielle Störungen handelt.

2.3.1 Hydrostatische Ödeme

Die allgemeine, gemeinsame Bezeichnung für Ödeme, die sich (wie in der Übersicht dargestellt) auf einen zu hohen hydrostatischen Druck im Niederdrucksystem zurückführen lassen, lautet „hydrostatisches Ödem".

Erhöhung des Drucks im Niederdrucksystem
Für eine Erhöhung des Drucks im Niederdrucksystem des Kreislaufes gibt es im wesentlichen zwei Ursachen:
- eine venöse Insuffizienz, bedingt entweder durch eine Lumenverlegung v. a. durch Thrombosierung oder durch eine Phlebektasie (krankhafte Venenerweiterungen), und
- eine Insuffizienz des rechten Herzens mit daraus resultierendem Rückstau in den venösen Kreislauf.

In beiden Fällen führt die Druckerhöhung zu einem verzögerten Druckabfall in den Blutkapillaren. Daraus ergibt sich eine Verlängerung der effektiven Filtrationsstrecke zu Lasten der effektiven Reabsorptionsstrecke.

Ödeme bei venöser Insuffizienz Venöse Ödeme sind klinisch meist an den unteren Extremitäten lokalisierte, asymmetrische Geschehen. Sie sind mehr oder weniger lage- und tageszeitenabhängig und häufig mit typischen trophischen Störungen der Haut vergesellschaftet.
Folgende Bezeichnungen für Ödeme bei venöser Insuffizienz sind klinisch üblich:
- Phlebödem,
- (akutes) thrombotisches Ödem,
- postthrombotisches Ödem bzw. postthrombotisches Syndrom,
- Ödem bei chronisch-venöser Insuffizienz.

Indikation

Treten venöse Ödeme als eines von mehreren Symptomen einer fortgeschrittenen chronisch-venösen Insuffizienz auf, d. h. ab dem Stadium II, ist dies eine „dankbare" Indikation für eine physikalische Entstauungstherapie (▶ Kap. 18 und 19).

❶ Vorsicht
Sind Schwellungen die unmittelbare Folge eines akuten Venenverschlusses durch einen Thrombus, sind sie bis zum Abklingen der Emboliegefahr für eine physikalische Entstauungstherapie kontraindiziert.

Ödeme bei Herzinsuffizienz Liegt einer Schwellung eine (Rechts-)Herzinsuffizienz zugrunde, spricht man von einem kardialen oder auch kardiogenen Ödem. Kardiale Ödeme bei fortgeschrittener Rechtsherzinsuffizienz sind generalisierte, meist weiche und nicht druckschmerzhafte Ödeme und zeigen sich besonders deutlich an den Extremitäten. Von den anderen hydrostatischen Ödemen sind sie dadurch abzugrenzen, dass sie immer symmetrisch sind (❑ Abb. 2.6).
Kardiale Ödeme sind auffällig lage- und tageszeitenabhängig, d. h. anfangs meist abends besonders deutlich. Im Liegen kommt es, bedingt durch die Umlagerung der Wassersäule, zu einer Ödemabnahme. So lässt sich auch das klinische Zeichen der „Nykturie" (vermehrtes nächtliches Wasserlassen) erklären.

Hinweis

Da eine fortgeschrittene Rechtsherzinsuffizienz selten isoliert vorkommt, sondern meist im Zusammenhang mit einer Linksherzinsuffizienz, sind für TherapeutInnen, die mit entstauenden Maßnahmen arbeiten v. a. folgende Symptome als Warnzeichen wichtig: belastungsabhängige Kurzatmigkeit (Belastungs- oder sogar Ruhedyspnoe), evtl. Tendenz zur Zyanose, sichtbar gestaute Halsvenen sowie Tendenz zum Aszites.

❶ Vorsicht
Eine physikalische Entstauungstherapie ist immer mit einer Vorlasterhöhung des insuffizienten Herzens verbunden. Deshalb ist sie vor allem bei fortgeschrittener Herzinsuffizienz kontraindiziert.

2.3.2 Permeabilitätsödeme

„Permeabilitätsödem" oder gar „Hyperpermeabilitätsödem" ist die allgemeine gemeinsame Bezeichnung für Ödeme, die auf eine vermehrte Durchlässigkeit der Blut-

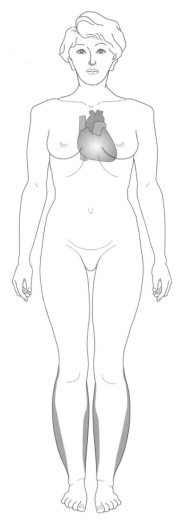

◘ Abb. 2.6 Typische Lokalisation von Ödemen bei fortgeschrittener Rechtsherzinsuffizienz. (Mod. nach Middeke 1991)

kapillarwände zurückzuführen sind. Im Folgenden werden die möglichen Ursachen erläutert.

Erhöhung der Durchlässigkeit der Blutkapillarwände

Eine Erhöhung der normalen Durchlässigkeit der Blutkapillarwände vor allem für großmolekulare Plasmabestandteile kann folgende Ursachen haben:
— mechanische Einwirkungen (traumatische Geschehen),
— entzündliche Mechanismen und
— Einwirkung von Allergenen und/oder toxischen Substanzen.

Ödeme bei mechanischer Einwirkung Mit „mechanischer Einwirkung" sind hier traumatische Geschehen gemeint,

die von einer Gefügelockerung der Endothelzellverbindungen an den kleinen Blutgefäßen bis hin zur kompletten Gefäßruptur, z. T. über größere Gebiete, reichen. Das Resultat ist ein vorübergehender Ausgleich der onkotischen Differenz zwischen intra- und extravasal.

Hinweis

Traumatische Ödeme stellen (vorübergehend) die eiweißreichste Form einer Schwellung dar.

Bezeichnungen für verletzungsbedingte Ödeme sind:
— traumatisches bzw. posttraumatisches Ödem/Hämatom und
— postoperatives Ödem/Hämatom.

Posttraumatische Ödeme können von einer lokal eng begrenzten Schwellung mit nur geringfügiger Blutung in das Gewebe aufgrund einer Distorsion bis hin zu ausgeprägten, in tiefen Gewebeschichten vorkommenden Blutungen nach Kontusionen oder gar größeren Gewebetraumatisierungen wie etwa Frakturen reichen.

Postoperative Ödeme können geringfügige Entzündungsfolgen der Heilungsvorgänge sein, aber auch ausgeprägte Hämatome.

Indikation

Posttraumatische und postoperative Ödeme sind mit wenigen Ausnahmen eine gute „Indikation" für eine physikalische Entstauungstherapie (▶ Kap. 13 und 14).

Ödeme bei Entzündungen Entzündungen führen – unabhängig vom auslösenden Mechanismus (der sog. Noxe) – immer zu einer Vergrößerung der Endothelzelllücken der Blutkapillarwandung. In der Folge strömt ciweißreiches Plasma aus (sog. Exsudation).

Bezeichnungen für Ödeme bei Entzündungen sind:
— entzündliches Ödem oder
— Exsudation/exsudatives Ödem.

Bei steril-entzündlichen Prozessen ist eine wichtige Indikationsstellung speziell für die Manuelle Lymphdrainage gegeben.

❗ Vorsicht

Entzündliche Schwellungen als Folge einer Infektion sind eine absolute Kontraindikation für die physikalische Entstauungstherapie.

Konkrete Indikationen reichen vom akuten entzündlich-rheumatischen Schub mit typischer schmerzhafter Schwellung eines oder mehrerer Gelenke und deren periartikulären Strukturen über die typischen posttraumatischen/ postoperativen Entzündungsfolgen bis hin zur „entgleisten" posttraumatischen/postoperativen Entzündung in Form des Sudeckschen Symptomenkomplexes (▶ Kap. 15).

Ödeme durch allergische und/oder toxische Geschehen Ödeme bei der Einwirkung allergischer Substanzen bezeichnet man folgendermaßen:

- allergisches Ödem,
- Quaddel und
- angioneurotisches Ödem bzw. Quincke-Ödem.

Die Quaddel ist eine eng umschriebene, stecknadelkopfbis handtellergroße Schwellung der Haut (Epidermis bis Korium) (▣ Abb. 2.7). Das Quincke-Ödem hingegen ist eine Form des angioneurotischen Ödems. Es tritt bevorzugt an Lippen und Augenlidern (▣ Abb. 2.8), aber auch im Schleimhautbereich des Atemtraktes bis zum Gastrointestinaltrakt auf und kann deshalb lebensbedrohliche Ausmaße annehmen.

Bei toxischem Geschehen spricht man vom toxischen Ödem. Es kommt durch Kapillarwandschädigungen mit

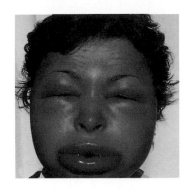

▣ **Abb. 2.8** Quincke-Ödem. (Aus Reuter 2004)

der Folge einer erhöhten Kapillarwanddurchlässigkeit zustande. Das Ödem entsteht aufgrund der Reaktion des Gewebes auf Bakterientoxine, auf Stoffwechsel- und Abbauprodukte von Tumoren, auf manche Insektengifte und im dramatischsten Falle auf Schlangengifte.

> **Hinweis**
>
> Allergische und toxische Schwellungen sind keine Indikation für die physikalische Entstauungstherapie.

2.3.3 Onkotische Ödeme

Allgemeine gemeinsame Bezeichnungen von Ödemen, die durch eine Verringerung des onkotischen Drucks entstehen, sind onkotisches Ödem, Eiweißmangel-Ödem, hypoproteinämisches Ödem (manchmal auch Hypoonkie genannt) und hypalbuminämisches Ödem.

Sinkt die durchschnittliche physiologische Plasmaproteinmenge von 65–80 g/l dauerhaft auf unter 60 g/l, so vermindert sich die sog. onkotische Druckdifferenz zwischen Plasma und Interstitium – der „Motor" für die Reabsorption – in einem Maße, welche auf Dauer nicht kompensierbar ist. Die Folge ist die Neigung zu generalisierten, teigigen Ödemen, die vorwiegend an Körperstellen auftreten, an denen sich ein hoher Anteil lockeren Bindegewebes befindet, also z. B. im Gesicht und hier v. a. in der Augenumgebung, aber auch im Genitalbereich und im Knöchelbereich. Für einen zu niedrigen Plasmaproteinspiegel kommen im Wesentlichen zwei Ursachen infrage:

- zu geringe Absorption von Nahrungsbestandteilen bei Mangelernährung oder Malabsorption (beispielsweise Morbus Whipple, Zölikie), Leberzirrhose,
- ständiger Verlust von Plasmaproteinen über Niere oder Darm.

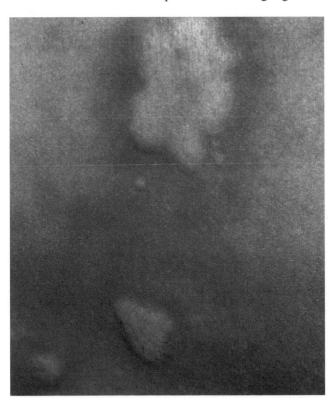

▣ **Abb. 2.7** Typische Quaddel als eng umschriebene allergische Reaktion

Meist sinkt von allen Bluteiweißen der Albumingehalt am stärksten ab (daher die Bezeichnung „hypalbuminämisches Ödem"). Allerdings sind auch die Gammaglobuline nicht selten stark verringert, was dann v. a. eine Infektabwehrschwäche bedingt.

Mögliche Ursachen für onkotische Ödeme sind in der folgenden Übersicht zusammengefasst.

Ursachen für onkotische Ödeme
- Nierenerkrankungen
- Lebererkrankungen
- Darmerkrankungen
- Malabsorptionsgeschehen oder ungenügende Nahrung

Hinweis

Bei keinem der Ödeme, die durch Verringerung des onkotischen Drucks entstehen, stellt sich eine primäre Indikation für die physikalische Entstauungstherapie. Die Ursachen sind Grunderkrankungen, die einer speziellen internistischen Therapie bedürfen; die Ödeme als Symptom gehen dann im Falle einer kausalen Behandlung zurück.

Ödeme bei Nierenerkrankungen Sind die Ödeme auf einen Eiweißverlust infolge einer Nierenerkrankung zurückzuführen, spricht man von renalen oder nephrogenen bzw. auch von nephrotischen Ödemen.

Ein nephrotisches Syndrom kann sich vor allem im Zusammenhang mit einer chronisch verlaufenden Glomerulonephritis entwickeln. Es ist durch eine massive Eiweißausscheidung im Urin (Proteinurie) gekennzeichnet (>3,5 g Eiweiß/24 Std). Diese renalen Eiweißverluste führen zu einer typischen Hypalbuminämie mit der Folge einer erheblichen Verringerung der Reabsorption (⊙ Abb. 2.9).

Hinweis

Bei einer lange bestehenden chronischen Niereninsuffizienz können Knöchelödeme, die sich in eine eiweißreiche Form verändert haben, mit Manueller Lymphdrainage adjuvant zu anderen Maßnahmen erfolgreich behandelt werden.

Ödeme bei Lebererkrankungen Bei Schwellungen durch Lebererkrankungen (beispielsweise Leberzirrhose) spricht man von hepatogenen Ödemen.

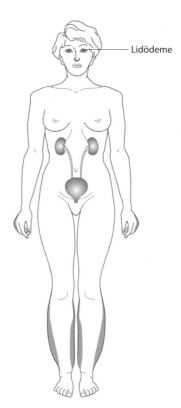

⊙ **Abb. 2.9** Typische Lokalisation von Ödemen bei renaler Insuffizienz. (Mod. nach Middeke 1991)

Ein Leberparenchymschaden, induziert z. B. durch Alkoholabusus und andere toxische Substanzen, Virushepatitis oder manche Stoffwechselerkrankungen, führt zu einer Vielzahl von Symptomen, u. a. durch eine portale Hypertension auch zum Aszites. Die mit der Schädigung der Leber einhergehende stark eingeschränkte Eiweißsynthese resultiert in einer Verminderung der Plasmaproteinkonzentration, die man auch als Dysproteinämie bezeichnet und die zusätzlich zum Stauungs-Aszites und auch zu nicht unerheblichen Beinödemen führt (⊙ Abb. 2.10).

Ödeme bei Darmerkrankungen Bei Ödemen aufgrund von Darmerkrankungen unterscheidet man die exsudative Enteropathie von der lymphostatischen Enteropathie. Verallgemeinernd spricht man vom Eiweißverlust-Syndrom.

Der physiologische Eiweißverlust über den Darm beträgt bis zu 5 g täglich. Bei Entzündungen, Allergien, Adenomen oder malignen Darmtumoren kann es zu einer Störung der sog. Mukosa- oder Darmschranke kommen. Über die Mukosaschranke werden die aus der Nahrung stammenden Nährstoffe sowohl in das Blut als auch von den Darmlymphgefäßen übernommen. Eine Störung führt zu einem hohen unphysiologischen Verlust an Eiweiß über den Stuhl, zur sog. exsudativen Enteropathie.

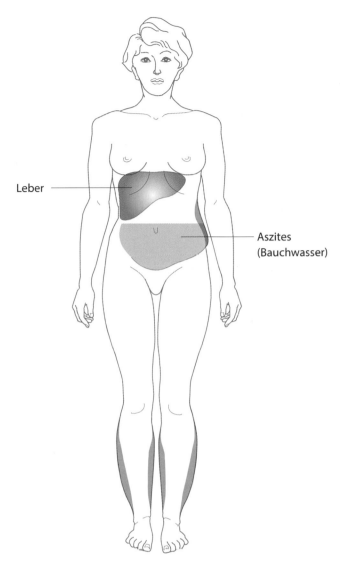

Leber

Aszites
(Bauchwasser)

⬛ Abb. 2.10   Typische Lokalisation von Ödemen bei Leberinsuffizienz. (Mod. nach Middeke 1991)

Földi (Földi und Kubik 1993) beschreibt zusätzlich die Form der lymphostatischen Enteropathie als ein Dünndarmwand-Lymphödem, hervorgerufen meist durch eine anlagebedingte Hyperplasie der Chylusgefäße oder durch eine Dysplasie der Cisterna chyli. Aber auch die sekundäre Form wird z. B. als Folge intestinaler Lymphome – also bösartiger Geschwülste wie beim Symptomenkomplex des Morbus Whipple (fieberhafte, wahrscheinlich bakterielle Erkrankung u. a. mit der Folge einer hörnigen Duodenalschleimhautverdickung) – und anderer, rückstaubedingter lymphostatischer Erscheinungen beschrieben. Die Folgen – entweder eine Malabsorption oder der Verlust der Plasmaproteine über den Stuhl – sind mit denen der exsudativen Enteropathie vergleichbar.

Bei der lymphostatischen Enteropathie empfiehlt Földi eine Bauchtiefendrainage in Verbindung mit

Atemgymnastik. Dadurch gehe das Dünndarmlymphödem zurück, wodurch es zu einer Verringerung des Eiweißverlustes komme, womit wiederum der Ödematisierung durch eine Hypoproteinämie der Boden entzogen wäre. Da wir keine eigenen Erfahrungen in der Behandlung dieses Beschwerdebildes haben, verweisen wir auf diese Therapieempfehlung Földi (Földi und Kubik 1993).

Ödeme bei ungenügender Nahrung   Ist ein Ödem die Folge einer massiven Unterernährung, spricht man vom Hungerödem.

Bei unzureichender Ernährung kommt es zunächst zu einem Abbau von Muskel- und Fettgewebe und damit zu starker Gewichtsabnahme mit eingeschränkter körperlicher Leistungsfähigkeit, bei Kindern auch zum Wachstumsstillstand (Eiweißmangeldystrophie). In schweren Fällen der körperlichen Auszehrung (Kachexie) treten dann als weitere Folge Ödeme auf.

2.3.4 Lymphödeme

Lymphödem oder lymphostatisches Ödem sind allgemeine gemeinsame Bezeichnungen von Ödemen, die aufgrund einer Abflussstörung im Lymphgefäßsystem entstehen.

> **Hinweis**
>
> Lymphödeme sind immer relativ eiweißreiche Ödeme, da eine verminderte Leistungsfähigkeit des Lymphgefäßsystemes immer auch gleichbedeutend mit einer Störung der extravasalen Eiweißzirkulation ist.

Da die aus den Blutkapillaren ausgetretenen Eiweiße nicht genügend durch das Lymphgefäßsystem abtransportiert werden, reichert sich die interstitielle Flüssigkeit allmählich mit Eiweiß an.

Dadurch verringert sich einerseits die onkotische Druckdifferenz zwischen intra- und extravasal, und andererseits kommt es zu vermehrten Ab- und Umbauprozessen im Interstitium mit der Folge einer sekundären Gewebsfibrose.

> **Hinweis**
>
> Lymphödeme sind prinzipiell progressiv, d. h., mit der Zeit kommt es bei unbehandelten Lymphödemen zu grotesken Verformungen der betroffenen Körperregionen, die viele Folgeschäden nicht zuletzt auch orthopädischer Natur nach sich ziehen (⬛ Abb. 2.13).

Lymphödeme können sich durch eine angeborene Fehlanlage des Lymphgefäßsystems oder durch Verlegungen der Lymphbahnen entwickeln. Daher wird nach ihrer Ursache differenziert zwischen

- primärem Lymphödem und
- sekundärem Lymphödem.

Während sich das primäre Lymphödem aufgrund angeborener „Fehlanlagen" des Lymphgefäßsystems entwickelt (◻ Abb. 2.11), entsteht das sekundäre Lymphödem in Europa und Nordamerika meist als Folge der ärztlichen invasiven Krebstherapie, d. h. durch chirurgische Abflussbehinderungen bei Lymphknotenentfernungen und durch Narbenbildung infolge strahlentherapeutischer Interventionen (◻ Abb. 2.12).

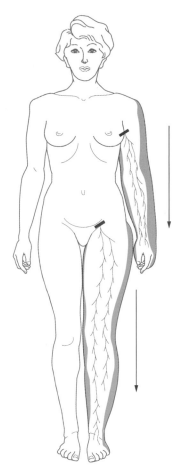

◻ **Abb. 2.12** Ursache für sekundäre Lymphödeme in Form einer lokalen Abflussblockade. (Mod. nach Middeke 1991)

> **Hinweis**
>
> Das ödemreduzierende Mittel der Wahl bei lymphostatischen Ödemen ist die Kombinierte bzw. Komplexe Physikalische Entstauungstherapie (KPE).

Allerdings ist vor dem Einsatz von physikalischer Entstauungstherapie vom Arzt abzuklären, ob die Abflussbehinderung nicht auf ein aktives Tumorgeschehen zurückzuführen ist. In einem solchen Falle obliegt es der Abwägung des Onkologen, ob eine konservative Entstauungstherapie unter palliativen Gesichtspunkten trotzdem angezeigt ist.

Die medikamentöse Ausschwemmung eines chronischen Lymphödemes über längere Zeit und vor allem „monotherapeutisch" ist nach heutigem Verständnis kontraindiziert.

Eine weitere Bezeichnungsmöglichkeit richtet sich nach dem Ausmaß des Lymphödems. So zeichnet sich die sog. Elephantiasis durch eine enorme lymphatische Schwellung aus, wobei sowohl ein primäres als auch sekundäres Lymphödem zugrunde liegen kann. Diese

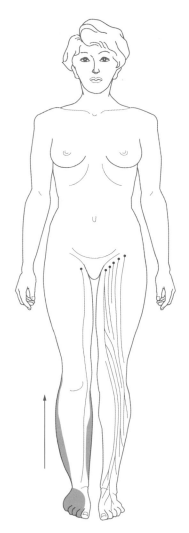

◻ **Abb. 2.11** Schematische Darstellung eines einseitigen primären Beinlymphödems. Die Hauptursache ist eine anlagebedingte Fehlbildung, hier eine zu geringe Anzahl von Lymphgefäßen im rechten Bein. (Mod. nach Middeke 1991)

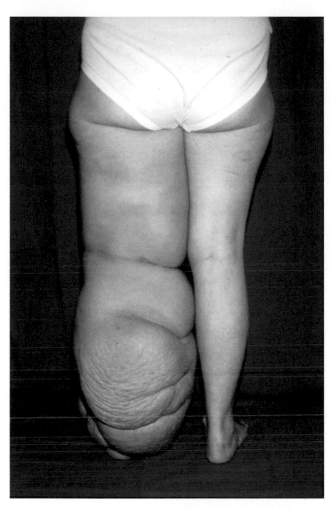

Abb. 2.13 Lymphostatische Elephantiasis aufgrund der jahrelangen Entwicklung eines primären Lymphödems

Schwellung, die die betroffene Körperregion oft auf groteske Weise entstellt, ist aufgrund des viele Jahre dauernden Entwicklungsprozesses durch eine Vielzahl sekundärer Gewebsveränderungen der Haut und manchmal auch durch eine starke Vermehrung des subkutanen Fettgewebes gekennzeichnet (☑ Abb. 2.13). Begleitend stellt man oftmals umfangreiche statische Veränderungen mit all ihren Folgen fest. Rezidivierende Erysipele sind sowohl Ursache als auch Folge dieses Zustandes. Eine bessere Bezeichnung als „Elephantiasis" ist der heute immer üblichere Begriff „Lymphödem Stadium III".

> **Hinweis**
>
> Dem chronischen Lymphödem und vor allem der sog. Elephantiasis bzw. dem Lymphödem Stadium III ist nur durch eine konsequente, über mehrere Stufen aufgebaute Komplexe Physikalische Entstauungstherapie beizukommen, die über einen längeren Zeitraum angelegt sein muss (▶ Kap. 20, 21, 22, 23, 24 und 25).

Die bisher genannten Ödemursachen werden auch als „die 4 Kardinalursachen" oder „die 4 Ödemfaktoren" (Herpertz 2003) für eine Ödembildung bezeichnet (☑ Abb. 2.14).

Abb. 2.14 Algorithmische Darstellung der 4 Kardinalursachen für die Ödembildung und ihre auslösenden Ursachen

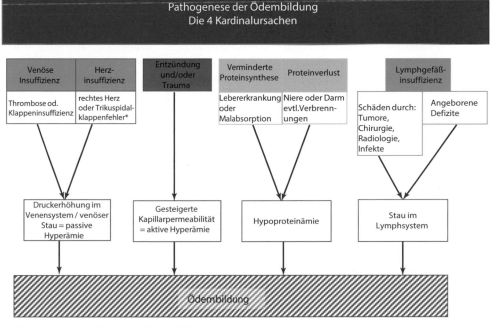

Pathogenese der Ödembildung
Die 4 Kardinalursachen

Venöse Insuffizienz	Herzinsuffizienz	Entzündung und/oder Trauma	Verminderte Proteinsynthese	Proteinverlust	Lymphgefäßinsuffizienz
Thrombose od. Klappeninsuffizienz	rechtes Herz oder Trikuspidalklappenfehler*		Lebererkrankung oder Malabsorption	Niere oder Darm evtl.Verbrennungen	Schäden durch: Tumore, Chirurgie, Radiologie, Infekte — Angeborene Defizite

Druckerhöhung im Venensystem / venöser Stau = passive Hyperämie → Gesteigerte Kapillarpermeabilität = aktive Hyperämie → Hypoproteinämie → Stau im Lymphsystem

Ödembildung

*linkes Herz oder Mitralklappenfehler führt zu Rückstau in die Lunge

2.3.5 Multifaktorielle Ödeme

Hier geht es um alle Schwellungsursachen, die sich nicht ohne Weiteres einer bloßen Veränderung der Kräfte an der Blutkapillare bzw. einer verminderten lymphatischen Transportkapazität zuordnen lassen.

2.3.5.1 Ödeme bei fehlender Muskelpumpe

Inaktivitätsödem ist die allgemeine Bezeichnung für Ödeme, die auf fehlende Muskel- und Gelenkaktivität zurückzuführen sind.

Das klassische Inaktivitätsödem lässt sich sowohl bei immobilisierten Patienten, bei denen eine vorübergehende Ruhigstellung eines Körperteils oder gar des ganzen Körpers nötig ist, als auch im Alltag – nach längerem Sitzen (z. B. nach Interkontinentalflügen) oder auch nach längerem Stehen – beobachten.

Bei fehlender Muskel- und Gelenkaktivität kommt es zu einem allmählichen schwerkraftabhängigen „Versacken" des Blutes und damit zu einem Defizit zwischen Zu- und Abstrom im Interstitium.

Indikation

Bei einem Inaktivitätsödem nach längerem Sitzen oder Stehen genügt im Allgemeinen das anschließende Bewegen oder eine Hochlagerung zur Ödembeseitigung. Bei längerfristig immobilisierten Patienten (dauerhaftes Sitzen im Rollstuhl, z. B. bei fortgeschrittener MS) kann eine Indikation für eine physikalische Entstauungstherapie darin bestehen, dass erst nach einer Reduktion der Schwellung die neuro-physiologisch ausgerichtete Physiotherapie effektiv durchgeführt werden kann.

Zentralnervös bedingte Paresen können ebenfalls zu peripheren Ödemen führen. Bei motorischer Insuffizienz nach einem apoplektischem Insult etwa spricht man von einem postapoplektischen Ödem. Nach Davies (1995) tritt dieses bei etwa 12,5 % aller Schlaganfallpatienten – also immerhin bei jedem 8. Patienten – zwischen dem ersten und dritten Monat nach dem Insult als zusätzliche Komplikation eine schmerzhafte Schwellung der Hand auf. Betroffen sind vor allem der Handrücken und im weiteren auch die Finger. Das postapoplektische Ödem ist weich und wird oft als „pastös", also „teigig", beschrieben, wobei auch die Tendenz zur Verfärbung (bläulich-livide) besteht, vor allem wenn der Arm längere Zeit herunterhängt. Die Schwellung der Fingergelenke sowie die zunehmende Schmerzhaftigkeit führen zur zunehmenden Bewegungsunfähigkeit und stellen dadurch ein ernstes Hindernis in der Rehabilitation hemiplegischer Patienten dar.

Die Ursachen für das postapoplektische Ödem liegen nicht alleine in der fehlenden Muskelpumpenaktivität der entweder schlaff oder spastisch paretischen Extremität, wie die vorgenommene Zuordnung vermuten lassen könnte. Laut Davies (1995) ist es vielmehr Teil eines Symptomenkomplexes zwischen „Ödem, Schmerz, Motilitätsverlust und Einbeziehung des sympathischen Nervensystems" im Sinne eines Circulus vitiosus. Darauf weisen u. a. auch die im Röntgenbild nachweisbaren osteoporotischen Veränderungen hin.

Indikation

Die Manuelle Lymphdrainage zeigt beim postapoplektischen Ödem eine gute Wirkung, vor allem im Vorfeld gezielter physiotherapeutischer und ergotherapeutischer Übungen für die Hand (▶ Kap. 29). Gleiches gilt bei Paresen anderer zentralnervöser Ursachen wie bei fortgeschrittener Multipler Sklerose.

2.3.5.2 Ödeme mit hormoneller Ursache

Ödeme, die auf hormonelle Ursachen zurückzuführen sind, werden allgemein als hormonelle Ödeme bezeichnet.

Als hormonelle Ursachen für Ödeme kommen sowohl endokrine Erkrankungen wie das Cushing-Syndrom und andere Erkrankungen mit Auswirkungen auf die Hormonproduktion der Nebennierenrinde in Frage als auch Hormonspiegelstörungen im Zusammenhang mit dem Hormonzyklus der Frau.

Im zweiten Fall richten sich die Bezeichnungen nochmals nach den konkreten Umständen. Dabei wird unterschieden zwischen

- zyklischem bzw. zyklisch-idiopathischem Ödem,
- prämenstruellem Ödem und
- Schwangerschaftsödem.

Vom Schwangerschaftsödem abgesehen, handelt es sich bei Schwellungen im Zusammenhang mit dem Menstruationszyklus meist um sog. „zyklisch-idiopathische" Ödeme, d. h., nicht immer lässt sich eine ödemauslösende Ursache finden.

Beim „klassischen" prämenstruellen Ödem beginnen die Symptome mit dem Zeitpunkt des Eisprungs, d. h. mit Beginn der zweiten Hälfte des normalen 28-Tage-Zyklus und damit mit dem überwiegenden Einfluss des Progesteron. Sie enden mit dem Auftreten der Regelblutung, d. h. mit dem Wiedereinsetzen des Überwiegens von Östrogen.

Neben subjektiven Symptomen wie vermehrter Müdigkeit, vermehrter Reizbarkeit bis zur Neigung zur Depression etc. lassen sich auch mehr oder weniger deutlich Wassereinlagerungen feststellen, die den gesamten Körper betreffen, besonders aber an den Augenlidern, dem gesamten Gesicht und vor allem an den Beinen deutlich werden.

Wenn diese bei vielen Frauen während des Zeitraumes der Menarche mehr oder weniger deutlich auftretenden Symptome mit zusätzlichen Beschwerden wie vermehrtem Durstgefühl bei gleichzeitig jedoch verringerter Harnausscheidung (Polydipsie bei gleichzeitiger Oligurie), Obstipation, schmerzhafter Schwellung der Brüste bis in schweren Fällen hin zum Lungenödem mit der damit verbundenen Atemnot einhergehen, ist die Indikation für eine hormonregulierende Medikation gegeben.

Das zyklisch-idiopathische Ödem lässt sich von der Symptomatik mit der des prämenstruellen vergleichen, jedoch mit der Besonderheit, dass es sich allmählich zyklisch unabhängig zeigt, d. h. nicht mehr an die Zyklusphasen gebunden auftritt.

Indikation

Beim prämenstruellen und beim zyklisch-idiopathischen Ödem stellt sich nur in Ausnahmefällen eine Indikation für eine physikalische Entstauungstherapie. Die Versorgung mit Kompressionsstrumpfhosen ist allerdings in jedem Fall angezeigt.

Das Schwangerschaftsödem (■ Abb. 2.15) lässt sich durch die hormonelle Umstellung erklären und kann deshalb als physiologisch angesehen werden. Bei fortgeschrit-

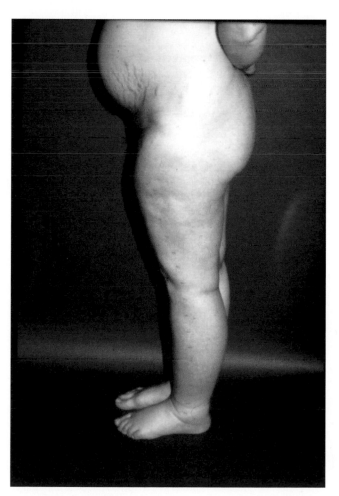

■ **Abb. 2.15** Besonders ausgeprägtes Schwangerschaftsödem der Beine im letzten Trimenon

tener Schwangerschaft werden als zusätzliche Ödemkomponenten auch die Kompression der V. cava inferior durch den enorm vergrößerten Uterus (Vena-cava-Syndrom) und die Einengung der intrapelvinen Venen diskutiert. Ein weiterer ödembegünstigender Faktor ist die Tonusminderung der Venenwände insgesamt als Folge der hormonellen Verschiebung in der Schwangerschaft.

Indikation

Eine zwingende Indikationsstellung für eine Manuelle Lymphdrainage besteht für das Schwangerschaftsödem nicht. Da eine solche Schwellung jedoch selbst unter physiologischen Bedingungen zu Wassereinlagerungen von mehreren Litern führen kann, kann sich dies trotzdem zum quälenden Symptom auswirken. Deshalb ist die zunehmende Praxis, dass Gynäkologen die Manuelle Lymphdrainage befürworten, nur zu begrüßen, da die betroffenen Frauen sehr von einer solchen Behandlung profitieren.

Hinweis

In jedem Fall ist vor einer Behandlung mit physikalischen Entstauungsmethoden abzuklären, ob die Ödeme nicht auf den Symptomenkomplex einer EPH-Gestose zurückzuführen sind oder gar auf eine Thrombosierung.

Nähere Informationen enthält ▶ Kap. 27.

2.3.5.3 Durch Medikamente entstandene Ödeme

Durch Medikamente entstandene Ödeme werden allgemein als medikamentöses Ödem bzw. medikamentös induziertes Ödem bezeichnet.

Ödeme, die durch Medikamente entstehen, können von allergischen Quaddelbildungen im Sinne einer Urtikaria („Nesselsucht"; die Symptomatik kleiner, z. T. juckender Quaddeln ist der bei Kontakt mit einer Brennnessel nicht unähnlich) bis hin zu nicht allergischen generalisierten Ödemen jedes Ausmaß annehmen. Am bekanntesten sind in diesem Zusammenhang Schwellungen bei Gabe von Kortikoiden, Östrogenen und Gestagenen. Es werden jedoch auch Schwellungen beschrieben, die auf einem Medikamentenmissbrauch beruhen, wie dies bei Diuretika-Abusus zu beobachten ist.

Hinweis

Medikamentös induzierte Ödeme stellen keine Indikation für eine physikalische Entstauungstherapie dar.

2.3.5.4 Ödeme bei massiven Fettvermehrungen

Liegen symmetrische Fettgewebsvermehrungen v. a. der unteren Extremitäten bei Frauen vor, die weitgehend therapieresistent und darüber hinaus oftmals auch schmerzhaft sind, ist von einer Lipohypertrophie auszugehen. Da solche Fettgewebsvermehrungen in zunehmendem Maße von Wassereinlagerungen begleitet sind, erscheint der Begriff des Lipödems auch gerechtfertigt, obwohl es sich nicht primär um ein Ödem handelt (■ Abb. 2.16).

Es existieren zahlreiche Synonyme für den Begriff Lipödem: Lipödem-Syndrom, Lipidose oder Lipomatose, Lipohypertrophie (oder Lipodystrophie). Einige dieser Begriffe sind mit dem Zusatz „dolorosa" verbunden wie Lipohypertrophia dolorosa, Adipositas dolorosa oder auch Adiposalgie u. a. m. Unmedizinische und eher verletzende Begriffe wie Reithosenbeine, Fettbeine und weitere runden den „Begriffereigen" ab.

Die Ursachen sind letztlich ungeklärt. Es wird immer wieder diskutiert, dass das Lipödem mit dem Hormonsystem der Frau zusammenhängt, da bei Männern diese Symptomatik nur bei ausgeprägten Hormonstörungen zu beobachten ist. Es könnte sich aber auch um eine „schicksalhafte" genetische Disposition handeln.

> **Indikation**
>
> Die Fettgewebsvermehrung ist natürlich keine Indikation für eine Entstauungstherapie. Die in deren Folge entstehende Wassereinlagerung jedoch muss behandelt werden, um Begleitbeschwerden wie die schmerzhafte Gewebespannung oder gar Folgeschäden wie eine Weiterentwicklung zum Lipo-Lymphödem möglichst zu vermeiden.

Nähere Informationen enthält ► Kap. 28.

2.3.5.5 Ödeme mit unklarer Ursache

Ödeme mit unklarer Ursache werden allgemein als idiopathische Ödeme bezeichnet.

Zwar sprechen Fachleute davon, dass eigentlich jeder Arzt die Ursache für eine Schwellung diagnostizieren können muss, da ja jeder Schwellung als Symptom eine Ursache zu Grunde liegen müsse. Doch im klinischen Alltag zeigt sich gelegentlich, dass manche Schwellungen nicht zugeordnet werden können.

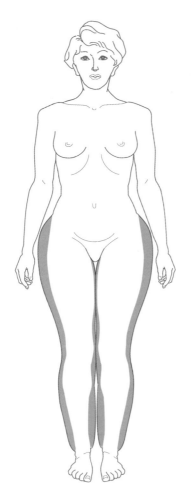

■ **Abb. 2.16** Typische Lokalisation des Lipödems. (Mod. nach Middeke 1991)

Literatur

B. v. Rautenfeld D, Fedele C (2005) Manuelle Lymphdrainage beim Pferd. Schlütersche VerlagsGesmbH, Hannover

Busse R (1997) Gefäßsystem und Kreislaufregulation. In: Schmidt RF, Thews G (Hrsg) Physiologie des Menschen, 27. Aufl. Springer, Berlin/Heidelberg

Davies PM (1995) Hemiplegie. Springer, Berlin/Heidelberg

Degenhardt S (1991) Ödeme. In: Kaufmann W (Hrsg) Internistische Differentialdiagnostik, 2. Aufl. Schattauer, Stuttgart, S 129–142

Földi M, Kubik S (1993) Lehrbuch der Lymphologie, 3. Aufl. G. Fischer, Stuttgart

Gedigk P (1990) Wassersucht (Ödeme). In: Eder M, Gedigk P (Hrsg) Allgemeine Pathologie und Pathologische Anatomie, 33. Aufl. Springer, Berlin/Heidelberg

Herpertz U (2003) Ödeme und Lymphdrainage. Schattauer, Stuttgart

Kirsch E (1998) Pathophysiologie des interstitiellen Raumes. In: Rieger H, Schoop W (Hrsg) Klinische Angiologie. Springer, Berlin/Heidelberg, S 755–762

Middeke M (1991) Wasser im Gewebe. Ursachen und Behandlung der Ödemkrankheiten. TRIAS (Thieme, Hippokrates, Enke), Stuttgart

Reuter P (Hrsg) (2004) Springer Lexikon Medizin. Springer, Berlin/Heidelberg

Schwan-Schreiber C (2016) Phlebödem und Phlebolymphödem. In: Gültig O, Miller A, Zöltzer H (Hrsg) Leitfaden Lymphologie. Urban & Fischer, München

Entstauende Maßnahmen im Überblick

Inhaltsverzeichnis

Die Therapieform Manuelle Lymphdrainage

Günther Bringezu, Dmitrij Reder, Otto Schreiner, Nicole Stachowitz und Claus Wenz

Inhaltsverzeichnis

C. Wenz ist verstorben.

> **Definition**
>
> Die Manuelle Lymphdrainage ist eine besondere Form der Massage. Das Besondere daran ist, dass sie auf die Anatomie und Physiologie des Lymphgefäßsystems sowie auf die Flüssigkeitszustände (Sol-/Gel-Zustand) im Interstitium abgestimmt ist.

3.1 Geschichte

G. Bringezu O. Schreiner und C. Wenz

Bereits am Ende des 19. Jahrhunderts (1892) empfahl der bekannte Chirurg Prof. Alexander Ritter von Winiwarter, Gliedmaßenödeme durch Hochlagerung verbunden mit Kompression und leichter, zentripetalgerichteter Massage zu behandeln (Schuchhardt et al. 2003). Dabei solle man von der Extremitätenwurzel ausgehend allmählich nach distal fortschreiten. Aus heutiger Sicht beinhaltet diese Empfehlung nahezu alle wichtigen Elemente der modernen Ödemtherapie. Die Erkenntnisse des großen Arztes wurden jedoch offenbar nicht weiter verfolgt.

Erst in den 1920er- und 1930er-Jahren entwickelte das dänische Ehepaar Vodder (◨ Abb. 3.1) aus der Grifftechnik der Massage eine Behandlungsform, die heute als Manuelle Lymphdrainage bekannt ist und mittlerweile den Hauptbestandteil bei der Entstauung von Schwellungen verschiedenster Ursachen darstellt.

Der Nichtmediziner Vodder hatte es lange Zeit schwer, „die Schulmedizin" für seine Methode zu interessieren. So erklärt es sich, dass – obwohl Vodder seine Erkenntnisse bereits 1936 in Paris veröffentlichte – meh-

rere Jahrzehnte vergingen, bevor sich 1963 der damals in Essen niedergelassene Arzt Johannes Asdonk mit der Manuellen Lymphdrainage beschäftigte. Bis zu diesem Zeitpunkt fristete diese sanfte Massageform in der Kosmetik ein Schattendasein, obwohl Michael Földi und andere bereits in den 1960er-Jahren die besondere Rolle des Lymphgefäßsystems im menschlichen Organismus erkannt und in einem umfassenden Werk publiziert hatten (Rusznyak et al. 1969).

Asdonk (◨ Abb. 3.1) setzte sich in den Folgejahren u. a. gemeinsam mit Eberhard Kuhnke erstmals wissenschaftlich mit dieser Methode auseinander. Vor allem durch die von ihm gegründete erste lymphologische Fachklinik mit all ihren Möglichkeiten gelang es, mittels umfangreicher Behandlungsdokumentationen zu beweisen, welchen Wert diese Methode im Rahmen einer Entstauung hat. Asdonk ist es deshalb vor allem zu verdanken, dass seit etwa 1973/74 (zunächst durch den (VdAK [Verband deutscher Angestellten-Krankenkasse]), wenig später durch die anderen Kostenträger) eine Abrechnungsposition für Manuelle Lymphdrainage besteht und diese seitdem als Heil- und Hilfsmittel anerkannt ist.

Mit der Abgabe und Abrechnungsmöglichkeit durch medizinisches Assistenzpersonal war jedoch verbunden, dass eine Zusatzqualifikation erworben und nachgewiesen werden musste. Im Jahr 1983 wurden erstmals Fachlehrer für Manuelle Lymphdrainage nach Dr. Vodder/ Komplexe Physikalische Entstauungstherapie vor einer Kommission geprüft.

Mit der Neuordnung des Berufsgesetzes für Masseure und medizinische Bademeister sowie für Physiotherapeuten der Bundesrepublik Deutschland (MPhG vom 01.06.1994) wurde die Manuelle Lymphdrainage in die weiterbildungspflichtigen Zertifikatspositionen

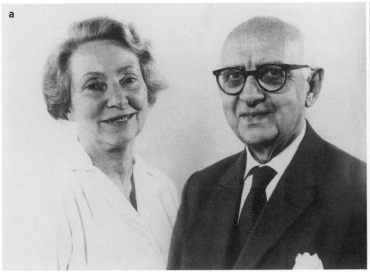
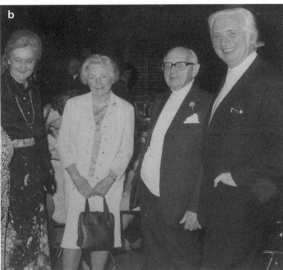

◨ **Abb. 3.1**　**a** Das Ehepaar Vodder; **b** das Ehepaar Vodder zwischen dem Ehepaar Asdonk

eingruppiert. Es handelt sich um eine reine Fortbildungsmaßnahme, die erst nach Beendigung der Berufsausbildung (MasseurIn/med. BademeisterIn bzw. PhysiotherapeutIn) begonnen werden darf und mindestens 170 Unterrichtseinheiten umfasst.

Im Juli 1997 wurden in Zusammenarbeit mit den Berufsverbänden und der (im Dezember 1995 gegründeten) Arbeitsgemeinschaft Deutscher Lymphdrainageschulen bindende Ausbildungs- und Prüfungsinhalte nach den neuen gesetzlichen Maßgaben erstellt.

Darüber, wie es sich mit den „unterschiedlichen Methoden der Lymphdrainage" verhält, gibt der Exkurs ▶ Gibt es unterschiedliche Methoden der Lymphdrainage? Auskunft.

Gibt es unterschiedliche Methoden der Lymphdrainage?

Die Entwicklung der Manuellen Lymphdrainage brachte es mit sich, dass die ursprünglich vom Ehepaar Vodder entwickelten Griffe z. B. von Asdonk und seinen Mitarbeitern unter klinischen Bedingungen kritisch auf ihre Wirksamkeit hin untersucht wurden. Dies führte immer wieder zu „Modifizierungen" und „Korrekturen", die nicht immer die Zustimmung von Vodder fanden. So ergab es sich, dass sich Vodder und Asdonk, die bis dahin zusammenarbeiteten, Anfang der 1970er-Jahre im Streit trennten. Während Vodder seine „Original-Handgriffe" verteidigte, entwickelte Asdonk sie unter klinischen Bedingungen und unter Einbeziehung neuerer Erkenntnisse aus Physiologie und Pathologie weiter. Damit war die „Mär" über unterschiedliche Lymphdrainage-Methoden geboren. Als die beiden Herausgeber dieses Buchs Anfang der 1980er-Jahre zunächst die 4-wöchige Ausbildung nach der „Original-Methode nach Dr. Vodder" und anschließend die gleiche Ausbildung an den Kliniken von Asdonk absolvierten, stellten sie fest, dass – von Nuancen abgesehen – beide Methoden prinzipiell gleich waren. Lediglich die Nomenklatur und die Interpretation der Einsatzmöglichkeit bei verschiedenen Ödemformen unterschieden sich teilweise voneinander. Als wenig später Földi ein eigenes Lehrinstitut für Manuelle Lymphdrainage gründete und sich im Ostseeheilbad Damp im äußersten Norden Deutschlands das Lehrinstitut anschloss, an dem die beiden Herausgeber lange Zeit (bis Ende 2008 bzw. bis Ende 2009) tätig waren, schien sich die Methode noch weiter aufzuspalten und damit zu „verwässern".

Bereits 1988 ging das Referat Manuelle Lymphdrainage/Komplexe Physikalische Entstauungstherapie des bundesdeutschen Berufsverbandes „Verband für Physikalische Therapie (VPT)" dieser Frage in einer Arbeitsgruppe nach und kam zum Ergebnis, dass „bis auf geringfügige Unterschiede bei der Beschreibung des jeweiligen Griffes die gezeigten Grifftechniken einander völlig entsprechen" (Gültig 1988). Zum gleichen Ergebnis kam auch die anlässlich des 18. Jahreskongresses der Deutschen Gesellschaft für Lymphologie im September 1994 in den Räumlichkeiten des Klinikums der Johann-Wolfgang-Goethe-Universität zu Frankfurt/Main durchgeführte Konsensuskonferenz. Leiter war der damalige Präsident der Gesellschaft und gleichzeitige Kongress-Präsident PD Dr. H. Rogge.

◘ Tab. 3.1 soll zeigen, dass die manchmal herrschende Unsicherheit, ob man die Manuelle Lymphdrainage denn auch „an der richtigen Schule" gelernt und ob man nicht wichtige Griffe versäumt habe, unbegründet ist.

Es ist natürlich an der Tagesordnung, dass in größeren Teams Therapeuten zusammenarbeiten, die sich an unter-

---

◘ Tab. 3.1 Übersicht über die Nomenklatur der Grundgriffe der Manuellen Lymphdrainage

Lymphakademie Deutschland	Asdonk-Schulen	Földi-Schulen	Dr.-Vodder-Schule Walchsee/Tirol
Stehender Kreis	Stehender Kreis	Stehender Kreis	Stehender Kreis
Pumpgriff	Gegensinnige Daumen-Handkreise, heute Schöpfgriff	Pumpgriff	Pumpgriff
Schöpfgriff	Gegensinnige Daumen-Handkreise, heute ebenfalls Schöpfgriff	Schöpfgriff	Schöpfgriff
Drehgriff	Gleichsinnige Daumen-Handkreise, heute ebenfalls Drehgriff	Drehgriff	Drehgriff
Griffkombination Pumpgriff/Stehender Kreis			
Kombinationsgriff	Quergriff	Pumpen weiterschieben	Pumpen weiterschieben

schiedlichen Lehrstätten dieser Weiterbildung unterzogen haben. Wir hoffen, mit dieser „Offenlegung" dazu beizutragen, dass unterschiedliche Griffebezeichnungen und in geringen Teilen auch unterschiedliche Ausführungen kein Qualitätskriterium für eine bessere oder schlechtere Behandlung sind, sondern lediglich die konsequente Beachtung der notwendigen Behandlungscharakteristika über den Erfolg entscheidet.

Nach all den vielen Jahren, die die beiden „Lager" (Asdonk vs. Vodder) getrennt aufgetreten sind und dies auch gewissermaßen „gepflegt" haben, hatten die beiden Herausgeber dieses Lehrbuches in Zusammenarbeit mit Herrn Claus Wenz (langjähriger Mitarbeiter von Dr. Asdonk und bis zu seinem viel zu frühen Tode im Juli 2017 Inhaber der Kurpfalz-ML-Schule Mannheim, die bis heute, auch unter der Nachfolgegesellschaft – Akademie für Gesundheitsfachberufe –, nach dem „Original-Asdonkkonzept" lehrt) ab der 4. Auflage den Versuch „gewagt", die Griffeausführungen gemeinsam darzustel-len. Wir versprachen uns davon eine Klarstellung, dass die Griffe und die Schulen so unterschiedlich heute nicht mehr sind – schließlich hieß die erste **gemeinsame** Lymphdrainageschule von Vodder und Asdonk 1969 in Essen „Dr. Vodder-Schule" und die 1972 im Südschwarzwald gegründete gemeinsame Therapieeinrichtung „Dr. Vodder-Zentrum" welches nach der Anerkennung 1973 als Klinik sogar „Dr. Vodder-Klinik" (!) hieß (◘ Abb. 3.1b) und erst einige Jahre später in „Feldbergklinik Dr. Asdonk" umbenannt wurde. Die anfänglich von Asdonk vorgenommene Umbenennung der Vodder'schen Griffe (◘ Tab. 3.1) in „Gegensinnige Daumen-Handkreise" für Pumpgriff und Schöpfgriff sowie „Gleichsinnige Daumen-Handkreise" für den Drehgriff, wurde später wieder revidiert, sodass heute auch in den Asdonk-Schulen die ursprünglichen Griffebezeichnungen verwendet werden (siehe dazu auch die Darstellungen der Griffereihenfolge der Asdonk-Schulen in ▶ Abschn. 3.9).

3.2 Grundlagen der Grifftechnik

G. Bringezu O. Schreiner und C. Wenz

Das herausragendeste Merkmal der Manuellen Lymphdrainage ist die Art der Reizsetzung auf die menschliche Körperoberfläche. Sie ist völlig anders als bei allen anderen Methoden, die im näheren und weiteren Sinne als „Massage" bezeichnet werden können.

> **Hinweis**
>
> Die Manuelle Lymphdrainage ist eine kreisförmige Dehn- und Verschiebetechnik, die überwiegend auf den Haut- und Unterhautbereich einwirkt.

Die **Reizschwelle** ist dabei so **niedrig**,
- dass es zu keiner Reaktion der kleinen Blutgefäße kommt, also auch keine Gewebsmehrdurchblutung erfolgt, und
- dass lediglich die Mechanorezeptoren der Haut, in keinem Falle aber die Nozizeptoren angesprochen werden, also niemals eine Schmerzreaktion durch die Gewebsverformung auftreten darf.

Trotzdem soll dabei das jeweilige **Haut-/Unterhautareal** so **großflächig** verschoben werden, wie es die Elastizität jeweils zulässt,
- um die dort verlaufenden Lymphgefäße durch möglichst umfassende Dehnreize in Quer- und Längsrichtung zu einer vermehrten Kontraktion anzuregen, mit der Vorstellung, parallel dazu Zugreize auf die Ankerfilamente der initialen Abschnitte des Lymphgefäßsystems zu übertragen und damit zu ei-

ner vermehrten/verbesserten Öffnung der potenziellen Open-Junction-Formationen zu kommen, und
- um gleichzeitig möglichst viel interstitielle Flüssigkeit, meist in Richtung der nächstgelegenen vorab ebenfalls mit dieser Technik behandelten Lymphknotengruppen, zu bewegen.

Daraus ergibt sich eine Gewebsverformung, die kreisförmigen Charakter hat (◘ Abb. 3.2).

> **Hinweis**
>
> Um die **Richtung** bestimmen zu können, die die zu bewegende interstitielle Flüssigkeit nehmen soll, ist zu beachten, dass innerhalb der ovalen Kreisbewegung eine **Druckphase** durch eine **Nullphase** abgelöst wird. Die eigentliche Transport- oder auch Arbeitsrichtung wird dabei durch den Zeitpunkt der (aktiven) Druckphase mit der darauf folgenden (passiven) Nullphase **zusammen** mit der Richtung der Kreisung bestimmt (◘ Abb. 3.2).

3.2.1 Vergleich MLD – Klassische Massage

Im geradezu „krassen" Gegensatz dazu ist die Griffe-Technik- und Charakteristik der **Klassischen Massage** konzipiert. Beschäftigt man sich mit den Aussagen in der ausreichend existierenden Literatur (Hamann et al. 1987; Muschinsky 1992; Walach 1995), erkennt man, dass es gravierende Unterschiede zwischen beiden Techniken gibt. Die unterschiedliche Zielsetzung beider Techniken stellt sich im Vergleich ihrer Grundprinzipien folgendermaßen dar:

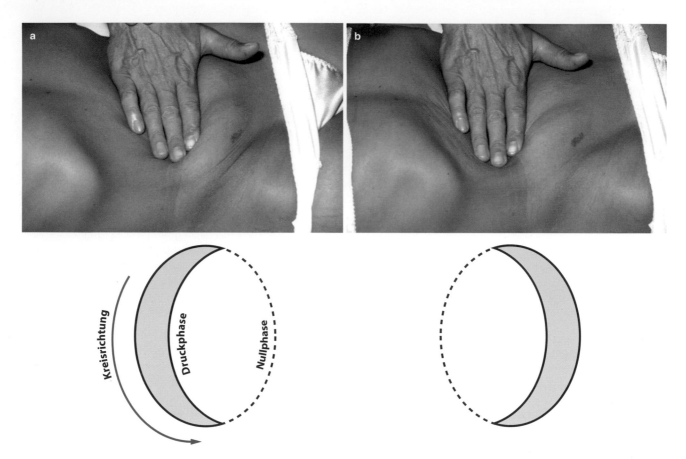

◧ Abb. 3.2   a, b Auswirkung der kreisförmigen Grifftechnik auf die menschliche Haut. **a** Arbeits-/Transportrichtung nach kaudal, **b** Arbeits-/Transportrichtung nach kranial. Schema und Hautverfor- mung bzw. Faltenbildung zeigen, wie aus dem Zusammenwirken von Druck- und Nullphase mit der Kreisrichtung eine Arbeits- bzw. Transportrichtung resultiert

— im Falle der Massage vorwiegend „nutritiv",

— im Falle der MLD basiert die „Philosophie" dagegen auf einer ausdrücklichen Vermeidung stoffwechelsteigernder Reizkriterien

Diese Ziele lassen sich weder mit der einen noch mit der anderen Technik ersatzweise erreichen.

Die immer wieder gestellte Frage, ob nicht die Technik der sog. „entstauenden Massage" eine Alternative zur Manuellen Lymphdrainage bei „leichten" Schwellungen sein könnte, beantwortet sich bei näherem Hinsehen meist von selbst. Bereits Muschinsky (1992) als „Befürworter" der Klassischen Massage beurteilt diese Frage so,

— dass lediglich bei völlig gesunden Gefäßen und Gewebeverhältnissen eine geringe rückstromfördernde Wirkung der Streichmassage anzunehmen sei,

— dass diese jedoch nicht durch den komplexen Behandlungsaufbau, wie dies der Manuellen Lymphdrainage eigen ist, zu ersetzen ist.

Weiterhin gilt es zu beachten, dass nicht nur der einzelne Griff zur Wirkung führt, sondern u. a. die Tatsache, dass

— solche entstauenden Massagen meist **ohne zentrale Vorbehandlung** entsprechend definierter Abflussgebiete auskommt (▶ Abschn. 3.2.3, ◧ Abb. 3.8 und ◧ 3.9) und darüber hinaus

— bei der Ausführung der Massage in der Regel immer von distal nach proximal behandelt wird,

— während die Manuelle Lymphdrainage gerade in „retrograden" Schritten, also proximal beginnend, nach distal fortschreitend und in nur wesentlich kleineren Abschnitten von distal nach proximal arbeitend agiert (▶ Abschn. 3.2.3, ◧ Abb. 3.8 und ◧ 3.9).

— Außerdem erstreckt sich die Technik der entstauenden Massage meist lediglich auf Ausstreichungen, wodurch die gezielt mehrdimensionale Gewebsverformung fehlt, die sich bei der kreisförmigen Technik der Manuellen Lymphdrainage fördernd auf den Lymphfluss auswirkt.

Lediglich bei der Zielsetzung der Skelettmuskeltonusbe-einflussung im Sinne der Detonisierung/Entspannung sowie der Tonusregulierung glatter Muskelschichten von Hohlorganen, allen voran des Darmes sowie bei der Schmerzlinderung, lassen sich mit beiden Techniken z. T. vergleichbare Effekte, wenn auch auf unterschiedlichem Wege, erzielen.

3.2.2 Grundgriffe

Die Manuelle Lymphdrainage besteht aus vier Grundgriffen, die die genannten Kriterien den unterschiedlichen Körperformen anpassen. Die Benennung dieser Grundgriffe geht zumeist auf Vodder, aber auch auf Asdonk zurück. ◘ Tab. 3.1 stellt die gebräuchlichen Begriffsvarianten der verschiedenen Weiterbildungsinstitute einander gegenüber.

3.2.2.1 Stehender Kreis

Die gestreckten Finger einer oder auch beider Hände, manchmal sogar die Fläche der gesamten Hand, werden auf die Haut der jeweiligen Körperregion aufgelegt und gemäß den genannten Kriterien verschoben. Dabei wird eine Wiederholungsfrequenz im 5er-Rhythmus – „auf der Stelle stehend" – eingehalten.

> **Hinweis**
>
> Stehende Kreise werden überall dort angewandt, wo **Lymphknotenansammlungen** zu finden sind, um die Durchflussmenge durch diese physiologischen Flusshindernisse zu erhöhen. Außerdem werden Stehende Kreise immer dann eingesetzt, wenn eine schwierige Körperregion besonders intensiv behandelt werden soll.

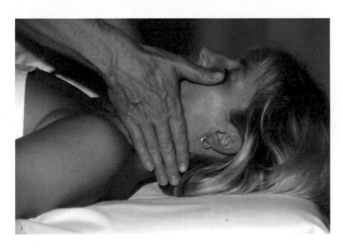

◘ **Abb. 3.3** Stehende Kreise beidseitig auf den Lymphknoten der Halsregion

Neben der klassischen Variante des Stehenden Kreises (◘ Abb. 3.3) gibt es weitere Ausführungsarten:
- „4-neben-4 flach aufliegende Finger" (z. B. ◘ Abb. 3.47a, b),
- „4-neben-4 aufgestellte Finger" (z. B. ◘ Abb. 3.47c),
- „Hand-über-Hand" (z. B. ◘ Abb. 3.66, 3.85),
- „Daumenkreise" parallel oder im Wechsel (z. B. ◘ Abb. 3.28, 3.48).

3.2.2.2 Pumpgriff

Der Pumpgriff ist im Gegensatz zum Stehenden Kreis ein dynamischer Griff. Die Ausführung spielt sich im Wesentlichen im Handgelenk ab. Der Bewegungsablauf während der Griffausführung entspricht etwa dem Bewegungsausmaß zwischen Ulnarabduktion bei leichter Palmarflexion zur Radialabduktion bei gleichzeitigem Übergang in die Dorsalextension. Die Finger II bis V sind dabei außer in den Grundgelenken gestreckt, der Daumen steht in Oppositionsstellung.

> **Hinweis**
>
> Pumpgriffe werden meist an den **Extremitäten** von distal nach proximal ausgeführt (◘ Abb. 3.4).

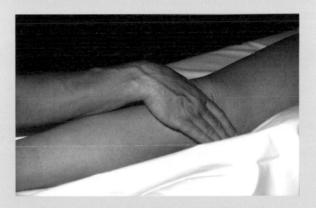

◘ **Abb. 3.4** Einhändiger Pumpgriff auf dem Knie

In der Ausgangsstellung aus der Ulnarabduktionsstellung des Handgelenkes heraus liegt lediglich der „Schwimmhaut-Bereich" zwischen Daumen und Zeigefinger auf dem Körper auf. Beim Übergang von der Ausgangsstellung in die Handgelenkendstellung ergibt sich die stufenlose Druckzunahme: Die gestreckten Finger schwingen nach vorne und dehnen dabei die Haut/Unterhaut, indem sie sie halbkreisförmig verschieben. Das Maximum der Gewebsverschiebung ist mit dem Aufsetzen der gesamten Handfläche auf die zu behandelnde Körperregion erreicht. Der erneute Übergang in die Ausgangsstellung und damit in die Nullphase erlaubt gleichzeitig das Fortschreiten zum nächsten, proximal gelegenen Behandlungsabschnitt. Der Pumpgriff ist einhändig oder beidhändig im Wechsel ausführbar (z. B. ◨ Abb. 3.36 und 3.68).

3.2.2.3 Schöpfgriff

> **Hinweis**
>
> Der Schöpfgriff, wie der Pumpgriff ein dynamischer Griff, kommt ausschließlich an den **distalen Abschnitten der Extremitäten** (Unterarm, Unterschenkel) zur Anwendung.

Der wesentliche Unterschied zum Pumpgriff besteht darin, dass der Druckabverlauf zu einer diagonal zur Extremitätenachse gerichteten Hautverformung führt, während dies beim Pumpgriff ausschließlich in Längsrichtung geschieht.

Die Ausgangsstellung entspricht zunächst der beim Pumpgriff. Auch hier liegt lediglich der „Schwimmhaut-Bereich" zwischen Daumen und Zeigefinger auf dem Körper auf, wobei sich das Handgelenk zunächst in Ulnarabduktion befindet. Die langen Finger befinden sich mit Ausnahme der Grundgelenke in Streckstellung, während der Daumen in Oppositionsstellung steht.

Im Gegensatz zum Pumpgriff erfolgt während des Übergangs aus der Nullphase in die Druckphase auch eine gleichzeitige Supination im Unterarm des Behandlers, sodass die hauptsächliche Haut-/Unterhautverformung auf der von ihm abgewandten Extremitätenseite erfolgt (◨ Abb. 3.5).

Dabei entsteht aufgrund der Veränderung der Stellung der Unterarmknochen zueinander ein rotierender Bewegungsablauf im Handgelenk. Die Druckphase erzeugt durch die Rotationsbewegung im Handgelenk ein spiraliges bzw. korkenzieherartiges Verschieben der Haut von distal nach proximal.

Der Schöpfgriff kann einhändig am Unterarm oder beidhändig am Unterschenkel ausgeführt werden (◨ Abb. 3.53).

3.2.2.4 Drehgriff

> **Hinweis**
>
> Der Drehgriff, wie Pump- und Schöpfgriff ein dynamischer Griff, eignet sich besonders zur Anwendung an großen Körperflächen, also vorwiegend für den **Körperstamm** oder wenn Extremitäten durch Ödembildung erheblich an Volumen zugenommen haben.

Der Drehgriff setzt sich aus verschiedenen Bewegungsabläufen zusammen (◨ Abb. 3.6), wobei auch hier das

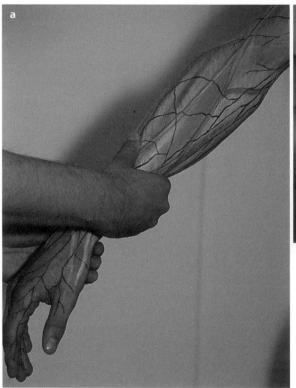
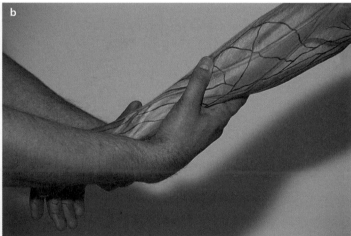

◨ **Abb. 3.5** Einhändiger Schöpfgriff, beispielhaft am Unterarm. **a** Ausgangsstellung, **b** Endstellung des diagonalen Bewegungsablaufes. Durch die Trans-Paint-Darstellung der Venen und Lymphgefäße ist die verformende Wirkung des Griffs erkennbar

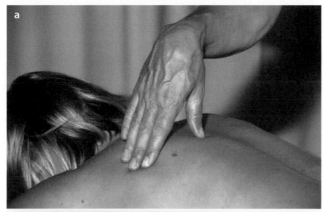

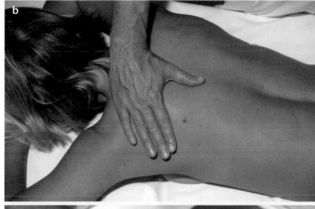

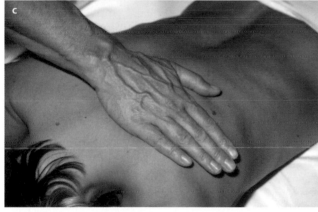

Abb. 3.6   a–c Phasen des Drehgriffs. **a** Ausgangsstellung (Null-phase), **b** gesenkter Handteller in Radialabduktionsstellung (Druck-phase), **c** Endstellung (eigentliche Drehphase)

Handgelenk die dominante Rolle spielt. Aus der Aus-gangsstellung mit flach aufliegender Hand erfolgt zu-nächst ein Heben des Handtellers, was einer Palmarfle-xion entspricht, wobei allerdings die Fingerspitzen Kontakt zur Haut halten. Diese Palmarflexion, verbun-den mit einem Gleiten der Finger proximalwärts, stellt die **Nullphase** des Griffablaufes dar. Der Daumen spielt dabei die Rolle des Haltepunktes. Das Senken der Hand

als Einleitung der **Druckphase** erfolgt zur ulnaren Seite hin, also im Sinne einer Radialabduktion (wobei die Mittelfingerspitze als Drehpunkt dient). Diese Senkbe-wegung mit gleichzeitiger Drucksteigerung erfolgt so lange, bis die Hand – jetzt allerdings in radialer Flexi-onsstellung – wieder flach auf der Körperdecke aufliegt. Durch das Ausrichten der Hand in die Ausgangsstel-lung zurück (entsprechend der Mittelstellung des Hand-gelenkes) und durch die gleichzeitige Adduktion des Daumens entsteht eine großflächige kreisförmige Ver-schiebung des Gewebes in die Richtung, in die die Fin-gerspitzen zeigen.

Das Vermindern des Auflagedruckes und das gleich-zeitige Wiederanheben des Handtellers leiten die Null-phase ein und erlauben ein druckloses Fortschreiten zum nächsten Behandlungsabschnitt. Die Arbeitsrich-tung beim Drehgriff ist identisch mit der Zeigerichtung der Finger.

Der Drehgriff ist einhändig oder beidhändig parallel bzw. im Wechsel durchführbar.

3.2.2.5 Griffvarianten/-kombinationen

Um eine möglichst flächendeckende Behandlung zu ge-währleisten, müssen diese vier Grundgriffe in verschie-dener Weise variiert bzw. miteinander kombiniert wer-den.

> ► **Beispiel**

Sehr gängig ist die Anwendung von Pumpgriff und Ste-hendem Kreis im Wechsel. Bei dieser Kombination führt die distal gelegene Hand den Pumpgriff aus, während die andere Hand proximal davon den Stehenden Kreis im Wechsel anschließt (**□** Abb. 3.7). Die Bezeichnung für diese Kombination lautet ganz allgemein „Kombinations-griff" oder auch „Quergriff" bzw. „Pumpen weiterschie-ben" (**□** Tab. 3.1).

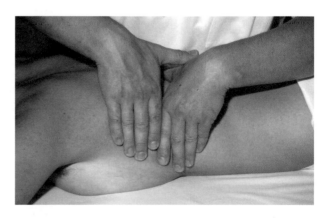

Abb. 3.7   Kombinationsgriff an der Flanke

Zusammenfassend lässt sich feststellen, dass die Grifftechnik der Manuellen Lymphdrainage aus mehr oder weniger exakt runden, klein- oder großflächigen, oberflächlichen oder auch teilweise tief gehenden Kreisbewegungen besteht. Von der Grifftechnik der sog. „Klassischen Massage", aus der diese Griffe letztlich entstanden sind, unterscheidet sie sich wesentlich und ist nur mit einer schulischen Ausbildung exakt erlernbar.

3.2.3 Vergleich: Asdonk- und Vodder-Technik

Gemeinsam sind beiden Grifftechniken
- die Kreisförmigkeit als grundsätzliche Griffeausführung,
- die relative Oberflächlichkeit und Großflächigkeit der Griffe (bezogen auf den epifaszialen Raum),
- die relative Langsamkeit der Griffe (Schub- und anschließende Nullphase zusammen mehrere Sekunden und einer mehrmaligen Wiederholung pro Behandlungsregion) mit einer einschleichenden und ausschleichenden Phase in der Kreisbewegung,
- Griffeausführung immer in Richtung der anatomischen Verläufe der Lymphgefäße.

Alle Griffe müssen schmerzfrei appliziert werden und so, dass sich keine bleibende Hautrötung ergibt.

3.2.3.1 Unterschiede

■ **Griffeausführung**

Während bei Vodder der Richtungsimpuls in die notwendige Lymphabflussrichtung in die Ausführung der Griffe nahtlos innerhalb der Kreisbewegung integriert ist, erfolgt bei Asdonk vielfach ein zusätzlicher Richtungsschub. Dies lässt die „Voddergriffe" runder und flüssiger erscheinen, erfordert jedoch auch eine sehr exakte Technik, die geringfügig aufwändiger in der Erläuterung und der praktischen Umsetzung ist. Der augenfälligste Unterschied zwischen beiden Grifftechniken manifestiert sich beim **Drehgriff**. Hier wird bei den Asdonk'schen Griffen, mit zunächst flachaufliegender Hand von ulnar her das Gewebe „angehoben", während sich gleichzeitig der Daumen in Richtung Zeigefinger bewegt und sich die Hand in einer Vorwärtsbewegung befindet (◘ Abb. 3.166). Die Ausführung der Stehenden Kreise unterscheidet sich nicht von den Voddergriffen. Die Asdonk-Schulen unterscheiden nicht Pump- von Schöpfgriffen, sondern bezeichnen all jene Griffe, die in der Voddertechnik als Pumpgriffe bezeichnet werden, ebenfalls als Schöpfgriffe, wobei die Ausführung durchaus den Vodder'schen Pumpgriffen sehr ähnlich ist.

Weiterhin bestehen Abweichungen in der Ausführung von Griffen (Stehende Kreise), speziell auf manchen Lymphknotengruppen, hier v. a. im Bereich der Axilla sowie der Inguinalregion (► Abschn. 3.10) die Asdonk'schen Griffereihenfolge Arm bzw. Bein sowie die (◘ Abb. 3.151, ◘ 3.152, ◘ 3.153, und ◘ 3.165). Unvermeidlich haben sich über die vielen Jahre der praktischen Umsetzung und damit der klinischen Erfahrungen kleinere Griffevarianten ergeben, die im Rahmen des Gesamtkonzeptes jedoch keine entscheidende Rolle spielen.

Die niedrige Griffefrequenz (d. h. die „Langsamkeit") ergibt sich aus der relativen „Sanftheit" der Griffe, denn zu abrupte Gewebsverformungen lassen sich nur schwer hinsichtlich ihrer geringen Reizintensität kontrollieren. Dies gilt sowohl für die Asdonk'schen als auch für die Vodder'schen Griffe. Dass später bewiesen wurde, dass nur bei langsamer Griffeausführung und nicht zu hohem Druck die Lymphangione in der Lage sind, dies mit einer Zunahme des Lymphzeitvolumens zu beantworten, unterstreicht dies nur (Hutzschenreuter et al. 1986).

■ **Griffeintensität**

Insgesamt sind bei der ursprünglichen Voddertechnik die Griffe weicher, sanfter und auch langsamer. (weder Vodder, noch Asdonk hatten anfangs, also als die Griffe „entwickelt" wurden, die heutigen detaillierten Kenntnisse über den Aufbau des Lymphgefäßsystems hinsichtlich der Rolle der initialen Lymphgefäßsinus, der Präkollektoren und der Kollektoren. Aus heutiger Sicht erreichten die ursprünglichen Griffe von Vodder eher den Initial- und Präkollektorenbereich, weniger die Kollektorebene, während bei Asdonk schon immer die subkutane und damit die Kollektorschicht im Vordergrund stand. Da Vodder lange Zeit eher „kosmetisch" dachte, reichte diese „Oberflächlichkeit" auch aus, während Asdonk schon immer die MLD vorrangig bei medizinischen Indikationen, bis hin zu den Lymphödemen einsetzte, wofür „seine" Griffe etwas kräftiger ausgeführt wurden und damit für diesen Zweck geeigneter waren. Außerdem entwickelte Asdonk schon frühzeitig spezielle, deutlich kräftigere Griffe für die besonderen Gewebsbedingungen bei chronischen Lymphödemen. Diese „Abweichungen" lehnte Vodder strikt ab. Außerdem kannte Vodder keine Manipulation der Lymphknoten und -gefäße im Körperinneren, verbunden mit Atemtechniken, wie dies etwa bei der Bauchtiefdrainage geschieht. Die Vodder'schen Griffe hatten noch Anfang der 1980er-Jahre viele Elemente einer extrem weichen, sehr oberflächlichen Massage. Die damalige „Damper Schule" aus der die heutige Lymphakademie Deutschland hervorging, hat beide Aspekte miteinander verbunden (die beiden Herausgeber wurden sowohl bei Vodder als auch bei Asdonk ausgebildet), weshalb die heute von uns gelehrten Griffe sehr „vodderähnlich" sind, ohne deren „Oberflächlichkeit".

■ **Griffebezeichnungen**

Längere Zeit hatte Asdonk völlig andere, eigene Griffebezeichnungen – siehe ◘ Tab. 3.1 – (vermutlich aus der Intention heraus, nach der unerfreulichen Trennung vom Ehepaar Vodder 1971 zu demonstrieren, dass es sich bei ihm um eine eigene MLD-Technik handeln würde). Inzwischen hat man die „Vodderbezeichnungen" weitgehend übernommen, wobei bei Asdonk kein „Pumpgriff" existiert, sondern die Hauptgriffe, an den Extremitäten, als „Schöpfgriffe" bezeichnet werden. Außerdem existiert noch ein „Quergriff", welcher als Kombination aus Schöpfgriff und stehendem Kreis besteht (in der Lymphakademie Deutschland der Einfachheit halber als „Kombinationsgriff" bezeichnet = Pumpgriff und stehender Kreis).

Heutige Griffebezeichnungen nach Asdonk

- Stehende Kreise
- Drehgriffe (früher gleichsinniger Daumen-Handkreis genannt)
- Schöpfgriffe (früher gegensinniger Daumen-Handkreis genannt)
- Quergriffe (Kombination aus Schöpfgriff und Stehender Kreis)

■ **Griffereihenfolgen**

Wir, die beiden Herausgeber, hatten frühzeitig entschieden, aus dem Gesamtpool der bis dahin gelehrten (und von uns erlernten) Griffe sog. **Grundgriffe** (also solche, die den anatomischen Bedingungen angepasst in der jeweiligen Region „immer" angewandt werden müssen, um das dortige vorwiegend oberflächliche Lymphgefäßsystem ausreichend zu stimulieren) von sog. **Sonder-, Therapie- oder Ergänzungsgriffen** (also solchen, die nur unter bestimmten therapeutischen Überlegungen zusätzlich helfen, den Lymphfluss noch vollkommener anzuregen) zu trennen (siehe dazu auch die Erläuterungen im ▸ Abschn. 3.1). Inzwischen haben wir uns entschieden, von **Tiefengriffen** zu sprechen, da dies den lymph-anatomischen Verhältnissen am nächsten kommt. Diese Unterscheidung geschah und geschieht jedoch vorrangig aus didaktischen Gründen, da es den Kursteilnehmern das Erlernen der umfangreichen Griffe und Grifffolgen erleichtern soll. In den heutigen Lehrgängen nach der Asdonk-Methode wird eine solche Unterscheidung nicht oder nur in geringerem Maße vorgenommen. Die speziellen **Lymphödemgriffe** entstammen nahezu ausschließlich der Asdonk-Schule (sie wurden bereits in den 1970er-Jahren in den lymphologischen Kliniken Asdonk am Feldberg entwickelt und anschließend von Bartezko 1980 veröffentlicht), weshalb auch hier nur unwesentliche Unterschiede bei der Griffeausführung und -interpretation zwischen den Schulungen durch die Lymphakademie Deutschland und den Asdonk-Schulen bestehen.

3.3 Charakteristika der Grund- und Tiefengriffe

G. Bringezu und O. Schreiner

Während Grundgriffe und Tiefengriffe nahezu den gleichen Kriterien der Ausführung unterliegen, stellen die speziellen Lymphödemgriffe eine besondere Variante dar.

Zur Charakterisierung der Besonderheiten der Griffe der Manuellen Lymphdrainage ist es nötig, die in ▸ Abschn. 3.1 genannten Kriterien näher zu betrachten. Dabei handelt es sich um folgende besondere Merkmale:

- Druckstärke,
- Kreisförmigkeit,
- Frequenz der Griffe:
  - Dauer des einzelnen Griffs,
  - Wiederholungsfrequenz und
- Behandlungs- bzw. Griffaufbaufolgen.

3.3.1 Druckstärke

Die Druckstärke bleibt deutlich unter der Grenze, ab der eine lokale Stoffwechselsteigerung hervorgerufen würde. Als Merkmale für diese Grenze sind Schmerz und Hautrötung zu nennen.

Die schon immer von Vodder propagierte „sanfte, weiche", Grifftechnik wurde verschiedentlich mit konkreten Druckwerten, die bei der Ausübung der Griffe einzuhalten seien, angegeben. So errechnete der Physiologe Kuhnke (1975) den Wert von ca. 30 Torr (mmHg) als den optimalen Massagedruck bei der Ausführung der MLD. Praktisch ist eine solche Angabe jedoch von geringem Wert, da die Gewebespannungsverhältnisse nicht nur individuell sehr verschieden sind, sondern auch im Vergleich einzelner Körperareale stark differieren (vergl. Hautspannungsverhältnisse im Gesicht und seitlich am Hals mit jenen an der Oberschenkelaußenseite!). Außerdem ist zu berücksichtigen, dass sich diese Gewebespannungsverhältnisse im Areal einer Schwellung wiederum anders verhalten als in ödemfreien Körpergebieten. So sind dann auch die deutlich von den Kuhnkeschen Angaben abweichende Druckempfehlungen von Földi und Tischendorf (1981) zu verstehen, die 50 bzw. 100 Torr (!) „erlauben". Die Erfahrung mehrerer Jahrzehnte in der Ausbildung von Masseuren und Physiotherapeuten zu Lymphdraingetherapeuten zeigt, dass es keinen anderen Weg gibt, als das konzentrierte

Üben am menschlichen Körper, um dann den ohnehin schon durch die Zugehörigkeit zu diesen Berufsgruppen „taktil" vorgeschulten Therapeuten „das Gefühl" für die richtige Technik zu vermitteln. Hierin liegt ein, durchaus berechtigter, Kritikpunkt begründet, will man die Wirkungsweise der MLD wissenschaftlich erfassen. Es handelt sich jedoch um einen „systemimmanenten" Schwachpunkt, der allen manuellen, physiotherapeutischen Techniken innewohnt!

Die Manuelle Lymphdrainage ist eine Gewebsmanipulation, die vom Prinzip her lediglich auf Abstromförderung ausgerichtet ist, ohne dass gleichzeitig eine Erhöhung der Zustrommenge hervorgerufen wird. Dies schließt jedoch nicht aus, dass sie bei bestimmten Beschwerdesituationen, wie z. B. bei der Behandlung von Verletzungsrückständen, mit physikalischen Maßnahmen kombiniert wird, die ihrerseits eine lokale Gewebsmehrdurchblutung zum Ziel haben. Dies hat dann den Sinn, auf diesem Wege zunächst für eine Flüssigkeitserhöhung des betroffenen Gewebsareals zu sorgen. Damit wird eine bessere Lösung von Rückständen erreicht. Die „Rückstände" lassen sich dann mit der Manuellen Lymphdrainage „ausschwemmen".

Neben der geringen Druckstärke, die im Wesentlichen dem „filigranen" Bau der Lymphgefäße und deren bindegewebigen Verankerung geschuldet ist, spielt natürlich auch die niedrige Griffefrequenz eine Rolle bei der Vermeidung von stoffwechselsteigernden Reizen, da durch langsames Arbeiten keine abrupten Dehnreize entstehen.

3.3.2 Kreisförmigkeit

Die Kreisförmigkeit der Griffe hat das Ziel, das zu behandelnde Gewebeareal in einer fließenden Bewegung sowohl quer als auch längs zur Faser- und Gefäßrichtung zu dehnen. Bereits Mislin (1961) stellte in den 1950er-Jahren fest, dass Gewebeverformungen in mehrdimensionalen Richtungen selbst bei isoliertem Gewebe (sog. „In-vitro-Versuche") zu Kontraktionen der Angione der Lymphkollektoren führte. Schad (2007) bezieht sich auf Untersuchungen anderer mit der Konsequenz, dass radiale Aufdehnungen (von Gewebe) sowohl zur Frequenz- als auch zur Amplitudenzunahme der Kontraktionen führen, während longitudinale Dehnungen lediglich zu einer Zunahme der Kontraktionsamplitude jedoch nicht der Frequenz führt. Werden die geringe Druckstärke und der Grundsatz beachtet, dass die maximale Druckstärke „einschleichend" und die anschließende Nullphase „ausschleichend" erreicht wird, üben kreisförmige Griffe offensichtlich den adäquaten Reiz auf funktionsfähige Lymphgefäße aus (Sperling et al. 2017). Dadurch, dass die kreisförmige Gewebsverformung jeweils durch eine Nullphase unterbrochen wird,

lässt sich die Flüssigkeit im Gewebe durch den „Schwung" der Kreisbewegungen in die gewünschte Richtung verschieben. Diese Transport- oder Arbeitsrichtung von interstitieller Flüssigkeit wird unter Abwägung therapeutischer Gesichtspunkte festgelegt. In gesunden Körpergebieten, die für den Behandlungsaufbau gebraucht werden, richtet sich die Transportrichtung nach der anatomischen Lage der nächstgelegenen Lymphknotenansammlung. Im Falle von Lymphödemen, vor allem nach ärztlich notwendiger Exstirpation von Lymphknoten, kann sich diese Transportrichtung verändern.

3.3.3 Griffefrequenz

Die Dauer des einzelnen Griffs liegt etwa bei 1–2 Sekunden. Darauf folgt eine etwa ebenso lange Pause. Damit ergibt sich im Vergleich zu vielen anderen Massagearten die typisch niedrige Griffefrequenz von rechnerisch ca. 15 Griffe pro Minute. Bei extremen Schwellungen kann sie sich sogar noch wesentlich weiter verringern.

Erklären lässt sich die niedrige Frequenz mit der relativen Trägheit der Lymphgefäße selbst – 8–10 Angionkontraktionen pro Minute in Ruhe (Földi und Kubik 1993) – sowie mit der Beschaffenheit des Gewebes und der Trägheit der interstitiellen Flüssigkeit. Ein weiterer Grund ist die dadurch erreichte Vermeidung provokativer und damit stoffwechselsteigernder Scherkräfte.

Die Wiederholungsfrequenz richtet sich danach, ob direkt auf Lymphknotengruppen gearbeitet wird oder im Verlauf von Lymphkollektoren.

Auf Lymphknotengruppen wird mittels der Technik „Stehender Kreis" etwa im 5er-Rhythmus gearbeitet, da hier aufgrund der „Architektur" des Lymphknotens und der physiologischen Abläufe im Inneren des Lymphknotens nur bei mehrmaliger Wiederholung eine erhöhte Durchflussrate zu erwarten ist. (Siehe dazu die Erläuterungen im ▶ Abschn. 1.9)

Alle anderen Griffe werden ebenfalls etwa 2- bis 3-mal in ihrem Ablauf wiederholt, da biologische Strukturen meist nur unzureichend oder überhaupt nicht auf einen einmaligen Reiz antworten. Die Wiederholungshäufigkeit kann im Falle einer Griffeausführung im Ödemgebiet noch wesentlich höher liegen.

> **Hinweis**
>
> Eine Entstauungstherapie mit Manueller Lymphdrainage ist zwangsläufig zeitaufwändig. Daher müssen meist mehr als 30 Minuten pro Sitzung eingeplant werden.

3.3.3.1 Aufbau der Behandlung bzw. der Grifffolgen

Der Behandlungsaufbau beinhaltet nahezu immer mehrere Körpergebiete, die in einem lymphgefäßanatomischen Bezug zueinander stehen (◘ Abb. 3.8). Grundsätzlich gilt dabei: zentrale Gebiete vor peripheren Gebieten!

Prinzipiell ist dies so zu verstehen, dass zunächst die Körpergebiete (im Schema die blauen Körperregionen) behandelt werden, die intakt sind und zentral liegen, wie z. B. die Umgebung der Lymphgefäßmündungen in das venöse System unter der oberen Schlüsselbeingrube. Erst dann wird die eigentliche Ödemregion (im Schema die rote Körperregion) behandelt. Wie viele Körpergebiete und vor allem welche in welcher Reihenfolge zu behandeln sind, ist vom Ausmaß der Ödematisierung und der anatomischen Lage der zu behandelnden Region abhängig.

> **Hinweis**
>
> Der Griffeablauf beginnt immer mit der Behandlung der proximal gelegenen Lymphknotengruppen.

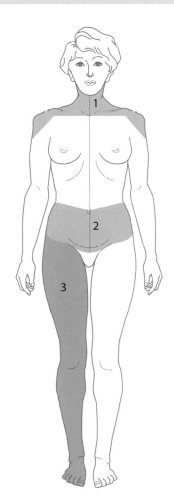

◘ **Abb. 3.8** Reihenfolge der Behandlungsgebiete bei einer Beinschwellung: zentral vor peripher

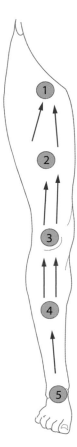

◘ **Abb. 3.9** Entstauungsabschnitte am Bein: proximal vor distal

Dies bedeutet, dass z. B. an den Extremitäten immer zunächst proximal an der Extremitätenwurzel begonnen wird, bevor in einigem Abstand dazu von distal auf diese Lymphknotengruppe hingearbeitet wird. Hier gilt die Regel: proximal vor distal!

Am Bein (◘ Abb. 3.9) werden also zunächst die Lymphknoten der Leistenregion mit Stehenden Kreisen behandelt, bevor über den Oberschenkel hinweg auf diese Lymphknoten zugearbeitet wird. Analog dazu wird vor der Griffausführung am Unterschenkel am Knie behandelt und so weiter.

3.4 Wirkungsweise

G. Bringezu und O. Schreiner

Die Entwicklung der Therapieform „Manuelle Lymphdrainage" in den 1960er- und 1970er-Jahren brachte es mit sich, dass sich – vor allem durch Asdonk initiiert – Anatomen und Physiologen mit der Fragestellung beschäftigten, wie die klinisch zu beobachtenden **Wirkungen** dieser sanften Massagetechnik, d. h.

- die entödematisierende Wirkung,
- die Wirkung auf das Nervensystem im Sinne eines schmerzmindernden und „vagotonisierenden" Effektes,

- die Wirkung auf glatte und quer gestreifte Muskulatur und
- die Wirkung auf das Immunsystem

zu erklären seien.

Einige Fragen konnten weitgehend befriedigend geklärt werden; der Einfluss auf das **Immunsystem** allerdings harrt bis zum heutigen Tage einer schlüssigen und fundierten Beweisführung.

3.4.1 Entödematisierung und Förderung der Gewebsdrainage

Unbestritten ist die positive Wirkung der Lymphdrainage auf die Lymphangiomotorik und auf den Transport der Gewebsflüssigkeiten. Mislin konnte bereits 1961 nachweisen, dass Lymphgefäße in Gewebepräparaten auf Verformungsreize hin mit Angionkontraktionen antworten. Hutzschenreuter zeigte 1986 erstmals durch In-vivo-Versuche an Schafen, dass die physiologische Lymphangiomotorik durch besondere Handgriffe beeinflussbar ist. Er kommt zum Schluss, dass die „Vodder'schen Handgriffe" offenbar den adäquaten Dehnreiz zur nachhaltigen Steigerung der Lymphgefäßtätigkeit darstellen – auch über den Zeitraum der direkten manuellen Einwirkung hinaus!

Damit wurden die klinischen Beobachtungen von Asdonk belegt, dass die Wirkung der Lymphdrainagegriffe zu einer „Automatie der Gefäßmotorik" führt und, wie er im ärztlichen Unterricht an seinem Lehrinstitut immer mitteilte, „noch Stunden über die Lymphdrainagebehandlung hinaus" anhält.

Man geht heute davon aus, dass die **Gewebsdrainage** durch die Griffe der Manuellen Lymphdrainage auf folgenden Faktoren beruht:

- Unterstützung der physiologischen Angiomotorik (Lee-Schultze 2010).
- Bei dynamischer Insuffizienz des Lymphgefäßsystems Erschließung bisher nicht genutzter Lymphgefäßabschnitte vor allem in proximal gelegenen, nicht überforderten Körperabschnitten. Dies umfasst nicht nur die Körperoberfläche, sondern auch Lymphgefäßverläufe und Lymphknotenregionen im Rumpfinneren (Kubik 1993).
- Zusätzlich manuelles Verschieben von Flüssigkeit und lymphpflichtigen Substanzen im Interstitium zu nächstgelegenen, nicht überforderten Lymphgefäßabschnitten (Knorz et al. 1995).

Durch dieses Verschieben wird lokal gestaute Flüssigkeit über eine größere Fläche verteilt und damit einer größeren Reabsorptionsfläche zugeführt, bezogen sowohl auf die

Blutkapillaren als auch auf die initialen Lymphgefäße. Die Erkenntnis, dass weniger die Drucksteigerung im Interstitium durch den Flüssigkeitseinstrom, sondern vielmehr die Flüssigkeitsmenge die Lymphgefäßtätigkeit wesentlich mitbestimmt (Schad 1996), trägt dem Rechnung.

- Bei mechanischer Insuffizienz des Lymphgefäßsystems großräumiges Verschieben der dann eiweißreichen Ödemflüssigkeit durch interstitielle Spalträume in Körperabschnitte, die ein intaktes Lymphgefäßsystem aufweisen – sog. „Ödemabflussgebiete".

Dabei ist es erforderlich, die Lymphgefäßmotorik zunächst in den intakten Körpergebieten zu verbessern und Hautareale mit möglichst zahlreichen lympholymphatischen Anastomosen bzw. „End-to-end-Anastomosen" (Kubik 1993) im Sinne eines „Trainings" dieser Territorien vorzubehandeln.

- Sollten sich Abschnitte im Ödemgebiet zeigen, in denen es zu fibrotischen Prozessen gekommen ist, gilt es, diese zu „lockern", zu „lösen" und in einen fließfähigeren „Solzustand" zu versetzen, bevor sie im Interstitium verschiebbar sind.

3.4.2 Wirkung auf das Nervensystem

Bei der Behandlung mit Manueller Lymphdrainage lassen sich folgende Beobachtungen machen:

- **Schmerzmindernder Effekt:** Sind zu Beginn der Behandlung Schmerzen vorhanden gewesen, z. B. in der direkten posttraumatischen Phase oder z. B. bei Lipödempatientinnen, die unter einer Allodynie leiden, oder sogar bei Kopfschmerzpatienten, berichten die Patienten immer wieder, dass diese Schmerzen deutlich nachlassen oder sogar ganz verschwinden – besonders bei den Lipödempatienten (Brenner 2017) .
- **Vagotonisierender/sympathikolytischer Effekt:** Misst man zu Beginn einer Behandlung die Pulsfrequenz, stellt man regelmäßig am Ende der Behandlung eine Verringerung fest. Die meisten Patienten entspannen sich im Laufe der Behandlung deutlich, werden sogar manchmal „schläfrig". Dies kann so weit gehen, dass manche richtiggehend (zumindest für einen Moment) „einnicken" (Hutzschenreuter et al. 1986).

3.4.2.1 Schmerzmindernder Effekt

Es ist eigentlich nicht überraschend, dass die weichen, flächigen, rhythmisch ausgeführten Haut- und Unterhautverformungen schmerzverdeckend wirken. Viele andere Methoden der Physikalischen Therapie wirken sich auf die eine oder andere Weise ebenfalls schmerzmindernd aus und beruhen meist auf ähnlichen Prinzipien.

Man kann davon ausgehen, dass über die Verschaltung afferenter Impulse aus der Körperdecke im Hinterhorn des Rückenmarkes alle Sinnesqualitäten eines bestimmten Hautsegmentes erstmals selektiert werden. Dabei geraten die Schmerzempfindungen gegenüber anderen sensiblen Qualitäten wie Vibrations-, Druck- und Zugempfindungen quasi „ins Hintertreffen", da sie über sehr langsam leitende Fasern nach zentral laufen (C- und A-δ-Fasern mit Leitgeschwindigkeiten von 1 m/sec für die C-Fasern bzw. bis 20 m/sec für die A-δ-Fasern im Gegensatz zu den A-β-Fasern der Mechanorezeptoren mit Leitgeschwindigkeiten von ca. 60 m/sec). Brenner (2017) erläutert, dass CT-Fasern (=C-taktile Fasern) als Subgruppe der C-Fasern für die Weiterleitung „emotionaler Aspekte von Berührung" zuständig sind und weiter, dass „der optimale Stimulus für die Aktivierung von CT-Fasern ein langsamer Takt in einem Geschwindigkeitsbereich von 1 bis 10 cm/s" ist.

Dieser Effekt beruht auf dem Prinzip des erstmals 1965 von Melzack und Wall beschriebenen Gatecontrol-Mechanismus im Hinterhorn des Rückenmarkes, ist jedoch nach heutigem Wissensstand wesentlich komplexer als damals beschrieben.

Um diese Wirkung zu erreichen, kommt es darauf an, möglichst viele verschiedene Mechanorezeptoren und offensichtlich auch diese CT-Fasern aller Hautschichten zu reizen. Da es sich dabei um Sensoren handelt, die auf sich verändernde Reizeinwirkungen mehr ansprechen als auf kontinuierliche, immer gleiche Reize (es handelt sich also um sog. Proportional-/Differenzialsensoren), ist es nötig, häufig wechselnde Gewebeverformungen zu applizieren.

Vereinfacht ausgedrückt, bringt es die besondere Art der Haut-/Unterhautverformung durch die verschiedenen Griffe der Manuellen Lymphdrainage deshalb mit sich, dass „die Schaltstellen" mit Meldungen aus den Mechanorezeptoren quasi „überflutet" werden. So werden nur noch wenige Schmerzempfindungen zur Großhirnrinde und damit in unser Bewusstsein „durchgelassen". Dass diese Erläuterung ein sehr einfaches Modell der sehr komlexen Wirklichkeit ist, versteht sich von selbst.

Besonders bei Schmerzen infolge einer entzündlichen Reaktion ist zudem auch denkbar, dass durch die entödematisierenden Mechanismen nicht nur die Ödemflüssigkeit, sondern – quasi als Nebeneffekt – die Konzentration der entzündungs- und schmerzauslösenden Mediatoren verringert werden.

Vor allem bei schmerzhaften Gelenkschwellungen könnte ein weiterer schmerzmindernder Mechanismus greifen: Durch die Entödematisierung kommt es zur Druckentlastung und damit sekundär zur Beschwerdeminderung.

3.4.2.2 Vagotoner/sympathikolytischer Effekt

Der entspannende Effekt ist sowohl auf eine Aktivierung der sog. „Zuwendereflexe" zurückzuführen als auch darauf, dass aufgrund der Rhythmik der Griffe eine Art „vagotoner Zustand" eintritt.

Hutzschenreuter und Ehlers haben (1986) in einer klinischen Studie die besondere Ansprechbarkeit des Vagotonus während der Behandlung der Hals- und Gesichtsregion gemessen. Brenke und Seewald (1992) dagegen führen die von ihnen beobachtete Herzfrequenzsenkung nach Manueller Lymphdrainage auf eine Abnahme des Sympathikotonus zurück; der Vagotonus soll davon unbeeinflusst bleiben. In einer weiteren Studie ist jedoch Hutzschenreuter et al. (2003) der eindeutige Beweis der vagotonen Wirkung der MLD gelungen.

Zu bedenken ist in diesem Zusammenhang auch, dass es bei keiner anderen Methode aus dem Therapiespektrum der Physikalischen Therapie üblich ist, gleichzeitig beiderseits der Halsregion über einen längeren Zeitraum rhythmische Druck- und Dehnreize auszuführen. Betrachtet man die anatomischen Verhältnisse dieser Region vor allem im Hinblick auf die zahlreichen vegetativen sympathischen Ganglien sowie den Austritt und Verlauf des N. vagus (X. Hirnnerv) an der seitlichen Halsregion, könnte hier eine weitere Erklärung sowohl für die „beruhigende" Wirkung als auch für die Pulssenkung liegen.

3.4.3 Wirkung auf verschiedene Muskelzelltypen

3.4.3.1 Glatte Muskulatur

Der Einfluss der Grifftechnik der Manuellen Lymphdrainage auf die glatte Muskulatur der Lymphgefäße ist mit der Betrachtung der Beeinflussung der Lymphangiomotorik ausreichend belegt.

Unter der Einwirkung der Manuellen Lymphdrainage ist immer wieder festzustellen, dass nahezu zeitgleich mit dem einsetzenden Entspannungseffekt vermehrte Verdauungsgeräusche hörbar werden. Gerade der parasympathische Einfluss spielt eine große Rolle bei der Verdauung (Hutzschenreuter et al. 2003).

Neben dieser Ansprechbarkeit auf dem Weg über das autonome Nervensystem lässt sich auch eine direkte, d. h. mechanische Beeinflussbarkeit der Darmtätigkeit nachweisen. Beachtet man alle notwendigen Maßnahmen wie die entspannte Lagerung etc., wirkt sich die Verformung der Bauchwand über den einzelnen Abschnitten des Kolon unter Lymphdrainage deutlich peristaltikverbessernd aus (◧ Abb. 3.99a–c).

3.4.3.2 Quergestreifte Skelettmuskulatur

Quasi als „Nebenwirkung" macht man bei der Behandlung auch immer wieder die Erfahrung, dass sich hypertone Skelettmuskulatur deutlich im Tonus mindert und deutliche Tendenzen zur Entspannung zeigt. Ursachen dieses Effektes dürften auch hier die bereits erwähnten Mechanismen des Zuwendereflexes und die Tendenz zur Vagotonie sein. Nutzbar, wenn auch nicht als Mittel der Wahl zu verstehen, ist dies immer dann, wenn der sonstige Zustand eines Patienten andere mechanotherapeutische tonussenkende Maßnahmen verbietet.

> ► **Beispiel**
>
> Ein typisches Beispiel ist der meist sehr ausgeprägte Verspannungszustand der Schulter-Nacken-Muskulatur bei Patientinnen, bei denen nach einer Ablatio mammae ein sekundäres Armlymphödem als Komplikation aufgetreten ist. Diese Beschwerdekombination lässt dann eine muskuläre Detonisierung über Wärmeeinwirkung und klassische Massagehandgriffe nicht zu. ◄

3.4.3.3 Herzmuskulatur

Eine mögliche Einflussnahme entweder durch Förderung des Vagotonus oder Verminderung des Sympathikotonus wurde vorab beschrieben und ist indirekt als Pulsfrequenzsenkung zu erkennen.

> ❗ **Vorsicht**
>
> Bei der Manuellen Lymphdrainage ist die vagotone bzw. sympathikolytische Wirkung zu beachten, wenn Patienten an einer ausgeprägten Hypotonie leiden. Die mit völlig anderer Zielsetzung durchgeführte Manuelle Lymphdrainage würde die ohnehin bestehende Neigung zur orthostatischen Insuffizienz noch verstärken (► Abschn. 3.5.2).

3.4.4 Begünstigung der immunologischen Abwehr?

Die Beeinflussung eines Gefäßsystems, das durch die funktionelle Integration der Lymphknoten als lymphatische Organe, als auch durch die „flächendeckende" Verbreitung in der Körperdecke durch das initiale Lymphgefäßnetz in engem Zusammenhang mit dem Immunsystem zu sehen ist, lässt eine Wechselwirkung als sehr wahrscheinlich erscheinen.

Denkbar ist, dass die immunologische „Verarbeitung" durch die bessere Verteilung und den beschleunigten Abtransport potentiell schädlicher Substanzen der interstitiellen Flüssigkeit begünstigt wird. Natürlich kann dies in manchen Fällen auch den gegenteiligen Effekt haben, dass nämlich Keime verteilt und verschleppt werden und damit die Bekämpfung behindert wird (► Abschn. 3.5).

Evidenzbasierte Praxis

Der derzeitige Kenntnisstand zur Wirkung der Manuellen Lymphdrainage auf das Immunsystem geht über Hypothesen (Rogge 1994) und Einzelerfahrungen nicht hinaus und lässt deshalb eine gezielte Therapieempfehlung bei Erkrankungen immunologischer Ursache bzw. immunologischer Mitbeteiligung nicht zu. Hier besteht dringender Forschungsbedarf!

◘ Tab. 3.2 fasst die Wirkungsweisen der Manuellen Lymphdrainage nochmals zusammen.

3.5 Indikationen und Behandlungsempfehlungen

G. Bringezu und O. Schreiner

3.5.1 Ödemindikationen

> **Hinweis**
>
> Das geradezu klassische Einsatzgebiet der Manuellen Lymphdrainage als primär auf Entstauung gerichtete Sonderform der Massage sind verschiedene Formen von Ödemen.

Auf die näheren Umstände bei der Anwendung der Manuellen Lymphdrainage im Rahmen der Behandlungskonzepte der Physiotherapie wird ab dem ► Kap. 15 näher eingegangen.

Chronische Lymphabflussstörungen, sowohl in ihrer **primären Form** als auch als **sekundäre Lymphödeme** stellen die Paradedisziplin der Manuellen Lymphdrainage dar. Durch die Dokumentation der Behandlung gerade dieser besonders schwierigen Ödemform ist es Asdonk und seinen Mitarbeitern gelungen, den Wert der Manuellen Lymphdrainage als Form der physikalischen Ödemtherapie zu belegen und ihr den Ruf der lediglich „wohltuenden, kosmetisch ausgerichteten Außenseitermethode" zu nehmen (Asdonk 1966, 1972, 1975, 1976).

In gleichem Maße wie bei den chronischen Lymphabflussstörungen lassen sich Ödeme aufgrund einer **chronisch-venösen Insuffizienz** erfolgreich vermindern. Gerade in fortgeschrittenen Stadien der venösen Abflussstörung ist eine Ausweitung des Gefäßdefizites auf das eigentlich als Sicherheitsventil fungierende Lymphgefäßsystem nachgewiesen. Dadurch stellt sich eine vergleichbare Indikation wie für die Lymphabflussstörungen.

Schwellungen bei **primärer Varikosis ohne ausgeprägte Trophikstörungen der Haut** stellen dagegen keine zwingende Indikation für die Manuelle Lymphdrainage dar, da in diesem Stadium der venösen Abflussbehinderung durch andere Maßnahmen wie konsequente Kompression und entsprechende Lebensführung (ausreichende Bewegung, Gefäßtraining etc.) ein weiteres

▣ Tab. 3.2 Wirkungsweise der Manuellen Lymphdrainage im Überblick

Gewebsdrainage			**Nervensystem**	
Interstitielle Flüssigkeit*	**Lymphgefäße***	**Blutkapillaren***	**Noziceptives System**	**Autonomes Nervensystem***
Durch die Art der Griffe verschiebend, verdrängend	Steigerung der physiologischen Lymphdrainage	Im geringen Maße reabsorptionsunterstützend	Schmerzverdeckend einerseits durch mechanische Stimulation von Mechanorezeptoren aus dem selben Areal wie die gereizten Nozizeptoren; andererseits ist auch ein Abtransport von schmerzauslösenden Substanzen denkbar	Stimulation des Vagus sowie mögliche sympathikusdämpfende Wirkung
Muskulatur			**Immunologisch**	
Glatte Muskulatur*	**Quer gestreifte Muskulatur***	**Herzmuskulatur***	**Im Lymphknoten?**	**Im Bindegewebe?**
Deutliches Ansprechen des plastischen Verhaltens glatter Muskelzellen	Detonisierend auf indirektem Wege durch die allgemeine Vagotonisierung	Tendenz zur Frequenzsenkung durch die Beeinflussung des Sympathiko- und Vagotonus	Eine Begünstigung der Abwehrvorgänge kann angenommen werden	Möglicherweise durch bessere Verteilung z. B. allergener Substanzen

*Geringe Bedeutung im Sinne eines „Nebeneffektes"
**Gerne genutzte „Nebenwirkung"
***Primäre Bedeutung
? Hypothetisch

Fortschreiten des venösen Leidens zumindest stark verzögert werden kann.

Bei **postoperativen und posttraumatischen Schwellungen** stellt die Manuelle Lymphdrainage heute eine besonders bedeutsame Behandlungsmethode dar, die zum frühestmöglichen Zeitpunkt praktisch „nebenwirkungsfrei" eingesetzt werden kann. Dadurch ist es in besonderem Umfang möglich, den weiteren Fortgang der Wundheilung zu verbessern bzw. eine Defektheilung zu verhindern. Alle sonstigen Maßnahmen wie möglichst frühzeitige Mobilisation und frühfunktionelle Behandlungskonzepte werden durch die Minderung der Schwellung und der Schmerzen gefördert und entfalten erst dadurch den ihnen zugedachten vollen Wert.

Bei Schwellungen aufgrund **steril-entzündlicher Vorgänge** wie in der **Schubphase der chronischen Polyarthritis**, aber auch in den Phasen des **Morbus Sudeck**, die mit Schwellungen und Schmerzen verbunden sind, stellt die Manuelle Lymphdrainage eine der wenigen physikalischen Behandlungsmethoden dar, die in diesen Stadien toleriert werden.

Reizergüsse z. B. infolge einer Retraumatisierung oder einer aktivierten Arthrose sind dagegen aufgrund der Lokalisation und der Tatsache, dass die das Gelenk drainierenden Lymphgefäße durch die Grifftechnik der Manuellen Lymphdrainage weniger gut erreicht werden, nicht als primäre Indikation für diese Methode anzusehen.

Schwellungen, die bei **hemiparetischen Patienten nach apoplektischem Insult** manchmal als Komplikation auftreten, stellen dann eine ernsthafte Behinderung der ohnehin mühsamen Rehabilitation dar. Die Manuelle Lymphdrainage ist durch ihre sanften Griffe und aufgrund der Tatsache, dass sie sich homogen in das neurophysiologische Behandlungskonzept einfügen lässt, hier besonders geeignet.

Ödeme während der **Schwangerschaft** stellen nicht in jedem Fall eine zwingende Indikation dar, da sie eigentlich nicht als „Erkrankung" aufzufassen sind. Frauen jedoch, die berufsbedingt besonders belastet sind (z. B. durch eine überwiegend stehende Tätigkeit), empfinden die abendlich meist sehr stark ausgeprägten Schwellungen als sehr lebensqualitätseinschränkend. Hier wäre es wünschenswert, die nebenwirkungsfreie Entwässerung in größerem Umfang zu nutzen, als dies gemeinhin der Fall ist.

Obwohl das **Lipödem** kein Ödemform im eigentliche Sinne ist (daher auch die Bezeichnung „Lipödem-Syndrom"), bringt die Fetteinlagerung eine starke Belastung der Gefäße mit sich, die sich in z. T. großen Wassereinlagerungen zeigt. Die Manuelle Lymphdrainage ist neben der Kompressionstherapie die einzige wirklich umfangreduzierende Maßnahme, die zwar nichts an der Fettverteilung ändert, jedoch weitere Komplikationen mindern bzw. verzögern kann, falls der Prozess fortschreitet und z. T. extreme Ausmaße annimmt.

3

Zu den Ödemen aufgrund einer **Hypoproteinämie** zählen Ödeme
- mit renaler Ursache,
- bei fortgeschrittener Leberzirrhose und
- aufgrund eines enteralen Eiweißverlustes.

Bei **renaler Ursache** (nephrotisches Syndrom) besteht keine primäre Indikation, da adäquate internistische Behandlungsmethoden vorrangig sind. Lediglich bei lange bestehenden Schwellungen der Fußregion mit Tendenz zur Eiweißeinlagerung kann Manuelle Lymphdrainage hilfreich sein. Ödeme, die neben vielen anderen Symptomen bei **fortgeschrittener Leberzirrhose** auftreten können, stellen ebenfalls keine Indikation für die Manuelle Lymphdrainage dar. Bei Ödemen aufgrund eines **enteralen Eiweißverlustes** besteht laut Földi und Kubik (1993) lediglich bei der Form der lymphostatischen Enteropathie eine Möglichkeit, über „Bauchtiefdrainage in Verbindung mit Atemgymnastik" eine Verminderung des Dünndarmödemes zu erreichen.

◘ Tab. 3.3 fasst den jeweiligen Stellenwert, den die Manuelle Lymphdrainage bei verschiedenen Ödemen einnimmt, nochmals zusammen.

3.5.2 Schwellungsunabhängige Indikationen

Neben der „klassischen Indikation" zur Ödembehandlung hat sich die Therapieform Manuelle Lymphdrainage auch bei schwellungsunabhängigen Indikationen bewährt. An erster Stelle steht hier die Möglichkeit der **Schmerzbeeinflussung**:
- als erwünschte „Nebenwirkung" bei der Entstauung posttraumatischer bzw. postoperativer Schwellungen,
- bei akuten rheumatischen Schwellungen und
- in der Kopfschmerztherapie.

Entgegen allen Behauptungen, dass sich keine wissenschaftlichen Beweise zur Wirksamkeit erbringen ließen, ist die Manuelle Lymphdrainage in der Kopfschmerztherapie heute nicht mehr wegzudenken – zumindest als Versuch, hier Linderung zu erreichen (▶ Kap. 30).

Auch in der **Entmüdungsbehandlung** vor allem bei **Ausdauersportarten** ist die Manuelle Lymphdrainage heute fester Bestandteil des Regenerationsprogrammes (▶ Kap. 33).

Immer dann, wenn die Behandlung einer **Obstipation** angezeigt erscheint, lässt sich mit dieser besonders sanften Methode eine Peristaltikbeeinflussung erreichen, die vielen anderen Methoden mit vergleichbarem Ziel überlegen ist (▶ Kap. 34).

Den Status des **Behandlungsversuchs** hat die Manuelle Lymphdrainage
- bei manchen dermatologischen Indikationen, wie z. B. der Sklerodermie, der Neurodermitis u. a. (▶ Kap. 31) und
- bei Patienten mit arterieller Verschlusskrankheit des Stadiums II.

Hier sind ermutigende Einzelergebnisse und Studien bekannt (▶ Kap. 32).

3.6 Kontraindikationen und Einschränkungen

G. Bringezu und O. Schreiner

3.6.1 Abstufungen der Kontraindikationen

Bislang war es üblich, Erkrankungen bzw. Beschwerdesymptome, die möglicherweise kontraindiziert für eine nichtärztliche Behandlung sein könnten, in absolute, relative und örtliche Kontraindikationen einzuteilen. Solche strikten Zuordnungen bergen jedoch Tücken, die manchmal mehr Fragen aufwerfen als beantworten.

◘ **Tab. 3.3** Stellenwert der Manuellen Lymphdrainage bei verschiedenen Ödemen im Überblick

Hoher Stellenwert	Gut geeignet bzw. empfehlenswert	Geringer Stellenwert bzw. bedeutungslos
Postoperative Schwellungen, posttraumatische Schwellungen[a]	Akut-entzündliche Ödeme wie rheumatische Schwellung, Sudeck-Symptomatik	Reizerguss z. B. infolge aktivierter Arthrose
Chronisches Lymphödem	Postapoplektisches Ödem	Ödeme aufgrund einer Hypoproteinämie
Chronisch-venöse Insuffizienz in fortgeschrittenen Stadien (CVI Stadien II und III a/b)	Schwangerschaftsödem	Chronisch-venöse Insuffizienz im Anfangsstadium (CVI Stadium I)
	Lipödem bzw. Lipödem-Syndrom	

[a]In beiden Fällen vor allem auch in der Frühphase!

► **Beispiel**

So gelten eigentlich die Symptome einer Mykosis des Nagelbettes als absolute Kontraindikation für eine Behandlung mit Manueller Lymphdrainage. Nichtärzte ordnen alle Entzündungen, die durch Keime hervorgerufen werden, dieser Kategorie zu. Gerechterweise muss man hier jedoch sagen, dass damit Entstauungsvorhaben an den unteren Extremitäten gemeint sind. Man könnte diese lokale Pilzerkrankung deshalb örtlich als absolut kontraindiziert einstufen. Ist die Mykosis in ärztlicher antimykotischer Behandlung und nach der Beurteilung des behandelnden Arztes in eine Phase eingetreten, in der durchaus wieder mit der Entstauung begonnen werden kann, wird sie zur relativen (örtlichen) Kontraindikation. ◄

Weiterhin ist bei solchen Einteilungen in Veröffentlichungen immer zu fragen, ob sie aus ärztlicher Sicht oder aus Sicht des nichtärztlichen Therapeuten vorgenommen wurden.

► **Beispiel**

Für den Lymphdrainagetherapeuten ist ein bösartiger Tumor zunächst eine absolute Kontraindikation; denn er kann durch keine der zur Verfügung stehenden Möglichkeiten zur Besserung eines Krebsleidens beitragen. Der Patient gehört in die Hände eines onkologisch versierten Mediziners.

Steht nach der Untersuchung fest, um welche Tumorart es sich handelt und wie damit weiter zu verfahren ist, kann jedoch durchaus ein Behandlungsauftrag an den lymphdrainagegeschulten Therapeuten gegeben werden, falls das Leiden mit Schwellungen einhergeht.

Mit anderen Worten: Aus ärztlicher Sicht sind Tumorleiden lediglich eine relative Kontraindikation. Allerdings ist auch dies umstritten!

Bei ärztlich behandelten, jedoch weiterhin aktiven Krebsleiden ist die Haltung gegenüber der Manuellen Lymphdrainage nämlich durchaus konträr. Während z. B. Preisler et al. (1996) der Meinung sind, es gäbe bisher keine Hinweise auf eine vermehrte Metastasierung nach Manueller Lymphdrainage, gehen andere (Herberhold und May 1996) vom Gegenteil aus. ◄

Berücksichtigt man dabei noch die juristische Seite des therapeutischen Handelns, fallen Zuordnungen zur einen oder anderen Kategorie von Kontraindikationen besonders schwer.

Wir haben uns deshalb entschlossen, **auf eine solche Zuordnung zu verzichten** und ohne wertende Unterteilung all diejenigen Krankheiten bzw. deren Symptome aufzuführen und zu erläutern, die heute als Kontraindikationen bzw. Therapieeinschränkungen angesehen werden. Dies ist zwangsläufig unsere – d. h. eine therapeutische – Sichtweise.

Wie für viele andere Therapieformen der Physiotherapie gilt auch für die Manuelle Lymphdrainage, dass es Erkrankungen bzw. Stadien von Krankheitsgeschehen gibt, die zunächst unbedingt in ärztliche Hände gehören, damit dort mit allen heute zur Verfügung stehenden Mitteln eine Untersuchung stattfinden kann. Das Ergebnis muss nach der Entscheidung über Art und Ausmaß der notwendigen ärztlichen Maßnahmen erneut auf eine Relevanz für eine nichtärztliche Therapie diskutiert werden.

Dadurch erübrigt sich selbstverständlich nicht die gründliche physiotherapeutische Befunderhebung: Nur so sind Art und Umfang der Entstauungsmaßnahmen und evtl. begleitender Therapien zu ermitteln.

3.6.2 Kontraindikationen bzw. Therapieeinschränkungen

3.6.2.1 Maligne Tumoren

 Vorsicht

Ärztlich unbehandelte bösartige Tumorgeschehen sind in keinem Falle eine Indikation für physiotherapeutische Bemühungen irgendwelcher Art mit dem Ziel einer Besserung des Tumorgeschehens.

Es ist bisher noch ungeklärt, ob die mechanische Beeinflussung von Tumorgewebe zu einer rascheren Metastasierung führt. Die in diesem Zusammenhang immer zitierte Studie von Hirnle und Hirnle (1986) hat am Tierexperiment gezeigt, dass ein experimentell erzeugtes Malignom durch lokale Massage in seiner Tendenz zur Metastasenbildung offenbar nicht beeinflusst wird. Bereits 1996 stellte Herpertz eine generelle und undifferenzierte Kontraindikation bei malignem Tumorgeschehen zur Diskussion. Auch neuere Veröffentlichungen (Heusinger v. Waldegg und Rogge 1997 sowie Miller 2003) propagieren eine weniger stringente Ablehnung der MLD selbst bei bekannten aktiven Metastasen oder gar bei diagnostiziertem Angiosarkom (Döller und Apich 2003) womit nicht gesagt werden soll, dass die Untersuchungen von Castenholz (1997) irrelevant und damit obsolet wären.

Hinweis

Der Lymphdrainagetherapeut ist vor allem in der **Krebsnachsorge** gefordert, sicht- und/oder tastbare Veränderungen kritisch zu beurteilen und bei **allen** zweifelhaften Veränderungen umgehend für eine ärztliche Abklärung zu sorgen.

Bei krebskranken Menschen besteht häufig kein kurativer, sondern ein supportiver oder gar palliativer Therapieansatz (▶ Kap. 25). Daher werden von Lymphdrainagetherapeuten immer wieder Patienten behandelt, bei denen noch ein aktives Tumorgeschehen vorliegt, ärztlicherseits jedoch die Priorität auf ein symptomatisches Vorgehen festgelegt wurde (s. in diesem Zusammenhang das sehr lesenswerte ▶ Kap. 25). Durch die ärztliche Verordnung wird in einem solchen Fall die eigentliche absolute Kontraindikation vorübergehend aufgehoben mit dem Ziel, die Lebensqualität der betroffenen Patienten zu verbessern. Stellt man als Lymphdrainagetherapeut bei der Behandlung auffällige Veränderungen fest, besteht damit prinzipiell zunächst wieder die absolute Kontraindikation, und der Patient gehört in ärztliche Hände bis zur endgültigen Abklärung der festgestellten Veränderung.

Bei der Behandlung eines Patienten im Terminalstadium der Krebserkrankung besteht immer ein palliativer Aspekt, d. h., es ist entschieden, dass die Manuelle Lymphdrainage auch bei sehr offensichtlich aktivem Tumorgeschehen die Aufgabe hat, das Leiden insgesamt in der letzten Lebensphase zu lindern (▶ Kap. 25).

3.6.2.2 Akute Infekte

❗ Vorsicht

Akute bakterielle und virusbedingte mit Fieber einhergehende Infekte, allen voran das akute Erysipel, sowie Infekte, die durch Pilze und andere Keime und Erreger hervorgerufen wurden, sind absolute Kontraindikationen für eine Manuelle Lymphdrainage. Hier bestünde die große Gefahr, die Krankheitserreger zu verbreiten, bzw. im schlimmsten Fall eine schwere Lymphangitis oder sogar eine Sepsis hervorzurufen.

Es muss der Entscheidung eines mit der Manuellen Lymphdrainage vertrauten Arztes überlassen werden, ab welchem Zeitpunkt nach der Infektion und der Einwirkung der verabreichten Medikamente wieder mit Manueller Lymphdrainage begonnen werden darf.

Hinweis

Für den Lymphdrainagetherapeuten gilt die Regel, dass nach Abklingen einer solchen Infektion der neuerliche Behandlungsaufbau noch sorgfältiger geplant werden muss. Aus Sicherheitsgründen darf die ehemals von der Infektion betroffene Region nur allmählich wieder in die Behandlungssystematik einbezogen werden.

3.6.2.3 Dekompensierte Herzinsuffizienz

Der Begriff „dekompensierte Herzinsuffizienz" bezeichnet die Formen der Unfähigkeit des Herzens, mit der zu bewältigenden Blutmenge fertig zu werden, die nach der Einteilung der „New York Heart Association" (NYHA) den Stadien III und IV zuzuordnen sind.

Es würde an dieser Stelle nicht weiterhelfen, die kardiologischen Befunde aufzuzählen, die zu solchen Einteilungen führen, und die einzelnen Stadien voneinander abzugrenzen. Desgleichen differenzieren wir hier nicht zwischen der Symptomatik der Rechts- und Linksherzinsuffizienz, sondern gehen der Einfachheit halber von einer Globalinsuffizienz aus.

Vielmehr scheint es uns zielführender, die Leitsymptome zu nennen (Übersicht), die den behandelnden Lymphdrainagetherapeuten auf eine solche schwere Herzinsuffizienz aufmerksam machen können. Dies ist umso wichtiger, als kein Patient eine Manuelle Lymphdrainage verordnet bekommt, **weil** er infolge der Herzinsuffizienz Schwellungen der peripheren Körperregionen aufweist. Doch besteht bei Entstauungsvorhaben aufgrund **anderer** Ödemursachen immer die Möglichkeit, dass **begleitend** dazu eine Herzinsuffizienz vorliegt und die daraus resultierende Kontraindikation möglicherweise nicht bedacht wurde.

Leitsymptome für den physiotherapeutischen Befund
- Stadium III: Bereits bei leichter Belastung tritt Dyspnoe auf, die sich in Ruhe nur zögerlich wieder bessert.
- Stadium IV: Dyspnoe bereits in Ruhe.

Außerdem sind einige Symptomkonstellationen wie in der folgenden Übersicht zusammengefasst typisch für eine fortgeschrittene Herzinsuffizienz

---

Typische Symptome für eine Herzinsuffizienz
- Einsatz der Atemhilfsmuskulatur, evtl. gestaute, erweiterte Halsvene
- Eingeschränkte Leistungsfähigkeit, rasche Schwäche und Ermüdung
- Bei Überanstrengung rasch Tachykardie (=Herzrasen) oder gar Herzrhythmusstörungen
- Symmetrische Ödeme der Fuß-, Knöchel-, evtl. Unterschenkelregion, die in fortgeschrittenen Stadien den Bauch betreffen mit Zeichen eines Aszites und evtl. geäußerten „Magenbeschwerden"
- Wichtige Frage nach „Schlafgewohnheiten" d. h. flach liegend oder Tendenz zum Sitzen (=„viele Kopfkissen")
- Nykturie (=vermehrtes nächtliches Wasserlassen)

Einer der wichtigsten ärztlichen Therapieansätze ist die Herzentlastung, d. h. die Verringerung der Vorlast mittels venenerweiternder Mittel und medikamentöser Ausschwemmung über eine Einflussnahme auf die Regulation des Salz-Wasser-Haushaltes an der Niere. Dieses Ziel darf durch eine zusätzlich rückstromfördernde Maßnahme, wie sie die Manuelle Lymphdrainage darstellt, natürlich nicht zunichte gemacht werden.

❗ Vorsicht

Im Stadium III oder IV einer Herzinsuffizienz könnte eine Manuelle Lymphdrainage aufgrund der damit einhergehenden Vorlasterhöhung einen „Herzanfall" mit Kollapssymptomatik auslösen.

3.6.2.4 Kompensierte Herzinsuffizienz

Der Begriff „kompensierte Herzinsuffizienz" steht für die Stadien II und I nach NYHA mit folgender **Leitsymptomatik**:

- Stadium II: Erst bei großer Belastung tritt Dyspnoe auf.
- Stadium I: Keine Symptome, d. h. nur apparativ feststellbar.

Vor allem bei älteren Menschen besteht oft die Gefahr, dass eine mehr oder weniger ausgeprägte Herzinsuffizienz vorliegt.

Wenn der Patient keines der genannten schwerwiegenden Symptome zeigt, ist zunächst prinzipiell nichts gegen eine Manuelle Lymphdrainage einzuwenden. Bei bekannter geringgradiger Herzinsuffizienz ist allerdings der Behandlungsaufbau sorgfältig auf diese Beschwerdelage abzustimmen, und die Entstauungszeit pro Behandlungssitzung ist zunächst kürzer zu wählen, als es dem Krankheitsbild, aufgrund dessen die Manuelle Lymphdrainage verordnet wurde, sonst angemessen wäre. Erst bei weiterer Beobachtung ist dann meist eine Behandlungszeitsteigerung auf die übliche Dauer möglich.

Die kompensierte Herzinsuffizienz ist keine Kontraindikation im eigentlichen Sinne, sondern eher eine Einschränkung für die Manuelle Lymphdrainage.

3.6.2.5 Ausgeprägte Formen von Herzrhythmusstörungen

Von Rhythmusstörungen spricht man, wenn

- die Herzfrequenz in Ruhe beim Erwachsenen >100/min beträgt=**Tachykardie** (griech. tachys=schnell),
- die Herzfrequenz in Ruhe beim Erwachsenen<50/min beträgt=**Bradykardie** (griech. brady=langsam),
- eine unregelmäßige Herzschlagfolge vorliegt=**Arrhythmie**,
- Erregungen bzw. Kontraktionen außerhalb des normalen Herzrhythmus vorliegen=**Extrasystolen**.

Eine mögliche Kontraindikation zur Manuellen Lymphdrainage könnte sich z. B. bei einer bestehenden **Sinusbradykardie**, d. h. bei einer Herzfrequenz <50/min ergeben. Wenn es sich dabei nicht um eine physiologische Anpassung des Herzens handelt, wie dies bei gut trainierten Sportlern durchaus vorkommen kann, kann eine Form der ärztlichen Maßnahmen darin bestehen, über eine Vagusblockade den verlangsamenden vagalen Einfluss zu verringern. Da die Manuelle Lymphdrainage jedoch vor allem aufgrund der ausführlichen Halsbehandlung eine Vagotonisierung fördert, würde sie der ärztlichen Bestrebung entgegenwirken.

Ausgeprägte Arrhythmien, die bisher noch nicht ärztlich befriedigend therapiert werden konnten, sollten ebenfalls als Kontraindikation für die Hals-/Basisbehandlung betrachtet werden, da die Auswirkungen einer starken Vagotonisierung nicht prognostizierbar sind.

Die **Sinustachykardie**, d. h. eine Herzfrequenz >100/min dagegen stellt keine Kontraindikation dar, wenn sie beispielsweise Folge seelischer Belastung ist. Hier besteht im Gegensatz zur Bradykardie sogar das Bestreben, den Einfluss des Vagus zu fördern.

Therapeutisches Mittel der Wahl ist hier jedoch **nicht die Manuelle Lymphdrainage**, sodass sich selbstverständlich **keine Indikation** stellt.

Ist die Sinustachykardie Folge einer schweren Herzinsuffizienz, treffen alle Informationen zur „dekompensierten Herzinsuffizienz" (s. o.) zu.

Implantierte Herzschrittmacher bilden keine Beeinträchtigung für die Manuelle Lymphdrainage.

3.6.2.6 Ausgeprägte Hypotonie

Als „ausgeprägte Hypotonie" bezeichnet man einen Blutdruck von dauerhaft <105/60 bzw. <100 mmHg in Ruhe. Allerdings ist zu beachten, dass es bei gesunden, gut trainierten Personen in Ruhe durchaus zu solchen Werten kommen kann.

Bei Patienten mit ausgeprägter Hypotonie dagegen wirkt sich die Manuelle Lymphdrainage durch den „vagotonen Effekt" oftmals so aus, dass die ohnehin bestehende Neigung zur orthostatischen Dysregulation wie „Schwarzwerden vor den Augen", „Schwindel" etc. weiter verstärkt wird.

Hinweis

Der Therapeut muss **nach der Behandlung** daran denken,

- mit dem Patienten vor dem Aufstehen aus dem Liegen zunächst einige kreislaufanregende Spannungsübungen durchzuführen, um die Symptome der orthostatischen Dysregulation gering zu halten,
- dem Patienten beim Aufstehen von der Behandlungsliege behilflich zu sein bzw. ihn erst dann alleine zu lassen, wenn der Kreislauf wieder stabil ist.

3

Zusätzlich sind die Behandlungen noch sorgfältiger, d. h. langsamer aufzubauen.

Auch hier liegt keine Kontraindikation im strengen Sinne vor, sondern lediglich eine Einschränkung für die Manuelle Lymphdrainage.

3.6.2.7 Akute venöse Thrombosen der Bein- und Beckenvenen (und der V. subclavia)

Solange der Patient immobilisiert ist, d. h. solange eine akute Emboliegefahr besteht, sollte keine Manuelle Lymphdrainage angewandt werden, um eine mechanische Verschleppung des Thrombus zu vermeiden. Das besondere Dilemma für den Therapeuten im Alltag besteht allerdings darin, dass selbst bei ausgeprägten Thrombosen der tiefen Oberschenkel- oder gar Beckenvenen manchmal kaum spezifische Symptome auftreten, die als eindeutiges Warnzeichen erkannt werden könnten (▶ Abschn. 19.2). Sobald die akute Gefahr durch eine ärztliche Lysetherapie gebannt ist und die dynamische Extremitätenaktivität freigegeben wurde, ist die mechanische Einwirkung auf die tiefen Leitvenen durch die Muskulatur bei Kontraktion allemal größer als bei den „sanften" Griffen der Manuellen Lymphdrainage von außen auf die Haut und Subkutis. Eine Thrombusablösung durch die Manuelle Lymphdrainage ist dann nicht mehr relevant.

> **❶ Vorsicht**
>
> Die sog. Becken-Bauch-Drainage und/oder Brustkorbrandgriffe, die zusätzlich mit einer forcierten kostoabdominalen Atmung verbunden sind, sollten bei Patienten mit akuter Thrombose der Bein-Beckenvenen-Region sicherheitshalber so lange nicht angewandt werden, bis die Patienten wieder vollständig mobilisiert sind.

3.6.2.8 Akute Thrombophlebitis

Im Gegensatz zu Thrombosierungen des tiefen Venensystems geht von Thrombosen des oberflächlichen Venensystems keine Emboliegefahr aus. Patienten mit solchen Beschwerden werden deshalb auch nicht immobilisiert.

Prinzipiell ist dadurch auch keine Kontraindikation für die Manuelle Lymphdrainage gegeben, jedoch stellt sich nach unserer Erfahrung auch **keine Indikation** – alleine schon aus dem Grund, weil die betroffenen Patienten in aller Regel keine „Massage am Bein" tolerieren.

> **❶ Vorsicht**
>
> Bei einer Thrombophlebitis ist immer zu bedenken, dass sie als zusätzliches Zeichen einer tiefen Thrombose auftreten kann.

3.6.2.9 Hyperthyreose

Der Begriff **„Hyperthyreose"** bezeichnet eine Überfunktion der Schilddrüse mit einem Überangebot von Schilddrüsenhormonen.

Bei nicht genügend medikamentös eingestellten Patienten besteht die Gefahr, dass die „überfunktionierende" Schilddrüse bei der Manipulation der seitlichen Halslymphknoten noch mehr T_3- und T_4-Hormone ausschüttet, was dann zur Verschlimmerung vor allem der **akuten Symptome** führen kann, wie

- Tachykardie (als „Herzrasen" empfunden),
- erhöhte Nervosität mit ausgeprägtem Fingertremor und „feuchten Händen",
- Schlafstörungen und
- noch weiter erhöhter Stuhlfrequenz.

> **Hinweis**
>
> Liegt eine Hyperthyreose vor, ist die ausführliche Griffabfolge an der Halsregion (Stichwort „Basisbehandlung" entweder erheblich zu reduzieren oder/und durch andere Maßnahmen zu ersetzen, die sich ebenfalls günstig auf den lymphatisch-venösen Übergang auswirken. Hier bietet sich eine gezielte Atemlenkung „hochkostosternal" verbunden mit aktiver Schultergürtelbewegung an (▶ Abschn. 7.2.3 und 7.2.4).

3.6.2.10 Carotis-Sinus-Syndrom/ hypersensitiver Carotis-Sinus

Seitlich am Hals, etwa auf der Höhe des Kieferwinkels, verzweigt sich die **A. carotis communis** in die **A. carotis interna** (zur Versorgung des Gehirns) und die **A. carotis externa** (zur Versorgung des Schädeläußeren). An der dort lokalisierten natürlichen Gefäßerweiterung – genannt **„Sinus caroticus"** werden durch in der Wand befindliche Barorezeptoren Werte der Gefäßwandspannung ermittelt, die der Blutdruckregulation mit dienen. Bei überempfindlichen Patienten kann bereits eine plötzliche Kopfwendung dazu führen, dass über den dabei entstehenden Druck durch den M. sternocleidomastoideus auf den Sinus caroticus als Reaktion eine abrupte Blutdrucksenkung erfolgt, die in Extremfällen bis zur Ohnmacht führen kann.

> **Hinweis**
>
> Da der überempfindliche **Sinus caroticus** auch durch den rhythmischen Druck während der Halsbehandlung irritiert werden könnte, kann es bei betroffenen Patienten zur Bradykardie mit Verminderung der Hirndurchblutung und daraus resultierender Benommenheit oder sogar Ohnmacht kommen. Dies ist vor allem bei älteren Patienten mit ausgeprägter Atherosklerose der **A. carotis** nicht ausgeschlossen.

Die gelegentlich propagierte absolute Kontraindikation für die Durchführung der Halsbehandlung bei Patienten ab dem 60. Lebensjahr halten wir jedoch für zu pauschal. Generell muss der therapeutische Umgang bei älteren Menschen immer auch unter dem Gesichtspunkt der möglichen Überforderung durch multiple Einschränkungen gesehen werden und bedarf sowohl einer noch sorgfältigeren Befunderhebung als auch einer sorgfältigen Behandlungsplanung. Hier pauschal ein Teilbehandlungsverbot auszusprechen wird den täglichen Anforderungen nicht gerecht.

Es ist empfehlenswert, bei dieser selten vorkommenden Symptomatik nicht von einer Kontraindikation zu sprechen, sondern von einer **lokalen Einschränkung** für die Manuelle Lymphdrainage auszugehen.

> **Hinweis**
>
> Liegt ein Carotis-Sinus-Syndrom vor, ist die ausführliche Griffabfolge der Halsregion (Stichwort „Basisbehandlung") entweder auf die dorsale Halsregion und die Schulter zu reduzieren oder durch andere Maßnahmen, die sich ebenfalls günstig auf den lymphatisch-venösen Übergang auswirken, zu ersetzen. Hier bietet sich eine gezielte Atemlenkung „hochkostosternal" an.

3.6.2.11 Hautveränderung unklarer Genese

Für alle Therapiemethoden, die die Vorgänge im Körper über eine Reizsetzung über die Haut beeinflussen wollen, stellt sich stets die Frage: „Wie geht man mit Hautkrankheiten um?" Für alle nicht speziell dermatologisch geschulten Therapeuten muss in solchen Fällen die Frage an den Patienten erfolgen, ob die Hauterscheinung bereits dermatologisch abgeklärt wurde.

Ist dies der Fall, sollte sich leicht klären lassen, ob die entsprechende Region Reizsetzungen – in diesem Falle den Griffen der Manuellen Lymphdrainage – ausgesetzt werden darf. Wurde allerdings bislang noch kein Dermatologe konsultiert, sollte man Hautveränderungen zunächst stets als Kontraindikation ansehen und auf eine Abklärung drängen.

3.6.3 Kontraindikationen bzw. Einschränkungen speziell des Becken-Bauch-Raumes

Für Grifftechniken zur Anregung der tiefen intrapelvikalen, intraabdominalen und intrathorakalen Lymphgefäße – also für die sog. Bauchtiefen-Griffe und/oder

Brustkorbrand-Griffe, die zusätzlich mit einer forcierten kostoabdominalen Atmung verbunden sind – bestehen folgende **Kontraindikationen bzw. Einschränkungen**:

- generell alle akuten Erkrankungen des Becken-Bauch-Raumes,
- alle noch ungeklärten Beschwerden des Bauchraumes, z. B. vermutete oder bekannte Erkrankungen der Gefäße wie Aneurysmen oder auch Zwerchfellhernien u. ä.,
- chronisch entzündliche Darmerkrankungen, wie z. B. Colitis ulcerosa,
- Menstruationsbeschwerden,
- Schwangerschaft und
- spastische Obstipation.

In den meisten dieser Fälle ist eine Behandlung in der Tiefe des Bauchraumes aufgrund der beschwerdebedingten erhöhten Bauchdeckenspannung ohnehin nicht durchführbar.

3.7 Reihenfolge der Grundgriffe

G. Bringezu und O. Schreiner

Die Reihenfolge der **Grundgriffe** orientiert sich ausnahmslos am anatomischen Verlauf der Lymphgefäße (hier meist des oberflächlichen Systems) und an der anatomischen Lage grifftechnisch gut erreichbarer Lymphknotengruppen vornehmlich der Kopf-Hals-Region und der Extremitätenwurzeln. Deren Ausführung orientiert sich, wie vorab erläutert (▶ Abschn. 3.1 und ▶ 3.2), in enger Anlehnung an die ursprüngliche Vodder'sche Grifftechnik.

Im Gegensatz zu den Grundgriffen, die als „Grundprogramm" zu verstehen sind, stellen **besondere Tiefengriffe** befundabhängige Erweiterungen und Ergänzungen dar. Sie werden also nicht grundsätzlich eingesetzt. Ein weiterer Unterschied zu den Grundgriffen besteht darin, dass sie weniger an den oberflächlichen, sondern eher an den tiefer gelegenen Lymphgefäßen und Lymphknotengruppen und hier vor allem an besonderen Schlüsselstellen orientiert sind.

Die gebräuchlichsten Tiefengriffe werden zusätzlich zu den Grundgriffen jeweils im Zusammenhang mit der entsprechenden Körperregion dargestellt. Weitere ergänzende Griffe bzw. behandlungsbedingte Grundgriffabwandlungen werden im ▶ Abschn. 3.8 sowie in den ▶ Kap. 14 ff. gezeigt, wenn es darum geht, Behandlungsabläufe verständlich zu machen. In ▶ Abschn. 3.9 werden die Griffabfolgen der Asdonk-Schulen dargestellt.

3.7.1 Hals- und Schulterregion: Basisbehandlung

Die Griffereihenfolge in der ventralen Hals-/Schulterregion wird auch oft als **„Basisbehandlung"** bezeichnet, da sie in der Therapie meist das erste Behandlungsgebiet darstellt. Grundlage hierfür ist die Überlegung, dass zunächst die Region und deren nächste Umgebung vorbehandelt werden muss, in der das Lymphgefäßsystem in das venöse übergeht oder, anders gesagt, dort endet (▶ Abb. 1.47 und 1.48). Vodder bezeichnete die Gesamtheit des lymphatisch-venösen Übergangs als **„Terminus"** (terminal: zum Ende gehörend).

Die Topographie der Lymphgefäße des Kopf-Hals-Bereiches wird aus ◘ Abb. 3.10 ersichtlich.

Erst nach den einleitenden Grifffolgen werden weitere Körpergebiete behandelt: Man baut die einzelne Behandlung sozusagen von zentral nach peripher auf. Von dieser „Regel" weicht man nur dann ab, wenn das zu behandelnde Problem (die periphere Stauung) nur geringe Ausmaße aufweist und zudem noch weit peripher der Einmündungsstelle liegt – wie z. B. bei einer frischen Sprunggelenkdistorsion – bzw. wenn die Halsbehandlung kontraindiziert ist oder das eigentliche Barrieregebiet darstellt (z. B. bei postoperativem Zustand nach ärztlicher Tumortherapie der HNO-Region, ▶ Abschn. 22.8.1)

Hinweis

Die Griffabläufe am Hals werden meist in Rückenlage des Patienten ausgeführt, wobei das Kopfteil der Liege bei Bedarf leicht erhöht eingestellt werden kann. Der Therapeut steht entweder seitlich der Behandlungsliege oder am Kopfende.

Am Hals selbst wird lediglich die seitliche und dorsale Region manipuliert, während die ventrale Halsfläche (Regio collis anterior) wegen Überempfindlichkeiten auch auf geringen Druck hin ausgespart bleibt. Der Verlauf des M. sternocleidomastoideus stellt sowohl die anatomische als auch die grifftechnische Begrenzung zur Regio collis anterior dar.

Bei der sog. **„Basisbehandlung"** (Übersicht) wird ausschließlich der Grundgriff **Stehender Kreis** ausgeführt. Alle Griffabläufe enden auf der oberen Schlüssel-

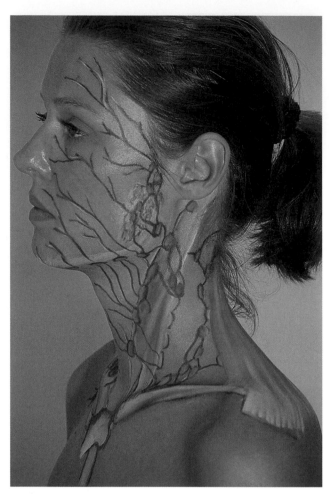

◘ **Abb. 3.10** Topographie der Lymphgefäße des Kopf-Hals-Bereiches (Trans-Paint-Darstellung)

beingrube (**Terminusregion**).

Griffereihenfolge Hals-/Basisbehandlung
Einleitende Ausstreichung
- Jugularis – Terminus
- Okziput – Terminus
- Mundboden-Parotis-Grifffolge
- Schulterbehandlung

Abschließende Ausstreichung

◘ Abb. 3.11, 3.12, 3.13, und 3.14 zeigen die Reihenfolge der Griffe.

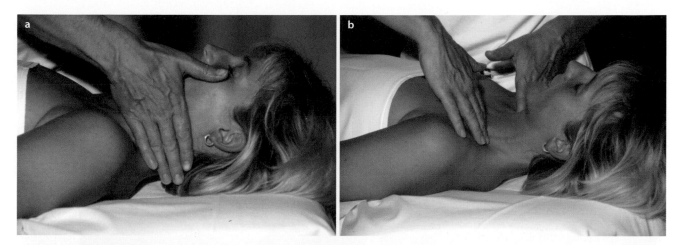

◻ **Abb. 3.11**   **a, b** Stehende Kreise seitlich am Hals in mehreren Ansätzen bis zur Schlüsselbeingrube – **Jugularis – Terminus**

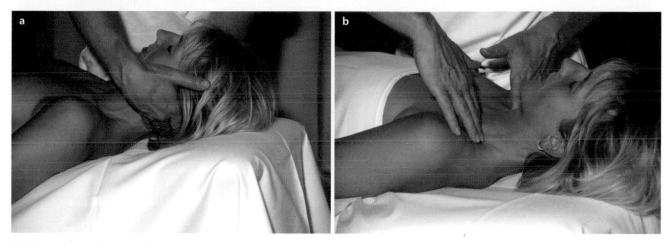

◻ **Abb. 3.12**   **a, b** Stehende Kreise dorsal am Hals in mehreren Ansätzen bis zur Schlüsselbeingrube – **Okziput – Terminus**

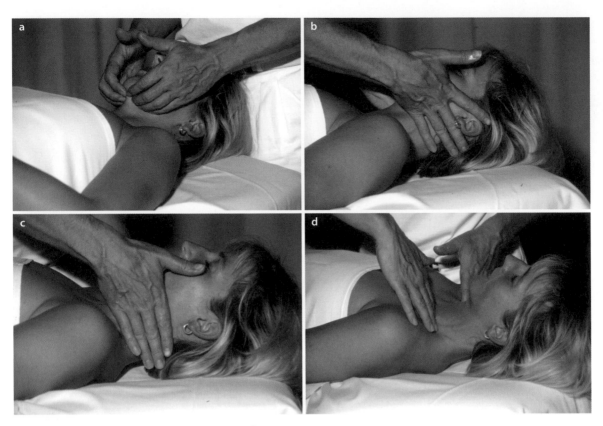

□ **Abb. 3.13   a–d** Stehende Kreise am Hals-Kopf-Übergang bis zur Schlüsselbeingrube – **Mundboden-Parotis-Grifffolge**

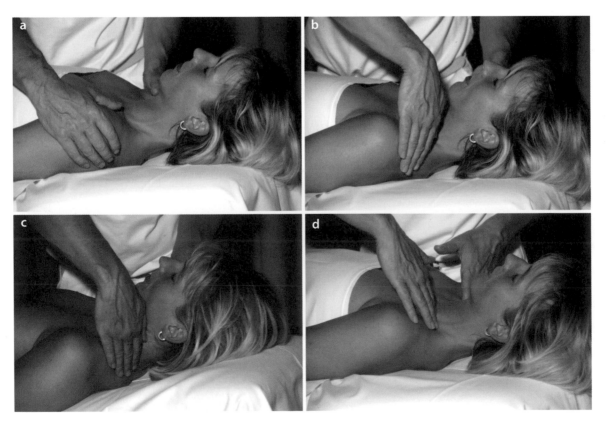

□ **Abb. 3.14   a–d** Stehende Kreise am Hals-Schulter-Übergang bis zur Schlüsselbeingrube – **Schulterbehandlung**

3.7.2 Gesicht

Eine Gesichtsbehandlung ist quasi eine „Erweiterung" der Griffabläufe über die **Basisbehandlung** hinaus nach kranial.

> **Hinweis**
>
> Die Griffe im Gesicht werden am Patienten in Rückenlage ausgeführt, wobei das Kopfteil der Liege bei Bedarf leicht erhöht eingestellt werden kann. Der Therapeut sitzt meist am Kopfende der Behandlungsliege.

Griffereihenfolge Gesicht
Einleitende Ausstreichung
- Mundbodenbehandlung
- Unterkiefer-Grifffolge
- Oberkiefer-Grifffolge
- Jugularis – Terminus
- Nasenbehandlung

- Wangenbehandlung=„Lange Reise"
- Tränensackbehandlung

- Fingerkreise um das Auge
- Fingerkreise auf dem Augenlid
- Behandlung der Augenbrauen
- Stirnbehandlung
- Ableitende Behandlung

Abschließende Ausstreichung

Gefordert sind hier ein hohes Maß an Konzentration und der besondere Einsatz der Feinmotorik. In der Folge kommt es gerade in der Gesichtsregion beim Patienten zu einem meist sehr ausgeprägten Entspannungseffekt („Vagotonisierung").

Auch in der Gesichtsbehandlung wird ausschließlich der Grundgriff **Stehender Kreis** ausgeführt. ◘ Abb. 3.15, 3.16, 3.17, 3.18, 3.19, 3.20, 3.21, 3.22, 3.23 3.24, und 3.25 zeigen die Reihenfolge der Griffe.

- **Ober-/Unterkieferregion (◘ Abb. 3.15, 3.16, 3.17, 3.18)**

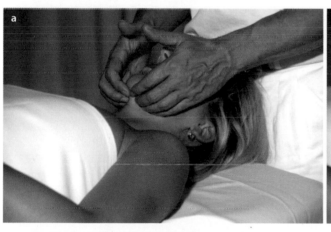
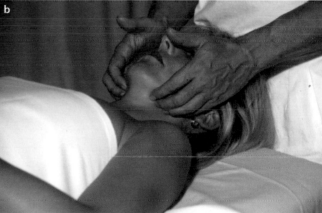

◘ **Abb. 3.15**   **a**, **b** Mundboden-Grifffolge vom Kinn bis zum Angulus mandibularis

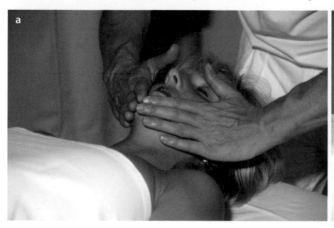
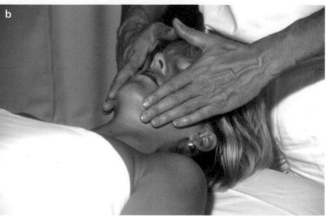

◘ **Abb. 3.16**   **a**, **b** Unterkiefer-Grifffolge vom Kinn bis zum Angulus mandibularis

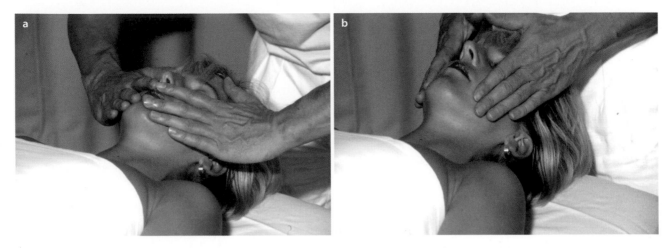

◘ **Abb. 3.17   a, b** Oberkiefer-Grifffolge von Mitte Oberlippe bis zum Angulus mandibularis

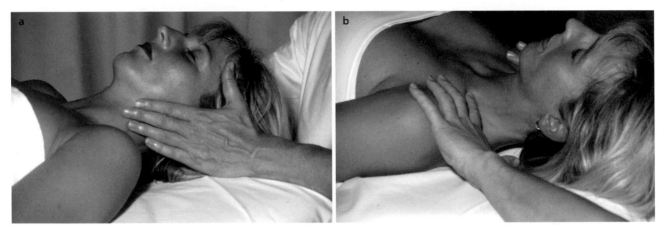

◘ **Abb. 3.18   a, b** Jugularis – Terminus. Ableiten über die laterale Jugulariskette zur Einmündungsstelle

▪ **Nasenregion (◘ Abb. 3.19, 3.20)**

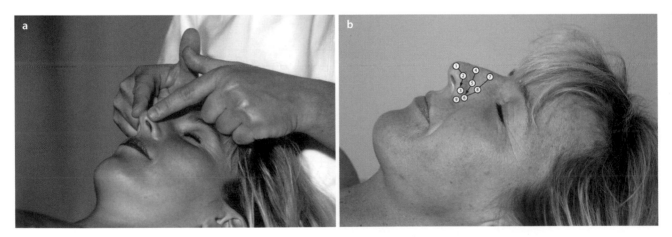

◘ **Abb. 3.19   a** Nasenrückenregion jeweils bis zur Nasolabialfalte, **b** einzelne Behandlungspunkte

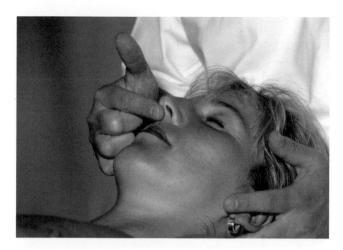

○ Abb. 3.20 Bereich der Nasenlöcher. Grifftechnik am Septum und an den Nasenflügeln, falls erforderlich

■ **Wangenbehandlung (○ Abb. 3.21)**

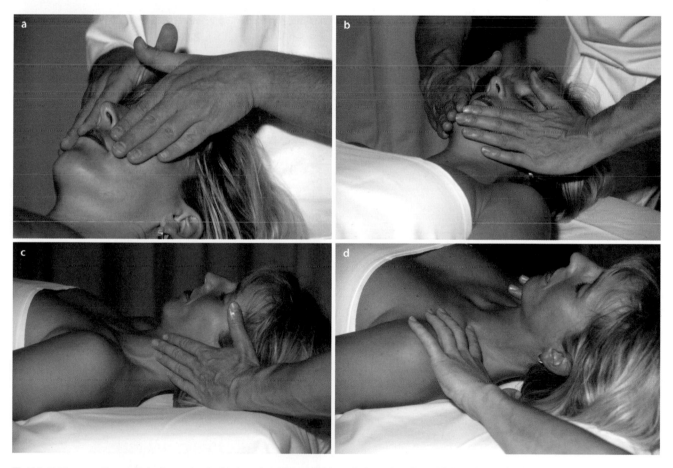

○ Abb. 3.21 a–e „Lange Reise" von der Jochbeinregion bis zur Schlüsselbeingrube (die Griffablaufbezeichnung geht auf Vodder zurück)

3

■ **Augenbehandlung (■ Abb. 3.22 und 3.23)**

■ **Abb. 3.22**   Tränensackregion

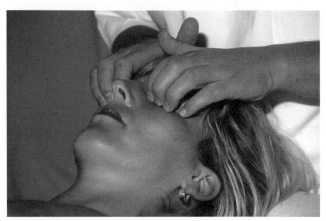

■ **Abb. 3.23** **a–c** 3 Kopfschmerz-Schwerpunktgriffe: **a** Stehende Kreise zwischen Augapfel und Orbitalrand, **b** Stehende Kreise auf dem Augenlid, **c** Stehende Kreise auf den Augenbrauen

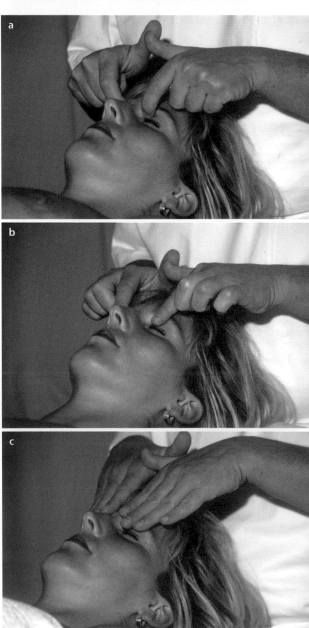

Die Therapieform Manuelle Lymphdrainage

- **Stirnbehandlung (☐ Abb. 3.24)**

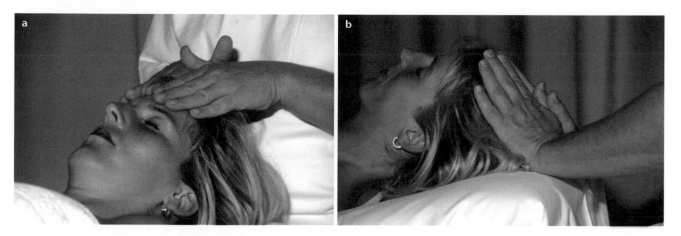

☐ **Abb. 3.24**   **a**, **b** In mehreren Abschnitten bis zum Schädeldach

- **Ableitende Behandlung (☐ Abb. 3.25)**

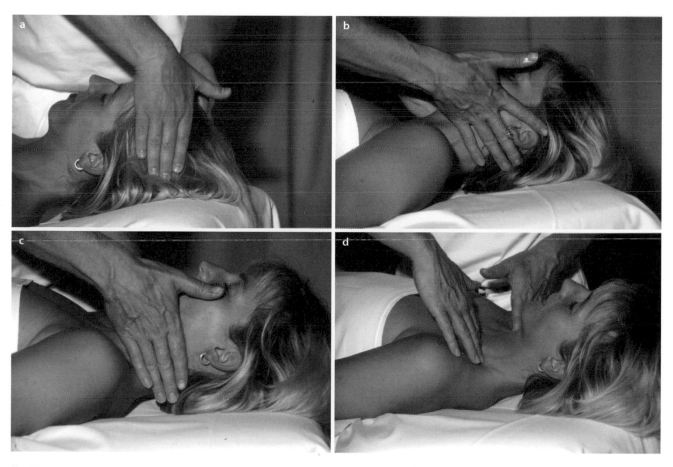

☐ **Abb. 3.25**   **a–d** Temporalisregion bis zur Schlüsselbeingrube

3.7.3 Hals von dorsal: Nackenbehandlung

Die dorsale Hals- bzw. Nackenbehandlung stellt quasi das Pendant zur Halsbehandlung von ventral (also zur Basisbehandlung) dar, wobei auch hier eine „Ausweitung" der Griffe nach kranial durch die Stehenden Kreise auf dem Hinterhaupt möglich ist.

> **Hinweis**
>
> Die Griffabläufe in der Nacken- und Hinterhauptregion werden entweder in Bauchlage des Patienten oder auch im Sitzen angewandt. Der Therapeut steht oder sitzt entweder am Kopfende der Liege oder seitlich davon.

Griffereihenfolge Nacken
Einleitende Ausstreichung
- Jugularis – Terminus
- Okziput – Terminus
- Paravertebrale Daumenkreise
- Hinterhauptbehandlung
- Schulterbehandlung
Abschließende Ausstreichung

Auch für alle Griffe seitlich am Hals stellt der Verlauf des M. sternocleidomastoideus die Begrenzung zur ventralen Halsregion dar.

Die folgenden Abbildungen zeigen die Reihenfolge der Griffe (◨ Abb. 3.26, 3.27, 3.28, 3.29, 3.30 und 3.31).

- **Jugularis – Terminus (◨ Abb. 3.26)**

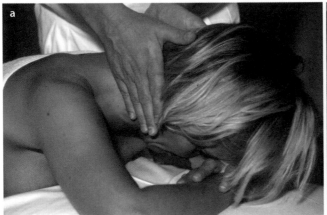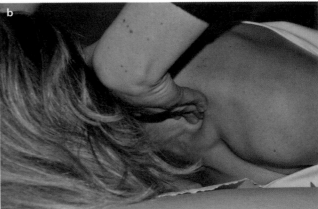

◨ **Abb. 3.26** **a**, **b** Jugularis – Terminus. Stehende Kreise seitlich am Hals in mehreren Ansätzen bis zur Schlüsselbeingrube

- Okziput – Terminus (◼ Abb. 3.27)

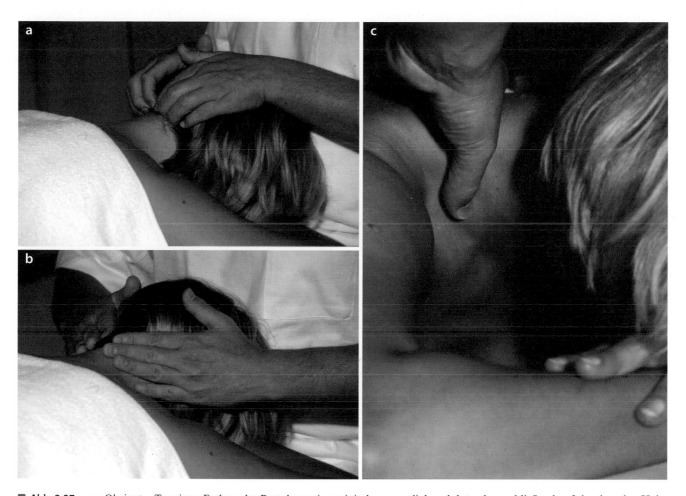

◼ **Abb. 3.27** **a–c** Okziput – Terminus. Entlang der Protuberantia occipitale von medial nach lateral, anschließend auf der dorsalen Halsseite in mehreren Ansätzen bis zur Schlüsselbeingrube

■ **Paravertebrale Daumenkreise (■ Abb. 3.28)**

■ **Abb. 3.28** Paravertebrale Daumenkreise. In mehreren Ansätzen von kranial bis zum zervikothorakalen Übergang

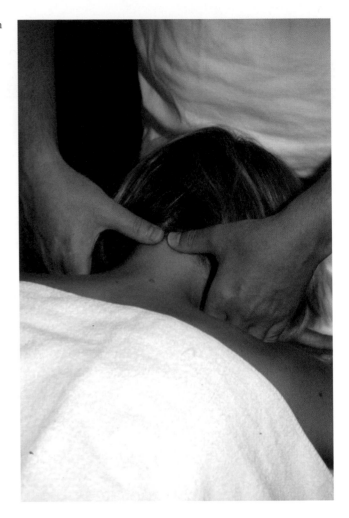

- **Hinterhauptbehandlung** (◘ Abb. 3.29)

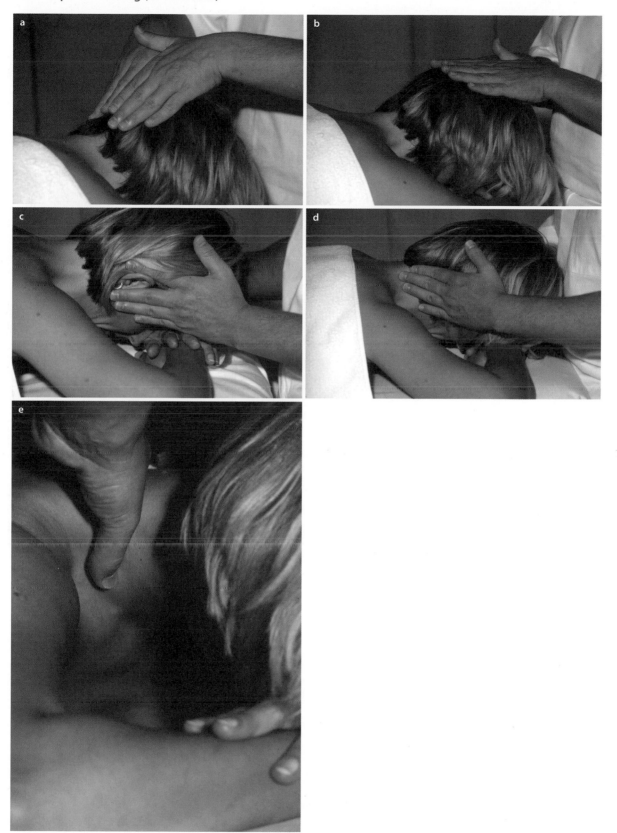

◘ **Abb. 3.29** **a–e** Hinterhauptbehandlung, beginnend an der Linea nuchae in vielen Ansätzen nach kranial bis zum Schädeldach, anschließend entlang der Seitenlinie des Kopfes bis zur Ohrregion (unter Mitbehandlung der prä- und retroaurikulären Lymphknoten), abschließend über die jugulare Lymphknotenkette bis zur Schlüsselbeingrube

■   **Schulterbehandlung (▣ Abb. 3.30 und 3.31)**

▣ **Abb. 3.30** Schulterbehandlung: beidhändige Pumpgriffe über die Deltoideen

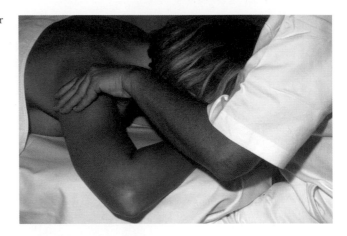

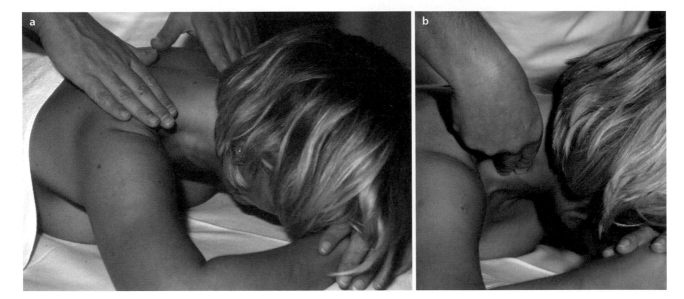

▣ **Abb. 3.31   a, b** Schulterbehandlung: beidhändige Stehende Kreise auf den freien Rändern des M. trapezius mit abschließender Terminus-behandlung

3.7.4 Sondergriffe Kopf: Mundinnendrainage

Die Mundinnendrainage ist eine „traditionelle" Ergänzungstechnik zu den Griffabläufen der Kopfregion. Nach empirischen Erkenntnissen lässt sich mit dieser Technik bei „intrakraniellen Abflussstörungen" verschiedenster Ursache eine zusätzliche positive Wirkung erzielen, die weder anatomisch noch funktionell erklärbar ist. Trotzdem wird diese Möglichkeit von allen Lehrinstituten gleichermaßen empfohlen und aus der Praxis immer wieder bestätigt.

Der sog. „Drainierende Griff" (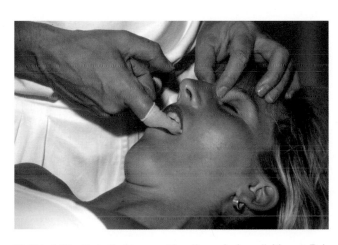 Abb. 3.32) ist lediglich eine Drückung auf der Stelle im Bereich des Gaumens, die nach einem ganz bestimmten Schema ausgeführt (◼ Abb. 3.33) und intermittierend einige Male wiederholt wird.

Neben der Gaumenregion können zusätzlich mit gleicher Technik die Wangenschleimhaut und die Zahnfleischregion mitbehandelt werden.

◼ **Abb. 3.32** Technik der sog. „Mundinnendrainage", hier am Beispiel der Drückungen an der Gaumenregion. Die nicht beteiligte Hand lenkt den Patienten beispielsweise durch unregelmäßiges Drücken oder Zupfen an der Nasenwurzel ab, sodass sich dessen Aufmerksamkeit nicht ausschließlich auf den empfindlichen Gaumen richtet.

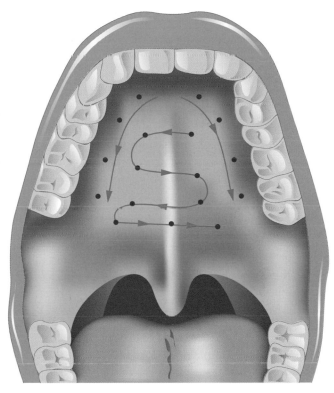

◼ **Abb. 3.33** Ablaufschema der Drückungen am Gaumen

3.7.5 Arm

◘ Abb. 3.34 zeigt die Topographie der Lymphgefäße des Armes. ◘ Abb. 3.35, 3.36, 3.37, 3.38, 3.39, 3.40, 3.41, 3.42, 3.43 und 3.44 und die folgende Übersicht zeigen die Reihenfolge der Griffe.

Griffereihenfolge Arm
Einleitende Ausstreichung
- Stehende Kreise Lnn. axillares
- Pumpgriffe am Oberarm

- Kombinationsgriffe (Pumpgriff/Stehender Kreis) am Oberarm
- Pumpgriffe am Ellenbogen
- Stehende Kreise in der Ellenbeuge
- Schöpfgriffe am Unterarm
- Daumenkreise um das Handgelenk
- Daumenkreise auf dem Handrücken
- Daumenkreise volare Handseite
- Fingerbehandlung

Abschließende Ausstreichung

◘ **Abb. 3.34** **a, b** Trans-Paint-Darstellung der Topographie der Lymphgefäße des Armes. **a** Ansicht bei innenrotiertem Arm, **b** Ansicht bei außenrotiertem Arm. Deutlich erkennbar ist die Tendenz der Lymphgefäße in Richtung medialer Oberarm und von hier zu den axillären Lymphknoten

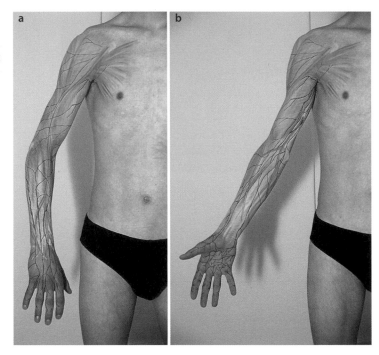

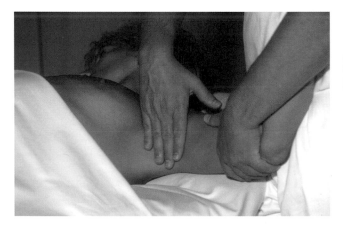

◘ **Abb. 3.35** Stehende Kreise zur Behandlung der axillären Lymphknoten in mehreren Ansätzen

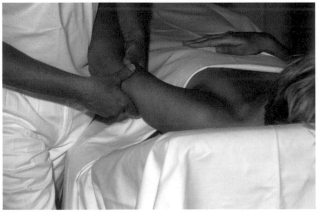

◘ **Abb. 3.36** Pumpgriffe beidhändig wechselweise am Oberarm medial und lateral

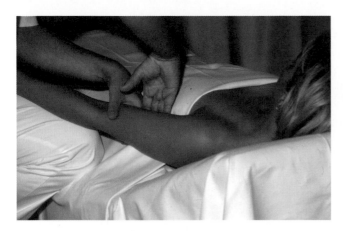

◻ **Abb. 3.37** Kombinationsgriff (Pumpgriff und Stehender Kreis) am Oberarm medial und lateral

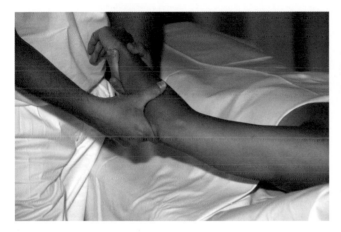

◻ **Abb. 3.38** Pumpgriff einhändig über den leicht gebeugten Ellenbogen

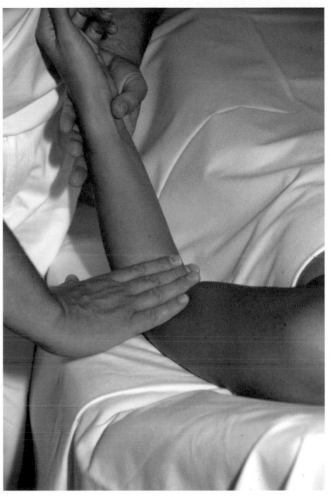

◻ **Abb. 3.39** Stehende Kreise in der leicht gebeugten Ellenbeuge

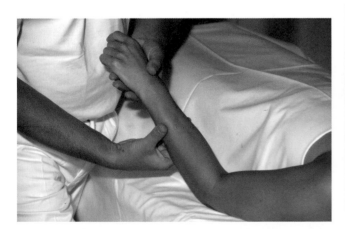

◻ **Abb. 3.40** Schöpfgriff einhändig am Unterarm, sowohl über die Beuger- als auch über die Streckerseite

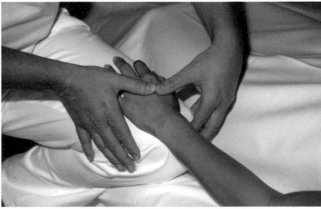

◻ **Abb. 3.41** Daumenkreise im Wechsel und/oder parallel um das Handgelenk und anschließend im Wechsel und/oder parallel auf dem Handrücken

3

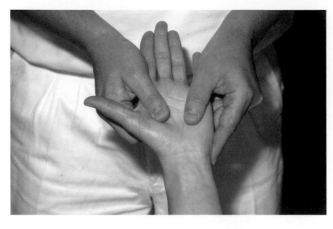

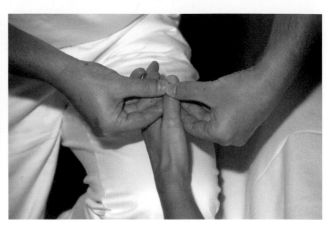

Abb. 3.42 Daumenkreise parallel auf der Handinnenfläche vom Zentrum zu den Handrändern

Abb. 3.44 Daumenkreise im Wechsel und/oder parallel am Daumen selbst

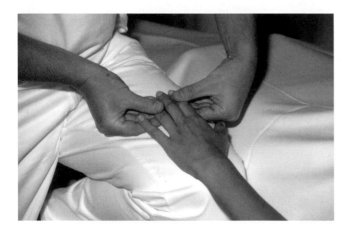

Abb. 3.43 Daumenkreise im Wechsel und/oder parallel auf der Beugeseite der Finger 2–5, anschließend im Wechsel und/oder parallel auf der Streckseite der Finger 2–5

3.7.6 Bein ventral

◘ Abb. 3.45 zeigt die Topographie der Lymphgefäße am Bein ventral. Die Übersicht und die folgenden zeigen die Reihenfolge der Griffe (◘ Abb. 3.46, 3.47, 3.48, 3.49, 3.50, 3.51, 3.52, 3.53, 3.54, 3.55, 3.56, 3.57, 3.58, 3.59 und 3.60).

Griffereihenfolge Bein ventral
Einleitende Ausstreichung
- Stehende Kreise Lnn. iliacales
- Stehende Kreise Lnn. inguinales
- Pumpgriffe über den Oberschenkel
- Kombinationsgriffe (Pumpgriff/Stehender Kreis) am Oberschenkel
- Pumpgriffe über das Knie
- Beidseitig parallele Stehende Kreise seitlich am Knie
- Stehende Kreise in der Kniekehle
- Schöpfgriffe an der Wade
- Kombination Schöpfgriffe und Pumpgriffe am Unterschenkel
- Kombinationsgriffe (Pumpgriff/Stehender Kreis) auf der ventralen Unterschenkelfläche
- Daumenkreise über das Sprunggelenk
- Beidseitige Stehende Kreise retromalleolär
- Daumenkreise auf dem Fußrücken
- Daumenkreise auf dem Vorfuß=„Lymphsee-Behandlung"
- Zehenbehandlung

Abschließende Ausstreichung

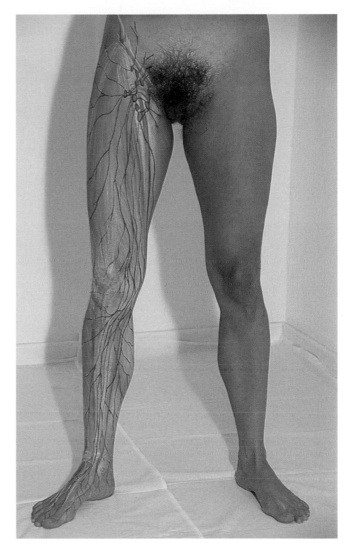

◘ **Abb. 3.45** Topographie der Lymphgefäße am Bein ventral (Trans-Paint-Darstellung)

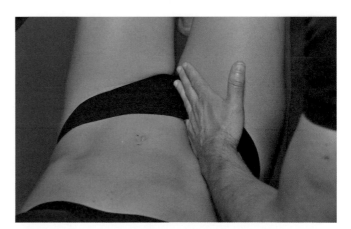

◘ **Abb. 3.46** Stehende Kreise mit der ulnaren Handseite oberhalb des Leistenbandes zur Behandlung der iliakalen Lymphknoten. Voraussetzung: entspannte Bauchdecke durch ausreichende Hüftbeugung!

3

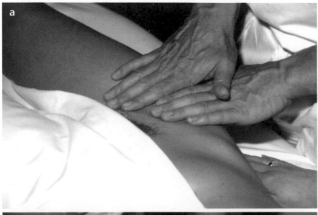

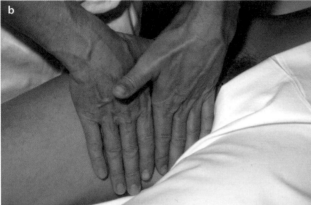

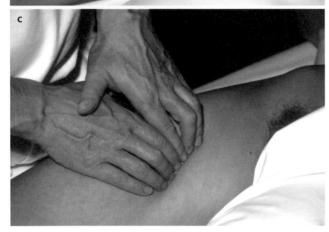

Abb. 3.47 **a–c a** Stehende Kreise im Verlauf des Leistenbandes und **b** zusätzlich proximal im Adduktorenbereich zur Behandlung der oberflächlichen inguinalen Lymphknoten, **c** Stehende Kreise entlang des medialen Randes des M. sartorius zur Behandlung tiefer gelegener inguinaler Lymphknoten

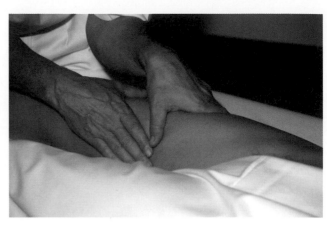

Abb. 3.48 Pumpgriffe beidhändig im Wechsel über den ventralen Oberschenkel von distal nach proximal

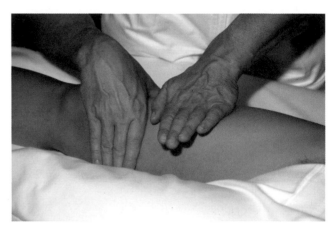

Abb. 3.49 Kombinationsgriff (Pumpgriff und Stehender Kreis) in mehreren Bahnen auf der ventralen Oberschenkelfläche

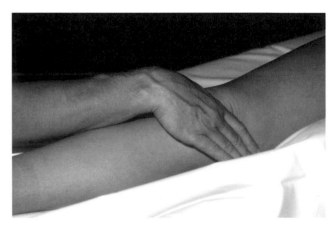

Abb. 3.50 Pumpgriff einhändig über das Knie

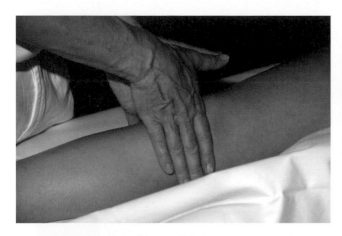

Abb. 3.51   Stehende Kreise seitlich des Knies in 3 Ansätzen

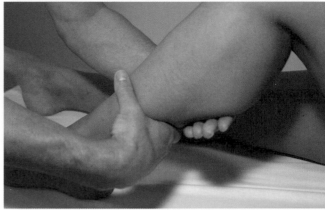

Abb. 3.53   Schöpfgriffe beidhändig im Wechsel über den dorsalen Unterschenkel

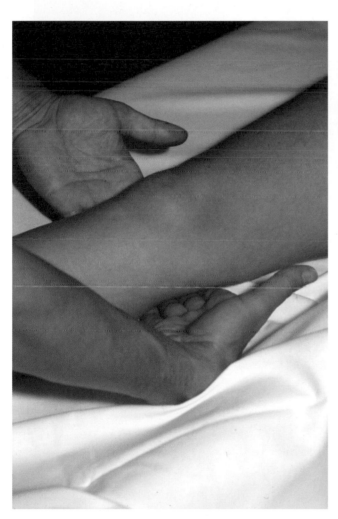

Abb. 3.52   Stehende Kreise in der Poplitea

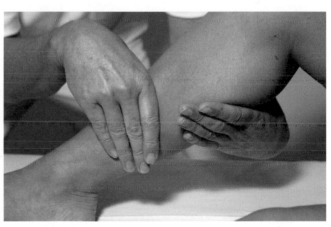

Abb. 3.54   Pumpgriffe und Schöpfgriffe kombiniert im Wechsel über den gesamten Unterschenkel. Die Pumpgriffe werden ventral über die Tibia, die Schöpfgriffe dorsal über den Wadenbereich ausgeführt

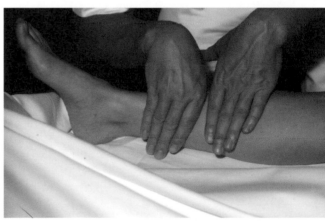

Abb. 3.55   Kombinationsgriff (Pumpgriff und Stehender Kreis) in mehreren Bahnen auf der ventralen Unterschenkelfläche (vorwiegend medial und lateral)

3

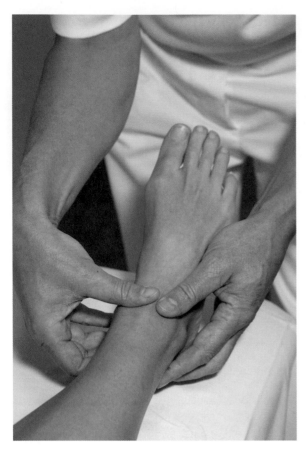

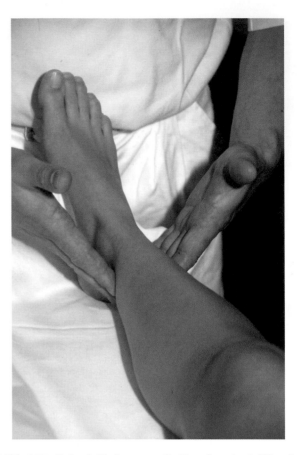

Abb. 3.56 Daumenkreise im Wechsel und/oder parallel über dem oberen Sprunggelenk

Abb. 3.57 Stehende Kreise retromalleolär entlang der Achillessehne

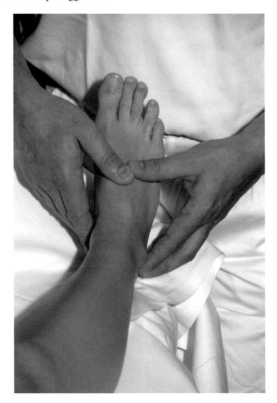

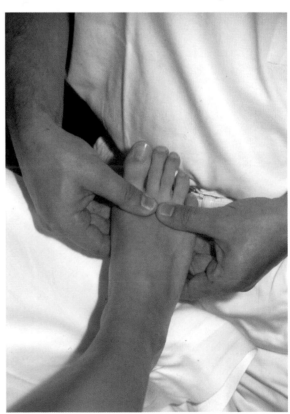

Abb. 3.58 Daumenkreise im Wechsel und/oder parallel über den Fußrücken

Abb. 3.59 Daumenkreise parallel, auf der Stelle stehend ausgeführt, im Bereich der Zehengrundgelenke der Zehen 2–5, der sog. „Lymphsee-Region"

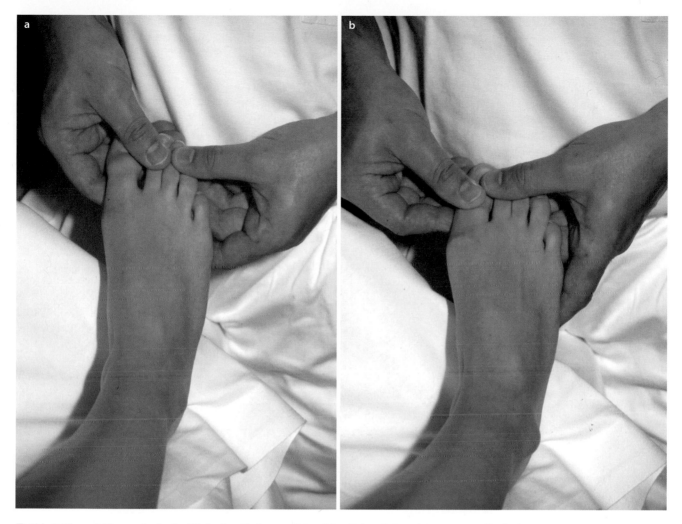

◻ **Abb. 3.60   a, b** Daumenkreise im Wechsel und/oder parallel auf den Zehen 2–5 sowie separat am Großzeh

3.7.7 Bein dorsal

■ Abb. 3.61 zeigt die Topographie der Lymphgefäße am Bein dorsal.

Die Reihenfolge der Griffe ist in der folgenden Übersicht zusammengefasst. Da die Lymphknoten der inguinalen und iliakalen Gruppe aus der Bauchlage nur unzureichend behandelbar sind, werden sie einleitend aus der Rückenlage behandelt, und zwar genauso wie bei der Reihenfolge Bein ventral (■ Abb. 3.62 und 3.63).

Die Möglichkeit, die Lymphknoten auch aus der Bauchlage heraus zu manipulieren ist als behandlungsbedingte Grundgriffabwandlung zu verstehen; sie ergibt sich in der Praxis sehr selten (▶ Abschn. 21.2.1).

> **Griffereihenfolge Bein dorsal**
> Zunächst Rückenlage
> — Stehende Kreise Lnn. iliacales
> — Stehende Kreise Lnn. inguinales

Wechsel in Bauchlage und Ausstreichung
— Kombinationsgriffe (Pumpgriff/Stehender Kreis) am Oberschenkel
— Pumpgriffe über die Kniekehle
— Stehende Kreise in der Kniekehle
— Beidseitig parallele Stehende Kreise seitlich am Knie
— Pumpgriffe über die Wade
— Kombinationsgriffe (Pumpgriff/Stehender Kreis) am Unterschenkel
— Daumenkreise retromalleolär
— Daumenkreise plantar

Abschließende Ausstreichung

Im Anschluss an die in ■ Abb. 3.63 gezeigte Grifffolge dreht sich der Patient in die Bauchlage. Meist erfolgt jetzt noch eine einleitende Ausstreichung über das dorsale Bein.

■ Abb. 3.64, 3.65, 3.66, 3.67, 3.68, 3.69, 3.70 und 3.71 zeigen die Reihenfolge der weiteren Griffe. Beendet wird mit einer abschließenden Ausstreichung.

■ **Abb. 3.61 a** Topographie Lymphgefäße am Oberschenkel dorsal. **b** Verlauf des dorsolateralen Lymphgefäßbündels in Begleitung zur V. saphena parva und Übertritt in die Tiefe der Poplitea (Trans-Paint-Darstellung)

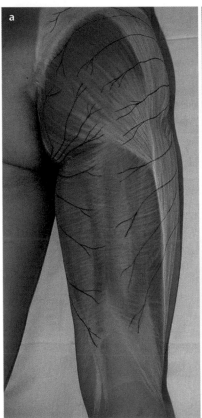
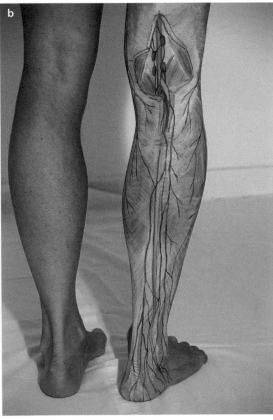

◘ **Abb. 3.62** Stehende Kreise mit der ulnaren Handseite oberhalb des Leistenbandes zur Behandlung der iliakalen Lymphknoten. Voraussetzung: entspannte Bauchdecke durch ausreichende Hüftbeugung!

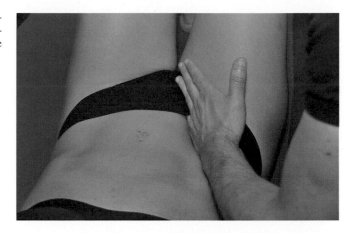

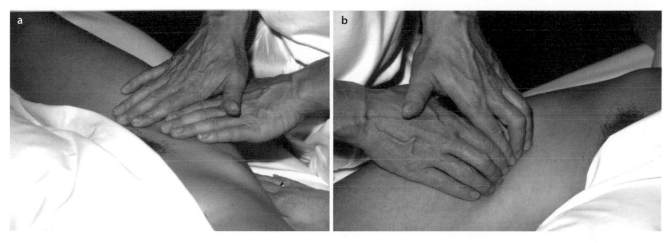

◘ **Abb. 3.63** **a** Stehende Kreise im Verlauf des Leistenbandes, **b** Stehende Kreise entlang des medialen Randes des M. sartorius zur Behandlung tiefer gelegener inguinaler Lymphknoten

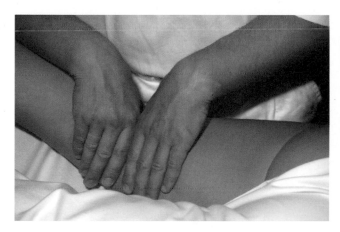

◘ **Abb. 3.64** Kombinationsgriff (Pumpgriff und Stehender Kreis) medial und lateral am Oberschenkel dorsal

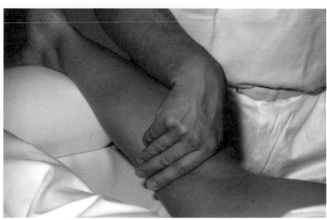

◘ **Abb. 3.65** Pumpgriff einhändig über die Poplitea

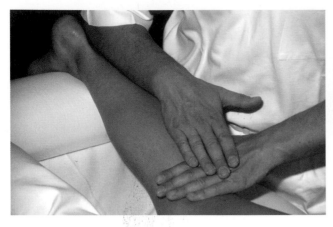

◘ **Abb. 3.66**   Stehende Kreise bei leicht gebeugtem Knie in der Poplitea

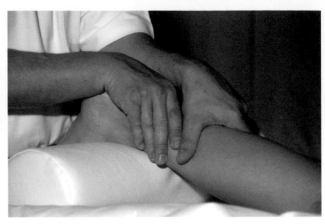

◘ **Abb. 3.68**   Pumpgriffe, beidhändig im Wechsel über die Wade

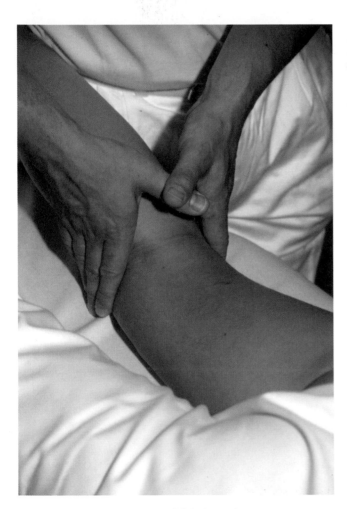

◘ **Abb. 3.67**   Stehende Kreise seitlich des Knies

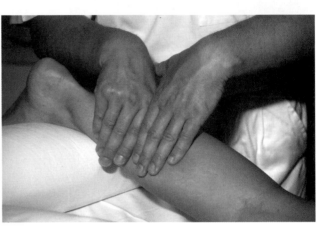

◘ **Abb. 3.69**   Kombinationsgriff (Pumpgriff und Stehender Kreis)
über die Wade

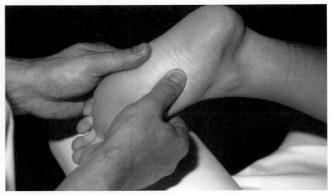

▣ Abb. 3.71 Daumenkreise, wechselweise und/oder parallel auf der Fußsohle, von der gedachten Mittellinie der Fußsohle zum jeweiligen medialen bzw. lateralen Fußrand

3.7.8 Tiefengriffe Bein ventral und dorsal: Poplitea-Dehnung

Um über die Stehenden Kreise auf der Regio poplitea nicht nur den oder die Lnn. poplitei superficiales, sondern auch die wesentlich tiefer gelegenen Lnn. poplitei profundi zu erreichen, benötigt man bei der Behandlung ausgeprägter Unterschenkelödeme manchmal zusätzliche intensivere Dehnreize (▣ Abb. 3.72). Das Knie muss sich in ausreichender Beugestellung befinden. Die Dehnung erfolgt in diagonaler Richtung, wobei zur Intensivierung die „Eigenschwere" des Beines mit eingesetzt werden kann (▣ Abb. 3.73).

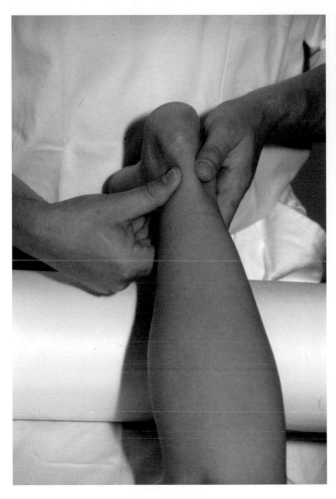

▣ Abb. 3.70 Daumenkreise, wechselweise und/oder parallel beiderseits der Achillessehne

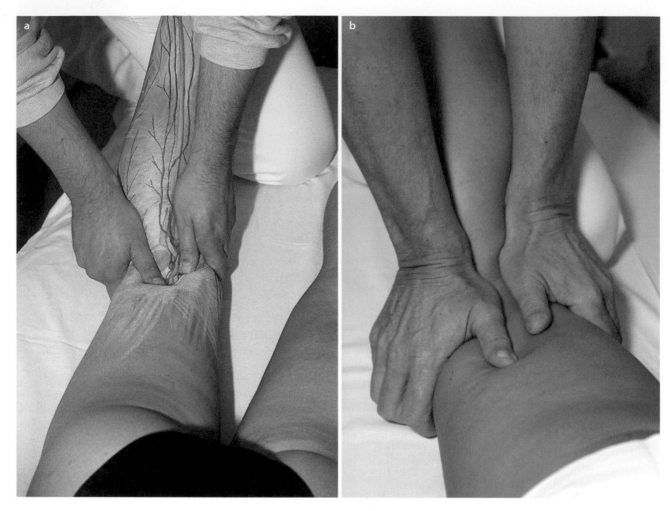

■ **Abb. 3.72** **a** Poplitea-Tiefengriff aus der Bauchlage. Zur Verdeutlichung ist die Lymphgefäß-/Lymphknotensituation mit dem Trans-Paint-Verfahren dargestellt. **b** Die Poplitea-Dehnung ist sowohl mit den distalen als auch proximalen Daumenanteilen durchführbar

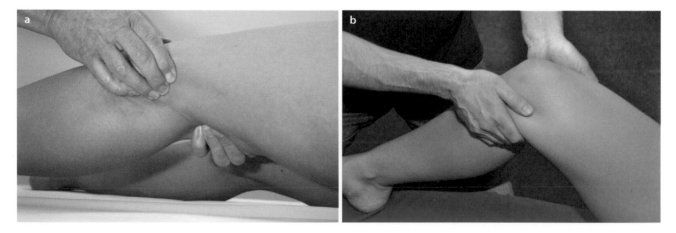

■ **Abb. 3.73** **a** Poplitea-Dehnung aus Rückenlage in diagonaler Richtung, orientiert an den ischio-cruralen Muskelrändern. **b** unter Ausnutzung der Eigenschwere des Beines

3.7.9 Rücken

◼ Abb. 3.74 zeigt die Topographie der oberflächlichen Lymphgefäße des Rückens.

In der folgenden Übersicht ist die Reihenfolge der Griffe zusammengefasst. Nach den in den ◼ Abb. 3.75, 3.76 und ◼ 3.77 gezeigten Griffen wird ein Seitenwechsel vorgenommen; danach folgen Stehende Kreise an der Margo medialis scapulae (◼ Abb. 3.78). Anschließend werden diese 4 Griffabläufe wiederholt (inklusive eines erneuten Seitenwechsels). Es folgen die Stehenden Kreise beidhändig (◼ Abb. 3.79). Die Griffereihenfolge wird mit einer abschließenden Ausstreichung beendet.

Griffereihenfolge Rücken

Einleitende Ausstreichung
- Stehende Kreise Lnn. axillares
- Drehgriffe auf dem Rücken
- Kombinationsgriffe (Pumpgriff/Stehender Kreis) an der Flanke

Seitenwechsel
- Stehende Kreise an der Margo medialis scapulae

Wiederholung aller Griffe
- Beidseitig parallele, Stehende Kreise an der Flanke

Abschließende Ausstreichung

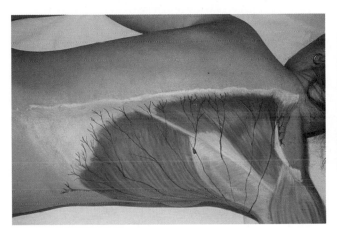

◼ **Abb. 3.74** Topographie der oberflächlichen Lymphgefäße des Rückens (Trans-Paint-Darstellung)

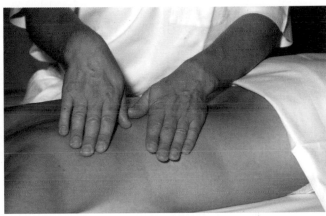

◼ **Abb. 3.76** Drehgriffe beidhändig im Wechsel über eine Rückenhälfte

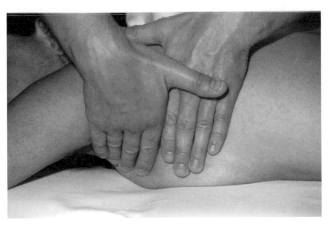

◼ **Abb. 3.75** Stehende Kreise in der Achselhöhle in mehreren Ansätzen, beidhändig oder einhändig

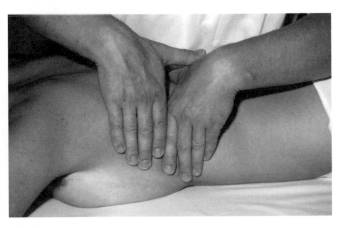

◼ **Abb. 3.77** Kombinationsgriffe (Pumpgriff und Stehender Kreis) an der Flanke vom unteren Rippenbogen zur Axilla

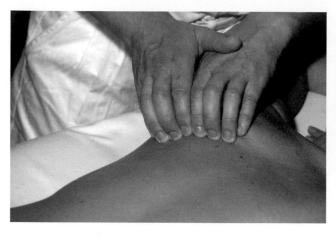

Abb. 3.78   Stehende Kreise an der Margo medialis scapulae mit den Fingerbeeren

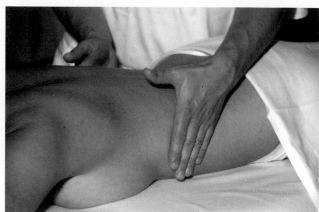

Abb. 3.79   Stehende Kreise beidhändig gleichzeitig an der Flanke vom unteren Rippenbogen bis in die Axilla

3.7.10   Tiefengriffe Rücken: ICR-Spreizgriff

3.7.10.1   Stehende Kreise in den Interkostalräumen (ICR-Spreizgriff)

Da das oberflächliche Lymphgefäßsystem am Rumpf über Perforansgefäße mit dem parietalen Lymphgefäßsystem verbunden ist (parietal = die Leibeswand) und zwar in der Weise, dass dieser Abflussweg von der oberflächlichen Gefäßschicht in die Tiefe führt (an den Extremitäten ist es in der Regel umgekehrt), werden bei entsprechenden Schwellungslokalisationen, wie dies im Falle eines Thoraxwandlymphödems nach Ablatio mammae vorkommen kann, sogenannte Spreizgriffe auf den Interkostalräumen ausgeführt (■ Abb. 3.80).

Bei entsprechenden Indikationen ist zu bedenken, dass sich die **Spreizgriffe** über den Rippenzwischenräumen direkt an die Grundgriffe des Rückens anschließen, und zwar jeweils im Anschluss an die beidhändig, beidseitig ausgeführten Stehenden Kreise an der Flanke.

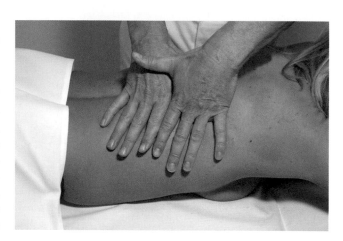

Abb. 3.80   ICR-Spreizgriffe am Thorax dorsal

3.7.11 Lenden- und Gesäßregion

◘ Abb. 3.81 zeigt die Topographie der Hautlymphgefäße der Lenden- und Gesäßregion, die zum Teil in die Lymphgefäße der Bauchhaut münden (◘ Abb. 3.95 sowie ◘ Abb. 1.70), letztendlich jedoch alle in die superfizialen inguinalen Lymphknoten.

Da die Lymphknoten der inguinalen und iliakalen Gruppe aus der Bauchlage nur unzureichend behandelbar sind, werden sie einleitend aus Rückenlage behandelt (◘ Abb. 3.82 und 3.83).

Die Möglichkeit, die Lymphknoten auch aus der Bauchlage heraus zu manipulieren, ist als behandlungsbedingte Grundgriffabwandlung zu verstehen; sie ergibt sich in der Praxis sehr selten.

Die Übersicht zeigt die Griffreihenfolge im Überblick.

Griffreihenfolge Lenden-/Gesäßregion
Zunächst Rückenlage
- Stehende Kreise Lnn. iliacales
- Stehende Kreise Lnn. inguinales

- (Evtl. sogar Drehgriffe auf der Bauchhaut von kranial nach kaudal)

Seitenwechsel, Wiederholung der Griffe, Wechsel in Bauchlage und Ausstreichung
- Drehgriffe über Lenden- und Gesäßregion
- Stehende Kreise an der Hüftregion
- Stehende Kreise neben der Analfalte

Seitenwechsel sowie Wiederholung der Griffe/abschließende Ausstreichung

Im Anschluss an die in ◘ Abb. 3.82 und 3.83 gezeigten Griffe dreht sich der Patient in die Bauchlage. Meist erfolgt jetzt noch eine einleitende Ausstreichung über die Lenden- und Gesäßregion.

◘ Abb. 3.84, 3.85 und 3.86 zeigen die Reihenfolge der weiteren Griffe. Dann wird ein Seitenwechsel vorgenommen, und anschließend werden diese 3 Griffabläufe wiederholt. Die Griffreihenfolge wird mit einer abschließenden Ausstreichung beendet.

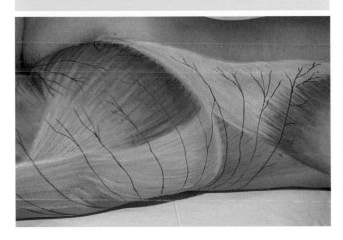

◘ **Abb. 3.81** Topographie der Hautlymphgefäße der Lenden- und Gesäßregion (Trans-Paint-Darstellung)

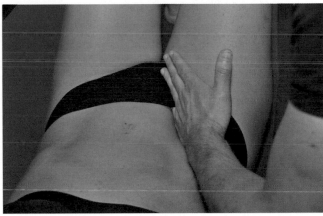

◘ **Abb. 3.82** Stehende Kreise mit der ulnaren Handseite oberhalb des Leistenbandes zur Behandlung der iliakalen Lymphknoten. Voraussetzung: entspannte Bauchdecke durch ausreichende Hüftbeugung!

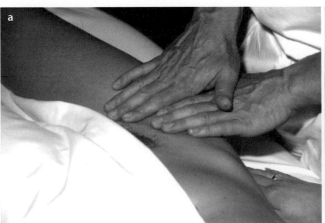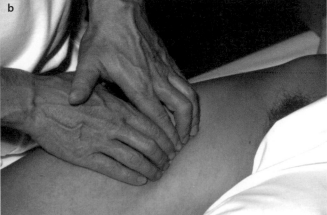

a   b

◘ **Abb. 3.83** **a** Stehende Kreise im Verlauf des Leistenbandes, **b** Stehende Kreise entlang des medialen Randes des M. sartorius zur Behandlung tiefer gelegener inguinaler Lymphknoten

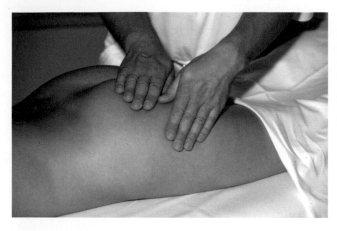

Abb. 3.84 Drehgriffe beidhändig im Wechsel über eine Lenden- und Glutealseite

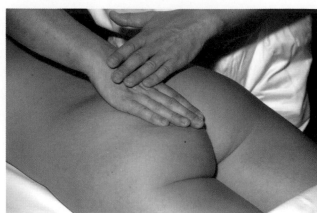

Abb. 3.86 Stehende Kreise neben der Analfalte

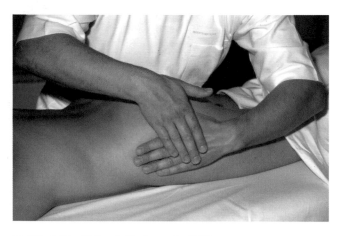

Abb. 3.85 Stehende Kreise an der Hüfte

3.7.12 Brust

Abb. 3.87 zeigt die Topographie der Lymphgefäße der Brusthaut bzw. der Brustdrüse.

Die Übersicht zeigt die Griffreihenfolge. Nach den in Abb. 3.88, 3.89 und 3.90 dargestellten Griffen wird ein Seitenwechsel vorgenommen, anschließend werden diese 3 Griffabläufe wiederholt. Nach den Stehenden Kreisen beidhändig (Abb. 3.91) wird die Griffereihenfolge mit einer abschließenden Ausstreichung beendet.

> **Griffereihenfolge Brust**
> Einleitende Ausstreichung
> - Stehende Kreise Lnn. axillares
> - Stehende Kreise zwischen Klavikula und Brustdrüse
> - Kombination aus Drehgriffen, Pumpgriffen und Stehenden Kreisen=„Siebener-Griff"
>
> Seitenwechsel sowie Wiederholung der Griffe
> - Beidseitig parallele, Stehende Kreise an der Flanke
>
> Abschließende Ausstreichung

Die Therapieform Manuelle Lymphdrainage

◘ **Abb. 3.87 a, b** Topographie der Lymphgefäße **a** der Brusthaut, **b** der Brustdrüse (Trans-Paint-Darstellung)

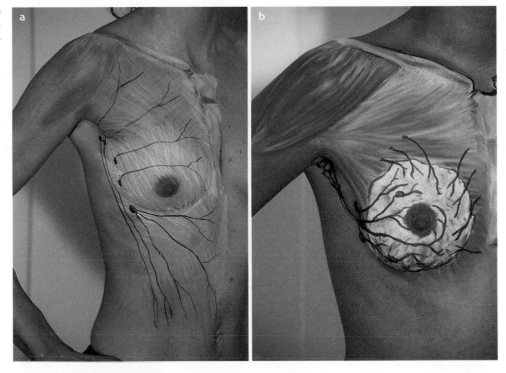

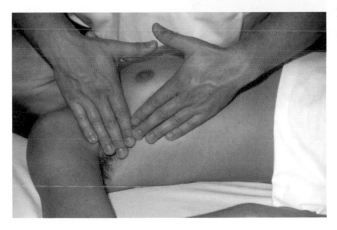

◘ **Abb. 3.88** Stehende Kreise in der Achselhöhle in mehreren Ansätzen, beidhändig oder einhändig

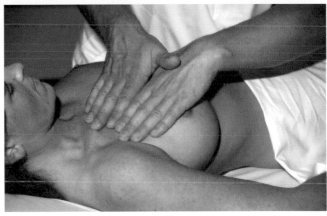

◘ **Abb. 3.89** Stehende Kreise oberhalb der Mamma vom Sternum ausgehend in Richtung Axilla

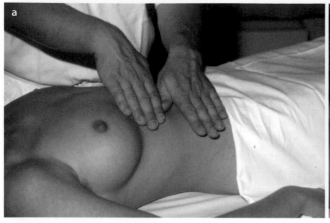

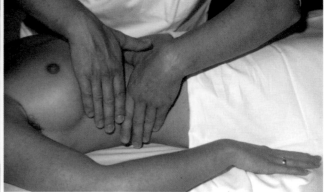

Abb. 3.90 **a, b** Kombinationsgriffablauf aus Drehgriffen, Pump-griffen und Stehenden Kreisen – sog. „Siebener-Griff". **a** Begonnen wird unterhalb der Brustdrüse mit 4 Drehgriffen von medial nach lateral, **b** übergangslos erfolgt die Kombination Pumpgriff und Ste-hender Kreis an der Flanke

Abb. 3.91   Stehende Kreise beidhändig gleichzeitig an der Flanke vom unteren Rippenbogen bis in die Axilla

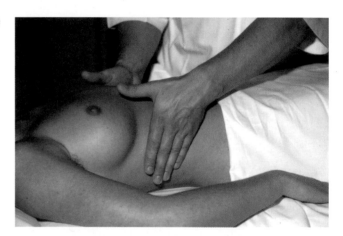

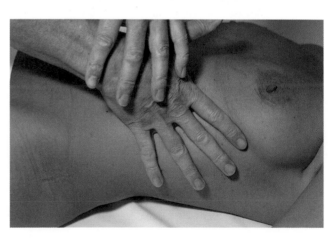

3.7.13 Tiefengriffe: ICR- und Oberbauchatemgriffe

3.7.13.1 Stehende Kreise in den Interkostalräumen (ICR-Spreizgriff)

Eine Ergänzung der Grundgriffe am Brustkorb ventral stel-len Stehende Kreise dar, die im Verlauf der Rippenzwi-schenräume ausgeführt werden. Sie zielen auf all die Lymphkollektoren, die aus dem subkutanen Verlauf durch die Faszie und die interkostale Muskulatur nach intrathora-kal zu den parietalen Lymphgefäßen und -knoten ziehen.

Bei entsprechenden Indikationen ist zu bedenken, dass sich die **Spreizgriffe** über den Rippenzwischenräu-men direkt an die Grundgriffe der Brust anschließen, und zwar jeweils im Anschluss an die Stehenden Kreise an der Flanke (□ Abb. 3.92).

Abb. 3.92   ICR-Spreizgriff am Thorax ventral

3.7.13.2　Brustkorbrandgriffe bzw. Oberbauchatemgriffe

Gerade der Verlauf des größten menschlichen Lymphgefäßstammes, des Ductus thoracicus im hinteren Mediastinum, lässt eine direkte grifftechnische Beeinflussung nicht zu. Lediglich der Beginn im Retroperitonealraum am thorakolumbalen Wirbelsäulenübergang ist durch Griffe im Oberbauchbereich – die sog. Brustkorbrand- bzw. Oberbauchatemgriffe – und durch die Bauchtiefengriffe evtl. noch beeinflussbar. Der weitere Verlauf kranialwärts (▶ Kap. 1, ◘ Abb. 1.48, 1.78 und 1.79) ist durch die Druckschwankungen der Atmung bis zu einem gewissen Grad lediglich indirekt beeinflussbar (▶ Kap. 7).

Die Brustkorbrand- bzw. Oberbauchatemgriffe zielen auf den Zusammenfluss der Lymphgefäßstämme zur Cisterna chyli am thorakolumbalen Übergang der Wirbelsäule und auf den Übergang des Ductus thoracicus aus dem abdominalen- in den mediastinalen Raum durch das Zwerchfell. Dies erfordert eine größere Verformung der Bauchdecke als bei den üblichen oberflächlichen Grundgriffabläufen, und zwar ausschließlich am Thoraxrand, jedoch in dorsokranialer Richtung. Ein weiterer Vorteil dieser Griffeausführung ist die Anleitung zur völlig symmetrischen Atembewegung, die bei manchen Krankheitsbildern, allen voran dem Zustand nach Ablatio mammae teilweise verloren gehen kann.

> **Hinweis**
>
> Es gilt, die natürliche Bauchdeckenspannung lagerungstechnisch zu mindern (◘ Abb. 3.93). Eine weitere Voraussetzung besteht darin, dass die Applikation der Griffe bei geführter Kostoabdominalatmung im Atemrhythmus des Patienten erfolgt.

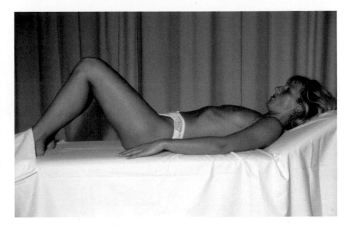

◘ **Abb. 3.93**　Lagerung beim Brustkorbrand- bzw. Oberbauchatemgriff

Die Druckphase beginnt mit der Ausatmung, indem die flach auf dem Rippenbogen liegende Hand dem zurückweichenden Zwerchfell unter den Rippenbogen mittels einer Supinationsbewegung folgt. Der Druck liegt dabei auf dem ulnaren Teil der Hand. Mit beginnender Einatmung tritt die Nullphase ein (◘ Abb. 3.94a und 3.94b). Dieser Vorgang ist an vier bzw. an fünf verschiedenen Stellen entlang des Rippenbogens möglich und kann wahlweise mehrfach wiederholt werden (◘ Abb. 3.94c).

Die Verbesserung der physiologischen Lymphdrainage der im Oberbauch gelegenen Organe sowie eine gewisse Mobilisation des Zwerchfells kann als „Nebeneffekt" angenommen werden.

Die evtl. **Kontraindikationen** sind mit jenen der Bauchtiefengriffe weitgehend identisch.

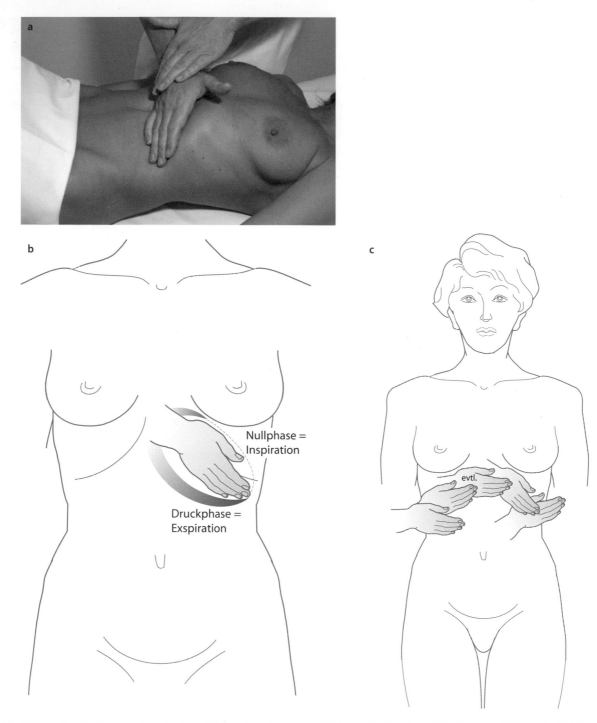

Nullphase =
Inspiration

Druckphase =
Exspiration

evtl.

■ **Abb. 3.94**   **a** Handhaltung am Brustkorbrand/Supinationsbewegung, **b** Schema der Druck- und Nullphase, **c** Schema der Griffansätze

3.7.14 Oberflächengriffe Bauch

Der Bauch stellt eine besondere Region dar. Hier sammelt sich die gesamte Lymphflüssigkeit der Oberfläche der unteren Körperhälfte. Mit dem Durchtritt unter dem Leistenband vermischt sich diese mit der Lymphe der Becken- und Bauchorgane und der Becken- und Bauchwand, um schließlich als Gesamtlymphe im retroperitonealen Raum in die Lymphgefäßstämme aufgenommen zu werden. Deswegen ist die Behandlung des Becken-Bauch-Raumes nahezu bei jeder Abflussstörung der unteren Körperhälfte unumgänglich!

Die Bauchregion ist deshalb diejenige, die indikationsbezogen grundsätzlich in eine Oberflächenbehandlung und eine Tiefenbehandlung eingeteilt ist.

◘ Abb. 3.95 zeigt auf der rechten Körperseite die Topographie der Lymphgefäße der Bauchhaut und Lymphknoten im inguinalen Bereich. Die linke Seite gibt den „Blick frei“ auf den intrapelvinen Verlauf der Lymphgefäße mit den profunden inguinalen und den iliakalen Lymphknoten.

Die Griffe der Bauchoberfläche:

Man beginnt mit einer einleitenden Ausstreichung. Die Grifftechnik auf den oberflächlichen und tiefen Lymphknoten der Leiste und des Beckens ist identisch mit der, die für die Grundgriffe der ventralen Beinseite beschrieben wurde (◘ Abb. 3.96 und 3.97).

Danach folgen die Drehgriffe (◘ Abb. 3.98); nach deren Ausführung wird ein Seitenwechsel vorgenommen. Anschließend werden die Griffabläufe wiederholt. Die Griffereihenfolge wird mit einer abschließenden Ausstreichung beendet. In der Übersicht wird die Griffreihenfolge dargestellt.

Griffereihenfolge Bauch

Einleitende Ausstreichung
- Stehende Kreise Lnn. iliacales
- Stehende Kreise Lnn. inguinales

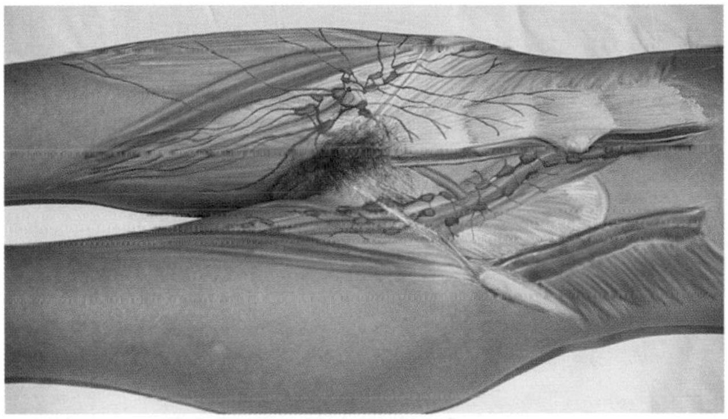

◘ **Abb. 3.95** Trans-Paint-Darstellung der Topographie der Lymphgefäße und Lymphknoten im iliakalen und inguinalen Bereich. Rechte Körperseite: oberflächliche Lymphgefäße der Bauchhaut und der oberflächlichen inguinalen Lymphknoten. Linke Körperseite: Lage der tiefen inguinalen Lymphknoten und Durchtritt der Lymphgefäße unter dem Lig. inguinale mit Verlauf zu den iliakalen Lymphknoten

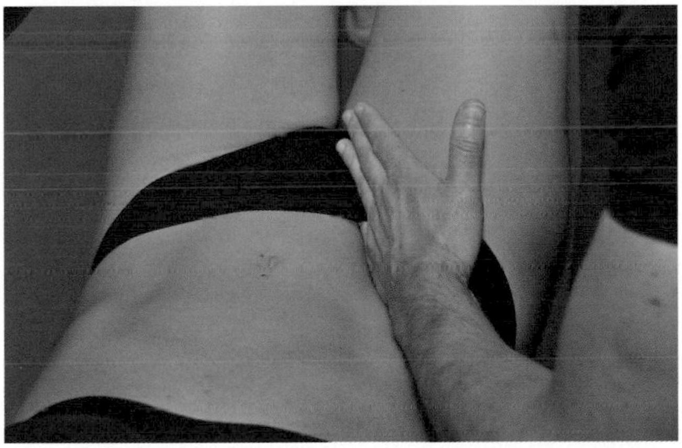

◘ **Abb. 3.96** Stehende Kreise mit der ulnaren Handseite oberhalb des Leistenbandes zur Behandlung der iliakalen Lymphknoten. Voraussetzung: entspannte Bauchdecke durch ausreichende Hüftbeugung!

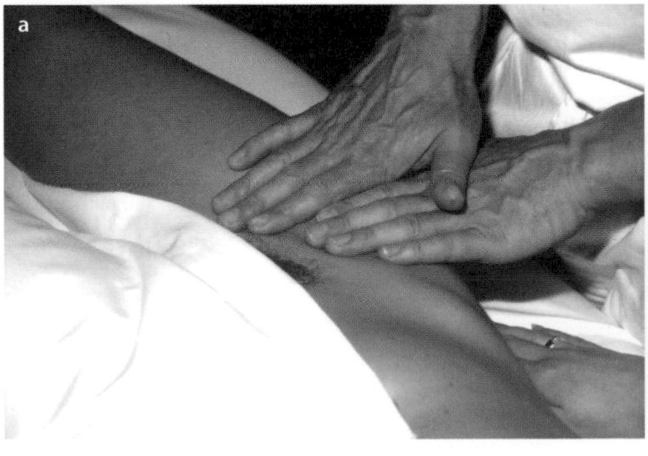

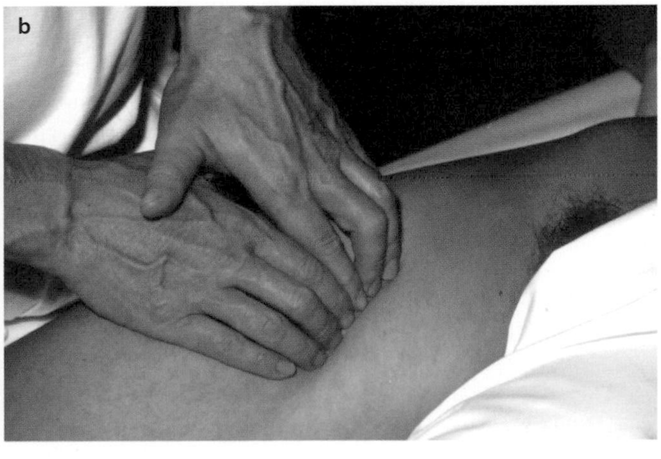

◘ **Abb. 3.97** **a** Stehende Kreise im Verlauf des Leistenbandes, **b** Stehende Kreise entlang des medialen Randes des M. sartorius zur Behandlung tiefer gelegener inguinaler Lymphknoten

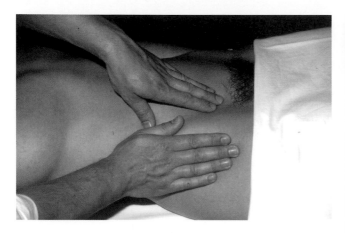

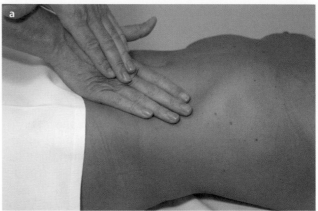

Abb. 3.98 Drehgriffe von der transversalen Wasserscheide ausgehend in Richtung Inguinallymphknoten, wahlweise einhändig oder beidhändig ausführbar

— Drehgriffe über die Bauchhaut

Seitenwechsel sowie Wiederholung der Griffe/abschließende Ausstreichung

3.7.15 Tiefengriffe: Kolongriffe und Becken-Bauch-Drainage

3.7.15.1 Kolonbehandlung

Der Griff zur Kolonbehandlung zielt einerseits darauf ab, die Peristaltik des Kolons zu verbessern und soll andererseits auf die physiologische Lymphdrainage der Dickdarmwand einwirken.

Die Ergänzung der Griffe der Bauchoberfläche um die Griffabläufe auf dem Dickdarmverlauf kann im Rahmen der Entstauung von Ödemen der unteren Extremitäten nötig sein, da eine Obstipation die Behandlung behindern würde. Davon abgesehen eignet sich diese Kolonbehandlung jedoch auch als besonders milde und nachhaltige Form der Kolonmassage ohne Indikation für eine Ödembehandlung (► Kap. 34).

Bei der Grifftechnik selbst handelt es sich um Stehende Kreise in der Version „Hand-über-Hand" mit einer Druckintensität, die gewährleistet, dass nicht nur die Bauchhaut, sondern auch die Bauchwand verformt wird. Dadurch erfolgt eine indirekte Quer- und Längsdehnung der Kolonwandung in den Abschnitten, die er-

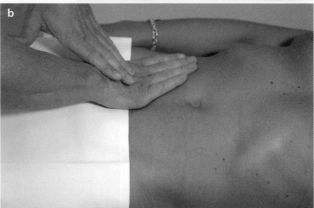

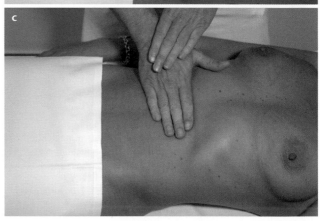

Abb. 3.99 a–c Stehende Kreise a im Verlauf des C. descendens, b im Verlauf des C. ascendens, c im Verlauf des C. transversum

reichbar sind (Abb. 3.99). Die einzelnen Abschnitte werden in mehrfacher Wiederholung behandelt.

3.7.15.2 Bauchtiefendrainage bzw. Becken-Bauch-Drainage

Die Becken-Bauch-Drainage zielt sowohl auf die Lymphknoten als auch auf den Verlauf der Lymphkollektoren und schließlich der Lymphgefäßstämme im Retroperitonealraum des Beckens und des Abdomens ab (◘ Abb. 3.100).

Dies erfordert eine Verformung der Bauchdecke in Richtung Wirbelsäule unter Beachtung aller Kriterien der Manuellen Lymphdrainage.

Bei der Durchführung sind folgende Punkte zu beachten:

— Die Bauchdecke des Patienten sollte lagerungstechnisch entspannt werden.
  – Die Beine müssen angestellt sein.
  – Zusätzlich kann das Kopfteil der Behandlungsliege erhöht werden.
  – Die Arme sollten seitlich am Körper liegen (◘ Abb. 3.101).
— Der Therapeut sollte während der Druckapplikation Blickkontakt zum Patienten halten.

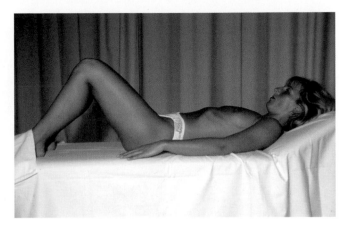

◘ **Abb. 3.101** Lagerung zur Bauchtiefendrainage

— Dabei ist stets auf evtl. Gegenspannung der Bauchdecke zu achten – der Patient bestimmt die Druckstärke!

> **Hinweis**
>
> Die Applikation der Griffe erfolgt im Atemrhythmus bei geführter Kostoabdominalatmung.

Die Druckphase beginnt mit der Ausatmung, indem mit der ulnaren Seite der Handfläche und gestreckten Fingern Druck in die Tiefe in Richtung der retroperitoneal gelegenen Lymphgefäße und -knoten ausgeübt wird (◘ Abb. 3.102a). Der Druck erfolgt also mit der sich senkenden Bauchdecke (Exspiration) und hat sein Intensitätsmaximum im Handteller-Handwurzel-Bereich; er wird evtl. so lange aufrechterhalten, bis spürbar wird, dass die Inspirationsphase beginnt. Während der Inspirationsphase wird die immer noch flach aufliegende Hand über die Daumenseite **von der Bauchdecke** herausgetragen (Nullphase des Griffs; ◘ Abb. 3.102b).

Dieser Vorgang beginnt im epigastrischen Winkel, setzt sich kaudalwärts bis (evtl.) zum Unterbauch fort und von da auch wieder zurück zum epigastrischen Winkel. Dadurch ergeben sich 5 bzw. wahlweise auch 7 verschiedenen Stellen auf der Bauchdecke. Durch den „Hin- und Rückweg" wird jede Stelle je zweimal bzw. im Bereich des epigastrischen Winkels sogar viermal wiederholt. Daraus ergeben sich maximal 16 Wiederholungen für einen kompletten Behandlungsablauf (◘ Abb. 3.102c).

Besondere Beachtung verdienen die speziellen **Kontraindikationen** für die Bauchtiefengriffe.

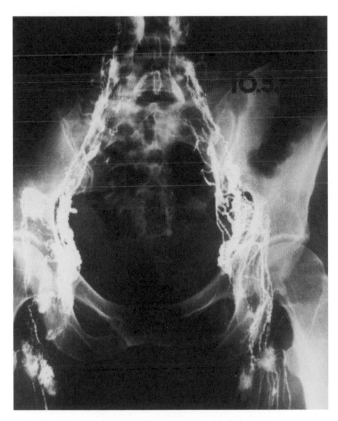

◘ **Abb. 3.100** Lymphographie Becken- und Lumballymphgefäße. (© A. Gregl; mit freundl. Genehmigung)

3

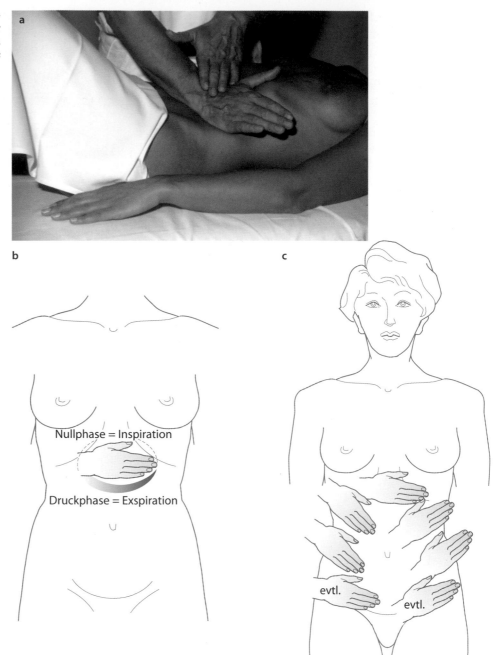

◻ **Abb. 3.102** **a** Druck in retroperitonealer Richtung bei der Bauchtiefendrainage, **b** Schema der Druck- und Nullphase, **c** Schema der Griffansätze

3.8 Ergänzende Tiefengriffe

D. Reder O. Schreiner und N. Stachowitz

In Ergänzung zu dem bisher Gesagten und Dargestellten (▶ Abschn. 3.7) soll im Folgenden auf diejenigen „Schwachpunkte" bei der Förderung des Lymphrückflusses eingegangen werden, die sich durch die Lymphgefäßanatomie ergeben. Mit dem Übergang des Lymphgefäßsystems vom oberflächlichen zum tiefliegenden Netzwerk verliert diese spezielle sanfte, hautverschiebende Technik verfahrensbedingt an zielgerichteter Einflussnahme. Diese Problematik zeigt sich vor allem an den Extremitätenwurzeln, aber auch am so wichtigen abdominal-thorakalen sowie zervikothorakalen Übergang. Zwar existieren Grifftechniken, die dieses „Manko" teilweise kompensieren, wie Stehende Kreise im Unterbauch auf den iliakalen Lymphknoten (◻ Abb. 3.96), die Becken-Bauch-Drainage (◻ Abb. 3.99a–c) oder der Brustkorbrandgriff/Oberbauchatemgriff (◻ Abb. 3.94a–c). Trotzdem könnten einige Erkenntnisse aus der Osteopathie bzw. der Manualtherapie hier die eine oder andere „Schwachstelle" überwinden.

Die folgenden Darstellungen und Erläuterungen sind als Anregung für eine zukünftige Verifizierung gedacht und sollen deshalb nicht voreilig als „neue Behandlungsmöglichkeiten" verstanden werden. Vielmehr sehen wir uns durch eine **Weisheit von Konfuzius** bestätigt:

„Es ist nicht von Bedeutung, wie langsam du gehst, solange du nicht stehen bleibst".

3.8.1 Die obere Thoraxapertur

Die Grifftechnik an der Halsregion dient der Förderung des Zusammenflusses der Lymphe aus dem gesamten Körpergebiet und dem Übertritt in das venöse System. Diese als „Basisbehandlung" bezeichneten Griffeabläufe (▶ Abschn. 3.7.1) finden jedoch dann ihre Grenzen, wenn lokale Unverträglichkeiten oder gar regelrechte Kontraindikationen (▶ Abschn. 3.6.2) eine ausführliche Behandlung verbieten. Neben der dann empfehlenswerten hochkostosternalen Atmung sowie aktiven Schultergürtelbewegungen könnte die folgende manualtherapeutische Einwirkung auf das von Osteopathen so genannte „thorakale Operkulum" (Operkulum = Deckelchen) eine zusätzliche Unterstützung darstellen (▶ Abschn. 5.3.1).

Ausgangstellung: Der Therapeut befindet sich am Kopfende der Liege. Der Zeigefinger der therapierenden Hand befindet sich mit der radialen Seite auf Höhe der 1. Rippe an deren cranialen Fläche. Der Unterarm zeigt in die Schubrichtung diagonal zur gegenüberliegenden Leiste (◻ Abb. 3.103a).

Schritt 1: Der Therapeut bewegt die 1. Rippe durch intermittierenden Druck in Verlängerung des Unterarmes nach kaudomedial.

Schritt 2: Der Patient atmet kräftig in kostosternaler Richtung ein, wobei die Hand des Therapeuten der Rippenhebung folgt (◻ Abb. 3.103b). In der Ausatmung folgt der Therapeut der sich senkenden oberen Thoraxapertur. Die Rippe hat dadurch eine tiefere Stellung erreicht. Im Moment des endexspiratorischen Stopps übernimmt der Therapeut diese neue Tiefe der Rippenstellung. Mit der nächsten Einatemexkursion wird die Rippe in dieser Position gehalten. Mehrmals wiederholen.

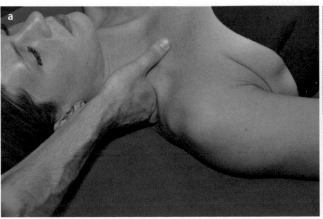
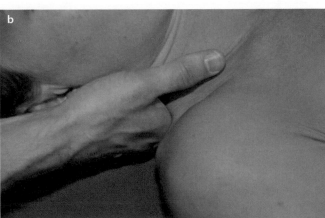

◻ **Abb. 3.103** **a** Handposition an der 1. Rippe, **b** Phase der Inspiration

3.8.2 Die axilläre Engstelle

Mit den Stehenden Kreisen auf der Axilla lässt sich lediglich ein Bruchteil der dortigen Lymphknoten erreichen (einige wenige besonders oberflächlich liegende der lateralen/brachialen Gruppe). Der lange Weg durch den pyramidenähnlichen axillären Raum bis zum Zusammenschluss der Gefäße zum Truncus subclavius bleibt dabei völlig unbeeinflusst.

Vor allem bei hartnäckigen Schwellungen des Armes infolge posttraumatischer Geschehen, bei rheumatisch-entzündlich bedingten Schwellungen, bei CRPS I, aber auch dann, wenn die Axilla als Ersatzabflussgebiet entweder für die insuffiziente kontralaterale Axilla oder für die ipsilaterale Leiste fungieren muss, könnte die nachfolgend beschriebene manualtherapeutische Technik diesen „unbehandelbaren" Raum erschließen.

Der Therapeut steht am Kopfende der Liege. Die therapierende Hand greift einfühlsam in die Axilla. Die Finger, bevorzugt die Endphalangen, umgreifen dabei weich den Rand des M. pectoralis major (◘ Abb. 3.104).

Der Patient atmet kräftig in kostosternaler Richtung ein, der Therapeut unterstützt die Thoraxbewegung, indem er dabei den Muskel nach kranioventral zieht (◘ Abb. 3.104b).

In der Ausatmung bremst der Therapeut den sich senkenden Thorax durch Widerstand am Muskelrand (◘ Abb. 3.104c).

Diese Technik ist sowohl einseitig als auch beidseitig parallel durchführbar (◘ Abb. 3.104d). Mehrmals wiederholen.

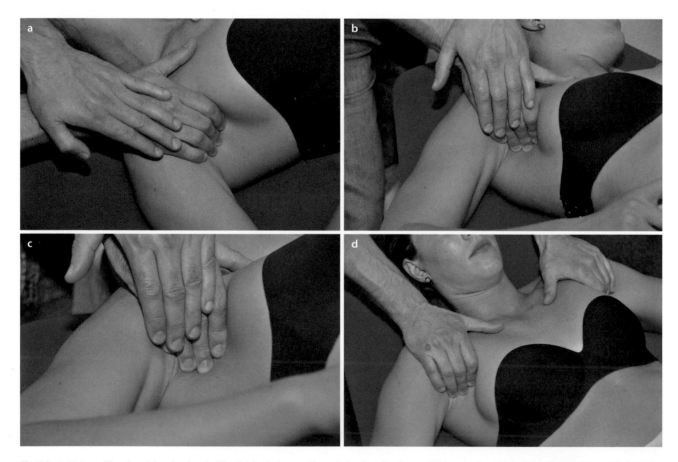

◘ **Abb. 3.104**   **a** Handposition in der Axilla, **b** Muskelzug während der Inspiration, **c** Widerstand während der Exspiration, **d** beidseitig-gleichzeitige Version

3.8.3 Das thorakoabdominale Diaphragma

Die Abgrenzung zwischen thorakalem und abdominalem Raum durch das Zwerchfell ist die Schlüsselregion par excellence für den tiefen Venen- und Lymphfluss (▶ Kap. 7). Funktionelle Behinderungen dieses „Motors für interstitielle und lymphatische Flüssigkeiten“ (Meert 2007) führen nahezu zwangsläufig zu Rückflussminderungen der beiden Rückflusssysteme Venen und Lymphgefäße. Sowohl die Tiefengriffe Becken-Bauch-Drainage, vor allem aber der Brustkorbrand- bzw. Oberbauchatemgriff (▶ Abschn. 3.7.12 und 3.7.14) aus der „klassischen MLD“ berücksichtigen dies bereits. Eine weitere Möglichkeit der Normalisierung der Zwerchfellmotilität und damit eine Beeinflussung aller dortigen Organe bietet folgende Mobilisierungstechnik.

Der Therapeut befindet sich seitlich der Liege. Beide Hände liegen am jeweiligen Thoraxrand und umgreifen den entsprechenden unteren Rippenbogen.

Während der Einatmung des Patienten hebt eine Hand den einen Thoraxrand, während der kontralaterale gleichzeitig nach dorsal gedrückt wird (◘ Abb. 3.105). Während der anschließenden Ausatemphase werden die beiden Thoraxränder in umgekehrter Reihenfolge bewegt, sodass sich insgesamt das Bild einer „liegenden 8“ ergibt. Mehrmals wiederholen.

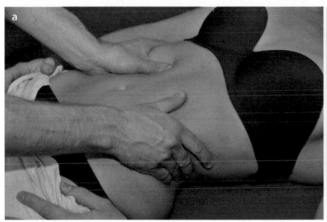

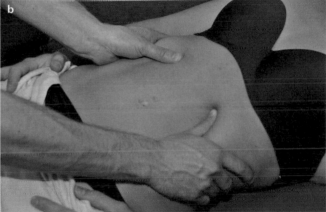

◘ **Abb. 3.105** **a** Aktion während der Inspiration, **b** Aktion während der Exspiration

3.8.4   Die seitliche und dorsale Bauchwand

Die Förderung des tiefen intrapelvinen und intraabdo-minellen Lymphabflusses aus Rückenlage ist ausreichend gut möglich v. a. über die Becken-Bauch-Drainage (◧ Abb. 3.99a–c) sowie die in ▶ Abschn. 3.8.3 beschriebene „liegende 8" (◧ Abb. 3.105a, b). Bei Behandlungsabläufen aus der Bauchlage jedoch sind die Einwirkmöglichkeiten auf diese so wichtigen Gefäßverläufe im retroperitonealen Raum naturgemäß sehr eingeschränkt. Die folgende Technik kann zwar nicht die Becken-Bauch-Drainage oder den Brustkorbrandgriff/ Oberbauchatemgriff (◧ Abb. 3.94) ersetzen. Trotzdem kann hiermit das Ziel erreicht werden, ohne den Patienten von der Bauch- in die Rückenlage und anschließend erneut in die Bauchlage zu bringen.

Der Therapeut steht auf der kontralateralen Seite auf Beckenhöhe. Die gestreckten Finger einer Hand werden seitlich auf der Fläche zwischen Crista iliaca und der untersten Rippe platziert. Die zweite Hand liegt über der ersten. Mit der oben liegenden Hand versucht der Thera-

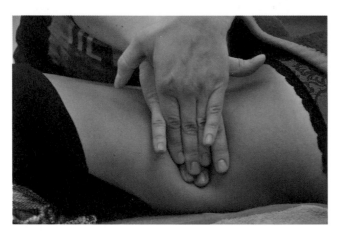

◧ **Abb. 3.106**   Stehende Kreise zwischen Crista iliaca und unterem Rippenbogen

peut einfühlsam und weich so viele Finger wie möglich in Richtung des Körperinneren zu drücken (◧ Abb. 3.106) (in der Regel ist nur Platz für zwei Finger). Anschließend üben die Hände einen zusätzlichen Zug nach dorsal aus, um so eine möglichst großflächige Verformung der seitlichen und dorsalen Bauchwand zu erreichen. Verstärkt wird die Wirkung, wenn man diese Exkursion mit der Atmung des Patienten kombiniert – in der Ausatmung erfolgt die Druck-Zug-Bewegung, in der Einatmung lässt man sich „heraustragen". Mehrmals wiederholen.

3.8.5   Der subperitoneale Raum

Diejenigen Lymphkollektoren, die nicht über das Ligamentum inguinale den Weg in das Beckenlymphsystem finden, gelangen v. a. im Verlauf des N. ischiadicus durch das Foramen obturatorium direkt zu sakralen Lymphgefäßen und -knoten und zu den Lnn. iliaci interni et communes (▶ Abschn. 5.2.7) – die sog. Ischiaskollaterale. In all denjenigen Fällen, in denen bei der Behandlung sekundärer Beinlymphödeme besonders ausgeprägte Unterschenkel- und Fußödeme vorzufinden sind und man sich veranlasst fühlt, die anatomische Engstelle Kniekehle ausführlich zu manipulieren (▶ Abschn. 3.7.7), könnte die folgende Mobilisationstechnik des Os sacrum hilfreich sein. Des Weiteren als ein Baustein der Mobilisation bei restriktiver Beckenbodensituation mit den damit einhergehenden Inkontinenzproblemen, wie sie nach radiologischer Behandlung bei Malignomen im kleinen Becken immer wieder zu beobachten ist.

Der Patient befindet sich in Bauchlage. Der Therapeut steht seitlich der Liege auf Hüfthöhe. Beide Hände befinden sich flach in Längsrichtung auf dem Os. sacrum.

Im Rhythmus der Atmung des Patienten bewegt der Therapeut das Sakrum, indem der Druck abwechselnd auf beiden Handwurzelbereichen liegt (◧ Abb. 3.107). Das Sakrum wird dadurch in der Längsachse gekippt.

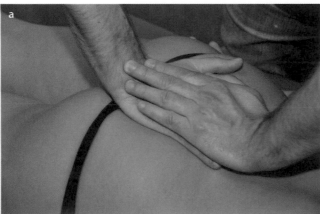
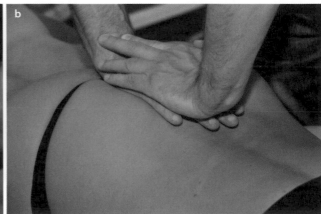

◧ **Abb. 3.107**   **a** Druck auf die Basis des Os sacrum zur Erzeugung der Nutationsbewegung, **b** Druck auf die Apex des Os sacrum = Gegennutation

An der Basis erfolgt eine Nutation (Kipp- oder „Nick-bewegung"), d. h., die Basis bewegt sich leicht nach vorne und unten. Liegt der Druck auf dem Apex, erfolgt eine Gegennutation. Mehrmals wiederholen.

3.8.6   Die Poplitea

Neben den in ▶ Abschn. 3.7.7 gezeigten Tiefengriffen der Regio poplitea sowohl von dorsal als auch von ventral bietet sich eine Verstärkung dieses Effektes, indem man sich aus Rückenlage des Patienten z. B. auch die Eigenschwere dessen Beines zunutze machen kann. Dafür bieten sich mehrere praktikable Varianten.

Der Patient befindet sich in Rückenlage. Der Therapeut steht seitlich der Liege.

Version a)   Der Unterschenkel des Patienten ist angestellt, das Knie befindet sich in FLEX-Stellung. Der Therapeut platziert die Hände so, dass die Fingerendphalangen diagonal die Muskelränder der Fossa poplitea weich umfassen (◘ Abb. 3.108). Im ersten Schritt bewegen sich die Hände

aufeinander zu. Im zweiten Schritt geben sie dabei Druck in die Tiefe der Kniekehle (◘ Abb. 3.109a). Im dritten Schritt erfolgt eine Diagonalverformung der Regio poplitea über die Muskelränder (◘ Abb. 3.109b).

Eine Abwandlung davon ergibt sich, wenn der Therapeut sich mit einem Unterschenkel auf der Liege abstützt, dabei den Fuß des Patienten in seiner Leistenbeuge platziert. Die ersten drei Schritte der oben beschriebenen Version gleichen sich. Aus dem dritten Schritt, in der die Dehnung der Muskelränder erfolgt, lehnt sich der Therapeut mit dem Oberkörper etwas zurück, wodurch das Knie quasi auf die dehnenden Hände in Richtung Extension gesenkt wird.

Version b)   Das Bein des Patienten liegt gestreckt. Der Therapeut platziert die Hände so, dass die Fingerendphalangen diagonal die Muskelränder der Fossa poplitea weich umfassen (◘ Abb. 3.110). Im ersten Schritt hebt der Therapeut das Knie des Patienten hoch, während er im zweiten Schritt die Muskelränder diagonal einerseits nach kaudomedial und gleichzeitig nach kraniolateral auseinanderzieht (◘ Abb. 3.111).

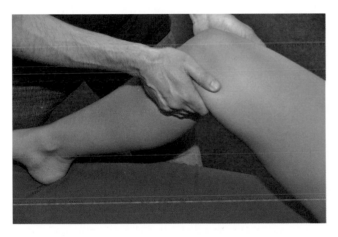

◘ **Abb. 3.108**   Ausgangsstellung zur poplitealen Dehnung

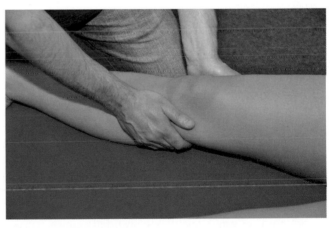

◘ **Abb. 3.110**   Ausgangsposition zur Poplitea-Dehnung unter Nutzung der Eigenschwere des Beines

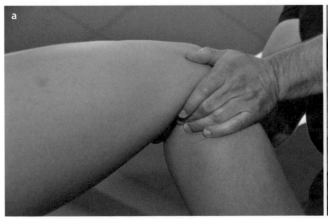

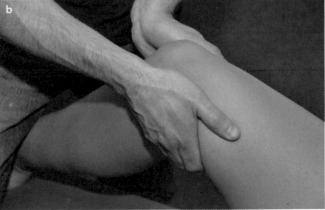

◘ **Abb. 3.109**   **a** Schritt 1 und 2 zur Druckaufnahme in der Tiefe, **b** Schritt 3 zur diagonalen Dehnung

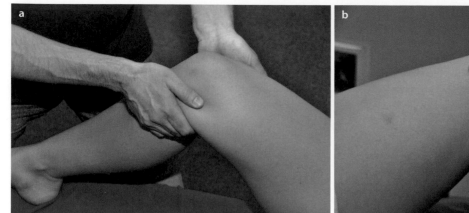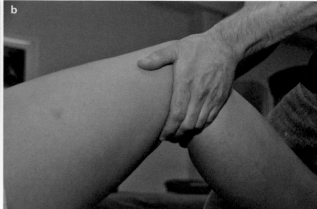

◻ Abb. 3.111   a, b Schritt 1 und 2 zur diagonalen Dehnung unter Eigenschwere des Beines

Keine dieser Versionen ist etwa „besser" oder „schlechter" als die andere, sondern wird auf die individuellen Bedingungen (Art und Umfang des Ödems, Größe des Patienten und damit Gewicht des Beines, Fähigkeit des Patienten, locker zu lassen u. a. m.) abgestimmt. Jede dieser Exkursionen wird mehrere Male wiederholt.

3.9   Spezielle Lymphödemgriffe

G. Bringezu und O. Schreiner

Die speziellen Lymphödemgriffe gehen im Wesentlichen auf Asdonk und seine Mitarbeiter zurück, die sie Ende der 70er-Jahre an der Feldbergklinik entwickelten und 1979 anlässlich des 3. Jahreskongresses der Deutschen Gesellschaft für Lymphologie an der Universität in Göttingen vorstellten (Bartetzko 1980). Seither wurden die Griffe immer wieder unter klinischen Bedingungen erprobt und teilweise leicht abgewandelt; einige wurden auch wieder verworfen, da sie sich nicht bewährten.

3.9.1   Charakteristika

Die Lymphödemgriffe unterscheiden sich ganz wesentlich von den Grund- und Tiefengriffen, da das chronische Lymphödem in seiner Beschaffenheit durch eine relativ hohe Eiweißkonzentration geprägt ist. Dies führt zu den dann tastbaren Gewebeveränderungen, die als „gummiartig", „zäh" u. ä. beschrieben werden können, bis hin zur Fibrosierung ohne Dellbarkeit.

Bei fortgeschrittenen (über einen längeren Zeitraum nicht behandelten oder noch völlig unbehandelten) Lymphödemen gelingt es manchmal nur mit kräftigem, lang anhaltendem Fingerdruck, eine Delle in das Ödem zu drücken, die dann charakteristischerweise auch sehr lange nahezu unverändert bestehen bleibt. Das Lymphödem verhält sich also viskoelastisch. Dass einem Ödem mit solcher Konsistenz mit den üblichen Grund- und Sondergriffen der Manuellen Lymphdrainage nicht oder nur geringfügig beizukommen ist, liegt auf der Hand.

Es gilt also, das Gewebe des Lymphödemgebietes mit Griffen zu behandeln, die selbst bei einer solch „zähen" Konsistenz noch eine Verformung bzw. Verschiebung (d. h. einen Abtransport) bewerkstelligen können, mit anderen Worten: man muss versuchen, die Ödemsubstanz aus der offenbaren Gel- in die Solphase zu bringen.

Die **Ziele** dieser speziellen Griffe lassen sich deshalb folgendermaßen charakterisieren:
- Lockern der fest gefügten Ödemmasse,
- abschnittweises Lösen der fest gefügten Ödemmasse im Sinne des „Herauslösens",
- „Verflüssigen" der eher gelartigen Ödemmasse zurück zum Solzustand.

Erklären lassen sich die Veränderungen der Ödemkonsistenz infolge der Lymphödemgriffe durch die Eigenschaft thixotroper Flüssigkeiten. Der Begriff „Thixotropie" bezeichnet die Veränderung kolloidaler Systeme z. B. aus dem Gel- in den Solzustand unter Einwirkung mechanischer Kräfte, wobei die Geschwindigkeit der Krafteinwirkung eine entscheidende Rolle spielt. Durch langsame, eher sanfte Belastung ändert sich die Viskosität thixotroper Flüssigkeiten eher in Richtung des Solzustandes als durch abrupte d. h. schnelle Kräfte mit hoher Amplitude (Meert 2007).

Die großmolekularen Bestandteile im Interstitium führen zu einem Zustand, der sich am ehesten mit einer Dispersion vergleichen lässt. Mit anderen Worten: Die einzelnen Moleküle sind keine feste Verbindung miteinander eingegangen, sondern liegen lediglich sehr dicht aneinander, sodass es zu einem grenzflächenaktiven, relativ stabilen Aneinanderlagern gekommen ist (als hätten sich die Moleküle lediglich ineinander „verhakt", ohne sich dabei zu verbinden). Wird einer solchen dispersen Substanz z. B. durch Druck und/oder Bewegung mechanisch Energie zugefügt, lösen sich die aneinander gelagerten Moleküle, und freie Flüssigkeit „drängt sich" dazwischen. Die Masse ist dadurch weniger fest, sondern eher fließfähig – der sog. Solzustand.

Die so veränderte Ödemsubstanz muss nun
- verdrängt und
- so weit im Interstitium verschoben werden, bis Anschluss an Regionen mit ausreichend funktionsfähigen Lymphgefäßen besteht.

Solche intakten Regionen werden in der Entstauungstherapie als „Ödemabflussgebiete" bzw. als „Ersatzabflussgebiete" bezeichnet. Manchmal ist auch eine Umleitung um eine Lymphabflussbarriere herum notwendig, um das Ödemabflussgebiet bzw. das Ersatzabflussgebiet zu erreichen.

❗ Vorsicht

Wie in der gesamten Manuellen Lymphdrainage dürfen auch bei den speziellen Lymphödemgriffen keine Scherkräfte wirken: Selbst die mit mehr Druck verabreichten Griffe müssen mit langsamen, „pumpenden" Bewegungen und damit schmerzfrei und nicht anhaltend durchblutungssteigernd ausgeführt werden.

Die Ausführung dieser Spezialgriffe kann deshalb auch nur als eine Art „griffetechnische Gratwanderung" verstanden werden, für deren unschädliche Anwendung der Therapeut neben dem Verständnis um die Besonderheiten des Lymphödems viel Erfahrung in der Behandlung benötigt.

3.9.2 Lymphödemgriffe im Überblick

3.9.2.1 Ringförmiger Lockerungsgriff/Ringgriff

Ausgeführt wird der Ringförmige Lockerungsgriff oder kurz Ringgriff (ursprünglich als „Rundumödemgriff" beschrieben oder auch als „Rundumverschiebegriff" in den Asdonk-Schulen bezeichnet) lediglich mit der Fläche der Daumen und Zeigefinger (❑ Abb. 3.112). Dabei werden die beiden Daumenspitzen so aneinander gelegt, dass der Extremitätenabschnitt wie von einem Ring umschlossen wird, wobei sich auf der Gegenseite die Zeigefingerspitzen nicht unbedingt berühren müssen. Bei geringerem Umfang können die Zeigefinger also auch

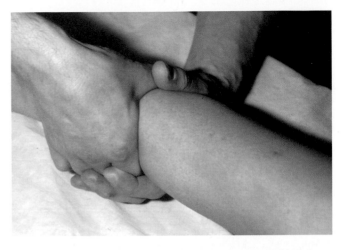

❑ **Abb. 3.112** Ringgriff am Lymphödem-Unterschenkel bei einem 15-jährigen Mädchen

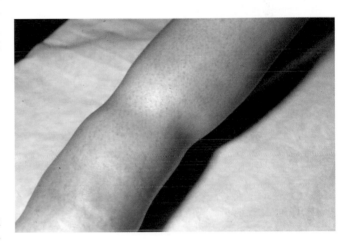

❑ **Abb. 3.113** Ringförmige Delle als sichtbare Ödemveränderung durch den Ringgriff

nebeneinander liegen, und bei größerem Umfang muss der Ring nicht unbedingt geschlossen sein.

Der Druck wird dadurch aufgebaut, dass der Ring quasi enger gemacht wird. Allmählich „versinken" dabei die aufliegenden Finger im Ödemgewebe. Während des „Einsinkens" wird eine nur eben angedeutete Streckbewegung der beiden Handgelenke ausgeführt, die sich beim Umschließen der Extremität zwangsläufig in leichter Beugestellung (mit zusätzlicher Ulnarabduktion) befinden. Dies führt zu einer kaum merklichen Vorwärtsbewegung des Ringes während der Druckphase, die zum „Ablösen" von gelartiger Ödemmasse aus der Umgebung führt. Der Vorgang wird mehrere Male wiederholt, bis zu spüren ist, dass sich keine weitere Gewebsverformung mehr ergibt. Der sichtbare **Effekt** ist meist eine ringförmige Delle in der Breite des „Aktionsbereichs" der aufliegenden Finger (❑ Abb. 3.113).

Der Ringgriff führt zwar zu einer geringfügigen Verdrängung von Ödemflüssigkeit sowohl vor als auch hinter den druckausübenden Fingern, jedoch nicht zu einer nennenswerten Verschiebung, also nicht zum Transport. Dies lässt sich beobachten, wenn der Vorgang distal von der ringförmigen Delle – im direkten Anschluss – wiederholt wird. Die Dellenbildung ist meist identisch, wobei sich die vorherige, proximal gelegene Delle nicht sichtbar verändert ("auffüllt"), wie dies bei einem nennenswerten Verschieben von Flüssigkeit sicherlich der Fall wäre.

> **Hinweis**
>
> Der Ringgriff kann wie kein anderer spezieller Lymphödemgriff auch in unmittelbarer Nähe zu Lymphabflussbarrieren zur Lockerung der lymphödematösen Masse eingesetzt werden.

> **Indikation**
>
> Der Ringförmige Lockerungsgriff wird eingesetzt
> - bei besonders harter Ödemkonsistenz, meist als „Einstiegsgriff", wenn alle anderen Griffe zu keiner oder nur zu einer unzureichenden Gewebeverformung führen würden;
> - bei primären Lymphödemen, wo immer anatomisch die Voraussetzung besteht, und
> - bei sekundären Lymphödemen auch in unmittelbarer Nähe zur Lymphabflussbarriere.

Der Ringgriff erfolgt, vom proximalen Rand des harten Ödemes ausgehend, Ringbreite für Ringbreite nach distal.

Eine Anregung der Lymphangiomotorik ist dabei weder angestrebt, noch ist dieser Effekt zu erwarten, da keines der dafür notwendigen Kriterien erfüllt ist

3.9.2.2 Großflächiger Lockerungsgriff/Stehender Pumpgriff

Der Großflächige Lockerungsgriff, auch „Stehender Pumpgriff" genannt (in den Asdonk-Schulen spricht man von „Ultrafiltrat-Verdrängungsgriffen"), wird prinzipiell genauso ausgeführt wie der Pumpgriff in der Grundgriffversion (◘ Abb. 3.114). Dabei ist jedoch zu beachten:
- Meist führen beide Hände **gleichzeitig** die Pumpgriffbewegung aus, womit die Flächen beider Hände auf das Ödem einwirken.

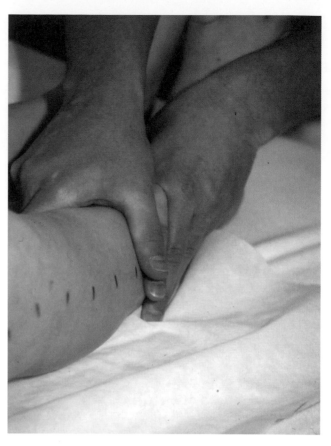

◘ **Abb. 3.114** Beidhändiger Pumpgriff als Stehender Pumpgriff/Großflächiger Lockerungsgriff ausgeführt

- Es wird **noch langsamer**, dafür mit mehr Druck gearbeitet.
- Die **gleiche Stelle** wird **mehrmals hintereinander** mit dem Pumpgriff versehen (daher die Bezeichnung „Stehender" Pumpgriff!).

Der erzielte **Effekt** besteht in einer großflächigen Lockerung der Ödemsubstanz, die sich meist als große flache Delle zeigt. Die Delle lässt den auf das Ödem einwirkenden Druck, der von den beiden sich gleichzeitig senkenden Handflächen ausgeht, augenscheinlich werden: In manchen Fällen zeichnen sich im Ödem sogar die Fingerflächen ab. Proximal der Hände sieht die verdrängte Ödemflüssigkeit oftmals „wall-" oder gar „bugwellenartig" aus (◘ Abb. 3.115), da die klassische Pumpgriffausführung ein „Vorwärtsschwingen" der Finger während der Druckeinwirkung bei gleichzeitiger „Druckwelle" von distal mit sich bringt. Diese Vorgänge führen ebenfalls zu einer nicht unerheblichen Verschiebung von Ödemflüssigkeit.

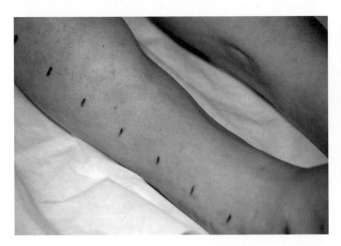

Abb. 3.115 An der Einwirkstelle des Großflächigen Lockerungsgriffs ist eine entsprechend breite Delle deutlich erkennbar. Proximal davon hat sich die verdrängte eiweißreiche Lymphödemflüssigkeit „bugwellenartig" angesammelt

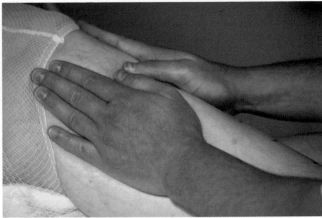

Abb. 3.116 Handstellung beim Großflächigen Verschiebegriff

Der Großflächige Lockerungsgriff wird eingesetzt

- bei harter Ödemkonsistenz, wobei das Gewebe der durch den Ablauf der Griffe erwirkten „Vorwärts-bewegung" folgen können muss,
- bei primären Lymphödemen, wo immer anatomisch die Voraussetzung besteht,
- bei sekundären Lymphödemen – jedoch nicht so, dass sich die verdrängte und von distal nach proximal verschobene Ödemflüssigkeit unmittelbar zur Lymphabflussbarriere hinbewegt!

Der Großflächige Lockerungsgriff erfolgt vom proximalen Rand des harten Ödemes ausgehend jeweils handbreit nach distal (unter Beachtung der Einschränkung bei sekundären Lymphödemen).

Eine Anregung der Lymphangiomotorik erscheint äußerst unwahrscheinlich, da der einwirkende Druck zu hoch ist und auch der nötige Rhythmus nicht eingehalten wird.

3.9.2.3 Großflächiger Verschiebegriff/Stehender Drehgriff

Der Großflächige Verschiebegriff bzw. Stehende Drehgriff (ursprünglich als „Vollhandödemgriff" bezeichnet, in den Asdonk-Schulen nennt man ihn „Vollhandverscheibegriff") ist im Prinzip ein reiner Transportgriff, der großflächig in der oberflächigen Ödemschicht ausgeführt wird. Dabei liegen beide Hände so auf der Körperdecke auf, dass sich die beiden zu ca. 45 Grad abduzierten Daumen an den Spitzen berühren, wodurch die Finger 2–5 beider Hände eine parallele oder leicht konvergente Stellung zueinander einnehmen (■ Abb. 3.116).

Beide flach aufliegenden Hände versuchen über eine angedeutete Bewegung zueinander, zunächst das Gewebe quasi „anzuheben" und anschließend **langsam** in Richtung der Fingerspitzen über die Unterlage – d. h. über die Faszie – zu schieben. Voraussetzung hierfür ist jedoch, dass das ödematöse Gewebe entweder bereits so weit vorbereitet (entstaut) ist, dass es diese Exkursion erlaubt, oder sich bisher noch nicht sehr stark verfestigt hat. Eventuell ist also im Vorfeld ein anderer spezieller Lymphödemgriff auszuführen, der das verfestigte Ödem „vorlockert" (z. B. Stehender Pumpgriff/Großflächiger Lockerungsgriff).

Ein oftmals entscheidender Vorteil des Großflächigen Verschiebegriffs besteht darin, dass dem Ödem durch die Stellung der Hände, d. h. durch die Zeigerichtung der Finger, „eine Richtung" vorgegeben werden kann. Damit kann beispielsweise auch um eine Lymphabflussbarriere herumgeleitet werden. Außerdem ist dies der einzige Griff, der das Gewebe zusätzlich abhebt.

Der Großflächige Verschiebegriff wird überall dort eingesetzt,

- wo die Behandlungsfläche ausreichend ist,
- wo evtl. eine „neue Richtung" erarbeitet werden muss.

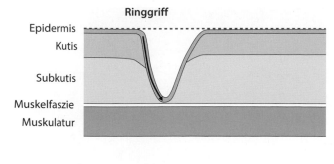

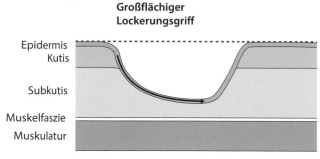

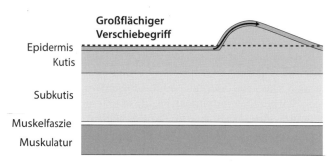

Abb. 3.117 Schematischer Vergleich der „Tiefenwirkung" und der „Transportwirkung" der Lymphödemgriffe Ringgriff, Großflächiger Lockerungsgriff und Großflächiger Verschiebegriff

Auch der Großflächige Verschiebegriff beginnt im proximalen Ödemabschnitt. Die Großflächigkeit bedingt, dass nicht direkt vom Ödemrand ausgehend, sondern etwa handbreit distal davon gearbeitet wird.

Eine geringfügige Anregung der Lymphgefäßmotorik ist hier zwar nicht auszuschließen, jedoch ist sie – wie bei allen speziellen Lymphödemgriffen – nicht sehr wahrscheinlich.

▣ Abb. 3.117 zeigt einen Vergleich der Tiefen- und der Transportwirkung der drei bisher beschriebenen Lymphödemgriffe

- Ringgriff,
- Großflächiger Lockerungsgriff und
- Großflächiger Verschiebegriff.

Die in ▣ Tab. 3.4 vorgenommene Bewertung der Griffe basiert nicht zuletzt auf solchen Vergleichen.

3.9.2.4 Großflächiger Umleitungsgriff

Beim Großflächigen Umleitungsgriff, auch als „Umleitungs-Quergriff" bezeichnet, handelt es sich um eine im proximalen Lymphödemabschnitt – am Oberschenkel – ausgeführte langsame, den besonderen Gewebeverhältnissen des Lymphödemes angepasste Kombination aus dem Pumpgriff und dem Stehenden Kreis (▣ Abb. 3.118).

Beim Großflächigen Umleitungsgriff gibt es folgende **Besonderheiten**:

- Die Griffe verlaufen nicht von distal nach proximal, sondern von medial nach lateral – also quer zur Extremität.
- Die Pumpgriffbewegung muss so ausgeführt werden, dass die Finger dabei eine ca. 90-Grad-Schwenkung vollziehen.

Dabei ist es nötig, den Verschiebeimpuls nicht über den Handflächen-/Handwurzelbereich zu erhalten, sondern aus dem distalen Handabschnitt, d. h. mehr aus den Fingerflächen und aus der distalen Hälfte der Handfläche.

- Die Möglichkeit, das Gewebe großflächig verformen zu können, spielt eine noch wichtigere Rolle als beim Großflächigen Verschiebegriff.

Mit anderen Worten: In den meisten Fällen ist der Griff nur nach guter „Vorarbeit", z. B. durch den Ringgriff und/oder durch den Großflächigen Lockerungsgriff, einsetzbar.

Indikation

Ganz besonders wichtig ist der Großflächige Umleitungsgriff beim sekundären Beinlymphödem. Hier besteht die Notwendigkeit, um die proximale Lymphabflussblockade herumzuleiten.

Zur Entstauung eines sekundären Lymphödems des Oberarmes ist der Großflächige Umleitungsgriff weniger geeignet: Erstens fehlt die für eine sinnvolle Ausführung nötige Großflächigkeit, und zweitens würde zu viel Ödemflüssigkeit in Richtung Lymphabflussbarriere ver-

◘ Tab. 3.4 Charakteristika und Wirkung der speziellen Lymphödemgriffe im Überblick

Bezeichnung	Wirkung			
	Lockernd, lösend, verflüssigend → vom Gel zum Sol	Verdrängend (in lokalen Ödemproblemzonen)	Verschiebend, umleitend	Steigerung der Lymphgefäßeigenmotorik
Ringförmiger Lockerungsgriff bzw. Ringgriff (früher „Rundumödemgriff")	***	*	Ø	Ø
Stehender Pumpgriff bzw. Großflächiger Lockerungsgriff	***	**	**	?
Stehender Drehgriff bzw. Großflächiger Verschiebegriff (früher „Vollhandödemgriff")	*	*	***	*
Großflächiger Umleitungsgriff (früher „Umleitungs-Quergriff")	Ø	*	***	*
Kleinflächiger Umleitungsgriff (früher „Sulcus-medialis-Technik")	Ø	*	***	?
Kleinflächiger Lockerungsgriff (früher „Ultrafiltratüberschussödemgriff" oder „Wasserfallgriff")	***	**	Ø	Ø
Kleinflächiger Verschiebegriff	*	**	***	*
Fibrosegriff (früher „Hautfaltengriff")	***	*	Ø	Ø

*Geringe Wirkung
**Gute Wirkung
***Hauptwirkung
? Wahrscheinlich zu gering
Ø Keine Wirkung zu erwarten

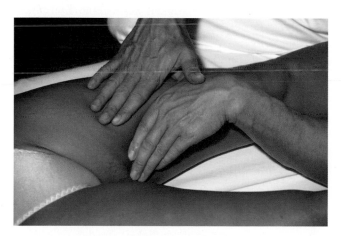

◘ Abb. 3.118 Quer zur Oberschenkelachse verlaufender Großflächiger Umleitungsgriff (=Umleitungs-Quergriff)

schoben werden. Lediglich im distalen Drittel des Oberarmes ist der Griff versuchsweise einsetzbar.

Eine geringfügige Anregung der Lymphgefäßmotorik kann nicht ausgeschlossen werden.

3.9.2.5 Kleinflächiger Umleitungsgriff

Der **Großflächige** Umleitungsgriff ist, beim sekundären Armlymphödem zumindest in der proximalen Oberarmhälfte ungeeignet bzw. sogar kontraindiziert. Da dieser Region in der Entstauung jedoch eine große Bedeutung zukommt, ist hier vor allem ein **kleinflächig** ausgeführter Umleitungsgriff mittels paralleler Daumenkreise das Mittel der Wahl (◘ Abb. 3.119). Dieser Kleinflächige Umleitungsgriff wurde früher als „Sulcus-medialis-Technik" bezeichnet.

Der Kleinflächige Umleitungsgriff hat folgende **Besonderheiten**:

- Es handelt sich dabei um parallele Daumenkreise, die von der medialen Oberarmregion ausgehen, sich am Sulcus bicipitalis medialis (daher die Bezeichnung „Sulcus-medialis-Technik") orientieren und so verlaufen, dass der eine Daumen Richtung M. biceps brachii nach ventral und der andere Daumen gleichzeitig Richtung M. triceps brachii nach dorsal „wandert".

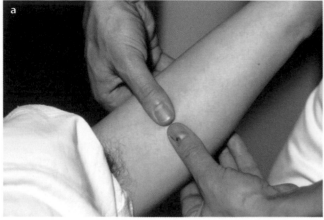

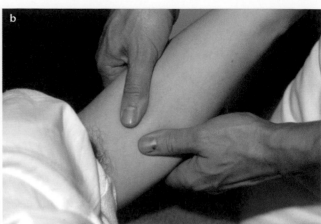

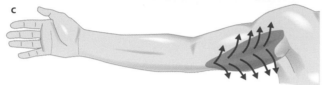

◘ Abb. 3.119   a–c Kleinflächiger Umleitungsgriff **a** in Ausgangs-stellung, **b** in Endstellung. **c** Die „Einsatzregion" für den kleinflächi-gen Umleitungsgriff stellt die rote Fläche dar, die sich aus der Ver- | bindung vom ulnaren Epicondylus einerseits zur ventralen Achselfalte und andererseits zur dorsalen Achselfalte ergibt

❗ Vorsicht

Bei den Daumenkreisen ist darauf zu achten, dass die Haut an der Oberarminnenseite bereits ohne Ödem nur geringfügig in Querrichtung gedehnt werden kann. Es darf also nicht zu einer schmerzhaften Überdehnung kommen.

— Das Gewebe der Oberarminnenseite ist in den meisten Fällen nur nach guter „Vorarbeit" (vor allem durch den Ringförmigen Lockerungsgriff) in der Lage, der Grifferichtung quer zum Faserverlauf zu folgen.

Indikation

Ringförmiger Lockerungsgriff und Kleinflächiger Umleitungsgriff bilden eine nahezu ideale Griffekom-bination: Der Ringgriff verdrängt nur geringfügig Ödemflüssigkeit von distal nach proximal und be-wirkt offensichtlich keine Verschiebung derselben, führt jedoch hauptsächlich verfestigte Ödemflüssig-keit aus dem gelartigen Zustand in den solartigen zu-rück. Diese lässt sich nun mit dem Kleinflächigen Umleitungsgriff gezielt von der Axilla weg in Rich-tung lateraler Oberarm verschieben bzw. in diesem Falle umleiten.

Eine geringfügige Anregung der Lymphgefäßmotorik kann nicht ausgeschlossen werden.

3.9.2.6 Kleinflächiger Lockerungsgriff

Wenn es die anatomischen Verhältnisse nicht zulassen oder wenn die resultierende Verdrängung bzw. Ver-schiebung von Ödemflüssigkeit gegen eine Lymphab-flussblockade gerichtet wäre, kann der **Großflächige** Lo-ckerungsgriff nicht ausgeführt werden. Erfordert in diesen Fällen jedoch die Ödemkonsistenz eine kleinflä-chige lokale Lockerung und „Verflüssigung" vom Gel zum Sol und eine Verdrängung, ist der **Kleinflächige** Lockerungsgriff – ursprünglich als „Ultrafiltratüber-schuss-Ödemgriff" oder „Wasserfallgriff", manchmal sogar als „Schmetterlingsgriff" bezeichnet – ange-bracht. In den Asdonk-Schulen ist dies eine der Varian-ten des Ultrafiltrat-Verdrängungsgriffes.

Ausgeführt wird der Griff mit beiden Daumen gleichzeitig, die parallel nebeneinander gelegt allmäh-lich, d. h. mit der für spezielle Lymphödemgriffe typi-schen angepassten Geschwindigkeit, in das Ödem ge-drückt werden (◘ Abb. 3.120a). Dies geschieht gezielt durch ein „Gegeneinanderrollen" der beiden Daumen. Der dadurch erzeugte Effekt stellt sich mittels einer ty-pischen ovalen Delle mit minimal erhöhten Rändern dar (◘ Abb. 3.120b).

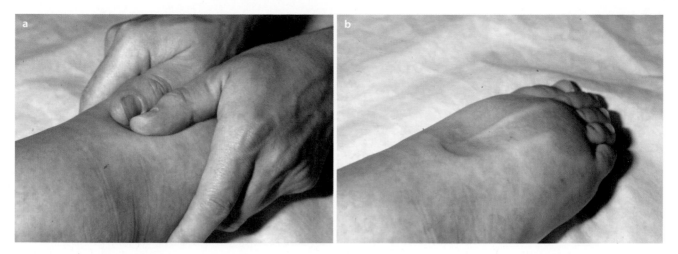

⬛ Abb. 3.120   a, b Kleinflächiger Lockerungsgriff. **a** Parallele Daumenstellung unter Druck mit sichtbarem Einsinken in das Fußrücken-ödem, **b** typische Dellenwirkung

3.9.2.7 Kleinflächiger Verschiebegriff/ Daumenverschiebegriff

Die durch den Kleinflächigen **Lockerungsgriff** gelockerte und verdrängte Flüssigkeit wird direkt anschließend mittels paralleler und/oder wechselweiser Daumenkreise nach proximal weiterverschoben. Die Daumenkreise in dieser Kombination werden daher als kleinflächiger **Verschiebegriff** bezeichnet (⬛ Abb. 3.121).

Das besondere an diesen Daumenkreisen ist, dass sie außerordentlich **langsam** ausgeführt werden müssen, manchmal zunächst sogar als stehende Daumenkreise.

Während der Kleinflächige Lockerungsgriff keine Anregung der Lymphgefäßmotorik erwarten lässt, ist dies mit dem anschließenden Kleinflächigen Verschiebegriff durchaus möglich – vorausgesetzt, dass an der applizierten Stelle keine ausgeprägte (d. h. irreversible) Lymphgefäßinsuffizienz vorliegt.

Die Wirkung und das Zusammenwirken dieser beiden Griffe wird in ⬛ Abb. 3.122 dargestellt.

3.9.2.8 Fibrosegriff/Hautfaltengriff

In der Entstauungstherapie ist man bemüht, lokale Fibrosen zu reduzieren, die als Reaktion des Organismus auf den beim Lymphödem typischen chronischen Eiweißstau auftreten. Derartige Gewebsmanipulationen ähneln in manchen Fällen massageähnlichen Gewebsverformungen mit dem Ziel, Ödemsklerosen „zu lockern".

Eine solche Vorgehensweise birgt allerdings die Gefahr einer Gewebstraumatisierung – und sei es auch nur auf geringfügiger Ebene. Die Folge ist leicht abzusehen: Das Gewebe antwortet stereotyp mit einer entzündlichen Reaktion! Von allen ehemals erprobten Fibrosegriffen hat sich deshalb lediglich die hier dargestellte Variante klinisch bewährt.

Beim Fibrosegriff wird die ertastete fibrotische Stelle im Sinne eines „Lumbrikalgriffes" mit einer Hand erfasst und damit fixiert. Der Daumen der anderen Hand wird parallel zu den fixierenden Fingern 2–5 so aufgelegt, dass er die fibrotische Ödemregion anschließend mittels einer „Rollbewegung" gegen die fixierenden Finger regelrecht „ausrollt" (⬛ Abb. 3.123). Mit einer abschließenden Abrollbewegung des Daumens von proximal nach distal (d. h. zur Daumenspitze hin) endet dieser Vorgang, der wie alle Griffe mehrmals wiederholt wird.

> **Indikation**
>
> Mit dem Fibrosegriff alleine lässt sich der indurierte Bereich nur unangemessen verändern. Die noch nicht fibrotisierte Umgebung kann auf diese Weise davor bewahrt werden, ebenfalls zu verhärten. Eine allmähliche und vor allem ungefährliche/unschädliche Fibroselockerung (d. h. eine Gewebsnormalisierung) ist nur **in Verbindung mit einem Druckerhöhungspolster**, das in die anschließende **Kompressionsbandage** eingebracht wird, möglich.

Eine Anregung der Lymphgefäßmotorik ist beim Fibrosegriff nicht zu erwarten.

- **Fibroselockerungsgriff**

Ein im Grifferepertoire der Lymphakademie Deutschland nicht vorkommender Lymphödemgriff stellt der Fibroselockerungsgriff, der auch „Scheibenwischergriff" genannt wird, dar. Dieser wird, wie es die Bezeichnung schon benennt, vorwiegend auf flächigen Fibrosestellen im Lymphödemgebiet ausgeführt. Dabei

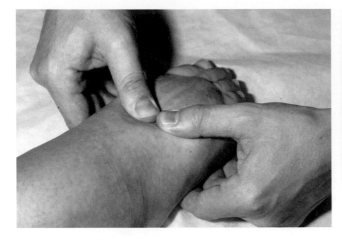

☐ **Abb. 3.121** Daumenstellung beim Kleinflächigen Verschiebegriff

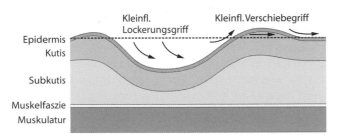

☐ **Abb. 3.122** Dellenbildung beim Kleinflächigen Lockerungsgriff und „Zusammenarbeit" mit dem Kleinflächigen Verschiebegriff

kommt eine Bewegung der beiden flach aufgelegten Therapeutenhände so zum Einsatz, dass diese eine Art Scheibenwischerbewegung beschreiben.

Neben der Verbesserung der Fließfähigkeit kommt es bei diesem Griff zusätzlich noch zu wechselnden Druck- und Zugwirkungen auf die fibrotischen Gewebsanteile, wodurch diese in sich gelockert werden sollen und dadurch keine Abflussbehinderung mehr darstellen.

Eine vergleichende Bewertung aller genannten speziellen Lymphödemgriffe bietet ☐ Tab. 3.4.

Über all diese Griffmöglichkeiten hinaus sind weitere Manipulationen der Lymphabflusswege denkbar, v. a. bezogen auf das Rumpfinnere sowohl der parietalen Lymphgefäße als auch der „übergeordneten" retroperitonealen Gefäßstämme. Hier ließen sich die Techni-

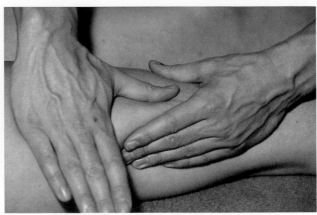

☐ **Abb. 3.123** Handhaltung beim Fibrosegriff

ken der **Osteopathie und Manualtherapie** sicherlich segensreich einsetzen (▸ Abschn. 3.9).

3.10 Griffereihenfolgen Asdonk-Schulen

O. Schreiner und C. Wenz

3.10.1 Halsregion

- Supraclavicularkette sowie Trapeziusrandregion (☐ Abb. 3.124)
- Profundus[1] – Terminus (☐ Abb. 3.125)
- Occipitale Lymphknoten(– Profundus – Terminus) (☐ Abb. 3.126)
- Mundbodenbehandlung(– Profundus – Terminus) (☐ Abb. 3.127)
- Parotis-Gabelgriff(– Profundus – Terminus) (☐ Abb. 3.128)
- Mohrenheim[2]-Abrollgriff (☐ Abb. 3.129)

---

1 Die Bezeichnung „Profundus" stammt von Vodder und bezieht sich auf die Nll.cervicales profundi.

2 Dies bezieht sich auf die Mohrenheim-Grube (*Fossa infraclavicularis, Trigonum clavipectorale, Trigonum deltoideopectorale*), in welcher z. B. die V. cephalica verläuft und sich mit der V. axillaris zur V. subclavia vereinigt.

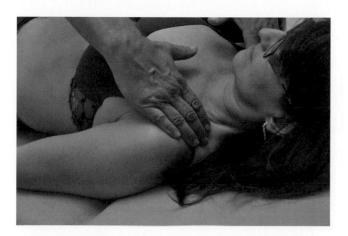

⬛ Abb. 3.124 Supraclavicularkette sowie Trapeziusrandregion

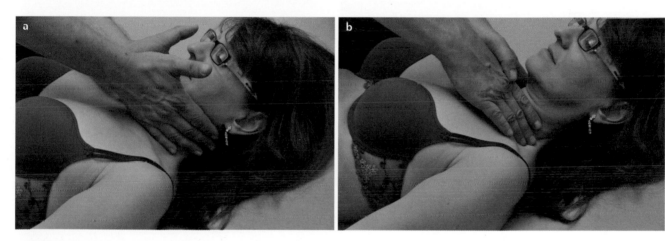

⬛ Abb. 3.125 **a, b** Profundus – Terminus

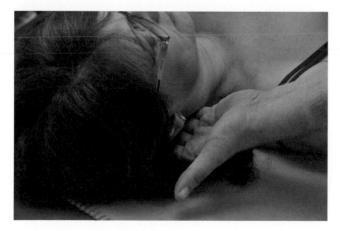

⬛ Abb. 3.126 Occipitale Lymphknoten(– Profundus – Terminus)

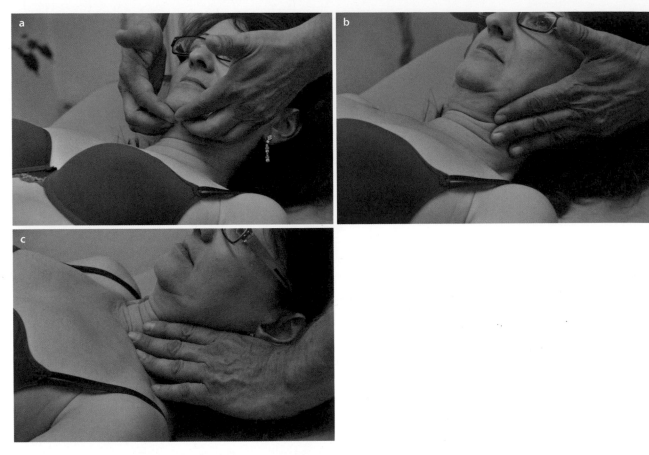

◘ Abb. 3.127   **a–c** Mundbodenbehandlung(– Profundus – Terminus)

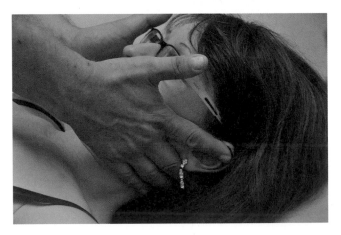

◘ Abb. 3.128   Parotis-Gabelgriff(– Profundus – Terminus)

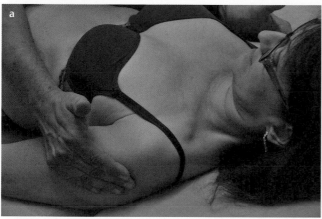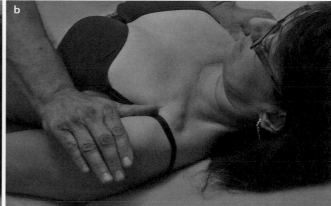

◘ Abb. 3.129 a, b Mohrenheim-Abrollgriff

3.10.2 Gesicht

— Einleitungsstreichung (◘ Abb. 3.130)
— Mundbodenbehandlung (◘ Abb. 3.131)
— Unterkiefer-/Oberkieferbehandlung(– Profundus – Terminus) (◘ Abb. 3.132)
— Nasenrücken (◘ Abb. 3.133)
— „Lange Reise" (von Jochbeinhöhe bis Terminus) (◘ Abb. 3.134)
— Tränenkanal + Augenhöhlenumrandung (◘ Abb. 3.135)
— Augapfel/Augenlid (◘ Abb. 3.136)
— Daumen-Abrollgriff (◘ Abb. 3.137)
— Stirn – Schläfe/vordere Kopfschwarte – Schläfe (◘ Abb. 3.138)
— Schläfe – Parotis – Profundus – Terminus (◘ Abb. 3.139)
— Abschlussstreichung
— Ggf. Mundinnendrainage

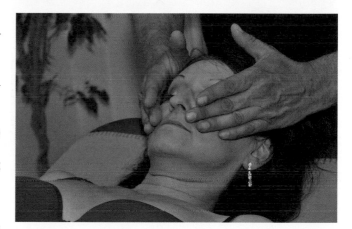

◘ Abb. 3.130 Einleitungsstreichung

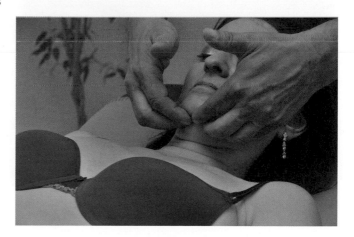

◘ Abb. 3.131 Mundbodenbehandlung

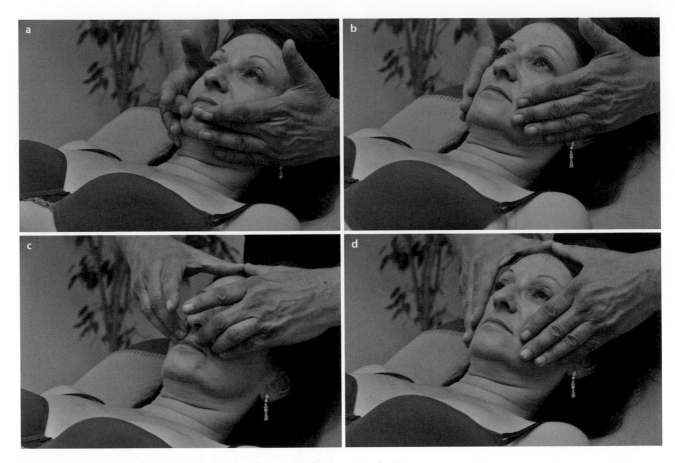

☐ **Abb. 3.132   a–d** Unterkiefer-/Oberkieferbehandlung(– Profundus – Terminus)

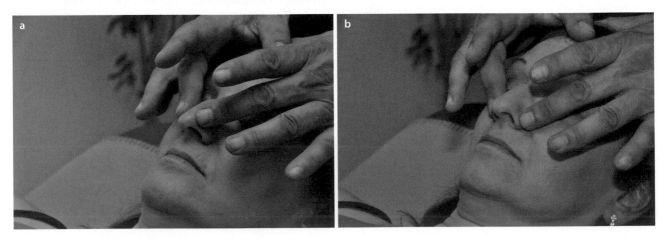

☐ **Abb. 3.133   a, b** Nasenrücken

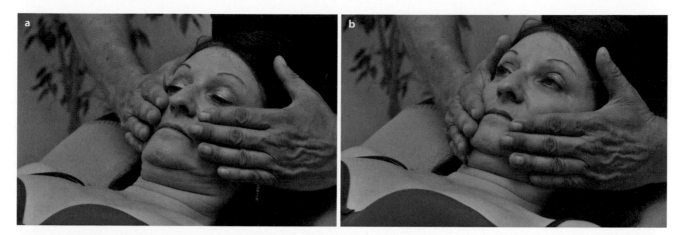

Abb. 3.134   a, b „Lange Reise" (von Jochbeinhöhe bis Terminus)

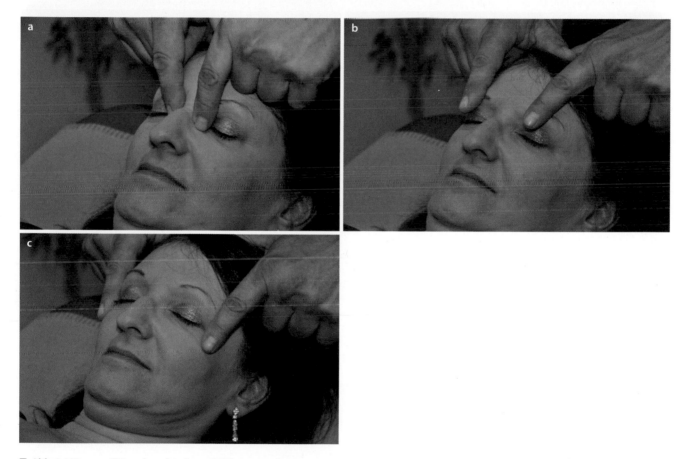

Abb. 3.135   a–c Tränenkanal + Augenhöhlenumrandung

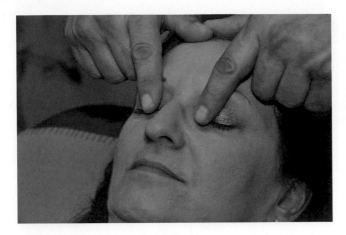

■ **Abb. 3.136**   Augapfel/Augenlid

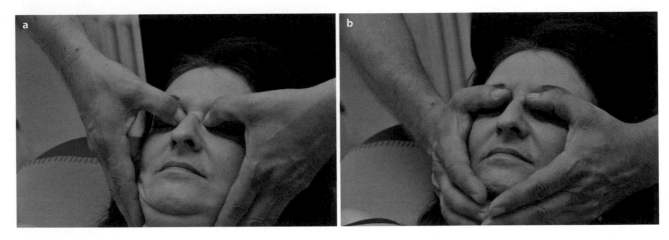

■ **Abb. 3.137**   **a**, **b** Daumen-Abrollgriff

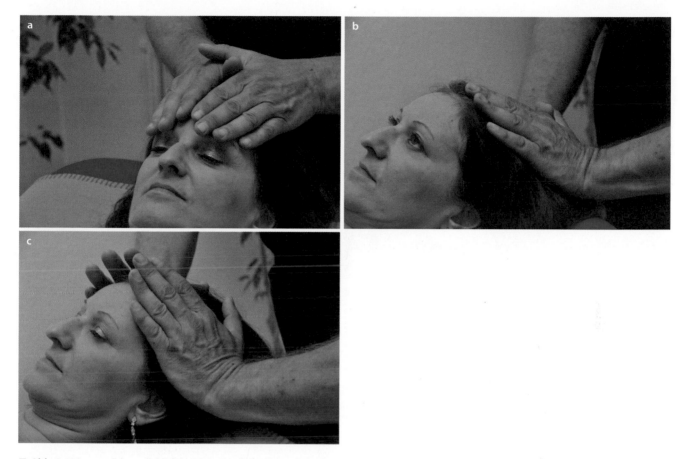

◨ Abb. 3.138   a–c Stirn – Schläfe/vordere Kopfschwarte – Schläfe

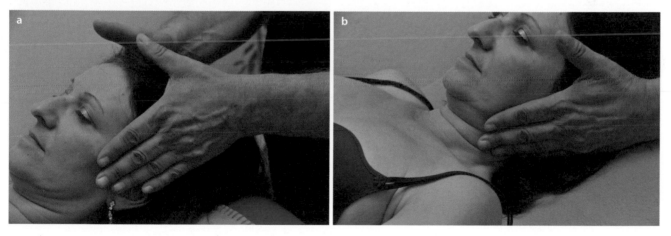

◨ Abb. 3.139   a, b Schläfe – Parotis – Profundus – Terminus

3.10.3 Nackenregion

- Schulterkantengriff (Schöpfgriffe) – Terminus (■ Abb. 3.140)
- Profundus – Terminus (■ Abb. 3.141)
- Occipitale Lymphknoten – Profundus – Terminus (■ Abb. 3.142)
- Stehende Kreise am Hinterkopf – „Pyramide" (■ Abb. 3.143)
- Retroauriculare Lymphknoten – Profundus – Terminus (■ Abb. 3.144)
- Schulterkantengriff (Schöpfgriffe) – Terminus (■ Abb. 3.145)
- Quergriff dorsale Halsseite – Terminus (■ Abb. 3.146)
- Drehgriffe Scapula – Terminus (■ Abb. 3.147)
- Daumenkreise vom Prominens – Terminus (■ Abb. 3.148)
- Stehende Kreise Paravertebralräume (■ Abb. 3.149)
- Terminus intensiv (■ Abb. 3.150)

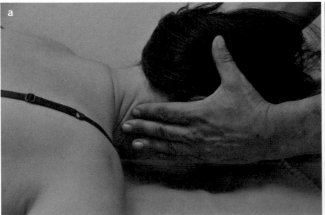
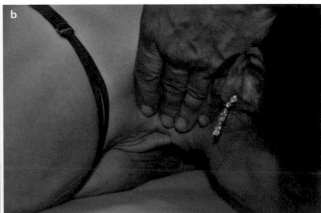

■ **Abb. 3.140**   **a**, **b** Schulterkantengriff (Schöpfgriffe) – Terminus

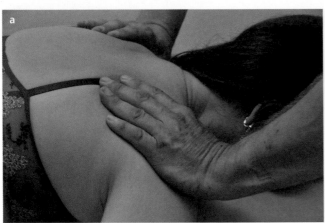
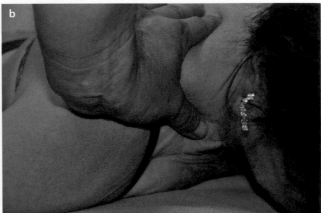

■ **Abb. 3.141**   **a**, **b** Profundus – Terminus

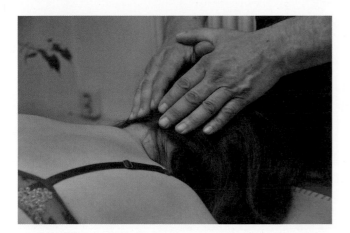

◘ **Abb. 3.142** Occipitale Lymphknoten – Profundus – Terminus

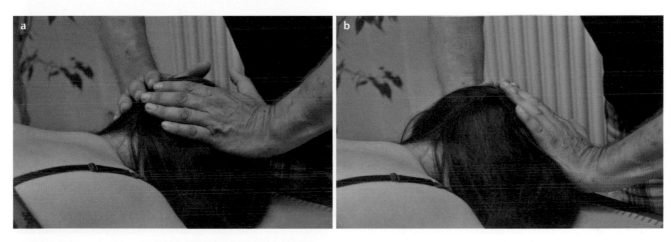

◘ **Abb. 3.143** **a**, **b** Stehende Kreise am Hinterkopf – „Pyramide"

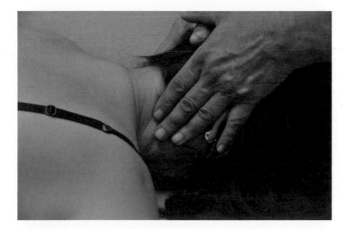

◘ **Abb. 3.144** Retroauriculare Lymphknoten – Profundus – Terminus

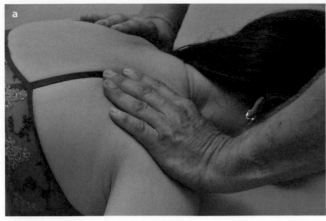

Abb. 3.145   a, b Schulterkantengriff (Schöpfgriffe) – Terminus

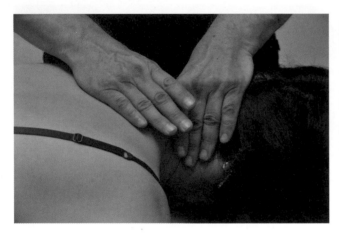

Abb. 3.146   Quergriff dorsale Halsseite – Terminus

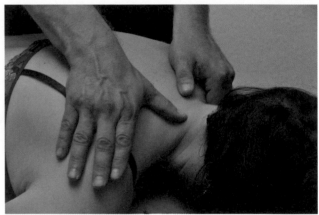

Abb. 3.148   Daumenkreise vom Prominens – Terminus

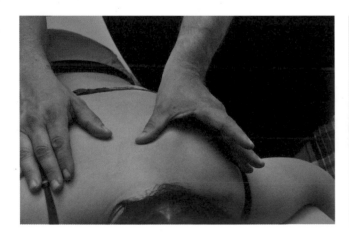

Abb. 3.147   Drehgriffe Scapula – Terminus

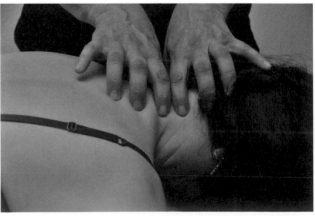

Abb. 3.149   Stehende Kreise Paravertebralräume

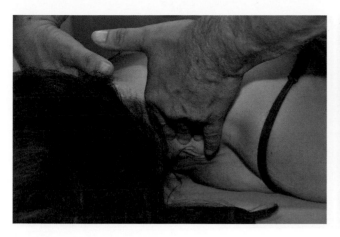

Abb. 3.150   Terminus intensiv

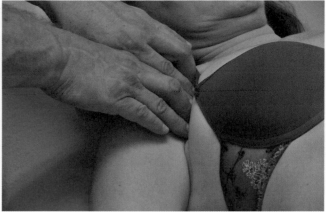

Abb. 3.151   Stehende Kreise axilläre Lymphknoten in Form eines „Mercedessterns": Axilla – Terminus

3.10.4   Arm

- Stehende Kreise axilläre Lymphknoten in Form eines „Mercedessterns"
  - Axilla – Terminus (**Abb. 3.151**)
  - Innenseite Oberarm – Terminus (**Abb. 3.152**)
  - Rumpfseite – Terminus (**Abb. 3.153**)
- Schöpfgriffe am Oberarm (Innenseite – basilär und Außenseite – zephal) (**Abb. 3.154**)
- Quergriffe am Oberarm
  - basilär (**Abb. 3.155**)
  - zephal (**Abb. 3.156**)
  - sog. „Ödemhängefalte" (**Abb. 3.157**)
- Stehende Kreise cubitale Lymphknoten (**Abb. 3.158**)
- Daumenkreise schräg durch die Ellenbeuge (cubitale Lymphknoten) (**Abb. 3.159**)
- Schöpfgriffe und Quergriffe am Unterarm, Innen- und Außenseite (**Abb. 3.160**)
- Daumenkreise um das gesamte Handgelenk (**Abb. 3.161**)
- Karpaltunnelgriff (4 Ansätze: **Abb. 3.162**)
- Daumenkreise Handinnenfläche und Handrücken (**Abb. 3.163**)
- Schöpfgriffe an den Fingern von allen Seiten (**Abb. 3.164**)

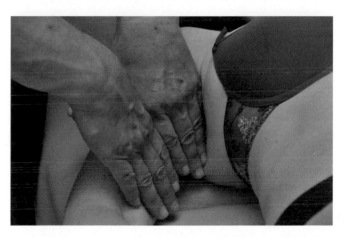

Abb. 3.152   Stehende Kreise axilläre Lymphknoten in Form eines „Mercedessterns": Innenseite Oberarm – Terminus

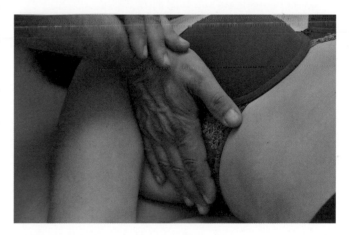

Abb. 3.153   Stehende Kreise axilläre Lymphknoten in Form eines „Mercedessterns": Rumpfseite – Terminus

3

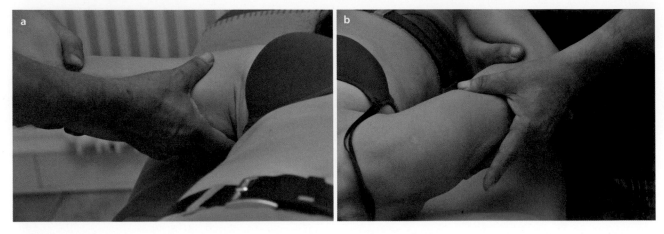

Abb. 3.154 **a, b** Schöpfgriffe am Oberarm (Innenseite – basilär und Außenseite – zephal)

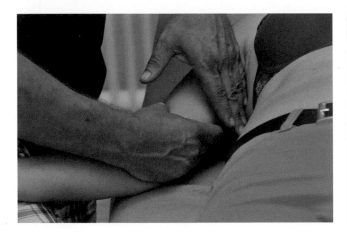

Abb. 3.155 Quergriffe am Oberarm: basilär

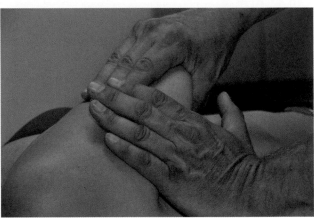

Abb. 3.157 Quergriffe am Oberarm: sog. „Ödemhängefalte"

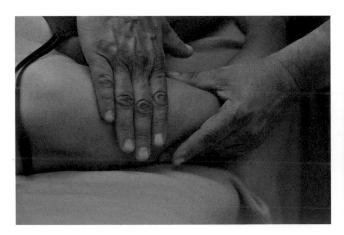

Abb. 3.156 Quergriffe am Oberarm: zephal

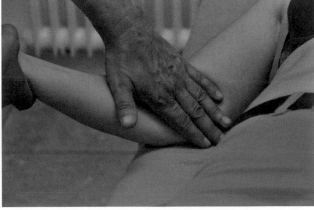

Abb. 3.158 Stehende Kreise cubitale Lymphknoten

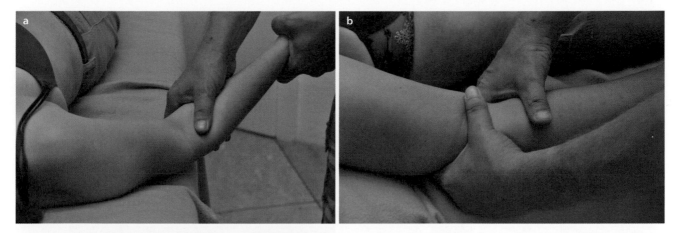

◼ **Abb. 3.159   a**, **b** Daumenkreise schräg durch die Ellenbeuge (cubitale Lymphknoten)

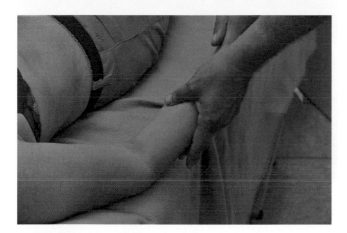

◼ **Abb. 3.160**   Schöpfgriffe und Quergriffe am Unterarm, Innen-
und Außenseite

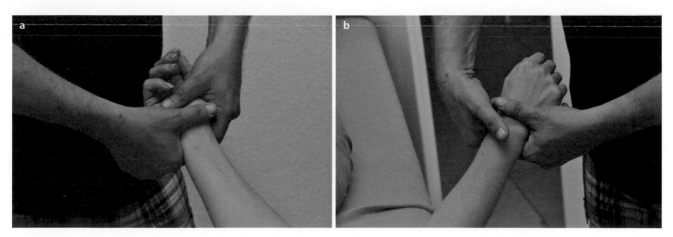

◼ **Abb. 3.161   a**, **b** Daumenkreise um das gesamte Handgelenk

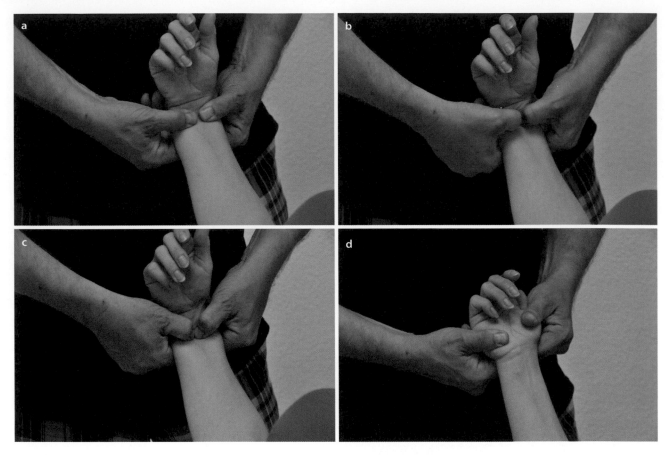

Abb. 3.162   a–d Karpaltunnelgriff

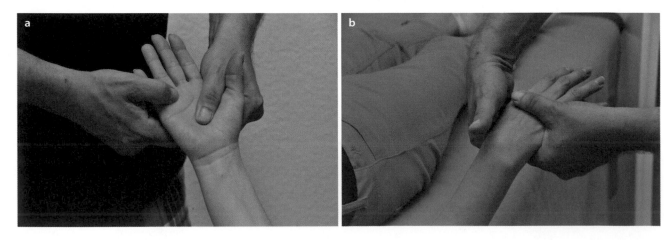

Abb. 3.163   a, b Daumenkreise Handinnenfläche und Handrücken

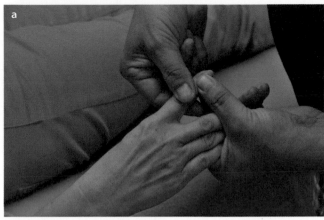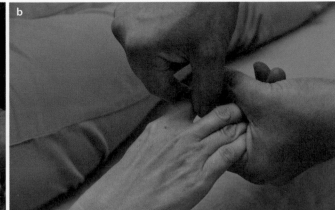

Abb. 3.164   **a, b** Schöpfgriffe an den Fingern von allen Seiten

3.10.5   Bein – ventral

- Stehende Kreise inguinale Lymphknoten
  1. Laterale Gruppe (Abb. 3.165a)
  2. Mediales Oberschenkelterritorium (Abb. 3.137b)
- Drehgriffe Oberschenkel in mehreren Bahnen (Abb. 3.166)
- Quergriffe Oberschenkel in mehreren Bahnen (Abb. 3.167)
- Quergriffe am Knie medial („Flaschenhals") (Abb. 3.168)
- Stehende Kreise popliteale Lymphknoten (Abb. 3.169)
- Stehende Kreise mit den Fingerspitzen im Adduktorenkanal (ggfs.) (Abb. 3.170)

- Daumenkreise über das Knie (ggfs.) (Abb. 3.171)
- Stehende Kreise über das Knie (ggfs.) (Abb. 3.172)
- Beidhändige Schöpfgriffe an der Wade (Abb. 3.173)
- Schöpfgriffe am dorsalen und ventralen Unterschenkel (Abb. 3.174)
- Stehende Kreise Achillessehnenloge
  1. fortschreitend und leicht (Abb. 3.175) oder
  2. auf der Stelle und fest (Abb. 3.176)
- Daumenkreise Engstelle des OSG (Abb. 3.177)
- Daumenkreise Fußrücken (Abb. 3.178)
- Daumenkreise Vorfußregion („Lymphsee") (Abb. 3.179)
- Zehengriffe (Abb. 3.180)

3

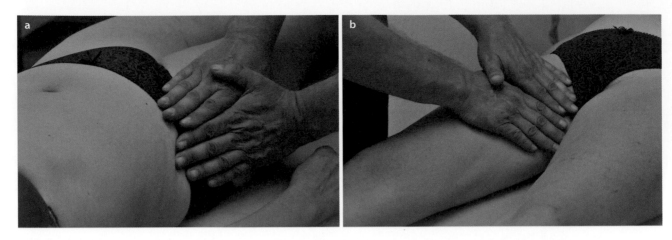

Abb. 3.165 **a**, **b** Stehende Kreise inguinale Lymphknoten: **a** laterale Gruppe, **b** Mediales Oberschenkelterritorium

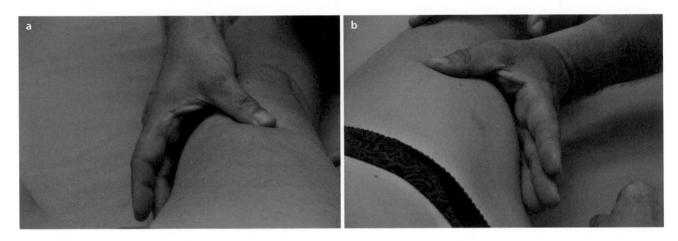

Abb. 3.166 **a**, **b** Drehgriffe Oberschenkel in mehreren Bahnen

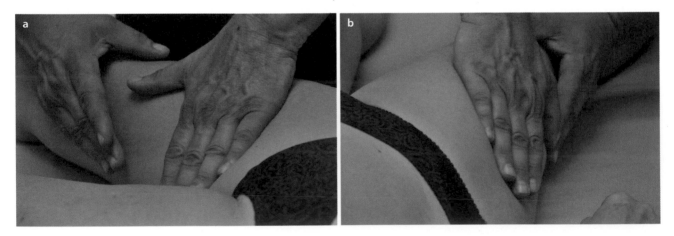

Abb. 3.167 **a**, **b** Quergriffe Oberschenkel in mehreren Bahnen

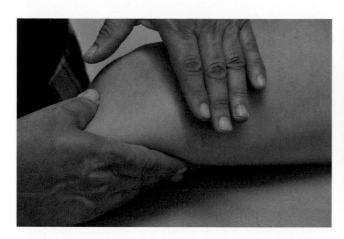

Abb. 3.168   Quergriffe am Knie medial („Flaschenhals")

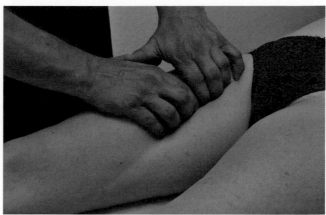

Abb. 3.170   Stehende Kreise mit den Fingerspitzen im Adduktorenkanal (ggfs.)

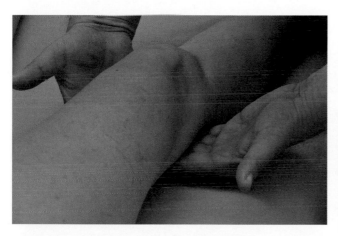

Abb. 3.169   Stehende Kreise popliteale Lymphknoten

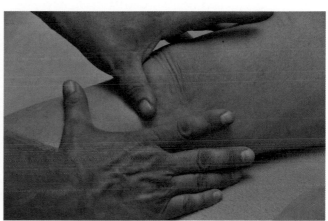

Abb. 3.171   Daumenkreise über das Knie (ggfs.)

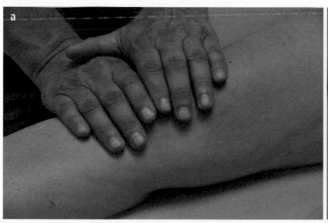

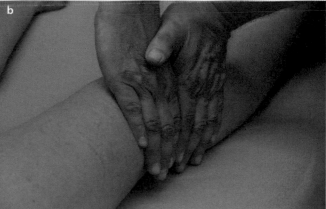

Abb. 3.172   **a, b** Stehende Kreise über das Knie (ggfs.)

3

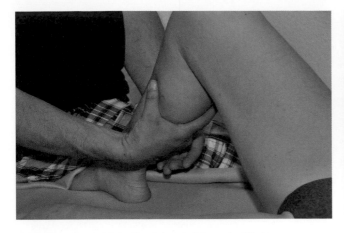

Abb. 3.173 Beidhändige Schöpfgriffe an der Wade

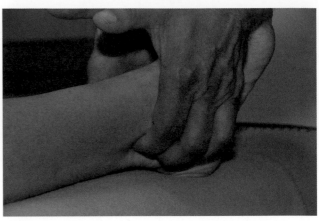

Abb. 3.176 Stehende Kreise Achillessehnenloge: auf der Stelle und fest

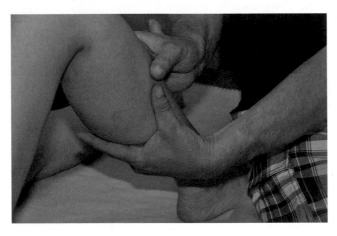

Abb. 3.174 Schöpfgriffe am dorsalen und ventralen Unterschenkel

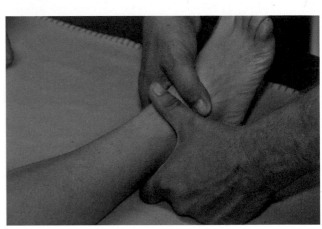

Abb. 3.177 Daumenkreise Engstelle des OSG

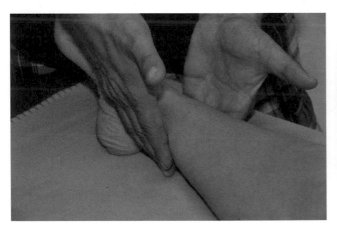

Abb. 3.175 Stehende Kreise Achillessehnenloge: fortschreitend und leicht

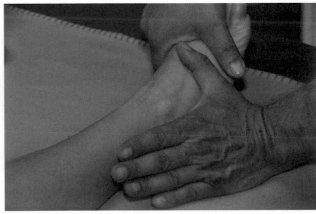

Abb. 3.178 Daumenkreise Fußrücken

3.10.6　Bein – dorsal

Sehr ähnlich der Ventralseite außer:
- Oberschenkel (alle Griffe schräg nach ventral gerichtet) und

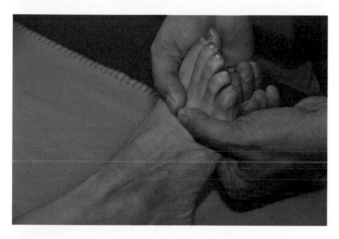

□ **Abb. 3.179**　Daumenkreise Vorfußregion („Lymphsee")

- Achillessehnenloge (bei angehobenem Unterschenkel beiderseits gleichzeitige Daumenkreise)

3.10.7　Rücken

- Stehende Kreise axilläre Lymphknoten (□ Abb. 3.181)
- Drehgriffe von der Wirbelsäule Richtung Achselhöhle (□ Abb. 3.182)
- Daumenkreise von der Wirbelsäule Richtung medialer Skapularand (□ Abb. 3.183)
- Fingerspitzenkreise unter die Skapula (□ Abb. 3.184)
- Stehende Kreise Rückenfläche Richtung Achselhöhle („Pyramide") (□ Abb. 3.185)
- Quergriffe an der Flanke Richtung Achselhöhle (□ Abb. 3.186)
- Stehende Kreise (Fingerspitzen) in den Paravertebralräumen (□ Abb. 3.187)
- Stehende Kreise (Fingerspitzen) in den Interkostalräumen (□ Abb. 3.188)

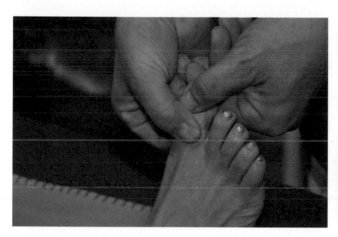

□ **Abb. 3.180**　Zehengriffe

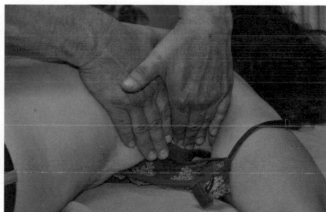

□ **Abb. 3.181**　Stehende Kreise axilläre Lymphknoten

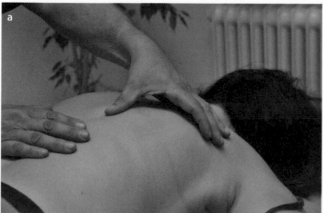

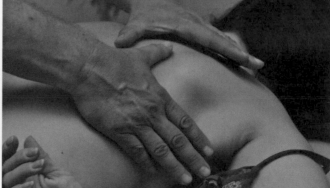

□ **Abb. 3.182**　**a**, **b** Drehgriffe von der Wirbelsäule Richtung Achselhöhle

3

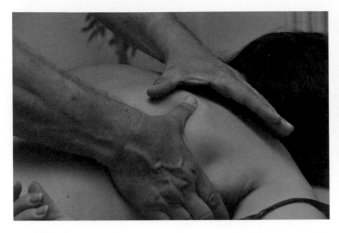

Abb. 3.183   Daumenkreise von der Wirbelsäule Richtung medialer Skapularand

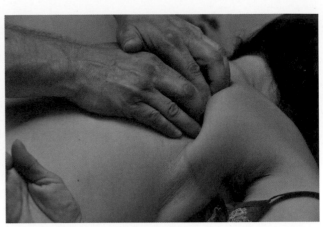

Abb. 3.184   Fingerspitzenkreise unter die Skapula

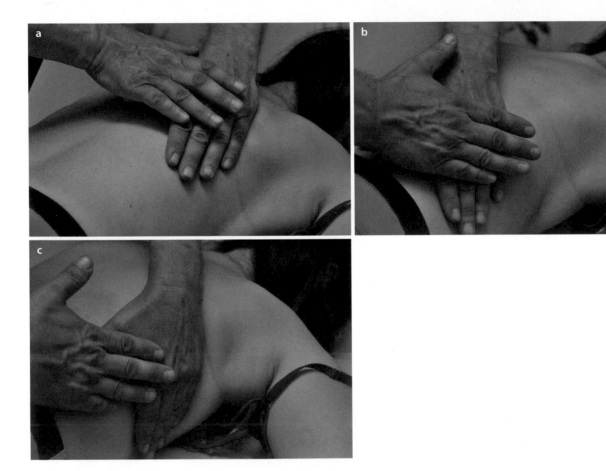

Abb. 3.185   **a–c** Stehende Kreise Rückenfläche Richtung Achselhöhle („Pyramide")

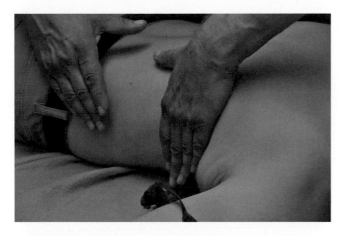

■ **Abb. 3.186** Quergriffe an der Flanke Richtung Achselhöhle

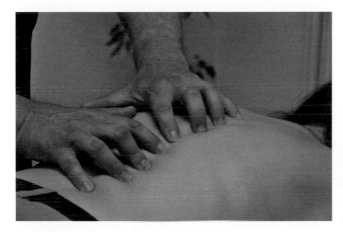

■ **Abb. 3.187** Stehende Kreise (Fingerspitzen) in den Paravertebralräumen

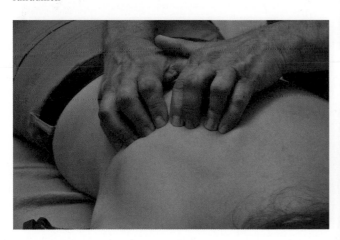

■ **Abb. 3.188** Stehende Kreise (Fingerspitzen) in den Interkostalräumen

3.10.8 Lenden-/Gesäßregion

- Daumenkreise vom ISG entlang der Crista iliaca (■ Abb. 3.189)
- Stehende Kreise Richtung inguinale Lymphknoten (■ Abb. 3.190)
- Drehgriffe lumbal (■ Abb. 3.191)
- Drehgriffe fächerförmig vom Gesäß Richtung inguinal (■ Abb. 3.192)
- Stehende Kreise Crista iliaca (Beckenkammgriff) (■ Abb. 3.193)
- Gluteushalbkreis (■ Abb. 3.194)
- Stehende Kreise parallel zur Analfalte (Welle) (■ Abb. 3.195)
- Daumenkreise Steißbein und Kreuzbein („halbe Raute") (■ Abb. 3.196)
- Stehende Kreise in der Region M. quadratus lumborum (Welle) (■ Abb. 3.197)
- Stehende Kreise in den Paravertebralräumen (■ Abb. 3.198)

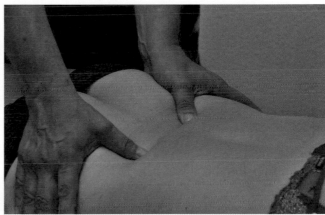

■ **Abb. 3.189** Daumenkreise vom ISG entlang der Crista iliaca

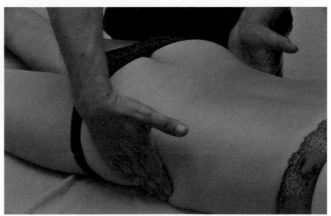

■ **Abb. 3.190** Stehende Kreise Richtung inguinale Lymphknoten

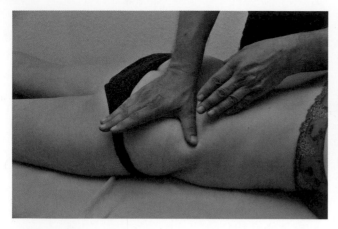

Abb. 3.191 Drehgriffe lumbal

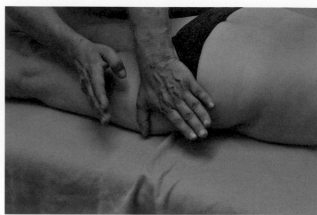

Abb. 3.192 Drehgriffe fächerförmig vom Gesäß Richtung inguinal

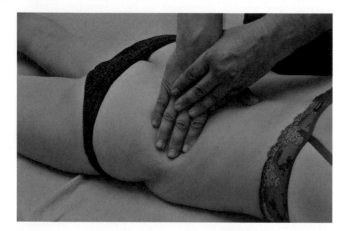

Abb. 3.193 Stehende Kreise Crista iliaca (Beckenkammgriff)

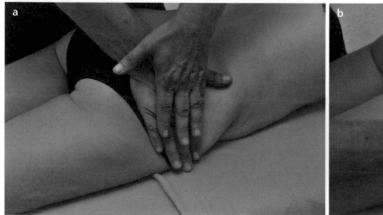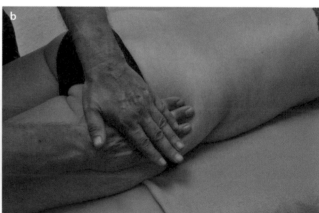

Abb. 3.194 **a**, **b** Gluteushalbkreis

Die Therapieform Manuelle Lymphdrainage

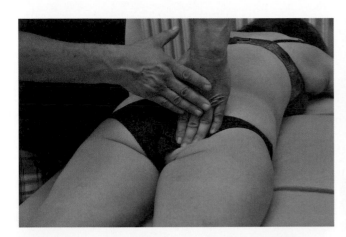

◨ **Abb. 3.195**   Stehende Kreise parallel zur Analfalte (Welle)

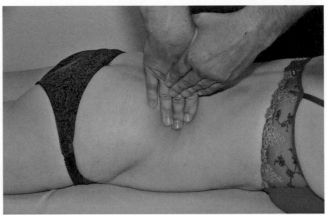

◨ **Abb. 3.197**   Stehende Kreise in der Region M. quadratus lumborum (Welle)

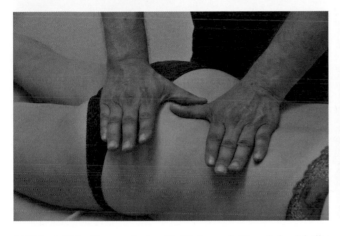

◨ **Abb. 3.196**   Daumenkreise Steißbein und Kreuzbein („halbe Raute")

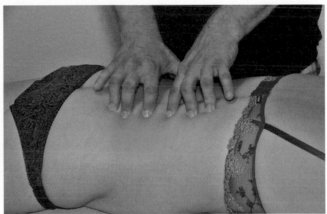

◨ **Abb. 3.198**   Stehende Kreise in den Paravertebralräumen

3.10.9 Brust

- Stehende Kreise axilläre Lymphknoten in 3 Ansätzen (◼ Abb. 3.199)
- Quergriffe an der Flanke Richtung Achselhöhle (◼ Abb. 3.200)
- Quergriffe an der Brustdrüse Richtung Achselhöhle (◼ Abb. 3.201)

- Drehgriffe Richtung Flanke und Quergriffe Richtung Achselhöhle („Ludwig") (◼ Abb. 3.202)
- Stehende Kreise (Fingerspitzen) in den Parasternalräumen (◼ Abb. 3.203)
- Stehende Kreise (Fingerspitzen) in den Interkostalräumen (◼ Abb. 3.204)

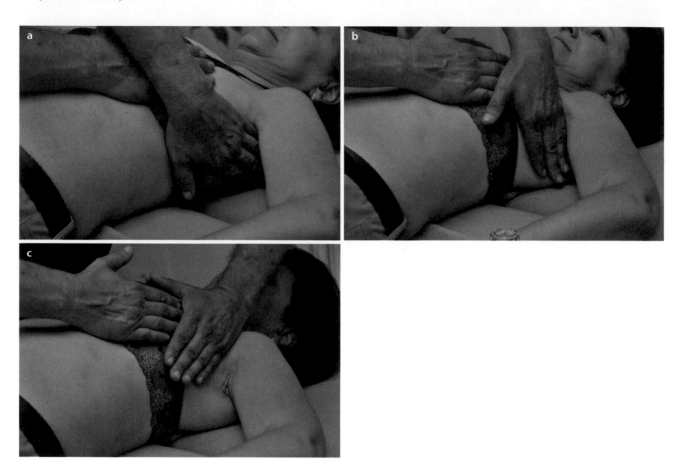

◼ **Abb. 3.199** **a–c** Stehende Kreise axilläre Lymphknoten in 3 Ansätzen

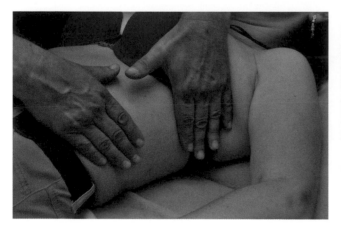

◼ **Abb. 3.200** Quergriffe an der Flanke Richtung Achselhöhle

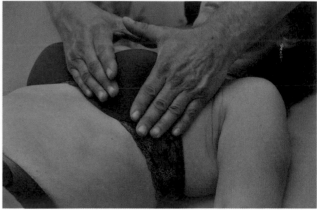

◼ **Abb. 3.201** Quergriffe an der Brustdrüse Richtung Achselhöhle

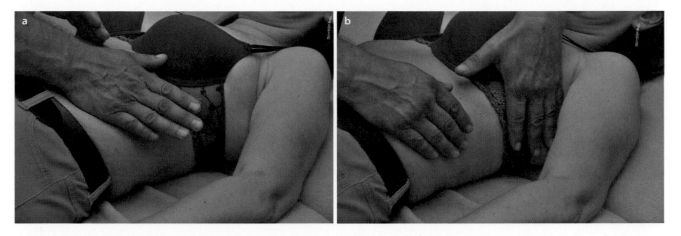

Abb. 3.202 **a, b** Drehgriffe Richtung Flanke und Quergriffe Richtung Achselhöhle („Ludwig")

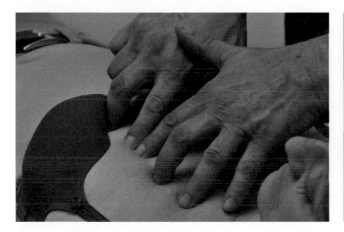

Abb. 3.203 Stehende Kreise (Fingerspitzen) in den Parasternalräumen

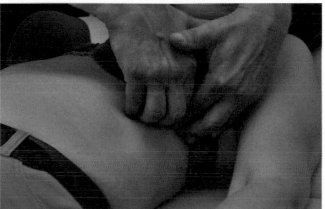

Abb. 3.204 Stehende Kreise (Fingerspitzen) in den Interkostalräumen

3.10.10 Bauch

- Einleitungsstreichung
- Griffe für das oberflächliche Lymphgefäßsystem:
    - Stehende Kreise inguinale Lymphknoten beiderseits (Abb. 3.164a und b)
    - Quergriffe im Verlauf der Bauchhautlymphgefäße Richtung inguinale Lymphknoten (Abb. 3.205)
- Griffe für das tiefe Lymphgefäß-/Lymphknotensystem:
    - Spiralige Stehende Kreise entlang der knöchernen Begrenzung (Abb. 3.206)

- Verschiedene Griffe im ovalen Muskelbereich („Oval")
    - I. Daumenkreise (Abb. 3.207)
    - II. Quergriffe (Abb. 3.208)
    - III. Stehende Kreise (Abb. 3.209)
- Stehende Kreise mit den Fingerspitzen auf den iliakalen Lymphknoten (Abb. 3.210)
- Bauchtiefdrainage, verbunden mit Bauchatmung (Abb. 3.211)
- Forcierte tiefe Bauchatmung mit wellenförmiger Ausatmungsunterstützung („Luftmatratzengriff") (Abb. 3.212)

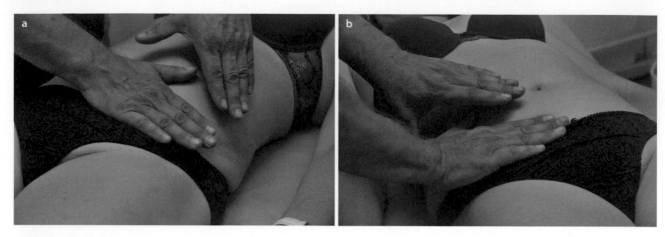

Abb. 3.205   **a**, **b** Griffe für das oberflächliche Lymphgefäßsystem: Quergriffe im Verlauf der Bauchhautlymphgefäße Richtung inguinale Lymphknoten

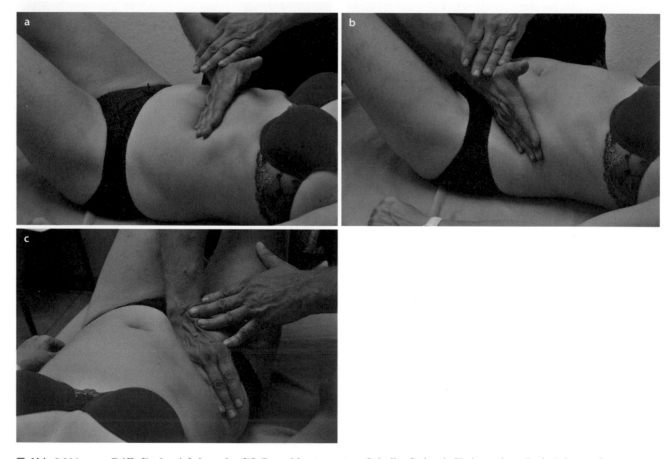

Abb. 3.206   **a–c** Griffe für das tiefe Lymphgefäß-/Lymphknotensystem: Spiralige Stehende Kreise entlang der knöchernen Begrenzung

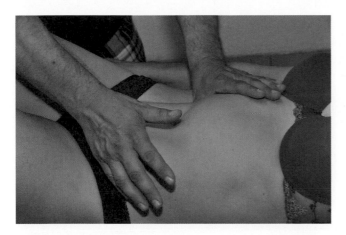

Abb. 3.207 Verschiedene Griffe im ovalen Muskelbereich („Oval"): Daumenkreise

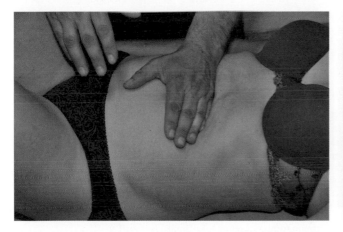

Abb. 3.208 Verschiedene Griffe im ovalen Muskelbereich („Oval"): Quergriffe

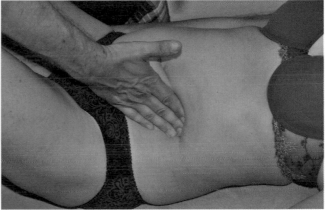

Abb. 3.209 Verschiedene Griffe im ovalen Muskelbereich („Oval"): Stehende Kreise

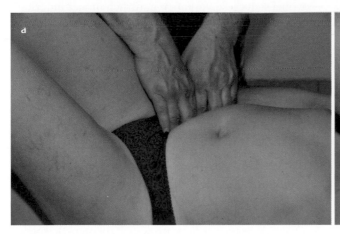

Abb. 3.210 **a, b** Stehende Kreise mit den Fingerspitzen auf den iliakalen Lymphknoten

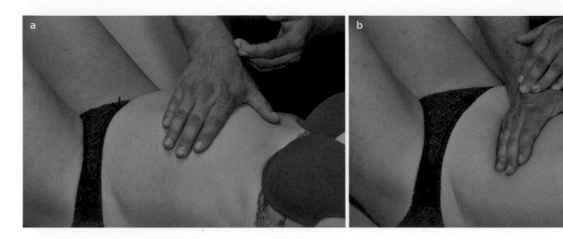

Abb. 3.211   a, b Bauchtiefdrainage, verbunden mit Bauchatmung

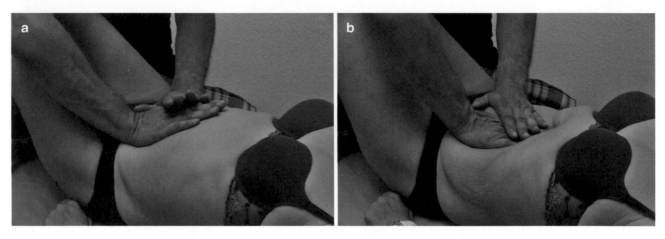

Abb. 3.212   a, b Forcierte tiefe Bauchatmung mit wellenförmiger Ausatmungsunterstützung („Luftmatratzengriff")

3.11 Schlussbemerkung

G. Bringezu und O. Schreiner

Mit der dargestellten Palette der Grund-, Tiefen- und Lymphödemgriffe ist der Therapeut in der Lage, sich in jeder Ödemsituation den jeweiligen Gewebeverhältnissen anzupassen. Die Griffe und der systematische Behandlungsaufbau (▶ Kap. 14 ff.) gewährleisten somit selbst bei schwierigsten Ödem- und damit Gewebeverhältnissen eine erfolgreiche Beseitigung der Ödemflüssigkeit. Damit unterscheidet sich die Manuelle Lymphdrainage letztlich von allen anderen Entstauungsmethoden, die in den folgenden Abschnitten beschrieben werden. Mit anderen Worten: Die Manuelle Lymphdrainage ist die variabelste und nachhaltigste Entstauungsmethode.

Prinzipiell lässt sich sagen, dass mit **zunehmender Ödematisierung**

— die (ohnehin geringe) Griffegeschwindigkeit abnimmt und gleichzeitig

— die Druckstärke zunimmt,
— wobei sich diese Vorgaben natürlich immer innerhalb enger Grenzen bewegen: Es darf keine Gewebsmehrdurchblutung und schon gar kein Schmerz provoziert werden.

Zusätzlich steigt mit zunehmender Ödematisierung der **Zeitaufwand**, und zwar weil

— die Griffe verlangsamt appliziert werden,
— meist mehr Körperabschnitte zur Entstauung herangezogen werden und
— die Körperabschnitte in immer kleineren Einzelabschnitten entstaut werden.

Letzteres gilt vor allem für die eigentliche Ödemregion.

Diese Aussagen sollen an zwei Patienten-Beispielen mit primären Beinlymphödemen unterschiedlicher Schweregrade verdeutlicht werden (für nähere Angaben zur Pathophysiologie und Therapie primärer Beinlymphödeme ▶ Kap. 21).

▶ **Beispiel 1**

Bei einem etwa 14-jährigen Jungen mit primärem Beinlymphödem (■ Abb. 3.213) hat die Befunderhebung ergeben, dass die Umfangdifferenzen gering sind und sich
überwiegend auf die Unterschenkelregion beschränken.
Die Ödemkonsistenz kann als **„weich"** und „leicht dellbar"
bezeichnet werden. Zur erfolgreichen Entstauung genügt
folgender Behandlungsaufbau (■ Abb. 3.214a):

— Die Regionen Hals und Bauchraum (blau markiert)
 dienen als „Ödemabflussgebiete", die es vorzubehandeln gilt, um „den Entstauungsweg vorzubereiten".

— Am Bein selbst, das natürlich auch dorsal behandelt
 werden muss, also am eigentlichen Ödemgebiet (rot
 markiert), entscheidet die Konsistenz der Schwellung,
 wie der Behandlungsaufbau zu organisieren ist und wie
 die Griffe den Verhältnissen anzupassen sind
 (■ Abb. 3.214b).

— Bei einem weichen Oberschenkel, in etwa zwei Abschnitte unterteilt, unterscheiden sich die Griffe von
 den üblichen Grundgriffen lediglich dadurch, dass sie
 evtl. etwas langsamer zu applizieren sind.

— Der hauptsächlich betroffene Unterschenkel mit Tendenz zur Dellenbildung bedarf dagegen folgender Vorgehensweise: Die Gesamtstrecke des Unterschenkels
 wird von vornherein in eine proximale und in eine distale Hälfte eingeteilt, wobei selbstverständlich zunächst
 die proximale Hälfte zu behandeln ist. Hier erfolgt die
 Applikation der Griffe noch langsamer als am Oberschenkel, dafür mit höherem Druck als „grundgriff-üb-
 lich". Erst nachdem alle möglichen Abläufe ebenso
 mehrfach wie die Griffe über die physiologische Engstelle
 Knie hinweg bis zur Leiste wiederholt wurden, erfolgt die
 Behandlung der distalen Unterschenkelhälfte in gleicher
 Weise wobei diese aus Bauchlage des Patienten aus vielerlei Gründen am effektivsten erreicht werden kann.

 An die Mitbehandlung der Fußregion ist erst nach
mehreren Sitzungen zu denken. ◀

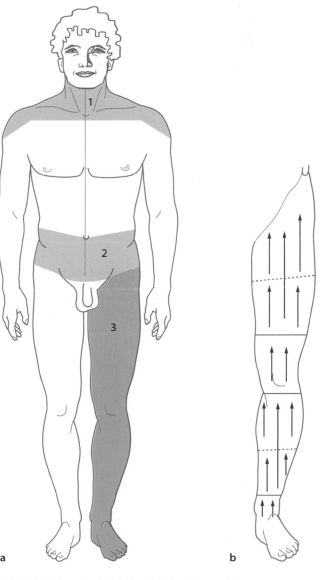

■ **Abb. 3.213** Primäres Beinlymphödem bei einem 14-jährigen
Jungen

■ **Abb. 3.214 a, b a** Zu behandelnde Körpergebiete der ventralen
Körperseite beim primären Beinlymphödem geringen Ausmaßes, **b**
Einteilung der einzelnen Abschnitte am Bein ventral

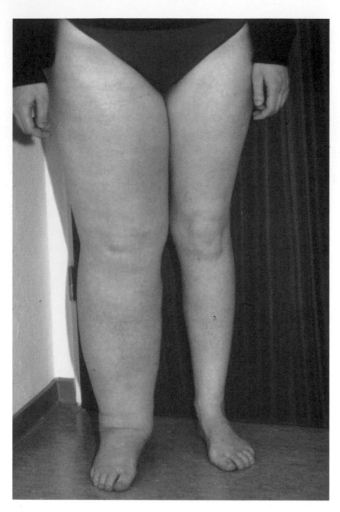

Abb. 3.215   Ausgeprägtes primäres Beinlymphödem bei einer erwachsenen Frau

▶ **Beispiel 2**

Anders gestaltet sich die Behandlung eines primären Beinlymphödems, das bei der Befunderhebung als „ausgeprägtes", nicht nur auf die Beinregion beschränktes, sondern sowohl den Unterbauch als auch die Hüft-, Gesäß- und Lendenhälfte umfassendes weitgehend **„hartes"** Lymphödem klassifiziert wurde (▢ Abb. 3.215). ▢ Abb. 3.216a zeigt den Behandlungsaufbau jedoch ohne die unbedingt nötige dorsale Seite.

— Neben der Hals- und Bauchregion muss hier die ipsilaterale Thoraxhälfte mitbehandelt werden, da sie als sog. „Zusatzabflussgebiet" für das sicherlich überforderte Hauptabflussgebiet der Leiste und damit letztlich der Becken-/Bauchregion dient. Zusätzlich wird zur kontralateralen Leiste umgeleitet, die ebenfalls als „Zusatzabflussgebiet" fungiert. Appliziert werden hauptsächlich Grund- und Tiefengriffe, auf den lymphatischen Wasserscheiden sog. „Anastomosengriffe" (▶ Kap. 26).

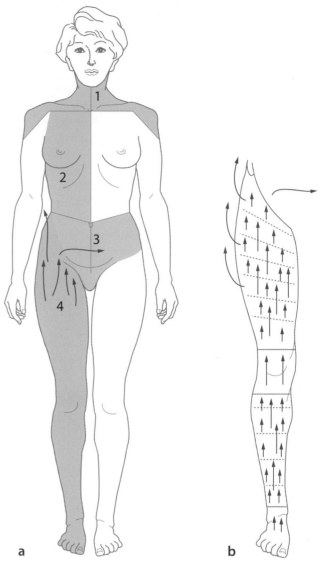

a   b

Abb. 3.216   **a** Behandlungsgebiete beim ausgeprägten primären Beinlymphödem, **b** Einteilung der einzelnen Abschnitte am Bein ventral und an der lateralen Oberschenkel- und Hüftregion

— Die Behandlung des Beins selbst (rot markiert) bedarf einer anderen, intensiver abgestuften Vorgehensweise als in Beispiel 1 dargestellt.
— Am harten und aufgrund der „kautschukartigen" Ödemkonsistenz nur schwer dellbaren Oberschenkel sind zunächst die speziellen Lymphödemgriffe angezeigt.
— Die Einteilung der Region Oberschenkel erfolgt in möglichst kleinen Abschnitten, quasi „scheibchenweise". Erst mit zunehmender Lockerung und „Verflüssigung" des Ödemgebietes werden die Grundgriffe in „modifizierter" Form (besonders langsam und druckintensiver als üblich) appliziert. Gleichzeitig werden die Abschnitte vergrößert. ◀

Erst nach vielen Behandlungen für die ventrale und dorsale Oberschenkelseite gleichermaßen sind distalere Beinabschnitte wie Knie, Unterschenkel und zuletzt die Fußregion in die Entstauung miteinzubeziehen.

Dass sich bei einem solchen Aufbau die durchschnittliche Behandlungszeit erhöht – die einzelnen Sitzungen sollten mindestens 45 min, beim ausgeprägten Beinlymphödem sogar 60 min dauern; die Behandlung sollte in jedem Fall täglich, evtl. sogar 2-mal täglich stattfinden –, erklärt sich von selbst. Dass es weiterhin mit 6 Behandlungen pro Quartal nicht getan ist, liegt auf der Hand.

Zudem werden selbstverständlich beide Fälle während der Entstauungsphase konsequent mit einer Kompressionsbandagierung behandelt, die dann in eine Kompressionsbestrumpfung (nach Maß) in der Erhaltungsphase übergeht. Außerdem sind eine Gang- und Haltungsschulung und eine Korrektur evtl. vorhandener Bewegungseinschränkungen notwendig, um nur die wichtigsten weiteren Maßnahmen zu nennen.

Diese Aufzählung therapeutischer Maßnahmen könnte manchen Lesern „überzogen" erscheinen; das Gegenargument lautet dann etwa, der Behandlungsplan sei „der angespannten Kostensituation nicht angemessen". Wir sind uns dieser Problematik bewusst, stellen hier aber dar, welche Behandlung angesichts der Tragweite der Beschwerdesituation tatsächlich therapeutisch erforderlich ist bzw. wäre.

Es kann nicht unsere Aufgabe sein – weder in unserer Funktion als Fachlehrer für Manuelle Lymphdrainage/ Komplexe physikalische Entstauungstherapie noch als Autoren –, therapeutisch richtige Behandlungskonzepte auf die Belange einer restriktiven Kostenpolitik „zurechtzustutzen".

Rein finanziell betrachtet, wäre es sicherlich „günstiger", die Patienten mit einem Entstauungsgerät (apparative intermittierende Kompression [AIK] oder intermittierende pneumatische Kompression [IPK]) zu versorgen, das die Flüssigkeit „aus dem Bein pumpt". Allerdings kann keine „Maschine" eine manuelle Behandlung ersetzen – ganz abgesehen von den eventuellen Folgen einer maschinellen Entstauung wie Eiweißstau an der Extremitätenwurzel, der wiederum schwere Schäden nach sich ziehen kann (Boris et al. 1998). Viele Behandlungen mit einer Apparatur, die dann zu Folgeproblemen führen, die dann noch aufwändiger korrigiert werden müssen, sind in der „Endabrechnung" kostenintensiver.

Literatur

Asdonk J (1966) Lymphdrainage, eine neue Massagemethode. Phys Med. Rehabil 7:312

Asdonk J (1972) Zur Geschichte und Wirkung der manuellen Lymphdrainage. Erfahrungsheilkunde 3:56–61

Asdonk J (1975) Manuelle Lymphdrainage, ihre Wirkungsart, Indikation und Kontraindikation. Allgem Med 51:751

Asdonk J (1976) Zur Wirkung und Indikation der manuellen Lymphdrainage. Physiotherapie 67:62

Bartetzko C (1980) Eine neue Grifftechnik zur wirksamen manuellen Behandlung von Lymphödemen im Ödemgebiet selbst. Physiotherapie 2 (Sonderdruck)

Boris M, Weindorf S, Lasinski BB (1998) The risk of genital edema after external pump compression for lower limb lymphedema. Lymphology 31:15–20

Brenke R, Seewald A (1992) Vegetativer Tonus bei manueller Lymphdrainage. Lymphologica Jahresband. Kagerer Kommunikation, Bonn, S 90–91

Brenner E (2017) Wie kommt der Schmerz ins Lipödem? LympForsch 21(1):40–47

Castenholz A (1997) Partikel- und Zellbewegungen zwischen Interstitium und Lymphbahn. LymphForsch 1(1):7–13

Döller W, Apich G (2003) Stewart-Treves-Syndrom bei chronischem Armlymphödem nach radikaler Mastektomie. LymphForsch 7(2):81–83

Földi M, Kubik S (Hrsg) (1993) Lehrbuch der Lymphologie, Bd 3. G. Fischer, Stuttgart

Gültig O (1988) Manuelle Lymphdrainage – eine Methode, eine Lehre? Physikalische Therapie 9(3):141.

Hamann A et al. (1987) Massage in Bild und Wort - Grundlagen und Durchführung der Heilmassage. Gustav Fischer, Stuttgart\New York.

Herbethold C, May R (1996) Erhöht sich das Risiko einer Fernmetastasierung von Kopf- und Halstumoren nach Manueller Lymphdrainage? Lymphologica Jahresband. Kagerer Kommunikation, Bonn, S 86–90

Heusinger von Waldegg G, Rogge H (1997) Sekundäres Armlymphödem bei progredienter Hautmetastasierung des Mammakarzinoms: Onkologische und lymphologische Strategien. LymphForsch 2(2):103–106

Hirnle E, Hirnle P (1986) Metastasenförderung durch Massage? – Eine tierexperimentelle Studie. Ödem Jahresband. Perimed Fachbuch-Verlagsgesellschaft mbH, Erlangen, S 120–123

Hutzschenreuter P, Ehlers H (1986) Die Einwirkung der Manuellen Lymphdrainage auf das Vegetativum. Lymphol X/2. Perimed Fachbuch-Verlagsgesellschaft mbH, Erlangen, S 58–60

Hutzschenreuter P, Mörler H, Brümmer H (1986) Manuelle Lymphdrainage vor und nach Lymphknotenexstirpation. Ödem Jahresband: 92–97

Hutzschenreuter P, Brümmer H, Silberschneider K (2003) Die vagotone Wirkung der Manuellen Lymphdrainage nach Dr Vodder. LymphForsch 7(1):7–14

Knorz S, Heimann KD, Tiedjen KU (1995) Die Haut: Lymphatisches Transportorgan? Kongreßband Lymphologica: 170–175

Kubik S (1993) Anatomie des Lymphgefäßsystems. In: Földi M, Kubik S (Hrsg) Lehrbuch der Lymphologie, 3. Aufl. G. Fischer, Stuttgart

Lee-Schultze A (2010) Über die Wirkung der Manuellen Lymphdrainage: Eine retrospektive Studie. LymphForsch 14(2):81–84

Meert GF (2007) Das venöse und lymphatische System aus osteopathischer Sicht. Elsevier/Urban & Fischer, München

Melzack R, Wall PD (1965) Pain mechanisms: a new teory. Science 150:971–979

Miller A (2003) Manuelle Lymphdrainage bei Hautmetastasen, ein Tabu? LymphForsch 7(2):87–89

Muschinsky B (1992) Massagelehre in Theorie und Praxis, 3. Aufl. G. Fischer, Stuttgart

Preisler V, Hagen R, Hoppe F (1996) Nimmt durch die Manuelle Lymphdrainage die Inzidenz lokoregionärer Rezidive bei therapierten Kopf-Hals-Tumoren zu? Lymphologica Jahresband: 63

Rogge H (1994) Neurodermitis (Unveröff. Vortrag auf dem 18. Jahreskongreß der Deutschen Gesellschaft für Lymphologie in Frankfurt a. M.)

Rusnyák I, Földi M, Szabó G (1969) Lymphologie – Physiologie und Pathologie der Lymphgefäße und des Lymphkreislaufes, 2. Aufl. G. Fischer, Stuttgart

Schad H (1996) Physiologie der Lymphbildung und der Lymphströmung. Phlebologie 25:213–221

Schuchhardt C, Wittlinger H, Rabe H (2003) Eine kleine Geschichte der Lymphologie. Viavital Verla GmbH Köln, Köln

Sperling A, Hasselhof V, Ströbel P, Becker J, Buttler K, Aung T, Felmerer G, Wilting J (2017) Ultrastrukuturelle und immunhistologische Untersuchungen humaner Lymphkollektoren. LymphForsch 21(1):13–20

Tischendorf F, Földi M (1981) Die Berechnung eines optimalen Massagedruckes - ein Missbrauch der Starlingschen Formel. Physikalische Therapie 2:1–4.

Walach H (1995) Wirkung und Wirksamkeit der Massage - Literaturbericht, Expertise und Pilotstudie. Karl F. Haug, Heidelberg.

Die Kompressionstherapie

Günther Bringezu, Nina Kock und Otto Schreiner

Inhaltsverzeichnis

© Springer-Verlag GmbH Deutschland, ein Teil von Springer Nature 2020
G. Bringezu, O. Schreiner (Hrsg.), *Lehrbuch der Entstauungstherapie*,
https://doi.org/10.1007/978-3-662-60576-9_4

Eine Schwellung von außen zu komprimieren entspricht einem geradezu „intuitiven" Verhalten (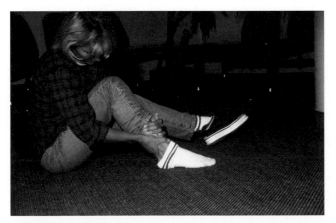 Abb. 4.1): Es erscheint nahe liegend, einen „Gegenhalt" zur sich ausbreitenden Tendenz der Schwellung zu setzen. Dies kann in manchen Fällen zur Schwellungsreduktion führen, in anderen Fällen jedoch wird ein Druck von außen nicht toleriert, da die evtl. vorhandenen Schmerzen auf diese Weise noch verstärkt werden.

Angesichts des beeindruckenden Wirkungsspektrums der Kompressionstherapie erscheint es umso irrationaler, dass das Mittel Kompression die wohl unbeliebteste Entstauungsmethode ist. Dies gilt für alle Beteiligten gleichermaßen – für die Patienten, die die Kompressionsmittel („er")tragen müssen, für die Therapeuten, die sich vielfältigen organisatorischen und praktischen Problemen ausgesetzt sehen, und auch für verordnende Mediziner, die sich mit den sich ständig ändernden Regularien der Kostenübernahme und gleichzeitig mit den Patienten, die dieses unliebsame Entstauungsmittel „nicht vertragen", auseinandersetzen müssen.

Das Anliegen dieses Kapitelabschnittes ist es deshalb, neben der Beantwortung aller Fragen nach dem „Wie" für alle Beteiligten ausreichend Argumente und Einsichten zu liefern, um den Missstand hinsichtlich der Anwendung der Kompression zu beheben. Es soll verdeutlicht werden,

- bei welchen Schwellungen eine Kompressionstherapie angebracht ist und wo sie keine Bedeutung hat oder sogar schädlich sein könnte,
- mit welchen Mitteln Kompressionstherapie heute durchgeführt werden kann,
- wie die verschiedenen Techniken auf die verschiedenartigen Ödeme abzustimmen sind und
- welche Vor- und Nachteile eine Kompression von außen hat und ob sie in einem akzeptablen Verhältnis zueinander stehen.

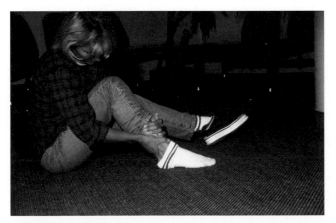

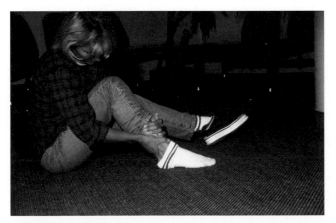 **Abb. 4.1** Intuitives „Erstkomprimieren" nach einem soeben erlittenen Inversionstrauma

4.1 Prinzipielle Mechanismen

G. Bringezu und O. Schreiner

Die Wirkung einer von außen auf den Körper angebrachten Kompression lässt sich auf vielfältige Weise erklären.

- Durch die Erhöhung des Gewebedruckes wird der Filtration an der Blutkapillare entgegengewirkt. Dies ist gleichbedeutend mit einer **reabsorptionsfördernden Wirkung** (▶ Abschn. 1.5.3 und 1.5.4).
- Auf die interstitielle Flüssigkeit wirkt sich eine Kompression von außen **verdrängend und verteilend** aus, da Flüssigkeit an sich nicht komprimierbar ist. Die Verteilung auf eine größere Fläche ist zwangsläufig mit einer **Vergrößerung der Reabsorptionsfläche**, bezogen auf die Anzahl der Blutkapillaren und initialen Lymphgefäße, verbunden.
- Druck beeinflusst die Zusammensetzung und Viskosität der Grundsubstanz, er scheint sich „verflüssigend" auf die thixotropen Zustände auszuwirken (▶ Abschn. 1.6).
- Durch zusätzliche **lokale Polsterungen** lässt sich erreichen, dass **fibrosierte Areale allmählich gelockert** werden. Der dauerhafte mechanische lokal erhöhte Druck dieser Polster hat eine ähnliche Wirkung wie in ▶ Abschn. 3.9.1 beschrieben. Durch diesen passiven Druck von außen sowie durch den intermittierenden Druck durch die aktive Muskulatur „von innen" entsteht der gleiche Effekt, der schließlich zur Lockerung und „Konsistenzveränderung" der fibrosierten Regionen führt. Erst in diesem Zustand haben diese Bestandteile dann für die Lymphgefäße eine resorbierbare Form. Ein besonderer Stellenwert kommt diesen Erkenntnissen bei manchen eiweißreichen Schwellungen zu.

Prinzipiell „zur Fibrosierung neigende" eiweißreiche Schwellungen werden durch **lokale Polsterung** passiv und während der Kompression durch die Muskelpumpe gleichzeitig auch aktiv mobilisiert. Damit werden sie „aufnahmebereiten" Lymphkapillaren zugeführt, die ohne diese Maßnahmen nicht an der Reduktion beteiligt wären. Gleichzeitig bereitet man so die Basis für die manuelle Verschiebung der Ödembestandteile durch die Griffe der Manuellen Lymphdrainage.

Ein weiterer Effekt zusätzlicher lokaler Polsterungen besteht darin, dass die anatomisch bedingte „Unregelmäßigkeit" der Körperoberfläche v. a. in Gelenkregionen ausgeglichen wird. Dadurch wirkt sich die eigentlich zentripetalgerichtete Kompression gleichmäßiger in der Druckverteilung aus.

- Neben der lokalen Verteilung ergibt sich zusätzlich eine **passive Expressionswirkung** von distal nach pro-

4

ximal, welche gleichzeitig verhindert, dass Ödemflüssigkeit der Schwerkraft folgend nach distal „absackt" bzw. dort „hängen" bleibt. Auch dies beruht auf dem physikalischen Prinzip, dass sich Flüssigkeit nicht komprimieren, sondern nur verdrängen lässt. Voraussetzung ist natürlich ein verfahrensbedingter distal höherer Kompressionsdruck.

— Die **Muskel- und Gelenkpumpe** wird **ökonomisiert**, und zwar hinsichtlich der **oberflächlichen**, also epifaszialen Venen und Lymphgefäße. Durch die Faserelastizität der Haut sind diese Gefäße nämlich üblicherweise einer direkten Druckwirkung der sich kontrahierenden Muskulatur weitgehend entzogen. Die Kompression von außen stellt hier funktionell eine „künstliche Muskelfaszie" dar. Durch diesen Gegenhalt beim Verdicken der Muskulatur ergibt sich eine Druckeinwirkung auf die epifaszialen Gefäße, die mit dem physiologischen Druck auf die inter- und intramuskulären Gefäße vergleichbar ist. Damit kommt es zu einer Verbesserung des venösen und lymphatischen Rückflusses insgesamt.

— **Erweiterte oberflächliche und tief liegende rückführende Gefäße** werden durch den Druck von außen **lumeneingeengt**. Dies ermöglicht den oberflächlichen Gefäßen wieder die Nutzung der verloren gegangenen Klappenfunktion. Gleichzeitig führt die Lumeneinengung physikalisch zur erhöhten Strömungsgeschwindigkeit. Damit ergibt sich zum einen ein schnellerer Abfluss der besser reabsorbierten Flüssigkeit und zum anderen ein prophylaktischer Effekt im Hinblick auf die Entstehung einer Thrombose.

— Ein weiterer Nutzen ist die **Lockerung von Narbengewebe** z. B. bei hypertrophen Narben und Narbenkeloiden.

Hinweis

Eine Kompression in der Entstauungstherapie ist eine **aktive, d. h. funktionelle Maßnahme** und daher von einem Verband, der überwiegend passive Schutzfunktion erfüllt, zu unterscheiden. Sie ist ein **funktionelles Entstauungsmittel**, dessen volle Wirkung nur in Kombination mit anderen therapeutischen Maßnahmen (Bewegung, Atmung, Manuelle Lymphdrainage) zum Tragen kommt.

4.1.1 Komprimierende Materialien und Verfahren

Prinzipiell eignen sich sowohl elastische Materialien wie Kompressionsbinden als auch unelastische Materialien, wie z. B. Klebebinden, für eine Kompression. Statt einzelner Binden ist eine Kompression auch durch Strümpfe (veraltet: „Gummistrümpfe") möglich.

Eine interessante Alternative zu den herkömmlichen Kompressionsmethoden stellen gestrickte „Kompressionsschläuche" in Rollen, sog. „Schlauchbandagen", dar. Daneben sind grundsätzlich auch apparategesteuerte Manschetten geeignet, einen bestimmten Körperabschnitt unter Druck zu setzen.

Hinzu kommen noch diverse Polstermaterialien.

Die einzelnen Materialien bzw. Verfahren lassen sich folgenden Kategorien zuordnen:

— Bandagierung (variabelste Möglichkeit),
— Bestrumpfung und Schlauchbandagen (vorgefertigte „schnelle" Kompression) und
— maschinelle bzw. apparative Kompression (als temporäre Ergänzung innerhalb der komplexen Entstauungstherapie).

4.2 Einsatzmöglichkeiten bei unterschiedlichen Ödemformen

G. Bringezu und O. Schreiner

Selbstverständlich ist der Aufwand – sowohl zeitlich als auch auf den Umfang des Materials bezogen – bei den einzelnen Ödemen sehr unterschiedlich. Während zur Kompression einer frischen posttraumatischen Schwellung meist zwei Kurzzugbinden der Breiten 6, 8 oder 10 cm (je nach Lokalisation) reichen, ist die fachgerechte Kompression eines Extremitätenlymphödemes viel aufwändiger.

Auch der Stellenwert und die Zielsetzung der Kompressionstherapie sind je nach Ödem sehr unterschiedlich. Während bei der posttraumatischen Schwellung die beiden Kurzzugbinden nur wenige Tage angezeigt sind – bis sie evtl. durch einen funktionellen Tape-Verband oder eine Orthese ersetzt werden –, stellt die Bandagierung einer Lymphödemextremität eine Dauerbehandlung dar, die durch eine Kompressionsbestrumpfung fortgesetzt wird.

4.2.1 Posttraumatische/postoperative Schwellungen

In der frühen Phase **posttraumatischer Schwellungen** ist die Kompressionstherapie ein entscheidender Faktor bei der Eindämmung der Schwellung. Nach den ersten Stunden posttraumatisch erfüllt die Kompressionsbandage neben der lokalen Druckerhöhung eine funktionelle Rolle: Sie lässt die Bewegungsfreiheit so weit zu, wie es für die Nutzung der Muskel- und Gelenkpumpe nötig ist, und verhindert gleichzeitig, dass Bewegungen in unerwünschte Richtungen erfolgen, die den Heilungsverlauf stören bzw. zunichte machen würden.

Bei **postoperativen Schwellungen** dient eine Wickelung meist mehr dem Schutz der Operationswunde als der Kompression. Sie erfüllt höchstens noch den Zweck, die Wundränder zusätzlich zusammenzuhalten bzw. zu verhindern, dass Scherkräfte diese verschieben. Die Entstauung steht dabei eher im Hintergrund.

4.2.2 Venöse Ödeme

Schwellungen aufgrund **venöser Abflussstörungen** sind eines der „traditionellen" Einsatzgebiete der Kompressionstherapie.

In den **Anfangsstadien venös bedingter Schwellungen** vor allem aufgrund einer **Varikose** erfüllt die Kompression überwiegend prophylaktische Ziele, da durch optimale Nutzung der Muskel- und Gelenkpumpe eine Entlastung der vorgeschädigten Venen erfolgt. Damit lässt sich der typische Circulus vitiosus der chronisch-venösen Insuffizienz durchbrechen.

In **fortgeschrittenen Stadien einer chronisch-venösen Insuffizienz** wird der Stellenwert der Kompression in der Ödemreduktion immer größer, die monotherapeutische Bedeutung jedoch immer geringer! Bei fortgeschrittener CVI erhöht sich die lymphostatische Komponente, was eine Eiweißanreicherung des Ödems zur Folge hat. Die Kompressionstherapie erhält ihren Wert jetzt durch ihre Kombination mit anderen Entstauungsmaßnahmen, vor allem mit der Manuellen Lymphdrainage.

Im **Akutstadium einer Phlebothrombose und einer Thrombophlebitis** dient die Kompression – in Form eines unelastischen (Zinkleim-)Verbandes – der kontinuierlichen Fließverbesserung und damit der kausalen Therapie. Solche Kompressionsverbände in der akuten Phase einer Thrombosierung sind meist der ärztlichen Versorgung vorbehalten! Auch bei der Phlebothrombose ist darauf zu achten, dass der Beginn der Mobilisation nur unter Kompression geschehen darf.

4.2.3 Lymphödeme

In der Entstauungstherapie bei **chronischen Lymphabflussstörungen** ist die Kompressionstherapie ein unverzichtbarer Bestandteil und der Manuellen Lymphdrainage im Stellenwert nahezu gleichwertig (Hirsch 2015).

4.2.4 Schwangerschaftsödeme

Bei ausgeprägten **Schwangerschaftsödemen** stellt die Versorgung mit speziellen Kompressionsstrumpfhosen

aus Gründen der Ödemreduktion und auch aus prophylaktischen Gründen (Schwangerschaftsvarikose) eine Art „Basistherapie" dar.

4.2.5 Lipödeme

Bei Ödemen aufgrund eines **Lipödems/Lipo-Lymphödems** erfüllt die Kompressionstherapie den Zweck, die Wassereinlagerung des Gewebes zu reduzieren. Gleichzeitig spielen auch hier prophylaktische Überlegungen eine Rolle, da die Gefäße durch die Fettvermehrung ohnehin belastet sind und die Kompression hier den nötigen „Gegenhalt" darstellt. Einschränkend muss jedoch gesagt werden, dass nicht wenige Patienten die Druckbelastung durch die Kompression aufgrund einer begleitenden Schmerzüberempfindlichkeit schlecht tolerieren. Eine weitere Bedeutung kommt der Kompressionstherapie postoperativ, also nach Fettabsaugung zu!

4.2.6 Weitere Ödeme

Beim **postapoplektischen Ödem** ist zu unterscheiden, ob es sich um das Stadium mit allen Zeichen der sympathischen Entgleisung handelt – hier kann sich Kompression beschwerdeverstärkend auswirken – oder ob die Schwellung im Rahmen des sog. „Schulter-Hand-Syndroms" ohne ausgeprägte Schmerzen und Zeichen der Minderdurchblutung auftritt.

Eine Kombination von elastischen Binden mit der Manuellen Lymphdrainage ist die ideale Therapie zum Schwellungsabbau, der nach einem apoplektischen Insult besonders wichtig ist (vgl. Werner und Goede 1990).

Bei Ödemen aufgrund einer **Hypoproteinämie** ist die Kompressionstherapie für die Ödemreduktion nicht von Bedeutung. In der Thromboseprophylaxe beim nephrotischen Syndrom dagegen hat die Kompressionstherapie einen nicht unerheblichen Stellenwert (◘ Tab. 4.1).

4.3 Kontraindikationen und Einschränkungen

G. Bringezu und O. Schreiner

Kontraindiziert ist die Kompressionstherapie bei:

- akuten Infekten in der Behandlungsregion (z. B. Erysipel oder Mykosen),
- akuten steril-entzündlichen Reaktionen wie Morbus Sudeck oder in der akuten Schubphase einer rheumatoiden Arthritis, wenn daraus eine Schmerzzunahme resultiert,

◻ Tab. 4.1 Stellenwert der Kompressionstherapie bei verschiedenen Ödemen

Hoher Stellenwert/besonders geeignet in Kombination mit anderen Maßnahmen	Gut geeignet in Ergänzung zu anderen Maßnahmen, Stellenwert als alleinige Maßnahme gering	Bedeutungslos bzw. sogar kontraindiziert
Posttraumatische Schwellungen, die konservativ versorgt wurden	Postoperative Schwellungen	Akute Form des Reizergusses aufgrund einer aktivierten Arthrose bzw. einer Überbelastung, da nicht tolerierbar
Alle Stadien der venösen Insuffizienz	Postapoplektisches Ödem	Akutes Stadium des Morbus Sudeck, da nicht tolerierbar
Chronische Lymphabflussstörungen	Lipödem bzw. Lipödem-Syndrom	Akutes Stadium der rheumatoiden Arthritis, da häufig nicht tolerierbar
Schwangerschaftsödeme		Kardiales Ödem bei fortgeschrittener Herzinsuffizienz (Stadium III und IV) sehr stark vorlasterhöhend!
		Ödeme aufgrund einer Hypoproteinämie

- Schwellungen mit kardialer Ursache bzw. Mitbeteiligung,
- arterieller Verschlusskrankheit (PAVK ab Stadium II),
- Hauterkrankungen in der Behandlungsregion (z. B. flächenhaft nässende Ekzeme), die sich durch Druck verschlechtern würden,
- sehr schlechter Allgemeinkonstitution,
- Patienten im Terminalstadium und
- Materialallergie und/oder Kompressionsallergie (Druckurtikaria/Urticaria mechanica).

Einschränkungen für eine Kompressionstherapie sind
- Koronarsklerose (mit Angina Pectoris) und
- Herzrhythmusstörungen.

Dies gilt v. a. für Kompressionsmaßnahmen der **Arme**.

Bei Reizergüssen **durch eine aktivierte Arthrose** würde eine Kompression die Druckbelastung intraartikulär noch erhöhen, was dann auch meist nicht toleriert wird.

Auch bei Patienten mit **Klaustrophobie** (Angst vor der Enge, vor enger Kleidung) ist mit Ausmaß und Verfahren der Kompression sehr vorsichtig umzugehen.

Weitere Einschränkungen für eine Kompressionstherapie ergeben sich manchmal aus der Berücksichtigung paralleler Beschwerdezustände. Dies verdeutlichen die folgenden Beispiele.

▶ **Beispiel 1**

Die Versorgung einer Patientin mit einem Armlymphödem nach Ablatio mammae mit einem Kompressionsstrumpf der Klasse 2 kann durchaus angezeigt sein; die Patientin ist jedoch aufgrund begleitender Gebrechen wie einer fortgeschrittenen Gelenkdestruktion der Hand nach mehreren Schüben bei rheumatoider Arthritis nicht in der Lage, den Strumpf anzuziehen. Hier muss überprüft werden, ob die

heute erhältlichen Anziehhilfen (auch für Armstrümpfe angeboten) angebracht sind.

Man kann zudem versuchen, das Problem durch die Verordnung einer Kompressionsklasse 1 zu lösen. Ein solcher Strumpf wird dann zwar dem Ausmaß des Armlymphödemes nicht ganz gerecht, ist aber von der Patientin leichter zu handhaben und wird folglich eher getragen werden. Hier gilt dann: Eine etwas zu geringe Versorgung ist besser als gar keine! ◀

▶ **Beispiel 2**

Jede Kompression schränkt zur ödembedingten Beweglichkeitseinschränkung die Gelenkbeweglichkeit zusätzlich ein. Ist die Beweglichkeit sowieso schon stark reduziert (z. B. aufgrund eines arthrogenen Stauungssyndroms bei lange bestehender venöser Insuffizienz im Bereich des funktionell so wichtigen Sprunggelenkes), muss der Nutzen der Kompression sorgfältig bedacht werden. Auch hier könnte eine geringere Kompressionsklasse einen größeren Erfolg bringen als die richtige Kompressionsstärke, die den Patienten in seiner Gesamt-Mobilität zusätzlich einschränken würde. ◀

▶ **Beispiel 3**

Die Versorgung mit einer Kompressionsstrumpfhose bei Beinlymphödemen ist zwar angezeigt, die Herzinsuffizienz des Patienten lässt jedoch Zweifel aufkommen, ob die damit hervorgerufene Vorlasterhöhung sich nicht schädlich auswirken könnte. Neuere Erkenntnisse zeigen, dass hier der Schweregrad der Herzinsuffizienz ausschlaggebend ist (Hirsch 2018). Stadium I und II nach NYHA stellen keine Einschränkungen dar, während bei Stadium III und IV durchaus sicherheitshalber eine Kontraindikation in Betracht gezogen werden sollte. Ist eine engmaschige Kontrolle gewährleistet, kann eine vorsichtige Kompression versucht werden. ◀

In ◘ Tab. 4.1 sind die Indikationen und Kontraindikationen der Kompressionstherapie bei verschiedenen Ödemen zusammengefasst.

4.4 Bandagierung

G. Bringezu und O. Schreiner

4.4.1 Kompressionsbinden

Mit Hilfe der Kompressionsbinden erfolgt der eigentliche Kompressionsverband. Die Binden sind in verschiedenen **Elastizitätsgraden** lieferbar, vereinfacht: textilelastische und gummielastische Binden. Vom Wirkunkungsgrad her unterscheidet man dagegen zwischen
- Kurzzugbinden,
- Mittelzugbinden und
- Langzugbinden.

Die Elastizität einer Binde ist
- strukturbedingt, durch die Art und Weise des sog. „Gestrickes", und
- materialbedingt, und zwar im Wesentlichen durch den Anteil an gummielastischen Fäden.

Daraus resultiert die unterschiedliche Dehnbarkeit der einzelnen Bindenarten, die im Verhältnis zur ungedehnten Ausgangslänge angegeben wird.

Die Stärke der erzeugten Kompression wird grundsätzlich durch zwei Faktoren bestimmt, und zwar durch
- Anlegedruck der einzelnen Bindentour und
- Anzahl der Bindentouren übereinander.

> **Hinweis**
>
> Prinzipiell gilt, dass die Binde während des Bandagierens im nahezu vollständig gedehnten Zustand gewickelt wird. Dies muss mit Fingerspitzengefühl geschehen; denn es darf dabei nicht zum „Abschnüren" kommen!

Neben der „Zugstärke" während des Umwickelns bestimmt noch ein weiterer Faktor den Kompressionsdruck: die Anzahl der übereinander gewickelten Bindentouren. Der Druck auf den Körper und das Widerlager für die dagegen anarbeitende Muskulatur erhöhen sich spürbar mit jeder „Umwickelung".

Die verschiedengradige Elastizität von Kurz-, Mittel- und Langzugbinden entscheidet vor allem über den sog. **Arbeitsdruck im Verhältnis zum Ruhedruck**.

Der **Ruhedruck** ist der Druck, der in Ruhelage der Muskulatur alleine durch die Kompression von außen

wirkt (◘ Abb. 4.2a). Der **Arbeitsdruck** ist der Druck, der bei aktiver Muskulatur, d. h. bei stetigem Wechsel von Anspannung und Entspannung, von innen gegen die Bandage wirkt (◘ Abb. 4.2b).

Sehr elastische Binden geben einem Druck der „arbeitenden Muskulatur" sehr leicht nach, sodass der gewünschte Effekt des Drucks „von innen" gegen das extrafasziale rückführende Gefäßsystem und gegen das extrafaszial gelegene Ödem geringer ist als bei gering elastischen Binden.

Elastische Binden haben jedoch auch die Tendenz, aus der gedehnten Länge in ihre Ursprungslänge „zurückzustreben". Da dies auf den Gummianteilen beruht, spricht man auch von der „Gummielastizität". Die Gummielastizität bei Langzugbinden kann dazu führen, dass die gewünschte Kompressionsstärke durch den Anlegedruck der Binden und die Anzahl der Bindentouren allmählich steigt, da die Bandage quasi „schrumpft". Daraus kann sich ein schädlicher Kompressionsdruck entwickeln!

> **Hinweis**
>
> Anlegedruck und Anzahl der Bindentouren bilden die statische Komponente, Ruhedruck und Arbeitsdruck den funktionellen Wert der Kompressionsbandagierung.

4.4.2 Kurzzugbinden

Durch die Materialbeschaffenheit haben Kurzzugbinden nur eine geringe Dehnbarkeit von 30–90 % ihrer Ursprungslänge. Sie sind also maximal auf knapp das Doppelte ihrer Ursprungslänge dehnbar.

Kurzzugbinden zeichnen sich durch einen **hohen Arbeitsdruck** bei gleichzeitig **geringem Ruhedruck** aus. Dadurch stellen sie ein gutes Widerlager und damit eine gute Nutzung der Muskelpumpe dar.

4.4.3 Mittelzugbinden

Die Dehnbarkeit der Mittelzugbinde geht über die der Kurzzugbinde hinaus und kann bis zu 130 % betragen. Prinzipiell ist sie mit der Kurzzugbinde vergleichbar, der funktionell nutzbare Arbeitsdruck ist jedoch geringer und der Ruhedruck aufgrund der größeren Elastizität stärker.

4.4.4 Langzugbinden

Die Dehnbarkeit der Langzugbinde kann bis zu 200 % ihrer Ursprungslänge betragen (◘ Abb. 4.3). Der funktionell nutzbare Arbeitsdruck ist hier vergleichsweise am geringsten, der Ruhedruck dagegen am höchsten. Die

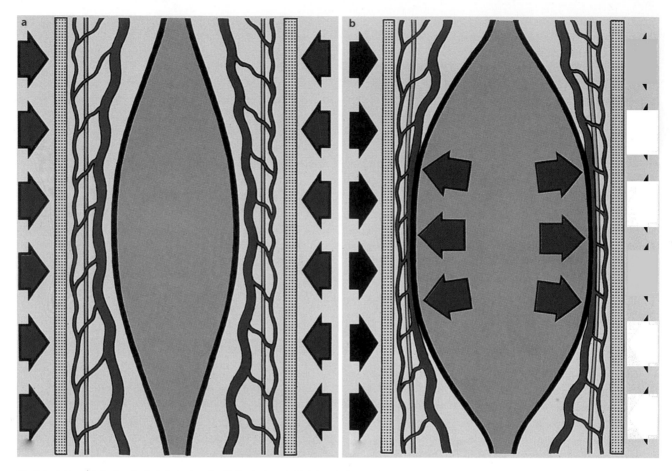

Abb. 4.2 **a** Ruhedruck, **b** Arbeitsdruck. (© Fa. Beiersdorf AG; mit freundl. Genehmigung)

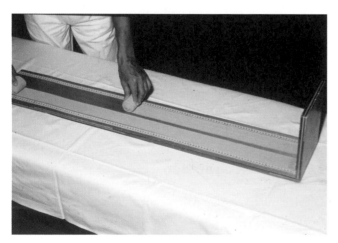

Abb. 4.3 Maximal gedehnte Kurzzugbinde und Langzugbinde im Längenvergleich

alleinige Verwendung von Langzugbinden vor allem zur dauerhaften Kompressionsbandagierung birgt besonders bei Patienten mit geringer Mobilität ein gewisses Gefahrenpotenzial: Der allmählich steigende Andruck durch die hohe Rückstellkraft der hochelastischen Bin-

den kann zur Beeinträchtigung der Oberflächendurchblutung führen.

Insgesamt sind alle drei Bindenarten durch die verwendeten Materialien hautfreundlich, luftdurchlässig und waschbar.

Kurz-, Mittel- und Langzugbinden sind prinzipiell als sog. **Wechselverbände** konzipiert, d. h., sie werden indikationsabhängig von <1 Std. bis meist höchstens 24 Std. getragen. Danach werden sie entweder für einen längeren Zeitraum abgenommen – bis zum nächsten zweckgebundenen Einsatz – oder nach Kontrolle des Schwellungs- und Hautzustandes, den aktuellen Gegebenheiten angepasst, erneut angelegt.

Der Verbandmittelmarkt bietet ein breites Sortiment an Kompressionsbinden.

> **Hinweis**
>
> Für die Bandagierung zur Entstauung sind unter funktionellen Gesichtspunkten Kurzzugbinden zu bevorzugen. In Einzelfällen sind Mittelzugbinden gerade noch akzeptabel.

Langzugbinden sollten höchstens mit zeitlich enger Begrenzung eingesetzt werden – und hier auch nicht als alleinige Kompression, sondern in Ausnahmefällen in Kombination mit den Kurzzugbinden (▶ Abschn. 4.4.13).

Ein weiteres Einsatzgebiet der Langzugbinden ist die Prophylaxe. In der Phase der Mobilisation bettlägriger Patienten eignen sich Langzugbinden hervorragend dazu, das Versackens des Blutes in die Beine direkt nach dem Aufstehen zu vermeiden. Sie werden zu diesem Zweck noch im Bett angelegt.

4.4.5 Unelastische Binden

Zu den unelastischen Binden zählen
- gering elastische Haft- und Klebebinden (die Industrie unterscheidet zwischen kohäsiven Binden, die nicht auf der Haut, sondern nur an sich selbst haften, und adhäsiven Binden, die durch ihre Beschichtung auf der Haut kleben),
- völlig unelastische Klebe- und Pflasterbinden („Tapes") sowie
- gering elastische Mullbinden.

Geringelastische Haft- und Klebebinden Klebebinden wie die „altbewährten" Zinkleimbinden (heute „Zinkgelbinden" genannt), aber auch solche jüngerer Generation wie die gering elastischen Pflastertapes sind als **Dauerverbände** konzipiert. Sie sollten also bei möglichst starkem, dauerhaftem Druck möglichst lange getragen werden.

Der Einsatz reicht „klassisch" von der Phlebologie bis „modern" zum funktionellen Verband in der Sporttraumatologie oder beim Lymphtaping (▶ Kap. 11).

Unelastische Klebe- und Pflasterbinden Unelastische Pflasterbinden, auch „Tapes" genannt, sind Gewebeträger, die mit einer hypoallergenen selbstklebenden Masse beschichtet sind. Sie sind als 10-m-Rollen in unterschiedlichen Breiten im Handel erhältlich, wobei eine Breite von 3,75 cm am gängigsten ist. Auch die Tapes sind als **Dauerverbände** konzipiert, werden heute in der Sporttraumatologie eingesetzt und gehören zu den funktionellen Verbänden.

Mullbinden Mullbinden in den Breiten ab 4 cm werden im Rahmen der Kompressionsbandagierung für die Wickelung von Zehen bzw. Fingern eingesetzt (▶ Abschn. 4.4.13). Eine weitere Funktion erhalten sie zur sicheren Fixation von Schaumstoffeinlagen innerhalb der Kompressionsbandage.

4.4.6 Regeln für die Kompressionsbandagierung

Zusammenfassend lassen sich für die Kompressionsbandagierung folgende Regeln formulieren:
- Das Gewebe soll nur so weit unter Druck gesetzt werden, dass ein übermäßiges Ansteigen des Ultrafiltrates verhindert bzw. rückgängig gemacht wird, jedoch keine Durchblutungsstörung entstehen kann.

❶ Vorsicht

Folgende Symptome dürfen auf keinen Fall auftreten:
- starkes Kribbelgefühl,
- Taubheitsgefühl,
- Schmerzen,
- zunehmende zyanotische Hautverfärbung.

- Die Gelenkbeweglichkeit soll möglichst wenig eingeschränkt werden (funktioneller Gesichtspunkt!).
- Die unbedingt nötigen Bewegungen in der Bandage dürfen nicht zu lokalen Druckmaxima führen (Gefahr der Bildung von Scheuerstellen!).
- Gleichzeitig jedoch soll die komprimierte Region
  - gleichmäßig fest umschlossen sein – eine zu lockere Bandage ist lästig und wirkungslos! –,
  - von distal nach proximal im Anlegedruck kontinuierlich abnehmen und
  - zu einer „Erleichterung" führen, d. h., das ödembedingte „Spannungsgefühl" soll sich vermindern.

4.4.6.1 Kompressionsunterstützendes Material

Im Rahmen der Kompressionstherapie und hier vor allem bei der Kompressionsbandagierung erfüllt **Polstermaterial** im Wesentlichen zwei Aufgaben:
- Erzielen einer gleichmäßigen Rundung des zu komprimierenden Körperteils und
- die gezielte lokale Druckerhöhung auf fibrotischen Gewebeveränderungen.

Zum Erfüllen dieser Aufgaben eignen sich:
- Wattebinden und
- Schaumstoff.

Sinnvolle **Hilfsmittel** sind
- Schlauchmull und
- Fixationsmaterial.

Fatalerweise interpretieren die Kostenträger bis heute dieses unterstützende Material des speziellen lymphologischen Kompressionsverbandes als „Haushaltsmaterial" und weigern sich, die Kosten dafür zu übernehmen! Diese unverständliche, fachlich nicht begründbare starre Haltung geht soweit, dass die Kosten dafür den Therapeuten aufgebürdet werden und gleichzeitig die Übernahme der Kosten für Kompressionssets **komplett** verweigert wird, wenn diese dieses Material auch nur teilweise enthalten!

4.4.7 Wattebinden

Wattebinden dienen der optimalen Polsterung der Extremität und runden den anschließend zu komprimierenden Bereich ideal zylindrisch ab (◨ Abb. 4.4). Vor allem an Problemstellen (Ellenbeuge, Kniekehle, Sprung- und Handgelenk) schützt dieses Polstermaterial sehr gut und beugt Hautaffektionen vor.

Synthetikwattebinden sind eine Möglichkeit, eine optimale Posterung und Druckvermittlung v. a. an Extremitäten zu gewährleisten. Der Nachteil besteht in der geringen Haltbarkeit des Materials. Bereits nach wenigen Malen der Verwendung neigt die Synthetikwatte dazu „flusig" zu werden und erfüllt dann ihren eigentlichen Sinn der Polsterung von Problemstellen (Kniekehle, Ellenbogengelenk, Sprung- und Handgelenk) nur noch sehr eingeschränkt. Da die Watte nicht waschbar ist, kann auch leicht ein hygienisches Problem entstehen, dem man nur durch Erneuerung entgegenwirken kann.

4.4.8 Schaumstoff

Vor allem in Fällen mit extrem vertieften Hautfalten oder extrem ausgeprägten Ödemen ist die Verwendung von Schaumstoff vorzuziehen, und zwar entweder als Schaumstoffbinden oder auch als zugeschnittener Schaumstoff aus Meterware. Dieses Material ist auch als Verpackungsmaterial bekannt (ca. 1,5–2,0 cm dick) und überall erhältlich. In einigen Fällen, z. B. bei extrem vertieften Hautfalten oder extremen Ödemformen, ver-

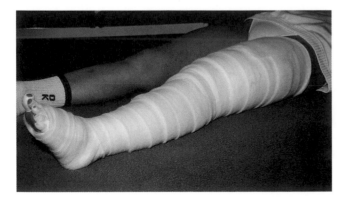

◨ **Abb. 4.4** Wattebinden zum Erreichen einer kompressionsoptimalen Zylinderform

wendet man statt der Wattebinden Schaumstoffbinden oder auch zugeschnittenen Schaumstoff aus Meterware (◨ Abb. 4.5a–d).

Schaumstoff aus Meterware wird auf die gesamte Extremität passgenau zugeschnitten und ummantelt diese somit vollständig. Dabei hat er einerseits Polsterwirkung, andererseits erfüllt er den Zweck der gleichmäßigen Druckverteilung über die gesamte Extremität. In solchen Fällen ist jedoch abzuwägen, ob der Kompressionsgewinn in einem therapeutischen Verhältnis zur Verringerung des Bewegungsausmaßes steht (◨ Abb. 4.5b).

Eine weitere Möglichkeit besteht darin, zur Auspolsterung bei extremen Vertiefungen der natürlichen Hautfalten v. a. in Gelenknähe Schaumstoffstreifen zu verwenden. Damit diese Streifen nicht mit der Haut in direkte Berührung kommen, empfiehlt es sich, Zellstoffmullkompressenmaterial als „Ummantelung" zu verwenden (◨ Abb. 4.5a). In allen Fällen erfolgt die sichere Fixation der Schaumstoffteile mittels Mullbinden.

Die gewollte exakt gleiche Druckintensität bei zirkulärer Kompression ist weiterhin nur zu ermöglichen, wenn anatomisch bedingte Prominenzen und Vertiefungen so ausgeglichen werden, dass auch hier die Kompression nahezu zylindrisch ist (◨ Abb. 4.6). Dazu wird entweder ebenfalls Schaumstoff passgenau zugeschnitten oder man verwendet Fertigteile (sog. Pelotten).

Zur besseren Kompression z. B. des Handrückens beim Armlymphödem ist die Verwendung von Schaumstoff sowohl dorsal als auch palmar zur Entlastung der ulnaren und radialen Handseite aus funktionellen Gesichtspunkten sehr wichtig (◨ Abb. 4.7a). Nur so ist die eigentliche Kompression des Handrückens mit gleichzeitiger Entlastung der Handkanten zu erzielen. Gleiches gilt für den Fußrücken (◨ Abb. 4.7b) und für andere Problemstellen, wie z. B. für die Knieregion (◨ Abb. 4.7c).

Zur lokalen Druckerhöhung auf fibrotischen Gewebeveränderungen wird ebenfalls Schaumstoff verwendet, meist in verdichteter Form. Auch hier gibt es fertige Pelotten, oder man kann die benötigten Polster, angepasst an die Größe der palpierten Fibrose, zuschneiden. Der im Handel erhältliche Schaumstoff ist 0,4–1,0 cm dick und relativ hoch verdichtet, sodass eine entsprechend lokale Druckerhöhung zu erzielen ist.

4.4.9 Die Softcompress-Bandagesets

Es handelt sich dabei um waschbare, häufig wiederverwendbare, längsgerillte Polsterunterlagen, die nach Herstellerangaben (Softcompress aus Essen: www. Softcompress.de) zu 100 % aus Baumwolle bestehen. Das Material ist nicht nur als Rollenware in verschiedenen Breiten lieferbar (◨ Abb. 4.8), sondern auch bereits als fertige Bein- bzw. Armbandagesets in mehreren Universalgrößen oder als Maßanfertigungen (◨ Abb. 4.9).

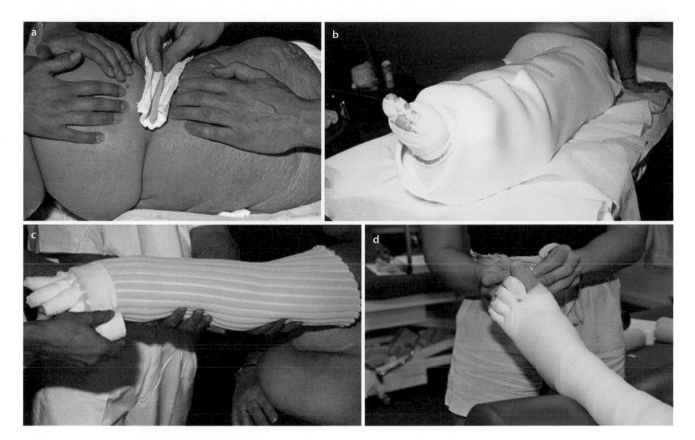

■ **Abb. 4.5** **a** Schaumstoffstreifen mit Zellstoff-Mull ummantelt in einer Hauteinziehung bei einem extremen Beinlymphödem. **b**, **c** Verschiedene Schaumstoffe und ihre Verwendung v.a. bei extremen Ödemen. **d** Schaumstoffbinde mit einer baumwollgeschützten Seite

Durch vertikal verlaufende Rillen soll der Lymphfluss besonders gefördert werden und auch einer Fibrosierung vorgebeugt werden. Als zusätzliche Erleichterung bei der Polsterung – z. B. bei Brust- und Thoraxwand-lymphödemen oder bei Genitallymphödemen – sind aus diesem Material auch sog. Brusttrichter (■ Abb. 4.10) oder Genitaleinlagen (nur für Frauen) (■ Abb. 4.11) lieferbar.

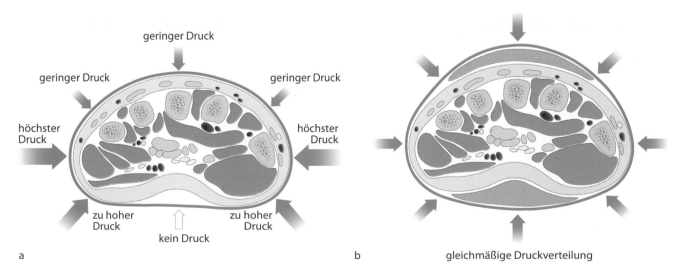

■ **Abb. 4.6** Prinzip der Polsterung eines „unrunden" Körperteiles am Beispiel der Mittelhand (im schematischen Querschnitt dargestellt). **a** Zirkuläre Kompression ohne Polsterung, **b** zirkuläre Kompression mit Polsterung

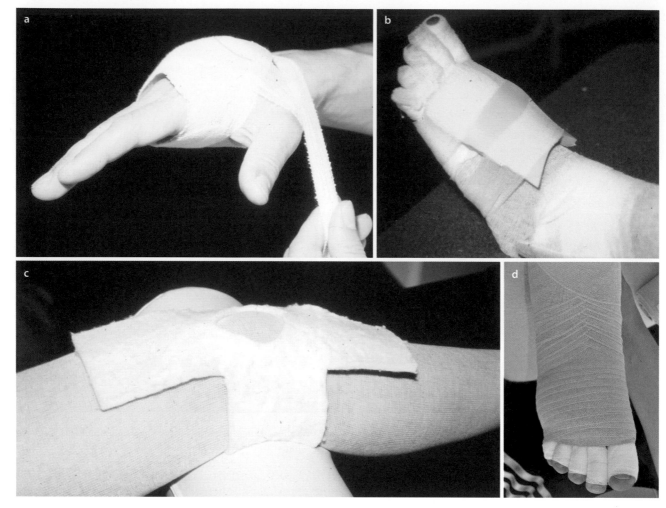

Abb. 4.7 **a** Gepolsterte „gerundete" Hand. **b** Polsterung des Fußrückens, so geschnitten, dass die Dorsalextension nicht behindert wird. **c** Speziell für die Problemstelle Knie geschnittenes Polster, das die Patella „hohl legt", die medialen und lateralen Knochenvorsprünge sowie die Tuberositas tibiae abpolstert und dorsal die Beugesehnen schützt. **d** Der fertig bandagierte, optimal gepolsterte Fuß

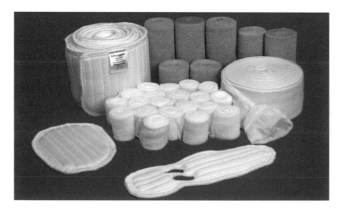

Abb. 4.8 Bandageset für den Arm

4.4.10 Hauthygiene

Da durch die permanente Kompressionstherapie der Säureschutzmantel der Haut leiden kann, muss allen Beteiligten die Notwendigkeit einer peinlich genauen Hauthygiene und -pflege bewusst gemacht werden. Vor der Applikation der Kompressionsbandage muss die Körperregion deshalb mit einer pH-neutralen Creme oder Lotion gepflegt werden.

4.4.11 Hilfsmittel

Schlauchmull Um vor allem das Polstermaterial keinem direkten Hautkontakt auszusetzen, empfiehlt sich, als Schutz zunächst einen Baumwollstrumpf (hypoallergenes Material) über die Extremität zu streifen (■ Abb. 4.12). Die Verbandmittelindustrie bietet Schlauchmullmeterware in verschiedenen Größen an. Ausnahmen davon stellen die vorab erwähnten Schaumstoffbinden (■ Abb. 4.5d) und das Softcompress-Material dar. Beide sind zumindest auf einer Seite mit einer dünnen Baumwollschicht versehen – und beide sind waschbar!

Fixationsmaterial Zum Fixieren der Schlussbinden sollten Pflastermaterialien verwendet werden, die gut haften,

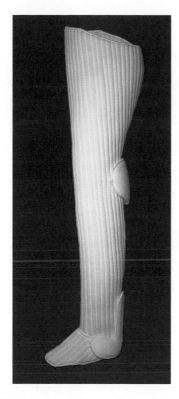

Abb. 4.9 Maßgefertigtes Polsterset für ein Bein einschl. spezieller Polsterungen in der Kniekehle und den Malleolen

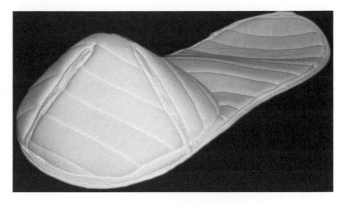

Abb. 4.10 Spezieller Brusttrichter für Brustlymphödeme

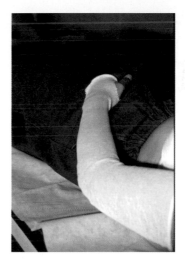

Abb. 4.12 Schlauchmull als Schutzschicht

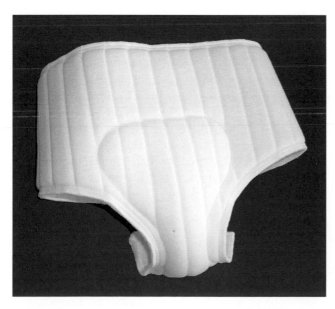

Abb. 4.11 Polsterset für Genitallymphödeme bei weiblichen Patienten

sich aber auch leicht wieder entfernen lassen. Von der Verwendung der üblicherweise mitgelieferten Fixationsklammern sollte Abstand genommen werden (evtl. Verletzungsgefahr).

4.4.12 Praxis der Kompressionsbandagierung – Grundregeln

Ob und welche Art der Kompressionstherapie angebracht ist, hängt von verschiedenen Faktoren ab. Zunächst sind folgende Fragen zum **Umfeld des Patienten** zu stellen:

– Entsteht durch die Kompression eine Einschränkung im (beruflichen) Alltag des Patienten?

Hinweis

Bei einer fachgerecht angelegten Kompressionsbandage, unabhängig ob Arm- oder Beinbandage, muss davon ausgegangen werden, dass die Fahrtüchtigkeit nicht mehr im vollen Umfang besteht! Um sich keinem Unterlassungsvorwurf auszusetzen, ist es empfehlenswert, die Patienten auf die leider bestehende rechtliche „Grauzone" (Koch 2008) hinzuweisen und sich diese Aufklärung sogar ggf. schriftlich bestätigen zu lassen.

- Lebt der Patient allein im Haushalt?
- Wie alt ist der Patient?
- Wie ist seine Konstitution?

Außerdem ist entscheidend, ob es sich um eine
- stationäre Behandlung oder
- eine Therapie unter ambulanten Bedingungen handelt und ob die Kompression
- im Rahmen einer sog. „Initialbehandlung" (d. h. Einstieg in die Entstauungsphase der Ödemtherapie) oder
- in der sog. „Erhaltungs- bzw. Stabilisierungsphase"

eingesetzt wird.

Während in der sog. „Initialbehandlung", also in der eigentlichen Entstauungs- bzw. Volumenreduktionsphase, die individuelle Bandagierung vorzuziehen ist, ist in der „Erhaltungs bzw. Stabilisierungsphase" in vielen Fällen der (lückenlose) Wechsel zur Kompressionsbestrumpfung angezeigt.

Dies gilt für alle Ödeme, die aus einer chronischen Abflussstörung resultieren, besonders bei der chronischen Lymphabflussstörung: Hier eignet sich der sog. lymphologische Kompressionsverband, aber auch bei der chronisch-venösen Insuffizienz wird der sog. phlebologische Kompressionsverband angewandt.

Nach unserer Meinung sind die inzwischen gebräuchlichen Bezeichnungen des **Kompressionsverbandes** sehr unglücklich gewählt. In der Phlebologie existiert der Begriff des phlebologischen Kompressionsverbandes traditionsgemäß. Wenn er hier vielleicht noch eine Berechtigung hat – im Sinne des „Verbindens" der „kranken" Venen, ist er in der Lymphologie jedoch fehl am Platz. Der Begriff des **Verbandes** assoziiert **Schutz** oder gar **Ruhigstellung**. Gerade Letzteres trifft aber in der Lymphologie nicht zu, sondern es handelt sich um eine funktionelle Bandage!

Voraussetzungen für eine wirkungsvolle Kompressionstherapie
- Abklärung von evtl. Kontraindikationen
- Wahl und Umfang des geeigneten Kompressionsmaterials und der Methode
- Motivation der Patienten und damit Akzeptanz (sog. „Compliance")
- Fachgerechte Applikation, die die Intensität auf den Ödembefund abstimmt
- Anleitung zur funktionellen Nutzung der Kompression, d. h. zur Bewegung mit der Kompression, wie
  - Gangkorrektur und Haltungskorrektur
  - gezielte Bewegungsanleitungen und
  - gezielte „Hausaufgaben"

- Informationen über
  - Tragedauer
  - Pflege der Haut und
  - Maßnahmen von Seiten des Patienten, falls beim Tragen Nebenwirkungen auftreten

---

❗ Vorsicht

Treten infolge der Kompression (vor allem bei der Kompressionsbandage) schmerzhafte Druck- und/oder Scheuerstellen auf, soll der Patient die Kompression entfernen. Bei der nächsten Sitzung müssen solche Stellen sorgfältig mit geeignetem Material abgepolstert werden.

Unbedingt vor der Anlage der Kompressionsbandage die Fußpulse tasten! Sind diese nur abgeschwächt oder kaum tastbar (mögliche Ursache kann natürlich auch das Lymphödem selbst sein, welches den Palpationsbefund behindert), muss man abklären, ob eine pAVK ausgeschlossen ist.

Es ist nicht ungewöhnlich, dass die Kompression direkt nach dem Anlegen zunächst als „ungewohnt" oder gar „unangenehm" empfunden wird. Das Gefühl der zusätzlichen Schwere resultiert aus der teilweise nicht unerheblichen Materialmenge besonders bei der Kompressionsbandagierung eines Lymphödemarmes oder Lymphödembeines.

Ein zunehmendes Druckgefühl während des Anlegens einer Kompressionsbandage oder sichtbare Farbveränderungen an den Akren (Fingerspitzen bzw. Zehenspitzen) sind nicht gleich mit „Durchblutungsstörungen" gleichzusetzen und gelten daher nicht unbedingt als Kontraindikation. Die Bandage braucht nicht übereilt entfernt werden: Der Therapeut sollte zunächst versuchen, das Problem durch Bewegung evtl. in Verbindung mit kurzer Tieflagerung zu lösen. Nicht selten verschwinden die „Erstreaktionen" in dem Maße, in dem der Anlegedruck, bedingt durch die Bewegung und evtl. durch die Körperwärme, etwas nachlässt.

❗ Vorsicht

Verschwinden die Beschwerden trotz aller Maßnahmen nicht vollständig, muss die Bandage unbedingt entfernt werden.

4.4.13 Lymphologischer Kompressionsverband

Der lymphologische Kompressionsverband unterscheidet sich von anderen Verband- oder Bandagearten dadurch, dass es sich hierbei um ein mehrschichtiges, aus verschiedenen Materialien zusammengesetztes Verfahren handelt (Hirsch 2015).

4.4.13.1 „Unterbau"

Für den „Unterbau" empfiehlt sich folgendes Vorgehen:
1. Haut sorgfältig pflegen (pH-neutrale Creme bzw. Lotion).
2. Nicht komprimierenden Baumwollschlauch („Schlauchmull") anmessen und überstreifen.
3. Finger bzw. Zehen bandagieren.
4. Zu komprimierende Extremität abpolstern.

Im **Handbereich** erfolgt die Abpolsterung und Abrundung mittels Schaumstoff-Pelotten, die entweder aus Platten ausgeschnitten oder als Fertigpelotten verwendet werden.

Im **Fußbereich** ist eine solche Abpolsterung/Abrundung selbstverständlich nur auf der Fußrückenseite möglich. Hier muss jedoch zusätzlich der Retromalleolarbereich bedacht werden. Die anatomisch bedingten „Gruben" werden aufgepolstert – ebenfalls wahlweise durch Fertigpelotten oder durch selbst angefertigte Schaumstoffteile. Die Aufpolsterung erfolgt gerade auch beim Lymphödem, obwohl der Bereich durch das Ödem bereits zylindrisch ist. Ohne Pelotten würden sich die anatomischen Kulissen nicht wieder „herausdrücken" lassen.

Palpierte Fibrosen werden mit dafür zugeschnittenen Schaumstoffdruckpolstern abgedeckt.

Vom Handgelenk bzw. Sprunggelenk an nach proximal wird meist mit Synthetikwattebinden oder mit Schaumstoffbinden oder auch mit dem Softcompress-Material gepolstert/gerundet, seltener mit Schaumstoffplatten (◻ Abb. 4.5d).

Zu beachten sind noch Ellenbogen- bzw. Kniegelenk. Anatomische Prominenzen wie das Olekranon, die Patella einschließlich der Tuberositas tibiae und die Beugesehnen der Kniekehle (!) bedürfen nicht selten einer besonderen Abpolsterung, um Scheuerstellen, bedingt durch die Gelenkbewegungen, zu vermeiden.

4.4.13.2 Kompression

Erst jetzt erfolgt die eigentliche Kompression, vorzugsweise mittels Kurzzugbinden.

Neben den im folgenden Abschnitt „▶ Druckaufbau und Druckverlauf" genannten Punkten zur kontinuierlichen Druckabnahme von distal nach proximal gilt es noch zu bedenken, dass die jeweiligen Gelenke der Extremität in **funktioneller Stellung**, d. h. Gebrauchsstellung, bandagiert werden müssen:
— Oberes Sprunggelenk: 90-Grad-Stellung.
— Unteres Sprunggelenk: Pronationsstellung.

Der Verlauf der einzelnen Bindentouren muss dabei so gestaltet werden, dass der laterale Fußrand nicht in Richtung Supination gezogen wird (◻ Abb. 4.13). Von dieser „Regel" wird nur bei einer festgestellten ausgeprägten Valgusstellung des Fußes („Knickfuß") abgewichen.

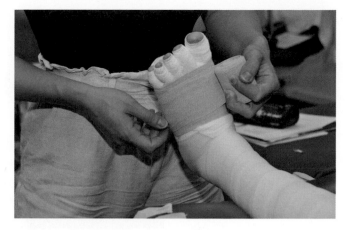

◻ **Abb. 4.13** Bindenverlauf zur Betonung bzw. Unterstützung der Pronationsstellung

— Kniegelenk: ca. 45-Grad-Stellung.
— Handgelenk: Mittelstellung.
— Ellenbogengelenk: ca. 45-Grad-Stellung bei gleichzeitiger Mittelstellung zwischen Pronation und Supination.

Zeigt der vorab erhobene Befund, dass bereits eine sehr eingeschränkte Gelenkbeweglichkeit besteht, könnte dieses Problem durch die Verwendung von Kurzzugbinden noch verstärkt werden. Hier ist im Einzelfall zu überlegen, ob die Verwendung von Mittelzugbinden nicht eine Art „funktionellen Kompromiss" darstellt. Der Arbeitsdruck ist dann zwar nicht ganz so effektiv, doch dadurch wirkt sich jedes zusätzliche Grad an Gelenkbeweglichkeit ausgleichend aus.

4.4.13.3 Druckaufbau und Druckverlauf

Es versteht sich von selbst, dass eine Kompression distal einen höheren Druck aufweisen muss als proximal. Bei Kompressionsstrümpfen ist dies bereits durch die Herstellung gewährleistet (▶ Abschn. 4.5).

Bei der **manuellen Umwickelung** mit Kompressionsbinden sind dagegen bestimmte Grundsätze zu beachten. Wie bereits in ▶ Abschn. 4.4.1 erläutert, ergibt sich die Kompressionsstärke aus dem Anlegedruck der einzelnen Bindentour und aus der Anzahl der einzelnen Bindentouren übereinander. Bei der **Bandagierung vor allem einer ganzen Extremität**, wie dies bei Lymphödemen üblich ist, verfährt man folgendermaßen:
— Im distalen Bereich der Extremität verwendet man Kurzzugbinden geringer Breite (etwa 4 cm für die unmittelbare Bandagierung der Hand, 6 oder 8 cm für die Fußregion, je nach Fußgröße).
— Die Binden werden unter gleichmäßigem Zug so angelegt, dass sich Tour für Tour nahezu vollständig überlappt (◻ Abb. 4.14).
— Im weiteren Verlauf nach proximal nimmt dann die Breite der verwendeten Binden zu (von 6 cm zu 8 cm

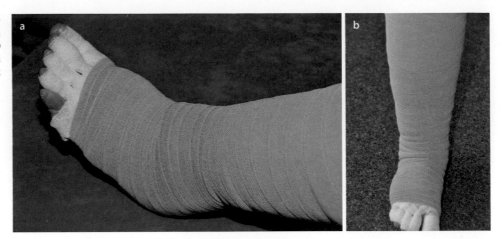

Abb. 4.14   a Starke Überlappung der einzelnen Bindentouren bei zirkulärer Bindenführung. **b** Starke Überlappung der Touren mittels der „Kornähren"-Technik

bis zu 10 bzw. 12 cm, in Einzelfällen bis zu 15 und 20 cm).
- Gleichzeitig überlappen sich die einzelnen Touren in immer geringerem Maße.

Dadurch ergeben sich prinzipiell distal deutlich mehr Bindentouren auf den zu komprimierenden Körperabschnitt als proximal.

Weiterhin ist zu bedenken, dass bei der Umwickelung mit Kurzzugbinden ein ständiger **Richtungswechsel** von Binde zu Binde erfolgt (sog. „gegensinniges Bandagieren"). Bandagiert man mit jeder Binde immer in die gleiche Richtung, neigt die extrafasziale Lage des Extremitätenlymphödemes zur Verwringung. Dieser Effekt verstärkt sich mit zunehmender Entödematisierung, da sich die Ödemkonsistenz damit von anfänglich „hart" zu allmählich „weich" verändert. Gerade bei Armlymphödemen lässt sich feststellen, dass eine – natürlich wünschenswerte – rasche Entödematisierung zur Bildung lokaler „Hängesäcke" führt (Abb. 4.15), da die über einen langen Zeitraum gedehnten Gewebsfasern ihre Rückstellfunktion nun nicht mehr erfüllen können. Wird nicht gegensinnig bandagiert, kann es an solchen Stellen im Extremfall zu schmerzhaften Verwringungen oder gar Abschnürungen kommen!

Manchmal werden bei der Kompressionsbandage auch **zusätzliche Langzugbinden** eingesetzt. Als zusätzliche Schicht auf die fertige Kurzzugbindenbandage kann dies durchaus sinnvoll sein (Abb. 4.16)! Zusätzliche Langzugbinden bewirken eine deutliche Drucksteigerung der bereits bestehenden Kompression vor allem **in Ruhe**. Dies kann – zeitlich begrenzt – dann sinnvoll sein, wenn feststeht, dass der Patient am fraglichen Tage wenig mobil sein wird, der Arbeitsdruck also ohnehin nicht effektiv genutzt werden kann. Auf die suffiziente Durchblutung muss dabei besonders geachtet werden.

Einer besonderen Betrachtung bedarf die Bandage der **Finger** bzw. **Zehen**. Es ist zwar unerlässlich, Finger und Zehen in die Kompression einzubeziehen; dies kann

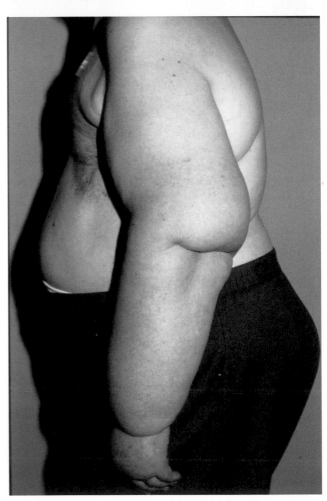

Abb. 4.15   Deutlich sichtbare Tendenz des relativ weichen Ödemes zum Überhängen

jedoch aus verständlichen Gründen nicht mit Kurzzugbinden geschehen, die
- die nötige Beweglichkeit nahezu vollständig verhindern und – viel gravierender –
- die Durchblutung der Akren einschränken würden.

Verwendet werden deshalb 4–6 cm breite Mullbinden (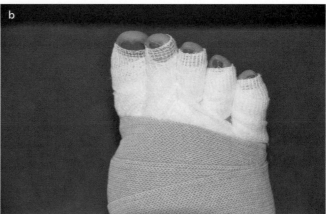 Abb. 4.17), die je nach Bedarf vorher sogar längs gefaltet und damit in doppelter Lage für einen ausreichenden Gegendruck zur Mittelhand- bzw. Mittelfußkompression sorgen. Gleichzeitig ist darauf zu achten, dass die Finger- bzw. Zehenspitzen freibleiben.

Gelegentlich ist es empfehlenswert, die Zehe V nicht zu bandagieren, da diese nicht selten ausgeprägt adduziert steht, kaum ödematisiert ist und darüberhinaus besonders druckempfindlich ist (□ Abb. 4.14a). Dies wird auch bei der Versorgung mit Kompressionszehenkappen berücksichtigt (▶ Abschn. 4.5.4).

Als Anhaltspunkt für die Bandagierung der Finger bzw. Zehen gilt die Nagelfalz als distalste Begrenzung.

Vor allem für die Finger ist eine „Tastfläche" unerlässlich. Zusätzlich lässt sich an der freien Fläche der Durchblutungszustand kontrollieren.

4.4.13.4 Materialbedarf

Angaben zum Materialbedarf sind selbstverständlich nur Durchschnittswerte, die bei Lymphödemen von Kindern bzw. Jugendlichen niedriger, bei ausgeprägten Lymphödemen großer, kräftiger Erwachsener hingegen erheblich höher liegen können. Zudem muss unterschieden werden, ob die Bandagierung unter stationären Bedingungen oder ambulant erfolgt. Ist gar die Ausdehnung der Kompression an den Körperstamm – die sog. „Thoraxfixation" bzw. „Hüftfixation" – nötig, kommen zusätzliche Binden hinzu.

□ Tab. 4.2 zeigt den durchschnittlichen Materialbedarf unter stationären Bedingungen für Arm- und Beinbandagen im Vergleich. Wichtig für die ambulant durchgeführte Kompressionsbandage ist, dass die **Binden mindestens alle 2–3 Tage gewaschen werden müssen.** Deshalb ist ggf. ein doppelter Bindensatz notwendig!

Die zusätzlichen Besonderheiten, die sich bei
- Erweiterung der Kompressionsbandage auf die Hüft-/Beckenregion,
- Erweiterung der Kompressionsbandage auf die Schulterregion,
- Kompression des Genitalbereiches und
- Kompression am Kopf

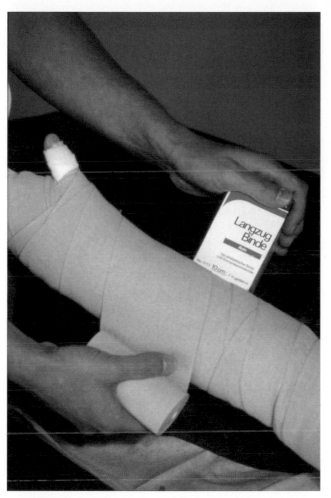

□ Abb. 4.16 Zusätzliche Langzugbinden-Schicht auf eine bereits fertige Kompressionsbandage

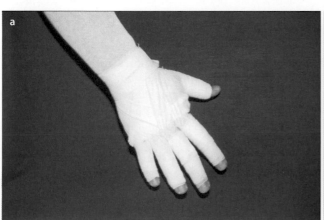

□ Abb. 4.17 **a**, **b** Sorgfältig bandagierte Finger und Zehen mit 4 cm breiten Mullbinden

◪ Tab. 4.2 Durchschnittlicher Materialbedarf unter stationären Bedingungen

Armbandage	Beinbandage
1 Stk. Schlauchmull von ca. 1,20 m Länge	1 Stk. Schlauchmull von ca. 1,50 m Länge
2 Schaumstoff-Pelotten für die palmare und dorsale Hand	2 Schaumstoff-Pelotten für den retromalleolären Bereich 1 weitere Schaumstoff-Pelotte für den dorsalen Fuß
3–4 Mullbinden, 4 bzw. 6 cm breit	3–4 Mullbinden, 4 cm breit
2–3 Wattebinden, 10 cm breit[a]	2–3 Wattebinden, 10 cm breit[a]
1–2 Wattebinden, 15 cm breit[a]	2–3 Wattebinden, 15 cm breit[a]
1–2 Kurzzugbinden, 4 cm breit	2 Kurzzugbinden, 6 cm breit
1–2 Kurzzugbinden, 6 cm breit	2 Kurzzugbinden, 8 cm breit
1–2 Kurzzugbinden, 8 cm breit	2–3 Kurzzugbinden, 10 cm breit
1–2 Kurzzugbinden, 10 cm breit	1–2 Kurzzugbinden, 12 cm breit

[a]In zunehmendem Maße werden die Wattepolsterbinden durch weiche Schaumstoff-Kompressionsbinden ersetzt (◪ Abb. 4.5a), da die Kostenträger die Kostenübernahme für Polsterwatte verweigern!

ergeben, werden in ▶ Kap. 18, 19, 20, 21, 22, 23, 24 und 25 anhand konkreter Beispiele dargestellt. Gleiches gilt für die damit verbundenen Überlegungen zum geeigneten Schuhwerk beinbandagierter Patienten.

Aus all diesen Punkten wird der „temporäre" Charakter der Kompressionsbandagierung deutlich. Der erhebliche **Aufwand**

— an Material,
— an Zeit und Personal und
— an Umstellungen im Alltag des Patienten, zweifellos verbunden mit einer Einschränkung der Lebensqualität,

bringt es mit sich, dass eine solche Bandagierung nur in der eigentlichen „Entstauungs- bzw. Volumenreduktionsphase" gerechtfertigt ist. Das Ziel besteht darin, diesen sowie den parallel dazu durch die Manuelle Lymphdrainage und andere adäquate Entstauungsmaßnahmen entstehenden Aufwand baldmöglichst zu verringern.

Wenn das Lymphödem so weit entstaut ist, dass die weiteren Maßnahmen vor allem der Stabilisierung dienen, ist der Zeitpunkt gekommen, den Patienten mit einer entsprechenden Bestrumpfung zu versorgen (▶ Abschn. 4.5).

Hinweis

Es ist unbedingt wichtig, dem Patienten die Bestrumpfung in Aussicht zu stellen, damit nicht der Eindruck entsteht, er müsse „ein Leben lang mit einer aufwändigen Bandage zurechtkommen".

Gleichzeitig gilt jedoch: Bei der Entstauung von Extremitätenlymphödemen gibt es keine Alternative zur Kompressionstherapie!

▶ Beispiel

Bei einer täglichen einstündigen Behandlung mit Manueller Lymphdrainage ohne Kompression würde lediglich 1/24 des Tages therapiert und 23 Stunden würde hingegen nichts ödemreduzierendes geschehen. Der Behandlungserfolg würde nicht bis zur nächsten Sitzung anhalten, da die manuell beseitigte Ödemflüssigkeit bis dahin wieder „nachgelaufen" wäre.

Der Grund dafür ist, dass mit dem Entstauungserfolg der Manuellen Lymphdrainage eine Senkung des lokalen Gewebedruckes einhergeht. Ohne „Gegenhalt" ist der Effekt der Behandlung eher negativ: Die Reabsorption verschlechtert sich, sodass die Filtrationsrate so lange erhöht ist, bis der vorherige Status wieder erreicht ist – eine typische „Sisyphos-Arbeit".

Bedenkt man, dass zum behandlungsfreien Zeitraum mindestens ein, meist zwei Wochenendtage hinzukommen, ist die Bilanz von 5 Entstauungsstunden pro Woche gegenüber 163 Stunden „ohne Therapie" geradezu kläglich. ◀

Hinweis

Mit jeder Stunde, in der eine Kompression erfolgt, verbessert sich die Bilanz der Entstauung.

4.4.13.5 Tragedauer

Grundsätzlich gilt also: Je konsequenter und je länger die Kompression eingesetzt wird, desto effektiver ist sie.

Realistischerweise bedarf es anfänglich einer Eingewöhnungsphase, die den betroffenen Patienten zugestanden werden muss. Gerade in dieser Phase muss der Therapeut unbedingt darauf achten, dass die angelegte Bandage optimal sitzt und in keinem Fall abschreckt, wie es anfänglich evtl. durch eine zu hohe Kompressionswirkung möglich sein kann. Ein subtiles Vorgehen ist deshalb hier besonders wichtig.

So kann es durchaus sinnvoll sein, die Kompressionsbandage nicht gleich mit der ersten Behandlung unter Einsatz allen Materials über die gesamte Extremität auszudehnen – auch wenn dies eigentlich angezeigt wäre. Es hat sich gezeigt, dass sich mit einem solch einfühlsamen Vorgehen nicht nur mögliche Unverträglichkeiten rechtzeitig erkennen, sondern aufgrund der Erfolge auch eventuelle anfängliche Zweifel ausräumen lassen.

Dies setzt jedoch eine lückenlose Betreuung im stationären Bereich auch über die Wochenendtage voraus. Unter ambulanten Bedingungen müssen hier selbstverständlich Abstriche gemacht werden.

▶ **Beispiel**

Wird eine tägliche einstündige Manuelle Lymphdrainage mit anschließender Kompressionsbandagierung durchgeführt und die Bandage täglich nur etwa 7 Stunden getragen würde, ergibt sich eine Entstauungszeit von 1/3 der Tageszeit! Auch in der Wochenbilanz verbessert sich damit das Verhältnis auf 40 Stunden Entstauung gegenüber 128 Stunden der „Nichtentstauung" – immerhin 1/4 der Wochenzeit für die Entstauung.

Lässt es sich innerhalb der Klinik organisieren, dass auch an den Wochenend- und Feiertagen stundenweise ein „Bandagedienst" zur Verfügung steht, und der Patient trägt seine Bandage am Wochenende 8 Stunden pro Tag, verbessert sich die Bilanz auf 56 Stunden gegenüber 112 Stunden, sodass wieder 1/3 Entstauungszeit erreicht wäre.

In einer lymphologischen Spezialklinik, für Patienten mit chronischen Lymphabflussstörungen **in der Entstauungsphase** eigentlich der einzig wahre Behandlungsort, sollte ein „Wochenend-Bandagedienst" zum Standard gehören. ◀

Hinweis

Um den Patienten zu motivieren, die Kompressionsmittel konsequent zu tragen, empfiehlt sich die Einführung eines sog. „Kompressionstagebuchs".

4.4.13.6 Selbstmanagment in der Kompressionstherapie

Seit 2017 ist in der „S2k-Leitlinie Diagnostik und Therapie der Lymphödeme" die längst fällige Mitverantwortung und damit Einbindung der Patienten in die Lymphödemtherapie (Entödematisierungsphase und Erhaltungs- bzw. Stabilisierungsphase) formuliert, die genau jene Überlegungen berühren.

Doch damit erst ergibt sich die Frage, wie das zu realisieren und wie vor allem die Kompression in allen Phasen der ambulanten Entödematisierung, auch zwischen den eigentlichen Behandlungstagen, sicherzustellen ist.

Zunächst wurde in der Vergangenheit dafür plädiert, den Patienten die Selbstapplikation des lymphologischen Kompressionsverbandes zu vermitteln und damit gewissermaßen die „Eigenbandagierung" zu ermöglichen.

Allein in der täglichen Praxis zeigt sich sehr schnell, dass dieses zunächst gut gemeinte Vorhaben bei der Umsetzung oft aus mehreren Gründen scheiterte:
- Alter und damit Beweglichkeit und/oder Kraft der Patienten?
- Unterschiedliche körperliche Herausforderung bei Arm- bzw. Beinbandagen?
- Geistige Voraussetzungen? Motorische Geschicklichkeit?
- Kontrolle des exakten Druckverlaufes?
- Stimmt die sensible Vermittlung oder besteht begleitend eine Polyneuropathie?
- Besteht familiäre oder sonstige Unterstützungsmöglichkeit?
- u.a.m.

Wir bezweifeln deshalb, dass die Mehrzahl der Patienten in der Lage ist, einen exakten und damit therapeutisch wirksamen und dabei nicht kontraindizierten LKV selbst zu applizieren. Als Lösungsvorschläge, um dieses Dilemma in den Griff zu bekommen, dienen die folgenden Hinweise:
1. a) Dort, wo nachweislich die Patienten die Selbstbandagierung erlernt haben und auch beherrschen, ist ein anderes Verfahren wohl kaum notwendig.
   b) Aber auch hier können wir an dieser Stelle darauf hinweisen, dass es, wie den folgenden Abbildungen zu entnehmen ist, Erleichterungen durch eine sog. „Bandagehilfe" bei der Selbstanlage einer Bandage gibt (◘ Abb. 4.18, 4.19, 4.20, 4.21, 4.22 und 4.23).
2. Gerade in jüngster Zeit hat die Industrie, vor dem Hintergrund der vorab real vorhandenen Probleme, neue Möglichkeiten entwickelt, die aus unserer Sicht als permanente Weiterführung der Kompression geeignet und – was entscheidend ist – durch die Patienten leicht selbst anzulegen sind.

Bei einigen Produkten besteht darüber hinaus sogar die Möglichkeit, mehrfach und damit individuell einstellbare Kompressionsintensitäten zu wählen.

Die ◘ Tab. 4.3 gestattet, durch dortige Detailangaben zu den einzelnen Produkten, eine optimale Entscheidungsfindung.

Hinsichtlich der Frage der Kostenübernahme durch die verschiedenen Kostenträger gibt es uneinheitliche

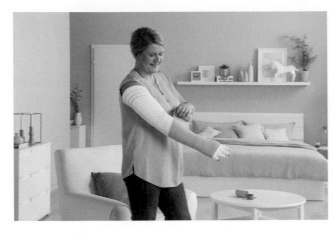

Abb. 4.18   Soft Compress Schaumstoff in Verbindung mit Kurzzugbinden. (Mit freundlicher Genehmigung der Fa. Juzo)

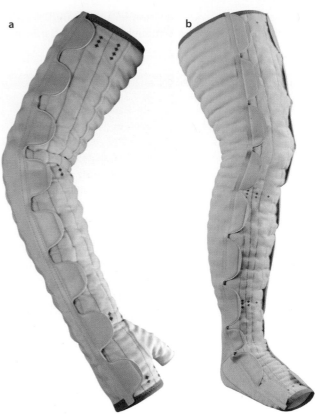

Abb. 4.19   a, b Mobiderm autofit Armstrumpf und Oberschenkelstrumpf. (Mit freundlicher Genehmigung der Fa. THUASNE Deutschland GmbH)

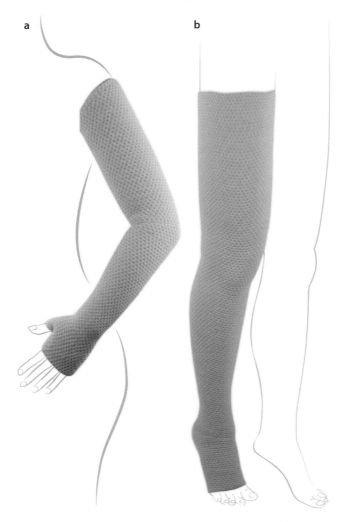

Abb. 4.20   a, b Jobst Relax Arm lang und Bein lang. (Mit freundlicher Genehmigung der Fa. BSNmedical/Essity)

Vorgaben. Wir empfehlen, vorab, nach Verordnung und Begründung durch den behandelnden Arzt, ein Antragsverfahren auf Übernahme der Kosten einzuleiten oder zumindest eine Kostenbeteiligung zu erwirken.

Wir sind sicher, dass künftig durch noch bessere Information/Aufklärung der Patienten, auch im Hinblick auf die zwingende Notwendigkeit der Sicherstellung permanenter Kompression, sich eine konsequentere Ödembehandlung realisieren lässt, Erfolgsquoten sich verbessern und Nachhaltigkeit nur so gewährleistet werden kann.

Unserer Auffassung nach werden durch diese neuen Produkte und deren einfache Handhabung bislang vorhandene und mit Recht immer wieder beklagte Behandlungsdefizite in der Kompressionstherapie der Vergangenheit angehören.

Das bedingt, um das abschließend nochmals besonders zu betonen, die Mitwirkung aller und auch die Beachtung der Kontraindikationen für die Kompressionstherapie.

4.4.13.7 Verordnung und Abrechnung

Die Leistung „Kompressionsbandagierung" wird bei diagnostizierten Lymphödemen meist komplett vom Kostenträger übernommen. Voraussetzung dafür ist jedoch eine **ärztliche Verordnung**. Liegt für die Ödemtherapie beispielsweise lediglich die Verordnung „Manuelle Lymphdrainage" vor, muss der überweisende Arzt von der Notwendigkeit der Nach-/Zusatzverordnung der Kompressionsbandage und notwendiger Materialien überzeugt werden. Eine ärztliche Verordnung ist gleichzeitig auch als „Auftrag für die Durchführung" aufzufassen. Mit anderen Worten:

> **Hinweis**
>
> Ohne ausdrückliche Verordnung darf eine Kompressionsbandage nicht durchgeführt werden.

Die bekannten Verbandhersteller stellen inzwischen regelrechte Bandage-Sets zur Verfügung, die das benötigte Kompressionsmaterial, unterteilt in Arm und Bein und hier nochmals in „groß" bzw. „klein" enthalten. Der große Vorteil besteht darin, dass nicht mehr einzeln aufgelistete Materialien verordnet werden müssen, sondern über eine Pharma-Zentralnummer (PZN) jedes Set eindeutig charakterisiert ist.

Da die Materialien für die Kompressionsbandage verordnet werden müssen und der Patient sie z. B. aus der Apotheke oder einem Sanitätshaus holen muss, ist es von Vorteil, dem verordnenden Arzt eine Aufstellung

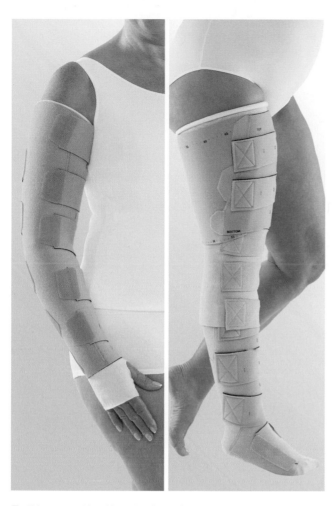

◨ **Abb. 4.21** Circaid Reduction Kit. (Mit freundlicher Genehmigung der Fa. medi GmbH & Co.KG ©▶ www.medi.de)

◨ **Abb. 4.22** **a**, **b** Ready Wrap. (Mit freundlicher Genehmigung der Fa. Lohmann & Rauscher GmbH & Co.KG)

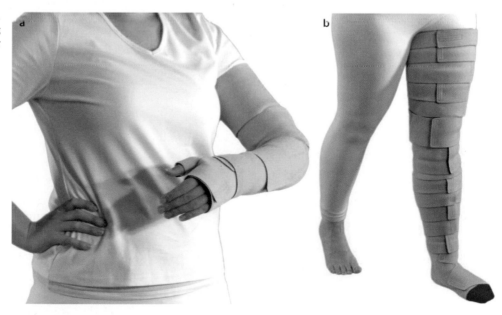

◻ **Tab. 4.3**   Geeignete Produkte für Patienten zum Selbstmanagement

Produktbezeichnung	Vertrieb durch: Homepage	Versorgung und Beratung	Ausfertigung für:		Versorgung als:		Versorgung für:		Kompressionsintensität (einstellbar)	
			Arm	Bein	Maßanfertigung	Seriengröße[a]	Tag	Nacht	ja	nein
ReadyWrap	▲ www.lohmann-rauscher.com	Sanitätshaus	×	×		×	×		×[c]	
Jobst Relax	▲ www.bsnmedical.de/at/ch	Sanitätshaus	×	×		×	×[b]	×		
Juzo ACS light	▲ www.juzo.de	Sanitätshaus	×	×		×	×	×	×[c]	
Mobiderm autofit	▲ www.thuasne.de	Sanitätshaus	×	×		×	×[b]	×	×[c]	
Medi Circaid Reduction Kit	▲ www.medi.de	Sanitätshaus	×	×		zuschneidbar	×	×	×[c]	

[a]Gemäß jeweilige Maßtabelle.
[b]Auch tagsüber, in den Ruhephasen.
[c]Teilweise mehrstufig einstellbar.

□ **Abb. 4.23** ACS light. (Mit freundlicher Genehmigung der Fa. Juzo Julius Zorn GmbH)

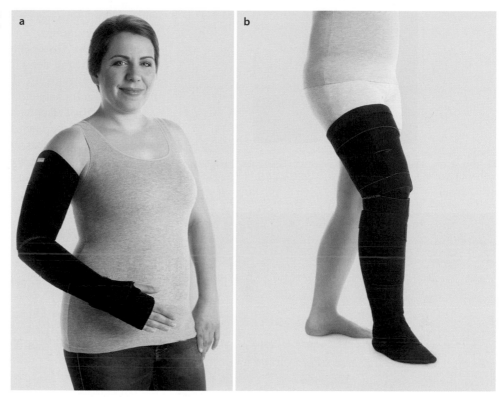

über die **Art und Menge der benötigten Kompressionsmittel** zu überlassen.

4.4.14 Kompressionsverbände bei anderen Ödemen

Im Vergleich zur Bandagierung einer Lymphödem-Extremität sind der Materialbedarf und alle anderen Belastungen bei posttraumatischen Schwellungen und in der Phlebologie erheblich geringer.

4.4.14.1 Kompression bei venösen Abflussstörungen

Zu unterscheiden sind hier
— prophylaktische Verbände und
— entstauende Verbände.

Diese Unterscheidung ist lediglich eine „künstliche", da im Einsatz immer beide Zwecke relevant sind. Zu differenzieren ist lediglich die vorrangige Zielsetzung.

Überwiegend **prophylaktischen Charakter** haben die Verbände, die bei **akuten Venenentzündungen** – sowohl bei der Thrombophlebitis, der oberflächlichen Venenthrombose als auch bei der Phlebothrombose, der tiefen Venenthrombose – eingesetzt werden. Hier geht es darum, durch möglichst hohen, möglichst dauerhaften Druck von außen für bessere Fließverhältnisse in den Venen zu sorgen. Deshalb werden hier Klebeverbände („Zinkleim") oder

Kurzzugbinden eingesetzt. Durch die geringe Dehnung erfüllen sie die Anforderungen des tiefenwirksamen Druckes optimal (□ Abb. 4.24). Da einer der Faktoren für eine Thrombosierung die zu geringe Fließgeschwindigkeit ist („Virchow-Trias"), kann hier nahezu von einer kausalen Wirkung gesprochen werden. Im Zusammenhang mit anderen medikamentösen antithrombotischen Maßnahmen lässt sich durch eine Kompression verhindern, dass sich die Venenentzündung mit Thrombosierung z. B. vom oberflächlichen auf das tiefe Venensystem ausweitet bzw. im tiefen Venensystem immer größere Abschnitte erfasst – mit steigender Emboliegefahr!

Außerhalb des Stadiums einer Thrombose erfüllen Kompressionsverbände neben der immer gültigen prophylaktischen Wirkung vorrangig das Ziel der **Entstauung**. Da sich solche Schwellungen, anatomisch bedingt, bevorzugt in der Fuß-/Unterschenkelregion zeigen, reichen meist 2 Kurzzugbinden aus (□ Abb. 4.25). Sie werden so angelegt, dass alle genannten Kriterien (distal höherer Druck als proximal, Beachtung gelenkfunktioneller Gesichtspunkte und Kontraindikationen etc.) erfüllt sind. Auf die Besonderheiten bei venösen Beinschwellungen wie trophische Hautstörungen, allen voran das Ulcus cruris venosum, wird in ▶ Abschn. 19.4 näher eingegangen.

Bei der chronisch-venösen Abflussstörung der Stadien II u. III, bei der sich die Schwellung nicht mehr nur in den distalen Beinabschnitten zeigt, sondern das gesamte Bein betrifft und zu der zusätzlich eine lymphatische Abflussstörung dazukommt, werden die Kompres-

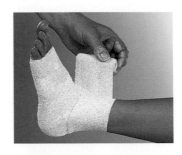

■ **Abb. 4.24** Dauerverband mit einer unelastischen Zinkgelbinde während der Anlage. (© Fa. Lohmann & Rauscher; mit freundl. Genehmigung)

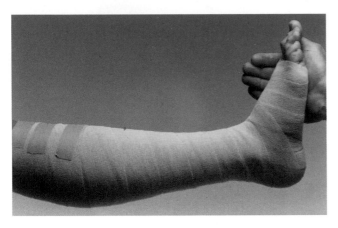

■ **Abb. 4.25** Kompressionsverband mit 2 Kurzzugbinden. (© Fa. Beiersdorf AG; mit freundl. Genehmigung)

sionskriterien in den fortgeschrittenen Stadien an die der Lymphödembandage angeglichen.

4.4.14.2 Kompression bei posttraumatischen Schwellungen

In der Traumatologie ist zu unterscheiden, ob die Kompression in der akuten Phase der Verletzung, wie bei
— Distorsionen und
— Weichteilprellungen, also im Wesentlichen Muskelkontusionen,

erfolgt und damit einen überwiegend prophylaktischen Zweck (Vermeidung ausgeprägter Schwellungen) erfüllt, oder ob zum späteren Zeitpunkt der Verletzung ein entstauender und gelenkfunktioneller Aspekt gefragt ist.

In der Versorgung der akuten Verletzung gehört die Kompression mittels Kurzzugbinden zur gängigen sog. „PECH-Regel". Während die Kompression im Zusammenklang mit der Hochlagerung („C" und „H") das Mittel der Wahl bei solchen akuten Verletzungen darstellen, ist das Eis („E" der PECH-Regel) heute sehr umstritten (▶ Kap. 9 und 14). Die lokale Gewebsdruckerhöhung durch ca. 2 Kurzzugbinden (durchschnittlich der Breiten 8–10 cm, abhängig von der Lokalisation des stumpfen Traumas) bietet sowohl während der ersten Minuten der Blutung als auch in den folgenden Stunden

einen adäquaten Gegenhalt zur entzündungsbedingten Schwellungszunahme.

Im Falle der **Distorsion** ist immer darauf zu achten, dass die Richtung der Umwickelung der Verletzungsrichtung entgegenläuft, die Gelenkbeweglichkeit aber nicht vollständig aufgehoben wird.

Bei der **Muskelkontusion** ist darauf zu achten, dass die Kompression ausreichend weit distal der Verletzungsstelle beginnt, dort aber am höchsten sein muss, da die oftmals starke Blutung inter- und intramuskulär sonst „versackt". Dabei ist jedoch auf Folgendes zu achten:

> ⊘ **Vorsicht**
> Bei Muskelverletzungen besteht immer die Gefahr eines Kompartment-Syndroms. Deshalb sind die Kompression und die Reaktionen des Verletzten in den ersten Stunden engmaschig zu überprüfen.

Posttraumatisch erfüllt ein solcher Verband verschiedene Funktionen. Wo der Schwerpunkt liegt, ist von der Art der Verletzung und der festgelegten Weiterbehandlung abhängig.

Distorsion Soll nach einer Distorsion mit ausgeprägten Bandrupturen eine **operative Intervention** erfolgen, so können unter dem Gesichtspunkt der möglichst optimalen Entstauung bis zur Operation zwei Kurzzugbinden in Verbindung mit Manueller Lymphdrainage sinnvoll sein.

Soll die Distorsion **konservativ** behandelt werden, ist zu entscheiden, ob das Gelenk zunächst für eine gewisse Zeit mehr oder weniger ruhiggestellt werden muss oder ob eine frühfunktionelle Behandlung möglich ist. Hier ist zu fragen, ob mit zwei Kurzzugbinden neben dem entstauenden Gesichtspunkt auch der gelenkstabilisierende funktionelle Gesichtspunkt erfüllt ist. Für Kurzzugbinden spricht in jedem Fall, dass sie leicht und schmerzfrei auszutauschen sind und jederzeit eine Kontrolle des Zustands ermöglichen. Außerdem lässt sich auf diese Weise zu einem frühen Zeitpunkt eine gezielte Manuelle Lymphdrainage der Hämatomregion durchführen.

Eine andere Versorgungsmöglichkeit stellt ein sog. „Tape-Verband" mittels Pflasterbinden dar (■ Abb. 4.26). Er wird zunächst ohne Druck angelegt und erfüllt seine komprimierende und damit entstauende Wirkung lediglich unter Funktion – was auch seiner grundsätzlichen Aufgabe als „funktioneller Verband" entspricht. Vorteilhaft ist hier die gute Gelenkstabilisation bei bestmöglicher Mobilität in den Bewegungsrichtungen, die nicht geschützt werden müssen. Der Nachteil besteht darin, dass der Tape-Verband (allein aus ökonomischen Gründen) immer als Dauerverband zu verstehen ist und damit die Vorteile einer Versorgung mit Kurzzugbinden nicht genutzt werden können. Moderne Tape-Verbände beinhalten in der Frühphase elastische und straffe Anteile.

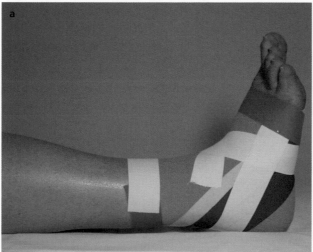

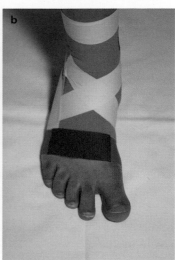

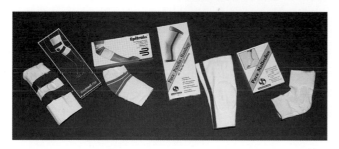

◨ **Abb. 4.27** Diverse Funktionsbandagen verschiedener Firmen (willkürlich ausgewählt)

Eine weitere Alternative für die frühfunktionelle Behandlung sind moderne Funktionsbandagen und Gelenkorthesen (◨ Abb. 4.27). Je nach Modell sind sie zusätzlich mehr oder weniger für die Entstauung geeignet.

Muskelkontusion Im Falle einer Muskelkontusion wird nach der Erstversorgung über weitere Behandlungsstrategien entschieden. Hier lassen sich keine allgemein gültigen Regeln festlegen. Das wichtigste Ziel nach der Erstversorgung besteht in jedem Fall darin, das inter- oder/und intramuskuläre Hämatom zu beseitigen, um eine bindegewebige Organisation zu verhindern.

Deshalb wird meist noch unter der erstversorgenden Kompression proximal der Läsionsstelle isometrisch gearbeitet. Die Manuelle Lymphdrainage der proximalen regionären Lymphknoten kann wie die elektrotherapeutische Resorptionsförderung ebenfalls zu diesem frühen Zeitpunkt einsetzen.

Auch hier entscheidet die Behandlungsstrategie darüber, ob ein schnell zu wechselnder Kompressionsverband mit Kompressionsbinden angelegt oder auf einen sog. „Muskelentlastungsverband" mit Tape zurückgegriffen wird.

4.5 Der medizinische Kompressionsstrumpf

N. Kock und O. Schreiner

Unter einem medizinischen Kompressionsstrumpf (MKS) versteht man eine nach RAL (RAL-GZ 387; RAL= Deutsches Institut für Gütesicherung und Kennzeichnung, ehemals Reichs-Ausschuss für Lieferbedingungen) genormte Versorgung, die in erster Linie für Betroffene mit phlebologischen oder lymphologischen Erkrankungen zum Einsatz kommt.

Weisen Betroffene eine phlebologische Erkrankung auf, wie z. B. Besenreiser, Varizen, Thrombosen, beginnende oder fortschreitende CVI oder gar ein Ulcus cruris venosum, wird in den meisten Fällen ein Rundstrickstrumpf vom behandelnden Arzt verordnet. Die Kostenübernahme für den Kompressionsstrumpf erfolgt durch den Kostenträger (Krankenkasse). Die Patienten leisten in der Regel eine gesetzliche Zuzahlung.

Liegen bereits Ödeme vor, sollten zunächst phlebologische Bandagen zum Einsatz kommen. Bei abgeklungener Schwellung ist dennoch der Einsatz von medizinischen Kompressionsstrümpfen notwendig.

Bestehen erbliche Veranlagungen, wie beispielsweise Bindegewebsschwäche oder die Tendenz zu Varizen, sollte das Tragen von Rundstrickstrümpfen aus prophylaktischen Gründen ebenfalls in Betracht gezogen werden.

Ebenso ist der Einsatz bei hormonellen Veränderungen während der Schwangerschaft anzuraten. Das Bindegewebe wird hormonell bedingt weicher, was zur vermehrten Wassereinlagerung führt. MKS erfüllen hier nachweisbar nicht nur prophylaktische Aufgaben (Mendoza 2020).

Besteht dagegen eine lymphologische Erkrankung, hat der Betroffene Anspruch auf einen flachgestrickten Kompressionsstrumpf. Die Kostenübernahme erfolgt auch hier durch den Kostenträger.

Bei Patienten mit Lymphödemen kommt die Kompressionsstrumpfversorgung vorwiegend in der Phase II – der Erhaltungs- und Optimierungsphase – zum Einsatz (▶ Abschn. 4.4.14).

4.5.1 Herstellung medizinischer Kompressionsstrümpfe

Die erwähnte RAL-Norm sorgt für den Qualitätsstandard und schreibt dem Hersteller den zu garantierenden Druck in Millimeter Quecksilbersäule (mmHg) vor. Dieser ist definiert, um eine optimale medizinische Wirksamkeit der medizinischen Kompressionsstrümpfe zu gewährleisten.

Diese RAL-Vorgabe bezieht sich auf die schmalste Stelle oberhalb der Malleolen, auch als Fesselumfang bezeichnet – das sog. B-Maß (▶ Abb. 4.28). Der Druck

muss auf dieser Höhe bei jedem MKS (Rund- und Flachstrickstrümpfe) auf 100 % liegen und kontinuierlich nach proximal hin abnehmen.

Je nach Wahl der Kompressionsklasse (KKL) und Umfang des Beines weist der medizinische Kompressionsstrumpf kurz unterhalb der Patella – D-Maß – einen 50- bis 80 %igen Druck der jeweiligen KKL auf. Das G-Maß – die Höhe des Abschlusses eines Oberschenkelstrumpfes – erreicht noch einen Restdruck von ca. 20–40 %.

Gleiches gilt bei Armstrumpfversorgungen. Am Handgelenk – dem cC-Maß – ist der Druck am höchsten. Dieser nimmt nach proximal in Richtung Axilla – dem cG Maß – ab. Vor allem hier sollte darauf geachtet werden, dass der Abschluss nicht zirkulär verläuft und somit evtl. eine Abschnürung der afferenten Lymphgefäße vor der Axilla nach sich ziehen könnte (▶ Abb. 4.29).

Die Kriterien für den definierten Druckverlauf gelten ausschließlich für die MKS, nicht für andere Versorgungsmöglichkeiten (▶ Abschn. 4.5.2).

G / F
20% – 60 %

C
50% – 80 %

B
100 %

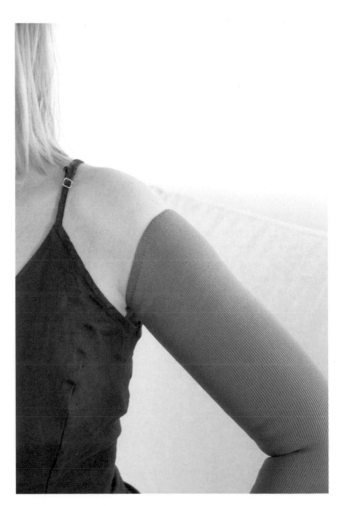

▣ **Abb. 4.28** Medizinische Kompressionsstrümpfe müssen je nach Kompressionsklasse ein definiertes Druckgefälle aufweisen (RAL-GZ 387). Mit freundlicher Genehmigung der Fa. BSN-Jobst

▣ **Abb. 4.29** Kompressionsarmstrumpf (flachgestrickt) mit schrägem proximalem Abschluss, der ein Einschnüren verhindert. (© N. Kock; mit freundlicher Genehmigung)

Aus diesem Grund müssen medizinische Kompressionsstrümpfe
- individuell angemessen und
- auf eine Standard- oder Maßversorgung geprüft (bei rundgestrickten Kompressionsstrümpfen) werden.
- Flachgestrickte Kompressionsstrümpfe werden immer maßgefertigt.

Bei der Herstellung unterscheidet man also grundsätzlich zwei Verfahren:
- Rundstrickverfahren
- Flachstrickverfahren

Rundgestrickte Kompressionsstrümpfe werden in einem runden Zylinder gestrickt, somit sind die Stricknadeln im Kreis angeordnet. Das Ergebnis ist ein nahtloser Schlauch mit identischer Maschenzahl über die ganze Strumpflänge hinweg (□ Abb. 4.30a, b). Die Maschen des Gestrickes sind distal kleiner als proximal. Außerdem ist der elastische Einlegefaden, der spiralig um die Extremität verläuft, distal deutlicher vorgedehnt als proximal.

Rundgestrickte Kompressionsstrümpfe sind in drei verschiedenen Kompressionsklassen (KKL 1–3) erhältlich. Bis zu vier Kompressionsklassen werden bei flachgestrickten MKS unterschieden (□ Tab. 4.4). Detailliertere Informationen sind hierzu in ▶ Abschn. 4.5.3. beschrieben.

Zur weiteren individuellen Abstufung der Versorgung gibt es eine Bandbreite an rundgestrickten Kompressionsstrümpfen, die unterschiedliche Wandstärken und Elastizitäten aufweisen. Die adäquate Auswahl ist im Idealfall auf jeden einzelnen Patienten abgestimmt. Ein elastischer Kompressionsstrumpf mit einer geringen Wandstärke ist eher für leichtere Formen phlebologischer Erkrankungen einzusetzen. Je ausgeprägter die Erkrankung ist, desto mehr werden festere, steifere Fertigungen ausgewählt. Dies hängt jedoch noch von vielen weiteren Aspekten ab, wie beispielsweise dem Alter, der Beweglichkeit und evtl. Komorbiditäten. Eine ausführliche Anamnese des Betroffenen ist deshalb vor dem Messen unerlässlich.

Flachgestrickte Kompressionsstrümpfe werden dagegen auf Strickmaschinen hergestellt, bei denen die Nadeln auf einem flachen Nadelbett angelegt sind (□ Abb. 4.31a). Es entsteht so ein flaches Gestrick, wobei die Maschen individuell angelegt werden können. Dadurch werden beim Strickvorgang in den einzelnen Reihen Maschen zu- oder abgenommen. Das Ergebnis ist ein Lappen, der zusammengenäht werden muss. Dies erklärt das besondere Merkmal der Flachstrickstrümpfe – sie besitzen auf der Rückseite immer eine Längsnaht (□ Abb. 4.31b). Durch die Möglichkeit der Maschenzunahme/-abnahme in jeder Strickreihe kann nahezu jede

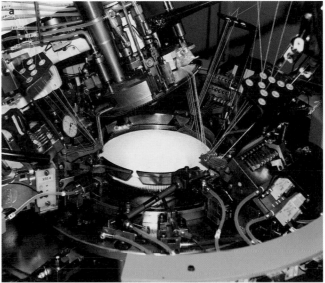

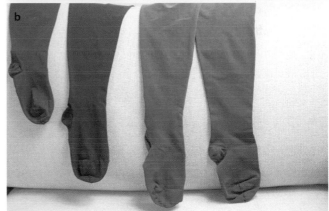

□ **Abb. 4.30 a** Blick in den Strickzylinder einer Rundstrickmaschine. (Mit freundlicher Genehmigung der Firma BSN-Jobst). **b** Ergebnis des Rundstrickverfahrens. Die weißen „Rohlinge" wurden bereits eingefärbt. (© N. Kock, mit freundlicher Genehmigung)

□ **Tab. 4.4**   Kompressionsklassen mit entsprechenden Kompressionsdrücken. Die Wahl der Kompressionsklasse bestimmt der Arzt, sie ist vom Befund des Patienten abhängig (Krankheitsbild, Alter, Kraft, Lebensumstände u.v.m.). Die früher übliche Indikationszuordnung in solchen Tabellen hat sich als zu starr erwiesen, weshalb dies heute weitestgehend unterbleibt. (Mit freundlicher Genehmigung der Fa. BSN-Jobst)

Kompressionsklasse (KKL)	Druck proximal der Malleolen (B-Maß)
1	18–21 mmHG
2	23–32 mmHG
3	34–46 mmHG
4	Über 48 mmHG

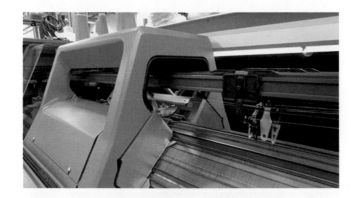

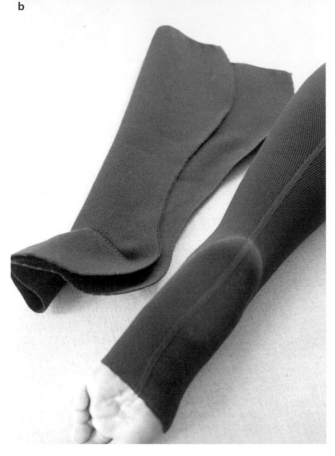

◻ **Abb. 4.31**   **a** Das andere Strickverfahren durch eine Flachstrickmaschine liefert einen „Lappen" als Ergebnis. (Mit freundlicher Genehmigung der Firma BSN-Jobst). **b** Das Strickergebnis ist anatomisch geformt und wird passgenau für die jeweilige Körperregion gefertigt. Durch die Längsnaht wird der „Lappen" zu einem fertigen MKS. (© N. Kock, mit freundlicher Genehmigung)

anatomische Form abgebildet werden. Dies ist insbesondere bei chronischen Lymphödemen und/oder bei Lipödemen notwendig, da sich hier durch die Entwicklung dieser speziellen Ödemformen mitunter starke Formveränderungen ergeben.

Die gröbere Strickstruktur sorgt für eine hohe Atmungsaktivität und einen „Mikromassageeffekt" in der Haut des Patienten – ähnlich wie bei den lymphologischen Verbänden. Obwohl diese Strümpfe robuster erscheinen, gehen sie mit einem hohen Tragekomfort einher.

4.5.2 Andere Kompressionsstrumpfvarianten

Neben den oben beschriebenen medizinischen Kompressionsstrümpfen (MKS) gibt es außerdem
- Stütz- oder Reisestrümpfe und
- Medizinische Thromboseprophylaxestrümpfe (MTS)

Stütz- oder Reisestrümpfe unterliegen keiner RAL-Anforderung (es fehlt ein definierter Druckverlauf), sie werden nicht explizit angemessen, sondern als Konfektionsgrößen angeboten und sind aus diesen Gründen nicht verordnungsfähig.

Medizinische Thromboseprophylaxestrümpfe – MTS (gelegentlich auch als Antithrombose-Strümpfe – ATS) bezeichnet, sind buchstäblich zur Prophylaxe gedacht. Hier vor allem für die thrombosegefährdeten Phasen der Immobilisation, sprich Bettlägerigkeit z. B. postoperativ. Der Kompressionsdruck, der ebenfalls von den Malleolen zum Oberschenkelbereich abfällt, liegt jedoch in der Regel unter dem Druck der Kompressionsklasse 1 (18–23 mmHg). Dies erklärt sich dadurch, dass diese Strümpfe dem geringen Venendruck beim liegenden Menschen angepasst sind (▶ Abschn. 8.1) und ihre Wirkung nur in liegender Position ausüben können. Sobald der Betroffene sich hinstellt oder geht, verändern sich die physiologischen Druckverhältnisse. Der MTS hat dann keinerlei Effekt mehr auf das Bein, da der physiologische Gefäßdruck nun deutlich höher ist als der Gegendruck des MTS.

> **Hinweis**
>
> Medizinische Kompressionsstrümpfe sollen, im Gegensatz zu den medizinischen Thromboseprophylaxestrümpfen, explizit auf die Gefäß- und Gewebedruckverhältnisse bei **aufrecht stehenden und gehenden Menschen** einwirken!
>
> Medizinische Thromboseprophylaxestrümpfe verlieren weitestgehend ihren Nutzen, sobald sich der Patient hinstellt oder geht!

4.5.3 Beachtenswertes bei Lymph- und Lipödemen

- Bei Lymph- und Lipödemen kommen nur maßgefertigte, flachgestrickte Kompressionsstrümpfe zur Anwendung.

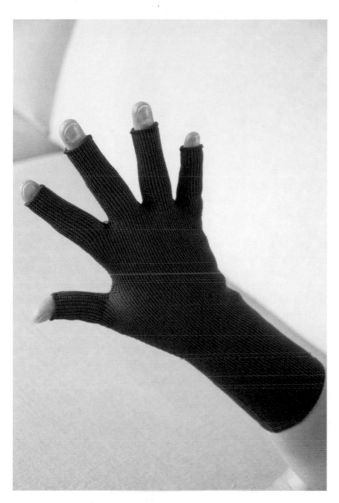

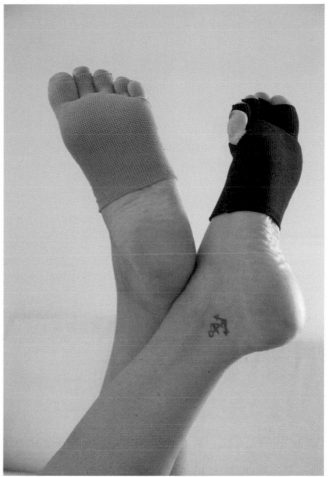

Abb. 4.32 Ein spezielles Strickverfahren macht es möglich, Handschuhe **ohne** lästige Nähte in Flachstrickqualität zu fertigen. (© N. Kock, mit freundlicher Genehmigung)

Abb. 4.33 Nahtlose Zehenkappen bieten einen hohen Tragekomfort. Die Zehen V werden häufig nicht gestrickt, da sie meist nicht ödematisiert sind und der Arbeitsdruck des MKS hier oft zu hoch empfunden wird. (© N. Kock, mit freundlicher Genehmigung)

— Neben den „klassischen" Bein- oder Armstrümpfen sind teilweise folgende Versorgungen notwendig:
  — Kompressionshandschuhe (■ Abb. 4.32) oder
  — Zehenkappen (■ Abb. 4.33)

Beide Versorgungsmöglichkeiten sind in nahtloser Variante erhältlich, die mit einem hohen Tragekomfort einhergehen.

— Arm-Kompressionsstrümpfe, Kompressionshandschuhe und -zehenkappen werden ausschließlich in den Kompressionsklassen 1 und 2 hergestellt. Dies ist dem Gesetz von Laplace geschuldet, welches die Beziehung von Krafteinwirkung auf runde Oberflächen beschreibt. Es besagt vereinfacht: Je kleiner der Radius des Körpers ist, desto größer ist der Druck, der auf ihm lastet – hier durch die Kraft der Kompression. Ist also der Körper größer, verteilt sich der Druck mehr.

— Da das menschliche Bein einen größeren Durchmesser im Vergleich zum Arm aufweist, können höhere Kompressionsklassen (KKL 3 und 4) angewandt werden.

— Ist „nur" ein Bein des Patienten vom Lymphödem betroffen, ergibt sich immer die Frage der rutschfreien proximalen Befestigung, vor allem wenn weiches Gewebe oder ausgeprägte Beinmuskulatur vorliegt. Mit einer Einbeinhose ist der sichere Sitz gewährleistet (■ Abb. 4.34).

— Gelegentlich können mehrteilige Versorgungen getragen werden (z. B. die Kombination von Kniestrümpfen und Leggings, ■ Abb. 4.35). Dies kann im Einzelfall das An- und Ausziehen erleichtern bzw. erst ermöglichen. Solche mehrteiligen Versorgungen gelten trotzdem als **eine** Versorgungseinheit.

— Zur Verhinderung des Verrutschens lassen sich hautfreundliche Silikon-Haftbandstücke an verschiedenen Stellen einfügen. Ein weiteres, noch atmungsaktiveres Verfahren ist ein silikonisierter Faden, der direkt in das Gestrick mit einfließt.

4

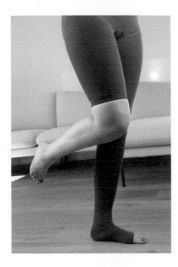

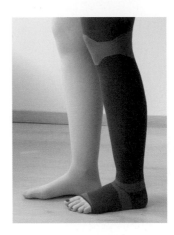

Abb. 4.36 Die Regionen der Kniekehle, des OSG und der Zehengrundgelenklinie sind beim Tragen von Kompressionsstrümpfen immer besonders belastet. Auch hier kommen Funktionszonen zum Einsatz, die zur Darstellung grau eingefärbt wurden. (© N. Kock, mit freundlicher Genehmigung)

Abb. 4.34 Der „Beinring" am rechten Oberschenkel weist bei einer Einbeinhose keinen Kompressionsdruck auf, er dient lediglich dem sicheren Halt. Dagegen kommt an der Hüftregion der linken Seite durchaus noch ein Kompressionsdruck zum Einsatz. Andere mögliche Befestigungen (z. B. mittels eines Gurtes) weisen diesen Vorteil nicht auf. (© N. Kock, mit freundlicher Genehmigung)

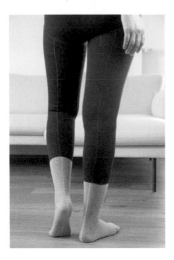

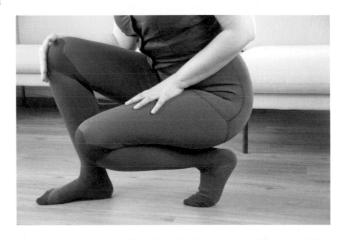

Abb. 4.37 Die Vorteile solcher Funktionszonen (hier dunkelblau dargestellt), werden besonders unter Belastung/Bewegung deutlich. (© N. Kock, mit freundlicher Genehmigung)

Abb. 4.35 Um die Kombination einer Kompressionsleggings mit einem Kniestrumpf zu verdeutlichen, wurden unterschiedlich gefärbte Versorgungen kombiniert. (© N. Kock, mit freundlicher Genehmigung)

– Individuell angepasst lassen sich sog. Funktionszonen im Strumpfverlauf stricken,
  – die beispielsweise am Sprunggelenk einer Faltenbildung und damit Abschnürung bei Dorsalextensionsstellung entgegenwirken (Abb. 4.36 und 4.37).
  – Ähnlich verhält sich die Funktionszone in der Kniekehle oder am Ellenbogen. Bei Extension dehnen sich die Strickfäden und ziehen sich bei Flexion wieder zusammen. Das Material passt sich dem Gelenk besser an und es kommt damit zu einer verbesserten Passform (Abb. 4.37).

– Wenn das Lymphödem in der Erhaltungs- und Optimierungsphase nachts wieder an Umfang zunehmen sollte oder falls Lipödem-Patienten unter nächtlichen Schmerzen leiden, können spezielle flachgestrickte Nachtversorgungen für die oberen und unteren Extremitäten Abhilfe schaffen (Abb. 4.38).
– Ist das Anziehen der verordneten Kompressionsklasse nicht möglich (mangelnde Kraft oder/und Beweglichkeit), kann eine Doppelversorgung gewählt werden. So könnten beispielsweise anstelle einer Versorgung in der KKL 4 zwei Kompressionsstrümpfe in der KKL 2 oder eine jeweils in der KKL 1 und KKL 3 übereinander angelegt werden. Auch solche Doppelversorgungen gelten als **eine** Versorgungseinheit.

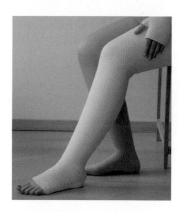

◘ Abb. 4.38 Dem „Verbot", Kompressionsstrümpfe nachts zu tragen, begegnet eine spezielle Nachtversorgung, die der Qualität der flachgestrickten Versorgung entspricht, ohne Gefahr, unbemerkte Druckmaxima aufzubauen. (© N. Kock, mit freundlicher Genehmigung)

4.5.4 Versorgungsmanagement bei Lymphödempatienten

Damit die Versorgung mit dem unverzichtbaren Kompressionsstrumpf übergangslos von der Entstauungsphase – der Phase I – in die Erhaltungs- und Optimierungsphase – die Phase II – gewährleistet ist, sollten Lymphtherapeut und Leistungserbringer (meist Mitarbeiter aus Sanitätshäusern und Apotheken) folgende Schritte beachten:

1. Nach der ärztlichen Verordnung für eine medizinische Kompressionsstrumpfversorgung folgt eine erste Inspektion und Palpation durch den Leistungserbringer (Mitarbeiter des Sanitätshauses oder der Apotheke). Dieser holt für die individuell notwendige Versorgung einen Kostenvoranschlag des entsprechenden Herstellers ein und lässt diesen für eine Kostenübernahme beim Kostenträger prüfen.
2. Die mehrfachen Kontrollmessungen, die Inspektion und Palpation des Lymphtherapeuten während dieser Phase, ergeben den Zeitpunkt des Überganges von der Phase I zur Phase II (◘ Abb. 4.39).
3. Im Rahmen der Säule „Selbstmanagement" der KPE (Komplexen physikalischen Entstauungstherapie) (► Abschn. 4.4.14), sollte der Patient u. a. regelmäßig eigene Maße nehmen, den Verlauf seines Ödems beobachten und unterstützende Maßnahmen zur Ödemreduktion ergreifen. Der Lymphtherapeut kann diese Parameter bei der Ermittlung des Zeitpunktes für den Bestelltermin mit einbeziehen.
4. Etwa eine Woche vor Beendigung der Entstauungsphase nimmt der **Leistungserbringer nach der Manuellen Lymphdrainage (MLD) in der Praxis des Lymphtherapeuten** die aktuellen Maße. Diese Daten werden dem Hersteller übermittelt. Dieser fertigt umgehend die individuelle flachgestrickte Versorgung und versendet diese an den Leistungserbringer.
5. So ist gewährleistet, dass der Patient nach Abschluss der Phase I die für ihn passende Versorgung erhält. Damit ist sichergestellt, dass keine Versorgungslücke entsteht. Das Behandlungsergebnis bleibt dadurch erhalten.

◘ Abb. 4.39 Idealisierte Verlaufskurve der KPE beim Lymphödem. (© Otto Schreiner)

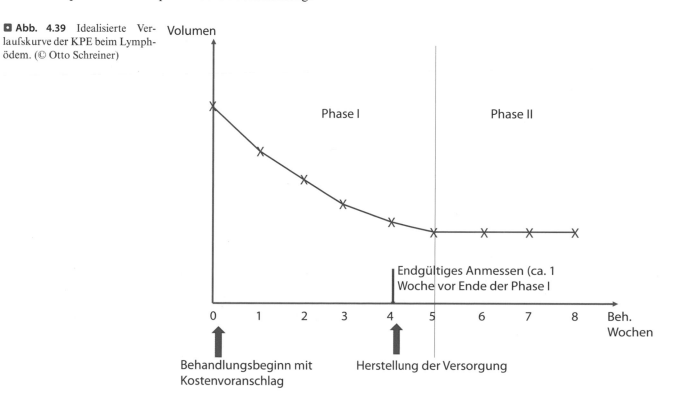

4.5.5 Sonstiges

Grundsätzlich steht jedem Patienten aus hygienischen Gründen eine sog. Wechselversorgung, d. h. eine zweite Versorgung, zu. Jede Kompressionsversorgung sollte regelmäßig gewaschen werden, idealerweise täglich, mindestens jedoch alle 2 Tage, damit die Hygiene und die Haltbarkeit gewährleistet ist.

Der jeweilige Hersteller medizinischer Kompressionsstrümpfe garantiert den entsprechenden Druck der verordneten Kompressionsklasse für eine Dauer von 6 Monaten. Jedes halbe Jahr besteht deshalb ein Anspruch auf eine neue Versorgung und ggf. eine Wechselversorgung.

Gleiches gilt,

- wenn es während der Erhaltungsphase zu Umfangsveränderungen kommt oder
- falls der Strumpf abgenutzt oder beschädigt wird (z. B. aus beruflichen Belastungsgründen).

Die Verordnung und Abgabe der Kompressionsstrümpfe ist im Sozialgesetzbuch (SGB) V verankert und wird durch die Hilfsmittelrichtlinien, das Hilfsmittelverzeichnis (PG 17) und die entsprechenden Verträge mit den Krankenkassen geregelt. MKS sind Hilfsmittel und unterliegen keiner Richtgrößenvereinbarung („Budget") des Arztes.

Bei der Verordnung von MKS leisten gesetzlich Versicherte eine Zuzahlung. In Einzelfällen kann es zu einem zusätzlichen Eigenanteil kommen, wenn der Betroffene sich für eine höherwertige Versorgung entscheidet.

An- und Ausziehhilfen erleichtern den alltäglichen Umgang mit den Kompressionsstrümpfen, schonen das Material und sorgen für eine längere Haltbarkeit. Diese sind im Bedarfsfall ebenfalls verordnungsfähig.

4.6 Apparative intermittierende Kompression (AIK)

G. Bringezu und O. Schreiner

Eine weitere Form der Kompression stellt die maschinell gesteuerte, apparative intermittierende Kompression dar. Diese wird manchmal auch als intermittierende pneumatische Kompression – IPK – bezeichnet.

Die Bezeichnungen erklären das Funktionsprinzip. Manschetten in verschiedenen Ausführungen werden über das zu komprimierende Körperteil gelegt und mittels eines Kompressors mit (Druck-)Luft befüllt.

Vor vielen Jahrzehnten (etwa seit den 1950er Jahren) wurde begonnen, mit einer einkammrigen Luftmanschette auf Ödeme intermittierenden Druck auszuüben. Betrachtet man die Grundprinzipien sowohl der Kom-

pressionsbandagierung (▶ Abschn. 4.4) als auch der Kompressionsstrumpfherstellung (▶ Abschn. 4.5), wird deutlich, dass ein gleichmäßiger, nicht von distal nach proximal abnehmender Druck diesen widerspricht. Deshalb wurden Mehrkammersysteme entwickelt, die sich von distal nach proximal verlaufend allmählich füllen lassen, sodass quasi eine „Druckwelle" nach proximal verläuft. Heutige moderne Geräte sind so gesteuert, dass

- der Gesamtdruck der Kammern nach proximal allmählich abnimmt und
- die Kammern oder Zellen sich überlappen, sodass es zu keinen Lücken kommt.

Als langjährige Lymphdrainage-Therapeuten und Lehrkräfte für MLD/KPE sehen wir die Anwendung dieser „seelenlosen" Geräte mit kritischen Augen.

Betrachtet man die von den Herstellern angegebenen Indikationsauflistungen, die durchaus „leitliniengerecht" sein können, so fällt uns auf, dass hier neben anderen, auch von uns akzeptierten Indikationen meist pauschal **Lymphödeme** zu finden ist. Es wird weder unterschieden, ob damit primäre oder sekundäre Lymphödeme gemeint sind noch ob es sich bei Letzteren um benigne oder maligne Formen handelt. Unter den Kontraindikationen dagegen findet man dann „okkludierende (= einschließende/verschließende) Prozesse im Lymphabstromgebiet"!

Beschäftigt man sich etwas eingehender mit der Pathophysiologie der verschiedenen Lymphödemformen (▶ Kap. 20, 21 und 22), wird deutlich, dass es mit dem bloßen Verschieben, Verdrängen von gestauter Ödemflüssigkeit von distal nach proximal nicht getan sein kann. Zumal es sich beim Lymphödem weniger um „Flüssigkeit" als vielmehr um eine hocheiweißreiche Substanz handelt, die frühzeitig zur Fibrosierung neigt, um nur eine Folge dieser Erkrankung zu nennen. Alle manuellen Entstauungsprinzipien gehen davon aus, dass es mit dem bloßen Behandeln der betroffenen Ödemregion nicht getan ist, sondern dass es notwendig ist, neben der Mündungsregion (Hals, obere Thoraxapertur) „gesunde" anatomisch dazugehörige Abstromgebiete (Becken-Bauch-Region, Thoraxregion sowohl in der Tiefe als auch oberflächlich usw.) mitzubehandeln. All dies können „Pump-Manschetten" und seien sie noch so „intelligent" gesteuert nicht leisten! Vielmehr droht aus unserer Sicht durchaus die Gefahr, dass es durch unkritischen Einsatz (v.a. monotherapeutisch) an den Engstellen des Lymphabflusses wie am Leisten-Becken-Übergang oder der Axilla zur Überforderung des reduzierten Abflusses oder gar der zusätzlichen Schädigung desselben kommen könnte.

Dass diese Geräte dann auch noch als Heimgeräte vertrieben werden, also quasi in Laienhände abgegeben und damit der engmaschigen Kontrolle durch den verordnenden Arzt oder den Therapeuten entzogen werden, ist aus unserer Sicht nicht zu akzeptieren.

Bei Indikationen wie
- venösen Ödemen (CVI, PTS mit oder ohne Ulcus cruris),
- Lipödemen,
- im Wellness- oder Sportbereich oder sogar bei
- primären Lymphödemen mit eindeutig diagnostizierter distaler Hypoplasie

können wir uns den Einsatz durchaus adjuvant oder sogar monotherapeutisch vorstellen.

4.7 Schlauchbandagen

G. Bringezu und O. Schreiner

Eine weitere Möglichkeit, die sich zusätzlich zu den vorab beschriebenen Kompressionsmethoden anbietet, sind die sog. „Schlauchbandagen". Das Material ist querelastisch und komprimierend (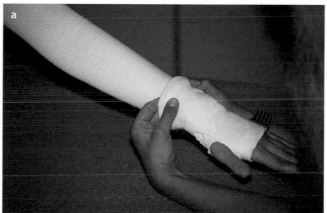 Abb. 4.40) und steht in verschiedenen Größen zur Verfügung. Die besondere Herstellungsart läßt es zu, dass die Meterware **auf die individuelle Länge zugeschnitten** werden kann, ohne dass sich das Material von der Schnittstelle aus auflöst.

Weitere Vorteile dieses Materials sind:
- die schnelle Kompressionsanlage (kann auch vom Patienten leicht abgenommen und wieder angelegt werden),
- geringe Verrutschungsgefahr, womit eine weitere Fixation nicht nötig ist,
- gute Hautfreundlichkeit,
- Waschbarkeit ohne Elastizitätsverlust.

Bei Patienten, die eine Kompressionsbehandlung – vor allem die Bandagierung – rigoros ablehnen, kann dieses Material manchmal als **Einstiegskompression** den besseren Zugang zur angestrebten Kompressionsbandage gewährleisten.

Der Nachteil, daß bei Meterware über die Gesamtlänge hinweg ein gleichmäßiger Druck wirkt und somit **keine Druckunterschiede von distal nach proximal** erreicht werden können, läßt sich ausgleichen durch:
- Applikation mehrerer Lagen übereinander – distal mehr als proximal (Abb. 4.41),
- Überbandagieren mit einigen herkömmlichen Kurzzugbinden (Abb. 4.42) und
- zusätzliches Einbringen lokaler Druckerhöhungen mittels Schaumstoffpelotten (Abb. 4.43).

Mit dieser Kompressionsvariante ist es im Alltag leicht möglich, entweder durch Zugabe bzw. Wiederabnahme zusätzlicher Druckerhöhungen **eine dem Tagesverlauf angepasste Druckveränderung zu erreichen**. Wenigstens eine Schicht sollte allerdings beibehalten werden, getreu dem Motto: Ein wenig Kompression ist besser als gar keine.

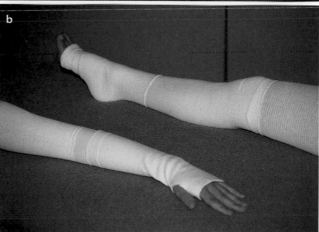

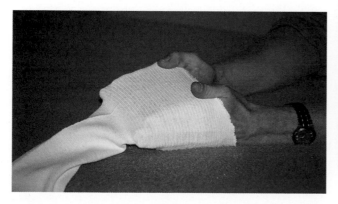

Abb. 4.40 Demonstration der Querelastizität der Schlauchbandagen

Abb. 4.41 **a, b** Applikation verschieden breiter Schlauchbandagen übereinander. Distal werden mehrere und engere Stücke verwendet als proximal; damit lässt sich ein Kompressionsdruckabfall erzeugen

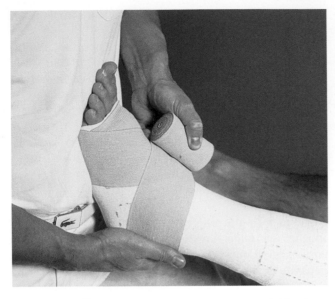

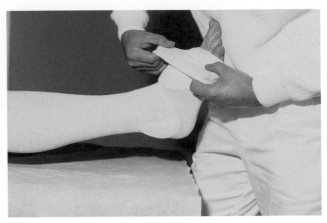

Abb. 4.43 Zusätzliches Einbringen lokaler Druckerhöhungen mittels Schaumstoffpelotten

Abb. 4.42 Überbandagieren über einen angelegten Schlauchverband mit einigen herkömmlichen Kurzzugbinden

4.8 Schlussbemerkung

G. Bringezu und O. Schreiner

Aus den Fakten, Erklärungen und aus der Beschreibung aller Umstände, die mit der Entstauungsmethode Kompressionstherapie verbunden sind, wird Folgendes deutlich:

Die Kompressionstherapie

– ist ein absolut unentbehrliches Mittel zum wirksamen Schwellungsabbau,

– ist jedoch auch ein sehr mühsames Mittel, das mit zahlreichen Schwierigkeiten verbunden ist,

– erfordert große Disziplin vor allem von den betroffenen Patienten und bedarf deshalb einer ständigen Motivation,

– erfordert neben der „selbstverständlichen" Sachkenntnis auch ein erhebliches Maß an Einfühlungsvermögen für die Probleme der Patienten und an organisatorischen Fähigkeiten, die aus den besonderen Umständen zur Bewältigung der Materialbeschaffung und -verwendung resultieren.

Bedenkt man noch, dass die vorrangige Zielgruppe dieses Buchs zum medizinischen Assistenzpersonal zählt und damit auf die sachkundige enge Zusammenarbeit mit den verordnenden Ärzten angewiesen ist, deren Arbeit wiederum den ständig wechselnden Rahmenbedingungen der Kostenträger unterworfen ist, wird die ganze Tragweite der Schwierigkeiten mit dem unerlässlichen Entstauungsmittel „Kompressionstherapie" deutlich.

Es ist zu einfach, in der besonderen Atmosphäre eines Fachkongresses festzustellen, dass bei der Behandlung von Lymphödemen die so notwendige Kompressionstherapie offensichtlich nicht genügend eingesetzt wird, und die Gründe dafür quasi „vom Elfenbeinturm herab" allein bei den „Therapeuten vor Ort" und der scheinbar unzureichenden Ausbildung in einigen Lehrinstituten, wie dargelegt, festzumachen. Die Problematik ist sehr viel vielschichtiger.

Literatur

Hirsch T (2015) Der Stellenwert kompressiver Komponenten und ihre regelkonforme Verordnung. vasomed 27(/5):220–227

Hirsch T (2018) Kompression bei Ödem und Herzinsuffizienz – Indikation oder Kontraindikation? Vasomed 30(1):10–11

Koch S (2008) Rechtsprechung: Autofahren mit Gips. Physiopraxis 9:59

Mendoza E (2020) Kompression in der Schwangerschaft. Vasomed 32(1):21–23

Werner GT, Goede G (1990) Mögliche Indikationen der manuellen Lymphdrainage. Lymphologica Jahresband: 129–131

Entstauende Wirkung der Muskel- und Gelenktätigkeit

Otto Schreiner und Constance Daubert

Inhaltsverzeichnis

© Springer-Verlag GmbH Deutschland, ein Teil von Springer Nature 2020
G. Bringezu, O. Schreiner (Hrsg.), *Lehrbuch der Entstauungstherapie*,
https://doi.org/10.1007/978-3-662-60576-9_5

Es gehört geradezu zum therapeutischen Allgemeinwissen, dass sich die sog. Muskelpumpe rückstromfördernd auswirkt und damit ein wertvolles Mittel darstellt – sowohl prophylaktisch als auch therapeutisch bei bereits vorhandenen Schwellungen. Diese Erkenntnis ist in jedem Lehrbuch der Physiotherapie nachzulesen. In einem Fachbuch, das sich speziell der Entstauungstherapie widmet, müssen jedoch folgende Fragen ausführlich diskutiert werden:

- Gilt die Rückstromförderung gleichermaßen für Venen- und Lymphgefäßsystem?
- Gilt die Rückstromförderung unabhängig vom Zustand der Gefäße?
- Gilt die Rückstromförderung gleichermaßen für oberflächliche und tief liegende Gefäße?
- Gilt die Rückstromförderung für alle Schwellungen gleichermaßen?
- Besteht ein Unterschied hinsichtlich der Rückstromförderung zwischen aktiven und passiven Bewegungen?
- Bestehen Unterschiede hinsichtlich der Rückstromförderung zwischen isometrischen Muskelkontraktionen und auxotonen Kontraktionen, die bei Alltagsbewegungen vorrangig vorkommen?
- Wie funktioniert die sog. Gelenkpumpe, und welcher Anteil an Rückstromförderung kommt ihr zu?
- Was hat es mit der in diesem Zusammenhang stets erwähnten „Hautpumpe" auf sich?

5.1 Prinzipielle Mechanismen

O. Schreiner

5.1.1 Muskelpumpmechanismen

Die Wirkung der Skelettmuskelkontraktion auf die **tiefen**, d. h.
- intramuskulären und
- intermuskulären Venen

einerseits und auf die **oberflächlichen**, d. h.
- epifaszialen oder auch subkutanen Venen

andererseits sowie auf deren **Verbindungsgefäße**, nämlich die
- transfaszialen oder auch Perforansvenen

ist relativ einfach zu erklären (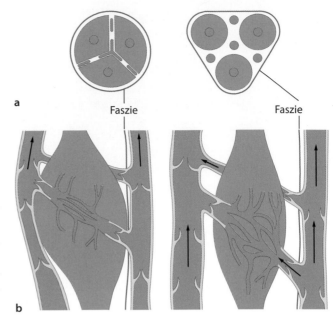 Abb. 5.1 und 5.2).

Die Kontraktion eines Skelettmuskels führt dazu, dass die intramuskulären Gefäße ausgepresst werden, sodass die abführenden **tiefen Venen** gefüllt werden. Heute ist man allerdings der Ansicht, dass nicht die Kontraktion der Muskulatur der Hauptfaktor ist, sondern dass die Dehnung, die bei Kontraktion des jeweiligen Antagonis-

Abb. 5.1 Schematische Darstellung der Muskelvenenpumpe bei Kontraktion (links) und bei Erschlaffung (rechts) der Skelettmuskeln. **a** Querschnitt, **b** Längsschnitt. Deutlich ist erkennbar, dass bei Muskelkontraktion lediglich die tiefen, d. h. inter- und intramuskulären Venen direkt ausgedrückt werden, während die Hautvenen nur indirekt, nämlich in der Erschlaffungsphase der Muskulatur „entleert" werden. (Aus Marshall 1987)

ten entsteht, das meiste intramuskuläre Blut freisetzt und so hauptsächlich für die Füllung der tiefen Leitvenen verantwortlich ist (Gallenkemper 1996).

Gleichzeitig führt die kontraktionsbedingte Muskelbauchverdickung zu einer Kompression der größeren Venen, die unmittelbar in der Nachbarschaft verlaufen und z. B. durch eine Faszie, eine osteofibröse Struktur (wie die Membrana interossea cruris zwischen den beiden Unterschenkelknochen) oder gar durch einen Knochen daran gehindert werden, dem Druck auszuweichen (Abb. 5.2). Dabei bewirken die intakten Venenklappen dieser intermuskulären Gefäße, dass das Blut nach proximal bewegt wird.

Distal des sich verdickenden Muskelbauches kommt es innerhalb der Faszienräume, die die Muskeln einbinden, durch Aufdehnung der „Faszienröhre" gleichzeitig zu einer Lumenerweiterung der Venen. Infolge dessen saugen die Venen in diesem Moment Blut von noch weiter distal gelegenen Gefäßabschnitten an.

Vergleichbar wirken sich die Muskelpumpmechanismen auf das **tiefe Lymphgefäßsystem** aus.

Die **epifaszialen Hautvenen** werden durch die Muskelbauchverdickung nicht direkt, sondern indirekt entleert. Dies erklärt sich durch das Perforansvenensystem, ein transfasziales Verbindungssystem zwischen den Oberflächenvenen und den tiefen Leitvenen, deren Klappen von der Oberfläche in die Tiefe führen (Staubesand 1984).

◪ Abb. 5.2 Querschnitt durch das proximale Drittel des Unterschenkels. Deutlich erkennbar ist die „Logenbildung" durch die Fascia cruris (Lamina profunda) und die Membrana interossea

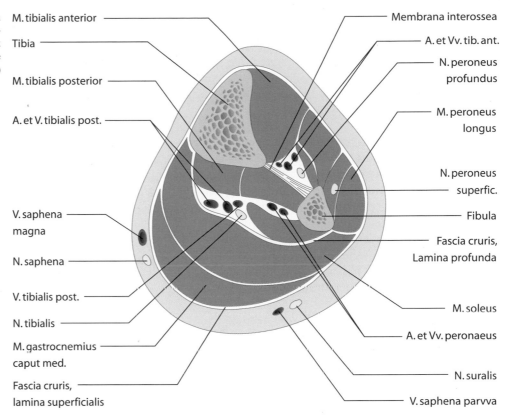

M. tibialis anterior
Tibia
M. tibialis posterior
A. et V. tibialis post.
V. saphena magna
N. saphena
V. tibialis post.
N. tibialis
M. gastrocnemius caput med.
Fascia cruris, lamina superficialis

Membrana interossea
A. et Vv. tib. ant.
N. peroneus profundus
M. peroneus longus
N. peroneus superfic.
Fibula
Fascia cruris, Lamina profunda
M. soleus
A. et Vv. peronaeus
N. suralis
V. saphena parvva

Das **epifasziale Lymphgefäßsystem** dagegen ist von der Kontraktion der Skelettmuskulatur nahezu unabhängig. Die Erklärung dafür liegt in seiner Fähigkeit zur Eigenmotorik und damit – im Gegensatz zum „passiven" Venensystem – in der Möglichkeit des aktiven Rücktransports. Dadurch kommt dem Lymphgefäßsystem der Haut auch eine größere Bedeutung bei der Rückführung aus der Peripherie zu als dem tiefen System – beim venösen System ist es genau umgekehrt (vgl. dazu die Ausführungen in ▶ Abschn. 1.9.2 über den Aufbau und Funktion des Lymphkollektoren)!

Gut zu wissen

Die Anzahl der Perforansvenen am Bein wird mit durchschnittlich 100 angegeben, was deren Bedeutung unterstreicht.
Keine Klappen wurden in den Perforansvenen in der Fuß- und Knieregion gefunden. Die sehr straffe Haut bewirkt hier, dass bei Gelenkbewegung das Blut in die Tiefe gepresst wird ohne dass rückflussverhindernde Klappen nötig wären.

5.1.2 Gelenk- und Hautpumpmechanismen

Der abstromfördernde Mechanismus der Gelenkpumpe ist etwas komplizierter als der der Muskelpumpe, obwohl beide natürlich in direktem, also funktionellem Zusammenhang stehen.

Gelenkregionen der Extremitäten stellen für Gefäßverläufe immer Engpässe dar, weshalb sie auch gerne mit einem Flaschenhals verglichen werden. Dies alleine erklärt eigentlich schon, dass Gelenkbewegungen Einfluss auf die dort verlaufenden Gefäße nehmen. Im Einzelnen lassen sich folgende Faktoren unterscheiden:

- Alle Gelenkbewegungen müssen von den Gefäßen mitgemacht werden. Die Gefäße beispielsweise am Kniegelenk werden also entweder gestaucht (z. B. in der Kniekehle bei Beugung) oder gedehnt (bei Streckung und Rotation).
- Die Zugwirkung der Sehnen und ihrer Hüllstrukturen (z. B. der Sehnenscheiden) führt entweder zur Kompression der darunter oder dazwischen verlaufenden Gefäße oder aber zur Lumenweitstellung durch „Gefäßlüftung". Dies geschieht beispielsweise über dem Sprunggelenk, wenn bei der Dorsalextension durch die Umlenkung von Sehnen durch die Retinacula über das Gelenk hinweg das sehnenumgebende Gewebe und damit gleichzeitig die Gefäße angehoben werden.

Auch Fettkörper im Gelenkbereich können während der Bewegung die Funktion der Gefäßlüftung übernehmen, wie dies z. B. in der Poplitea durch das dortige Corpus adiposum geschieht.

- Gleichzeitig führt die Gelenkbewegung auch zur Dehnung der Muskulatur, die sich antagonistisch zur Bewegungsrichtung befindet, und damit zum Gefäßentleeren bzw. -füllen (vergl. Gallenkemper et al. 1996). Dieser Effekt ist weitgehend unabhängig davon, ob die Gelenkbewegung aktiv oder passiv ausgeführt wird.

Einen weiteren Faktor der Gefäßbeeinflussung in der Gelenkregion bildet die Haut. Da sie in Endstellung des Gelenkes der Grenze ihrer strukturellen Dehnbarkeit nahe kommt oder diese gar erreicht hat, komprimiert sie die oberflächlichen Gefäße. Manche Autoren (z. B. Brunner, zitiert in Staubesand 1984), sprechen von einer regelrechten „Hautpumpe".

Bei **Gelenkergüssen** wird häufig die Frage nach den physikalisch-therapeutischen Möglichkeiten der Behandlung gestellt. Daher soll hier das Gelenk selbst nochmals genauer betrachtet werden, damit deutlich wird, auf welchen Wegen Flüssigkeit aus der durch die Gelenkkapsel umschlossenen Gelenkhöhle nach extraartikulär gelangt.

Die im Wesentlichen aus zwei Schichten bestehende Gelenkkapsel wird unterteilt in
- eine äußere Schicht (Membrana fibrosa) und
- eine innere Schicht (Membrana synovialis).

Die **innere Schicht** weist reichlich arterielle und venöse Blutgefäße und reichlich Lymphgefäße auf (Tillmann 1987). Die Blutkapillaren gehören allen drei Typen an, d. h., es finden sich auch gefensterte Blutkapillaren, die in der Lage sind, großmolekulare Teile aufzunehmen. Daneben gewährleisten die initialen Lymphsinus, dass alle nichtreabsorbierbaren Stoffwechselanteile ebenfalls nach extraartikulär transportiert werden können. Dies ist für die empfindliche Homöostase des Gelenkbinnenraumes auch von großer Bedeutung.

Die **äußere Schicht** hat im Gegensatz zur inneren keine ernährenden Funktionen, sondern sie fügt das Gelenk in der Umgebung ein und besteht aus überwiegend straffem, kollagenem Bindegewebe, das meist durch kapsuläre Bänder verstärkt ist. Die Bänder haben sowohl führende als auch hemmende Funktionen. Neben allen anderen Aufgaben dient diese äußere Schicht auch als sog. „Leitstruktur" für die gelenkversorgenden und entsorgenden Gefäße.

Alle Gelenkbewegungen führen über eine wechselnde Entspannung und Straffung der Membrana fibrosa dazu, dass die hier verlaufenden abführenden Venen und Lymphgefäße komprimiert und lumenerweitert werden. Dadurch werden das venöse Blut und die Lymphe aus dem Gelenkbinnenraum in die entsprechenden gelenknahen Gefäße befördert, die ihrerseits funktionell den Gelenkbewegungen unterliegen.

Dies reicht jedoch nicht in jeder Situation aus, v. a. nicht bei Gelenkergüssen und anderen Schwellungen des Gelenkbereiches, wie dies z. B. posttraumatisch üblich ist. Diese Situationen sind unweigerlich mit Einschränkungen der Beweglichkeit verbunden, zulasten der vorab beschriebenen fördernden Wirkung auf die rückführenden Gefäße. Hier muss therapeutisch in spezieller d. h. kombinierter Weise vorgegangen werden. (Näheres dazu: ▶ Abschn. 5.7 sowie ▶ Abschn. 6.1.4 mit Bezug auf die elektrotherapeutischen Möglichkeiten bei intraartikulären Schwellungen.)

5.2 Pumpmechanismen an der unteren Extremität

O. Schreiner

Der venöse Rückstrom der unteren Extremitäten wird hinsichtlich seiner Abhängigkeit von der Muskel- und Gelenkpumpe in folgende Einzelbereiche unterteilt:
- Zehen- und Fußsohlenpumpe,
- Sprunggelenkpumpe,
- Wadenmuskelpumpe,
- Kniegelenkpumpe,
- Oberschenkelmuskelpumpe und
- Saugpumpe unter dem Leistenband und, lange Zeit vergessen,
- der Beckenboden als Diaphragma.

Die Bereiche stehen miteinander in Beziehung und sind voneinander abhängig.

5.2.1 Zehen- und Fußsohlenpumpe

Die Bewegung der Zehen kommt sowohl durch die **langen Fußmuskeln** mit ihrem Ursprung im Bereich von Tibia, Fibula und Membrana interossea cruris zustande als auch durch die **kurzen Fußmuskeln**, die vom Fußskelett selbst entspringen. Die Anatomen schreiben den kurzen Fußmuskeln überwiegend Halte- und Stabilisationsfunktionen für die Gewölbearchitektur des Fußes zu (◘ Abb. 5.3), den langen dagegen mehr die eigentliche Bewegungsfunktion.

Dies hat insofern Konsequenzen für den venösen Rückstrom, als die kurzen Zehenflexoren vor allem dann aktiv werden, wenn durch Druck auf die Fußsohle propriozeptiv eine statische oder/und dynamische Belastung „angekündigt" wird. Die Bedeutung dieser Konstruktion wird verständlich, wenn man bedenkt, dass die kurzen Fußmuskeln der Fußsohle zusätzlich noch durch eine sehr derbe **Plantaraponeurose** überspannt werden, die
- sowohl „scheidewandähnliche" Verbindungen zum knöchernen Skelett hat und dadurch im wesentlichen 3 Logen bildet (auf der Großzehenseite, auf der Kleinzehenseite und auf der Sohlenmitte)
- als auch Faserzüge zur Haut erkennen lässt und damit Verbindungen zum ausgeprägten plantaren Fettpolster mit seinem ausgeprägten Venennetz hat (◘ Abb. 5.4).

Bei Fußbelastung während des Gehens wird das dicke plantare Fettpolster um mindestens 50 % komprimiert, was zur Entleerung des in ihm befindlichen plantaren Venenplexus führt. Gleichzeitig sorgt die Spannung der kurzen Fußmuskeln innerhalb der Logen für einen zusätzlichen venösen Abstrom. Die gleichen Mechanismen wirken sich auf das Lymphgefäßsystem der plantaren Fußregion aus.

Die besondere Bedeutung dieser anatomischen Gegebenheiten für das venöse System wird durch Staubesand (1984) unterstrichen, der beschreibt, dass selbst bei narkotisierten Patienten ein leichter Druck auf die Fußsohle eine deutliche Zunahme der Strömungsgeschwindigkeit in der V. iliaca externa hervorruft. Ein

weiteres Indiz für die Rolle der Fußsohlenkonstruktion in Bezug auf die venöse Strömung liefern Angaben, wonach die durchschnittliche Strömungsgeschwindigkeit in den Venen der Beine im Liegen mit 7,5–8 cm/s erwartungsgemäß am höchsten ist, im Stehen immerhin noch ca. 2 cm/s, bei hängenden Beinen ohne Fußsohlenkontakt dagegen lediglich ca. 1,5 cm/s beträgt. Dies erklärt auch die Bezeichnung „Fußsohlenmotor" (Brunner, zit. in Staubesand 1984) oder den osteopathischen Begriff des „myofaszialen Fußdiaphragmas" (Meert 2007).

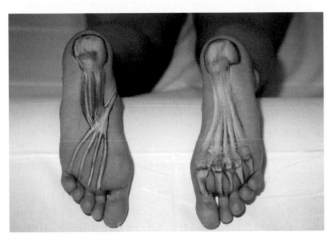

■ **Abb. 5.3** TransPaint-Darstellung der Aponeurosis plantae (rechte Fußsohle) und stellvertretend für andere plantare Muskeln der M. quadratus plantae (auf der linken Fußsohle)

> **Hinweis**
>
> Der aktive und bewusste Einsatz der kurzen Fußmuskeln wird mit den bekannten **„physiotherapeutischen" Übungen** wirksam gefördert. Die häufig verwendeten Hilfsmittel wie kleine „Igelbälle" u. Ä. erlauben einen besonders effektiven propriozeptiven Reiz.
>
> **Bettlägerige Patienten** sollten im Zuge der **Mobilisation Fußsohlenkontakt** haben, sobald sie an der Bettkante sitzen. So lässt sich vermeiden, dass das Blut regelrecht „versackt".

■ **Abb. 5.4** Venensituation der Fußsohle. Links: Oberflächliche Venen; rechts: Tiefe Venen und Vv. perforantes der Planta pedis. (Aus Rieger und Schoop 1998)

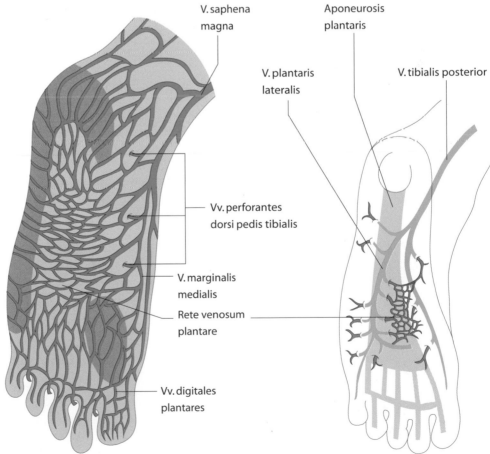

V. saphena magna

Aponeurosis plantaris

V. plantaris lateralis

V. tibialis posterior

Vv. perforantes dorsi pedis tibialis

V. marginalis medialis

Rete venosum plantare

Vv. digitales plantares

5.2.2 Sprunggelenkpumpe

Der venöse Rückstrom auf der Dorsalseite des Fußes (◐ Abb. 5.5) wird besonders während des Gehens gefördert. Während der gesamten Schwungbeinphase und zeitweise noch nach dem Aufsetzen und Abrollen des Fußes ist der Fuß dorsalextendiert. Dies wird im Wesentlichen durch die langen Dorsalextensoren (M. tibialis anterior, M. extensor hallucis longus und M. extensor digitorum longus) hervorgerufen. Besonders an der Sehne des M. extensor hallucis longus ist dabei deutlich zu erkennen, dass sie die Haut über dem Großzehenverlauf „firstartig" von ihrer Unterlage abhebt und damit zusammen mit den übrigen Strecksehnen die oberflächlichsten, d. h. die subkutanen Venen komprimiert. Gleichzeitig ergibt sich so eine lumenvergrößernde Zugwirkung auf tiefere Venen und Lymphgefäße.

Nicht übersehen werden darf dabei, dass die Muskelkontraktion in der Streckerloge des Unterschenkels zu einem Auspressen der ableitenden Vv. tibiales anteriores und der sie begleitenden Lymphgefäße führt (◐ Abb. 5.2). Bereits mit dem Aufsetzen der Ferse addiert sich, wie oben beschrieben, die Funktion der anatomischen Gegebenheiten der Fußsohle hinzu.

Auf der ventralen Seite des Sprunggelenkes kommt es zusätzlich noch durch die gleichzeitig führende und fixierende Funktion der Retinacula mm. extensorum (superius et inferius) bei der Dorsalextension zu vergleichbaren Effekten wie bei der Zehenstreckung (s. oben). Durch die starke Verspannung der Malleolengabel über die verschiedenen Bänder und durch die Enge des Raumes aufgrund der Sehnenscheiden und anderer Faktoren mehr kommt es hier zu einem noch stärkeren Druck- und Saugeffekt als auf dem Zehen- und Mittelfußrücken.

An der Rückseite des Sprunggelenks entsteht der Druck- und Saugeffekt aufgrund der Wirkung, die der relativ weit nach dorsal hinausragende „Hebelarm" des Kalkaneus während der Sprunggelenkbewegung auf die umgebenden Weichteile ausübt. In Dorsalextension steht der gesamte Weichteilbereich einschließlich des Fettkörpers unter der Achillessehne unter Spannung, während bei Plantarflexion eine ähnlich starke, gleichzeitig komprimierende und lumenvergrößernde Wirkung auf die Gefäße entsteht wie vorne während der Dorsalextension.

Die Venen bilden hier also offenbar eine Art „Ringsystem" (◐ Abb. 5.4 und 5.5), welches das aus der Fußregion verdrängte Blut aufnimmt. So erklärt sich die Effizienz der sich wechselseitig bedingenden Mechanismen während des Gehens. Die besonders deutliche Strömungszunahme in der V. iliaca externa bei Bewegung des gesamten Fußes unterstreicht die besondere Bedeutung der Sprunggelenkpumpe. Welche schädlichen Auswirkungen das häufige Gehen in bewegungseinschränkenden hochhackigen Schuhen nicht zuletzt auf die Gefäße hat, erklärt sich damit von selbst.

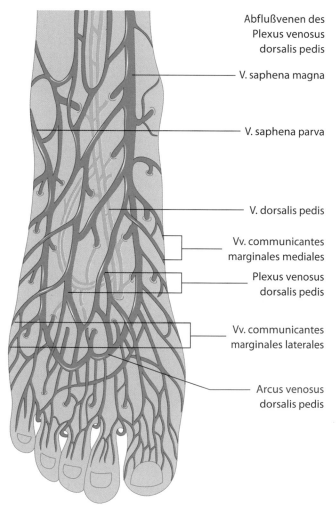

Abflußvenen des Plexus venosus dorsalis pedis

V. saphena magna

V. saphena parva

V. dorsalis pedis

Vv. communicantes marginales mediales

Plexus venosus dorsalis pedis

Vv. communicantes marginales laterales

Arcus venosus dorsalis pedis

◐ **Abb. 5.5**   Venensituation des Fußrückens. Oberflächliche Vene dunkelblau, tiefe Venen hellblau, Vv. perforantes mit Kreisen markiert. (Aus Rieger und Schoop 1998)

> **Hinweis**
>
> Betrachtungen über die orthopädische Sichtweise hinaus machen aus rückstromfördernder Sicht deutlich, wie wichtig es ist, dass z. B. nach Sprunggelenkverletzungen frühfunktionell behandelt wird. Unter Einschränkung von Pro- und Supination sollten dabei **in jedem Fall Dorsalextension und Plantarflexion** gefördert werden.

Die Folgen einer eingeschränkten Beweglichkeit des Sprunggelenks werden in ▶ Abschn. 18.3 beschrieben.

5.2.3 Wadenmuskelpumpe

In der Mehrzahl der Studien wurde die Muskelpumpwirkung auf die Venen bislang am Beispiel des sich verdickenden M. triceps surae erklärt, der die größte rückstromfördernde Wirkung haben soll. Diese Annahme resultiert aus der auffälligen muskulären Asymmetrie des Unterschenkels: Querschnitte zeigen, dass dadurch die dorsal gelegenen Plantarflexoren die ventral gelegenen Dorsalextensoren um das 4fache übertreffen (Lang u. Wachsmuth, zitiert in Schneider und Walker 1984), denn für den massigen M. triceps surae existiert auf der Unterschenkelventralseite keine Entsprechung (◘ Abb. 5.2).

Neuere Untersuchungen von Gallenkemper et al. (1996) dagegen schreiben den Gelenkbewegungen und hier der Dorsalextension im Sprunggelenk mit der damit verbundenen **Dehnung** der Wadenmuskulatur die entscheidende Bedeutung zu. Die zweifellos hohe Bedeutung des M. triceps surae für die Sprunggelenkpumpe über die Hebelwirkung durch das Fersenbein wurde bereits beschrieben (s. oben). Die weitere Abstromförderung des venösen Blutes durch die Wadenmuskulatur lässt sich jedoch nicht allein auf den M. triceps surae zurückführen.

5.2.3.1 Rückstromeffekte auf das tiefe Venensystem

Der rhythmische Wechsel zwischen Verdickung und nachfolgender Umfangminderung der gesamten Wadensmuskulatur beim Gehen führt

- zur Auspressung intramuskulärer Gefäße und gleichzeitig
- zur Druck- und Saugwirkung auf die tiefen Leitvenen (Vv. peronaeae und Vv. tibiales posteriores).

Die tiefen Leitvenen liegen zwischen dem M. soleus und den langen Zehenflexoren, die vom M. soleus durch das tiefe Blatt der Fascia cruris getrennt sind (◘ Abb. 5.2).

Die **Druck-/Saugwirkung** entsteht folgendermaßen: Bei angespannter Wadenmuskulatur werden zwar die im direkten Muskelbauchbereich verlaufenden Venenabschnitte komprimiert, gleichzeitig jedoch werden die distal und proximal befindlichen Venensegmente in ihrem Lumen erweitert (◘ Abb. 5.1). Die Verdickung eines Muskels bedingt nämlich auch seine Verkürzung, sodass der distale und proximale Längenverlust die jeweiligen Venensegmente erweitert. Dadurch saugen diese Segmente Blut von noch weiter distal gelegenen Venensegmenten an. Gleichzeitig sind die ebenfalls aufgedehnten proximalen Venensegmente in der Lage, das Blut aus den komprimierten Abschnitten der Muskelbauchbereiche aufzunehmen. Bei Muskelentspannung kehren sich die Verhältnisse dieser „Druck-/Saugpumpe" um.

5.2.3.2 Rückstromeffekte auf das transfaziale Venensystem

Gleichzeitig mit dem Absaugen des venösen Blutes aus der distalen, tiefen Unterschenkelregion kommt es zur Aufnahme des venösen Blutes aus den oberflächlichen Venen der Haut durch das Perforansvenensystem (◘ Abb. 5.6 und 5.1).

Während der Dorsalextension lässt sich beobachten, dass sich die Haut im distalen Bereich der Wadenmuskulatur und der Achillessehnenregion spannt. Dadurch wird das Blut aus den oberflächlichen Gefäßen durch die Perforansvenen in die Tiefe gepresst. Deren Klappen (in die Tiefe gerichtet) verhindern, dass während der darauf folgenden Wadenmuskelkontraktion zur Plantarflexion das Blut wieder zurück an die Oberfläche gepresst wird.

Sind die Gefäße allerdings pathologisch verändert (bei einer Perforansektasie), entsteht an den typischen Stellen der Cockett-Perforansvenen (◘ Abb. 5.7) durch das sog. „Pendelblut" eine Gefäßektasie, die als Dow-Zeichen oder „Blow out" bezeichnet wird (◘ Abb. 5.8).

Da gleichzeitig mit der Perforansvene auch eine versorgende kleine Hautarterie durch die Faszienlücke zieht, wird diskutiert (z. B. von Staubesand 1984), dass die dilatierte Vene die Hautarterie einschnüren könne – mit allen daraus resultierenden Folgen für das Hautareal. Dies würde auch zur Erklärung der häufig gerade

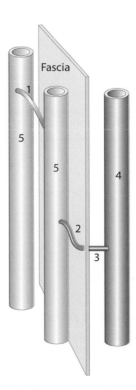

◘ **Abb. 5.6** Schema der Verbindung zwischen oberflächlichen Venen und dem tiefen Venensystem über die Perforansvenen, auch transfasziales System genannt. 1 V. communicans, 2 V. perforans (epifascialis), 3 V perforans (subfascialis), 4 V. profunda, 5 V. superfascialis

5

□ **Abb. 5.7** Die wichtigsten Perforansvenen der V. saphena magna (links) und V. saphena parva (rechts) und deren phlebologische Benennung. (Aus Rieger und Schoop 1998)

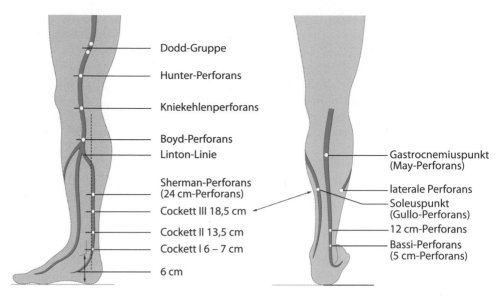

Dodd-Gruppe

Hunter-Perforans

Kniekehlenperforans

Boyd-Perforans
Linton-Linie

Sherman-Perforans
(24 cm-Perforans)

Cockett III 18,5 cm

Cockett II 13,5 cm

Cockett I 6 – 7 cm

6 cm

Gastrocnemiuspunkt
(May-Perforans)

laterale Perforans
Soleuspunkt
(Gullo-Perforans)

12 cm-Perforans

Bassi-Perforans
(5 cm-Perforans)

Faszie

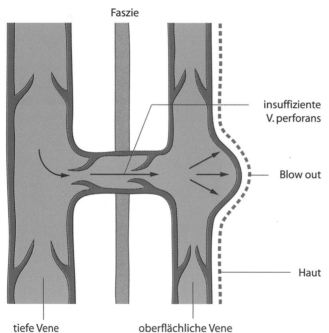

insuffiziente
V. perforans

Blow out

Haut

tiefe Vene   oberflächliche Vene

□ **Abb. 5.8**   Schema der Entstehung eines „Blow out"

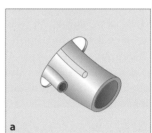
a

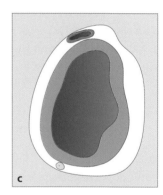
b   c

□ **Abb. 5.9**   V. perforans mit Begleitarterie und -nerv. **a** Räumliches Schema, **b** normale Verhältnisse einer Faszienlücke mit V. perforans, kleiner Hautarterie, dünnem Begleitnerven und Lymphgefäßen, **c** erweiterte und varikös veränderte V. perforans, die die Faszienlücke fast vollständig ausfüllt, sodass der arterielle Hautast zwischen Faszienrand und Venenrand eingezwängt wird

an diesen Stellen auftretenden Ulcera cruris venosum als Nekrosefolge beitragen (□ Abb. 5.9).

5.2.3.3 Rückstromeffekte auf das Lymphgefäßsystem

Für das tiefe Lymphgefäßsystem des Unterschenkels darf ein vergleichbarer Druck-/Saugpumpeneffekt angenommen werden. Ob das oberflächliche ventromediale Bündel im Verlauf der V. saphena magna und das dorsolaterale Bündel in Begleitung der V. saphena parva während der Muskelkontraktion auch Lymphe aus den tiefen Lymphgefäßen aufnehmen (in Umkehrung zu den venösen Verhältnissen), ist nicht eindeutig geklärt (▶ Abschn. 1.10.4).

Die Wadenmuskulatur hat jedoch auch Auswirkungen auf die Kniegelenkpumpe, da der M. gastrocnemius mit seinen beiden Köpfen an den Femurkondylen inseriert.

5.2.4 Kniegelenkpumpe

5.2.4.1 Effekte auf das tiefe Venensystem

Der größte Anteil an der Pumpwirkung findet in der Kniekehle statt. Die hier verlaufende tiefe V. poplitea ist

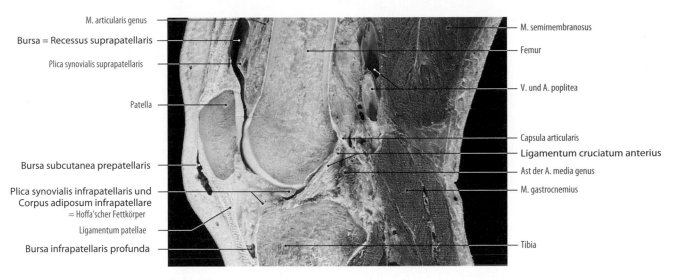

M. articularis genus
Bursa = Recessus suprapatellaris
Plica synovialis suprapatellaris
Patella
Bursa subcutanea prepatellaris
Plica synovialis infrapatellaris und
Corpus adiposum infrapatellare
= Hoffa'scher Fettkörper
Ligamentum patellae
Bursa infrapatellaris profunda

M. semimembranosus
Femur
V. und A. poplitea
Capsula articularis
Ligamentum cruciatum anterius
Ast der A. media genus
M. gastrocnemius
Tibia

◻ **Abb. 5.10**   Sagittalschnitt durch den mittleren Bereich des rechten Kniegelenks. Ansicht der medialen Schnittfläche. Deutlich zu erkennen ist die lagebedingte enge Beziehung der poplitealen Gefäße zur Muskulatur. (Aus Tillmann 2009)

distal und proximal der Kniekehle bindegewebig relativ fest verankert (◻ Abb. 5.10 und 5.11).

Die **proximale Verankerung** entsteht durch bindegewebige Verbindungen im Hiatus tendineus (adductorius) des M. adductor magnus. Die **distale Verankerung** der V. poplitea ist im Arcus tendineus m. solei (Soleusschlitz) zu finden. Dieser entsteht durch die bogenförmige Verankerung des M. soleus an der Rückfläche der proximalen Tibia und am proximalen Drittel der Fibularückfläche. Hier hat die Membrana interossea cruris eine Lücke, durch die Gefäße zur ventralen Unterschenkelseite treten können.

Aus diesen Verankerungen der V. poplitea ergibt es sich, dass eine Kniestreckung bis zur möglichen Endstellung die Vene dehnt und damit durch Lumeneinengung auspresst. Hierzu dürfte auch das Corpus adiposum der Poplitea beitragen, da sich leicht beobachten lässt, dass es sich bei durchgestrecktem Knie deutlich sichtbar vorwölbt – ein Hinweis auf die Raumeinengung in der Fossa poplitea infolge der Streckung.

Andererseits wäre zu erwarten, dass eine Kniebeugung bis zur möglichen Endstellung die distal und proximal verankerten Gefäße abknickt. Bei **passiver forcierter Flexion** im Kniegelenk kann dies wohl auch der Fall sein. So berichtete Braune (zitiert in Staubesand 1984) bereits 1871, die so erzeugte Kompression führe dazu, dass sich selbst der Arterienpuls am Unterschenkel verringere bzw. ganz schwinde. Bei nur kurzfristiger passiver Beugung zur Endstellung, intakten Venenklappen und wenn keine sonstige funktionelle Einschränkung vorliegt, stellt dies sicherlich kein ernstes Problem dar. Bei immobilisierten, z. B. komatösen Patienten kann dieser Zusammenhang allerdings durchaus eine Rolle spielen.

Bei **aktiver Beugung** des Kniegelenkes dagegen bewirken verschiedene Mechanismen eine regelrechte Druck-/

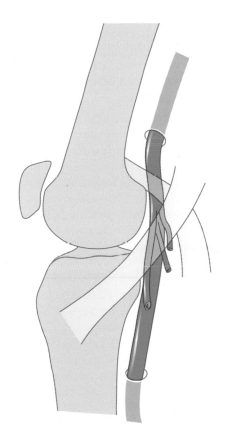

◻ **Abb. 5.11**   Proximale Verankerung der V. poplitea im Hiatus tendineus und distale Verankerung im Arcus tendineus m. solei

Saugpumpenwirkung, wobei gleichzeitig verhindert wird, dass die Gefäße abknicken. Zur aktiven Flexion des Kniegelenkes spannen sich nämlich sowohl die ischiokruralen Muskeln als auch der M. gastrocnemius an. Die zwischen den Gastroknemiusköpfen verlaufende V. poplitea (◻ Abb. 5.10) wird – röntgenologisch nachweisbar – dadurch regelrecht von beiden Seiten komprimiert und damit zur Kniekehle hin ausgepresst.

Gleichzeitig wird der gesamte Gefäßverlauf proximal dieser Stelle im Lumen geweitet, und zwar infolge mehrerer Mechanismen: Die Ansatzsehnen des M. semitendinosus und des M. semimembranosus sowie des M. biceps femoris springen deutlich sichtbar hervor. Dies führt dazu, dass die Fascia poplitea, die die Kniekehle nach außen hin überdeckt, abgehoben wird, sodass sich eine Raumvergrößerung ergibt.

Dass sich bei aktiver Beugung selbst bis zur Endstellung **kein Abknicken der Gefäße** ergibt, wie dies bei passiver Beugung vorkommen kann, liegt an folgenden Mechanismen:

- Der Vorgang des „Gefäßlüftens" vermindert die Gefahr des Abknickens.
- Laut Tillmann (1987) besteht die Hauptfunktion des M. plantaris, der unter dem Caput laterale des M. gastrocnemius liegt und bei aktiver Beugung mitkontrahiert, darin, dem Abknicken der Gefäße entgegenzuwirken, da es Faserverbindungen zwischen Muskelfaszie und Gefäßadventitia gibt.

5.2.4.2 Effekte auf das oberflächliche Venensystem

Es darf nicht vergessen werden, dass die subkutanen, also oberflächlichen Venen bei aktiver Gelenkbewegung nicht nur von der Tiefe her (durch hervortretende Sehnen- und Muskelbauchanteile), sondern auch von außen her (durch die Spannungszunahme der Haut) komprimiert und damit in die Tiefe ausgepresst werden, wie bereits für den Fußbereich und die Sprunggelenk- und distale Unterschenkelregion beschrieben. Auch hier ist bisweilen von einer zusätzlichen „Hautpumpe" die Rede.

5.2.4.3 Effekte auf das Lymphgefäßsystem

Für das Lymphgefäßsystem stellt gerade die Knieregion eine wichtige **Passagestelle** im Verlauf der unteren Extremität dar (▶ Abschn. 1.10.4):

- Hier mündet das **dorsolaterale Gefäßbündel** in popliteale Lymphknoten ein – ähnlich wie die V. saphena parva in die Tiefe der Fossa poplitea zieht und in die V. poplitea einmündet – und vereinigt sich in der Tiefe mit den subfaszialen Lymphgefäßen des Unterschenkels. Es ist anzunehmen, dass die Muskelkontraktionen mit all ihren Auswirkungen auf den venösen Rückstrom auch die tiefen Lymphgefäße betreffen.
- Das oberflächliche **ventromediale Bündel** verläuft etwa in Begleitung der V. saphena magna durch den „Flaschenhals" der medialen Knieregion und unterliegt hier sicherlich den gleichen Mechanismen der Gelenkbewegung die auf die oberflächlichen Venen einwirken – nämlich dem „Hautpump-Effekt".

5.2.5 Oberschenkelmuskelpumpe

Die Muskelpumpwirkung am Oberschenkel ähnelt prinzipiell den Mechanismen an der Unterschenkelmuskulatur; allerdings spielt hier natürlich die bindegewebige Verankerung der V. femoralis im Hiatus tendineus des M. adductor magnus eine große Rolle. Diese Verankerung ist nicht nur für die V. femoralis, die aus der V. poplitea im Kniekehlenbereich hervorgeht, von Bedeutung. Sie wirkt sich auch bei der Hüftextension dehnend und damit abstromfördernd aus, an der der M. adductor magnus mit bindegewebiger Verankerung der tiefen Venen mitbeteiligt ist. Inwieweit dies jedoch therapeutische Bedeutung hat, ist nicht bekannt.

5.2.6 Saugpumpe unter dem Leistenband

Die Art und Weise, wie die V. femoralis im Bereich der Lacuna vasorum unter dem Lig. inguinale hindurchtritt (◻ Abb. 5.12 und 5.13) und damit in die V. iliaca externa übergeht, legt die Vermutung nahe, dass sich alle Bewegungen, die im Hüftgelenk stattfinden, auf den venösen Rückstrom auswirken. Dies wird umso plausibler, wenn man betrachtet, **wie die gesamte Region verbunden ist**:

- Das straffe Lig. inguinale ist etwa auf halber Strecke vom Tuberculum pubicum nach lateral in Richtung Spina iliaca anterior superior bindegewebig unterbrochen, und zwar durch den Arcus iliopectineus. Diese bindegewebige Verbindung zur Sehne des M. psoas minor einerseits und dem Lig. pectineale andererseits trennt den Raum unter dem Leistenband in die mediale Lacuna vasorum und die laterale Lacuna musculorum, durch die der Haupthüftbeuger M. iliopsoas tritt.
- Die Fascia lata schließt sich an das Lig. inguinale von distal kommend an und ist lediglich durch den Hiatus saphenus unterbrochen, durch den die V. saphena magna hindurchtritt, um in die V. femoralis zu münden.
- Die schrägen Bauchmuskeln Mm. obliquus externus et internus haben ebenso Verbindung mit dem Lig. inguinale wie der M. transversus abdominis, und zwar über ihre Aponeurosen, die ihrerseits wiederum den geraden Bauchmuskel „einhüllen" und dadurch die Rektusscheide bilden.

Folgende **Mechanismen** tragen also dazu bei, dass die Lacuna vasorum offen gehalten wird und damit der Tendenz zum Abknicken der Gefäße entgegenwirkt:

- Bei der aktiven Hüftbeugung wird infolge der Kontraktion des M. iliopsoas das Leistenband in der lateralen Hälfte angehoben.

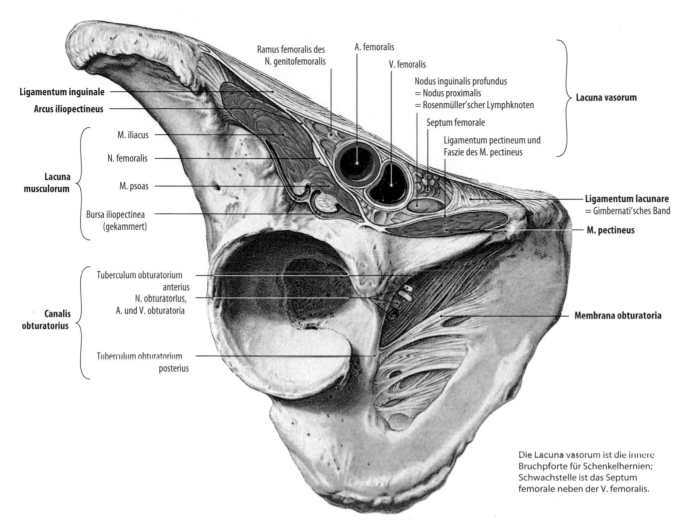

Ramus femoralis des
N. genitofemoralis

A. femoralis

V. femoralis

Nodus inguinalis profundus
= Nodus proximalis
= Rosenmüller'scher Lymphknoten

Septum femorale

Ligamentum pectineum und
Faszie des M. pectineus

Lacuna vasorum

Ligamentum inguinale

Arcus iliopectineus

M. iliacus

N. femoralis

M. psoas

Bursa iliopectinea
(gekammert)

**Lacuna
musculorum**

Ligamentum lacunare
= Gimbernati'sches Band

M. pectineus

Tuberculum obturatorium
anterius

N. obturatorius,
A. und V. obturatoria

**Canalis
obturatorius**

Membrana obturatoria

Tuberculum obturatorium
posterius

Die Lacuna vasorum ist die innere
Bruchpforte für Schenkelhernien;
Schwachstelle ist das Septum
femorale neben der V. femoralis.

◘ Abb. 5.12   Schnitt auf Höhe des Leistenbandes der rechten Seite mit Lacuna muskulorum und dem druchtetenden M. iliopsoas und die Lacuna vasorum mit Blutgefäßen und Lymphknoten. (Aus Tillmann 2009)

— Auch Bewegungen von der Bauchdecke her, wie z. B. die Bauchpresse, spannen das Leistenband.
— Die Hüftstreckung spannt das Leistenband alleine schon durch die Anspannung der Oberschenkelfaszie.

Bedenkt man zusätzlich, dass die passierenden Gefäße auch in der Lacuna vasorum bindegewebig verankert sind, wird verständlich, dass dieser Übergang der Beingefäße unter dem Leistenband in das Becken hinein gelegentlich als „Gefäßtrichter" beschrieben wird (Staubesand 1984).

> **Hinweis**
>
> Nahezu jede aktive Bewegung im Hüftgelenk führt zu einem Ansaugen von venösem Blut aus der Oberschenkelregion in das Becken hinein.

5.2.6.1 Besondere Bedeutung für das Lymphgefäßsystem

> **Hinweis**
>
> Für das Lymphgefäßsystem stellt die Leistenregion geradezu eine Schlüsselstelle dar, da nahezu alle Lymphgefäße der unteren Extremität sowie der Bauch-, Lenden- und Gesäßhaut einschließlich jenen des äußeren Genitale das Leistenband passieren müssen, um in das Becken einzutreten (▶ Abschn. 1.10.4).

Es darf als sicher angenommen werden, dass sich die beschriebenen Mechanismen der venösen Abstromförderung gerade auch auf die inguinale Lymphknotenansammlung, die ja ein natürliches Stromhindernis darstellt, fördernd auswirken.

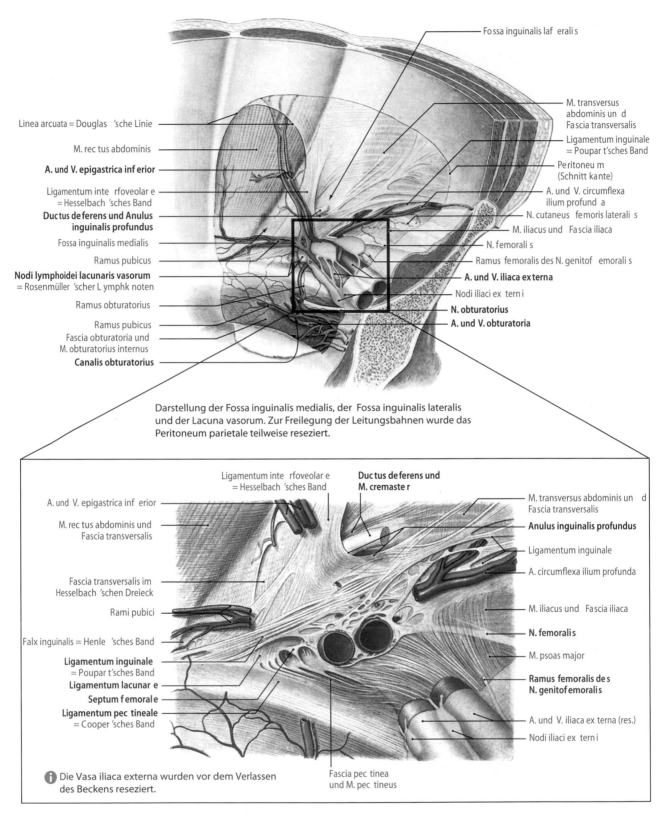

Linea arcuata = Douglas'sche Linie

M. rectus abdominis

A. und V. epigastrica inferior

Ligamentum interfoveolare
= Hesselbach'sches Band

**Ductus deferens und Anulus
inguinalis profundus**

Fossa inguinalis medialis

Ramus pubicus

Nodi lymphoidei lacunaris vasorum
= Rosenmüller'scher Lymphknoten

Ramus obturatorius

Ramus pubicus

Fascia obturatoria und
M. obturatorius internus

Canalis obturatorius

Fossa inguinalis lateralis

M. transversus
abdominis und
Fascia transversalis

Ligamentum inguinale
= Poupart'sches Band

Peritoneum
(Schnittkante)

A. und V. circumflexa
ilium profunda

N. cutaneus femoris lateralis

M. iliacus und Fascia iliaca

N. femoralis

Ramus femoralis des N. genitofemoralis

A. und V. iliaca externa

Nodi iliaci externi

N. obturatorius

A. und V. obturatoria

Darstellung der Fossa inguinalis medialis, der Fossa inguinalis lateralis
und der Lacuna vasorum. Zur Freilegung der Leitungsbahnen wurde das
Peritoneum parietale teilweise reseziert.

Ligamentum interfoveolare
= Hesselbach'sches Band

**Ductus deferens und
M. cremaster**

A. und V. epigastrica inferior

M. rectus abdominis und
Fascia transversalis

Fascia transversalis im
Hesselbach'schen Dreieck

Rami pubici

Falx inguinalis = Henle'sches Band

Ligamentum inguinale
= Poupart'sches Band

Ligamentum lacunare

Septum femorale

Ligamentum pectineale
= Cooper'sches Band

M. transversus abdominis und
Fascia transversalis

Anulus inguinalis profundus

Ligamentum inguinale

A. circumflexa ilium profunda

M. iliacus und Fascia iliaca

N. femoralis

M. psoas major

**Ramus femoralis des
N. genitofemoralis**

A. und V. iliaca externa (res.)

Nodi iliaci externi

Fascia pectinea
und M. pectineus

ⓘ Die Vasa iliaca externa wurden vor dem Verlassen
des Beckens reseziert.

◻ **Abb. 5.13** Die Beeinflussung der Bauchmuskeln (M. transversus abdominis – innere laterale Muskelschicht, M. obliquus int. Abdominis – mittlere laterale Muskelschicht und M. obliquus ext. Abdo-minis – äußere laterale Muskelschicht sowie des M. rectus abdomi-nis) auf die Gefäßdurchtritte ist offensichtlich. (Mod. nach Tillmann 2009)

Man kann sogar noch weiter gehen und darüber spekulieren, ob „die Natur" die physiologisch notwendigen Filterstationen, die gleichzeitig Strömungshindernisse darstellen müssen, nicht „mit Absicht" in Regionen gelegt hat, in denen die Förderwirkung durch die Lymphgefäßmotorik wenig bewirkt, externe Fördermechanismen jedoch optimal einwirken können.

5.2.7 Der Beckenboden als Diaphragma

Betrachtet man die Gefäßsituation im Beckeninneren, wird deutlich, dass die Lage und der Verlauf v. a. der rückführenden Venen und Lymphgefäße eng mit den Organen verbunden ist (▶ Abschn. 1.10.6) (◻ Abb. 5.14). Aus osteopathischer Sicht (Meert 2007) ist eine Untersuchung und ggf. Mitbehandlung des Beckenbodens unumgänglich, da „der lymphatische Strom von der Spannungsfreiheit der pelvinen Myofaszialkette" abhängt bzw. untrennbar mit den verschiedenen Schichten des Beckenbodens verbunden ist.

Hahn von Dorsche und Dittel (2005) teilen den Beckenboden in drei Schichten ein.

— **Diaphragma pelvis** gebildet von den Muskeln M. levator ani und M. coccygeus (◻ Abb. 5.15),
— **Diaphragma urogenitale** gebildet von den Muskeln M. transversus perinei profundus et superficialis und die
— **Spincterenschicht** durch die Muskeln M. bulbospongiosus und M. ischiocavernosus.

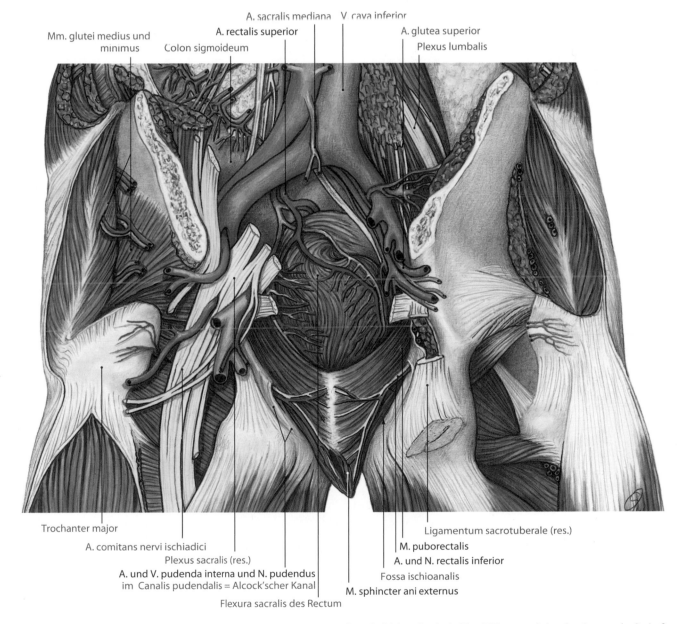

Mm. glutei medius und minimus
A. sacralis mediana
A. rectalis superior
Colon sigmoideum
V. cava inferior
A. glutea superior
Plexus lumbalis

Trochanter major
A. comitans nervi ischiadici
Plexus sacralis (res.)
A. und V. pudenda interna und N. pudendus im Canalis pudendalis = Alcock'scher Kanal
Flexura sacralis des Rectum
M. sphincter ani externus
Fossa ischioanalis
A. und N. rectalis inferior
M. puborectalis
Ligamentum sacrotuberale (res.)

◻ **Abb. 5.14 a** Beckenorgane, Leitungsbahnen des Beckens sowie Diaphragma pelvis und Fossa ischioanalis, Ansicht von dorsal. **b** Lymphknoten der Beckenwand (Nodi lymphoidei pelvis = Nodi lymphoidei parietales). (Aus Tillmann, Atlas der Anatomie, 3. Auflage, Springer-Verlag Berlin Heidelberg 2017)

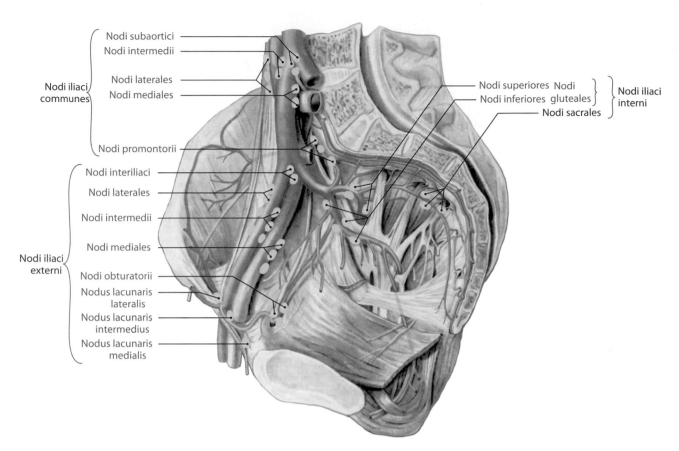

Fig. 5.14   (Fortsetzung)

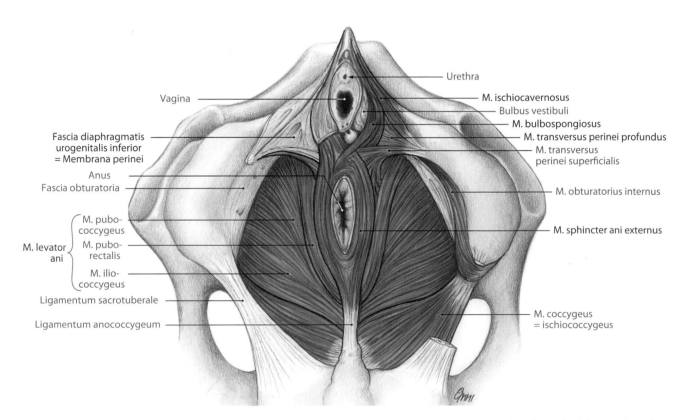

Abb. 5.15   a Dammregion der Frau, Ansicht von unten-hinten, **b** M. levator ani (Diaphragma pelvis) einer Frau, Ansicht von oben. (Aus Tillmann, Atlas der Anatomie, 3. Auflage, Springer-Verlag Berlin Heidelberg 2017)

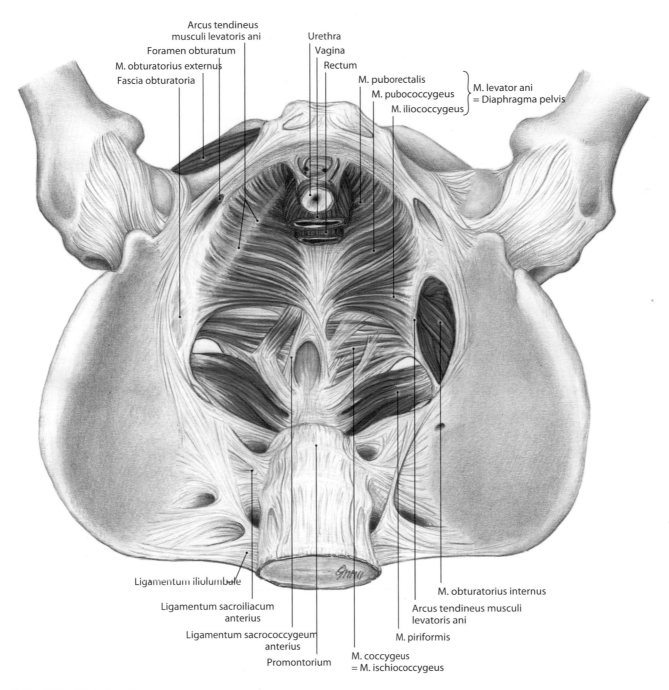

Arcus tendineus
musculi levatoris ani
Foramen obturatum
M. obturatorius externus
Fascia obturatoria
Urethra
Vagina
Rectum
M. puborectalis
M. pubococcygeus
M. iliococcygeus
} M. levator ani
= Diaphragma pelvis

Ligamentum iliolumbale
Ligamentum sacroiliacum
anterius
Ligamentum sacrococcygeum
anterius
Promontorium
M. coccygeus
= M. ischiococcygeus
M. piriformis
Arcus tendineus musculi
levatoris ani
M. obturatorius internus

Fig. 5.15 (Fortsetzung)

Jedoch nicht nur Skelettmuskeln sind an der Bildung des Diaphragma pelvis und urogenitale beteiligt, sondern auch reichlich Bindegewebe in Form von Faszienplatten, wie z. B. die Fascia pelvis (unterteilt in Fascia pelvis parietalis und Fascia pelvis visceralis). Diese wiederum ist mit der Fascia transversalis und der ventrolateralen Bauchwand verbunden. Außerdem besteht eine Verbindung zur Fascia endothoracica. Alles zusammen ergibt eine zusammenhängende innere Faszie von Becken-, Bauch, und Brustraum und ist somit natürlich auch untrennbar funktionell mit dem thorakalen Diaphragma verbunden (▶ Kap. 7).

Eine sehr aufschlussreiche und gut lesbare Beschreibung findet sich in Hahn von Dorsche und Dittel (2005) „Anatomie des Bewegungssystems" (Neuromedizin Verlag, Bad Hersfeld).

Der Zustrom in das Becken erfolgt hauptsächlich über den ventralen Weg der Lacunae des Leistenbandes (▶ Abschn. 5.2.6). Daneben finden sich nur noch wenige Durchtrittmöglichkeiten für Gefäße durch die Lücken des Beckenbodens. Nach Hahn von Dorsche (2005) handelt es sich um

— den Canalis obturatorius,
— das Foramen suprapiriforme und

- das Foramen infrapiriforme.

Vor allem Letzteres hat für den lymphatischen Zufluss eine gewisse Bedeutung. Der Spalt zwischen den Mm. piriformis und gmellus superior dient als Durchtritt u. a. für den N. ischiadicus. Entlang dieses wichtigen Nervs für die Innervation vieler Muskeln des Beines ziehen efferente Lymphgefäße der profunden poplitealen Lymphknoten und gelangen auf diesem Wege zu den Lnn. iliaci interni, **ohne** die Passage unter dem Leistenband zu benötigen! Diese gelegentlich auch als „Ischiasanastomose" bezeichnete Verbindung könnte im Falle der chirurgischen oder/und radiologischen Behandlung von inguinalen und iliakalen Lymphknoten als „unbelasteter" Kollateralweg dienen (eigentlich sollte diese Verbindung deshalb Ischiaskollaterale heißen, da es sich keinesfalls um eine Anastomose handelt). Viel entscheidender ist, dass die weiteren intrapelvinen Wege im Fettgewebe des retroperitonealen Raumes liegen, also hinter (und teilweise zwischen) den Beckenorganen und der dorsalen Rumpfwand und je nach Lage in die bereits in ▶ Abschn. 1.10.6 erwähnten Lnn. Iliaci externi, interni (manchmal auch noch unterteilt in Lnn. sacrales) und iliaci communes unterschieden werden. Der weitere Verlauf nach kranial ergibt dann die beiderseits der LWS gelegenen Lnn. lumbales (oder auch aorticocavales).

Das Verständnis dieser anatomischen Zusammenhänge erklärt viele Problemfälle des Alltags, v. a. Inkontinenzprobleme, die entweder durch Schwächung einer oder mehrer Schichten und Bestandteile des Beckenbodens oder auch beispielsweise durch adhäsive Verspannungen zustande kommen können.

Beides wiederum kann der Grund für eine gestörte Abflusssituation bei Schwellungen der unteren Körperhälfte sein und sollte deshalb bei jedem Entstauungsvorhaben mitbedacht werden. Es würde den Rahmen dieses Lehrbuchs bei Weitem sprengen, wollte man nun hier alle osteopathischen Überlegungen oder gar Behandlungsempfehlungen diskutieren. Es sollte lediglich auf diese komplexen funktionellen Zusammenhänge hingewiesen werden, damit man nicht nur mit einen „Röhrenblick" an Stauungen der unteren Körperhälfte herangeht.

5.3 Pumpmechanismen an der oberen Extremität

O. Schreiner

Die Beschäftigung mit der Frage nach den rückstromfördernden Mechanismen an den Armen führt zur Erkenntnis, dass sich das medizinische Interesse hier offenbar sehr in Grenzen hält. Die typischen phlebologischen

Fachartikel beschäftigen sich in allen Einzelheiten mit den Verhältnissen an den unteren Extremitäten; die oberen Extremitäten hingegen werden stiefmütterlich behandelt.

Der Grund dafür liegt nicht zuletzt in der Tatsache, dass phlebologisch relevante Erkrankungen an den Armen viel seltener vorkommen als an den Beinen. Nach Mörl (1983) findet man gerade 1–2 % aller tiefen Venenthrombosen an den oberen Extremitäten; neuere Studien gehen von ca. 4 % aus (Rieger und Schoop 1998). Die Prädilektionsstelle für solche Thrombosen ist die anatomische Engstelle des Gefäßdurchtrittes zwischen Clavicula und Costa I. Diese Thrombose wird häufig als „Paget-von-Schrötter-Syndrom" bezeichnet.

Dass Thrombosen an den Armen nicht so häufig vorkommen, liegt sicher an der vergleichsweise größeren Bewegungsintensität und der geringeren hydrostatischen Druckbelastung. Ein Lehrbuch, das sich explizit mit der Entstauungstherapie beschäftigt, darf sich allerdings nicht damit zufrieden geben, dass „ähnliche Bedingungen anzunehmen sind wie an den Beinen". Hier geht es nicht nur um die phlebologische Prophylaxe, die in der Tat vernachlässigungswürdig ist; man muss sich auch mit der Frage beschäftigen, bei welchen Schwellungen an den oberen Extremitäten die Gelenk- und Muskelpumpmechanismen eine ödemverringernde Rolle spielen können.

Für die unteren Extremitäten haben also zahlreiche Studien den venösen Rückstrom dargestellt; die Wirkung der einzelnen Abschnitte Fuß- und Sprunggelenk, Unterschenkel, Kniegelenk, Oberschenkel und Leistenbeuge wurde differenziert betrachtet. Für den Arm existiert eine vergleichbare Einteilung jedoch nicht. Die folgende Darstellung der einzelnen Armabschnitte hinsichtlich ihrer Auswirkung auf den venösen und lymphatischen Rückstrom gründet also weitgehend auf eigene theoretische Rückschlüsse sowie „Erkundigungen" (Hahn v. Dorsche, mündl. Mitteilung); Grundlage ist die funktionelle Betrachtung der Anatomie des Armes.

5.3.1 Das rückführende Gefäßsystem der oberen Extremitäten im Überblick

Prinzipiell ist das Venensystem an den oberen Extremitäten genauso gegliedert wie das der unteren Extremitäten. Das oberflächliche System weist eine lange Vene auf, die V. cephalica, die schlüsselbeinnah in das tiefe System einmündet. Das „Gegenstück" zur V. saphena parva, die im Kniegelenkbereich in das tiefe System mündet, bildet am Arm die V. basilica, die im Ellenbeugenbereich in die Tiefe mündet (◘ Abb. 5.16). Das oberflächliche Venensystem ist auch hier über Perforansvenen mit dem tiefen System verbunden, was jedoch nach Rieger und Schoop (1998) keine klinische Bedeutung hat.

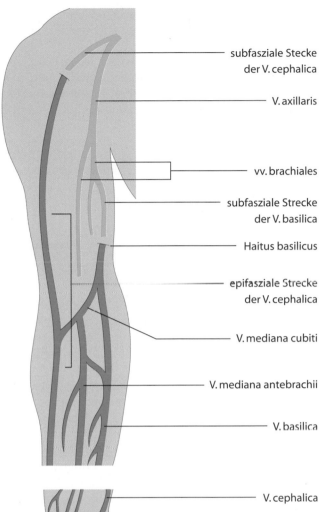

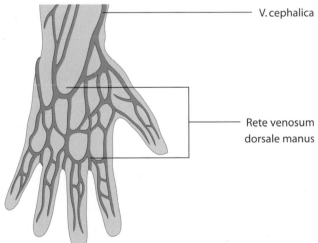

subfasziale Stecke
der V. cephalica

V. axillaris

vv. brachiales

subfasziale Strecke
der V. basilica

Haitus basilicus

epifasziale Strecke
der V. cephalica

V. mediana cubiti

V. mediana antebrachii

V. basilica

V. cephalica

Rete venosum
dorsale manus

◪ **Abb. 5.16** Verlauf der Hautvenen der oberen Extremität mit Darstellung der Durchtrittstelle der V. basilica im Hiatus basilicus und der subfaszialen Strecke der V. cephalica. (Aus Diehm et al. 1999)

Die Anatomie des Lymphgefäßsystems der oberen Extremitäten ist in ▶ Abschn. 1.10 ausführlich beschrieben.

5.3.1.1 Finger und Handgelenk

Auf der palmaren Seite stellt sich das Venensystem als oberflächlicher und tiefer Bogen (Arcus venosus palmaris superficialis et profundus) dar, auf der dorsalen Seite als intensiv verzweigtes Venennetz (Rete venosum dorsale manus).

Aus diesem subkutanen Venennetz des Handrückens, das hauptsächlich auf der Beugeseite des Unterarmes seine Fortsetzung findet, gehen die beiden oberflächlichen Hauptvenen des Armes – auf der radialen Seite die V. cephalica, auf der ulnaren Seite die V. basilica – hervor. Ebenfalls auf der Beugeseite verläuft die V. mediana antebrachii (◪ Abb. 5.16).

Aus den palmaren Venenbögen gehen die tiefen radialen und ulnaren Venen hervor, die am Oberarm als paarige Vv. brachiales weiterlaufen. Oberflächliches und tiefes Venensystem werden durch die transfaszialen Perforansvenen verbunden.

Es ist also anzunehmen, dass Beuge- und Streckbewegungen der Finger und des Handgelenkes eine ähnliche Rückstromförderung bedingen wie die Zehen-, Fußsohlen- und Sprunggelenkpumpe. Die meisten Alltagsbewegungen mit der Hand sind Greifbewegungen und damit Beugebewegungen. Die dabei entstehenden Drücke auf die volaren Venen führen sicherlich zu deren Entleerung in die tiefen radialen und ulnaren Venen.

Gleichzeitig kann man jedoch beobachten, dass die oberflächlichen Venen des Rete venosum dorsale manus (◪ Abb. 5.16 und 5.17), die sich im Streckzustand der Finger sehr deutlich auf dem Handrücken abzeichnen, beim Faustschluss zurücktreten, da sie gedehnt und durch die sich spannende Haut gleichzeitig komprimiert werden. Das vergleichsweise große Bewegungsausmaß der Fingergelenke und die Tatsache, dass sie durch die alltäglichen „Handarbeiten" auch viel häufiger betätigt werden als die meist in (dazu noch schlechten) Schuhen quasi ruhig gestellten Zehenge-

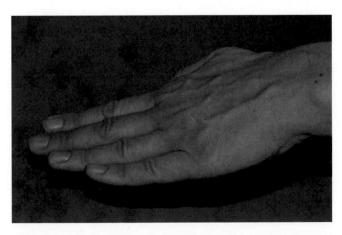

◪ **Abb. 5.17** Deutlich hervortretende subkutane Venen des Rete venosum dorsale manus bei aktiver Fingerstreckung

5

lenke, ist ein entscheidender Faktor für diesen Teil des venösen Rückflusses.

Erleichternd kommt noch hinzu, dass der hydrostatische Druck in den Venen der Hand bei weitem nicht mit dem der Fußregion zu vergleichen ist. Mit anderen Worten: Die Last der zu hebenden Blutsäule ist viel geringer. Außerdem werden Alltagsbewegungen gelegentlich auch auf Herzhöhe oder gar über Herzhöhe ausgeführt, sodass die Schwerkraft, anders als an den unteren Extremitäten, zusätzlich bei der Rückstromförderung mitwirkt (▶ Kap. 8).

Streckbewegungen der Finger und des Handgelenkes, die funktionell eng miteinander verbunden sind, führen zu ähnlichen Vorgängen wie auf der dorsalen Fußseite. Die unter den Strecksehnen liegenden Venen werden „gelüftet", d. h., sie erfahren durch Zug eine Lumenerweiterung, während die Venen in unmittelbaren Nähe der Strecksehnen komprimiert werden.

Anders dürfte es sich jedoch mit den subkutanen Venen des Handrückens verhalten. Gerade in Streckstellung der Finger lässt sich beobachten, dass die Venen deutlich gefüllt hervortreten (◘ Abb. 5.17). Die Haut ist zwangsläufig maximal faserentlastet, wodurch sie den Venen, die durch die Strecksehnen von unten angehoben werden, keinen Widerstand entgegensetzen kann. Diese Venen können nun das venöse Blut auch aus der Tiefe der Hand aufnehmen.

Auf ähnlichen Mechanismen dürfte die Lymphdrainage der Hand beruhen, da auch hier die palmaren und die tiefen Handlymphgefäße hauptsächlich in die oberflächlichen Handrückenlymphgefäße drainieren (▶ Abschn. 1.10.5).

5.3.1.2 Unterarm

Verbunden mit der Dorsalextension und Palmarflexion der Finger- und Handgelenkregion ist das Wechselspiel der langen Streck- und Beugemuskeln der Hand, die hauptsächlich im proximalen Unterarmbereich lokalisiert sind. Ihre Aktivierung führt sicherlich zu wechselseitiger Kompression und Dehnung der tiefen Unterarmvenen. Ob allerdings auch die Perforansvenen die gleiche Rolle spielen wie am Unterschenkel, ist unklar.

Der wesentliche Unterschied zur Fuß-/Unterschenkelregion besteht in den Bewegungsrichtungen Pronation und Supination des Unterarmes, die zusammen immerhin 160–180 Grad ausmachen und bei Alltagsbewegungen einen großen Anteil haben. An den unteren Extremitäten hingegen beschränken sich Pro- und Supination auf das untere Sprunggelenk und damit auf den direkten Fußbereich

Bei proniertem Unterarm zeigt sich, dass sich die oberflächlichen Venen regelrecht in einer 8er-Tour um den Unterarm winden. Es ist also anzunehmen, dass die Venen durch den Übergang von Supination zu Pronation eine Dehnung und damit eine Lumeneinengung

erfahren. Verstärkt wird diese Wirkung, wenn gleichzeitig Handgelenkbewegungen ausgeführt werden, was im Alltag auch ständig der Fall ist.

Auch für den Verlauf der oberflächlichen Lymphgefäße des Unterarmes sind Anpassungen in Länge und Verlauf, die bei Supinations-/Pronationsbewegungen ebenfalls notwendig werden, beschrieben (Földi und Kubik 1993).

> **Hinweis**
>
> Posttraumatisch bzw. postoperativ ist eine frühzeitige Bewegungstherapie wichtig, die möglichst alle verletzungsbedingt erlaubten Bewegungsrichtungen und -umfänge beinhalten sollte. Hauptziel ist der vollständige Erhalt von Gelenkbeweglichkeit und Kraft.

Darüber hinaus trägt die Bewegungstherapie gemeinsam mit anderen ödemverringernden Maßnahmen dazu bei, dass vorhandene Schwellungen besser verteilt und abtransportiert werden bzw. nicht noch weiter zunehmen.

Gerade für die Hand- und Unterarmregion gibt es vielfältige Übungsmöglichkeiten mit und ohne Hilfsmittel.

Untermauert wird die Forderung nach einer frühzeitigen Bewegungstherapie durch die Erkenntnisse von Davies (1995), wonach eine der Ursachen für das Handödem bei Hemiplegikern in einer lagerungsbedingten Dauerflexionsstellung des Handgelenkes (durch falsche Lagerung, durch Unachtsamkeit o. Ä.) besteht (▶ Abschn. 8.2 und ▶ 29.5).

5.3.1.3 Ellenbogen und Oberarm

Im Bereich des Ellenbogengelenkes und des distalen Oberarmes erfolgt eine bedeutsame Trennung zwischen superfizialem und profundem Venensystem. Ein Teil des oberflächlichen Venenblutes wird von der V. cephalica über die V. cubitalis mediana der V. basilica zugeführt, die damit gleichzeitig meist noch Blut aus der dritten Unterarmvene, der V. mediana antebrachii, aufnimmt. Dies erklärt auch, warum die V. basilica ab dem Ellenbogengelenk meist stärker ausgeprägt erscheint als die V. cephalica, während dies am Unterarm genau umgekehrt ist.

Die V. mediana cubiti wird auch als V. cubitalis mediana oder intermedia cubiti bezeichnet und gilt als typische „Injektionsvene".

Ob der Tatsache, dass die V. cubitalis mediana ihren Verlauf meist über die Sehnenabspaltung des M. biceps brachii (Aponeurosis musculi bicipitis brachii oder auch Lacertus fibrosus) nimmt, eine besondere Bedeutung zukommt, ist nicht bekannt. Die Streckung des Ellenbogengelenkes bei gleichzeitiger Supinationsstellung des Unterarmes führt jedenfalls zur maximalen Spannung dieser Aponeurose, sodass vermutet werden kann, dass die Vene gegen die gespannte Haut der Ellenbeuge gedrückt wird. Schumacher und Kubota (1989) beschreiben, dass die V. cubitalis mediana durch eine klappenlose Vene zusätzlich mit den tiefen Armvenen anastomosiert, wodurch der Blutfluss in beiden Richtungen möglich ist.

Die V. basilica verbleibt im weiteren Verlauf jedoch nur noch kurz oberflächlich, da sie bereits im distalen Sulcus bicipitalis medialis die Fascia brachii durchbricht, um in die Tiefe zu den Vv. brachiales zu gelangen, die schließlich in die V. axillaris übergehen (◘ Abb. 5.18).

Auch für das Lymphgefäßsystem des Armes wurden wechselnde Verbindungen zwischen dem tiefen und dem oberflächlichen System beschrieben. Gerade in der Regio cubiti sind die tiefen Kollektoren durch kubitale Lymphknoten unterbrochen, und zusätzlich bestehen Verbindungen zu oberflächlichen Kollektoren (Földi und Kubik 1993). Außerdem beschreibt Kubik, dass mit dem Durchtritt der V. basilica auch oberflächliche Lymphkollektoren in die Tiefe zu dortigen Kollektoren drainieren und an der Durchtrittstelle bisweilen von einem oder sogar von mehreren Lymphknoten unterbrochen sind (► Abb. 1.54 und 1.59).

Die durch die V. cubitalis mediana nun quasi „entlastete" und deshalb schwächer ausgeprägte V. cephalica verbleibt im Sulcus bicipitalis lateralis, verläuft weiterhin oberflächlich und durchbricht erst jenseits des Schultergelenkes – in der Rinne zwischen M. deltoideus und M. pectoralis – die Faszie, um dann in der Fossa infraclavicularis in die Tiefe und in die dortige V. axillaris einzumünden, die danach als V. subclavia bezeichnet wird (◘ Abb. 5.19).

5.3.1.4 Gefäßsituation an der oberen Brusthöhlenöffnung

Die Gegebenheiten des Gefäßtrichters der Leiste lassen sich nicht direkt auf die obere Extremität übertragen. Für das Lymphgefäßsystem übernimmt hier die Lymphknotenkette der Axilla in etwa die Rolle, die die inguinalen, iliakalen und lumbalen Lymphknoten für die untere Extremität spielen (► Abb. 1.77). Gleiches gilt für den venösen Abfluss, der den axillären Raum passieren muss. Der eigentliche Zusammenfluss der Gefäße aus der oberen Körperhälfte erfolgt – zumindest für die Hauptgefäße – in die obere Öffnung der Brusthöhle (Cavum thoracis), die Apertura thoracis superior genannt wird (lat. apertura=Öffnung) (► Abb. 7.2).

Diese Öffnung, in der die Halsorgane, Gefäße und Nerven liegen, wird dorsal vom 1. Brustwirbel, ventral vom sternalen Manubrium und seitlich vom ersten Rippenpaar begrenzt. Weiterhin ist von Bedeutung, dass auch die Clavicula am Manubrium ansetzt. Nach kranial bilden Muskeln wie der M. sternocleidomastoideus und sternohyoideus, die Mm. scaleni und die prävertebralen Halsmuskeln wie der M. longus colli und der

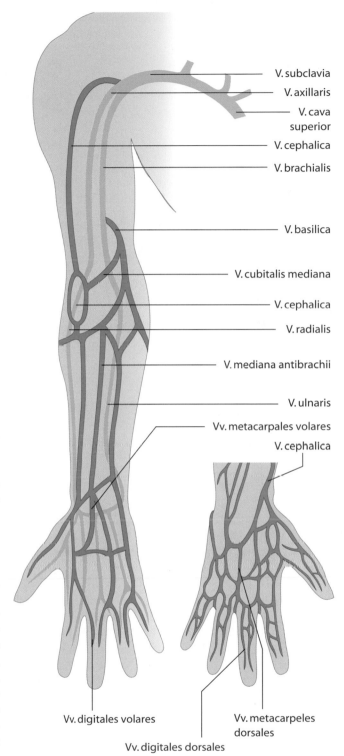

◘ **Abb. 5.18** Schematische Darstellung des oberflächlichen und tiefen Venensystems der oberen Extremität. (Aus Rieger und Schoop 1998)

M. longus capitis eine regelrechte zeltförmige Kuppel über dieser Öffnung.

Da die Pleurakuppeln quasi aus dieser oberen Thoraxöffnung herausragen und weiterhin sowohl Ösopha-

Abb. 5.19 Venenverläufe und -benennungen von der Achselhöhle zur oberen Öffnung der Brusthöhle in das Mediastinum. (Aus Tillmann 2009)

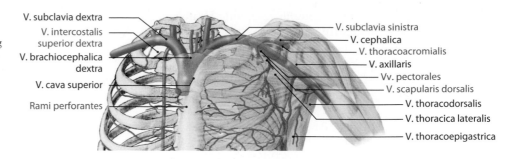

V. subclavia dextra
V. intercostalis superior dextra
V. brachiocephalica dextra
V. cava superior
Rami perforantes

V. subclavia sinistra
V. cephalica
V. thoracoacromialis
V. axillaris
Vv. pectorales
V. scapularis dorsalis
V. thoracodorsalis
V. thoracica lateralis
V. thoracoepigastrica

gus und Trachea sowie manchmal auch die Schilddrüse Raum beanspruchen, bleibt für die Gefäße auf ihrem Weg zum Mediastinum nur wenig Platz (■ Abb. 5.19 und 5.20).

> Das Mediastinum ist der Mittelfellraum bzw. der Raum zwischen den beiden Brustfellhöhlen, die die Lungen beinhalten. Er ergibt sich aus dem Halsraum und beginnt mit der oberen Thoraxöffnung.

Die Rückstromförderung, die vom axillären Bereich ausgeht, wird also durch folgende Faktoren beeinflusst:
- durch die sich zum Zwecke der Armbewegungen kontrahierenden Muskeln,
- durch Atemexkursionen des Thorax- und Halsraumes und
- durch Bewegungen, die vom Kopf-Hals-Bereich ausgehen.

Alle Schultergelenkbewegungen werden durch Schultergürtelmuskeln mitbestimmt (■ Abb. 5.21). Diese Muskeln wirken sich auf die Gefäße, die durch den axillären Raum ziehen, entweder dehnend oder komprimierend aus. Zudem sind v. a. die Mm. pectoralis major et minor und der M. latissimus dorsi an der Atmung beteiligt. Inwieweit manualtherapeutische Mobilisationen diese Vorgänge unterstützen, muss noch untersucht werden (► Abschn. 3.8).

Die anatomischen Gegebenheiten scheinen so zu sein, dass selbst gefäßbehindernde Bewegungen keine Rückstromeinschränkung ergeben. Selbst bei maximaler Elevation des Armes, wobei strömungsvermindernde anatomische Einengungen z. B. zwischen Proc. coracoideus und dem Ansatz des M. pectoralis minor oder der sog. kostoklavikulären Enge zwischen Costa I und Clavicula entstehen, überwiegen offenbar die rückstromfördernden Mechanismen wie v. a. die Schwerkraft.

Eine weitere rückstrombegünstigende Situation findet sich im Bereich der V. subclavia vor der oberen Thoraxöffnung. Hier dürften sich Atemexkursionen noch stärker auswirken als im axillären Raum. Die enge Nachbarschaft der Vene zur Clavicula, die bei allen Arm-Schultergelenkbewegungen mitbeteiligt ist, und zu den Halsmuskeln, die wie die Mm. scaleni ebenfalls zu

den Atemhilfsmuskeln zählen, spricht auch hier für ein enges Zusammenwirken (■ Abb. 5.21). Unterstützt wird diese Annahme u. a. durch die Aussage von Tillmann (1987, 2009), wonach die V. subclavia mit der Fascia clavipectoralis verwachsen ist, die den M. pectoralis minor und den M. subclavius umgibt. Da diese Faszie ständig unter Spannung steht, wird das Lumen der Vene ständig offen gehalten.

Ein weiterer Aspekt des venösen Rückflusses, der sich von den Gegebenheiten in der Leistenregion unterscheidet, ergibt sich aus der relativen Nähe des axillären Raums und der oberen Thoraxöffnung zum Herzen. Die aus der Vereinigung der V. subclavia und den Vv. jugulares (=Angulus venosus) hervorgehende V. brachiocephalica (■ Abb. 5.22) tritt hinter dem Manubrium des Sternums in das Mediastinum ein. Noch hinter dem Manubrium ergibt sich aus beiden Vv. brachiocephalicae die V. cava superior, die bereits etwa auf Höhe der III. Rippe in den rechten Vorhof mündet.

Betrachtet man das **Lymphgefäßsystem**, fällt auf, dass mit Beginn des äußeren axillären Bereiches regelrechte Lymphknotenketten zwischen der Thoraxwand, der Skapula dorsal und den Mm. pecortalis major et minor nach medial ziehen (■ Abb. 5.21). Aus diesen Ketten gehen in der Region der V. subclavia und damit des Angulus venosus die kurzen Stämme wie Trunci infra-, supra- und subclavia hervor, die schließlich im Venensystem enden. Da Lymphknoten natürliche Strömungshindernisse für den Lymphfluss darstellen, findet man größere Ansammlungen offenbar auch immer dort, wo durch externe Einwirkungen für einen reibungslosen Weiterfluss gesorgt ist. Dies trifft an der oberen Thoraxöffnung aufgrund der beschriebenen anatomischen Gegebenheiten in jedem Fall zu.

Ein weitere Unterstützung erfahren all diese Annahmen dadurch, dass das Lymphgefäßsystem in seiner Gesamtheit hier im Bereich der beiden Venenwinkel endet, und zwar **außerhalb der Thoraxhöhle**! Dazu verlassen die großen Lymphgefäßstämme, wie z. B. der Ductus thoracicus, sogar das Mediastinum, um dann außerhalb des Thoraxraumes in das Venensystem zu münden. Mit

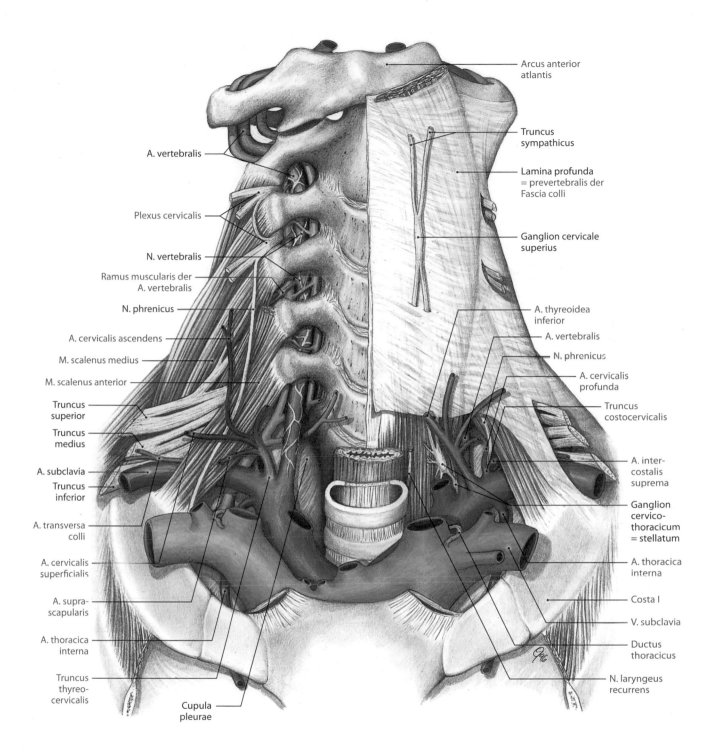

Arcus anterior
atlantis

A. vertebralis

Plexus cervicalis

N. vertebralis

Ramus muscularis der
A. vertebralis

N. phrenicus

A. cervicalis ascendens

M. scalenus medius

M. scalenus anterior

Truncus
superior

Truncus
medius

A. subclavia

Truncus
inferior

A. transversa
colli

A. cervicalis
superficialis

A. supra-
scapularis

A. thoracica
interna

Truncus
thyreo-
cervicalis

Cupula
pleurae

Truncus
sympathicus

Lamina profunda
= prevertebralis der
Fascia colli

Ganglion cervicale
superius

A. thyreoidea
inferior

A. vertebralis

N. phrenicus

A. cervicalis
profunda

Truncus
costocervicalis

A. inter-
costalis
suprema

Ganglion
cervico-
thoracicum
= stellatum

A. thoracica
interna

Costa I

V. subclavia

Ductus
thoracicus

N. laryngeus
recurrens

◻ Abb. 5.20 Anatomische „Raumenge" beim Gefäßdurchtritt in das Mediastinum. (Aus Tillmann 2009)

anderen Worten: „Die Natur" kann es sich leisten, die gesamte im Körper anfallende Lymphflüssigkeit an dieser Stelle quasi „ihrer Bestimmung zu übergeben". Es handelt sich hier also offensichtlich um eine Region, in der der Übertritt normalerweise nicht behindert, sondern ausschließlich gefördert wird. Folgt man osteopa-

thischen Betrachtungen, die dieser Region die Funktion eines Diaphragmas im weiteren Sinne zusprechen („thorakales Operkulum" – Operkulum = Deckelchen), wird nochmals deutlich, welche Bedeutung einer „zentralen-Vorbehandlung" in der Manuellen Lymphdrainage zukommt.

5

5.4 Zusammenfassung

O. Schreiner

Zusammenfassend lässt sich feststellen, dass eine sehr enge Beziehung gerade zwischen dem venösen Rückstrom und aktiven Bewegungen besteht. Man könnte so weit gehen anzunehmen, dass der Vorteil, den das Lymphgefäßsystem durch seine Fähigkeit zur Eigenmotorik dem Venensystem gegenüber bietet, vom Venensystem durch dessen enge Beziehung zu Skelettmuskelkontraktionen und den Gelenkbewegungen wieder wettgemacht wird.

Die genaue Beschreibung der anatomischen Verhältnisse in den vorangegangenen Abschnitten soll klarmachen,

— dass aktive Bewegungen hinsichtlich der venösen Rückstromförderung passiven Bewegungen weit überlegen sind und

— dass komplexe Bewegungen, wie sie z. B. mit dem Gehvorgang verbunden sind, in Bezug auf die Rück-

◻ **Abb. 5.21**   Zur Darstellung der Strukturen in der Tiefe der Mohrenheim'schen Grube (Fossa clavi-deltoideo-pectoralis, Ansicht von vorne) wurden die Pars clavicularis und der obere Bereich der Pars sternalis sowie der größte Teil der Fascia clavipectoralis abgetragen. Durch die Anheftung der Wand der V. subclavia an der Fascia clavipectoralis wird das Venenlumen über den Tonus des M. subclavis offen gehalten. (Aus Tillmann 2009)

◻ **Abb. 5.22**   Das Venensystem des Halsbereiches. (Aus Diehm et al. 1999)

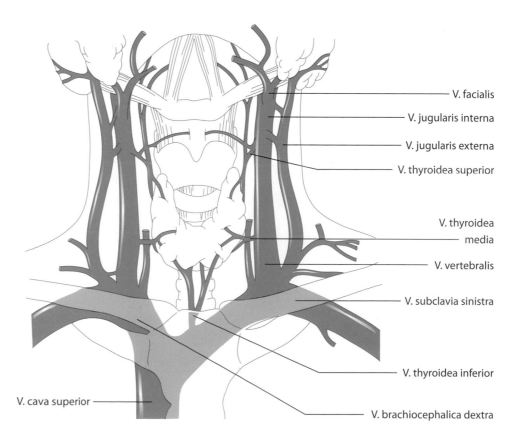

stromförderung einfachen einachsigen Gelenkbewegungen oder gar isometrischen Muskelkontraktionen überlegen sind.

> **Hinweis**
>
> Eine Entstauung ist am effektivsten, wenn die komplexen Alltagsbewegungen therapeutisch durch Komplexbewegungen z. B. im Sinne der PNF nachgeahmt werden.

Gleichzeitig muss die physiotherapeutische Maxime, passive Gelenkbewegungen bei immobilisierten Patienten **immer** bis zur Gelenkendstellung durchzuführen, zumindest für die großen Gelenke der unteren Extremität (Knie und Hüfte) überdacht werden.

❶ Vorsicht

Thrombosegefährdete Patienten sollten auf keinen Fall längere Zeit sitzen, da dadurch die Muskel- und Gelenkpumpe ausgeschaltet ist und die Strömung durch die gleichzeitige (passive) Knie- und Hüftbeugung behindert wird. Wird dabei noch ein Bein über das andere geschlagen, entsteht im aufliegenden Bein eine noch größere Gelenkbeugestellung, und gleichzeitig besteht kein Fuß-Boden-Kontakt: Die Strömung wird zusätzlich verringert, und die Thrombosegefahr erhöht sich noch mehr!

Welche Gefahr deshalb für entsprechend disponierte Menschen von längeren Bus- oder Flugreisen ausgeht, liegt auf der Hand.

All die aufgeführten Mechanismen unterstreichen jedoch auch, welche große Bedeutung der Muskel- und Gelenkpumpe in der **Thromboseprophylaxe** zukommt. Laut Witsch (1980, zitiert in Staubesand 1984) bietet eine rein physikalisch ausgerichtete und konsequent durchgeführte Thrombose-Embolie-Prophylaxe gar eine solch große Sicherheit vor thromboembolischen Komplikationen, dass auf eine Antikoagulanzientherapie ganz verzichtet werden kann!

> **Hinweis**
>
> Thrombosegefährdete Patienten, z. B. nach Operationen, oder Patienten mit zeitweiliger Immobilisierung aus anderen Gründen sollten konsequent physiotherapeutisch behandelt werden. Dabei ist es wichtig, die Patienten so zu motivieren, dass sie die entsprechenden Bewegungsübungen eigenverantwortlich durchführen.

Der große Vorteil einer solchen konsequenten Therapie besteht darin, dass die Patienten während der Zeit der Gefährdung „lernen", die Therapie bewusst auszuführen und sich nicht auf die Wirkung der täglichen „Bauchdeckenspritzen" zu verlassen. Dies ist gerade heute – im Zuge der immer kürzeren stationären Aufenthalte – von Bedeutung, da die Patienten oftmals in einem konstitutionellen Zustand entlassen werden, der eine längere häusliche Schonung bedingt. In dieser Phase der Rehabilitation wird die Antikoagulationstherapie dann nicht selten nicht mehr konsequent fortgesetzt. Dadurch erhöht sich die Thrombosegefahr wieder, wie im klinischen Alltag derzeit gut zu beobachten ist.

5.5 Wirkung auf verschiedene Ödeme

O. Schreiner

Für die Muskel- und Gelenkpumpe als **Ödembehandlungsmethode** lässt sich Folgendes festhalten:

- Über das tiefe venöse System lassen sich Ödeme nur dann ausleiten, wenn die im Interstitium liegende Ödemflüssigkeit vorab per Reabsorption in die Kapillaren aufgenommen wurde.
- Daraus folgt, dass **eiweißreiche Schwellungen** prinzipiell schlechter auf dem venösen Wege abzutransportieren sind als eiweißarme. Die Muskel- und Gelenkpumpe greift hier also überwiegend über das Lymphgefäßsystem, für welches eiweißreiche Flüssigkeit ja „lymphpflichtig" ist.
- Durch die **Muskelpumpe** werden also lediglich tief liegende Lymphgefäße und das tiefe Leitvenensystem in größerem Umfang angesprochen. Zum Ausgleich dieses Defizits bietet sich eine **Kombination mit der Kompressionstherapie** an. Dabei werden auch die Hautgefäße beider Gefäßsysteme der wechselnden Druck-/Saugwirkung der Muskel- und Gelenkbewegung ausgesetzt. Allerdings muss hier die mit der Kompressionstherapie immer verbundene Bewegungseinschränkung, die die Wirkung vermindert, in Kauf genommen werden. Deshalb kommt bei allen oberflächlichen Schwellungen der Manuellen Lymphdrainage eine so große Bedeutung zu.
- Daraus folgt weiterhin, dass im Zuge frühfunktioneller Behandlung traumatische Schwellungen nach Gelenkdistorsionen, Muskelkontusionen oder als Folge operativer Interventionen nur zum Teil durch den Muskelpumpeffekt erfasst werden.

- Ein weiteres Problem besteht darin, dass die optimal entstauenden dynamischen Gelenkbewegungen (im Zuge komplexer Alltagsbewegungen) so früh posttraumatisch nicht durchführbar sind. Dies alles gilt auch für intraartikuläre Schwellungen wie den typischen „Reizerguss".

> **Hinweis**
>
> Um v. a. bei intraartikulären Schwellungen den gewünschten Pumpeffekt zu nutzen, genügen isometrische Spannungsübungen. Sie sollten mehrmals täglich wiederholt werden und je etwa 15–20 min dauern. Da dies aktiv nur unzureichend möglich ist, bietet sich der Einsatz einer „Maschine" an. So lässt sich mit Hilfe elektrisch erzeugter Muskelanspannungen eine resorptionsfördernde Wirkung erzielen (▶ Kap. 6).

- Weiterhin muss man erkennen, dass die Wirkung der Muskel-, Gelenk- und Hautpumpe **keine nachhaltige, d. h. dauerhafte Rückstromwirkung** hat, sondern nur in dem Moment zum Tragen kommt, in dem die Bewegung stattfindet! Auch aus diesem Grund sollten zur optimalen Nutzung verschiedene Maßnahmen **kombiniert** angewendet werden, und zwar:
- Bewegung und Hochlagerung bei komplett oder zumindest teilweise immobilisierten Patienten.
- Bewegung und Kompression bei Patienten ohne Immobilisation.
- Bei **chronischen Lymphabflussstörungen** potenzieren sich die Schwierigkeiten, weil die eiweißreiche Ödemflüssigkeit eigentlich den Lymphgefäßen vorbehalten bleibt. Die Ursache für das Ödem ist jedoch die Insuffizienz des Lymphgefäßsystems, weshalb dies kaum bis gar nicht auf die Gelenk- und Muskelpumpe anspricht. Ähnlich verhält es sich bei fortgeschrittener venöser Insuffizienz.
- Ist das Lymphödem durch operative Entfernung und strahlentherapeutische Behandlung der Lymphknoten an den Extremitätenwurzeln entstanden, greift hier noch nicht einmal das geradezu „ausgeklügelte" System der Druck-Saug-Pumpe der Leistenregion bzw. der Axilla. Der Muskelpumpeffekt ist in allen diesen Fällen nur im Zusammenklang mit weiterentstauenden Maßnahmen effektiv, v. a. mit der Kompression.

- **Entzündliche Schwellungen** während eines akuten Schubes im Rahmen eines rheumatologischen Geschehens gehören ebenfalls zu den Ödemformen, die durch die Gelenk- und Muskelpumpe wenig beeinflussbar sind. Grund dafür ist nicht nur der hohe Eiweißgehalt, sondern auch die Tatsache, dass entzündliche Vorgänge mehr oder weniger schmerzhaft sind. Aktive oder gar passive Bewegungen der betroffenen Region verstärken dann meist den Schmerz und stellen deshalb keine relevante Therapie dar.

5.6 Kontraindikationen und Einschränkungen

O. Schreiner

Das **akute thrombotische Ödem** stellt die einzige echte **Kontraindikation** für physiotherapeutische Übungen jeglicher Zielsetzung dar. Dies gilt jedoch nur, solange die Gefahr besteht, dass sich durch Betätigung der Muskelpumpe und damit durch Auspressen bzw. durch Dehnung der betroffenen Venen der Thrombus ablöst.

Direkte Kontraindikationen für die Durchführung von Bewegungen sind prinzipiell nicht gegeben.

Einschränkungen für dynamische Bewegungen bestehen in folgenden Fällen:
- bei ausgeprägt insuffizientem Herzen, das durch Betätigen der Muskel- und Gelenkpumpe mit einem zu großen Flüssigkeitsrücktransport zusätzlich belastet würde,
- bei akut-entzündlichem Reizzustand eines Gelenkes (z. B. in der akuten Phase der rheumatoiden Arthritis, bei einem Reizerguss eines Gelenkes oder in der akuten posttraumatischen oder postoperativen Phase), der durch dynamische Gelenkbewegungen noch verschlimmert würde.

In ◻ Tab. 5.1 sind Indikationen und Kontraindikationen der Muskel- und Gelenkpumpe als Methode zur Ödembehandlung nochmals zusammengefasst.

Wann immer die physiologischen Muskel- und Gelenkpumpmechanismen nicht oder nur unzureichend durchgeführt werden können und deren eingeschränkte Effizienz absehbar ist, ist es sinnvoll, nach einer therapeutischen Möglichkeit zur Effizienzsteigerung zu suchen. Im Folgenden soll eine solche erläutert werden. Eine weitere Möglichkeit ergibt sich aus den im anschließenden ▶ Kap. 6 ausgeführten elektrotherapeutischen Maßnahmen.

◻ **Tab. 5.1**   Stellenwert der Muskel-/Gelenkpumpe bei verschiedenen Ödemen

Hoher Stellenwert	Gut geeignet in Ergänzung zu anderen Maßnahmen, Stellenwert als alleinige Maßnahme gering	Bedeutungslos bzw. sogar kontraindiziert
Chronisch-venöse Insuffizienz im Anfangsstadium (CVI Stadium I)[a]	Posttraumatische Schwellungen wie Distorsionen und Kontusionen	Fortgeschrittene kardiale Insuffizienz
	Postoperative Schwellungen	
	Reizergüsse	
Inaktivitätsödem nach längerem Sitzen/Stehen	Chronisches Lymphödem	Akut-entzündliche Ödeme wie rheumatische Schwellung, Sudeck-Symptomatik in Stadium I
	Chronisch-venöse Insuffizienz fortgeschrittener Stadien (CVI Stadium II und III)	
Schwangerschaftsödem und zyklisch bedingte Ödeme	Postapoplektisches Ödem im Zusammenhang mit dem „Schulter-Arm-Syndrom"	Ödeme aufgrund einer Hypoproteinämie
	Lipödem bzw. Lipödem-Syndrom	

[a]Vor allem unter prophylaktischen Gesichtspunkten

5.7 Kombinierte manuelle Gelenkdrainage

C. Daubert

5.7.1 Einführung

Schwellungen der Gelenkregion bedürfen, wie vorab schon ausgeführt (▶ Abschn. 5.1.2), der besonderen Betrachtung, da deren gefäßanatomische Situation anderen Kriterien unterliegt als beispielsweise die der Muskulatur.

Postoperativ, posttraumatisch bzw. aufgrund pathologisch verlaufender neurogener Entzündungen (neurogene Entzündungen) entstandene Ödeme im unmittelbaren Gelenkbereich werden mittels der Manuellen Lymphdrainage erfolgreich behandelt. Die Manuelle Lymphdrainage dient dabei vor allem der Entödematisierung superfizialer bzw. extraartikulärer Strukturen.

Bei näherer Betrachtung des Gelenklymphgefäßsystems wird jedoch deutlich, dass zum Abtransport der anfallenden lymphpflichtigen Lasten – mit Ausnahme der distalen Extremitätengelenke (Finger/Zehen) – entweder ausschließlich das subfasziale Lymphgefäßsystem oder das subfasziale und das superfiziale Lymphgefäßsystem zusammen genutzt werden (Kubik 2005). Da im Alltag Gelenkbewegungen über wechselnde Straffungen und Entspannung der gesamten Capsula articularis und hier v. a. der Membrana fibrosa zur Beeinflussung der gelenkdrainierenden Venen und Lymphgefäße führen, welche im Falle einer Arthropathie und

des nun reduzierten „Pumpmechanismus" lediglich eingeschränkt vorhanden sind, gerät zunächst die **Manuelle Lymphdrainage** in den Fokus des Interesses. Dabei erscheint es nur logisch und sinnvoll, die zentrale Vorbehandlung gefolgt von Tiefengriffen durchzuführen. Diese speziellen Tiefengriffe steigern das Lymphzeitvolumen des subfaszialen Lymphgefäßsystems proximal des Ödems an der Extremität. Das Ziel ist also eine zusätzliche intensive Anregung der tiefen Elemente des Lymphgefäßsystems.

Im Hinblick jedoch auf eine reduzierte physiologische Lymphdrainage der Membrana fibrosa, liegt es nahe, nach einer **Unterstützung der Manuellen Lymphdrainage** zu suchen, weshalb sich v. a. **Techniken der Manuellen Therapie** anbieten, die sich sinnvoll in den Behandlungsverlauf integrieren lassen.

Die sich am Übergang zwischen Stratum synovialis und Stratum fibrosum befindlichen initialen Lymphsinus, Präkollektoren und kleinen Kollektoren werden bei dieser Technik unter Zug in der Traktionsstufe 1 (nach Kaltenborn 1985) gedehnt. Aus dieser Dehnung des Lymphgefäßsystems resultieren eine Erhöhung des Lymphzeitvolumens sowie eine vermehrte Lymphbildung (Földi und Kubik 2005).

An den Schmerzstatus des Patienten angepasst wird das betroffene Gelenk zusätzlich passiv bzw. passivassistiv unterhalb der Schmerzgrenze bewegt.

Zusammenfassend lässt sich sagen, dass Traktion und Bewegung aktiv die Lymphbildung und den Abtransport von lymphpflichtiger Last in der Behandlung ödematisierter Gelenke unterstützen (▶ Abschn. 6.1.4).

5.7.2 Behandlungsziele

Schmerzen führen zu einem Spasmus der Lymphangione und unterhalten die Entzündungsvorgänge. Aus diesem Grund erscheint es sinnvoll, sämtliche Techniken der Gelenkdrainage unterhalb der Schmerzgrenze und unter der Reizschwelle von mechanischen Rezeptoren durchzuführen.

Hieraus ergeben sich folgende Therapieziele:
- Dämpfung pathologischer, „überschießender" Prozesse (neurogene Entzündung), d. h. Abtransport von Entzündungsmediatoren,
- Reduktion des nozizeptiven Inputs,
- ortsnahe Unterstützung physiologischer Prozesse,
- Verbesserung des Stoffwechsels im geschädigten Gebiet,
- Entödematisierung periartikulärer Weichteile und der Capsula articularis,
- Arthrokinematische und somit osteokinematische Verbesserung der Mobilität,
- Beeinflussung intraartikulärer Ergüsse,
- Beeinflussung der Rezeptoraktivitäten zur Normalisierung der veränderten Propriozeption und zur Anpassung der Schmerzperzeption.

5.7.3 Behandlungskonzept

Folgend wird ein möglicher Behandlungsablauf detailliert vorgestellt. Die Reihenfolge der einzelnen Therapiebausteine orientiert sich an dem Ziel der größtmöglichen Lymphzeitvolumenerhöhung und somit an einer größtmöglichen Sogwirkung auf die Capsula articularis.

5.7.3.1 Manuelle Lymphdrainage

Vor der eigentlichen kombinierten Gelenkdrainage (MLD + MT) erfolgt eine Anregung des Lymphgefäßsystems durch die üblichen Techniken der Manuellen Lymphdrainage mittels einer zentralen Vorbehandlung im Hals- und Bauchbereich (bei Gelenkschwellungen der unteren Extremität) und eine Aktivierung der regionären Lymphknotengruppe proximal des betroffenen Gelenkes. In einem zweiten Schritt werden sowohl das superfiziale, als auch das profunde also subfasziale Lymphgefäßsystem bis zum betroffenen Gelenk hin angeregt. Zur Angiomotoriksteigerung dieser Abflusswege gehört auch, dass man die Bindegewebsstrukturen, in denen die tiefen Gefäße verlaufen, löst (die Aussagen und Abbildungen in ▶ Abschn. 5.1 und in ▶ Abschn. 5.2). Hierzu wird das Gewebe gedehnt, um es anschließend in alle Richtungen zu bewegen.

Zur Bewegung des Gewebes sind zwei Herangehensweisen möglich:

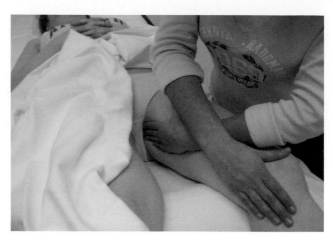

◻ **Abb. 5.23** Stimulation der tiefen lymphatischen Abflusswege im Bereich der Membrana obturatoria: Die kraniale/rechte Hand liegt flächig ventral oberhalb des Kniegelenks, während die kaudale/linke Hand weit proximal hinter den Adduktoren liegt, und die Finger nach kranial zeigen. Diese Hand führt die Traktion aus. Die andere Hand führt gleichzeitig einen „stehenden Kreis" nach kranial und ventral aus. Durch diese Technik wird der Adduktorenkanal etwas gedehnt. Vorbereitung für die anschließende Kniegelenksbehandlung

1. Direkte Technik: (Das Gewebe wird in die Richtung bewegt, in der die Einschränkung vorliegt (◻ Abb. 5.23) nach vorherigem Test, der feststellt, in welche Richtung die Einschränkung vorliegt).
2. Indirekte Technik: Das Gewebe wird erst in die freie Richtung bewegt.

Welche Technik verwendet wird, ergibt sich primär aus dem Schmerzbefund. Je nach Situation kann zwischen den Techniken gewechselt werden.

5.7.3.2 Manuelle Gelenktechniken zur Drainage

Die manuellen Gelenktechniken werden grundsätzlich nach erfolgter Lymphdrainage durchgeführt (s.o.):
- Arbeiten mit Traktion (Traktionsstufe 1 nach Kaltenborn) + Grifftechniken der MLD: Diese Technik wird v. a. im Akutzustand angewandt. Da die Traktion mit einer Hand durchgeführt werden kann, ist es möglich, mit der zweiten Hand das subfasziale und/oder das superfiziale LGS zu behandeln (◻ Abb. 5.24).
- Arbeiten mit Traktion (Traktionsstufe 1 nach Kaltenborn), Approximation und Grifftechniken aus der MLD: Das Wechselspiel zwischen Traktion und Approximation sollte eher beim chronischen Verlauf in Betracht gezogen werden. Unter der Traktion kommt es zur Öffnung der Lymphsinus und zur Dehnung der Kollektoren. Unter Approximation könnte theoretisch ein vermehrter Abtransport angenommen werden. Auch hier werden Grifftechniken für das subfasziale und/oder superfiziale LGS kombiniert.

- Arbeiten mit Traktion (Traktionsstufe 2 nach Kaltenborn) und Bewegung in die eingeschränkte Bewegungsrichtung und Grifftechniken aus der MLD: Diese Technik wird ausschließlich bei reduziertem Schmerzzustand durchgeführt.
- Bewegung in die eingeschränkte Bewegungsrichtung und Traktion (Traktionsstufe 2 nach Kaltenborn) und Grifftechniken aus der MLD: Diese Technik wird ausschließlich bei reduziertem Schmerzzustand durchgeführt und ist im Sinne einer Verbesserung der Arthro- und Osteokinematik als Folgetechnik der Traktion zu verstehen (s.o.).

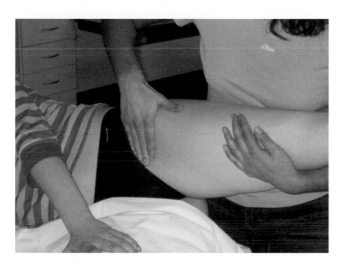

◘ Abb. 5.24 Traktion der Hüftgelenksregion links in Kombination mit stehenden Kreisen zur Anregung der Lnn. inguinales

5.7.4 Indikationen

Die hier empfohlene Therapie der aufgeführten Krankheitsbilder mittels der kombinierten Gelenkdrainage ist zurzeit noch auf Erfahrungswerte von Therapeuten gestützt und basiert auf theoretischen Rückschlüssen auf die Pathologie des Lymphgefäßsystems:

- postoperative Ödeme, wie z. B. Zustand nach Meniskus-, Kreuzband-OP oder auch Totalendoprothesen mit rekonstuierter Gelenkkapsel,
- posttraumatische Ödeme, wie z. B. Distorsionen,
- aseptische Arthritiden, z. B. infolge eines Schubes bei RA,
- Gelenksdysfunktionen bei primärem und sekundärem Lymphödem (im Sinne des durch den Rückstau der Lymphhpflichtigen Last resultierenden schlechten Gelenkstoffwechsels).

Einen Überblick über den Stellenwert der Gelenkdrainage bei verschiedenen Ödemen zeigt (◘ Tab. 5.2).

5.7.5 Kontraindikationen

Die Kontraindikationen der kombinierten manuellen Gelenkdrainage entsprechen derzeit den Kontraindikationen der Komplexen Physikalischen Entstauungstherapie (KPE).

◘ Tab. 5.2 Stellenwert der Gelenkdrainage bei verschiedenen Ödemen

Hoher Stellenwert	Gut geeignet in Ergänzung zu anderen Maßnahmen; Stellenwert als alleinige Maßnahme gering	Bedeutungslos bzw. sogar kontraindiziert
Postoperative Ödeme	Inaktivitätsödeme	Lipödem in den Stadien 1 und 2
Posttraumatische Ödeme	Postapoplektische Ödeme	Ödeme aufgrund einer Hypoproteinämie
Sekundäre Lymphödeme	Ödeme auf Grundlage einer CVI Stadium 2 und 3	Kardiales Ödem
Primäre Lymphödeme	Rheumathoide Arthritis, akute und subakute Phase (Schmerz beachten)	Schwangerschaftsödem
	Arthrose/Arthritis	Hepatisches Ödem
		Zyklisch-idiopathische Ödeme
		Ödeme auf Grundlage einer CVI Stadium 1
		Renales Ödem

Literatur

Davies PM (1995) Hemiplegie. Springer, Berlin/Heidelberg, S 254–270

Diehm C, Allenberg JR, Nimura-Eckert K (1999) Farbatlas der Gefäßkrankheiten. Springer, Berlin/Heidelberg

Földi M, Kubik S (1993) Lehrbuch der Lymphologie, 3. Aufl. Urban & Fischer, München

Földi M, Kubik S (2005) Lehrbuch der Lymphologie, 6. Aufl. Urban & Fischer, München

Gallenkemper G, Rabe E, Kreysel HW (1996) Venöser Abfluß bei passiver Kompression verschiedener Fuß- und Unterschenkel-Regionen sowie bei aktiver und passiver Dorsalextension im Sprunggelenk. Phlebol 25:89–94

Hahn von Dorsche H, Dittel R (2005) Anatomie des Bewegungssystems. Neuromedizin Verlag, Bad Hersfeld

Kaltenborn F (1985) Manuelle Mobilisation der Extremitätengelenke. Olaf Norlis Bokhandel, Oslo

Kubik S (2005) Physiologie und Pathophysiologie des Lymphgefäßsystems. In: Földi M, Kubik S (Hrsg) Lehrbuch der Lymphologie, 6. Aufl. Urban & Fischer, Stuttgart, S 133–174

Marshall M (1987) Praktische Phlebologie. Springer, Berlin/Heidelberg

Meert GF (2007) Das venöse und lymphatische System aus osteopathischer Sicht. Urban & Fischer, München

Mörl H (1983) Gefäßkrankheiten in der Praxis. Edition Medizin, Basel

Rieger H, Schoop W (1998) Klinische Angiologie. Springer, Berlin/Heidelberg

Schneider W, Walker J ((1984) Kompendium der Phlebologie. Wolff, München

Schumacher GH, Kubota K (1989) Oberflächen-Anatomie des Menschen, Ueberreuter, Wien

Staubesand J (1984) Zur systematischen, funktionellen und praktischen Anatomie der Venen des Beines. In: Schneider W, Walker J (Hrsg) Kompendium der Phlebologie. Wolff & Sohn, München, S 9–140

Tillmann B (1987) Rauber/Kopsch Anatomie des Menschen, Bd I: Bewegungsapparat. Thieme, Stuttgart

Tillmann B (2009) Atlas der Anatomie, 2. Aufl. Springer, Berlin/Heidelberg

Witsch L (1980) Thrombo-Embolie-Prophylaxe ohne Antikoagulantien. Swissme 2(Sonder-Nr. 4a):41–43

Resorptionsförderung durch elektrotherapeutische Maßnahmen

Tjado Galic und Otto Schreiner

Inhaltsverzeichnis

© Springer-Verlag GmbH Deutschland, ein Teil von Springer Nature 2020
G. Bringezu, O. Schreiner (Hrsg.), *Lehrbuch der Entstauungstherapie*,
https://doi.org/10.1007/978-3-662-60576-9_6

In diesem Abschnitt werden die Grundlagen der Elektrotherapie als bekannt vorausgesetzt; wir verweisen auf die entsprechende Literatur.

6.1 Wirkung monophasischer Impulsströme

Die monophasischen Impulsströme (0,2–200 Hz) besitzen einen breiten therapeutischen Einsatzbereich:

6.1.1 Durchblutungssteigerung

- Direkt in der Haut und subkutan bis 1 cm Gewebetiefe
  - kommt es direkt unter den Elektroden zu gefäßerweiternden Effekten mit einer massiven und über die Therapiezeit hinaus anhaltenden Hyperämiereaktion.
- Reflektorisch in tieferen Gewebeschichten
  - wird die Durchblutungssteigerung über kutiviszerale Reflexe vermittelt.

6.1.2 Schmerzlinderung

- Direkt über den Schmerzverdeckungseffekt besteht ein besonders günstiger Einfluss bei neuropathischen Schmerzsyndromen.
  - Durch die Stimulation von Vibrationsrezeptoren und deren Nervenfasern, welche im Hinterhorn des Rückenmarks mit den einlaufenden Nozizeptoren segmental verschaltet sind, kommt es zu einer selektiven Anhebung der Schmerzschwelle (Gate Control Theorie, Melzack und Wall 1965; Wall und Melzack 1989).
- Indirekt über eine Vielzahl ineinander greifender Mechanismen wie
  - absteigende Elektrodenapplikation bei Behandlung ganzer Nervenstämme, hierfür wird die Anode proximal und die Kathode distal appliziert; diese Anlage bewirkt eine unspezifische Dämpfung der Nervenaktivität im Behandlungsgebiet,
  - Ausschwemmung algetischer Substanzen durch hyperämisierende und reabsorptionsfördernde Applikationen,
  - Normalisierung des Muskeltonus.

6.1.3 Muskelstimulation

- Atrophieprophylaxe und Muskelaufbau durch tetanisierende Ströme mit spezifischen Reizparametern

- Tonussenkung hypertoner Skelettmuskulatur mittels spezieller Stromformen und alternierender Stimulation
- Stimulation peripherer Lähmungen
  - durch Einzelimpulse zur Erhaltung der Erregbarkeit und
  - ein spezielles Muskeltraining bei beginnender Reinnervation
- Funktionelle Elektrostimulation (FES) bei Para- und Tetraplegien

6.1.4 Ödembehandlungsmöglichkeiten

Im Zusammenhang mit einer gezielten Elektrostimulation werden immer wieder mehrere Punkte diskutiert, welche als Mechanismen zur Resorption verschiedenster Ödeme geeignet erscheinen. Diese werden nachfolgend kurz erörtert.
- Förderung des venösen Rückflusses durch elektrische Muskelstimulation (EMS)
- Anregung des Lymphflusses
- Elektrische Stimulation der Lymphmotorik
- Drainierende Wirkung auf intrakapsuläre Gelenkschwellungen
- Verminderung der Kapillarpermeabilität
- Ausschwemmende Wirkung auf Entzündungs- und Schmerzmediatoren.

6.1.4.1 Förderung des venösen Rückflusses durch EMS?

Da mittels Elektrostimulation großflächige Muskelkontraktionen ausgelöst werden können, welche unmittelbar auf das tiefe Leitvenensystem der Extremitäten einwirken, lässt dieser Gedanke einen therapeutisch bedeutsamen Einfluss auf die venös-lymphatische Insuffizienz erwarten. Dies ist jedoch nicht der Fall. Hierfür können mehrere Gründe angeführt werden:

Alle (in ► Abschn. 5.1.2 ausführlich dargestellten) Mechanismen der venösen Rückstromförderung greifen in vollem Umfang **nur bei komplexen Bewegungsabläufen**, entweder bei fortgesetzten Alltagsbewegungen oder therapeutischen Maßnahmen, welche diesen weitgehend nachempfunden sind und mehrfach täglich durchgeführt werden. Isolierte Kontraktionen einzelner Muskeln, z. B. isometrische Kontraktionen der Wadenmuskulatur, können erwiesenermaßen eine fehlende Bewegung nicht ersetzen. Dies gilt insbesondere bei Extremitätenschwellungen, denen ein geschädigtes Gefäßsystem (primäre Varikosis, postthrombotisches Syndrom u. a.) zugrunde liegt.

Ein wirkungsvoller Einfluss der Elektrostimulation wäre somit ebenfalls an diese Bedingungen geknüpft. Mit anderen Worten, es würde ein Mehrkanalgerät mit mindestens drei, besser fünf voneinander unabhängigen

Kanälen benötigt, welches eine alternierende Stimulation ganzer Muskelgruppen erlaubt.

Einerseits gibt es ein solches Gerät derzeit nicht, andererseits stellt sich auch die Frage, unter welchen klinischen Bedingungen zur Behandlung einer venös-lymphatischen Insuffizienz ein solcher Aufwand im Vergleich zu einer aktiven Bewegungstherapie erforderlich wäre?

Eine Ausnahme bildet die **funktionelle Elektrostimulation** bei Tetra- und Paraplegikern (z. B. nach Querschnittssyndromen). Bei diesen Patienten ist allerdings das Gefäßsystem in der Regel intakt, und die Elektrostimulation besitzt hier ohnehin einen besonderen Stellenwert. Der positive Einfluss auf den venösen Rückstrom ist hier ein willkommener Nebeneffekt.

> **Hinweis**
>
> Die Grundregeln der elektrischen Muskelstimulation erfordern für jede funktionelle Muskelstimulation (FES), bei welcher Bewegungen ausgelöst werden sollen, ein differenziertes und mehrwöchiges Aufbautraining. In keinem Falle darf die FES ohne dieses Übungsprogramm und ohne eine individuelle Parameteranpassung erfolgen, da es gerade bei untrainierten Muskeln sehr schnell zu erheblichen Verletzungen kommen kann.

6.1.4.2 Anregung des Lymphflusses durch EMS?

Da das oberflächige Lymphgefäßsystem extrafaszial liegt, kann eine Muskelkontraktion nur einen indirekten Einfluss auf den Lymphfluss ausüben.

Für die Einwirkung auf das oberflächige Lymphgefäßsystem ist vielmehr die alternierende Spannungsänderung der Haut über den Gelenken von Bedeutung, welche sich ebenfalls nur bei fortgesetzten, komplexen Bewegungsabläufen bemerkbar macht. Im übertragenen Sinne gelten aus Sicht der Elektrostimulation ähnliche Einschränkungen, wie sie bereits für den venösen Rückfluss diskutiert wurden.

> **Hinweis**
>
> Im Vergleich zu aktiven, komplexen Bewegungsabläufen ermöglicht die elektrische Muskelstimulation nur eine geringfügige Anregung des lymphatischen Rückflusses.

6.1.4.3 Elektrische Stimulation der Lymphmotorik?

Für eine gezielte Steigerung der Lymphmotorik durch Impulsströme gibt es derzeit keine Hinweise. Selbst auf der Basis hypothetischer Überlegungen lassen sich keinerlei Übereinstimmungen zwischen den Reizprinzipien der Elektrotherapie und der Physiologie der Lymphgefäßtätigkeit herstellen.

6.1.4.4 Drainierende Wirkung auf intrakapsuläre Gelenkschwellungen?

Die anatomisch-physiologischen Gegebenheiten an der Gelenkkapsel und deren Gefäßverhältnisse werden in ▶ Kap. 5 beschrieben.

Alle Gelenkbewegungen führen durch die Skelettmuskelkontraktionen direkt und indirekt zu einer wechselnden Straffung und Entspannung der fibrösen Kapselanteile, sodass auch die dort verlaufenden ableitenden Venen und Lymphgefäße abwechselnd komprimiert und lumenerweitert werden.

Über diesen Mechanismus werden sowohl das venöse Blut, als auch die Lymphe aus dem Gelenk heraus in kapselnahe Gefäße überführt, welche in ableitende Gefäße aus der gesamten Region münden. Gerade die Venen folgen in ihrem Verlauf den bewegenden Muskeln und werden über die Muskelkontraktion entleert.

> **Hinweis**
>
> Es ist nahe liegend, dass durch EMS hervorgerufene rhythmische Muskelkontraktionen auf Gelenkschwellungen einen deutlichen drainierenden Effekt haben. Vorzugsweise dann, wenn diejenigen Muskelanteile zur Kontraktion gebracht werden, welche einen komprimierenden Einfluss auf die abführenden Gefäße haben.

6.1.4.5 Verminderung der Kapillarpermeabilität?

Darstellungen von Kern (1994) weisen darauf hin, dass **durch die Anwendung monophasischer Impulsströme die Kapillarpermeabilität für Plasmaproteine sinkt**. Der zugrunde liegende Mechanismus (direkte Wirkung auf die Kapillaren oder reflektorisch über die Hemmung sympathischer Reflexe?) ist zurzeit noch nicht geklärt.

Dass eine posttraumatische Ödemresorption auch ohne forcierte Aktivierung der Muskelpumpe möglich ist, konnte experimentell nachgewiesen werden, wenn monophasische Impulsströme um 120 Hz (t_i 1–2 ms) zur Anwendung kommen. Allerdings müssen die Ströme noch in der Akutphase, also innerhalb der ersten 24 Stunden, motorisch unterschwellig appliziert werden. Die Untersuchungen werden durch Erfahrungen aus der täglich Praxis unterstützt. Dieses Verfahren eignet sich vor allem in der Akutphase leichterer Muskel- und Sehnenverletzungen. Neben den Strömen mit 120 Hertz hat sich der Einsatz des „Ultrareizstroms" nach Träbert bewährt (Impulsparameter: t_i = 2 ms, t_R = 5 ms = Frequenz ca. 143 Hz). Es handelt sich dabei um einen in nahezu allen Elektrotherapiegeräten fest programmierten monophasischen Impulsstrom, der aufgrund der geringen Impulsflusszeit von 2 ms gerade in dieser Situation gut vertragen wird (▶ Kap. 14).

Da durch diese Anwendungen gleichzeitig auch eine intensive Hyperämie im Behandlungsgebiet hervorgerufen wird, können größere Traumata, rheumatische Schwellungen und alle Erkrankungen mit ausgedehnten Kapillarwandschäden mit diesem Verfahren **nicht** behandelt werden.

> **Hinweis**
>
> In der Frühphase (bis 24 h) nach Sehnen- und Muskelverletzungen kann durch Applikation spezieller Impulsströme, die Kapillarpermeabilität für Plasmaeiweiße wirkungsvoll vermindert werden. Dadurch wird die posttraumatische Regeneration erheblich beschleunigt.

6.1.4.6 Ausschwemmende Wirkung auf Entzündungs- und Schmerzmediatoren?

Durch die Applikation monophasischer Impulsströme wird lokal im Ödemgebiet eine Hyperämie hervorgerufen, vorausgesetzt, das Behandlungsgebiet wird direkt vom Strom durchflossen. Dies hat mehrere Auswirkungen, die sich günstig auf die Ödemresorption auswirken können:

— Es kommt zu einer Vermischung des Ödems mit Ultrafiltrat aus den Kapillaren. Dadurch wird einer frühzeitigen Fibrosierung hochmolekularer Ödembestandteile entgegengewirkt.
— Die Fließeigenschaften der Ödemflüssigkeit werden verbessert, was in Verbindung mit dem drainierenden Effekt der rhythmischen Muskelstimulation die Flüssigkeitsmenge insgesamt reduzieren kann.
— Mit Abnahme der Ödemflüssigkeit ist auch eine wirkungsvolle Reduktion der Entzündungs- und Schmerzmediatoren denkbar.
— Zusätzlich trägt der Spannungsrückgang im Gewebe dazu bei, dass die stark sensibilisierten Nozizeptoren weniger gereizt werden.

Um diese Möglichkeiten im Behandlungskonzept posttraumatischer Geschehen möglichst frühzeitig zu nutzen, müssen sowohl der Zeitpunkt zum Einsatz der Therapie als auch die Dosierung, d. h. Häufigkeit und Zeitdauer der Anwendungen, individuell bestimmt werden. Hierfür sind eine fundierte, klinische Praxiserfah-

rung und ein umsichtige Kooperation aller Beteiligten gefragt.

> ⊘ **Vorsicht**
>
> Ein verfrühter Einsatz und eine forcierte Dosierung monophasischer Impulsströme (mit Flusszeiten >1 ms) kann leicht zu einer Überdosierungsreaktion mit deutlicher Zunahme der Schwellung führen. In diesen Fällen soll die Therapie ausgesetzt werden. Eine leichte Zunahme der Entzündungssymptome, Schmerz und Hitzegefühl, tritt im direkten Anschluss an die Behandlung fast regelmäßig auf, verschwindet aber bei richtiger Dosierung nach den ersten Behandlungen zusammen mit Abnahme der Schwellung.

Eine geringfügige Verstärkung der Schmerzsymptomatik lässt sich bei frühestmöglichem Einsatz der Impulsstromtherapie (wie bei fast allen mobilisierenden Therapien) nur selten vermeiden. Ist dies auch bei umsichtiger Dosisanpassung für den einzelnen Patienten zu belastend, soll der Einsatz der Behandlung um ein paar Tage verschoben werden.

Es hat sich gezeigt, dass es gerade in der Frühphase nach Verletzungen (in den ersten Tagen) am besten ist, ein lokal wirksames Schmerzmittel zu verabreichen, als mit Kältetherapie den traumatischen Entzündungsprozess zu verzögern oder zu unterdrücken (▶ Kap. 9).

Gleiches gilt auch für die häufigen arthrotischen Reizergüsse. Auch hier hat sich gezeigt, dass richtig dosierte Wärmeanwendungen in Kombination mit resorptionsfördernden Impulsstromapplikationen gut vertragen werden und die akuten Schmerzphasen deutlich verkürzen können.

6.1.5 Zusammenfassung

Eine Resorptionsförderung durch die Applikation monophasischer Impulsströme vereint hauptsächlich zwei ödemreduzierende Aspekte:

— lokal drainierende Effekte durch Aktivierung der Muskelpumpe,
— gleichzeitige Hyperämie im Ödemgebiet mit ausschwemmender Wirkung auf Entzündungs- und Schmerzmediatoren.

Eine Sonderstellung nimmt die Verminderung der Kapillarpermeabilität bei Applikation spezieller Ströme in der Akutphase von Sehnen- und Muskelverletzungen ein.

Ein therapeutisch bedeutsamer Einfluss auf die Förderung des lymphatischen Rückstroms oder gar eine Stimulation der Lymphmotorik selbst, besteht nicht. Eine signifikante Steigerung des venösen Rückstroms bei venös-lymphatischer Insuffizienz lässt sich nur unter höherem technischen Aufwand einer Mehrkanalstimulation realisieren und scheitert z.Zt. auch an nicht vorhandenen Geräten.

Unberührt davon ist der nachgewiesene positive Einfluss einer Rückstromförderung durch Elektrostimulation bei Tetra- und Paraplegiepatienten (Kern 1994).

6.2 Behandlungsparameter

Elektrostimulation zur Drainage intrakapsulärer Schwellungen- und Muskelverletzungen:

- Es kommen **monophasische Impulsströme** mit t_i ≥1 ms zur Anwendung. Bei einem Einsatz **innerhalb der ersten 24 Stunden** posttraumatisch haben sich Flusszeiten um t_i–0,5 ms bewährt.
- Das **Ödemgebiet wird großflächig mit Elektroden abgedeckt** (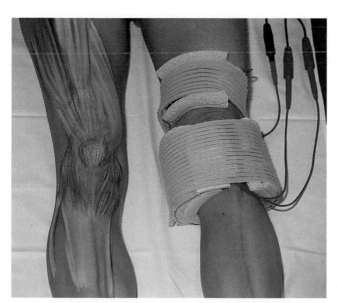 Abb. 6.1), um eine ausreichende Durchströmung zu gewährleisten. Dies geschieht entweder durch eine sehr große Elektrode oder durch das Zusammenschalten mehrerer kleiner Elektroden, die sich so vor allem in Gelenkregionen viel besser den Konturen anmodellieren lassen. Diese werden parallel als Anode geschaltet.
- Die Kathode liegt **unter funktionellen Gesichtspunkten** entweder im Verlauf der betroffenen Struktur (bei Muskel- und Sehnenbehandlung) oder auf der Muskulatur, die die Abflussrichtung funktionell beeinflusst (bei Kapsel- und Bänderverletzungen), also stets proximal der Verletzung. Sie kann klei-

ner als die im Ödemgebiet liegende Elektrode sein, da dann zur Auslösung der Skelettmuskelkontraktion weniger Strom benötigt wird. Ist der Größenunterschied zu extrem (>50 %) kommt es vorzeitig zu Muskelreaktionen. Die Stromdichte reicht dann unter der großen Anode nicht mehr aus, um eine therapierelevante Hyperämie zu erzeugen.

> **Hinweis**
>
> In der älteren Literatur wird gelegentlich beschrieben, dass stets die **Kathode im Ödemgebiet** platziert werden soll, um den **elektroosmotischen Effekt** zu nutzen. Die elektrisch negativen Eiweiße bewegen sich im Experiment nämlich im elektrischen Feld in Richtung Anode, sie wandern also aus dem Ödemgebiet heraus. Damit ließe sich die Ödemreduktion zusätzlich unterstützen. Aufgrund der **langsamen Wanderungsgeschwindigkeit von wenigen mm pro Stunde (!)** macht sich dieser Effekt bei den üblichen Behandlungszeiten jedoch nicht bemerkbar, weshalb uns der Vorteil der proximal liegenden Kathode aus den erwähnten Gründen größer erscheint.

- Um den gewünschten Pumpeffekt auf das Ödemgebiet über die stimulierte Skelettmuskulatur zu erreichen, sollte das **Verhältnis Stimulationszeit:Pausenzeit 1:1 bzw. 1:2** sein, wobei die Stimulationszeit selbst 1–3 Sekunden beträgt.
- Die **Dosierung** erfolgt mit **motorisch schwelliger** Intensität.

> **❶ Vorsicht**
>
> Die Intensität wird so gewählt, dass eine minimal sichtbare Muskelkontraktion zustande kommt. Diese reicht vollkommen aus, um die ableitenden Venen zu komprimieren. Eine höhere Dosierung würde bei den vorgeschlagenen Stimulations-/Pausenzeiten zu einem völlig unphysiologischen Muskeltraining führen.

- Die Behandlungszeit beträgt **15–30 min** bis zu **2-mal täglich.**
- Zur Behandlung wird die **betroffene Extremität** unter maximaler Entlastung **funktionsgerecht gelagert.** Hierzu gehören die optimale Gelenkentlastung durch Unterlagerung und die Annäherung der Insertionen der stimulierten Muskulatur.

Speziell für Sehnen- und Muskelverletzungen bietet sich die **exsudationsvermindernde Elektrostimulation** mit folgenden Parametern an:
- Zur Anwendung kommen niederfrequente Impulsströme.

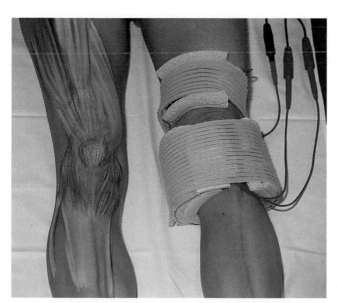

❑ Abb. 6.1   Elektrodenanlage zur Resorptionsförderung bei einem Kniegelenkerguss. Die Patellaregion bleibt zur Vermeidung von Kompressionseffekten der Elektrodenunterpolsterung ausgespart; Gleiches gilt für die Kniekehle (ungewollte Stimulation des N. ischiadicus)

- Die Frequenz sollte um 120 Hz liegen.
- Die Impulsbreite darf nicht größer als 0,5 ms sein, um eine durch den Strom direkt erzwungene Hyperämie im Durchströmungsgebiet zu vermeiden.
- Die Dosierung darf die motorische Schwelle nicht erreichen, um keine Gewebsschädigungen durch quasi passive Muskelkontraktionen zu provozieren.
- Die Elektroden sollten möglichst groß gewählt werden, sodass sie die Verletzungsregion so vollständig wie möglich abdecken.
- Die Kathode kommt in diesem Falle auf die Verletzungsstelle, die Anode wird unter funktionellen Gesichtspunkten platziert.
- Die Behandlungszeit sollte mindestens 30 min betragen, wenn möglich 2-mal am Verletzungstag.

Angenähert an diese Bedingungen sollen auch die zur Behandlung von akuten Zerrungen bewährten konventionellen Ströme wie der Ultrareizstrom nach Träbert keine sichtbaren Kontraktionen auslösen.

6.3 Vorteile

Bei intraartikulären Schwellungen sowie bei posttraumatischen Weichteilschwellungen z. B. aufgrund einer Distorsion oder einer Kontusion sind aktive Bewegungen oft aufgrund der Schmerzhaftigkeit nicht durchführbar und in Einzelfällen sogar kontraindiziert. Für einen Pumpeffekt im Gewebe sind aktive Bewegungen außerdem auch nicht unbedingt erforderlich. Hier genügen **isometrische Spannungsübungen**, die mehrmals täglich wiederholt werden sollten, und zwar jeweils etwa **15–20 min** lang.

Aktiv ist dies jedoch aus verschiedenen Gründen nur unzureichend möglich. Zum einen tritt bei isometrischen Muskelanspannungen rascher eine Ermüdung auf als bei dynamischer Muskelarbeit, zum anderen scheitern sie oft an der mangelnden Motivation, eine solch „stupide" rhythmische Muskelanspannung über einen so langen Zeitraum durchzuführen. Gerade deshalb **bietet sich** hier die **Elektrostimulation an**. Gleichzeitig ist damit eine nachhaltige Durchblutungssteigerung mit allen dargestellten Vorteilen verbunden, die durch andere physikalische Reize in dieser Qualität nicht zu erreichen ist.

6.4 Indikationen

Das **Hauptindikationsgebiet** für die elektrotherapeutische Resorptionsförderung stellen die **posttraumatischen Schwellungen** dar, v. a.
- Kapsel- und Bandverletzungen,

- Muskelzerrungen und -faserrisse sowie Kontusionen,
- akute Insertionstendinosen und Überdehnungen des Muskel-Sehnen-Übergangs,

wie sie im Sport an der Tagesordnung sind.

> **Hinweis**
>
> Voraussetzung für eine Behandlung ist, dass die Behandlungsregion direkt vom Strom durchflossen werden kann, mit anderen Worten nicht tiefer als 1–2 cm im Gewebe liegt.

Auch **arthrotische Reizergüsse** können mit resorptionsfördernden Strömen in Kombination mit anderen Therapien wirkungsvoll behandelt werden, da es sich dabei im weiteren Sinne ebenfalls um entzündliche verletzungsbedingte Schwellungen handelt.

Ein weiterer denkbarer Einsatz für elektrotherapeutische Resorptionsförderung stellt sich **präoperativ** bei nicht sofort zur operativen Versorgung anstehenden Kapsel-Band-Verletzungen.

> **Hinweis**
>
> Grundsätzlich wird vor Beginn der Therapie das Ausmaß der Schädigung diagnostiziert, um Frakturen, Operationsindikationen, rheumatische Schwellungen, Autoimmunreaktionen usw. und möglicherweise gefährliche Begleitsymptome wie Durchblutungsstörung bei Diabetes auszuschließen.

6.5 Einschränkungen und Kontraindikationen

6.5.1 Einschränkungen

Postoperative Schwellungen wären, da sie letztlich auch traumatischer Natur sind, ebenso für eine Behandlung mit resorptionsfördernder Elektrostimulation geeignet. Was hier die Behandlung oft erschwert bzw. unmöglich macht, sind die operationsbedingten Hautläsionen, auf die keine Elektroden appliziert werden können: Die Wundabdeckungen sind im Wege, die Sterilität ist nicht gewährleistet, es besteht vermehrte Verätzungsgefahr und Schmerzhaftigkeit der Anwendung über verletzter Haut! **Ausnahmen** stellen minimalinvasive operative Eingriffe wie die Arthroskopie dar.

Bei postoperativen Schwellungen kommen daher im Rahmen der direkten postoperativen Mobilisation isometrische Übungsprogramme und vor allem die Manuelle Lymphdrainage als effektivste Behandlungsstrategie

◘ Tab. 6.1   Stellenwert der elektrotherapeutischen Resorptionsförderung bei verschiedenen Ödemen

Hoher Stellenwert/besonders geeignet	Bedeutungslos	Kontraindiziert
Posttraumatische Schwellungen: Kapsel-Band-Verletzungen, Muskelverletzungen, Sehnenverletzungen	Chronisch-venöse Insuffizienz aller Stadien und Ursachen	Chronische Lymphödeme
Arthrotische Reizergüsse	Hypoproteinämische Ödeme	Ödeme aufgrund rheumatisch-entzündlicher Erkrankungen
Postoperative Schwellungen (praktisch nur sehr eingeschränkt behandelbar, da die Wundabdeckung, die Größe der Narbe etc. die Behandlung verhindert)	Kardiale Ödeme	Sudeck-Syndrom
	Lipödem bzw. Lipödemsyndrom	Postapoplektisches Ödem

zur Anwendung. Insbesondere in der Handchirurgie lassen sich so in kurzer Zeit beeindruckende Ödemverringerungen erzielen (▶ Abschn. 14.8.6 und 14.8.7).

Durch Elektrostimulation nicht beeinflussbare, also auch **nicht indizierte Ödeme** sind:

- die chronisch-venöse Insuffizienz (CVI) bzw. das postthrombotische Syndrom (PTS),
- hypoproteinämische Ödeme beim nephrotischen Syndrom, der exsudativen Enteropathie und
- kardial bedingte Ödeme.

Eine Elektrostimulationen ist bei diesen Erkrankungen zwar ganz allgemein nicht kontraindiziert, doch lässt sich festhalten, dass sie zur Ödembehandlung entweder im Vergleich zu anderen physikalischen Maßnahmen bedeutungslos ist (z. B. bei Veneninsuffizienz) oder gar keinen Wirkansatz besitzt.

6.5.2 Kontraindikationen

Eine Kontraindikation für die elektrotherapeutische Resorptionsförderung stellt die posttraumatische/postoperative Komplikation des **Sudeck-Syndroms** dar. Die direkte Applikation von monophasischen Impulsströmen gerade in den entzündlichen Phasen (I und II), in denen Schwellungen auftreten, wird von den Patienten wegen der Schmerzhaftigkeit nicht toleriert und führt erwartungsgemäß nur zur Verschlimmerung des Bildes.

Rheumatische Schwellungen wie bei der cP/RA und allen Kollagenosen (systemischer Lupus erythematodes – SLE, Sklerodermie, Dermatomyositis etc.) während der entzündlichen Schubphasen bilden weitere Kontraindikationen. Hier besteht generell die Gefahr einer entgleisenden Verschlimmerung durch hyperämisierende Ströme. Zudem sind die betroffenen Regionen für eine direkte Elektrodenapplikationen meist viel zu schmerzempfindlich.

Auch bei **Lymphödemen** ist eine Aktivierung der Muskelpumpe nicht sinnvoll, da die eiweißhaltige Lymphlast nicht ersatzweise durch die Venen aufgenommen werden kann. Die Umleitung der Ödemflüssigkeit über die Hautlymphgefäße in andere Abflussgebiete, wie sie durch die Manuelle Lymphdrainage geschieht, lässt sich durch eine Elektrostimulation in keiner Weise bewerkstelligen. Jede Maßnahme, die auch nur gering hyperämisierend wirkt, birgt außerdem das Risiko, dass die kapilläre Filtrationsrate zunimmt und sich das Ödem entsprechend vergrößert. Zudem erhöht sich durch reizende Therapien, wie sie auch eine Elektrostimulation darstellt, signifikant die Gefahr einer Hautschädigung, da die Trophik der Haut im Ödemgebiet erheblich vermindert ist. Die Gefahr einer unbeabsichtigt zugefügten Verätzung ist bei verminderter Sensibilität des Lymphödemarmes (typisches Beispiel!) extrem hoch. Dies wäre in einem solchen Falle als echte Katastrophe anzusehen, da aufgrund der schlechten und verzögerten Wundheilung eine erhebliche Infektionsgefahr besteht.

◘ Tab. 6.1 fasst den jeweiligen Stellenwert, den die elektrotherapeutische Resorptionsförderung bei verschiedenen Ödemen einnimmt, nochmals zusammen.

6.6 Anwendung

Um das praktische Vorgehen bei der elektrotherapeutischen Resorptionsförderung zu verdeutlichen, werden hier die Behandlungsprinzipien im Rahmen eines Konzeptes vorgestellt, wie es bei konservativ versorgten Verletzungen zur Anwendung kommt.

6.6.1 Akutphase (innerhalb der ersten 24 Stunden)

Unmittelbar nach dem Trauma bestehen die vorrangigen **Ziele** darin,

- die Einblutungen und die nachfolgende Schwellung des Gewebes zu minimieren und
- die Schmerzen zu reduzieren.

6

Dazu eignen sich folgende **Maßnahmen**:

— **Kompressionsverband** zur Erhöhung des Gewebedruckes, wodurch die Blutverteilung eingedämmt werden kann; je nach Lokalisation trägt der Verband auch zur Ruhigstellung bei.

— **Hochlagerung** zur Verringerung des schmerzsteigernden Kapillardruckes und zur Vermeidung des „Absackens" von Blut in Muskellogen und/oder Gelenkregionen.

— **Kältebehandlung** zur Minderung des Schmerzempfindens; die Qualität des Schmerzes ist jedoch engmaschig zu erfragen. Je nach Art und Lokalisation des Traumas muss auch an die Entwicklung eines Kompartment-Syndroms gedacht werden!

Nach möglichst genauer Diagnose über das Ausmaß der Schädigung sind die **weiteren therapeutischen Möglichkeiten** äußerst vielfältig und hängen vom individuellen Befund ab. Wie lange mit welchem Schwerpunkt behandelt werden sollte, lässt sich also nicht durch allgemeine Regeln darstellen.

Generelle Ziele des weiteren therapeutischen Vorgehens sind Exsudationsverminderung und Schmerzreduktion.

Nach der Erstversorgung bieten sich folgende Maßnahmen an:

— **Manuelle Lymphdrainage** der betroffenen Region. Falls die Behandlungsregion durch einen Kompressionsverband abgedeckt ist, sollten zumindest die nächst proximal gelegenen Lymphknoten behandelt werden.

— **Aktive isometrische Kontraktionen** zu diesem Zeitpunkt dienen der Unterstützung.

— **Exsudationsvermindernde Elektrostimulation** bei Sehnen- und Muskelverletzungen.

6.6.2 Subakute Phase (ab 2. Tag)

In der subakuten Phase ist die **Schwellungsverminderung** das vorrangige Therapieziel.

Sobald eine ständige Kompression nicht mehr erforderlich ist, wird **direkt in der Hämatomregion** mittels

— Manueller Lymphdrainage und
— resorptionsfördernder Elektrostimulation

für eine rasche Verteilung der Hämatomreste gesorgt werden. Zu diesem Zeitpunkt erhält auch die Schulung der gestörten Propriozeption eine große Bedeutung.

Elektrostimulation mit resorptionsfördernden Anlagen kann einsetzen, sobald eine schmerzarme Kontraktion der Muskulatur möglich ist. Sie wird dann idealerweise mehrmals pro Tag durchgeführt, um den lokal drainierenden Effekt auszunutzen.

Von den konventionellen Strömen eignet sich besonders verschiedene Modifikationen der **Träbertschen Frequenz**, am besten als „**Ultrareizstrom (URS)**", die geschwellt, d. h. amplitudenmoduliert appliziert werden.

Die Kontraktion bei motorisch schwelliger Dosierung erfolgt bei einer weiteren konventionellen Stromform aus der Gruppe der diadynamischen Ströme, dem CP, zuerst in der 100-Hz-Phase, da hier die doppelte (!) Strommenge fließt. Ideal ist demzufolge eine in der 100-Hz-Phase amplitudenerhöhte Form des Stroms, wie sie von manchen Herstellern angeboten wird.

6.6.3 Chronische Phase (bei Restödemen oder rezidivierenden Zuständen, die seit Wochen bestehen)

Neben anderen hyperämisierenden Maßnahmen der physikalischen Therapie wie

— Heiße Rolle oder Bedampfungen,
— temperaturansteigende Bäder und
— Ultraschall

ist in der chronischen Phase besonders die diadynamische Stromform **CP** angezeigt mit dem Wechsel 50/100 Hz in 1-Sekunden-Rythmus.

Diese Maßnahmen können zusätzlich kombiniert werden mit

— verschiedenen Formen der Massage sowie
— Muskeldehnungen und nachfolgender Antagonistenkräftigung.

Literatur

Kern H (1994) Elektrostimulation im Sport und in der Rehabilitation. Dissertation, Universität Wien

Melzack R, Wall PD (1965) Pain mechanisms: a new theory. Science 150:971–979

Wall PD, Melzack R (Hrsg) (1989) Textbook of pain, 2. Aufl. London/New York, Churchill Livingstone Edinburgh

Der Stellenwert der Atmung für den venösen und lymphatischen Rückfluss

Otto Schreiner

Inhaltsverzeichnis

© Springer-Verlag GmbH Deutschland, ein Teil von Springer Nature 2020
G. Bringezu, O. Schreiner (Hrsg.), *Lehrbuch der Entstauungstherapie*,
https://doi.org/10.1007/978-3-662-60576-9_7

Ebenso wie bei der Rückflussförderung durch die Muskel- und Gelenkpumpe (▶ Kap. 5) wird auch immer als selbstverständlich hingenommen, dass die Atmung für den Rückfluss des venösen Blutes und der Lymphe aus der Peripherie mitverantwortlich ist. Detaillierte Angaben darüber, welchen Stellenwert im Rahmen der Entstauungsmaßnahmen welche Atemform bei welcher Art von Schwellung hat, fehlen in der ansonsten umfangreichen Literatur über Atemtherapie.

Die einzelnen Vorgänge bei der Atmung und die therapeutisch mögliche Atembeeinflussung werden in diesem Abschnitt nur so weit betrachtet, wie sie für die Förderung des venösen und lymphatischen Rückflusses von Bedeutung sind.

7.1 Prinzipielle Mechanismen

Der Vorgang der Atmung ist über die Ein- und Ausatmung funktionell mit einem ständigen Wechsel von Überdruck und Unterdruck zwischen Thoraxraum und Abdominalraum verbunden. Während die **Inspiration** (Einatmung) ein aktiver, d. h. muskulär bewirkter Vorgang ist, ist die **Exspiration** (Ausatmung) ein überwiegend passiver Vorgang.

7.1.1 Einatmung (Inspiration)

Die Einatmung beruht auf dem Prinzip, dass durch die Vergrößerung des Thoraxraumes ein atmosphärischer Unterdruck entsteht, damit von außen Luft in die dafür vorgesehenen Räume wie Luftröhre, Bronchien, Bronchiolen und schließlich Alveolen einströmen kann.

Diese Thoraxraumvergrößerung ist nur mit Hilfe von Muskeln zu erreichen und ist deshalb ein aktiver Vorgang, der im Einzelnen folgendermaßen abläuft: Der wichtigste Atemmuskel ist das **Zwerchfell** (Diaphragma thoracoabdominalis), das die Trennwand zwischen Brust- und Bauchhöhle darstellt. Es handelt sich um einen flachen Muskel, der sich kuppelförmig zwischen der Innenfläche der Knorpel der 6 unteren Rippen (Pars costalis), dem Brustbein, d. h. der Innenfläche des Processus xiphoideus (Pars sternalis), und der Vorderfläche des 1.–3. bzw. sogar des 4. Lendenwirbelkörpers (Pars lumbalis) spannt. In der Mitte befindet sich ein größerer sehniger Anteil, das **Centrum tendineum**, von dem die beschriebenen Muskelanteile „strahlenförmig" bis zu ihren Ansätzen am Thorax bzw. der LWS verlaufen. Zu beiden Seiten dieses Sehnenzentrums wölbt sich der muskuläre Anteil jeweils leicht kuppelförmig nach kranial, rechts etwas höher als links, bedingt durch die im rechten Oberbauch gelegene Leber. Auf dem Sehnenzentrum liegt das Herz, wodurch das typische Bild der beiden Kuppeln zusätzlich geprägt wird (◼ Abb. 7.1).

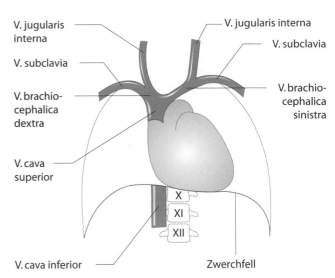

◼ **Abb. 7.1** Schematische Darstellung der Lage und Gestalt des Zwerchfells sowie der herznahen großen Venen

Im **entspannten Zustand**, d. h. in vollständiger Exspiration, wölbt sich das Diaphragma weit in den Thoraxraum – rechts bis auf Höhe der 4. Rippe (von der ventralen Thoraxseite aus gesehen), während links die etwas niedrigere Kuppel etwa einen Rippenzwischenraum tiefer liegt.

Bei der **Einatmung** kontrahiert der muskuläre Faseranteil, innerviert durch den N. phrenicus, und zieht damit das sehnige Zentrum kaudalwärts. Das Sehnenzentrum bewegt sich dabei maximal um etwa 10 cm von kranial nach kaudal (Lippert 1993). Diese Angaben beziehen sich auf eine sehr tiefe Einatmung im aufrechten Stand. In Bauch- und Rückenlage ist die Stellung des Zwerchfells noch mehr nach kranial verlagert (◼ Abb. 7.2).

Die starke Muskelfaserverkürzung bei der tiefen Einatmung kann dazu führen, dass sich das Zwerchfell in eine horizontale Stellung bzw. manchmal sogar in eine leichte („paradoxe") Krümmung unter die Horizontale bewegt. Bei ruhiger Atmung verändert sich die Lage des Sehnenzentrums dagegen nur um etwa 1–2 cm, sodass die Form der Zwerchfellkuppeln nahezu unverändert bleibt.

Durch die Abflachung des Zwerchfells entsteht in jedem Falle ein mehr oder weniger großer Raumgewinn intrathorakal. Dadurch entsteht ein relativer Unterdruck mit gleichzeitiger Raumeinengung intraabdominal; der Druck nimmt dort zu, wobei wiederum der Beckenboden quasi dagegenhält. Das Ausmaß dieser Druckzunahme hängt dabei von der Einatemtiefe und der jeweiligen Atemform ab (▶ Abschn. 7.2).

Einen weiteren Faktor für die Thoraxraumvergrößerung stellen die **Interkostalmuskeln** und die **Mm. scaleni** dar. Die Mm. intercostales externi und die Anteile der Mm. intercostales interni, die sich im knorpeligen Rippenanteil befinden, tragen bei Kontraktion dazu bei, dass die Rippen und das Brustbein gehoben werden (◼ Abb. 7.3).

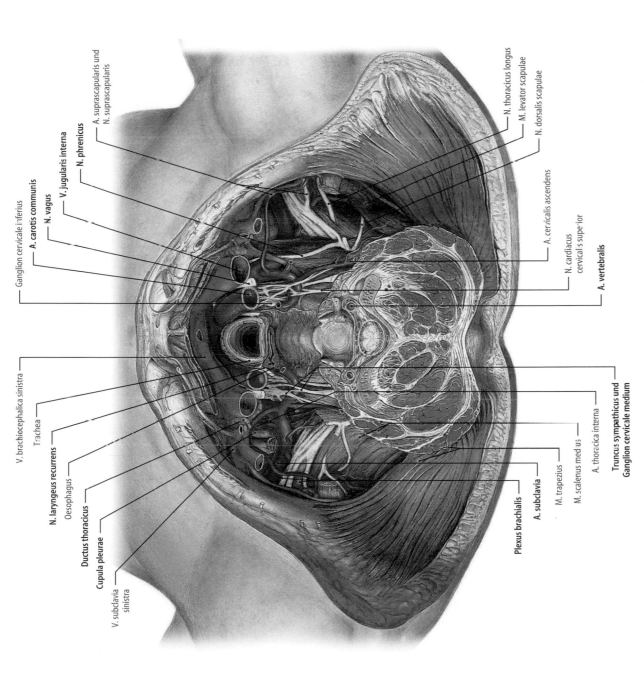

Ganglion cervicale inferius

A. carotis communis

N. vagus

N. phrenicus

V. jugularis interna

A. suprascapularis und
N. suprascapularis

N. thoracicus longus
M. levator scapulae

N. dorsalis scapulae

A. cervicalis ascendens

N. cardiacus
cervicalis superior

A. vertebralis

V. brachiocephalica sinistra

Trachea

N. laryngeus recurrens

Oesophagus

Ductus thoracicus

Cupula pleurae

V. subclavia
sinistra

Plexus brachialis

A. subclavia

M. trapezius

M. scalenus medius

A. thoracica interna

**Truncus sympathicus und
Ganglion cervicale medium**

◘ **Abb. 7.2** Das Venen- und Lymphgefäßsystem der oberen Thoraxapertur unterliegt durch seinen enger Kontakt mit den Pleurakuppeln den Atemexkursionen. (Aus Tillmann 2009)

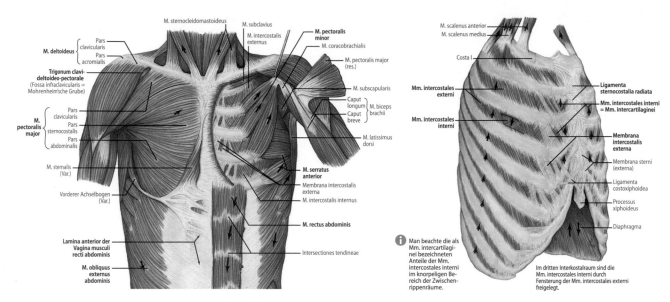

Abb. 7.3 Übersicht über die an der Atmung beteiligten Muskeln. Die nach kranial zeigenden Pfeile zeigen die an der Inspiration beteiligten Muskeln, die nach kaudal zeigenden Pfeile, die an der aktiven (forcierten) Exspiration hauptsächlich beteiligten. (Mod. nach Tillmann 2009)

Die **Mm. scaleni** (auch Treppenmuskeln oder Rippenheber genannt) werden als zervikale Fortsetzung der Interkostalmuskeln betrachtet. Sie verbinden die beiden obersten Rippen mit den Querfortsätzen der 5 unteren Halswirbel. Laut Lippert (1993) haben elektromyographische Untersuchungen gezeigt, dass bei der forcierten kostosternalen Atmung („Rippenatmung") zuerst die Kontraktion der Skalenimuskeln und damit die Hebung der beiden obersten Rippen beginnt, die sich dann Zwischenrippenraum für Zwischenrippenraum absteigend fortsetzt (■ Abb. 7.3).

Um eine noch tiefere Inspiration zu erreichen, werden weitere Muskeln eingesetzt, die einerseits an den Rippen und andererseits am Schultergürtel, an der Wirbelsäule und sogar am Kopf inserieren. Die Zuordnung und die Rolle, die diese „Einatemhilfsmuskeln" spielen, wird von den verschiedenen Anatomen unterschiedlich bewertet. Zu den **Einatemhilfsmuskeln** zählen:

- der M. sternocleidomastoideus, der das Brustbein und die Clavicula kranialwärts hebt (■ Abb. 7.3);
- die Mm. serratus posteriores (superior et inferior), die die obersten Rippen mit anheben bzw. die untersten 4 Rippen fixieren (M. serratus posteriores inferior) und damit verhindern, dass die Kontraktion der Zwerchfellmuskelfasern diese Rippen nach innen zieht, was zu Lasten des Raumgewinns ginge;
- der M. serratus anterior, der bei fixiertem Schulterblatt die Rippen anhebt;
- der M. pectoralis minor, der bei fixiertem Schultergürtel die obersten Rippen mit anhebt;
- die Pars sternocostalis des M. pectoralis major, die bei fixiertem Humerus die Rippen mit anhebt;

- der M. errector spinae, der bei Extension der Brustwirbelsäule bewirkt, dass die Rippen „ziehharmonikaartig" auseinander gezogen werden;
- der M. quadratus lumborum, der die 12. Rippe gegen den Zug des sich kontrahierenden Zwerchfells festhält.

7.1.2 Ausatmung (Exspiration)

Im Gegensatz zur Einatmung ist die Ausatmung ein überwiegend passiver Vorgang, an dem hauptsächlich folgende Faktoren beteiligt sind:

Elastische Kräfte des Lungengewebes Nach Dehnung der elastischen Anteile aller Gewebe bei der Einatmung ziehen sich diese nach Beendigung des Vorganges wieder zusammen und nehmen die Brustwand mit der Lunge, die über die Pleura an der Brustwand haftet, in die Ausgangsposition mit.

Elastizität des knorpeligen Rippenanteils Durch die anatomische Form der Rippen, der Rippengelenke und der knorpeligen Anheftung an das Sternum führt die Inspiration zu einer „Verdrillung" dieser Rippenknorpel (Lippert 1993). Die hierfür nötige Energie wird bei der Ausatmung wieder frei und hilft mit, den Brustkorb wieder in die Ruhestellung zurückzuführen.

Schwerkraft Besonders im Stehen bewirkt die Schwerkraft während der Ausatmung, dass der Oberkörper leicht nach vorne sinkt und damit den Brustkorb zusammenpresst. Im Liegen sorgt die Schwerkraft dafür, dass die durch die Einatmung kaudalwärts verdrängten Eingeweide nun wieder zurückdrängen und so das Zwerchfell zusätzlich kranialwärts schieben. Dadurch erhöht sich der intrathorakale Druck zusätzlich.

Der **aktive, muskuläre Anteil beim Ausatemvorgang** ist viel geringer als bei der Inspiration und wird vorwiegend bei forcierter Ausatmung wie Husten, Lachen etc. gebraucht. Die dafür hauptsächlich verantwortlichen Muskeln sind:

- die Mm. intercostales interni (ausgenommen deren knorpelnahe Anteile), die die Rippen senken (◘ Abb. 7.3);
- die Bauchmuskeln insgesamt, die die Rippen senken und die Oberbauchregion komprimieren, wodurch das Zwerchfell zusätzlich nach intrathorakal zurückgedrückt wird (◘ Abb. 7.3);
- der M. latissimus dorsi durch seine Ursprünge an den unteren Rippen, wodurch er den Brustkorbrand zusammendrücken kann.

Der M. latissimus dorsi ist ein typischer fakultativer Ausatemhilfsmuskel, da er lediglich bei Vorgängen wie Husten oder Lachen eine Rolle spielt.

7.2 Therapeutisch nutzbare Auswirkungen von Inspiration und Exspiration auf die rückführenden Gefäße

Unter physiologischen Bedingungen sind generell folgende Wirkungen zu beobachten:
- Der Unterdruck im Thoraxraum während der Inspiration wirkt sich sowohl venös als auch lymphatisch stark (rück)flussfördernd aus.
- Der gleichzeitige Überdruck im Bauchraum während der Inspiration fördert den Abstrom von dort in den Thoraxraum hinein und addiert sich damit zur von dort kommenden Sogwirkung.

Geht es um die Frage, welchen Einfluss die Ein- und Ausatmung auf den venösen Rückfluss aus den **unteren und oberen Extremitäten** hat, müssen viele Faktoren berücksichtigt werden.

7.2.1 Atemabhängigkeit des venösen Rückflusses aus den unteren Extremitäten

> **Hinweis**
>
> Eine prinzipielle Voraussetzung für eine atemabhängige Rückflussförderung ist ein intakter Klappenapparat.

Bei **insuffizienten Klappen** kann es dazu kommen, dass der intraabdominale Druckanstieg während der Einatmung venöses Blut in die Beinvenen zurückdrückt. Dies lässt sich bei einer phlebologischen Untersuchung mittels Dopplersonographie in der Leistenregion deutlich nachweisen.

Zu bedenken ist weiterhin, dass beim **liegenden Menschen** die Drucksteigerung in der V. cava abdominalis auf dem Höhepunkt der (tiefen) Einatmung zu einer Unterbrechung des Nachstromes aus den Beinen führt. Dies ist ein physiologischer Vorgang.

Bei **venösem Verschluss** entweder in der V. iliaca externa oder in den Beinvenen selbst zeigten Untersuchungen von Bollinger et al. (1970), dass das venöse Blut aus den unteren Extremitäten weitgehend atemunabhängig zurückfließt, mengenmäßig natürlich auf niedrigerem Niveau als unter Normalbedingungen. Erklärbar ist dies durch die Tatsache, dass ein Abflusshindernis zu einer Druckerhöhung distal des Hindernisses und gleichzeitig zu einer Umleitung in nichtverschlossene Begleitvenen führt. Diese allgemeine Druckerhöhung im abhängigen Venensystem übersteigt demnach den Spitzenwert in der V. cava des Bauchraumes bei Inspiration.

Dies lässt den Schluss zu, dass unter physiologischen Bedingungen auch beim **stehenden Menschen** der Einfluss der Atmung auf den Abstrom aus den unteren Extremitäten zumindest sehr gering ist, da aus hydrostatischen Gründen bereits ein deutliches Gefälle besteht. Dieses Druckgefälle reicht selbst bei insuffizientem Klappenapparat aus, den Blutrückfluss in die V. cava abdominalis aufrechtzuerhalten – vor allem, wenn durch die Muskelpumpe ein zu starkes „Versacken" in der Peripherie verhindert wird!

Bereits in den 1970er-Jahren gab es Untersuchungen (Bollinger et al. 1970), die zeigten, dass unterschiedliche Atemformen unterschiedliche Auswirkungen auf den venösen Rückfluss haben. Bei betont **kostosternaler Atmung** (in der phlebologischen Literatur als thorakaler Atemtyp vom abdominalen Atemtyp unterschieden) zeigt sich, dass die tiefe Inspiration bei normalen Flussverhältnissen kaum Schwankungen im Abfluss aus den Beinvenen erzeugt. Kurioserweise kann es sogar bei der Exspiration zu einem Flussstopp kommen. Dies erklärt sich dadurch, dass bei Betonung der kostosternalen Atemform manchmal eine Art Bauchpresse eingesetzt wird, um aktiv eine Zwerchfellrückführung zu erreichen. Dies führt dann natürlich zu intraabdominalen Druckverhältnissen, die im Liegen über den intravasalen Beinvenendrücken liegen können. In dieser Untersuchung konnte gezeigt werden, dass ein Wechsel zu einer betont **kostoabdominalen Atemform** wieder zum „normalen Bild" führte, nämlich zum erwarteten endinspiratorischen Flussstopp.

> **❗ Vorsicht**
>
> In der Atemtherapie ist immer darauf zu achten, dass keinerlei „Pressatmung" erfolgt.

7.2.2 Atemabhängigkeit des lymphatischen Rückflusses aus den unteren Extremitäten

Es ist bekannt, dass es bei Inspiration zur Dilatation und in der Exspirationsphase zur Kompression der Angione des Ductus thoracicus kommt. Weissleder konnte dies bereits 1964 kinematographisch nachweisen und dokumentieren. Er fand jedoch auch heraus, dass der Ductus thoracicus nicht zwangsweise quasi an die Atemfrequenz gekoppelt ist, sondern eigenrhythmisch tätig ist. Inwieweit die Atmung direkt Einfluss auf den lymphatischen Abfluss aus den unteren Extremitäten nimmt, ist nicht bekannt.

In der Entstauungstherapie werden diese Erkenntnisse in der Grifftechnik der Manuellen Lymphdrainage durch Tiefengrifftechniken (Bauchtiefendrainage bzw. Brustkorbrandgriffe) umgesetzt. Sie sind Bestandteil des Behandlungsaufbaus (▶ Abschn. 3.7.13 und 3.7.15).

7.2.3 Atemabhängigkeit des venösen Rückflusses aus den oberen Extremitäten

Wie bereits im Zusammenhang mit der Muskel- und Gelenkpumpe und deren rückstromfördernden Auswirkungen auf das Venensystem der oberen Extremitäten festgestellt wurde, existieren auch zur Frage nach der Atemabhängigkeit kaum aussagekräftige Untersuchungen. Es bleibt also auch hier lediglich die Möglichkeit, logische Schlussfolgerungen aus den anatomischen Verhältnissen und den bekannten atemtherapeutischen Erkenntnissen zu ziehen und sie als Hypothesen zur Diskussion zu stellen.

Im Vergleich zu den unteren Extremitäten befinden sich die Arme weitaus näher an der Region der Hauptatembewegung, und auch die muskuläre Verbindung zur Einatem(Hilfs)muskulatur ist viel enger. Außerdem ist der Gefäßverlauf aus dem axillären Raum über die Pleurakuppel hinweg zum Venenwinkel sowie zur anschließenden V. brachiocephalica und zur V. cava superior durch viele muskuläre Passagewege gekennzeichnet (z. B. zwischen M. pectoralis major und M. pectoralis minor als Einatemhilfsmuskeln; die Mm. scaleni als Einatemmuskeln befinden sich in unmittelbarer Nähe).

Diese anatomischen Gegebenheiten legen nahe, dass jede Einatemphase **den venösen Rückstrom unmittelbar mitbeeinflusst**.

7.2.4 Atemabhängigkeit des lymphatischen Rückflusses aus den oberen Extremitäten

Die Feststellungen zur Atemeinwirkung lassen sich gerade in der Venenwinkelregion natürlich nicht auf das venöse System begrenzen, sondern erstrecken sich aufgrund der anatomischen Verbindung auch auf das einmündende Lymphgefäßsystem. Hier kann als gesichert gelten, dass die Inspiration eine direkte Förderung des Übertritts der Lymphe in die beiden Venenwinkel hat (Kubik 1993). Manche Autoren sprechen in diesem Zusammenhang vom „Strohhalm-Effekt" oder auch vom „Wasserstrahlpumpen-Effekt".

> **Hinweis**
>
> In manchen Fällen (z. B. bei Unverträglichkeit durch Hyperthyreosis oder bekannter „Carotis-Sinus-Symptomatik") ist eine Einwirkung auf die Region des Venenwinkels mit Manueller Lymphdrainage (Stichwort „Terminus-Behandlung") nicht möglich. Alternativ ist dann eine gezielte Atemlenkung Richtung „hochkostosternal" sowie aktive Schultergürtelbewegungen äußerst sinnvoll.

Bei der Beurteilung der Atemabhängigkeit auf den venösen und lymphatischen Rückfluss aus den oberen Extremitäten wird man den Verhältnissen nicht gerecht, wenn man die Atmung isoliert betrachtet. **Armbewegungen** beeinflussen nicht nur die Atmung, sondern durch die Muskelpumpe und die Lageveränderungen im Raum auch den venösen Fluss auf komplexe Weise. Gymnastische Übungen, die Armhebungen und Atmung miteinander verbinden, sind ein Beispiel für die Nutzung dieses komplexen Zusammenspiels.

Gleichzeitig bestimmen **Lage und Bewegungen der Kopf-Hals-Region** sowohl die Atmung als auch den venösen Rückfluss aus der oberen Extremität und den „lymphatischen Übertritt" in das Venensystem mit.

7.3 Unterschiedliche Auswirkungen auf die einzelnen Ödeme

Die Atmung und damit auch atemtherapeutische Maßnahmen wirken über intraabdominale und intrathorakale Druckschwankungen auf den jeweiligen „Gefäß-

◘ Tab. 7.1 Stellenwert der Atmung bei verschiedenen Ödemen

Gut geeignet, vor allem in Kombination mit anderen Maßnahmen	Geringer Stellenwert bzw. bedeutungslos	Kontraindiziert (als forcierte Atmung)
Chronisch-venöse Insuffizienz der Stadien II bis III	Chronisch-venöse Insuffizienz Stadium I	Ödeme aufgrund einer akuten Thrombosierung während der instabilen Phase
Chronisches Lymphödem	Kardiale Ödeme, Ödeme aufgrund einer Hypoproteinämie, Lipödem bzw. Lipödem-Syndrom, lokale Schwellungen wie postoperative/posttraumatische Ödeme, Schwellungen bei rheumatoider Arthritis, Morbus Sudeck, postapoplektisches Ödem	
Schwangerschaftsödeme		

trichter" der Extremitätenwurzel. Damit wirken solche Maßnahmen
- auf die jeweilige Extremität insgesamt (lokale, v. a. distal gelegene Schwellungen lassen sich auf diese Weise also nicht gezielt beeinflussen),
- auf epifasziale und subfasziale Ödeme gleichermaßen,
- auf die Extremitätenwurzelregion mehr als auf Ödeme in distalen Abschnitten der Extremität,
- nur auf die Ödemflüssigkeit, die bereits per Reabsorption dem venösen System zugeführt bzw. durch die initialen Lymphsinus aufgenommen wurde.

In den Mittelpunkt des Interesses rücken damit vor allem **Schwellungen aufgrund folgender Ursachen**:
- venöse Abflussstörungen,
- lymphatische Abflussstörungen (bzw. Kombinationen von beiden) und
- Schwellungen während der Schwangerschaft (die Atemgymnastik während der Schwangerschaft ist ein geradezu traditioneller Bestandteil der Geburtsvorbereitung; Schwerpunkt: Atemlenkung zur kostoabdominalen Atmung).

Keine nennenswerte Indikation für eine isolierte atemtherapeutische Ödembeseitigung stellen lokalentzündliche Schwellungen dar wie
- postoperative bzw. posttraumatische periphere Schwellungen und
- Schwellungen im Rahmen rheumatischer Erkrankungen.

Von besonderer Bedeutung ist es jedoch, wenn die **Atemtherapie mit anderen entstauenden Maßnahmen kombiniert** wird, und zwar auf folgende Weisen:
- Zur Behandlung von Schwellungen an den **unteren Extremitäten**: Kombination der Griffe der Manuellen Lymphdrainage (Bauchtiefendrainage sowie Brustkorbrandgriffe) mit einer kostoabdominalen Atem-

lenkung. Besonders effektiv bei venösen und lymphatischen Abflussstörungen.
- Zur Behandlung von Schwellungen an den **oberen Extremitäten**: Kombination der Muskel- und Gelenkpumpe und der Atmung durch atemunterstützende Bewegungen der Arme und des Rumpfes.

Eine weitere Wirkungsverbesserung erfahren solche Maßnahmen durch eine angemessene, d. h. die Bewegung nicht wesentlich beeinträchtigende Kompression.

7.4 Kontraindikationen und Einschränkungen

Schwellungen aufgrund einer **akuten Thrombose** des tiefen Beinvenensystemes, vor allem aber der Beckenvenen stellen die einzige wirkliche Kontraindikation für atemtherapeutische Maßnahmen bei Ödemen dar, solange die Gefahr besteht, durch Druckschwankungen eine Ablösung des Thrombus zu fördern.

◘ Tab. 7.1 fasst nochmals zusammen, welchen Stellenwert die Atmung bei verschiedenen Ödemen einnimmt.

Literatur

Bollinger A, Rutishauser W, Mahler F, Grüntzig A (1970) Zur Dynamik des Rückstromes aus der V. femoralis. Z Kreislaufforsch 59:963–971
Kubik S (1993) Anatomie des Lymphgefäßsystems. In: Földi M, Kubik S (Hrsg) Lehrbuch der Lymphologie, 3. Aufl. G. Fischer, Stuttgart
Lippert H (1993) Lehrbuch der Anatomie, 3. Aufl. Urban & Schwarzenberg, München
Tillmann B (2009) Atlas der Anatomie, 2. Aufl. Springer, Berlin/Heidelberg
Weissleder H (1964) Röntgenkinematische Untersuchungen des menschlichen Ductus throacicus. Fortschr Röntgenstr 100: 435–440

Entstauende Wirkung durch Lagerung

Otto Schreiner

Inhaltsverzeichnis

© Springer-Verlag GmbH Deutschland, ein Teil von Springer Nature 2020
G. Bringezu, O. Schreiner (Hrsg.), *Lehrbuch der Entstauungstherapie*,
https://doi.org/10.1007/978-3-662-60576-9_8

8.1 Prinzipielle Mechanismen

Neben dem Druck, der durch die Kontraktion des Herzens entsteht, dem sog. **hydrodynamischen Druck**, wirkt sich in den Blutgefäßen eine zusätzliche Kraft aus: die schwerkraftabhängige Last der Blutsäule. Dieser **hydrostatische Druck** ist funktionsbedingt lageabhängig.

Im Stehen erreicht diese hydrostatische Druckbelastung Maximalwerte. **Im Liegen** dagegen wirken sich die geringen vertikalen Differenzen zwischen der Ebene des Herzens und den Gefäßverläufen praktisch nicht aus und sind deshalb unter physiologischen Bedingungen vernachlässigbar.

Etwa 5–10 cm unterhalb der Zwerchfellebene ändert sich der Druck in den Gefäßen bei Lageveränderungen nicht. Er bleibt also z. B. im venösen System konstant auf einem Niveau von ca. 11 mmHg, unabhängig davon, ob der Mensch aufrecht steht oder liegt. Diese Region wird daher als **hydrostatische Indifferenzebene** bezeichnet (◘ Abb. 8.1).

In den **Füßen** dagegen, die sich mehr als 1 m unterhalb der hydrostatischen Indifferenzebene befinden, werden beim aufrecht stehenden erwachsenen Menschen die höchsten hydrostatischen Druckwerte mit rund 85 mmHg gemessen. In den Fußarterien kommt also zu einem mittleren hydrodynamischen Druck von 90–95 mmHg (bedingt durch die Auswirkung der Ventrikelkontraktion) ein hydrostatischer Druck von ca. 85 mmHg hinzu, sodass sich ein **gesamtarterieller Blutdruck von rund 180 mmHg** ergibt.

In den größeren venösen Gefäßen auf Fußknöchelhöhe addiert sich zum hydrostatischen Druck der geringe venöse hydrodynamische Restblutdruck von rund 10 mmHg hinzu, sodass der gesamtvenöse Blutdruck insgesamt mit **90–95 mmHg** angegeben wird.

Oberhalb der Vorhofebene strebt das Blut, der Schwerkraft folgend, von sich aus dem Herzen zu, bzw. in den Arterien muss vom Herzen gegen den Rückstromeffekt angearbeitet werden. Deshalb lässt sich im arteriellen System eine Verminderung des mittleren Blutdruckwertes von eigentlich 100 mmHg auf Werte um durchschnittlich 50 mmHg feststellen. Der Druck in den venösen Gefäßen stellt sich dagegen mit einem negativen Wert dar (◘ Abb. 8.1).

Hebt man z. B. zusätzlich noch einen Arm über den Kopf, ergeben sich weitere arterielle Druckminderungen. Auf Handgelenkhöhe werden im arteriellen System rund 35 mmHg gemessen, im venösen System sogar etwa – 30 mmHg. Bei herabhängenden Armen sind die Drücke in den Extremitätengefäßen nahezu identisch mit den auf gleicher Ebene im Rumpf messbaren.

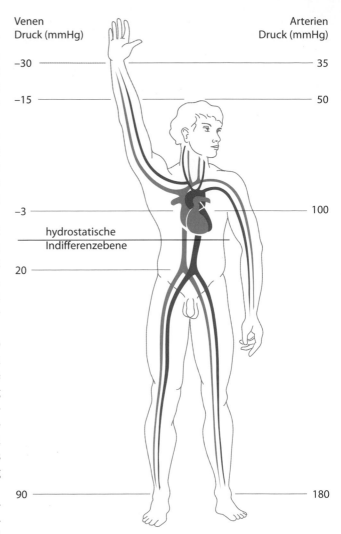

◘ Abb. 8.1 Gegenüberstellung der arteriellen und venösen Drücke beim ruhig stehenden Menschen. (Aus Schmidt und Thews 1997)

Deshalb wird beim Blutdruckmessen mit der üblichen Stauungsmanschette darauf geachtet, dass die Manschette etwa auf Höhe des Herzens – also im Bereich der A. brachialis im distalen Oberarmdrittel – angelegt wird.

Ein negativer Druck in den venösen Gefäßen bedeutet zwar, dass sie kollabiert sind (dies gilt nicht für die intrathorakalen Venen!), daraus ergibt sich jedoch kein entscheidendes Hindernis für den Blutrückstrom. Dafür gibt es zwei Gründe:
1. Da sich das Lumen einer kollabierten Vene als „liegende Acht" darstellt, d. h. sich die Wände lediglich in der Gefäßmitte annähern bzw. berühren, während das Lumen nach außen hin bis zu einem gewissen Grad offen bleibt, bleibt auch der Rückstrom gewährleistet (◘ Abb. 8.2).

2. Die Schwerkraft bedingt, dass das Blut über Herzhöhe herzwärts drängt, ohne zusätzlichen Antrieb zu benötigen. Trotz lumenverminderter Venen entsteht also dadurch eher eine Rückstromförderung oder zumindest eine Rückstromerleichterung.

Eine **Besonderheit der venösen Druckverhältnisse** bei **flacher Rückenlage** ist allerdings noch zu erwähnen. Durch den anatomischen Verlauf der Beinvenen ergibt sich eine Höhendifferenz zwischen den Venen auf malleolarer Höhe und dem Leistenband als Durchtrittstelle

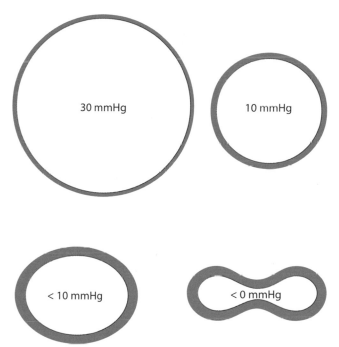

□ **Abb. 8.2** Formveränderung der Venen: Von kreisrunder Form bis etwa +10 mmHg über elliptisch zwischen +10 mmHg und 0 mmHg zur „liegenden Acht"

in das Venensystem des Beckens. Diese Höhendifferenz bezeichnet Strößenreuther (1995) als „Beckenberg" und gibt sie im Mittel mit 12,8 cm an (□ Abb. 8.3a). Dies führt nach seinen Angaben zu einer Druckzunahme vom Leistenband zu den Malleolen von rund 9 mmHg. Es bedarf also eines solchen Drucks, um den Höhenunterschied auf dem Rückweg von distal nach proximal zu überwinden.

Für die seitlich liegenden Arme eines flach auf dem Rücken liegenden Menschen dürfte Ähnliches gelten. Auch hier muss eine Höhendifferenz zwischen Handgelenk und Angulus venosus (□ Abb. 8.3b), in den das venöse Blut des Armes über die V. axillaris und V. subclavia letztlich gelangt, überwunden werden. Analog zum „Beckenberg" könnte man hier vom „Venenwinkel-Berg" sprechen.

Diesen Verhältnissen kommt **unter physiologischen Bedingungen** – also ohne dass irgendwelche hämodynamischen Störungen oder Lymphabflussbehinderungen vorliegen – **keine besondere Bedeutung** zu. Unter anderen, klinischen Bedingungen jedoch gewinnen die Erkenntnisse durchaus an Relevanz – z. B. bei halbseitengelähmten Patienten nach apoplektischem Insult, wobei in diesem Fall bei unkorrekter Lagerung nicht nur keine Spastikhemmung erreicht wird, sondern eben auch eine ungünstige Hämodynamik entsteht.

□ Abb. 8.4 und 8.5 zeigen Beispiele für eine korrekte Lagerung.

Wird die flache Rückenlage entweder durch **Aufrichtung des Oberkörpers** oder durch **Hochlagerung der unteren und/oder oberen Extremitäten** verändert, ergeben sich gravierende Änderungen in Bezug auf die hydrostatische Indifferenzebene.

Je weiter die Aufrichtung des Oberkörpers erfolgt, desto mehr nähern sich die intravasalen hydrostatischen Druckverhältnisse den Werten an, die für den aufrecht stehenden Menschen gelten.

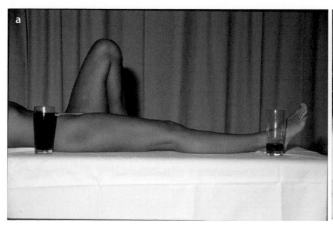
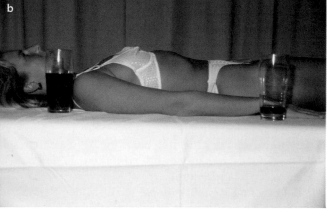

□ **Abb. 8.3**　**a** Höhendifferenz zwischen retromalleolärer Region und der Höhe des Lig. inguinale, sog. „Beckenberg"; sichtbar gemacht durch die unterschiedlich gefüllten Gläser. **b** „Venenwinkel-Berg" in Analogie zum „Beckenberg"

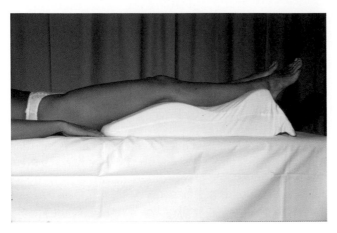

◘ Abb. 8.4 Korrekte Lagerung der Beine zur Rückflusserleichterung; die Gelenkstellung sollte möglichst entspannt sein

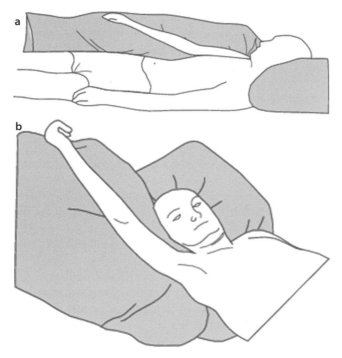

◘ Abb. 8.5   a, b Lagerungen eines hemiplegischen Patienten. Die Aspekte der Rückflusserleichterung sind berücksichtigt

In den unteren Extremitäten ist bei Hochlagerung der Beine ein negativer Druck in den venösen Gefäßen zu erwarten; der Rückstrom wird begünstigt, und gleichzeitig senkt sich der sonst relativ hohe arterielle Blutdruck.

Für einen höher gelagerten Arm, d. h. eine Lagerung über das Niveau der Frontalebene, gilt Vergleichbares.

Diese Gegebenheiten sind vor allem in folgenden Fällen von großer Bedeutung:

- Bei einem **Kreislaufkollaps**, wenn in der Peripherie zu viel Blut zu Lasten der Gehirndurchblutung versackt ist. – Adäquate Maßnahme: **Hochlagerung der Beine bei gleichzeitiger Oberkörperflachlage.**

- Wenn eine **Herzinsuffizienz** zu Atemnot führt. – Adäquate Maßnahme: **Hochlagerung des Oberkörpers.**
- Bei **peripheren Ödemen.** – Adäquate Maßnahme: **Hochlagerung der betroffenen Extremität(en)** mit dem Ziel, bei gleichzeitiger venöser Rückstromförderung die Filtrationsmenge nicht noch zusätzlich durch die Schwerkrafteinwirkung zu erhöhen.
- Wenn bei **arteriellen Durchblutungsstörungen** ein Befund der Durchgängigkeitsverhältnisse der Gefäße erhoben werden soll. – Maßnahme: Der Umlagerungstest nach Ratschow bringt gut verwertbare Ergebnisse für weitere therapeutische Maßnahmen. Gleichzeitig ist jedoch in solchen Fällen zu bedenken, dass Dauerhochlagerungen den arteriellen Zustrom noch weiter erschweren, weshalb sogar empfohlen wird, die **Beine „tief zu lagern".**

Hinweis

Auf das **Lymphgefäßsystem** hat die Lage des menschlichen Körpers im Raum keinen unmittelbaren Einfluss. Das Lymphgefäßsystem stellt im Prinzip ein Reaktionssystem auf die interstitiellen Flüssigkeitsverhältnisse dar. Mit anderen Worten: Die Menge und die Zusammensetzung der interstitiellen Flüssigkeitsverhältnisse bestimmen, in welchem Maße das Lymphgefäßsystem in seiner Funktion als Sicherheitsventil tätig werden muss. Durch die Fähigkeit zur Eigenmotorik ist das Lymphgefäßsystem grundsätzlich unabhängiger von der Lage im Raum als das venöse System.

Das Lymphgefäßsystem ist also durch Lageveränderungen erst dann betroffen, wenn sie sich störend auf die Hämodynamik auswirken, sodass es zu einem Anstieg der Flüssigkeitsmenge im Gewebe kommt. Ob es dann zu einem Ödem im klinischen Sinne kommt, ist wiederum vom Ausmaß der gestörten Hämodynamik abhängig. Wenn das Lymphgefäßsystem die Störung vollständig kompensieren kann, entsteht keine Schwellung. Kann es nicht vollständig kompensatorisch wirksam werden, z. B. beim „Dauersitzen" auf langen Flügen, bildet sich ein Ödem (▶ Abschn. 2.2.2 und 2.3.5).

8.2   Auswirkungen der Lagerung auf die einzelnen Ödeme

Aufgrund der unterschiedlichen pathophysiologischen Gegebenheiten liegt es nahe, dass sich die intravasalen Druckverhältnisse bei entsprechender Lagerung auch unterschiedlich auf die verschiedenen Ödeme auswirken. Prinzipiell kann eine **Hochlagerung geschwollener Körperregionen** zwei unterschiedliche therapeutische Effekte haben:

- Eine echte Schwellungsreduktion durch den erleichterten venösen Rückstrom bei gleichzeitiger arterieller Binnendrucksenkung; dadurch verbesserte Reabsorption.
- Eine Verhinderung der schwerkraftbedingten Ödemzunahme. Dabei muss es jedoch nicht unbedingt auch gleichzeitig zu einer Ödemreduktion kommen.

Um die Wirksamkeit der Lagerung einschätzen zu können, ist es äußerst wichtig, die **Zusammensetzung der Ödemflüssigkeit** zu betrachten (▶ Kap. 2):
- **Eiweißarme Ödeme** mit systemischen Ursachen (Hypoproteinämie, kardiale Insuffizienz, hormonelle und medikamentöse Ursachen) oder aufgrund von venösen Abflussstörungen im Stadium I (nach Widmer) auf überwiegend variköser Basis und auch Inaktivitätsödeme sind anders zu bewerten als Ödeme, die einen höheren Eiweißgehalt aufweisen und deshalb als
- **eiweißreiche Ödeme** bezeichnet werden. Dazu zählen alle Permeabilitätsödeme (posttraumatische und postoperative Schwellungen/Hämatome, entzündliche Ödeme wie bei der RA etc.), die chronisch-venöse Insuffizienz in den fortgeschrittenen Stadien sowie vor allem die Lymphödeme.

> **Hinweis**
>
> Bei allen **eiweißarmen Ödemen** ist durch Hochlagerung ein rascher Ausgleich des Flüssigkeitsungleichgewichtes zu erzielen, weil der venöse Rückstrom erleichtert wird und sich dadurch die Reabsorption verbessert.

Dies macht sich z. B. bei kardialen Ödemen in Form einer Nykturie bemerkbar. Während der nächtlichen Ruhe in horizontaler Lage wird das im Interstitium angesammelte Wasser nun erleichtert reabsorbiert und damit dem Kreislauf zugeführt, was dann letztlich zur erhöhten renalen Ausscheidung führt.

Eiweißreiche Ödeme verhalten sich anders. Interstitielle Eiweißmoleküle sind nicht reabsorbierbar und müssen daher als lymphpflichtige Last verstanden werden. Daher bedingt eine Eiweißanreicherung der interstitiellen Flüssigkeit auch immer den vermehrten Einsatz des Lymphgefäßsystemes.

> **Hinweis**
>
> Bei eiweißreichen Ödemen hat die Hochlagerung lediglich den Effekt, einer weiteren Ödemzunahme vorzubeugen.

Bei einer entzündlichen und damit sehr eiweißreichen Schwellung ist eine Hochlagerung auch noch aus ganz anderen Gründen empfehlenswert. Lässt man z. B. nach einer Sprunggelenksdistorsion das Bein herabhängen, verstärken sich die Schmerzen im Verletzungsgebiet durch den hydrostatisch bedingten hohen Druck in den kleinen Blutgefäßen. Daher lagert oder hält man die betroffene Region intuitiv hoch.

Bei geschwollenen Extremitätengelenke ist jedoch noch ein weiterer lagerungstechnischer Aspekt von Bedeutung: Zusätzlich zur Hochlagerung der gesamten Extremität ist es wichtig, das betroffene **Gelenk** in einer Position zu lagern,
- in der die Schmerzen zurückgehen bzw., falls die Schwellung nicht schmerzhaft ist,
- in der alle Strukturen des betroffenen Gelenkes und der periartikulären Weichteile möglichst entspannt sind.

Eine solche Lagerung ist für alle Gelenke beschrieben und wird in der Manuellen Therapie als „Ruhestellung" (auch „resting position" oder „loose-packed-position") beschrieben.

> **Hinweis**
>
> Die geringe Weichteilspannung in der Gelenk-„Ruhestellung" gewährleistet, dass die Entödematisierung nicht durch eine zusätzliche Abstrombehinderung (komprimierte Gefäße) erschwert wird.

8.3 Kontraindikationen und Einschränkungen

Echte Kontraindikationen für eine lagerungsbedingte Rückstromförderung sind nicht bekannt.

Bestehen jedoch gleichzeitig zur Schwellung verringerte arterielle Gefäßdurchlässigkeiten – **pAVK ab Stadium II nach Fontaine** –, führt eine längere Hochlagerung zur zusätzlichen Minderversorgung der abhängigen Körperpartien. Daher ist in diesem Fall eine Hochlagerung sorgfältig abzuwägen.

Bei **fortgeschrittener Herzinsuffizienz** muss eine Rückstromförderung durch flache Lagerung oder gar Lagerung mit erhöhten Beinen vermieden werden, da sich die kardiopulmonalen Beschwerden verstärken können. Im Regelfall lässt der Patient eine solche Lagerung auch gar nicht zu, da er die Folgen aus Erfahrung kennt.

◻ Tab. 8.1 fasst nochmals zusammen, welchen Stellenwert die Lagerung bei verschiedenen Ödemen einnimmt.

Tab. 8.1 Stellenwert der Lagerung bei verschiedenen Ödemen

Lagerung besonders angezeigt	Geringfügige Schwellungsabnahme durch Lagerung	Geringer Effekt bzw. keine Schwellungsabnahme durch Lagerung
Kardiale Ödeme, jedoch nur für die Oberkörperhochlagerung![a]	Entzündliche Ödeme wie posttraumatisch/postoperativ, rheumatische Schwellung, Sudeck-Symptomatik Reizergüsse	Chronisches Lymphödem
Ödeme aufgrund einer Hypoproteinämie	Chronisch-venöse Insuffizienz in Stadium II und III	Lipödem bzw. Lipödem-Syndrom
Ödeme des varikösen Symptomenkomplexes in den Anfangsstadien (CVI Stadium I)	Postapoplektisches Ödem im Zusammenhang mit dem „Schulter-Arm-Syndrom"	
Inaktivitätsödem nach längerem Sitzen/Stehen oder infolge von Lähmungen		
Schwangerschaftsödem und zyklisch bedingte Ödeme		

[a]Für die Beine sogar kontraindiziert!

Literatur

Schmidt RF, Thews G (1997) Physiologie des Menschen, 27. Aufl. Springer, Berlin/Heidelberg
Strößenreuther RHK (1995) Physikalische Maßnahmen bei Venenerkrankungen – Spezielle Aspekte der Prophylaxe und Therapie. In: Lymphologica Jahresband. Kagerer Kommunikation, Bonn, S 110–113

Ödemverringerung durch Kühlung

Otto Schreiner

Inhaltsverzeichnis

© Springer-Verlag GmbH Deutschland, ein Teil von Springer Nature 2020
G. Bringezu, O. Schreiner (Hrsg.), *Lehrbuch der Entstauungstherapie*,
https://doi.org/10.1007/978-3-662-60576-9_9

In der Therapie wie auch im Alltag gehört es zum Standard, auf Schwellungen „etwas Kühles" zu legen, „um die Schwellung zu verringern". Beschäftigt man sich jedoch intensiver mit den Wirkmechanismen von Kälte auf die physiologischen Abläufe erkennt man, dass die Überschrift dieses Kapitelabschnittes eigentlich mit einem Fragezeichen versehen sein müsste.

9.1 Prinzipielle Mechanismen

Zur Gewebeabkühlung, also zum Wärmeentzug, werden verschiedene Methoden angewandt (◘ Tab. 9.1).

Die Reaktionen werden durch folgende Faktoren bestimmt:
- Anwendungstemperatur (Temperaturdifferenz zwischen Kältemedium und Körperoberfläche),
- Anwendungsdauer,
- Größe des Anwendungsgebietes,
- Häufigkeit der Anwendungen.

In der Kryotherapie wird vereinfachend unterschieden zwischen
- Kurzzeitanwendungen (wenige Sekunden bis einige Minuten) und
- Langzeitanwendungen (ab 10 Minuten).

Diese Übersichten machen deutlich, dass die Wirkung der Kühlung nicht einfach generalisiert werden kann. Bedenkt man zusätzlich, dass Kühlung häufig noch kombiniert angewandt wird, z. B. mit gleichzeitiger Kompression oder/und Hochlagerung in der akuten Verletzungsphase, wird klar, dass eine eindeutige Aussage über die Wirkung von Kälteanwendungen nicht immer möglich ist. Trotzdem lassen sich die physiologischen Auswirkungen in einigen Bereichen recht gut bestimmen (Glasgow 2013).

Welche Reaktionen zeigt also lebendes Gewebe, wenn man es kurzfristig oder auch dauerhaft abkühlt? Folgende **physiologische Wirkungen** auf eine Kälteapplikation sind in großer Übereinstimmung in der Literatur zu finden:

Tab. 9.1 Kühlungsverfahren im Überblick

Kältemedium bzw. Kühlverfahren	Applikationstemperatur auf der Körperdecke
Temperaturabsteigende Bäder	Von indifferent (ca. 33 °C) bis auf kühle Wassertemperatur (ca. 23/24 °C)
Leitungswasser „brunnenkalt"	Etwa 10–12 °C
Kalte Waschungen	Etwa 10–12 °C
Wärmeentziehende Kneipp-Wickel	Etwa 10–12 °C
Leitungswasser, versetzt mit Brucheis	Etwa 5–11 °C, je nach Eisanteil
Crushed Ice	Um 0 °C
Einmal-Kältepackungen auf der Basis chemischer Reaktionen	Um 0 °C
Gel-Packungen mit Zwischenlage als Hautschutz	−10 bis −15 °C, jedoch durch die Zwischenlage um 0 °C
Natureis in Würfel- oder Blockform zur „Eisabreibung"	−10 bis −15 °C, jedoch durch die „isolierende" Schmelzwasserschicht um 0 °C
Kältespray	<0 °C direkt auf der Haut![a]
Kältekammern, Kaltluft-/ Kaltgasanwendungen	>−100 °C

[a]Eigene Messungen

> **Physiologische Wirkungen einer Kälteapplikation**
> - Senkung des örtlichen Stoffwechsels: Viele Auswirkungen sind eine direkte oder indirekte Folge dieses Effekts, so u. a.
>   - Verzögerung bzw. Verringerung der Entzündungsmechanismen
>   - Suppression des Immunsystems
> - Schmerzverminderung durch
>   - Verringerung der Nervenleitgeschwindigkeit
>   - Verringerung der Sensoaktivität
>   - Senkung der Freisetzung von Schmerzmediatoren
> - Vasokonstriktion als Erstreaktion mit nachfolgender Vasodilatation bei längerer Kälteeinwirkung: Die Vasodilatation ist dabei als Schutzreaktion vor einer drohenden Ischämie zu verstehen
> - Spannungserhöhung quer gestreifter Muskulatur als Erstreaktion mit nachfolgender Muskeldetonisierung bei längerer Kälteeinwirkung
> - Verringerung der Dehnbarkeit kollagenen Bindegewebes.
> - Atemvertiefung und Steigerung der Atemfrequenz bei kurzer Kälteeinwirkung

Fragt man jedoch nach der Auswirkung von Kälteanwendungen auf die Ödembildung bzw. nach der Möglichkeit der Ödemverminderung, fallen die Antworten sehr unterschiedlich aus.

9.2 Diskussion: Gegensätzliche Standpunkte zur Eistherapie

Basierend auf einer Übersichtsarbeit von van Wingerden (1992) und Bringeland (2018) lassen sich folgende Standpunkte zur Eistherapie festhalten.

9.2.1 Eistherapie und Ödembildung

Hier sind vor allem die Ödembildung als **direkte Traumafolge** und damit die Reaktion des Gewebes im Sinne einer Entzündung von Bedeutung. Prinzipiell ist eine Entzündung eine physiologische Reaktion auf ein Trauma; sie leitet die Wundheilung ein (▶ Kap. 13).

Vor allem im Zusammenhang mit akuten Verletzungen (z. B. bei einem stumpfen Trauma) wird Kälte bereits in den ersten Minuten posttraumatisch eingesetzt. Die **Kühlung** dient dabei in erster Linie der Schmerzminderung. Ein weiteres Ziel besteht darin zu verhindern, dass die Entzündungsreaktion „überschießt", wie dies bei der Entgleisung der normalen Reaktionen bei Morbus Sudeck beobachtet werden kann. Außerdem soll Kälte über die reaktive Vasokonstriktion die Blutung begrenzen. Hierzu ist zu sagen, dass dies als eine Art Defektverschluss an den Blutgefäßen in den ersten 3–5 Minuten physiologisch abläuft: Durch Kälte wird er in keinem Falle beschleunigt, sondern eher verzögert.

Laut van Wingerden und ebenso Bringeland gibt es keinen Nachweis dafür, dass eine Eisanwendung direkt posttraumatisch außer der Schmerzhemmung noch weitere positive Effekte im Sinne der Verringerung von Ödemen hat. Im Gegenteil zeigen viele Untersuchungen, dass Kälte zu einer **Ödemzunahme** führen kann. Dies ist eigentlich seit langem bekannt, da leicht zu beobachten ist, dass eine starke Kälteeinwirkung Gewebe zerstört und dadurch Entzündungsreaktionen auslöst, in deren Folge es dann erst zu einer Ödemzunahme kommen kann. Gerade die (unfachmännische) Verwendung von Kältesprays birgt die große Gefahr, Entzündungsreaktionen und damit eine Schwellung erst in Gang zu setzen.

In neueren Behandlungskonzepten der modernen Sportphysiotherapie werden diese Erkenntnisse auch berücksichtigt, so z. B. von Eder (1998), Meeusen und Lievens (zitiert in Wingerden 1992) sowie Glasgow (2013). Sie stellten bereits 1986 fest, dass eine Eisapplikation nach 8 Minuten Behandlungsdauer die normale Permeabilität des Lymphgefäßsystemes gegenüber diffundierenden Teilchen um 105 % (!) erhöht. Dies erklärt die beobachtete Schwellungszunahme nach etwa 8 Minuten bei direkter Kälteeinwirkung.

Wir selbst vermuten, dass sich die Frequenz der Angionkontraktionen unter Kälteeinwirkung verringert. Diese Annahme scheint aus folgendem Grund berech-

tigt: Kälte hemmt selbst die Leitgeschwindigkeit der Nerven, sodass dies sogar zur Verringerung spastischer Muskelkontraktionen über eine Hemmung der übersteigerten Aktivitäten der myostatischen Reflexe genutzt werden kann.

Gerade das Lymphgefäßsystem ist aber beim Vorgang einer Exsudation gefordert, den vermehrten Zustrom von großen Eiweißmolekülen zu beseitigen. Daher ist natürlich eine (vermutete) Verminderung der Angiomotorik nicht sinnvoll.

9.2.2 Eistherapie und Ödemverringerung

Die von van Wingerden ausgewerteten Untersuchungen zeigen auch, dass die Entzündungsreaktionen bei einem Trauma durch Kälte nicht blockiert, sondern höchstens verzögert und evtl. nachfolgend sogar verstärkt werden. Nur durch die meist übliche Kombination mit Kompression und Hochlagerung lässt sich die negative Auswirkung von Eis wieder (teilweise) kompensieren. Es ist deshalb abzuwägen, ob Schmerzminderung durch Kälte so wichtig d. h. vorrangig ist, dass man die Folgen in Kauf nimmt.

In der Phase akuter Entzündungen ist auch immer abzuwägen, ob von der Schmerzminderung weitere positive Heilungsimpulse ausgehen (z. B. durch frühzeitig mögliche Mobilisation) oder ob die Wundheilung durch die Hemmung des Warnsignals Schmerz vielleicht sogar gestört wird, weil sich der Patient falsch verhält!

Die übliche Limitierung der sog. Kurzzeitanwendung auf bisher 10 Minuten sollte nach diesen Erwägungen auf 7–8 Minuten reduziert werden. Dies scheint deshalb sinnvoll, weil ab diesem Zeitpunkt deutliche Permeabilitätssteigerungen des Lymphgefäßsystemes zu beobachten sind. Auch wenn andere Reaktionen wie die Einwirkung auf den Muskeltonus etc. eine längere Zeitspanne zuließen, sollte man sich am „schwächsten Glied einer Kette" orientieren, d. h. in diesem Falle an der Gewebsreaktion. Allerdings ist Folgendes festzustellen: Die Untersuchungen von van Wingerden setzen stets **Eis** als Medium des Wärmeentzugs voraus. Will man eine rasche und damit klinisch relevante Analgesie erreichen, gilt es, in möglichst kurzer Zeit die Hauttemperatur auf unter 13 °C abzusenken. Am besten scheint dies mit Crushed Ice erreichbar zu sein (Glasgow 2013).

Hinweis

Im Gegensatz zu Eisanwendungen haben sich weniger extreme Temperatursenkungsmethoden wie temperaturabsteigende Teilbäder, „einfaches" kaltes Leitungswasser z. B. in Form eines wärmeentziehenden Wickels bei der Minderung von Entzündungsreaktionen durchaus bewährt.

9.3 Stellenwert der Kühlung bei verschiedenen Ödemen

Kühlung zur Ödemverringerung bzw. zur Verminderung der Ödementstehung ist folglich nur in wenigen Therapiesituationen sinnvoll:

- Bei überschießender Reaktion (**M. Sudeck Stadium I–II**) kann vorsichtig gekühlt werden, um die Schmerzen und Entzündungsreaktionen zu mindern.
- In der akuten Phase der **RA/cP** dient die Kälteanwendung der Schmerz- und Entzündungsminderung sofern dies vom Patienten toleriert wird.
- Bei **chronischen Lymphödemen** ist das Auftreten von Erysipelen eine der häufigsten Komplikationen (◻ Abb. 9.1). Neben der dann **absolut vorrangigen medikamentösen Antibiotikatherapie** kann den betroffenen Patienten zur Linderung die Anwendung von wärmeentziehenden Wickeln als adjuvante Therapie empfohlen werden.

Bei anderen Ödemursachen (bei venösen, lymphatischen, hypoproteinämischen Ödemen), bei Schwellungen aufgrund einer Immobilisation etc. besteht ohnehin keine Indikation.

9.4 Kontraindikationen und Einschränkungen

Die folgenden Betrachtungen beziehen sich auf den Einsatz von Kälte, d. h. von Medien bzw. Methoden, die eine Applikationstemperatur **um 0 °C oder darunter** erreichen und als **Langzeitanwendung**, also >8 min, eingesetzt werden.

Unter diesen Voraussetzungen bestehen folgende Kontraindikationen:

- posttraumatische und postoperative Schwellungen, da die negativen Auswirkungen größer sind als der positive Effekt der Schmerzminderung;

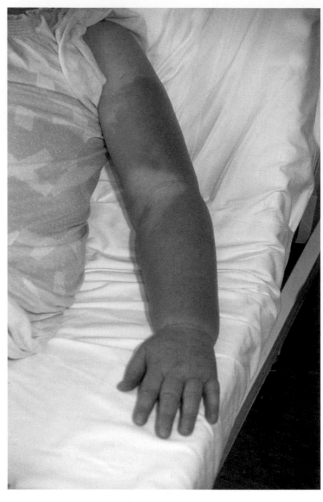

◻ **Abb. 9.1** Akutes Erysipel bei einem sekundären Armlymphödem nach Ablatio mammae

- postapoplektisches Ödem, da aufgrund nicht verlässlicher Sensibilität drohende Erfrierungen nicht sicher wahrgenommen werden können;
- im unmittelbaren Bereich eines Lymphödemes bzw. einer chronisch-venösen Insuffizienz.

◘ Tab. 9.2 Stellenwert der Kühlung in der Ödembehandlung

Gut geeignet	Kontraindiziert	Kein besonderer Stellenwert bzw. keine Bedeutung für Ödementstehung und Ödemverringerung
Milde Kühlung bzw. Kälte als **Kurzzeitanwendung**	Kälte (Eis) als **Langzeitanwendung**	
Posttraumatische/postoperative Schwellungen in der Akutphase, vor allem zur Schmerzminderung bei gewünschter frühfunktioneller Behandlung	Posttraumatische/post-operative Schwellungen	Chronisches Lymphödem Chronisch-venöse Insuffizienz aller Stadien
Entzündliche Ödeme wie Sudeck-Symptomatik und rheumatoide Arthritis		Kardiales Ödem
Erysipel des chronischen Lymphödemes, begleitend zur vorrangigen Antibiotikatherapie		Ödeme aufgrund einer Hypoproteinämie
Reizergüsse	Reizergüsse	Schwangerschaftsödeme und zyklisch bedingte Ödeme
		Lipödem bzw. Lipödem-Syndrom
		Inaktivitätsödem und postapoplektisches Ödem

◘ Tab. 9.2 fasst nochmals zusammen, welchen Stellenwert die Kühlung bei verschiedenen Ödemen einnimmt.

Literatur

Bringeland N (2018) Väterchen Frost kann in Rente gehen. Physiopraxis 16(01):36–38

Eder K (1998) Rehabilitation und Physiotherapie im Fußball. Dtsch Z Sportmed 49:198–203

Glasgow P (2013) Sportphysio-Update: Effekte der Kryotherapie – Einsanwendung in der Sportphysiotherapie. Sportphysio 1:37–45

van Wingerden BAM (1992) Eistherapie – kontraindiziert bei Sportverletzungen? Leistungssport 2:5–8

Entstauende Wirkung durch hydrotherapeutische Anwendungen

Tjado Galic

Inhaltsverzeichnis

© Springer-Verlag GmbH Deutschland, ein Teil von Springer Nature 2020
G. Bringezu, O. Schreiner (Hrsg.), *Lehrbuch der Entstauungstherapie*,
https://doi.org/10.1007/978-3-662-60576-9_10

Serielle hydrotherapeutische Anwendungen greifen direkt und indirekt in physiologische Regelkreise ein. Daher ist es im Allgemeinen immer schwierig, Einzelwirkungen isoliert darzustellen und voneinander abzugrenzen. Dennoch lassen sich einige Aspekte hervorheben, die als primäre entstauende Maßnahme für eine Reihe von Indikationsstellungen geeignet sind.

In diesem Zusammenhang sind zunächst die wichtigsten Einflussfaktoren einer Badetherapie zu nennen:
- der hydrostatische Druck und
- die Wassertemperatur.

Der sinnvolle Einsatz und die Grenzen einer Anwendung lassen sich vielfach unmittelbar aus dem Verständnis der physiologischen Regelkreise ableiten, die durch die Anwendung angesprochen werden. In der folgenden Übersicht werden alle physiologischen Reaktionen, die keine Bedeutung für eine entstauende Therapiemaßnahme haben, entweder nur am Rande erwähnt oder ganz weggelassen.

Wirkungen der Badetherapie unter entstauenden Gesichtspunkten

Die beiden Einflussfaktoren hydrostatischer Druck und Wassertemperatur wirken sich folgendermaßen aus:

Der **hydrostatische Druck** (bedingt durch die Eintauchtiefe in ein Bad)
- beeinflusst die Volumenregulation,
- verändert die Blutviskosität und
- steigert die Mikrozirkulation.

Die **Badetemperatur**
- beeinflusst Gefäßmotorik und Mikrozirkulation,
- beeinflusst die Stoffwechselaktivität und
- stimuliert eine Blutumverteilung durch die Regelmechanismen der Thermoregulation.

10.1 Physiologische Wirkung der Badetherapie

10.1.1 Einflüsse durch den hydrostatischen Druck

Die physiologischen Reaktionen gelten prinzipiell nicht nur für das Vollbad, sondern abgeschwächt auch für Teilbäder. Dabei sind die Effekte umso größer, je größer der Anteil des Körpers ist, der sich unter Wasser befindet. Hieraus ergeben sich aus therapeutischer Sicht gute individuelle Dosierungsmöglichkeiten.

10.1.1.1 Beeinflussung der Volumenregulation

Durch das Eintauchen (Immersion) in das Wasser entsteht ein gleichmäßiger Druck auf oberflächliche Venen und das Kapillarsystem. Durch Einengung des Gefäßlumens beschleunigt sich der venöse Rückstrom. Gleichzeitig erhöht sich durch den Wasserdruck die kapilläre Flüssigkeitsaufnahme aus dem komprimierten Gewebe. Bei großflächigen Anwendungen führen diese Effekte zu einer deutlichen Steigerung des Plasmavolumens mit einer zentralen Hypervolämie. Beim Gesunden sind z. B. im Vollbad zentrale Volumenvermehrungen bis zu einem knappen Liter nachgewiesen. Der zentrale Venendruck (ZVD) steigt sichtbar an (bis zu 15 mmHg). Die erhöhte kardiale Vorlast führt zu einer Steigerung des Schlagvolumens, das Herzzeitvolumen nimmt um 30–50 % zu, während die Herzfrequenz leicht sinkt. Die Kapillardrücke in der Lunge können sich im Vollbad beim Eintauchen bis zum Hals verdoppeln, während sie bei Halb- und Sitzbädern nur geringfügig ansteigen. Infolgedessen steigt auch die Druckbelastung des linken Ventrikels an.

Diese Soforteffekte führen **beim Herzgesunden** zu einer Ökonomisierung der Herzaktion. Das erhöhte Schlagvolumen bedeutet nämlich eine verlängerte Füllungsphase mit größerer Vordehnung des Herzmuskels, wodurch die Kontraktionsvoraussetzungen für die Systole begünstigt werden. Gleichzeitig ist durch die längere Diastole auch eine bessere O_2-Versorgung des Herzmuskels zu erwarten.

> ⚠ **Vorsicht**
>
> **Bei bestehender Herzinsuffizienz** kann die vermehrte Blutfüllung des Herzens zu einer Überdehnung des Herzmuskels mit akuter Dekompensation führen. Es kann zu einem Herzstillstand kommen. Daher erhalten diese Patienten generell keine Vollbäder.

Im Verlaufe des Bades setzen komplexe Gegenregulationsmechanismen zur Kompensation des vermehrten zentralen Volumens ein. Die Reaktionen machen sich nach etwa 10–20 min Badedauer deutlich bemerkbar und führen in ihrer Summe zu einer gesteigerten Diurese. Bedeutend an dieser „Badediurese" ist, dass sie auch mit einer gesteigerten Natriumausscheidung einhergeht, was auf einen unmittelbaren Einfluss auf die Volumenregulationssysteme schließen lässt. Die effektive Nierenleistung, die glomeruläre Filtrationsrate selbst, wird dagegen nur wenig beeinflusst. Der natriuretische Effekt macht sich allerdings nur bei mehrstündigen Bädern bemerkbar und ist daher bei den üblichen Badezeiten gering (Gutenbrunner und Hildebrandt 1998). Ausführlichere Informationen zu den Regelkreisen der Blutdruck- und Volumenregulation, die an den diuresefördernden Badereaktionen beteiligt sind, gibt der Exkurs ▶ An den diuresefördernden Badereaktionen beteiligte Regelkreise.

Hinweis

Um alle volumenregulatorischen Regelkreise wirkungsvoll zu stimulieren, muss der Wasserspiegel beim (sitzenden) Patienten mindestens in **Höhe des Bauchnabels** stehen.

Die diuresebedingte Volumenminderung führt in Kombination mit der Gefäßweitstellung auch zu einer messbaren Blutdrucksenkung. Dadurch reduziert sich die kardiale Nachlast zuerst linksventrikulär und in Folge davon auch am rechten Herzen. Begünstigend wirkt sich auch der im Bad verminderte Adrenalin-, Noradrenalin- und Cortisol-Blutspiegel aus. Die Wirkung wird durch die temperaturbedingte Gefäßweitstellung in warmen Bädern unterstützt.

Hinweis

Der Badeeffekt ist mit einer besseren Myokarddurchblutung, günstigen Kontraktionsbedingungen und einer gleichzeitigen Senkung des peripheren Gefäßwiderstandes verbunden. In der Kurmedizin ist die Badetherapie als „Herztraining unter entlastenden Bedingungen" bekannt.

An den diuresefördernden Badereaktionen beteiligte Regelkreise

An den diuresefördernden Badereaktionen sind alle wichtigen Regelkreise der Blutdruck- und Volumenregulation beteiligt. Die Badediurese steht somit in einem komplexen Zusammenhang physiologischer Regelkreise, die ineinander greifen und sich gegenseitig beeinflussen. Im Einzelnen handelt es sich dabei um folgende **Regelkreise:**

- **Zunächst ist eine Abnahme der Aktivität des Renin-Angiotensin-Aldosteron-Systems (RAAS)** zu verzeichnen (s. hierzu z. B. Schmidt und Thews 1997). Dieses System ist der wirkungsvollste Regelkreis zur **Volumenregulation** und steht in direktem Zusammenhang mit der **Nierendurchblutung.** Durch die Zunahme des zentralen Blutvolumens vermindert sich die Reninausschüttung aus den Vas afferens der Glomeruli. Dadurch verringert sich die Bildung von Angiotensin, wodurch eine generelle Arteriolenweitstellung ausgelöst wird. Die geringere Ausschüttung von Aldosteron bewirkt eine Hemmung der Natriumrückresorption in den distalen Tubuli, wodurch eine Natriurese mit nachfolgender Diurese entsteht.

- Ein weiterer Faktor ist die **vermehrte Ausschüttung von ANF** (atrialer natriuretischer Faktor), einem Peptidhormon, das bei Dehnung der rechten Vorhofwände aus speziellen Vorhofzellen ausgeschieden wird und die Natriumausscheidung stimuliert.

- Das erhöhte Blutvolumen geht mit einer prozentualen Minderung der Salzkonzentration im Blutplasma einher. Dadurch **nimmt** wiederum die **ADH-Ausschüttung** (antidiuretisches Hormon des Hypophysenhinterlappens) **ab,** und in den distalen Tubuli und den Sammelrohren der Nieren vermindert sich die Wasserrückresorption.

10.1.1.2 Veränderung der Blutviskosität und Steigerung der Mikrozirkulation

Die Verschiebung des Gleichgewichts zwischen kapillärer Filtration und Reabsorption führt unter dem Einfluss des Wasserdrucks zu einer vermehrten Aufnahme von interstitieller Flüssigkeit in das Gefäßsystem. Dadurch vermindert sich der prozentuale Anteil der festen Blutbestandteile (vor allem der roten Blutkörperchen) im Verhältnis zum Plasma. Dies wirkt sich lokal im Kapillarsystem des gebadeten Körperteils günstig auf die Fließfähigkeit des Blutes aus. Bei großflächigen Anwendungen mit deutlicher Steigerung des Gesamtplasmavolumens ändert sich folglich zu Beginn des Bades die gesamte Plasmaviskosität, was sich am sinkenden Hämatokrit auch nachweisen lässt. Setzen allerdings die beschriebenen Gegenregulationsmechanismen ein, ist der Effekt nach 10–20 min wieder rückläufig.

Hinweis

Die Fließeigenschaften des Blutes sind bei der kapillären Durchblutung von entscheidender Bedeutung. Daher ist durch die verminderte Blutviskosität in der ersten Badephase eine Begünstigung der Mikrozirkulation zu erwarten.

10.1.2 Thermische Einflüsse

Im Vergleich zum Medium Luft läuft der Wärmeaustausch im Wasser unter grundlegend anderen Bedingungen ab. Der Wärmetransport erfolgt hauptsächlich über Wärmeleitung und -strömung; die Bedeutung der Wärmestrahlung ist im Gegensatz zur Luft vernachlässigbar klein. Die Wärmekapazität des Wassers liegt bedeutend über der Kapazität der Luft (um das 3000-Fache), das Wärmeleitvermögen ist ca. 23-mal größer. Eine Kühlung des Körpers durch Schweißverdunstung ist nicht möglich.

Bei **Erniedrigung der Wassertemperatur** sind alle Reaktionen auf Unterkühlung zu beobachten: von peripherer Vasokonstriktion, Umleitung des venösen Rückflusses in tief liegende Venen mit blasser, kühler Haut, Steigerung der Stoffwechselaktivität bis zu einem Mehrfachen des Grundumsatzes und vermehrter Wärmeproduktion durch Zunahme des Muskeltonus bis hin zum Kältezittern. Die Auswirkungen auf das Herz-Kreislauf-System sind auf die starke Stimulation des sympathischen Nervensystems zurückzuführen. Der zunehmende Kreislaufwiderstand führt zur Nachlaststeigerung mit deutlichem Blutdruckanstieg und reflektorisch bedingter Bradykardie.

Bei **Erhöhung der Wassertemperatur** kommt es zu entgegengesetzten Reaktionen: zu Überhitzung mit massiver Dilatation der Hautgefäße im Sinne eines Kühlstromeffektes, sinkender Stoffwechselaktivität und abnehmendem Muskeltonus. Die periphere Vasodilatation führt zu einer deutlichen Abnahme des diastolischen Druckes mit Steigerung der Pulsfrequenz und Zunahme des Herzzeitvolumens.

Auf weitere therapeutisch nutzbare Wärmeeffekte in Bädern wie die muskelrelaxierende Wirkung, die spasmolytischen Effekte und die Einflüsse auf das Immunsystem soll hier nicht näher eingegangen werden, da sie im Rahmen einer Entstauung keine Rolle spielen. Ebenso finden die Auswirkungen kalter Bäder hier keine weitere Berücksichtigung.

Zusammenfassend führen die thermischen Reize zu einer deutlichen Blutumverteilung. Während unter hypothermen Bedingungen eine zunehmende Zentralisation des Kreislaufs einsetzt, kommt es unter Hyperthermie zu einer massiven Mehrdurchblutung der Körperschale. Die beschriebenen Reaktionen sind dabei umso deutlicher, je mehr die Wassertemperatur von der Indifferenztemperatur abweicht.

Den physiologischen Regelmechanismen sind natürliche Grenzen gesetzt. Während bei einer Unterkühlung des Körperkerns unter 25 °C ein Herzstillstand zum Tode führt, droht bei Überhitzung ein Koma durch Hirnödem oder ein Kreislaufkollaps durch akuten Volumenmangel aufgrund des exzessiven Schwitzens.

10.1.2.1 Reflektorische Reaktionen

Neben den zahlreichen lokalen Effekten der Hyperämie sind für die Therapie bei allen Teilanwendungen besonders die nerval-reflektorischen Gefäßreaktionen von Interesse. Diese werden als **konsensuelle Reaktionen** bezeichnet. Es handelt sich dabei um die unmittelbare „Mitreaktion" von Gefäßgebieten, die nicht direkt im Behandlungsgebiet liegen.

Die Gefäßreaktionen sind mit denen im Behandlungsgebiet identisch; sie sind jedoch weniger stark. Am deutlichsten sind sie an der **gegenüberliegenden Extremität** nachweisbar (mit einer Intensität von bis zu 50 % im Vergleich zum Behandlungsgebiet). Abgeschwächt treten sie am ganzen Körper auf. Stark betroffen sind von der konsensuellen Reaktion auch alle Gefäße an den **Schleimhäuten innerer Organe**, welche in einer segmentalen reflektorischen Verbindung mit dem Behandlungsgebiet stehen. Außerdem reagiert die glatte **Muskulatur des Bronchialsystems** und aller **Hohlorgane** gleichsinnig mit den Blutgefäßen. Die Blutgefäße von Gehirn und Nieren bleiben, vermutlich aufgrund der starken Autoregulation dieser Organe, von konsensuellen Effekten unbeeinflusst.

Die Durchblutung der Skelettmuskulatur zeigt gegenüber der Hautdurchblutung einen ausgeprägten Antagonismus, der nicht nur bei Extremtemperaturen, sondern bereits bei Normaltemperaturen einer spontanen Eigenrhythmik unterliegt.

Dies ist immer dann von Bedeutung, wenn bei **empfindlichen und geschwächten Patienten** lokale Anwendungen zu zentralen Regelvorgängen führen, die der gestellten Indikation möglicherweise widersprechen.

So können durch temperaturansteigende Armbäder beachtliche Steigerungen der Körperkerntemperatur erzielt werden, die mit einer massiven Blutumverteilung in die Körperschale einhergehen. Folglich wird die Durchblutungssteigerung (z. B. der Lungenschleimhaut), die eigentlich reflektorisch ausgelöst werden sollte, wieder abgeschwächt! ◄

10.1.2.2 Stoffwechselreaktion

Der wichtigste lokale Mechanismus ist die Stoffwechselreaktion, die durch die Wassertemperatur erzwungen wird. Sie geht mit einer deutlichen Reaktion des Gefäßtonus und der Mikrozirkulation einher. Deshalb muss Folgendes besonders beachtet werden:

Für die Indikationsstellungen im Rahmen einer Entstauungstherapie ist die **Badetemperatur** besonders zu berücksichtigen. **Zu warme Badetemperaturen** erzwingen neben einer Arteriolenweitstellung in der Regel auch eine Steigerung der Kapillarpermeabilität, die sich in einem Ödemgebiet ungünstig auf das Fließgleichgewicht auswirkt. **Zu kühle Badetemperaturen** provozieren leicht Gefäßfehlreaktionen und lösen stets eine mehr oder weniger starke Minderdurchblutung der gebadeten Extremität oder auch der gesamten Körperschale aus, die sich ungünstig auf die Ödemresorption auswirkt. Hinzu kommt dann noch die abnehmende Mikrozirkulation.

10.1.3 Zusammenfassung

Die physiologischen Reaktionen auf den hydrostatischen Druck und die Blutumverteilung durch temperaturansteigende Teilbäder lassen sich für die Entstauungstherapie nutzen.

Durch die komprimierenden Eigenschaften des Wasserdruckes wirken Bäder
- ödemresorptiv und
- diuresefördernd.

Diese Wirkungen basieren auf der vermehrten Flüssigkeitsresorption im Gewebe des gebadeten Körperteils, vor allem aber auch auf dem Einfluss des Wasserdrucks auf die Volumenregulation des Körpers. Es kommt
- zur Hemmung des Renin-Angiotensin-Aldosteron-Systems,
- zu einer gesteigerten ANF-Ausschüttung und
- zu einer Hemmung der ADH-Sekretion der Hypophyse.

Gleichzeitig verbessert sich im gebadeten Körperabschnitt die Mikrozirkulation.

Wichtig für den ausschwemmenden Effekt ist, dass die Badetemperatur im indifferenten Bereich liegt:

- Bei warmen Bädern kommt es mit Zunahme der Kapillarpermeabilität im gebadeten Körperteil zu gegenläufigen Effekten einer ödemvermehrenden Filtration.
- Zu kalte Badetemperaturen hingegen führen zu Gefäßkonstriktionen und Erhöhung des Muskeltonus mit vermindertem Blutfluss.

❶ Vorsicht
Bedingt durch die vermehrte Volumenbelastung des Kreislaufs gerade zu Beginn des Bades sind sowohl Halb- als auch Dreiviertel- oder gar Vollbäder bei Patienten mit entsprechend schwerer Herzschädigung kontraindiziert.

Trotz der wirksamen Therapiehebel, die die Bäderbehandlung bietet, ist diese Möglichkeit der Ödemresorption bislang noch wenig bekannt. Gerade bestimmte Patientengruppen, wie z. B. Patienten mit Aszites bei Leberzirrhose oder Schwangere mit Extremitätenödemen (ohne ausgeprägte Gestosesymptomatik), können außerordentlich von diesen Anwendungen profitieren.

10.2 Temperaturansteigende Teilbäder

Die thermoregulatorische Blutumverteilung vom Körperkern zur Körperschale lässt sich für die Entstauung vor allem in Form von temperaturansteigenden Teilbädern nutzen. Im Vordergrund steht hier die Behandlung bei Herzinsuffizienz und bei Stauungen im Lungenkreislauf. Die Wirkungen temperaturansteigender Bäder in diesem Zusammenhang sind gut dokumentiert. Daher wird das Verfahren hier ausführlich dargestellt.

Die temperaturansteigenden Bäder werden nach ihrer **Gesamteintauchtiefe** untergliedert in:
- ansteigende Hand- und Fußbäder,
- ansteigende Arm- und Unterschenkelbäder und
- ansteigende Sitz- und Halbbäder.

Durch die allmähliche Wärmezufuhr über einen Zeitraum von ca. einer halben Stunde kommt es sowohl zu lokalen Reaktionen als auch zu systemischen Effekten, die auf den beschriebenen Mechanismen der Thermo- und Kreislaufregulation des Körpers beruhen.

10.2.1 Wirkungen

Die auslösbaren Reaktionen beruhen auf komplexen Mechanismen.
- Lokal kommt es zu einem Temperaturanstieg der gebadeten Extremität. Diese **Hyperthermie des Gewebes** führt zu einer Steigerung des örtlichen Stoff-

wechsels über eine Arteriolenweitstellung, vermehrte Kapillardurchblutung und -permeabilität.

- Es kommt zu einer ausgeprägten konsensuellen Arteriolenweitstellung, am deutlichsten in der gegenüberliegenden Extremität (ca. 50 %) und abgeschwächt am ganzen Körper.
- Aufgrund der segmentalen Verschaltungen sinkt auch der Gefäßtonus in den Schleimhäuten innerer Organe. Dies führt zu einer Hyperämie, welche in der Regel eine gesteigerte Schleimhautsekretion nach sich zieht. Nützlich ist dieser Effekt z. B. zur Behandlung von Reizhusten bei chronischen Bronchialerkrankungen.
- Die glatte Muskulatur des Bronchialsystems und von Hohlorganen, hauptsächlich der Gallenblase, des Darms und des Urogenitaltraktes, reagiert auf temperaturansteigende Bäder spasmolytisch.
- Die **Senkung des peripheren Kreislaufwiderstandes** führt zu einem deutlich sinkenden diastolischen Blutdruck. Dies hat eine Senkung der kardialen Nachlast zur Folge. Durch den verminderten venösen Rückstrom verringert sich auch das enddiastolische Ventrikelvolumen, was sich besonders günstig auf eine bestehende Herzinsuffizienz auswirkt. In der Summe tritt eine **Ökonomisierung der Herzarbeit mit verlängerter Füllungsphase und besserer Myokarddurchblutung** ein.
- Durch die **Verlagerung zentral gestauter Blutmengen in die Peripherie** wird eine nachhaltige Entlastung des Lungenkreislaufes bewirkt.
- In mehreren Studien (Drexel et al. 1990) ist ein **Trainingseffekt auf die Wärmeregulation** nachgewiesen. Ansteigende Teilbäder stellen hier einen sehr schonenden Trainingsreiz dar!

10.2.2 Praxis

Um ein temperaturansteigendes Teilbad durchzuführen, gibt es verschiedene Methoden.

10.2.2.1 Die Methode nach Kneipp

Diese älteste Methode funktioniert über das Zuschütten von heißem Wasser, das zur gleichmäßigen Temperaturverteilung anschließend umgerührt wird. Vor dem Zuschütten wird die gleiche Menge Wasser abgeschöpft. Die Methode ist anstrengend und zudem etwas ungenau. Sie wird heute praktisch nicht mehr angewandt.

10.2.2.2 Das Zulaufverfahren

Das Zulaufverfahren funktioniert über einen automatischen Wasserzulauf. Die klassische Form stellt die Wanne nach Schweninger-Hauffe mit Überlaufstutzen dar. Das sog. Hauffe'sche Teilbad (Kurzbezeichnung)

ist heute das gängigste klinische Verfahren. Der besondere Vorteil des Zulaufverfahrens besteht darin, dass es prinzipiell an jedem Waschbecken, also auch zu Hause, ausgeführt werden kann.

10.2.2.3 Das Erwärmungsverfahren

Im Wannenboden befindet sich eine Heizspirale, die über ein Thermostat reguliert wird und das Wasser langsam auf die eingestellte Temperatur erwärmt. Der Vorteil dieses Verfahrens besteht in der gleichmäßigen Wärmeverteilung bei gleichzeitiger Wasserersparnis.

10.2.2.4 Regeln zur Durchführung eines temperaturansteigenden Teilbades

Bei der Durchführung eines temperaturansteigenden Teilbades ist folgendermaßen vorzugehen:

1. Die Wassertemperatur ist zu Beginn indifferent (34–35 °C)!
2. Der Patient wird in eine Wolldecke eingehüllt (◘ Abb. 10.1 und 10.2). So wird vermieden, dass die zugeführte Wärme z. B. über vermehrtes Schwitzen der nicht gebadeten Körperstellen wieder abgegeben wird. Dadurch würde das Verfahren unnötig verlängert, und die Gefahr einer erheblichen Kreislaufmehrbelastung würde steigen.
3. Nach dem Eintauchen und Abdecken wird die Badetemperatur alle 3–5 min um 1 °C gesteigert.
4. Wenn keine Unverträglichkeitsreaktionen auftreten, wird die Temperatur auf diese Weise bis auf 43/44 °C weiter gesteigert.
5. Tritt vor Erreichen dieser Temperatur als Zeichen der massiven Thermoregulation ein Schweißausbruch auf, ist die Anwendung abzubrechen.
6. Der langsame Temperaturanstieg ist von entscheidender Bedeutung! Es dürfen keine Heißreizreaktionen ausgelöst werden.
7. Anschließend ist wie bei allen Warmanwendungen eine halbe Stunde Ruhe angezeigt.
8. Eine gute Dosisanpassung lässt sich mit folgender Reihenfolge erreichen: Zunächst wird der rechte Unterarm bzw. Unterschenkel gebadet, bei der nächsten Anwendung dann die linke Seite und erst nach guter Verträglichkeit beide Extremitäten gleichzeitig.

10.2.2.5 Durchführungskontrollen

❗ **Vorsicht**

Gerade zu Beginn des Bades ist auf **sympathikotone Gegenregulationssymptome** zu achten wie
- Fröstelgefühl,
- Gänsehaut,
- Zittern, RR↑, Puls↑,

welche in der Summe einen Hinweis auf eine zu schnelle Steigerung der Badetemperatur darstellen.

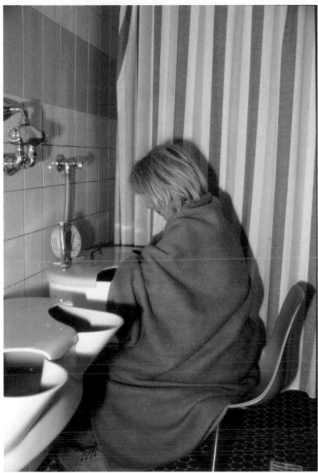

◘ **Abb. 10.1** Temperaturansteigendes Armbad in einer Wanne nach Schweninger-Hauffe. Die Patientin ist in eine Wolldecke eingepackt, um einem thermoregulatorischen Wärmeverlust entgegenzuwirken

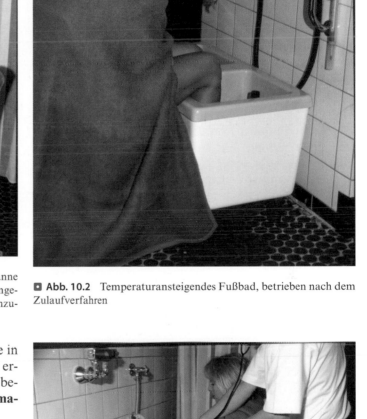

◘ **Abb. 10.2** Temperaturansteigendes Fußbad, betrieben nach dem Zulaufverfahren

Unmittelbar vor und während der Anwendung sollte in ca. 5-minütigen Abständen eine **Blutdruckkontrolle** erfolgen (◘ Abb. 10.3). Sind die Patientenreaktionen bekannt, ist in Folgebehandlungen eine **extrem engmaschige Kontrolle** meist nicht mehr nötig.

Ist die Temperatursteigerung richtig gewählt, sinkt zuerst der diastolische Druck (aufgrund der Gefäßerschlaffung) durchschnittlich um 10–15 mmHg; später fällt auch der systolische Druck leicht ab. Bei Gefäß- und Herzgesunden ist jedoch meistens keine wesentliche Änderung im systolischen Druck zu verzeichnen. Eine Ausnahme bildet eine bestimmte Gruppe jüngerer Frauen mit der Neigung zu orthostatischen Fehlregulationen. Bei dieser Gruppe sind systolische Abfälle von 20 mmHg oder mehr keine Seltenheit. In diesen Fällen muss das Bad eventuell vorzeitig beendet werden, wenn Schwindel, Übelkeit, Schwarzwerden vor den Augen u. a. Reaktionen einer hypotonen Kreislaufdysregulation auftreten.

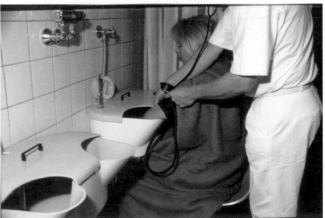

◘ **Abb. 10.3** Blutdruckkontrolle während des Bades

❶ Vorsicht

Zusätzlich zum Blu**tdruck wird auch der Puls gemessen. Ein stark**er Anstieg über 100/min bei gleichzeitig sinkendem Blutdruck weist auf eine Kreislauffehlregulation hin und zwingt zum sofortigen Abbruch des Bades. Darauf muss bei allen Patienten mit einer Herzschädigung geachtet werden. Um einen Kreislaufkollaps rechtzeitig zu erkennen und von einer bedrohlichen Symptomatik zu unterscheiden, wird der **Schockindex** bestimmt. (Puls dividiert durch systolischen Blutdruck >1 als Zeichen einer akuten Kreislaufdekompensation.)

Als Zeichen der gesteigerten örtlichen Kapillardurchblutung setzt nach etwa 10 min eine genau auf die Wasserspiegelhöhe begrenzte Hautrötung ein.

10.3 Indikationen für temperaturansteigende Teilbäder als Entstauungsmaßnahme

Wichtigste Indikation für temperaturansteigende Teilbäder als Entstauungsmaßnahme ist die **Herzinsuffizienz in allen Stadien**. Sinn der Behandlung ist es, durch die Umverteilung des Blutes eine kreislaufschonende Ökonomisierung der Herzarbeit auszulösen. Damit gehen alle bekannten Mechanismen der verbesserten Myokardkontraktion des insuffizienten Herzens einher. Dies lässt sich z. B. bei bestehender Rechtsherzinsuffizienz objektiv an einer Verminderung der Halsvenenstauung und der Zyanose beobachten.

> ❗ **Vorsicht**
>
> Liegen schwere Dekompensationen vor, sollen ansteigende Bäder erst nach guter Reaktion auf geringer regulierende Verfahren wie Trockenbürstungen, wechselwarme Waschungen und Abreibungen ausgeführt werden.

Gerade bei ursächlichen Erkrankungen wie Klappenfehlern, KHK und Myokarditis werden ansteigende Bäder gut vertragen und gehören daher in das Programm der Frührehabilitation. Die günstigste Wirkung dabei wird durch temperaturansteigende **Unterarmbäder** nach dem einschleichenden Reizprinzip erzielt:

> **Hinweis**
>
> **Eine Regel zur Behandlung von Herzpatienten:** Bei temperaturansteigenden Unterarmbädern wird zuerst nur der rechte, dann der linke Unterarm gebadet. Erst bei guter Verträglichkeit können beide Unterarme gleichzeitig gebadet werden.

Eine weitere Indikation sind **pulmonale Stauungen** z. B. infolge einer Mitralstenose/-insuffizienz, bei schwerem Bronchialasthma, Lungenemphysem oder Pulmonal-

sklerose sowie beim chronischen Cor pulmonale. Auch hier empfiehlt sich ein langsamer Behandlungsaufbau. Als direkte Wirkungen sind eine leichte Besserung der Zyanose und eine deutliche Erleichterung der Atemarbeit festzustellen. Subjektiv berichten die Patienten noch unter der Anwendung fast ausnahmslos von einem Befreiungsgefühl in der Brust mit der Empfindung, besser und leichter durchatmen zu können. Bestehender Reizhusten nimmt deutlich ab.

Bei Emphysempatienten ist keine deutliche Veränderung der Zyanose durch temperaturansteigende Teilbäder zu erwarten, da die Zyanose hier auf einer Polyglobulie beruht (blue bloater). Im Gegensatz zur Rechtsherzinsuffizienz ist also in diesen Fällen die Abnahme der Zyanose kein wichtiges Zeichen für den Therapieerfolg.

Gerade bei Asthma und bei chronischer Bronchitis machen sich zusätzlich auch die sekretolytischen Effekte, ausgelöst durch die vermehrte Durchblutung der Bronchialschleimhaut, positiv bemerkbar. Ansteigende Bäder empfehlen sich hier besonders als Vorbehandlung zur Atemtherapie.

Röntgenologisch findet sich bei bestehender Lungenstauung eine Verkleinerung der Herzsilhouette und eine Aufhellung der gestauten Lungenareale. Diese sind bei vergleichenden Untersuchungen vor dem Bad und direkt danach dokumentiert (Drexel et al. 1990). Im EKG können oft Rückbildungen überhöhter Vorhofzacken nachgewiesen werden (Krauss 1990), was als Ausdruck einer besseren Herzmuskelkontraktion gewertet werden kann.

10.3.1 Zusammenfassung: Regeln und Indikationen für temperaturansteigende Teilbäder

Um entstauend zu wirken, sollen temperaturansteigende Bäder individuell angepasst und schonend durchgeführt werden. Eine starke Kreislaufbelastung muss in allen diesen Fällen unbedingt vermieden werden. Dies gelingt nur durch eine ausreichend **langsame Steigerung der Badetemperatur**; auf diese Weise lassen sich ausgeprägte thermoregulatorische Effekte mit Konsequenzen für das Herz-Kreislauf-System vermeiden. Als erstes Zeichen einer einsetzenden **Kreislaufüberlastung** steigt die Pulsfrequenz unverhältnismäßig stark an. In diesem Fall ist das Bad zu beenden.

> **Hinweis**
>
> Die Besserung der subjektiven Symptomatik durch temperaturansteigende Bäder hält bei Patienten mit pulmonalen Stauungen und bei Patienten mit Herzinsuffizienz für 2–3 Stunden über die Dauer des Bades hinaus an.

10.3.2 Weitere Indikationen temperaturansteigender Teilbäder

Neben diesen primär entstauenden Indikationen sind temperaturansteigende Bäder auch bei einer Reihe weiterer Erkrankungen von großem therapeutischen Wert:
- KHK,
- Arrhythmien (Extrasystolen),
- essenzielle Hypertonie,
- Spannungskopfschmerzen,
- primäres Raynaud-Syndrom,
- Gangränneigung (konsensuelle Behandlung z. B. bei Diabetes mellitus),
- Resistenzsteigung der unspezifischen Immunabwehr,
- lokal: chronische Insertionstendinosen, Bänderläsionen → an Hand und Fuß, Ellenbogen,
- multiple Arthrosen der Hände, Finger, Fußgelenke,
- Vorbehandlung schlaffer Lähmungen; insbesondere bei posttraumatischen peripheren Lähmungen.

Diese können jedoch aufgrund des thematisch begrenzten Rahmens nicht ausführlich diskutiert werden. Wir verweisen daher auf entsprechende Veröffentlichungen.

10.4 Kontraindikationen

Natürlich ist keine Aufstellung problematischer Behandlungssituationen jemals vollständig. Auch lassen sich Therapiebeschränkungen oft nicht befriedigend in Schlagworten darstellen. Die hier dargestellten Einschränkungen können auf dem Verständnis des Therapiekonzeptes also ohne Schwierigkeiten nach dem Bedarf der individuellen Praxis ergänzt und erweitert werden.

Kontraindikationen für temperaturansteigende Teilbäder sind alle Erkrankungen, bei denen zu erwarten ist, dass sich Schwellungen oder Entzündungsreaktionen durch die lokale Hyperämie verschlechtern können, z. B.:
- Lymphödeme,
- fortgeschrittene chronisch-venös-lymphatische Insuffizienz/postthrombotisches Syndrom,
- posttraumatische Schwellungen in den akuten Stadien,
- Sudeck-Syndrom im akut entzündlichen Stadium,
- cP/RA während der entzündlichen Schubphasen, u. a. Arthritiden im akuten Stadium,
- arthrotische Reizergüsse an der zu badenden Extremität,

- viele Fälle von Ekzemen und Neurodermitis, wenn Wärme oder Wasser den Zustand deutlich verschlechtern.

Gut zu wissen

Weitere Krankheitsbilder, bei denen temperaturansteigende Teilbäder Kontraindikationen darstellen:
- Bestehende Gefäßerkrankungen, bei denen die lokale Stoffwechselsteigerung zu einem O_2-Mangel führt,
  - lokal bei fortgeschrittenen diabetischen Mikroangiopathien,
  - bei entzündlichen Gefäßobliterationen und
  - bei fortgeschrittener AVK der unteren Extremitäten, wenn das betroffene Bein gebadet werden müsste.

Konsensuelle Reaktionen durch ein Bad der nicht betroffenen Seite stellen in solchen Fällen meist kein Problem dar
- Systemische Störungen, die mit einer Fehlregulation des Blutdrucks und/oder des Gefäßspieles einhergehen können, z. B.:
  - fortgeschrittene Glomerulonephritis mit gleichzeitiger Hypoproteinämie,
  - schwere Atherosklerose (Gefahr von Fehlreaktionen mit Blutdruckanstieg),
  - Cushing-Syndrom: Auch diese Patienten können bestimmte Mineralkortikoide in zu hohem Maße produzieren und dadurch an einer Fehlregulation des Blutdrucks mit erhöhten Werten leiden.
- Andere fortgeschrittene Erkrankungen mit der Gefahr der akuten Verschlechterung:
  - Bei Leberstauung mit Aszites bei chronischem Rechtsherzversagen.
  - Wenn die Gefahr eines akuten Linksherzversagens mit Lungenödem besteht.

(Solche Fälle kommen jedoch in der physiotherapeutischen Praxis kaum vor.)
- Bei schwerer exsudativer Enteropathie.

Ein temperaturansteigendes Bad könnte zu einer starken Hyperämie der Darmschleimhaut führen und somit das Gesamtbild negativ beeinflussen. Dies ist deshalb zu beachten, weil man bei den insgesamt sehr mageren Patienten häufig nicht an die vermehrte Gefahr einer Ödembildung denkt.
- Bei Leberzirrhose u. a. mit der Folge der ungenügenden Syntheseleistung von Plasmaeiweißen, wenn Ödemneigung oder leichte Aszites besteht.

Um sicherzugehen, sollte vor dem Teilbad nach dem Quickwert gefragt werden, da bei abnehmender Eiweißsynthese leistung der Leber die Produktion von Prothrombin als Erstes reagiert.
- Medikamenteneinnahme mit der Gefahr verminderter Blutgerinnung oder bei bestehenden Kapillarschäden durch eine Hyperämie mit der Gefahr vor Einblutungen ins Gewebe:
  - bei Einnahme von Antikoagulanzien (!),
  - bei Hämophilie (allerdings selten in der Praxis),
  - Vaskulitiden.

Literatur

Drexel H, Hildebrandt G, Schlegel KF, Weimann G (1990) Physiologische Grundlagen, Thermo- und Hydrotherapie, Balneologie und medizinische Klimatologie, Bd 1: Physikalische Medizin. Hippokrates, Stuttgart

Gutenbrunner C, Hildebrandt G (Hrsg) (1998) Handbuch der Balneologie und medizinische Klimatologie. Springer, Berlin/Heidelberg

Krauss H (1990) Hydrotherapie, 5. Aufl. Volk und Gesundheit, Berlin

Schmidt RF, Thews G (1997) Physiologie des Menschen, 27. Aufl. Springer, Berlin/Heidelberg

10

Lymphtaping – elastische Klebestreifen in der Entstauungstherapie?

Constance Daubert und Otto Schreiner

Inhaltsverzeichnis

© Springer-Verlag GmbH Deutschland, ein Teil von Springer Nature 2020
G. Bringezu, O. Schreiner (Hrsg.), *Lehrbuch der Entstauungstherapie*,
https://doi.org/10.1007/978-3-662-60576-9_11

11.1 Entstehung und Entwicklung

Dr. med. Kenzo Kase, japanischer Kinesiologe und Chiropraktiker, entwickelte die sog. Kinesio-Taping Technik in den 1970er-Jahren und stellte sie in den Neunzigern in den USA und in Europa vor.

Erste Versuche führte er mit konventionellem, nichtelastischem Tape bei Gelenkbeschwerden und daraus resultierenden muskulären Ungleichgewichten von Agonist und Antagonist durch. Sein Ziel, „körpereigene Prozesse über rezeptorische Reize zu unterstützen", entstand aus dem Wissen heraus, dass Muskulatur eine hohe Relevanz bezüglich des venösen und lymphatischen Rückflusses aufweist (Kase et al. 2006). Aufgrund einiger nicht zufriedenstellender Forschungsergebnisse mit nichtelastischem, konventionellem Tape (hohe Rate an Hautirritationen bei längerer Tragedauer) (Kumbrink 2009) bzw. Probleme aufgrund starken Drucks durch das unelastische Tape auf druckempfindliche Bereiche (Sielmann et al. 2003) entwickelte er das elastische Tape „Kinesio-Tex" und vier unterschiedliche Anlagetechniken: **Muskelanlage, Lymphanlage, Ligamentanlage, Korrekturanlage**. Von wesentlicher Bedeutung war, dass Kase das **„Kinesio-Tex"** in seiner Dicke und Dehnfähigkeit (Dehnfähigkeit des Tapes in Längsrichtung zwischen 120 und 140 %) der menschlichen Haut nachempfand.

Die ursprüngliche Taping-Technik mit konventionellem Tape, die dem Ziel der „maximalen Stabilisation bei gezielter funktioneller Mobilität" folgt (Asmussen et al. 2005), unterscheidet sich somit deutlich von der neueren – mittlerweile, sowohl bezüglich des Tapes, als auch bezüglich der Technik, vielfältig weiterentwickelten – Kinesio-Taping-Technik.

11.1.1 Kinesio-Taping im direkten Vergleich zu funktionellen Tape-Verbänden

Während konventionelle Verbände zur totalen Immobilisation führen und das frühere funktionelle Taping nur ein bestimmtes Maß an Bewegung zulässt, bieten elastische Tapes eine geringe passive, aber aufgrund der speziellen Eigenschaften und Anlagetechniken eine **hohe aktive Stabilisation**.

Die noch zugelassene Aktivität während der Stabilisation ist für das fasziale System, welches sich einerseits bei Traumata oder chronifizierten Schmerzzuständen, aber auch bei lymphodynamischen und lymphostatischen Ödemen in seiner Spannung verändert, grundlegend. Die noch zugelassene Bewegung sorgt für eine Normalisierung des faszialen Tonus (Schleip et al. 2014) und folglich für einen möglichen lymphatischen Abtransport über die die Faszien durchziehenden Perfo-

ranzgefäße des Lymphgefäßsystems (Meert 2014). Dies unterstützt einen schnellen Abtransport anfallender lymphpflichtiger Lasten und unterstützt die Wundheilung bzw. die Reorganisation von Geweben.

Aufgrund hypoallergener Klebstoffe und der wasser- und schweißresistenten Beschaffenheit bietet elastisches Tape im Gegensatz zu konventionellem bzw. funktionellem Tape die Möglichkeit, diese Behandlungsform in einer breiteren Indikationspalette physiotherapeutischer Behandlungen sinnvoll einzusetzen.

11.1.2 Applikation und Entfernung der elastischen Klebestreifen

Bei der Herstellung wird das elastische Tape mit 10 % Vordehnung auf eine Trägerfolie, von der das Tape bei Nutzung abgezogen wird, aufgebracht (◘ Abb. 11.1).

Während der Applikation sollen diese 10 % erhalten bleiben. Trotz dieser Vordehnung spricht man hier von

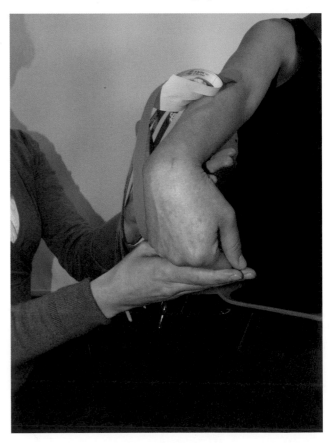

◘ **Abb. 11.1** Nachdem der Ausgangspunkt der Streifen – die sog. Basis ohne Vordehnung – aufgeklebt wurde, werden die Stripes allmählich von der Trägerfolie abgezogen und an die gewünschten Hautstellen zunächst locker aufgeklebt. Dadurch kann jederzeit eine Korrektur vorgenommen werden, sodass deren Verlauf beispielsweise anatomischen Gesichtspunkten entspricht (siehe auch die ◘ Abb. 1.52 und 1.53). Die Stripes sollten, im Gegensatz zur Basis in Vordehnung d. h. bereits in Gelenkfunktionsstellung (hier Palmarflexion) aufgeklebt werden

einer „ungedehnten" Anlage. Das auf Baumwollbasis hergestellte Tape bzw. die von diversen Anbietern weiterentwickelten Tapes besitzen auf der Unterseite eine haftende Acrylbeschichtung, da Acryl hypoallergener als eine Latexbeschichtung ist. Die thermoplastische Eigenschaft (bei höheren Temperaturen ohne chemische Veränderung erweichbar und verformbar) wird nach Applikation des Tapes über die körpereigene Wärme aktiviert und kann durch sanftes Anreiben unterstützt werden. Die luft- und wasserdurchlässige Struktur des Tapes soll außerdem eine lange Tragedauer und somit eine langandauernde Stimulation gewährleisten.

Je nach Anlageform bzw. zu behandelnder Strukturform (z. B. anatomische Muskelform, Verlauf von Lymphkollektoren etc.) wird aus dem 5 cm breiten Tape ein I-, Y-, X- oder Fächer-Tape (stripes) geschnitten. Damit diese Anlagen möglichst lange getragen werden können, ohne Beschwerden zu verursachen, bzw. an Effektivität durch zu schnelles Ablösen zu verlieren, werden die Enden der Streifen rundgeschnitten und dehnungsfrei auf die Haut geklebt (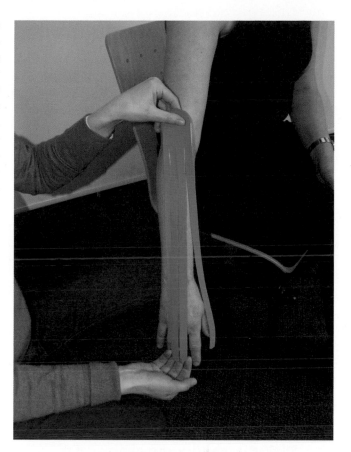 Abb. 11.2). Die alltäglichen Bewegungen des Körpers übertragen sich auf die in mehr oder weniger gedehntem Zustand aufgeklebten Stripes des Fächers und bilden dabei die typischen wellenförmigen Hautabhebungen (◘ Abb. 11.3), die nach Kase et al. (1996) als „Convolutions" bezeichnet werden.

Die maximale Tragedauer wird mit 14 Tagen angegeben (Reichhardt et al. 2008), liegt aber nach eigenen Erfahrungen v. a. im Bereich der distalen Extremitätenabschnitten, die naturgemäß alltagsbedingt größerer mechanischer Einwirkung ausgesetzt sind, eher bei maximal sieben Tagen. Der Effektivitätsverlust wird durch Faktoren wie Aufrollen des Tapes und Reduktion der Convolutionsdichte deutlich. Die Haut des Patienten sollte vor dem Aufbringen des Tapes trocken und fettfrei sein. Von der Verwendung diverser im Handel erhältlicher Haftungssprays bzw. -gels wird v. a. bei lymphostatischen Krankheitsbildern – gerade im Hinblick auf deren immunreduzierten Hautstatus – abgeraten. Eine ausgeprägte Körperbehaarung behindert die gewünschte Haftung auf der Epidermis und muss deshalb schonend entfernt werden, wobei eine mäßige Körperbehaarung, aufgrund der ebenfalls gewünschten Reizung der Hautfollikelsensoren, die Wirkungsweisen des Kinesio-Tapes sogar steigert (Kase et al. 2003). Zur unproblematischen Entfernung des Tapes wird das Anfeuchten der Anlage empfohlen.

Evidenzbasierte Praxis
Die uneinheitlichen Angaben des Applikationszeitpunkts beruhen wie viele andere therapierelevante Angaben auf Erfahrungswerten und stellen somit keine evidenzbasierten Aussagen dar. An diesem und an vielen anderen Beispielen sollte die Notwendigkeit entsprechender Studien deutlich werden, um eine wissenschaftlich gesicherte Grundlage zu erhalten, mit der therapeutische Erfahrungswerte beurteilt und Therapien gezielt weiterentwickelt werden können.

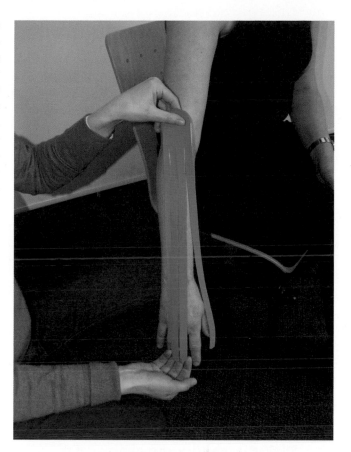

◘ **Abb. 11.2** Für „Lymphanlagen" typische „Fächerform, wobei die „Basis" aus lymphgefäßanatomischen Gründen im Falle der Applikation am Unterarm an der „Engpassstelle" Ellenbogengelenk (in Neutral-Null-Stellung) platziert wird, während die Stripes bis zu den Fingerendphalangen reichen sollten

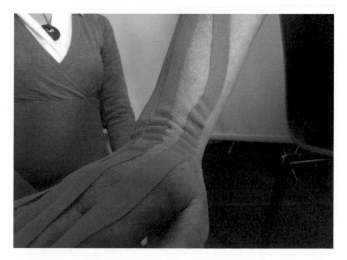

◘ **Abb. 11.3** Die Dorsalextension im Handgelenk bewirkt die für elastisches Tape typische Wellenbildung der oberen Hautschicht (= Convolutions)

11.1.3 Verschiedene Anlagetechniken des Kinesio-Tapings

Es werden Anlagetechniken sowohl zur
- Einflussnahme auf muskuläre Spannungszustände als auch zur
- Einflussnahme auf die Propriozeption als auch
- Applikationen mit dem Ziel der Stabilisation

von
- Techniken mit Einflussnahme auf das knöcherne System (fragwürdig),
- Anwendungen mit dem Ziel der Schmerzreduzierung und
- Ligamenttechniken zur Stoffwechselaktivierung eines lokal begrenzten Gebietes

von solchen mit
- lymphologischer Relevanz

unterschieden. Im Folgenden wird nur soweit auf diese einzelnen Techniken eingegangen, als sie eine Bedeutung in der Behandlung lymphologisch relevanter Beschwerden haben.

11.2 Diskutierte Wirkungsweisen der elastischen Tapes sowie Gesichtspunkte der Anlagetechnik

11.2.1 Die zwei Funktionen des Tapes bei lymphologischen Erkrankungen/ Reduktion von lymphpflichtigen Lasten

Die Wirkung, gleich welcher Therapie, auf lymphologisch bedingte Probleme muss in die folgenden beiden Lymphgefäßsituationen eingeteilt werden. Handelt es sich um:
- ein intaktes Lymphgefäßsystem/eine intakte Lymphknotenkette oder um
- ein defektes Lymphgefäßsystem/eine defekte Lymphknotenkette?

11.2.1.1 Mögliche Funktionen des Tapes bei Vorliegen einer intakten Lymphknotenkette

Bei einer sog. „Lymphanlage", wird die Basis direkt auf die nächstmögliche regionäre Lymphknotengruppe aufgebracht. Dies geschieht in Neutral-Nullstellung des entsprechenden Gelenkes, sodass kein Zug durch die Basis ausgeübt wird. Die vier gleich breiten Streifen

(Kase et al. 1996), werden dagegen einzeln mit einem Zug von 25 % (Kase et al. 1996; Kumbrink 2009, 2016) bzw. ohne Zug (Pijnappel 2006) in maximaler Vordehnung der Haut aufgebracht (◘ Abb. 11.1 und 11.2). Erfahrungswerte zeigen, dass sogar diese recht geringfügige Vordehnung von 25 % des Tapes zu Hautirritationen, vermutlich aufgrund von Reizungen der Fibroblasten an den Taperändern mit folgender Histaminausschüttung, führen kann. Ist dies der Fall, wird lediglich die Extremität und somit auch die Haut maximal vorgedehnt und das Tape ohne Zug appliziert.

Evidenzbasierte Praxis
Warum diverse Autoren einen **unterschiedlichen Zug (25 % bzw. 0 %) bei der Applikation** der Streifen verwenden und was dieser unterschiedliche Zug bewirken soll, wird von diesen nicht näher erläutert. Aufgrund eigener Erfahrungen lässt sich sagen, dass eine alleinige maximale Hautvordehnung zu mehr Erfolg führt; ein Zug von > 25 % sollte bei Anlagen zur Ödemreduktion vermieden werden. Eine Ausnahme stellt die Zielsetzung Lockerung lymphostatischer Fibrosen dar. Hier ist ein höherer Zug zu bevorzugen. Inwieweit der Zug Krankheitsbild- und patientenspezifisch abgestimmt werden muss, müsste erforscht werden, um Kontraindikationen ausschließen zu können und die therapeutische Effektivität der Technik zu sichern bzw. zu steigern.

Durch diese Anlagetechnik wird die Haut bei Bewegungen in verschiedene Richtungen wellenförmig angehoben (◘ Abb. 11.3). Unter der Basis des Tapes (d. h. dem Ausgangspunkt der stripes) entsteht nach Kumbrink (2009) ein „**druckniedriges Gebiet**", welches der Lymphe eine klar definierte Abflussrichtung vorgibt." Kase (2006) vermutet, dass durch die Hautanhebungen die Unterhautsubstanz in Richtung Hautoberfläche auf Zug gebracht werde und dies gleichzeitig ein Öffnen der initialen Lymphgefäße zur Folge hat. Reichardt et al. (2008) weisen sogar auf eine Steigerung der Lymphangiomotorik hin.

Zwar ist beispielsweise ein **posttraumatischer/postoperativer Zustand** wie eine Distorsion, eine Knie-TEP u. a. m. nicht mit einem postoperativen Zustand nach Mamma-Ca. zu vergleichen, trotzdem ist zu bedenken, dass jedes postoperative bzw. posttraumatische Ödemgebiet zumindest lokal und reversibel eine mechanische Insuffizienz der Lymphgefäße aufweist und somit die Nutzung des Lymphgefäßsystems im betroffen Gebiet vorrübergehend stark eingeschränkt ist. Kase (1996); Pijnappel (2006); Sielmann et al. (2003) und Kumbrink (2009) gehen auf diese Problematik lediglich oberflächlich ein und verweisen auf eine „Leitfunktion" des Tapes. Kase (2006) ergänzt, dass die sich unter dem Tape befindliche Ödemflüssigkeit mittels Muskelkontraktion in gesunde Gebiete verdrängt würde. Die **Theorie der Leitfunktion** findet bei näherer Betrachtung durchaus ihre anatomische und physiologische Repräsentation (◘ Abb. 11.4). Jedem subkutan gelegenen Lymphkollektor ist in der Dermis und am epidermalen Übergang

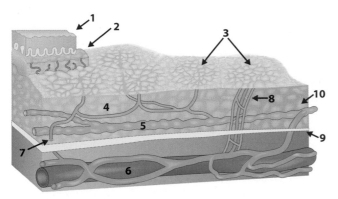

◘ Abb. 11.4 Lymphdrainage der Haut. 1 Epidermis, 2 feinmaschiges, Rete cutaneum superficiale, 3 grobmaschiges Rete cutaneum profundum, 4 Präkollektor, 5 epifaszialer Kollektor, 6 tiefe perivaskuläre Kollektoren, 7 Verbindung zwischen Präkollektor und tiefen Kollektoren, 8 direkte Verbindung zwischen kutanem Lymphplexus und tiefen Kollektoren, 9 Faszie, 10 oberflächlicher Interkalarknoten

ein Netz an initialen Gefäßen und Präkollektoren zugeordnet, sodass sich ein nahezu streifenförmiges „Einzugsgebiet" des Kollektors ergibt (◘ Abb. 1.75). Die **initialen Lymphsinus** bilden den resorbierenden Teil des Lymphgefäßsystems, während die **Kollektoren** eine Leit- und damit Transportfunktion haben. Die **Präkollektoren** erfüllen sogar beide Aufgaben. Interstitielle Flüssigkeit muss erst in das Lymphgefäßsystem „aufgesaugt" werden, bevor sie abtransportiert werden kann (▶ Abschn. 1.9). Es ist deshalb durchaus denkbar, dass durch die epidermale Wellenbildung in den darunterliegenden Schichten ständig wechselnde druckniedrige Gebiete auftreten, die einen Flüssigkeitsstrom und eine Flüssigkeitsaufnahme in dieser „Resorptionsschicht" begünstigen oder sogar optimieren.

Bei sehr straffen Ödemen konnten nach ca. zwei Stunden kleine Hautfältelungen um die Tapestreifen herum beobachtet werden. Aufgrund des durch die Hautanhebung vorhandenen Druckgradienten ist offenbar sogar ein Übergang der Ödemflüssigkeit von der Gel- in die Solphase hypothetisch vorstellbar. Die fließfähigere Solphase könnte somit leichter verdrängt und in das Lymphgefäßsystem aufgenommen werden. Auch dies könnte ein Hinweis auf den oben geschilderten hypothetischen Mechanismus sein.

Verifiziert wurde die Wirkung der **Lymphtaping-Technik bei gesunden Lymphknotenketten** in einer Studie von Bialoszewski et al. (2009). Hier wurden Kinder mit einem Fixateur externe entweder mittels MLD + elastischem Taping oder nur mit MLD behandelt. In der Gruppe mit elastischem Taping wurde eine signifikant höhere Ödemreduktion nachgewiesen. Auf eine signifikante Ödemreduktion wies zudem die RCT von Donec und Kriščiūnas (2014) in der Frührehabilitation von Knie-TEP-Patienten hin. Nach Rekonstruktionen des vorderen Kreuzbandes wurde eine bessere Ödemreduk-

tion nachgewiesen (Boguszewski et al. 2013). Bei chronisch venöser Insuffizienz validierten die Autoren Aguilar-Ferrándiz et al. (2014) eine periphere Ödemverbesserung in einer doppelblinden RCT.

11.2.1.2 Mögliche Funktionen des Tapes bei Vorliegen einer defekten Lymphknotengruppe

Nach Entfernung von Lymphknoten und daraus resultierenden chronischen Lymphabflussstörungen ist die oben beschriebene Funktion des Tapes (Öffnung der initialen Lymphkapillaren; oder gar Steigerung der Lymphangiomotorik) nur bedingt zu erwarten. Es handelt sich um Erkrankungen, welche auf einer irreversiblen mechanischen Insuffizienz basieren, wie z. B. das chronische sekundäre Lymphödem. Das erkrankte Lymphgefäßsystem ist nicht mehr in der Lage, die anfallende Menge an lymphpflichtiger Last aufzunehmen.

Bezüglich einer möglichen Wirkungsweise des Tapes wird auch hier von verschiedenen Autoren (Kase et al. 2006; Pijnappel 2006; Sielmann et al. 2003; Kumbrink 2009, 2016) auf die in den Publikationen nicht genau erläuterte Leitfunktion verwiesen (s. o.).

Die Anlage der Tapes bei defekten Lymphknotenketten unterliegt ebenfalls anderen Gesichtspunkten als den vorab beschriebenen bei intakten Lymphknoten. So ist es zum Beispiel nach Entfernung der Lnn. axillares, aufgrund der vorliegenden mechanischen Insuffizienz des Lymphgefäßsystems nicht möglich, die Lymphanlage mit der Basis in die ursächlich betroffene Axilla zu legen, aus welcher mehr oder weniger viele Lymphknoten entfernt wurden. Auch die Positionierung der Stripes muss diesen Gesichtspunkten folgen d.h. sie dürfen nicht den Weg der Kollektoren zur Axilla folgen. Der durch die Applikation unterstützte Abtransport würde ansonsten in eine ohnehin überlastete Lymphknotenregion geleitet werden. Das Ziel muss es demnach sein, Lymphe bzw. Ödemflüssigkeit durch Aneinanderreihung von mehreren spezifischen Lymphanlagen in die direkt angrenzenden gesunden Quadranten umzuleiten (◘ Abb. 11.5).

Auf eine weitere Möglichkeit, nämlich die der **Fibrosenlockerung**, weisen Reichardt et al. (2008); Kumbrink (2009, 2016) und Kase et al. (2006) hin, stellen aber unterschiedliche Anlagetechniken dar. Theoretisch sind sich die Autoren einig, dass pathologische Crosslinks aufgebrochen- und somit abgelagertes Eiweiß verbessert abtransportiert werden kann. Eine Studie von Lipinska et al. (2007) über einseitige und beidseitige sekundäre Armlymphödeme weist trotz einiger Mängel im Studiendesign auf eine mögliche positive Wirkung, d. h. auf eine Ödemreduktion um 24 % der Lymphanlage bei defekten Lymphknotenketten hin. Wie hoch der verwendete Zug bei der Lymphanlage war, wurde leider nicht publiziert. Auch Malicka et al. konnten im Jahr 2014

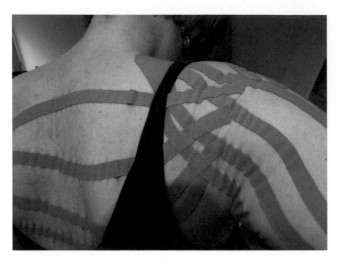

Abb. 11.5 Die Stripes verlaufen von der Außenseite des Oberarmes über die Deltaregion einerseits zur Fossa supraclavicularis (dort liegt die Basis dieses Fächers) und andererseits zur gegenüberliegenden Axilla (dort befindet sich die Basis der Streifen zwischen den Schulterblättern. Besonders deutlich wird die Wellenbildung durch die Rumpfaufrichtung nach Anlage der Stripes)

eine signifikante Ödemreduktion bei Frauen nach Entfernung der Lnn. axillares nachweisen. Die Frauen befanden sich im Stadium 1 des Lymphödems. In ihrem Review von 2018, in welches insgesamt 9 Studien inkludiert wurden, kamen Thomaz et al. zum Ergebnis, dass Lymphtaping in der Behandlung sekundärer Lymphödeme nach Mamma-Ca. als alternative Behandlungsmethode angesehen werden, jedoch die Kompressionsbandagierung nicht ersetzen kann.

11.3 Erfahrungswerte

Lymphtaping mit und ohne Muskelapplikationen bietet in vielen Fällen eine gute Möglichkeit, Zeiten zu überbrücken, in denen eine komplexe physikalische Entstauungstherapie nicht durchgeführt werden kann (☐ Tab. 11.1). Lymphostatische Fibrosen können gelockert- und hypertrophe Narben mittels der Ligamenttechnik reduziert werden. Zusätzlich wurde eine positive Wirkung auf radiogene Fibrosen beobachtet.

Der Haut im betroffenen Gebiet sollte mindestens einmal wöchentlich eine Erholungs- und Pflegezeit (Hautlotion mit einem pH-Wert von 5–5,5) von mindestens drei Stunden vor der nächsten Applikation eingeräumt werden. Bei der Mehrheit der Betroffenen kommt es trotz des hypoallergenen Acrylklebers nach ca. drei Wochen kontinuierlichen Tragens zu geringen oder auch vermehrten Hautreaktionen. Gerade bei vorausgegangener längerer Cortisoneinnahme (in manchen Fällen länger als 1 Jahr) kann es zu unerwünschten Reaktionen kommen. Von großer Relevanz sind in solchen Fällen gereizte Hautpartien. Diese sollten ausgelassen werden; stripes sollten nur

auf absolut gesunder Haut appliziert werden. Die erwähnten Hautreizungen verschwinden wenn keine neuen Streifen auf diese Region appliziert werden innerhalb von sieben Tagen. (Engmaschige Volumendokumentationen weisen darauf hin, dass die Hautreizungen zu geringfügigen Volumenerhöhungen führen können. Diese werden jedoch nach Applikation angrenzender nicht gereizter Hautareale innerhalb von drei Tagen abgetragen.) Desweiteren konnte eine Art von Anpassung der Haut an das Tape beobachtet werden: Bei Betroffen, die etwa in der dritten Woche einer kontinuierlichen ausschließlichen Lymphtaping-Therapie Hautreizungen aufwiesen, traten diese in den folgenden Wochen nicht mehr auf. Jedoch ist auch auf seltene massive Schädigungen im Sinne von Hautabschürfungen bzw. starken hyperämischen Reaktionen, hinzuweisen.

11.4 Kontraindikationen

Evidenzbasierte Praxis

Die Wirkungen der Lymphtaping-Technik – sowohl positive als auch negative- wurden bisher nur unzureichend mittels Studien untersucht. Somit sind die aufgeführten Kontraindikationen in vielen Fällen ein rein logischer Transfer aus dem Bereich der physikalischen Therapie, insbesondere der MLD/KPE.

Kontraindikationen sind

— akute, großflächige Hauterkrankungen,
— komplette Muskelrupturen,
— offene Wunden,
— nicht verschlossene Narben (z. B. sekundäre Wundheilung),
— kardiales Ödem (diese Kontraindikation ist nicht evidenzbasiert, sondern wurde von Kase et al. (1996) an die Empfehlungen der KPE geknüpft),
— renales Ödem (die Anwendung der Kinesio-Taping-Technik stellt bezüglich dieses Krankheitsbildes keine primäre Indikation dar und ist lediglich adjuvant denkbar),
— Frakturen,
— Sehnenausrisse,
— Knochennekrosen.
— Relative Kontraindikation bei blutverdünnenden Medikamenten aufgrund diverser Hautirritationen.

11.5 Stellenwert des Lymphtaping bei verschiedenen Ödemen

☐ Tab. 11.1 stellt den Stellenwert des Taping bei verschiedenen Ödemen dar. Aus dem derzeitigen Wissenstand heraus, weist die Lymphtaping-Technik bei Ödemen, die auf der Basis einer mechanischen Insuffizienz entstehen, die höchste Wirkung auf.

◻ Tab. 11.1   Stellenwert des Lymphtaping bei verschiedenen Ödemen

Hoher Stellenwert	Gut geeignet in Ergänzung zu anderen Maßnahmen, Stellenwert als alleinige Maßnahme gering	Bedeutungslos oder kontraindiziert
Postoperative Ödeme	Inaktivitätsödeme	Lipödem in den Stadien 1 und 2
Posttraumatische Ödeme	Postapoplektische Ödeme	Ödeme aufgrund einer Hypoproteinämie
Sekundäre Lymphödeme	Ödeme auf Grundlage einer CVI. Stadium 2 und 3	Kardiales Ödem
Primäre Lymphödeme		Schwangerschaftsödem
		Hepatisches Ödem
		Zyklisch-idiopathische Ödeme
		Ödeme auf Grundlage einer CVI. Stadium 1
		Renales Ödem

Literatur

Aguilar-Ferrándiz ME, Moreno-Lorenzo C, Matarán-Peñarrocha GA, García-Muro F, García-Ríos MC, Castro-Sánchez AM (2014) Effect of a mixed kinesio taping-compression technique on quality of life and clinical and gait parameters in postmenopausal women with chronic venous insufficiency: double-blinded, randomized controlled trial. Arch Phys Med Rehabil 95(7):1229–1239

Asmussen PD et al (2005) Die Prinzipien der Wundheilung. Akademie-ZWM-Kammerlander-WFI, Embrach

Bialoszewski D et al (2009) Clinical efficacy of kinesiology taping in reducing edema of the lower limbs in patients treated with the ilizarov method – preliminary report. Ortop Traumatol Rehabil 11(1):46–54

Boguszewski D, Tomaszewska I, Adamczyk JG, Bialoszewski D (2013) Evaluation of effectiveness of kinesiology taping as an adjunct to rehabilitation following anterior cruciate ligament reconstruction. Preliminary report. Ortop Traumatol Rehabil 15(5):469–478

Donec V, Kriščiūnas A (2014) The effectiveness of Kinesio Taping® after total knee replacement in early postoperative rehabilitation period. A randomized controlled trial. Eur J Phys Rehabil Med 50(4):363–371

Kase K et al (1996) Kinesio taping, perfect manual. Amazing taping therapy to eliminate pain and muscle disorders. Kinesio Taping Assoziation, Tokyo

Kase K et al (2003) Clinical therapeutic applications of the Kinesio taping method, 2. Aufl. Kenzo Kase Eigenverlag, Tokyo

Kase K et al (2006) Kinesio taping for lymphedema and chronic swelling. Kenzo Kase Eigenverlag, Tokyo

Kumbrink B (2009) K-Taping. Ein Praxishandbuch. Springer, Berlin/Heidelberg

Kumbrink B (2016) K-Taping in der Lymphologie. Springer, Berlin/Heidelberg

Lipinska A et al (2007) The influence of kinesiotaping applications on lymphedema of an upper limb in woman after mastectomy. Polish J Physiother 07(03):258–269

Meert G (2014) Das venöse und lymphatische System aus osteopathischer Sicht, 2. Aufl. Urban & Fischer, München

Pijnappel H (2006) M.T.C. (Medical Taping Concept) Handbuch des Tapens. Eigenverlag, Niederlande

Reichardt E et al (2008) Dolo-Taping. Der sanfte Weg der Schmerztherapie. Medizinisches Lehr- und Arbeitsbuch. Aurum in J. Kamphausen Verlag und Distribution GmbH, Bielefeld

Schleip R, Findley TW, Chaitow L, Huijing PA (2014) Lehrbuch Faszien, 1. Aufl. Urban & Fischer, München

Sielmann D (Hrsg) (2003) Schmerztherapie des 21. Jahrhunderts. Meditaping Books an Demand GmbH, Norderstedt

Zusammenfassende Bewertung der Maßnahmen

Otto Schreiner

© Springer-Verlag GmbH Deutschland, ein Teil von Springer Nature 2020
G. Bringezu, O. Schreiner (Hrsg.), *Lehrbuch der Entstauungstherapie*,
https://doi.org/10.1007/978-3-662-60576-9_12

In diesem Abschnitt werden alle entscheidenden Erkenntnisse zum Stellenwert der **einzelnen entstauenden Maßnahmen** nochmals **im Überblick** dargestellt. Alle Aussagen zur Wirkungsweise sind derzeit noch ausschließlich hypothetischer Natur. Damit ergibt sich die Möglichkeit, sich „in Kurzform" darüber zu informieren, **bei welcher Ödemform welche Entstauungsmaßnahmen** besonders angezeigt sind.

1. Von der Erkenntnis ausgehend, dass sich die Ödemflüssigkeit interstitiell, d. h. extravasal befindet, stehen **zum Ödemabbau** generell **zwei Gefäßwege** zur Verfügung,
   - der **venöse** und
   - der **lymphatische**.
2. Alle Maßnahmen, die **die rückführenden Gefäße** in ihrer Funktion unterstützen, tragen lediglich dazu bei, **die Flüssigkeit besser zu transportieren**, die sich bereits **in den Gefäßen** befindet.
3. Auf venösem Wege können also nur solche Ödembestandteile abtransportiert werden, die auch kapillar rückresorbierbar sind!
4. Nichtreabsorbierbare, also **lymphpflichtige Ödembestandteile** müssen meist zunächst **„mobilisiert"** und im Gewebe verteilt werden, bevor sie **lymphatisch bewältigt werden**.
5. Durch Maßnahmen zur **venösen Rückflusserleichterung** lässt sich der teilweise **überhöhte Druck im venösen System** senken. Dies wiederum führt zur **Reabsorptionsverbesserung an den Blutkapillaren**.
6. Maßnahmen zur lymphatischen Rückflusssteigerung tragen dazu bei, lymphodynamisch insuffiziente Bereiche zu entlasten.
7. Durch Maßnahmen, die den **Gewebedruck erhöhen**, lässt sich einerseits eine **zu hohe Filtration mindern** bzw. **die Reabsorptionsrate verbessern**; andererseits lässt sich eine **bessere Verteilung des Ödems** erreichen. Dadurch wiederum bietet sich **eine vergrößerte Reabsorptionsfläche**, sowohl in Bezug auf die Blutkapillaren als auch auf **den initialen Lymphgefäßabschnitt**.
8. **Gewebedruckerhöhungen** tragen auch zur **Ökonomisierung der Muskel- und Gelenkpumpmechanismen** und zur **Lumeneinengung** vor allem extrafaszialer, z. T. **dilatierter Gefäßabschnitte** bei.
9. Die Mechanismen **der Muskel- und Gelenktätigkeit** hinsichtlich ihrer **Rückstromförderung** sind ausgeprägt **temporär**, d. h., sie wirken sich lediglich zum Zeitpunkt der aktiven Muskelbewegung aus und sind nicht nachhaltig.
10. **Rückflusserleichternd** vor allem in Bezug auf das venöse System wirken sich aus:
    - Die **Hochlagerung**. Die oberen Extremitäten sind dabei aufgrund der alltäglichen Gegebenheiten im Vergleich zu den unteren Extremitäten „von Haus aus" bevorzugt.
    - Die **Muskel- und Gelenkpumpe**, jedoch zeitlich begrenzt auf die Dauer der (möglichst aktiven) Gelenkbewegungen.
    - Die **Atmung**, die allerdings die oberen Extremitäten dauerhafter und stärker beeinflusst als die unteren. Für eine **gezielte Rückflussförderung** ist eine **Atemlenkung** nötig.
11. Der **lymphatische Rückstrom** lässt sich vor allem durch folgende therapeutische Maßnahmen unterstützen:
    - **Die Griffe der Manuellen Lymphdrainage**. Die Manuelle Lymphdrainage **wirkt** über die Dauer der Griffeausführung hinaus und ist somit **nachhaltiger als andere entstauende Maßnahmen**.
    - **Das Lymphtaping**. Es scheint zumindest die Lymphbildung zu fördern und hat den besonderen Vorteil, dass es über Stunden bis Tage kontinuierlich einwirkt, jedenfalls solange die elastischen Klebestreifen verbleiben.
    - Die **Atmung zur Lymphflusssteigerung im Rumpfinneren**. Die Atmung wirkt letztlich **abstromverbessernd** auf die unteren, mehr noch auf die oberen Extremitäten. Besonders zu bedenken ist die **Auswirkung auf die Venenwinkelregion** und damit auf **den Übertritt des Lymphgefäßsystemes in das venöse System**.
    - Die **Muskel- und Gelenkpumpe**, die sich jedoch lediglich **auf die tiefen Extremitätenlymphgefäße** nennenswert auswirkt. Besonders zu bedenken ist hier die **besondere Wirkung** auf die **Lymphknotenansammlungen** an den **Extremitätenwurzeln**, d. h. auf die **Leistenregion** und die **Axilla** einschließlich der **Hals-Schultergürtel-Region**.
12. **Gewebedruckerhöhend** wirken sich vor allem aus:
    - Die **Kompression**, und zwar über einen langen Zeitraum und besonders wirksam in **Kombination mit der Muskel- und Gelenkpumpe**.
    - Die **Muskel- und Gelenkpumpe** besonders auf die **tiefen Gefäße**. In der Gelenkendstellung kommt die sog. **Hautpumpe** zum Tragen, und zwar auf die **oberflächlichen Gefäße**, jedoch wiederum intermittierend und **begrenzt auf** die Zeitabschnitte der aktiven Betätigung.
    - **Impulsströme**, motorisch schwellig dosiert durch **intermittierende Spannungszu- und -abnahme** vor allem **auf intra- und periartikuläre Schwellungen**.
13. Verteilend und „vermischend" in Bezug auf die interstitiell befindliche Ödemzusammensetzung wirken sich aus:

- Die Griffe der Manuellen Lymphdrainage.
- Die Gelenk- und Muskelpumpe.
- Impulsströme, motorisch schwellig dosiert. Auf diese Weise lässt sich gleichzeitig die Gewebedurchblutung nachhaltig steigern, wodurch sich Exsudate „verflüssigen".

■ Abb. 12.1 zeigt die Entstauungsmöglichkeiten nochmals im Überblick. In ■ Tab. 12.1 sind die Maßnahmen zusätzlich mit den einzelnen Ödemformen verknüpft.

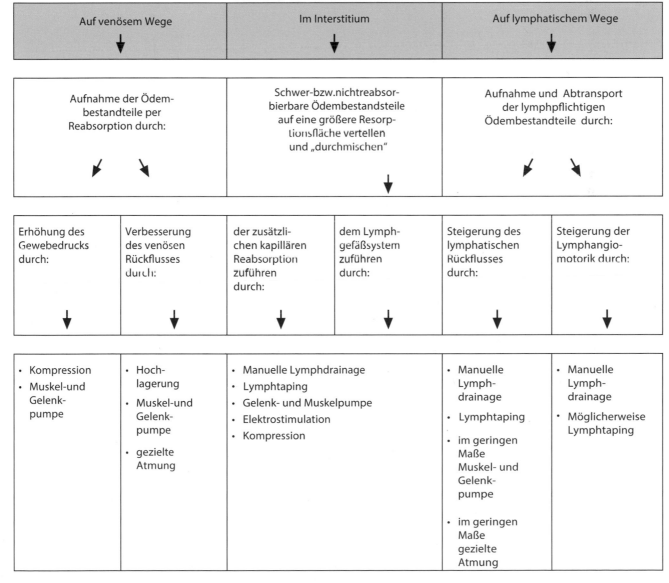

■ **Abb. 12.1**   Entstauungsmöglichkeiten im Überblick

◻ Tab. 12.1 Entstauende Maßnahmen in Bezug auf verschiedene Ödemformen

Ödemform	Entstauende Maßnahme						
	Manuelle Lymphdrainage	Kompressionstherapie	Muskel- und Gelenkpumpe	Elektrotherapeutische Resorptionsförderung	Atmung	(Hoch-)Lagerung	Temperaturansteigende Bäder
Posttraumatische Schwellung, konservativ versorgt	***	***	**	***	Ø	***vor allem Schmerzminderung und aus prophylaktischen Gründen	KI in der akuten Phase / ***in der Nachbehandlung
Reizerguss	*vor und nachbreitend zu elektrotherapeutischen Maßnahmen	Ø bzw. KI	**jedoch nur isometrisch	***	Ø	**vor allem Schmerzminderung und aus prophylaktischen Gründen	KI in der akuten Phase
Postoperative Schwellung	***	*	**	Prinzipiell ***, jedoch meist nicht praktikabel	Ø	*vor allem Schmerzminderung und aus prophylaktischen Gründen	KI
Morbus Sudeck, akutes Stadium	**	KI	***außerhalb der akut-entzündlichen Phase	KI	Ø	**vor allem Schmerzminderung und aus prophylaktischen Gründen	KI
Rheumatoide Arthritis/cP in der akuten Phase	**in der akuten Phase / *in chronischen Phasen	KI in der akuten Phase, wenn schmerzverstärkend und lagerungsbehindernd	***außerhalb der akut-entzündlichen Phase	KI	Ø	**vor allem als sog. „Funktionslagerung" zur Schmerzminderung und aus prophylaktischen Gründen	KI
Anfangsstadium der venösen Insuffizienz (CVI-Stadium I)	Ø bzw. *	***	***immer zusammen mit Kompression	Ø	Ø	***	KI
Chronisch-venöse Insuffizienz/PTS der Stadien II und III	***	***	***immer zusammen mit Kompression	Ø	**	**	KI
Chronische Lymphabflussstörung	***	***	***in Kombination mit Kompression	KI	**vor allem für obere Extremitäten	*	KI

Ödemform	Entstauende Maßnahme						
	Manuelle Lymphdrainage	Kompressionstherapie	Muskel- und Gelenkpumpe	Elektrotherapeutische Resorptionsförderung	Atmung	(Hoch-)Lagerung	Temperaturansteigende Bäder
Schwangerschaftsödem	**	***	***	Ø	**	***	KI
Lipödem/Lipödem-Syndrom	**	**	**	Ø	Ø	*	KI
Postapoplektisches Ödem	**	**	**	KI	Ø	**	KI bei zusätzlichen Zeichen der vegetativen Entgleisung **ansonsten versuchsweise konsensuell
Hypoprteinämisches Ödem	*	Ø bzw. *bei Schwellungen der Beine ***beim nephrotischen Syndrom zur Thromboseprophylaxe, da hohes Thromboserisiko	Ø bzw. *bei Schwellungen der Beine ***beim nephrotischen Syndrom zur Thromboseprophylaxe, da hohes Thromboserisiko	Ø	Ø	***	Ø bzw. KI bei ausgeprägter Niereninsuffizienz mit Beinschwellungen

*Kein hoher Stellenwert
**Gut geeignet, vor allem in Kombination mit anderen Maßnahmen
***Besonders angezeigt
Ø Keine Indikation, bedeutungslos
KI Kontraindikation

III

Posttraumatische und postoperative Schwellungen

Inhaltsverzeichnis

Grundlagen der Traumatologie

Otto Schreiner

Inhaltsverzeichnis

© Springer-Verlag GmbH Deutschland, ein Teil von Springer Nature 2020
G. Bringezu, O. Schreiner (Hrsg.), *Lehrbuch der Entstauungstherapie*,
https://doi.org/10.1007/978-3-662-60576-9_13

13.1 Wundheilung

> **Definition**
>
> Als Wunde (lat. vulnus) bezeichnet man eine Unterbrechung des Zusammenhangs von Körpergeweben mit oder ohne Substanzverlust. Der Defekt ist die Folge
> - einer „zufälligen" Verletzung oder
> - eines chirurgischen Eingriffes (als Form des geplanten Traumas).

Hat der Organismus eine Verletzung erlitten, so ist er bestrebt, die offene, ungeschützte Stelle schnellstmöglich wieder zu verschließen, um
- den Verlust von Blut aus den Gefäßen möglichst gering zu halten.

Sind nicht nur Gefäße, sondern auch die Körperdecke verletzt, geht es zusätzlich darum,
- den Flüssigkeits- und Wärmeverlust und dadurch
- die Austrocknung der Wundfläche und vor allem
- den ungehinderten Zugang von Erregern

zu verhindern bzw. einzuschränken.

13.1.1 Blutstillung/Blutgerinnung

Zunächst kommt es zur **Reparatur der verletzten kleinen Gefäße**. Dies geschieht durch
- Blutstillung und anschließende
- Blutgerinnung.

Die **Blutstillung** erfolgt beim gesunden Menschen in den ersten 3 min durch die Bildung eines „weißen" Thrombozytenpropfes bei gleichzeitiger Vasokonstriktion (primäre Hämostase).

Die eigentliche **Blutgerinnung** erfolgt in der zweiten Phase, der sog. sekundären Hämostase, die ca. 5–7 min andauert. In dieser Zeit verfestigt sich der erste, noch labile Blutpfropf. Dies ist auf den Einfluss verschiedenster Gerinnungsfaktoren zurückzuführen, deren „Schlüsselfaktoren" Prothrombin/Thrombin und Fibrinogen/Fibrin sind. In dieses stabilere Blutgerinnsel sind nun auch Erythrozyten eingelagert, so dass man vom endgültigen, gemischten oder auch „roten" Abscheidungsthrombus spricht. Im weiteren Verlauf erfolgt eine endgültige Stabilisierung durch sich zusammenziehende Fibrinfäden. Danach erfolgt durch Fibrinolyse eine Wiederauflösung des Gefäßverschlusses, so dass die Gefäße wieder durchgängig und damit funktionsfähig werden.

Ob eine Kühlung der verletzten Region in diesen Phasen förderlich oder eher hinderlich ist, wird immer noch kontrovers diskutiert (Glasgow 2013) (► Kap. 9).

> **Hinweis**
>
> Klar ist, dass eine Kühlung nicht zum dauerhaften Wundverschluss durch Vasokonstriktion beitragen kann. Dies läuft ohnehin physiologisch ab, und die ebenfalls (auch unter der Kühlung) einsetzende Gegenregulation der Vasodilatation verhindert eine dauerhafte und damit schädigende Minderversorgung.

13.1.2 Wundheilung bei Gewebsdefekt

Die **Wundheilung** bei Verletzung von Gewebe ist je nach Gewebeart sehr unterschiedlich. Dies erklärt sich allein schon aus der Tatsache, dass nicht alle Gewebearten in der Lage sind, zerstörte Anteile durch weitere Zellteilung wieder herzustellen. Vor allem zerstörtes Muskel- und Nervengewebe kann sich nicht mehr erneuern, d. h., jede Verletzung wird durch sekundäres Gewebe (Bindegewebe) ersetzt.

Auch die Dauer der Wundheilung unterscheidet sich je nach Gewebeart und hängt nicht zuletzt von der Stoffwechselsituation des Gewebes innerhalb des Organismus ab. Man unterscheidet daher zwischen tachytrophem und bradytrophem Gewebe.

Die Wundheilung wird zudem durch die Art des Traumas und die daraus folgende Zerstörung des Gewebes beeinflusst. Prinzipiell lässt sich sagen, dass glatte Wundränder mit wenig zerstörtem Gewebe eine viel bessere, d. h. komplikationslosere Heilung aufweisen als solche, die durch Quetschung oder Zerreißung entstanden sind. Die schlechteste Prognose haben verschmutzte, infizierte und/oder durch Verbrennung oder Verätzung entstandene Wunden.

Glatte Wundränder, die ohne nennenswerte Schichtverschiebungen aneinander gefügt werden können, heilen deshalb häufig defektlos. Man spricht von der primären oder „pp-Wundheilung" („per primam"). Das Ziel jeder chirurgischen Intervention ist deshalb auch die Herstellung glatter Wundränder und das möglichst perfekte Aneinanderfügen und Verschließen von Wunden. Bei allen Gewebeverletzungen ohne diese Voraussetzungen ist mit einer sekundären Wundheilung („per secundam"), auch „ps-Wundheilung" genannt, zu rechnen.

Verallgemeinert läuft jede Wundheilung im Gewebe in folgenden ineinander übergehenden Schritten ab:
1. **Entzündungs- oder Reizungsphase:** Diese Phase wird nochmals unterteilt in eine **vaskuläre** (Dauer ca. 2 Tage) und eine **zelluläre Phase** (2.–5. Tag). Gefolgt werden diese Vorgänge von der
2. **Proliferationsphase**: Hier zieht sich das Gewebe zusammen (Myofibroblasten). Diese Phase wird auch als anabole also gewebsaufbauende Phase bezeichnet. Das Blut- und Lymphkapillarnetz wird langsam den physiologischen Gegebenheiten angepasst d. h.

ergänzt/komplettiert. Etwa am 21. Tag muss die Entzündung abgeschlossen sein und damit die erste Phase der Heilung!

3. **Konsolidierungsphase** an: Dieser bis etwa zum 60. Tag andauernde Schritt ist geprägt durch die aufbauenden Kräfte (Fibroblasten), die zur Remodulation führen. Die biologische Stabilität jedoch wird durch die

4. **Organisation- oder Umbauphase** (auch Reifungsphase genannt) erreicht: Vorausgesetzt, es tritt keine Störung der Heilungsvorgänge auf, geht man nach ca. 10–15 Wochen vom Erreichen einer biologischen Stabilität von ca. 60–70 % aus. Dies bedeutet, dass auch eine Überlastung der Region nicht mehr mit einer kompletten Entzündungsreaktion beantwortet wird. Eine komplette Wiederherstellung, die eine maximale Belastung zulässt, kann etwa 12 15 Monate dauern!

Die Zeitangaben sind Durchschnittswerte, bezogen auf den unkomplizierten Heilungsverlauf bei einer Hautverletzung. Bei anderen Gewebearten können die Phasen länger sein.

Gut leserliche und verständliche Darstellungen dieser komplexen Vorgänge: Hartogh (2011) sowie Lienert und Winter im „Leitfaden Lymphologie" von Gültig et al. (2016).

13.2 Therapeutische Möglichkeiten in der Traumatologie

Die Vielzahl an möglichen Verletzungen bzw. an operationsbedingten Folgezuständen eröffnet sowohl Ärzten als auch Physiotherapeuten ein weites Feld an Möglichkeiten. Aus diesem Grunde wird hier eine Eingrenzung vorgenommen, die der Themenstellung „Entstauungstherapie" Rechnung trägt.

Bei den **ärztlichen Maßnahmen** ist aus physiotherapeutischer „Entstauungssicht" prinzipiell zu unterscheiden zwischen:
- konservativen Maßnahmen und
- operativen Maßnahmen.

Dies ist von Bedeutung, weil die physiotherapeutischen Möglichkeiten bei „geschlossener Körperdecke" natürlich andere sind als bei einem Körperdeckendefekt. Im letzteren Fall sind folgende **Behandlungskriterien** zu beachten:
- die Ausdehnung der Wunde,
- der Verlauf der Wunde innerhalb des Ödemgebietes,
- der Heilungszustand der Wunde und
- die ärztliche Erlaubnis, die direkte Wundumgebung und die Wunde selbst mit in die Behandlung einbeziehen zu dürfen.

Die **physiotherapeutischen Maßnahmen** umfassen folgende grundsätzliche Ziele:
- Erstversorgung im Falle eines akuten, stumpfen Traumas,
- prophylaktische Maßnahmen hinsichtlich der Ödemausbreitung und Retraumatisierung direkt postoperativ,
- entstauende und durchblutungsfördernde Maßnahmen,
- Wund- und Narbenbehandlung,
- Mobilisation und Kräftigung sowie Innervationsschulung, frühfunktionell und auch in späteren Heilungsphasen,
- Schulung von Alltags- und Gebrauchsaktivitäten v. a. bei irreparablen Zuständen.

13.3 Ziele der entstauenden Maßnahmen posttraumatisch/postoperativ

Um den Stellenwert einer Entstauungstherapie posttraumatisch/postoperativ zu verstehen, muss man die Mechanismen, die zur Schwellung führen, im Zusammenhang betrachten. Daraus lassen sich dann die therapeutischen Ansätze zur Schwellungsminderung ableiten.

Der komplexe Ablauf der Ödementstehung wird im schematischen Überblick deutlich (◘ Abb. 13.1). Das Schema zeigt, dass für die Entstehung einer eiweißreichen Schwellung folgenden Faktoren gleichermaßen verantwortlich sind:
- die **Entzündungsmechanismen** der direkt einsetzenden Reparatur- bzw. Heilungsphase (vor allem die verletzungsbedingt freigesetzten Mediatoren) und
- die Schmerzen (ebenfalls durch Mediatoren vermittelt).

Die posttraumatischen **Schmerzen** bedingen,
- dass der Patient alles tut, um sich nicht bewegen zu müssen (therapeutisch gesehen ist häufig das Gegenteil sinnvoll), und
- dass die Lymphgefäße, die die Verletzungsregion eigentlich drainieren sollen, vermindert aktiv bzw. durch den Verletzungshergang teilweise sogar direkt traumatisiert sind.

Die Transportleistung der Lymphgefäße ist also **vorübergehend** erheblich vermindert. Mit anderen Worten: Die Lymphgefäße können ihre Funktion als Sicherheitsventil **momentan** nicht mehr oder doch nur eingeschränkt erfüllen. Dem Definitionsmuster von Földi folgend könnte man hinsichtlich der Insuffizienzformen des Lymphgefäßsystems in diesem Zusammenhang von einer „zeitlich und lokal begrenzten akuten Lymphabflussstörung" spre-

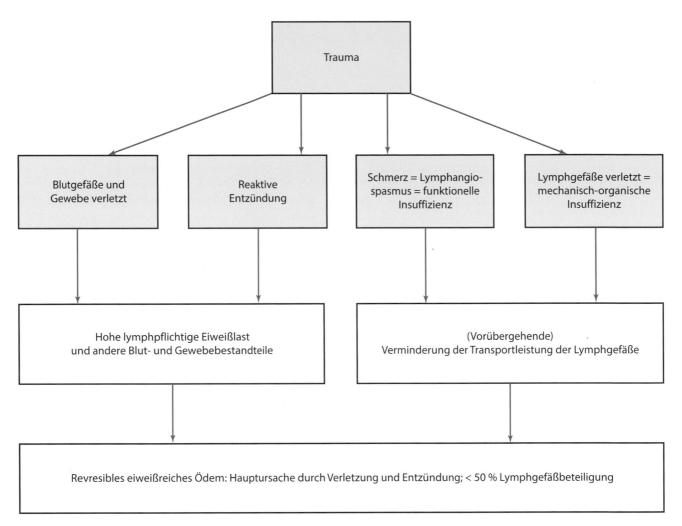

□ Abb. 13.1   Einfaches Schema der Pathogenese einer posttraumatischen eiweißreichen Schwellung

chen; man sollte aber nicht so weit gehen, dies ein „akutes Lymphödem" zu nennen, obwohl dies streng pathophysiologisch gesehen durchaus zutrifft. Man liefe nämlich sonst Gefahr, die Grenzen zwischen „banalen" traumatischen Geschehen und irreversiblen Zuständen bei sekundären Lymphödemen nach ärztlicher Krebstherapie zu verwischen, was für den klinischen Umgang nur Schwierigkeiten bereiten würde (Hirsch 2017). Außerdem fehlen nahezu alle Faktoren, die ein sekundäres Lymphödem klassifizieren (▶ Abschn. 22.1). Wir neigen deshalb dazu, auch die traumatischen Ödeme der lymphodynamischen, der Hochvolumeninsuffizienz zuzuordnen (▶ Kap. 2), da außerhalb der Traumastelle keine Beeinträchtigung des Lymphgefäßsystems besteht und darüber hinaus selbst in der Traumaregion das Lymphgefäßsystem nicht dauerhaft und tiefgreifend, d. h. irreversibel zerstört ist. Es handelt sich also bestenfalls um eine „Mischform".

Entstauuende Maßnahmen – hier vor allem die Manuelle Lymphdrainage – vermindern bereits frühzeitig die Schwellung. Dies führt zu folgenden Effekten:

— Weniger Schwellung bedingt eine bessere Beweglichkeit: Da die Gewebespannung in Gelenknähe das gesamte Bewegungsausmaß beeinflusst, bedeutet eine schwellungsbedingte Erhöhung der Spannung eine erhebliche Einschränkung. Dies ist sowohl für den Heilungsverlauf als auch für die zusätzlich entstauende Wirkung der physiologischen Muskel- und Gelenkpumpe ungünstig.

— Weniger Schwellung bedingt auch eine vermehrte Sicherheit der Bewegung: Eine Schwellung irritiert die Propriozeptoren (die die Gelenkstellung im Raum vermitteln) zusätzlich. Dies ist natürlich besonders bei Schwellungen an den unteren Extremitäten von Bedeutung, die zu Gangbildveränderungen und dadurch meist zur Gangunsicherheit führen. So wird der Patient zusätzlich von wichtiger d. h. auch rückstromfördernder Bewegung abgehalten.

— An den oberen Extremitäten, v. a. im Handbereich, führt eine frühe Entstauung zu früherer Sensitivität, d. h. bei der Rehabilitation nach Handverletzungen zu einer früheren sensorischen sowie koordinativen Fähigkeit.

- Parallel verabreichte Medikamente, vor allem in Form von Salbenverbänden u. Ä., entfalten eine bessere lokale Wirkung, wenn weniger Schwellung vorhanden ist.

Diese Effekte sind nicht zu unterschätzen, da sie für den Heilungsverlauf und damit nicht zuletzt für das Endergebnis von großer Bedeutung sind.

Weiterhin werden mit der manuellen Entstauung

- besser die traumatisch bedingten „Wundbestandteile" beseitigt, so dass damit die Makrophagentätigkeit als Bestandteil der ersten Phasen der „Reparatur" unterstützt wird, und
- die Entzündungs- und Schmerzmediatoren abtransportiert.

Hat der Patient weniger Schmerzen, wird die unter Schmerzbedingungen verminderte Lymphgefäßtätigkeit wieder normalisiert (Huse 2011). Der Patient fühlt sich außerdem sicherer und ist wieder bereit, Aktivitäten auszuführen, was abstromfördernd und heilungsverbessernd wirkt (Hirsch 2017).

Wird die nähere und nächste Wundregion mit den Griffen der Manuellen Lymphdrainage behandelt, wirkt sich die Schwellungsverringerung direkt auf die Diffusionsverhältnisse aus. Dadurch werden „Reparaturmechanismen" wie Granulationsvorgänge, Gefäßeinsprossungen etc. initiiert und in Gang gehalten (Hutzschenreuter und Brümmer 1989; Hartogh 2011).

Hinweis

Die Manuelle Lymphdrainage bedingt nicht nur eine bessere, sondern auch eine frühere Wundheilung und verringert damit auch das behindernde Narbengewebe. Sie fördert also letztlich die **primäre Wundheilung**.

13.4 Entstauende Maßnahmen bei traumatischen Ödemen im Überblick

Die Möglichkeiten zur Entstauung sind nicht zuletzt abhängig von der ärztlichen Versorgung des Traumas. ❏ Tab. 13.1 zeigt die Möglichkeiten bei konservativer und operativer Versorgung im Vergleich.

Im Folgenden werden besonders die Prinzipien der Manuellen Lymphdrainage näher erläutert.

13.5 Manuelle Wund-, Narben- und Hämatombehandlung

Im Vergleich zu anderen physiotherapeutischen Ansätzen bietet die Manuelle Lymphdrainage bei der Wund-, Narben- und Hämatombehandlung vor allem den Vorteil, dass sofort nach dem Trauma bzw. der Operation mit der Entstauungstherapie begonnen werden kann. Durch die besonderen Charakteristika dieser Therapieform ist eine schmerzfreie Griffeapplikation garantiert (▶ Abschn. 3.3). Der Abtransport von „Wundbestandteilen", die letztlich den Heilungsprozess behindern, wird beschleunigt. Zudem lässt sich auch durch proximales Arbeiten außerhalb des unmittelbaren Wundgebiets über die lymphgefäßanatomischen Zusammenhänge noch Einfluss nehmen.

Selbst für eine **präoperative Lymphdrainagebehandlung** stellt sich eine Indikation, wenn ein Trauma, z. B. ein Inversionstrauma des Sprunggelenkes, vorausging und die Operationsindikation erst durch die weitere Untersuchung festgestellt wurde.

13.5.1 Vorgehensweise

Im direkten Wund-/Narben-/Hämatomgebiet geht man folgendermaßen vor:

- Zunächst wird ausschließlich **proximal der Schadensstelle** behandelt. Ob die Behandlung der **Halsregion** (=Basisbehandlung) vorausgeht, hängt von folgenden Faktoren ab:
  - vom Umfang des Traumas und damit von der Größe der Schadensstelle,
  - von der Lokalisation der Schadensstelle und
  - vom Zeitpunkt der Behandlung posttraumatisch/postoperativ. Der Zeitpunkt bestimmt die Zusammensetzung und die Konsistenz der eiweißreichen Schwellung/des Hämatoms.
- Ähnliche Überlegungen spielen bei der Frage nach der Manipulation der tiefen intrapelvinen, retroperitonealen und/oder intrathorakalen Lymphknoten in Form der **Bauchtiefendrainage** bzw. der **Brustkorbrandgriffe** eine Rolle.
- Wie dicht die Griffe an die Schadensstelle heranreichen können, richtet sich nach
  - der Schmerzschwelle und
  - der evtl. vorhandenen Wundabdeckung.
- Proximal werden möglichst großflächige Griffe gewählt – vor allem **Stehende Kreise** einhändig oder

◻ Tab. 13.1   Entstauende Maßnahmen im Überblick – Vergleich zwischen konservativer und operativer Versorgung

Entstauende Maßnahme	Stellenwert und Ziele	
	Posttraumatisch bei konservativer Versorgung	Postoperativ
Hochlagerung	Zur Vermeidung der Ödemzunahme und zur Schmerzverminderung[a]	Zur Vermeidung der Ödemzunahme und zur Schmerzverminderung[a]
Kompression	Zur Vermeidung der Ödemzunahme und zur Ödemreduktion	Kein genereller Bestandteil der Versorgungsmaßnahme, da teilweise gar nicht möglich. Wird sie doch eingesetzt, erfüllt sie im OP-Gebiet vorrangig eine Schutzfunktion. In der Phase der relativen Immobilisation Einsatz vor allem zur Thrombose-/Embolie-Prophylaxe.
Kühlung	Meist als Erstversorgung, vorwiegend zur Schmerzreduktion, nur in zweiter Linie zur Entzündungsreduktion (durch Stoffwechselsenkung) und damit zur Verminderung der Ödemzunahme	Meist als Erstversorgung, vorwiegend zur Schmerzreduktion, nur in zweiter Linie zur Entzündungsreduktion (durch Stoffwechselsenkung) und damit zur Verminderung der Ödemzunahme
Manuelle Lymphdrainage	Prinzipiell direkt posttraumatisch möglich, aufgrund des vorrangigeren Kompressionsverbandes jedoch zunächst nur proximal der Verletzungsstelle durchführbar. Nach den ersten Stunden, nach Entfernen des Erstverbandes und genauer ärztlicher Untersuchung auch im direkten Verletzungsgebiet möglich, wobei ein ausreichend großer zeitlicher Abstand zur Kühlung bestehen muss	Prinzipiell direkt postoperativ möglich, durch die Wundabdeckung jedoch auf die Region proximal des OP-Gebietes beschränkt[b] Nach Entfernung des Wundverbandes bzw. nach Öffnen des Gipsverbandes zu Therapiezwecken auch im eigentlichen OP-Gebiet inklusive Narbenregion möglich
Lymphtaping	Prinzipiell direkt posttraumatisch möglich, aufgrund des vorrangigeren Kompressionsverbandes jedoch zunächst nur proximal der Verletzungsstelle durchführbar. Nach den ersten Stunden, nach Entfernen des Erstverbandes und genauer ärztlicher Untersuchung auch im direkten Verletzungsgebiet möglich.	Prinzipiell direkt postoperativ möglich, durch die Wundabdeckung jedoch auf die Region proximal des OP-Gebietes beschränkt Nach Entfernung des Wundverbandes bzw. nach Öffnen des Gipsverbandes zu Therapiezwecken auch im eigentlichen OP-Gebiet inklusive Narbenregion möglich
Elektrotherapie	Bereits in der frühen Verletzungsphase (innerhalb der ersten 24 Std. posttraumatisch) als Exsudationsminderungsversuch möglich. Später mit dem Ziel der Resorptionsförderung	Nur selten möglich, da die Wundabdeckung häufig die Anlage im OP-Gebiet ausschließt. Nach Entfernung der Wundabdeckung oft unmöglich wegen OP-Narbe und/oder Osteosynthesematerial. Ausnahmen: minimalinvasive operative Eingriffe wie Arthroskopie
Atemtherapeutische Maßnahmen zur Ödemreduktion	Kaum relevant, höchstens bei rumpfnahen größeren Schwellungen oder bei Schwellungen/Hämatomen am Thorax selbst	Relevant höchstens bei größeren rumpfnahen Operationen Bei Operationen im Schultergürtelbereich abflussverbessernde Wirkung auf die Venenwinkelregion mit Beeinflussung des Mündungsgebietes des Lymphgefäßsystems Bei Operationen an den unteren Extremitäten, die häufig mit zeitweiser Immobilisation einhergehen, Einsatz vor allem frühpostoperativ zur Pneumonieprophylaxe möglich. In Verbindung mit Griffen der Manuellen Lymphdrainage (Bauchtief-Drainage) Aufwertung der rückflussfördernden Wirkung

[a]Mit zunehmender Mobilisation tritt diese Maßnahme immer mehr in den Hintergrund
[b]Die manchmal noch liegende Redon-Saugdrainage ist kein Argument gegen die Manuelle Lymphdrainage, da sie für das direkte Wundgebiet zuständig ist, und nicht – wie die Manuelle Lymphdrainage – für die reaktive Schwellung

beidhändig, je nach Lokalisation, während im eigentlichen Wund-/Hämatomgebiet überwiegend mit wechselweise und/oder parallel ausgeführten **Daumenkreisen** oder auch mit aufgestellten Fingern gearbeitet wird.

Hinweis

Selbstverständlich sind Druckstärke und Griffegeschwindigkeit so anzupassen, dass keinerlei Schmerzen entstehen bzw. vorhandene nicht verstärkt werden.

- Die Arbeitsrichtung der Griffe ist stets nach **proximal** gerichtet. Dies bedeutet:
  - Die Griffe führen „sternförmig" bzw. im „Fischgrätmuster" von der Schadensstelle weg (◘ Abb. 13.2).
  - Es wird nie in Richtung Wunde entstaut!
  - Die proximalen Lymphknoten werden zwischendurch immer wieder manipuliert.

Hinweis

Eine beschwerdefreie/-arme Lagerung ist selbstverständlich. Wenn es möglich ist und die Behandlung nicht einschränkt, sollte die betroffene Extremität während der Behandlung hochgelagert werden.

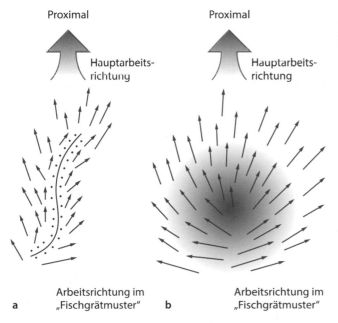

a | Arbeitsrichtung im „Fischgrätmuster"   b | Arbeitsrichtung im „Fischgrätmuster"

◘ **Abb. 13.2 a, b** Schema der grifftechnischen Arbeitsweise mit Manueller Lymphdrainage; **a** an einer OP-Narbe, **b** bei einem Hämatom

13.5.2 Zeitpunkt

Prinzipiell ist es möglich, die Manuelle Lymphdrainage **unmittelbar posttraumatisch** auszuführen. Da jedoch andere Maßnahmen wie die Versorgung der akuten Verletzung („PECH-Regel") bzw. der Wundverschluss und alle damit zusammenhängenden Maßnahmen eine höhere Priorität haben, erfolgt die erste Behandlung in der Regel frühestens nach einigen Stunden.

Klinische Beobachtungen und Studien belegen den Wert eines frühen Einsatzes der Manuellen Lymphdrainage (s. dazu z. B. Pfander 1985; Hutzschenreuter und Brümmer 1989; Schreiner 1989; Streibl 1993; Kessler et al. 2003; Schäfer 2004a, b; Hartogh 2011; Gültig et al. 2016).

13.5.3 Besonderheiten bei Verbrennungen/Verbrühungen

Prinzipiell ist bei der Behandlung von Verbrennungen zunächst genauso vorzugehen wie bei Wunden anderer Ursache (s. oben). Mit anderen Worten: Eine manuelle Entstauung führt immer nach proximal von der Wundregion weg.

---

❶ **Vorsicht**

Je nach Schweregrad und Ausmaß der Verbrennung müssen anfangs alle physiotherapeutischen Maßnahmen unter aseptischen Bedingungen durchgeführt werden.

Hinweis

Sobald nicht mehr unter aseptischen Bedingungen gearbeitet werden muss, lautet das physiotherapeutische Ziel: Hypertrophe Narbenbildungen möglichst gering halten und damit Funktionseinschränkungen vermeiden.

Evidenzbasierte Praxis
Zum frühestmöglichen Zeitpunkt einer Lymphdrainagebehandlung gibt es bisher keine umfassenden Erfahrungen.

Bei den einzelnen Verfahren sind folgende Aspekte zu beachten:
- Die **Lagerung** erfolgt zunächst als „Behandlungslagerung" in Mittelstellung, dann allmählich in Dehnstellung bis hin zur sog. „Dauerlagerung", d. h. für das Narbengewebe sollte die Dehnstellung so oft und so lange wie möglich eingenommen werden (Cordes et al. 1988).

- **Aktive**, wenn nicht anders möglich **auch passive Bewegungen** sorgen für den Beweglichkeitserhalt und für eine Beweglichkeitsverbesserung bei narbenbedingter Einschränkung.
- Die **Kompressionstherapie** sollte als **Dauerkompression** durchgeführt werden.
- Die **Manuelle Lymphdrainage** kann auf die gleiche Art eingesetzt werden wie bei der Wundbehandlung (s. oben).

Bei **bereits bestehenden Narben** nach Verbrennungen bzw. Verbrühungen ist immer mit größeren Problemen zu rechnen, da meist tief greifende und mehr oder weniger ausgedehnte Keloidbildungen (fibromartige Hautwucherung) vorliegen. Daher kommt es oftmals zu Bewegungseinschränkungen bis hin zu regelrechten Narbenkontrakturen. Die Behandlung solcher Narben mit

- Krankengymnastik,
- Kompressionstherapie,
- Manueller Lymphdrainage in Kombination mit
- Ultraschall sowie
- Narbenpflege mit Salben

ist sehr aufwändig und muss kontinuierlich mehrere Male pro Woche über einen Zeitraum von vielen Wochen oder gar Monaten erfolgen (Rohn 1983, 1987).

13.6 Behandlungszeiten und Behandlungsfrequenz

Die Behandlungszeiten und -frequenzen bei traumatischen Schwellungen richten sich nach
- der Art der entstauenden Maßnahme (s. unten),
- dem Zeitpunkt der Behandlung posttraumatisch/postoperativ und damit
- der Symptomlage, vor allem Ausmaß der Schwellung und Grad der dadurch bedingten Behinderung.

13.6.1 Kompressionsverband

Die **Kompressionstherapie** spielt vor allem in der Behandlung stumpfer Traumen wie Gelenkdistorsionen und Kontusionstraumen eine wichtige Rolle (zu den Prinzipien bei posttraumatischen Schwellungen ▶ Abschn. 4.2.1).

Für den Kompressionsverband gilt: Der direkt posttraumatisch angelegte Kompressionsverband stellt eine Art **Dauermaßnahme** zumindest für einige Tage dar. Er wird nur zeitweise, z. B. zu Kontrollzwecken, abgenommen. Im Vergleich dazu sind entstauende Maßnahmen wie Manuelle Lymphdrainage und resorptionsfördernde Elektrotherapie typische „Kurzzeitanwendungen".

13.6.2 Manuelle Lymphdrainage

Für die Manuelle Lymphdrainage gilt: In der **frühen Phase** posttraumatisch, d. h., in den ersten Stunden bzw. in den ersten beiden Tagen, erstreckt sich die Behandlung mit Manueller Lymphdrainage meist lediglich auf **10–15 min**. In der Akutphase des Traumas beschränkt sich das **Behandlungsareal** nur auf den proximalen Bereich des Schadengebietes.

Je mehr von der eigentlichen Behandlungsregion in den **Folgetagen** zugänglich ist, umso mehr verlängert sich die Behandlungszeit bis zu einer **Obergrenze von ca. 30 min**.

Die Behandlung sollte mindestens **täglich** erfolgen – am besten jeweils vor der Mobilisation, da die Entstauung das Bewegungsausmaß vergrößert.

❶ Vorsicht

Von einer **direkten Kombination** mit **Kälteanwendungen** ist abzuraten. Die Effekte der Manuellen Lymphdrainage würden damit wieder zunichte gemacht bzw. kämen erst gar nicht zum Tragen.

Daher gilt: Keine direkten Kälteanwendungen
- 60 min vor Beginn der Manuellen Lymphdrainage,
- bis ca. 120 min nach Beendigung der Manuellen Lymphdrainage.

Wenn sich bei der anschließenden krankengymnastischen Behandlung die Schmerzen wieder verstärken und die sonstigen Entzündungszeichen wieder vermehren, kann ausnahmsweise schon früher mit der Kühlung begonnen werden.

13.6.3 Elektrotherapeutische Resorptionsförderung

Die Prinzipien der **elektrotherapeutischen Resorptionsförderung** werden in ▶ Kap. 6 ausführlich dargestellt.

❶ Vorsicht

Für die Anwendung in der **Akutphase** eines stumpfen Traumas (also innerhalb der ersten 24 Stunden) ist Folgendes zu beachten: Damit keine Gewebsschädigungen durch ungewollte elektrotherapeutisch stimulierte Muskelkontraktionen provoziert werden, ist die Dosierung so zu wählen, dass die motorische Schwelle **nicht** erreicht wird.

In den **späteren Phasen** müssen die Elektroden unter funktionellen Gesichtspunkten angelegt werden.

❶ Vorsicht

Durch die entsprechende Lagerung dürfen lediglich isometrische Muskelkontraktionen entstehen – mit elektrischen Impulsen dürfen keinesfalls dynamische Gelenkbewegungen provoziert werden!

Zum Zeitumfang für die elektrotherapeutische Behandlung gilt:

> **Hinweis**
>
> Die Behandlung mit **exsudationsmindernden Impulsströmen in den ersten 24 Stunden** posttraumatisch sollte nur durchgeführt werden, wenn sich dadurch der Schmerz nicht verstärkt und sich die Entzündungszeichen nicht vermehren. Eine Behandlung sollte dann **täglich, besser 2-mal täglich** erfolgen und **jeweils bis zu 30 min** dauern. Gleiches gilt für die sich in den **Folgetagen** anschließende **elektrotherapeutische Resorptionsförderung**.

Der besondere Vorteil dieser Art der Behandlung besteht darin, dass der Therapeut nicht während der gesamten Behandlungszeit, sondern lediglich zur korrekten Elektrodenplatzierung und zur gelegentlichen Kontrolle anwesend sein muss. Damit kann die Elektrotherapie in die „Behandlungsfreiräume" d. h. in die Zeit zwischen anderen Therapiemaßnahmen gelegt werden. Allerdings ist Folgendes zu beachten:

> **Hinweis**
>
> Bei den ersten Behandlungseinheiten sollte der Therapeut ständig in der Nähe sein, um direkt auf unvorhergesehene Reaktionen des Patienten reagieren zu können (z. B. mit einer Dosisanpassung).

Im Klinikalltag kann eine solche Behandlung z .B. durchgeführt werden, während im gleichen Zimmer oder in der Nachbarbehandlungskabine ein anderer Patient behandelt wird.

Beispielhaft für die Vielzahl aller denkbaren traumatischen Schwellungszustände werden im Folgenden anhand einiger häufiger und typischer Situationen die jeweiligen Entstauungsschwerpunkte im Rahmen des Gesamttherapiekonzeptes dargestellt.

Literatur

Cordes C, Arnold W, Zeibig B (1988) Physiotherapie-Chirurgie. Hippokrates, Stuttgart

Glasgow P (2013) Sportphysio-Update: Effekte der Kryotherapie – Einsanwendung in der Sportphysiotherapie. Sportphysio 1:37–45

Gültig O, Miller A, Zöltzer H (2016) Leitfaden Lymphologie. Urban& Fischer, München

Hartogh A (2011) Die manuelle Lymphdrainage in der Wundheilung. Phys Ther 10(11):406–410

Hirsch T (2017) Das posttraumatische Ödem. Vasomed 28(1):27–28

Huse K (2011) Manuelle Lymphdrainage in der Schmerztherapie. Phys Ther 05(11):192–196

Hutzschenreuter P, Brümmer H (1989) Die manuelle Lymphdrainage bei der Wundheilung mit Decollement. Eine experimentelle Studie. In: Lymphologica Jahresband. Medikon, München

Kessler T, de Bruin E, Brunner F et al (2003) Effect of manual lymph drainage after hindfoot operations. Physiother Res Int 8(2):101–110

Pfander A (1985) Postoperative Schwellungszustände an der Hand. Z Lymphol IX:73–76

Rohn H (1983) Die Behandlung von Unfall-Hauttransplantionsnarben mit Ultraschall und Lymphdrainage. Lymphol VII:38–39

Rohn H (1987) Hautnarbentherapie mit Manueller Lymphdrainage. Phys Ther 8:29–30

Schäfer J (2004a) Einfluß der Manuellen Lymphdrainage auf die Funktionsstörungen Schwellung, Bewegungseinschränkung und Schmerz am Knie. Phys Ther 9:381–385

Schäfer J (2004b) Manuelle Lymphdrainage bei postoperativen und/oder posttraumatischen Ödemen. Z Physiotherapeuten 56(9):1691–1694

Schreiner O (1989) Manuelle Lymphdrainage und Kältetherapie in der postoperativen Behandlung. Physiotherapie 80:59–62

Streibl P (1993) Die Manuelle Lymphdrainage/Komplexe Physikalische Entstauungstherapie im Rahmen der klinischen Behandlung postoperativer Ödeme. Physiotherapie 84:320–323

Behandlungs- und Entstauungskonzepte bei typischen traumatischen Schwellungen

Günther Bringezu, Ramin Ilbeygui, Barbara Schreiner und Otto Schreiner

Inhaltsverzeichnis

© Springer-Verlag GmbH Deutschland, ein Teil von Springer Nature 2020
G. Bringezu, O. Schreiner (Hrsg.), *Lehrbuch der Entstauungstherapie*,
https://doi.org/10.1007/978-3-662-60576-9_14

Bei der Vielzahl der Strukturen, die bei stumpfen Traumen bzw. auch bei chirurgischen Eingriffen betroffen sein können, ist es naturgemäß schwierig, ein einheitliches Therapiekonzept aufzustellen, das sich darüber hinaus noch konkret am zeitlichen Verlauf der einzelnen Heilungsphasen orientiert. Um die prinzipielle Verfahrensweise aufzuzeigen, werden im Folgenden jeweils der etwaige Verlauf und die physiotherapeutischen Maßnahmen erläutert. Wir sind uns bewusst, dass die Konzepte und der daraus resultierende Maßnahmenkatalog über die im Regelfall durchgeführte Behandlung hinausgehen. Wir verstehen sie quasi als physiotherapeutisches **„Optimalprogramm"**, ohne dass dabei Aspekte wie Budgetgrenzen und Ähnliches mehr berücksichtigt wären.

Wenn im Folgenden von stumpfen Traumen die Rede ist, sind davon folgende Situationen **ausgeschlossen**:
- lebensbedrohliche Verletzungen wie größere Gefäßrupturen,
- Verletzungen wie offene Frakturen etc., die einer unmittelbaren ärztlichen Versorgung bedürfen.

Auch und gerade bei Muskelkontusionen kann die Entstehung eines sog. Kompartmentsyndroms unmittelbar nach der Verletzung nicht ausgeschlossen werden. Deshalb wird in solchen Fällen immer wieder darauf hingewiesen, unbedingt auf die entsprechenden Symptome zu achten.

Zum Kompartmentsyndrom ▶ Abschn. 14.4.1.

14.1 Pathologie der Distorsion des Sprunggelenks

Die statistisch weitaus häufigste Form der Bandverletzung betrifft den fibularen Bandapparat und wird als sog. Supinations- oder auch Inversionstrauma bezeichnet. Synonyme Begriffe sind Distorsion des fibularen Bandapparates, Außenbandruptur oder auch Bänderriss des oberen Sprunggelenks. Die sog. chronische fibulare Bandinstabilität ist dabei sowohl Ursache als auch mögliche Folge eines solchen Traumas.

Die Außenbänder können beim Supinationstrauma zumindest überspannt werden; es kann jedoch auch zu isolierten oder kombinierten Zerreißungen kommen, und zwar in der Reihenfolge
- Lig. fibulotalare anterius,
- Lig. fibulocalcaneare und
- evtl. sogar zusätzlich Lig. fibulotalare posterius.

Die typischen Symptome sind:
- sich rasch entwickelnde Schwellung,
- früh sichtbares Hämatom (◘ Abb. 14.1) und
- Bewegungs- und Druckschmerz am Außenknöchel.

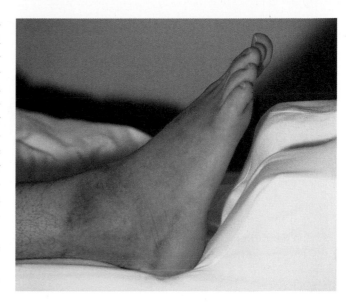

◘ **Abb. 14.1** Deutlich sichtbare typische posttraumatische Schwellung nach Inversionstrauma, 3 Tage posttraumatisch

---

Hinweis

Das Supinationstrauma wird heute bevorzugt **konservativ behandelt**, zumindest wenn es sich nicht um eine **komplette Instabilität** handelt. Dabei werden Supination und Pronation, die funktionalen Bewegungen des USG, durch einen Verband oder eine Orthese verhindert; Dorsalextension und Plantarflexion, die funktionalen Bewegungen des OSG, bleiben erhalten.

Ist jedoch eine deutliche Aufklappbarkeit zu erkennen (durch Talusvorschub und gehaltene Aufnahme diagnostiziert), so ist dies ein Zeichen für die Ruptur mehrerer Bänder. Es handelt sich also um eine komplette Instabilität, die man dann meist operativ versorgt. Gleiches gilt, wenn sich Hinweise auf eine Syndesmosensprengung ergeben.

Bei einer Sprunggelenkdistorsion kann es jedoch auch zu Frakturen im oberen Sprunggelenk kommen. Beim Unfall wirken große Kräfte auf die Sprunggelenkregion ein, da der gesamte Körper als (beschleunigter) Hebel wirkt. Daher muss bei Verdacht auf eine Fraktur im OSG immer auch der proximale Anteil des Unterschenkels untersucht werden.

Neben den Bändern sind also nicht selten auch andere Strukturen betroffen. Dazu zählen die Fibula (bevorzugt im Malleolenbereich, manchmal jedoch auch proximal), die Syndesmose zwischen Fibula und Tibia und nicht selten auch der tibiale Malleolus.

Je nach Schweregrad, eingeteilt nach Weber in Grad A–C, wird auch hier zwischen einer konservativen Versorgung und einer OP-Indikation unterschieden.

14.2 Therapiekonzepte bei der konservativ versorgten Gelenkdistorsion

Die Therapiemöglichkeiten und -erfordernisse richten sich nach dem jeweiligen posttraumatischen Stadium. Dabei unterscheidet man zwischen

— akuter Phase, d. h.
  a. unmittelbar nach dem Unfall bis etwa 3 Stunden posttraumatisch bzw.
  b. ab etwa 3 Stunden posttraumatisch bis etwa zum 3. Tag;
— subakuter Phase, d. h. etwa ab dem 4./5. Tag nach dem Unfall; und
— den Spätfolgen, d. h. ab etwa 2–3 Wochen nach dem Trauma und darüber hinaus.

14.2.1 Therapieziele

14.2.1.1 Akute Phase bis 3 Stunden posttraumatisch

— Blutungsausmaß und -ausbreitung eindämmen, danach
— Schmerzen mindern.

❗ Vorsicht
Bei größeren proximalen Gelenken, vor allem beim Kniegelenk, auf Symptome für ein Kompartmentsyndrom am Unterschenkel achten!

14.2.1.2 Akute Phase ab 3 Stunden posttraumatisch

— Hämatom-/Schwellung abbauen,
— eine bindegewebige Organisation und damit Verkapselungen und Verklebungen verhindern,
— Schmerzen mindern.

❗ Vorsicht
Weiterhin auf die Symptomatik für ein Kompartmentsyndrom achten!

14.2.1.3 Subakute Phase, ab 4./5. Tag posttraumatisch

— Hämatom-/Schwellung abbauen,
— eine bindegewebige Organisation und damit Verkapselungen und Verklebungen verhindern,
— Schmerzen mindern,
— Muskeln kräftigen.

14.2.1.4 Chronische Phase bzw. Spätfolgen, ab etwa 2–3 Wochen posttraumatisch

— Evtl. Resthämatome beseitigen,
— evtl. Verklebungen beseitigen,
— Muskeldysbalancen ausgleichen,
— Fehlbelastungen und Ausweichbewegungen korrigieren.

14.3 Entstauungstherapie bei konservativer Behandlung einer Distorsion im oberen Sprunggelenk (OSG)

14.3.1 Maßnahmen in den einzelnen Phasen

14.3.1.1 Akute Phase bis 3 Stunden posttraumatisch

— **Kompressionsverband**, funktionell angelegt, um den Gewebedruck zu erhöhen und damit die Blutverteilung einzudämmen. Weiteres Ziel: Ruhigstellung im Sinne der Retraumatisierungsprophylaxe.
— **Intervallkühlung**, um das Schmerzempfinden zu mindern; dabei ist die Qualität des Schmerzes ständig zu kontrollieren.
— **Hochlagerung**, um den schmerzsteigernden Kapillardruck zu verringern und um zu vermeiden, dass das Blut in benachbarte, distale (Gelenk-)Regionen absackt.

14.3.1.2 Akute Phase ab 3 Stunden posttraumatisch bis zum 3. Tag

— Zunächst weiterhin **Kompression und Hochlagerung**.
— **Manuelle Lymphdrainage** zum Abbau und Abtransport der Hämatombestandteile und der Entzündungs- und Schmerzmediatoren (Behandlungssystematik s. unten).
— Zusätzlich: Lymphtaping

Anmerkung: Alle Angaben zum Einsatz elastischer Tapestreifen (=Lymphtape) sowie die Abbildungen dazu wurden uns von Dr. Ramin Ilbeygui dankenswerterweise zur Verfügung gestellt (vgl. Ilbeygui 2013).

Das Erklärungsmodell von Dr. Ilbeygui zur Wirkungsweise lautet:

» Durch spezielle Anlagetechniken, sog. Lymphtechniken, können an der Haut sog. „Tapewellen" erzeugt werden. Diese Tapewellen bewirken einen lotrechten Zug an der Haut. Dadurch kommt es zur Vergrößerung des Lumens der kleinen Kapillaren und Lymphgefäße und zur Verbesserung der Rheologie (Fließverhältnisse). Durch Bewegung verlagern sich diese Zonen ständig, sodass im gesamten Anlagegebiet der Streifen diese Verbesserung geschieht. (Ilbeygui, mündl. Mitteilung)

In diesen Zusammenhang gehören auch die Ausführungen von C. Daubert in ▶ Kap. 11.

- **Elektrotherapie**, zunächst zur **Exsudationsminderung** (◘ Abb. 14.2). In den ersten 24 Stunden möglichst 2-mal täglich, mindestens jedoch 1-mal pro Tag für 30 min.
- Ab dem 2. 3. Tag Elektrotherapie zur **Resorptionsförderung**, mindestens 1-mal, besser 2-mal pro Tag für jeweils 30 min.
- **Isometrische Kontraktionen**, sobald schmerzarm möglich.
- Etwa ab dem 3. Tag Anlage eines **Tape-Verbandes** oder Verwendung einer entsprechenden **Orthese**, die die Pro- und Supination verhindert, jedoch Dorsalextension und Plantarflexion zulässt. Beide Methoden ersetzen dann die Kompressionsversorgung der ersten Tage. Bei der Verwendung einer Orthese ist die Kombination mit elastischen Tapestreifen im Sinne des Lymphtapings empfehlenswert.
- Neben weiteren isometrischen Spannungsübungen ab dem 2./3. Tag bereits **dynamische Gelenkbewegungen** in Richtung Dorsalextension und Plantarflexion, zunächst ohne Widerstand. Dadurch zusätzlicher Schwellungsabbau und Schulung der gestörten Propriozeption, außerdem Muskelentspannung. Bereits zu diesem Zeitpunkt finden die Maßnahmen der modernen frühfunktionellen Trainingstherapie statt.

14.3.1.3 Manuelle Lymphdrainage: Behandlungssystematik

In der akuten posttraumatischen Phase ist meist keine Halsbehandlung notwendig, da die Entfernung zwischen Läsionsort und Einmündung des Lymphgefäßsystems recht groß und das Schwellungsausmaß verhältnismäßig gering ist.

Auch die Griffe für die tiefen Beckenlymphknoten (Bauchtiefdrainage) sind meist nicht zwingend nötig. Diese Griffe sind lediglich bei ausgeprägteren Schwellungen sowie nach mehreren Tagen posttraumatisch sinnvoll.

Am **Bein** wird zunächst intensiv der Übergang von Bein und Becken mit Stehenden Kreisen auf den iliakalen und inguinalen Lymphknoten behandelt. Auf dem Oberschenkel werden einige wenige großflächige Griffe ausgeführt.

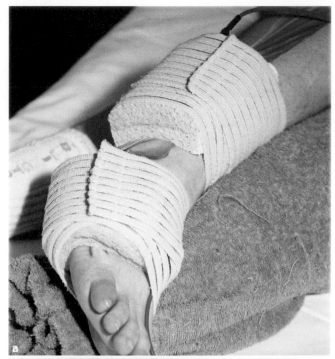

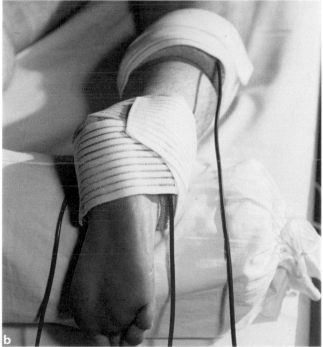

◘ **Abb. 14.2   a** Elektrodenanlage zur Exsudationsminderung in den ersten 24 Stunden posttraumatisch unbedingt unter der motorischen Schwelle, **b** Elektrodenanlage zur Resorptionsförderung. Die Kathode liegt nun proximal auf der Wadenmuskulatur, die beiden Anoden umschließen die Schwellungsregion. Die motorische Schwelle darf dabei erreicht werden

In der **Knieregion** bildet die Kniekehle den ersten „echten" Behandlungsschwerpunkt, da die Lymphgefäße des dorsolateralen Gefäßbündels von der Verletzungsregion am Außenknöchel ihren dortigen Verlauf

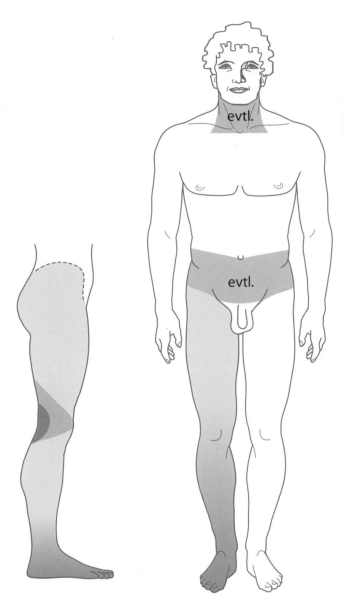

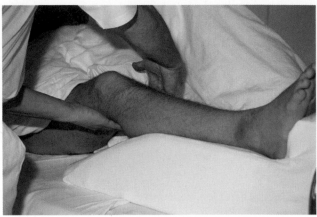

◘ Abb. 14.4 Schwerpunkt der Poplitea mittels Stehender Kreise

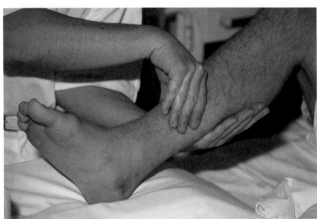

◘ Abb. 14.5 Kombination zwischen Pumpgriff am ventralen und Schöpfgriff am dorsalen Unterschenkel. Voraussetzung: Der Patient kann die Position beschwerdefrei einnehmen

◘ Abb. 14.3 Schema der Behandlungssystematik bei einem Inversionstrauma. Die blau markierten Körpergebiete sind nicht direkt von der Schwellung betroffen, können jedoch aus Entstauungsgründen mitbehandelt werden (sog. „Ödemabflussgebiete"). Die roten Körperabschnitte stellen die eigentliche Ödemregion und deshalb grifftechnische Schwerpunkte dar

haben (◘ Abb. 14.3 und 14.4). Die Behandlung kann von hier ab sowohl aus Rückenlage als auch aus Bauch- oder Seitlage erfolgen.

Auch die **Unterschenkelregion** kann aus Rücken- und aus Bauch- oder Seitlage behandelt werden (◘ Abb. 14.5).

Wird die Behandlung der **lateralen Knöchelregion** bereits toleriert, können die Griffe je nach Ausmaß und Ausbreitung der Schwellung des Hämatoms (◘ Abb. 14.6) neben der „üblichen" Rückenlage gelegentlich auch in Seitlage oder auch in Bauchlage appliziert werden. Zwischendurch sollte immer wieder nach proximal zur Poplitea abgeleitet werden.

Als Abschluss sind die Entstauung der **Kniekehle** (z. B. aus Bauchlage) und die Nachbehandlung der Extremitätenwurzel unerlässlich (siehe dazu auch die Ausführungen im ▶ Abschn. 3.8 zu den Tiefengriffen der Kniekehle).

Hinweis

Die Gesamtbehandlungszeit beträgt zu diesem frühen Zeitpunkt lediglich **15–20 min** (ohne Halsregion und tiefen Becken-Bauch-Lymphknoten). Etwa ab dem 3. Tag verlängert sich die Behandlungszeit auf **20–25 maximal 30 min**, da häufig erst jetzt im direkten Bereich der Läsionsstelle behandelt werden kann (◘ Abb. 14.6).

14.3.1.4 Subakute Phase

Wurde nach dem vorab beschriebenen Schema behandelt, ist nicht mit Verklebungen bzw. mit der Tendenz zu einer Hämatomverkapselung an ungünstigen Stellen

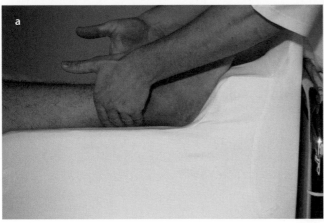 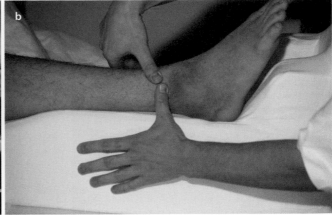

☐ **Abb. 14.6** **a**, **b** Schwerpunktgriff im direkten Bereich der Läsionsstelle **a** mittels Stehender Kreise, **b** mittels Daumenkreisen

(z. B. im Bereich des Sinus tarsi) zu rechnen. Daher kann die Behandlung noch einige Tage so weitergeführt werden wie in der akuten Phase.

Hat die Therapie zu spät eingesetzt bzw. sind andere Komplikationen aufgetreten, so dass es zu bewegungseinschränkenden Verklebungen kommen konnte, sind die Maßnahmen der akuten Phase verstärkt anzuwenden, um sowohl die Schwellung als auch bestehende Hämatomreste zu beseitigen. Konkret bedeutet dies:

— Die **Manuelle Lymphdrainage** sollte unbedingt bis in die Verletzungsregion ausgedehnt werden; gleichzeitig ist die Behandlungszeit **immer** mit 30 min zu veranschlagen. Die proximale Vorbehandlung umfasst jetzt auch die Halsregion (=sog. Basisbehandlung) und außerdem auch einige Griffe der Bauchtiefendrainage.

— Die **elektrotherapeutische Resorptionsförderung** sollte mit Impulsströmen versucht werden, die eine deutliche durchblutungsfördernde Wirkung haben und mindestens 2 ms Flusszeit aufweisen. Dies ist beim Träbertschen- oder auch Ultrareizstrom (URS) der Fall. Nur wenn die dadurch hervorgerufene Gewebereizung nicht toleriert wird, sind die Impulsflusszeiten zu verkürzen.

— Unterstützend können **milde lokale Wärme** und andere durchblutungsfördernde Maßnahmen wie **Ultraschall** eingesetzt werden. Zunächst wird mit geringer Intensität und kurzer Zeit beschallt.

— Unerlässlich ist zu diesem Zeitpunkt das Wiederansprechen der gestörten Propriozeption durch gezieltes medizinisches Training im Sinne des Aufbautrainings.

14.3.1.5 Chronische Phase bzw. Spätfolgen

Bei **bewegungseinschränkenden Verklebungen und Verkapselungen**, meist Folgen einer unzureichenden Behandlung in den ersten Phasen, sind stark durchblutungsfördernde Maßnahmen angezeigt. Sie werden mit passiven und aktiven beweglichkeitsverbessernden Therapien kombiniert.

Als Therapieverfahren eignen sich:
— **Wärmemaßnahmen** wie
  — heiße Rolle und/oder Bedampfungen,
  — temperaturansteigende Teilbäder oder
  — Ultraschall oder Kurzwelle (Spulenfeld, sog. KWL)
in Kombination mit
— **resorptionsfördernder Elektrotherapie**, wobei zur starken Durchblutungsförderung längere Impulsflusszeiten bis zu 10 ms (z. B. Bernardsche Modulation, CP) zu verwenden sind, und
— **Manueller Lymphdrainage** bei Resthämatomen.

Bestehende **Fehlbelastungen**, vor allem durch Ausweichbewegungen, werden beseitigt durch
— Gang-/Haltungsschulung,
— koordinativ ausgerichtetes Trainingsprogramm

und unterstützt durch
— Ausgleich von Muskeldysbalancen (z. B. durch PNF).

14.4 Therapiekonzepte bei Muskelkontusionen – Unterschiede zur Gelenkdistorsion

14.4.1 Pathophysiologie der Muskelkontusion

Ähnlich wie bei der Gelenkverdrehung handelt es sich bei einer Muskelquetschung um eine Form des stumpfen Traumas, das sog. „Weichteile" betrifft. Mehr noch als die Gelenkdistorsion kommt die Muskelkontusion im Zusammenhang mit sportlichen Aktivitäten vor und ist deshalb im physiotherapeutischen Behandlungsalltag sehr häufig anzutreffen.

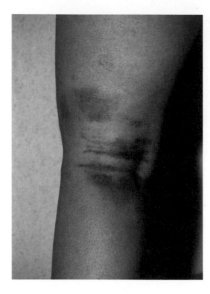

Abb. 14.7 Kontusionstrauma im distalen Bereich des M. biceps femoris nach Tritt eines Pferdes. Beachtenswert ist die ausgeprägte Hämatomansammlung distal der Schadensstelle, in diesem Falle in der Regio poplitea!

Klinisch bedeutsam sind folgende Faktoren:
- Die Muskelkontusion ist mit mehr oder weniger ausgedehnten Muskelfaserschädigungen verbunden.
- Aufgrund der Tatsache, dass der Verletzungshergang – Schlag, Tritt oder Sturz – im Regelfall den aktiven Muskel betrifft, der sehr stark durchblutet ist, kommt es im Muskelgewebe zu relativ großen Einblutungen. Dabei besteht immer auch die Gefahr, dass ein **Kompartment- bzw. Muskellogensyndrom** entsteht!
- Teilweise sind auch die oberflächlichen Gewebeschichten betroffen, was sich meist in großflächig-oberflächlichen Hämatomen äußert (◖ Abb. 14.7).

Das **Kompartmentsyndrom** hat folgende **Symptomatik**:
- zunehmend brennende, bohrende und evtl. krampfartige Schmerzen,
- das Gefühl einer starken Druckzunahme „von innen heraus", auch unter dem Kompressionsverband.

❶ Vorsicht
Bei Anzeichen für ein Kompartmentsyndrom muss der Patient sofort in die chirurgische Notfallambulanz. Also: schneller Transport ins nächstgelegene Krankenhaus – auch gegen den (nicht seltenen) Widerstand des Verletzten!

Bestätigt sich der Verdacht, können Schäden an Muskel- und vor allem Nervengewebe nur durch eine chirurgisch entlastende Eröffnung der Muskelfaszie verhindert werden. Treten Par- und Hypästhesien und gar Sensibilitätsausfälle auf, sind meist schon irreversible Schäden vorhanden.

14.4.2 Therapiekonzepte bei Muskelkontusionen

Bei den Therapiemöglichkeiten und -erfordernissen wird ähnlich wie bei der Gelenkdistorsion unterschieden nach Phasen. Im Folgenden werden die Ziele der Behandlung in den einzelnen Phasen dargestellt.

14.4.2.1 Akute Phase
- Blutungsausmaß eindämmen,
- Schmerzen mindern.

❶ Vorsicht
Unbedingt auf eine engmaschige Schmerzkontrolle achten, um Symptome für ein Kompartmentsyndrom nicht zu übersehen!

14.4.2.2 Subakute Phase
- Hämatom/Schwellung abbauen, bindegewebige Organisation und damit Verkapselungen („Muskelzysten") und Verklebungen verhindern,
- Schmerzen mindern – weiterhin auf Symptome für ein Kompartmentsyndrom achten!
- Muskeln entspannen,
- gestörte Propriozeption schulen.

14.4.2.3 Chronische Phase bzw. Spätfolgen
- Evtl. Resthämatome beseitigen,
- evtl. Verklebungen beseitigen,
- Muskeldysbalancen ausgleichen,
- Fehlbelastungen und Ausweichbewegungen korrigieren.

14.5 Entstauungstherapie am Beispiel der Muskelkontusion an der dorsalen Oberschenkelseite

◖ Abb. 14.7 zeigt ein typisches Verletzungsbeispiel.

14.5.1 Maßnahmen in den einzelnen Phasen

14.5.1.1 Akute Phase
Hier entsprechen die Maßnahmen im Wesentlichen denen bei der Sprunggelenkdistorsion (▶ Abschn. 14.3.1).

14.5.1.2 Subakute Phase
- Zunächst weiterhin **Kompression** und **Hochlagerung**.
- Proximal der Verletzungsstelle kann mit abflussfördernden Maßnahmen begonnen werden:

- **Manuelle Lymphdrainage**.
- **Isometrische Kontraktionen** (mit Führungskontakt) tragen ebenfalls zur Entstauung bei.
- **Resorptionsfördernde Elektrotherapie** kann eingesetzt werden, sobald eine schmerzarme Kontraktion möglich ist, dann jedoch mehrmals pro Tag.

Spätestens sobald eine ständige Kompression nicht mehr nötig ist, ist es unerlässlich, direkt in der Hämatomregion mit **Manueller Lymphdrainage** für eine rasche Verteilung zu sorgen. Die Behandlungszeit dehnt sich dann bis auf etwa 30 min aus. Weiterhin ist die Kombination mit **resorptionsfördernder Elektrotherapie** sehr sinnvoll.

Eine besondere Bedeutung hat die **Bahnung der gestörten Propriozeption und die Muskelentspannung**, die von

- isometrischen Spannungsübungen vermehrt in
- dynamische Gelenkbewegungen ohne Widerstand in
- Komplexbewegungen (PNF) übergeht.

Eine Muskeldetonisierung und eine Verbesserung der Durchblutung lassen sich **elektrotherapeutisch**

- mit sog. Schüttelströmen und in der Folge auch
- durch alternierende Muskelstimulation (Agonist und Antagonist im Wechsel) erzielen.

Auch **Ultraschall** trägt durch gezielte lokale Tiefenerwärmung zur Durchblutungsverbesserung und damit zur Verbesserung der Gleitfähigkeit der mehr oder weniger verklebten Faserregionen bei. Dies wiederum lässt eine bessere, d. h. vollständigere Muskelkontraktion zu. Dadurch wird die dynamische Muskelarbeit unterstützt.

14.5.1.3 Spätfolgen

Bei **bestehenden Resthämatomen** oder bereits erkennbaren Folgen wie **Verklebungen** und **Verkapselungen** sind stark durchblutungsfördernde Maßnahmen angezeigt. Durch den zeitlichen Abstand zum Trauma besteht keine Gefahr mehr, dass eine Myositis ossificans circumscripta entsteht.

Die Therapieverfahren entsprechen denen bei einer Distorsion im chronischen Stadium (▶ Abschn. 14.3).

14.6 Reizerguss des Kniegelenkes

Der Reizerguss des Kniegelenkes wird auch als Reizknie, aktivierte Gon-Arthrose, abakterielle Gonitis, abakterieller Kniegelenkerguss oder als Kniegelenk-Hydrops bezeichnet. Wir verwenden den Begriff „Reizerguss" im Folgenden für die Fälle, in denen eine bakterielle Ursache sowie eine entzündliche-rheumatische Ursache, wie sie bei der juvenilen chronischen Arthritis beschrieben ist, prinzipiell ausgeschlossen wurden.

Die **Ursachen** für einen Reizerguss sind vielfältig und reichen von

- einer Überbeanspruchung vor allem eines vorgeschädigten, z. B. arthrotischen Gelenkes bis zum
- posttraumatischen Erguss, der meist als **Hämarthros** auftritt.

Ergibt die Anamnese oder/und das Punktat, dass es sich um ein Hämarthros handelt, muss mittels Arthroskopie gespült werden, da die Blutbestandteile des Ergusses enzymatische Abbaumechanismen provozieren, die wiederum Knorpelschäden verursachen.

Der „klassische" Reizerguss ist ein seröser Erguss, der sowohl die Kapsel betrifft als auch intraartikulär auftritt. Wichtigstes Symptom ist die sog. „tanzende Patella": Bei Druck erscheint die Patella wie auf einem Wasserkissen gelagert, quasi schwimmend. So lässt sich der Kniegelenkerguss von einer extraartikulären Schwellung unterscheiden.

14.7 Entstauungstherapie beim Reizerguss des Kniegelenkes

Beim Reizerguss des Kniegelenkes ist die Flüssigkeitsmenge im intraartikulären und im Kapselbereich erhöht. Die Resorption ist mit einigen Schwierigkeiten verbunden. Die Probleme ergeben sich durch den anatomischen Aufbau eines Gelenkes und vor allem aus den Gefäßverhältnissen in den einzelnen Schichten (▶ Abschn. 5.1.2).

Die Drainage des Gelenkinnenraumes und der Kapsel ist aufgrund der Gefäßverhältnisse – hier vor allem der venösen und der Lymphgefäße – von Skelettmuskelkontraktionen abhängig. Diese führen zu einer wechselnden Straffung und Entspannung der äußeren Membrana fibrosa, so dass die in dieser Schicht verlaufenden ableitenden Venen und Lymphgefäße ebenfalls abwechselnd komprimiert und lumenerweitert werden. Dadurch werden das venöse Blut und die Lymphe aus dem Gelenkbinnenraum in die entsprechenden gelenknahen Gefäße befördert, die ihrerseits dann den Gelenkbewegungen funktionell unterliegen (vor allem die Venen); d. h., dadurch wird der weitere Abstrom forciert (▶ Abschn. 5.1.2).

> **Hinweis**
>
> Die besondere Problematik bei einem bestehenden Gelenkerguss liegt darin, dass das Bewegungsausmaß streng limitiert werden muss – nach List (1996) auf 30 Grad Flexion –, um einem instabilen Gelenk vorzubeugen, und dass in dieser Zeit überwiegend isometrische Muskelkontraktionen vorrangig sind.

Unter diesen Voraussetzungen kommen für die Entstauungstherapie folgende Maßnahmen in Frage:

- **Hochlagerung** unter Berücksichtigung des eingeschränkten Bewegungsausmaßes.
- **Isometrische Anspannungen** im Sekundenrhythmus. Außerdem **passive Mobilisation** der Patella, um eine Verklebung des oberen Recessus zu verhindern. Nach genauer Anleitung kann der Patient die Übungen auch selbst durchführen.
- **Kompressionsmaßnahmen**, wenn dadurch keine Schmerzen provoziert werden.

❶ Vorsicht

Keinen Druck zentrisch auf die Patella ausüben. Zur Entlastung der Patella entweder einen Schaumstoffring in die Kompression integrieren oder vorgefertigte sog. „Funktionsbandagen" verwenden (▶ Abschn. 4.4.14 und ◨ Abb. 4.27).

Kühlung, am besten mit Crushed Ice, um die Entzündungsvorgänge zu dämpfen und damit indirekt eine weitere Schwellungszunahme zu verhindern.

❶ Vorsicht

Kühlung als Dauermaßnahme über Stunden (vor allem in „Eigenregie" des Patienten) wirkt sich kontraproduktiv aus (▶ Kap. 9) und zieht im schlimmsten Falle sogar ischämische Schäden nach sich.

Einen besonderen Stellenwert haben
- **Manuelle Lymphdrainage** und
- **elektrotherapeutische Resorptionsförderung**,

die im Folgenden gesondert betrachtet werden.

14.7.1 Manuelle Lymphdrainage

Aufgrund der besonderen anatomischen Verhältnisse zwischen Gelenk und Gefäßen lassen sich intraartikuläre Schwellungen mit den Griffen der Manuellen Lymphdrainage nur begrenzt beeinflussen. Von besonderer Bedeutung sind in diesem Zusammenhang allerdings die proximalen Lymphknoten am Übergang von der inguinalen zur iliakalen Region; hier münden die tiefen Kollektoren, die die Gelenkregion drainieren.

Daher ist folgendes Vorgehen zu empfehlen:
- Behandlung der tiefen Becken-Bauchraum-Lymphknoten mittels Bauchtiefendrainage, dann
- ausführliche Behandlung der ilioinguinalen Ketten mittels Stehender Kreise.

In Verbindung mit isometrischen Muskelanspannungen bei gleichzeitiger Kompression der Gelenkumgebung lässt sich die entstauende Wirkung potenzieren.

Hinweis

Die Manuelle Lymphdrainage lässt sich außerdem sinnvoll mit der elektrotherapeutischen Resorptionsförderung kombinieren.

14.7.2 Elektrotherapeutische Resorptionsförderung

Die Ziele der elektrotherapeutischen Resorptionsförderung decken sich in idealer Weise mit den pathophysiologischen Verhältnissen beim Reizerguss. Hier ist der resorptionsfördernde Effekt im besonderen Maße der Wirkung aktiver, d. h. willentlicher isometrischer Muskelanspannungen überlegen.

Isometrische Muskelanspannungen zur Resorptionsförderung sind nur unter folgenden Voraussetzungen wirkungsvoll: Sie müssen mehrmals täglich ausgeführt werden, jeweils für mindestens 15–20 min pro Anwendung, besser sogar länger. Anspannung und Entspannung sollen etwa im Sekundenrhythmus erfolgen.

Dabei sollten möglichst die Skelettmuskelanteile aktiviert werden, die einerseits eine ausreichende Spannung der Kapselregion bewirken und andererseits die ableitenden Venen und Lymphgefäßverläufe berücksichtigen.

Außerdem muss der Patient selbst einen ausreichenden Spannungsreiz im Skelettmuskel aufbauen – und zwar über die gesamte Behandlungszeit!

Dies ist jedoch aktiv nur unzureichend möglich: Zum einen tritt bei isometrischen Muskelanspannungen rascher eine Ermüdung auf als bei dynamischer Muskelarbeit; zum anderen ist die Motivation, eine solch „stupide" Muskelanspannung über einen so langen Zeitraum durchzuführen, oft gering. Gerade deshalb bietet sich die Zuhilfenahme einer „Maschine" an. **Die elektrische Muskelstimulation wird diesen Zielen in hervorragender Weise gerecht.**

Durch die Applikation der Elektroden (◨ Abb. 14.8) wird der gesamte kapsuläre Bereich der Gleichstromwirkung der verwendeten monophasischen Impulsströme ausgesetzt. Die Durchblutung des extrakapsulären Bereiches wird nachhaltig gesteigert, was gerade der Aktivierung der kleinen artikulär ableitenden Gefäßen zu Gute kommt. **Durch willentliche isometrische Muskelanspannungen ist dies in dieser Qualität nicht zu erreichen!** Außerdem ist durch die Lage der großen proximalen Kathode auf der ventralen Oberschenkelmuskulatur nicht nur ein ausreichender Spannungsreiz auf die Kapsel gewährleistet, sondern es werden auch die Verläufe der Venen und Lymphkollektoren berücksichtigt. Dies alles lässt sich gezielt erreichen, ohne dass man auf das (nicht immer im ausreichenden Maße vorhandene) Körpergefühl des Patienten Rücksicht nehmen muss. Dies schließt

14

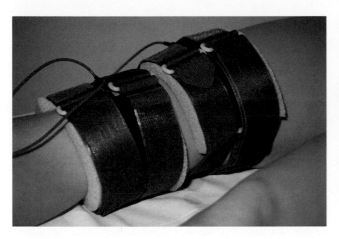

Abb. 14.8 Elektrodenanlage zur Resorptionsförderung bei einem Kniegelenkerguss. Die beiden Anoden befinden sich großflächig beiderseits des Kniegelenkes, die proximale Kathode bezieht explizit den Bereich des M. vastus medialis mit ein

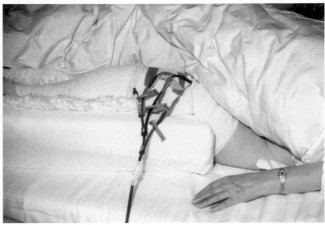

Abb. 14.9 Lagerung und Wundabdeckung frühpostoperativ nach Knie-TEP mit noch liegender Redon-Saugdrainage

natürlich nicht aus, sondern ist dagegen sogar wünschenswert, dass der Patient im Rhythmus der konktraktionsauslösenden Impulse willentlich mit anspannt!

Eine weitere Wirkungspotenzierung lässt sich unseres Erachtens durch die Kombination mit proximal ausgeführten Griffen der Manuellen Lymphdrainage erreichen (s. oben).

> **Hinweis**
>
> Bei artikulären Reizergüssen sollten elektrotherapeutische Resorptionsförderung und Manuelle Lymphdrainage in weitaus größerem Umfang im Behandlungskonzept berücksichtigt werden, als dies bisher der Fall ist.

Selbstverständlich sind dabei die entsprechenden Applikationsbedingungen zu beachten (▶ Kap. 6).

14.8 Therapie- und Entstauungskonzepte bei chirurgischer Versorgung von Verletzungen und nach endoprothetischer Versorgung

Aus entstauungstherapeutischer Sicht besteht ein wesentlicher Unterschied zwischen konservativ und operativ behandelten Läsionen: Bei einer Operation wird die Körperdecke beschädigt. Daraus ergibt sich wiederum die Notwendigkeit, das Verletzungsgebiet durch einen Verband zu schützen und z. T. auch temporär komplett ruhig zu stellen. Aus funktionellen Gründen werden dabei oft auch proximal gelegene Gelenkregionen eingeschlossen.

Dadurch ergibt sich folgendes **Problem** für die Entstauungstherapie: Die eigentliche Schwellungsregion ist eine gewisse Zeit lang nicht direkt zugänglich. Die Behandlung, besonders die elektrotherapeutische Resorptionsförderung, ist daher oftmals nicht oder nur eingeschränkt möglich – vor allem dann, wenn große Operationsnarben und/oder metallische Implantate im eigentlich vorgesehenen Elektrodenbereich die Elektrodenanlage ausschließen.

Weitere Faktoren für eine zögerliche Schwellungsreduktion sind die eingeschränkte Gelenkbeweglichkeit und oft auch eine limitierte Belastungsfähigkeit. Dadurch können Muskel- und Gelenkpumpe nicht optimal eingesetzt werden.

In den **ersten Tagen der relativen Immobilisation** beschränken sich die entstauenden Maßnahmen deshalb auch auf

— Hochlagerung,
— Kompression durch den Wundverband (▣ Abb. 14.9),
— isometrische Anspannungen und
— atemtherapeutische Rückflussförderung.

Letztere Maßnahme wird allerdings primär meistens zur Pneumonieprophylaxe eingesetzt. Besonders bei operativen Schwellungen an den **oberen Extremitäten** wirkt sich die Atemtherapie sozusagen „en passant" auch entstauend aus.

Um eine nennenswerte Rückstromerhöhung bei Schwellungen an den **unteren Extremitäten** zu erreichen, müssten mehrmals täglich gezielte kostoabdominale Atemlenkungen durchgeführt werden.

Aus all diesen Gründen hat die Entstauung mit **Manueller Lymphdrainage** einen **besonderen Stellenwert**.

14.8.1 Manuelle Lymphdrainage – Behandlungssystematik am Beispiel eines postoperativen Zustandes nach Arthrodese des Talonavikulargelenkes links

Aufgrund der deutlich sichtbaren postoperativen Schwellung (◘ Abb. 14.10) stellt sich die Indikation für eine Manuelle Lymphdrainage bereits am ersten Tag. Eine gute Entstauung in dieser frühen Phase erfüllt mehrere Zielsetzungen. Einerseits ermöglicht sie eine frühzeitige Physiotherapie, die **vor** der Anlage des **mehrwöchigen** (!) Gipsverbandes von besonderer Bedeutung ist. Andererseits ist ein stark geschwollener Fuß sicherlich keine gute Voraussetzung für die unweigerlich folgende Gipsverband-Versorgung.

Begonnen wird mit einigen Grifffolgen an der Lymphgefäßmündungs- also der Halsregion (◘ Abb. 14.11).

Die kostoabdominale Atemtherapie im Rahmen der Thrombose- und Embolieprophylaxe der ersten, weitgehend immobilen Tage kann mit einigen Griffen der Bauchtiefendrainage-Technik erweitert werden.

Die Manuelle Lymphdrainage des Beines beginnt üblicherweise mit der Behandlung der ilioinguinalen Lymphknotenregion mittels stehender Kreise und einigen wenigen großflächigen Griffen der gesamten Oberschenkelregion.

Den ersten Schwerpunkt, bezogen auf die Schwellungslokalisation, stellt die Knieregion dar: zum einen wegen der Lymphgefäßmündung des dorsolateralen Gefäßbündels in die poplitealen Lymphknoten und zum anderen wegen der Passage des ventromedialen Gefäßbündels an der Knieinnenseite.

Das Griffausmaß am Unterschenkel wird vom direkt postoperativ liegenden Verband mitbestimmt.

Erst nach dessen Entfernung (zusammen mit der Redon-Saugdrainage) und der Lagerung auf der speziell gepolsterten Schiene (z. B. der Fractomed®-Schiene) kann die Behandlung bis in Wund- und damit in direkte Schwellungsnähe ausgedehnt werden (◘ Abb. 14.10b).

Dort dominieren vorsichtige stehende Kreise und Daumenkreise.

Ab wann allerdings die Griffe bis an die Wundnahtregion ausgedehnt werden dürfen, bestimmt der Chirurg.

Die Behandlungsdauer liegt bei 25 min (in den ersten postoperativen Tagen) bis 30 min (sobald die Unterschenkel-/Fußregion mit behandelt werden kann). Daran schließen sich die physiotherapeutischen Maßnahmen an, die u. a. der Aktivierung der Fußmuskulatur dienen sowie der Erhaltung der Beweglichkeit des OSG soweit die OP-Narbe dies gestattet. Sie sollte außerdem alle Aspekte der „modernen" funktionellen Trainingstherapie beinhalten (Ehrhardt 2012), natürlich auch bezogen auf die anderen 3 Extremitäten (List 1996).

In der späteren Rehabilitationsphase kann das Lymphtaping den Abbau der Restschwellungen zusammen mit der aktiven Trainingstherapie sehr gut unterstützen (◘ Abb. 14.12). Die Basis der Lymphtapestreifen liegt selbstverständlich in der Kniekehle. Es kann ebenfalls ein 2. Streifen von lateral angebracht werden.

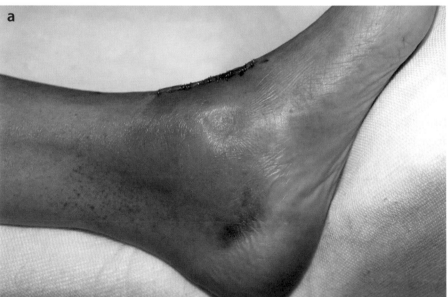
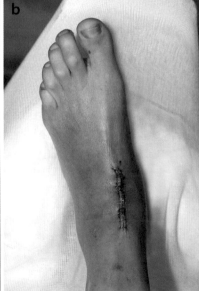

◘ **Abb. 14.10**   **a** Die Schwellung als postoperative Folge ist nicht zuletzt durch die Delle deutlich zu erkennen. Zustand nach >1 Woche post-Op. **b** Zustand der Op-Narbe, nach Entfernung der Redon-Saugdrainage

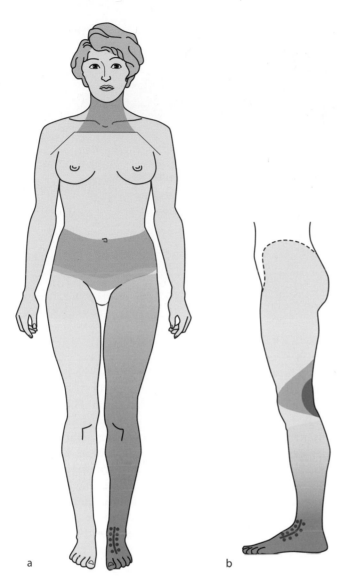

◻ Abb. 14.11   a, b Schema der Behandlungssystematik bei einem postoperativen Zustand nach Arthrodese des Talonavikulargelenkes. **a** Die blau markierten Körpergebiete sind nicht direkt von der Schwellung betroffen, müssen jedoch aus Entstauungsgründen mit behandelt werden (Ödemabflussgebiete), **b** rot markiert die Körperabschnitte, in denen die Ödemregion lokalisiert ist, wobei das Knie und der Fuß den grifftechnischen Schwerpunkt darstellt

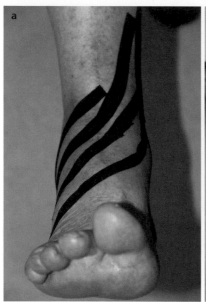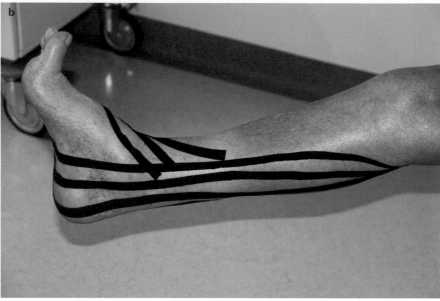

☐ Abb. 14.12   a,b Tapestreifenverläufe am Sprunggelenk und Unterschenkel. (© R. Ilbeygui; mit freundl. Genehmigung)

14.8.2 Manuelle Lymphdrainage – Behandlungssystematik am Beispiel einer totalendoprothetischen Versorgung am linken Kniegelenk

Behandelbar ist eine solche postoperative Schwellung mit Manueller Lymphdrainage bereits **am ersten postoperativen Tag**, und zwar

- an der Mündungsregion des Lymphgefäßsystemes, also an der Halsregion, und
- proximal der Operationsstelle, bei einer Knieoperation also in der Leistenregion auf den iliakalen und inguinalen Lymphknoten (☐ Abb. 14.13 und 14.14).

> **Hinweis**
>
> Die Behandlungszeit für die Manuelle Lymphdrainage beschränkt sich so früh postoperativ auf etwa 15–20 min.

In den Folgetagen tritt die Manuelle Lymphdrainage mit Abnahme der Schwellung immer mehr in den Hintergrund. Wann genau dies der Fall ist, hängt davon ab, ob die operative Intervention zu einem minimalen Trauma führte oder ob, wie bei Gelenkersatzoperationen, größere Wundgebiete vorliegen.

Quasi als „Ablösung" der Entstauung der Manuellen Lymphdrainage kann mit elastischem Tape (Lymphtape) übernommen werden, wobei die Basis des Tapes in der Leiste liegt und die Tape-Schenkel so verlaufen, dass sie das Kniegelenk umfassen. Auf der OP-Narbe kann man zusätzlich ein Narben-Tape applizieren (☐ Abb. 14.15).

Weiterhin kann die Ausdehnung von Hämatomen z. B. bei Frakturen, vor allem bei Schaftfrakturen an Humerus und Femur, zu ausgedehnten Blutergüssen der gesamten proximalen Extremität führen, bei Luxationsfrakturen teilweise sogar bis auf den angrenzenden Rumpfquadranten. Zudem ist prinzipiell nicht vorhersagbar, wie zügig die Rehabilitation vorangeht.

In diesen Folgetagen sollte die Manuelle Lymphdrainage also als zusätzliche Entstauungsform in das physiotherapeutische Behandlungsprogramm eingebunden werden.

Einige „Entstauungsmaßnahmen" wie Atemtherapie und Einsatz der Muskel- und Gelenkpumpe werden im frühpostoperativen Zustand eher zur Thrombose- und Emboliprophylaxe (sowie zur Pneumonie- und Kreislaufprophylaxe) eingesetzt und nicht vordergründig zur Entstauung. Da überwiegend ältere Menschen Knie- und Hüftendoprothesen erhalten, hat dies auch einen hohen Stellenwert! Daher kann der Entstauungsaspekt der Manuellen Lymphdrainage in diesem Zuge bereits mitbedacht werden.

Entweder **direkt anschließend** oder sogar **in Kombination mit den atemtherapeutischen Übungen (!)** lässt sich die **Manuelle Lymphdrainage** folgendermaßen einsetzen:

- Griffe kurz (d. h. wenige Minuten) in der **Halsregion**,
- **Bauchtiefendrainage**,
- Griffe am **Bein**, d. h. in der Oberschenkelregion mit Schwerpunkt oberflächliche und tiefe Leistenlymphknoten und iliakale Lymphknoten,

a   b

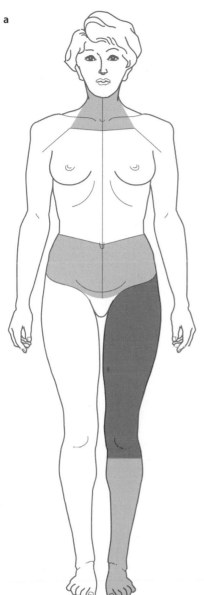

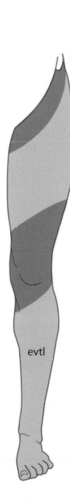

evtl

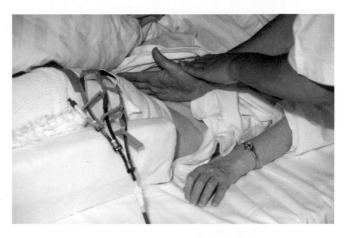

Abb. 14.14 Intensive Behandlung der ilioinguinalen Lymphknotenregion

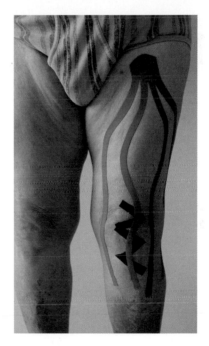

Abb. 14.15 Anlage der Lymphtapestreifen. (© R. Ilbeygui; mit freundl. Genehmigung)

Abb. 14.13 **a, b** Schema der Behandlungssystematik bei postoperativem Zustand in der Knieregion. **a** Die blau markierten Körpergebiete sind nicht direkt von der Schwellung betroffen, müssen jedoch aus Entstauungsgründen mitbehandelt werden (sog. „Ödemabflussgebiete"). **b** Die roten Körperabschnitte stellen die eigentliche Ödemregion und deshalb grifftechnische Schwerpunkte dar

— Griffe in der **Oberschenkel- und Knieregion**, soweit dies die Wundabdeckung zulässt (**Abb. 14.16**).

Eine solche Behandlung dauert höchstens **25–30 min**.

Daran schließen sich Maßnahmen zur Verbesserung der Mobilisation, zu Stabilisation und Kräftigung sowie eine Gangschulung an.

Dies setzt sich die nächsten Tage so fort und das Behandlungsgebiet wird erst erweitert, sobald die Wundabdeckung entfernt ist. Dann nämlich verlagert sich der Schwerpunkt auf das direkte Wund-/Narbengebiet.

> **Hinweis**
>
> Die Behandlung im Wund-/Narbengebiet ist dann unbedingt nötig, um narbige Behinderungen zu vermeiden bzw. zu minimieren.

❶ Vorsicht

Wird zur Schmerzminderung **postoperativ Eis** eingesetzt, gilt:

Keine direkten Eisanwendungen

— 60 min vor Beginn der Manuellen Lymphdrainage,
— bis ca. 120 min nach Beendigung der Manuellen Lymphdrainage.

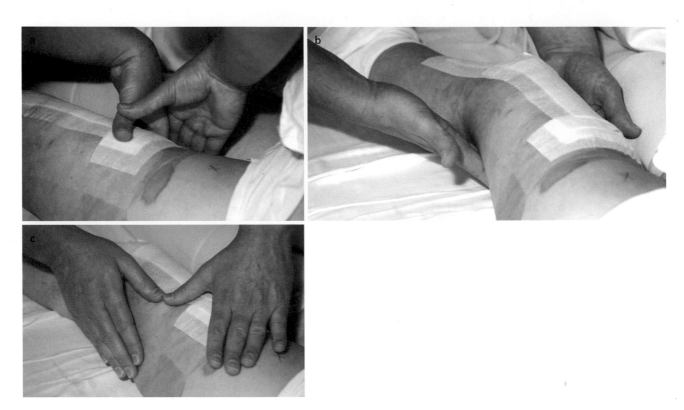

◘ Abb. 14.16   **a–c** Griffe in der Oberschenkel- und Knieregion. **a** Kombinationsgriff am medialen Oberschenkel, **b** Stehende Kreise bimanuell in der Poplitea, **c** Daumenkreise in der Knieregion, direkt neben der Wundabdeckung

Im weiteren Heilungsprozess hat die Entstauungstherapie mit all ihren Möglichkeiten den gleichen Stellenwert, wie in ▶ Abschn. 14.1, 14.2, 14.3 und 14.4 für konservativ versorgte Verletzungen beschrieben.

14.8.3   Manuelle Lymphdrainage – Behandlungssystematik am Beispiel einer totalendoprothetischen Versorgung des Hüftgelenkes

Da systematisch betrachtet die Vorgehensweise bei Patienten nach Hüft-TEP derjenigen bei der Knie-TEP weitgehend gleicht, sollen die ◘ Abb. 14.17, 14.18, 14.19 und 14.20 dies lediglich visuell erläutern. Alle therapeutischen Informationen gehen aus den Legendentexten hervor.

Auch hier können ab dem Zeitpunkt, zu dem die Manuelle Lymphdrainage in den Hintergrund tritt, mit elastischem Tape (Lymphtape) die weiteren Rehabilitationsschritte sehr gut unterstützt werden. Die Basis des Tapes liegt hierbei in der Achselregion der betroffenen Seite, die Tape-Schenkel werden so angelegt, dass sie bis zum unteren lateralen Quadranten des Stammes reichen; ergänzend werden 2 Fächertapes angebracht, die das Hüftgelenk von dorsal-lateral und ventral umfassen.

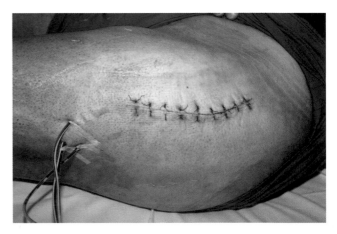

◘ Abb. 14.17   OP-Narbenzustand mit Redon-Saugdrainage, direkt postoperativ

Natürlich können die Griffe der Manuellen Lymphdrainage an der Hüftregion selbst auch in Seitlage des Patienten ausgeführt werden, sobald dies möglich ist und physiotherapeutisch erarbeitet wurde (beachte die entsprechenden Verbote!). Dabei wird die Gesäß-Lenden-Region mit in die Behandlung integriert, wobei die besondere Lymphgefäßsituation der Analfaltenregion mit berücksichtigt wird – „Hosenbodenwasserscheide" (◘ Abb. 1.64). Damit könnten auch evtl. Hämatome dorsal der OP-Narbe besser in Richtung inguinale Lymphknoten entstaut werden.

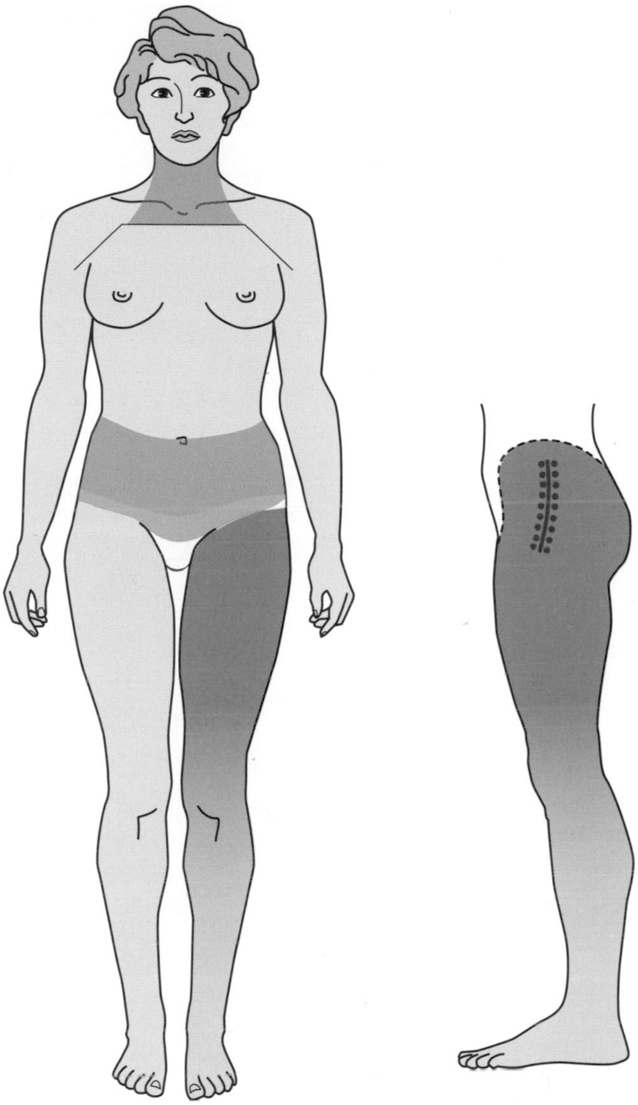

■ **Abb. 14.18** Schema der Behandlungssystematik bei postoperativem Zustand in der Hüftregion. Die blau markierten Körpergebiete sind nicht direkt von der Schwellung betroffen, müssen jedoch aus Entstauungsgründen mitbehandelt werden (sog. „Ödemabflussgebiete"). Die roten Körperabschnitte stellen die eigentliche Ödemregion und deshalb grifftechnische Schwerpunkte dar

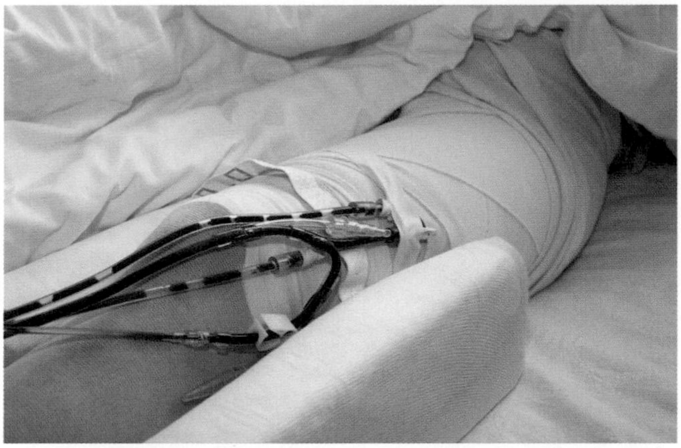

■ **Abb. 14.19** Der umfangreiche Wundverband der ersten postoperativen Tage schließt eine Behandlung der Operationsregion in einem solchen Falle erkennbar aus, sodass lediglich die Ödemabflussgebiete am Rumpf sowie die Halsregion als Mündungsgebiet behandelt werden

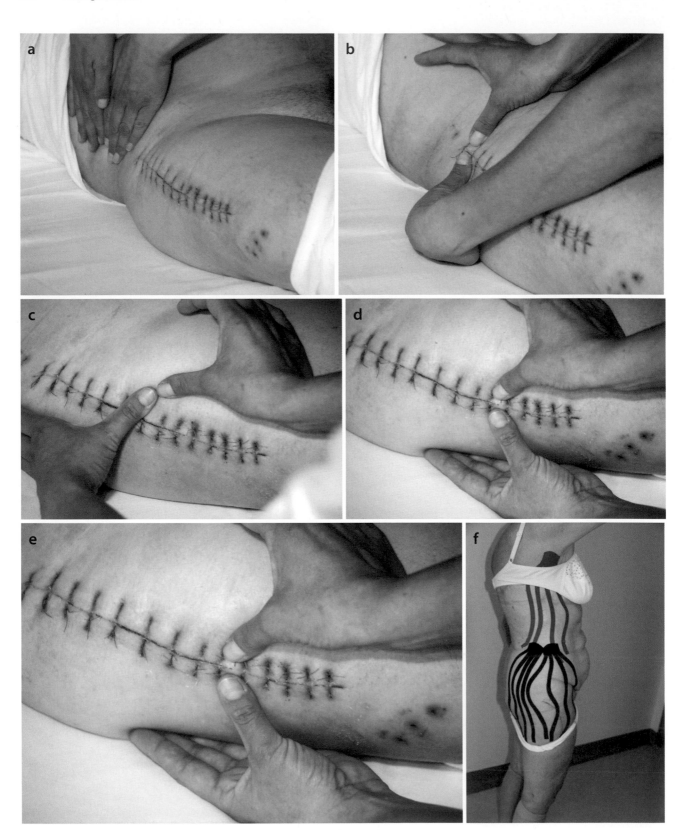

◻ Abb. 14.20   a–f Behandlung im Wund-/Narbengebiet. **a** Bei noch vorhandener Narbenabdeckung beschränken sich die Griffe auf die „freien" Regionen neben dem Pflaster; hier Stehende Kreise in Richtung inguinale Lymphknoten; **b** bei entfernter Wundabdeckung Schwerpunktgriff im direkten Bereich der Läsionsstelle mittels Ste-

hender Kreise; **c** Schwerpunktgriff im direkten Bereich der Läsionsstelle mittels Daumenkreisen; **d** Daumenkreise seitlich von der OP-Narbe wegführend; **e** Daumenkreise parallel zur OP-Narbe; **f** Komplexe Tapestreifenverläufe nach Hüft-TEP

14.8.4 Chirurgische Eingriffe an den oberen Extremitäten

Bei chirurgischen Interventionen an den **oberen Extremitäten** steht neben der Haltungsschulung und Übungen zur Vermeidung von Ausweichbewegungen schon früh postoperativ der Beweglichkeits- und Krafterhalt aller beübbaren Gelenkregionen bzw. Muskelanteile im Vordergrund. Effektive Entstauungsmaßnahmen (über eine Lagerung hinaus) stellen in diesem Zusammenhang die idealen adjuvanten Therapieverfahren dar.

14.8.5 Manuelle Lymphdrainage – Behandlungssystematik am Beispiel einer Humeruskopfendoprothese

Da bei solchen postoperativen Zuständen die Beweglichkeit des Schultergelenkes v.a. in der Außenrotation über mehrere Wochen bis maximal zur 0-Stellung beschränkt bleibt, sollte ein besonderes Augenmerk auf die **komplikationslose Heilung der OP-Narbe** gelegt werden. Hierfür ist die **Manuelle Lymphdrainage** ideal geeignet, da sie sehr frühzeitig eingesetzt werden kann (Abb. 14.21). Außerdem dient die Beseitigung der Hämatome der Beschwerdefreiheit, was angesichts der unbedingt nötigen und zügigen **Mobilisation der Schulter** in die zulässigen Richtungen von besonderer Bedeutung ist. Ob bei einem solchen Fall die Behandlung der Manuellen Lymphdrainage vor oder nach der mobilisierenden und kräftigenden Physiotherapie erfolgt, muss ausprobiert werden. In manchen Fällen ist es besser, zunächst die Physiotherapie durchzuführen und die Manuelle Lymphdrainage anzuschließen, um den positiven Gewebestress wieder etwas auszugleichen. Bereiten dagegen die Hämatome, sowie die Gewebespannung der Narbenumgebung dem Patienten so große Beschwerden, dass sie sich bewegungslimitierend auswirken, ist es günstiger, mit einer Entstauung für eine bessere Beweglichkeit und „Therapiebereitschaft" vorzusorgen.

Die **MLD-Behandlung** wird für die Halsregion als Ödemabflussgebiet günstiger weise zunächst in Rückenlage des Patienten ausgeführt. Aufgrund der unmittelbaren Nähe der Operations- und damit Schwellungsregion, kommt der Supraklavikulargrube eine zusätzliche Bedeutung zu. Sie dient nicht nur als Mündungsgebiet für die Lymphgefäßstämme, sondern auch als Abflussgebiet für die Schwellung bzw. für die Hämatombestandteile dieser Region. Solange sich ausgeprägte Hä-

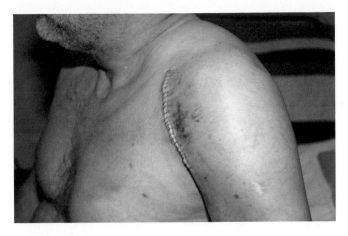

 Abb. 14.21 Postoperativer Zustand nach Humeruskopf/kappenprothese infolge einer schweren Omarthrose (10 Tage post-OP). Behandlungsbedürftig erscheinen v.a. die Hämatome sowie die OP-Narbe

matome zeigen, schließen sich einige Grifftechniken zunächst an der linken Brustseite an, wobei von der Hämatomregion ausgehend die Hauptarbeitsrichtung zur Axilla weist. Hier können auch spezielle Tiefengriffe mit manualtherapeutischem Charakter eingesetzt werden (Abschn. 3.8.2). Die Behandlung des Armes bzw. der Schulterregion erfolgt aus haltungstechnischen Gründen in sitzender Position des Patienten, dessen Arm in beschwerdefreier Abduktionsstellung bei gleichzeitiger Innenrotation auf einer geeigneten Unterlage so abgelegt wird, dass der Behandler sowohl von ventral als auch von dorsal agieren kann. Die Arbeitsrichtungen weisen hier sowohl nach axillar als auch von der OP-Narbe ausgehend nach supraklavikular. Die Griffe werden so modifiziert, dass die Deltaregion ausschließlich nach proximal, d. h. Richtung Fossa supraclavicularis drainiert wird ohne dass dabei Flüssigkeit gegen die OP-Narbe geschoben wird (Abb. 14.22). Die Behandlung der Operationsregion selbst ist schematisch aus Abb. 14.23 zu ersehen und deckt sich im wesentlichen mit den bereits vorab erläuterten Prinzipien.

Inwieweit der Arm selbst behandlungsbedürftige Schwellungen aufweist und deshalb in Richtung Axilla behandelt werden muss, ergibt der Befund.

Auch hier kann adjuvant mit elastischem Tape kombiniert werden. Die Basis der Tapestreifen liegt in der Schlüsselbeingrube der ipsilateralen Seite. Die Tapestreifen verlaufen ventral und dorsal (Abb. 14.24). Weitere Tapestreifen können angelegt werden, um auch die Anastomosen über die Mediansagittale Wasserscheide zur kontralateralen Axilla zu aktivieren. Dazu

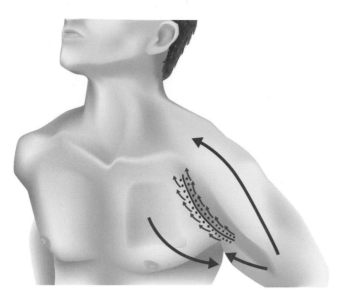

Abb. 14.22 Schema der Vorgehensweise sowohl an der OP-Narbe als auch im Bereich der Hämatome

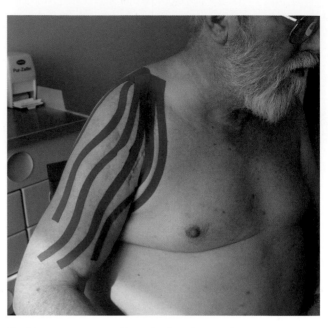

Abb. 14.24 Tapestreifenverläufe nach operativer Versorgung der Schulter. (© R. Ilbeygui; mit freundl. Genehmigung)

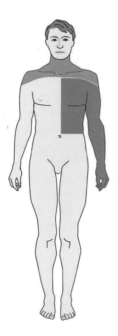

Abb. 14.23 Schema der Behandlungssystematik bei einem postoperativen Zustand des Schultergelenkes. Das blau markierte Körpergebiet (die Halsregion) dient als „Ödemabflussgebiet", während die roten Körpergebiete die eigentlich betroffenen Regionen darstellen, wobei die axillären Lymphknoten neben jenen der Fossa supraclavicularis, den größten Teil der Ödemflüssigkeit aufnimmt

liegt die Basis dieses Fächertapes in der kontralateralen Axilla. Da diese Tapeversorgung die krankengymnastische Behandlung in keiner Weise behindert, stellt sie eine ideale Ergänzung selbiger dar.

14.8.6 Manuelle Lymphdrainage – Behandlungssystematik am Beispiel eines postoperativen Zustandes am Handgelenk

> **Hinweis**
>
> Schwellungen schränken die Beweglichkeit im Hand-Unterarm-Bereich sehr stark ein. Daher hat die frühzeitige Entstauungstherapie gerade in der **Handchirurgie** eine besondere Bedeutung. Mobilisation und Narbenbehandlung sind entscheidend für das rehabilitative Endergebnis!

Hier hat sich die Manuelle Lymphdrainage in besonderer Weise bewährt (z. B. Pfander 1985); sie ist heute aus der Nachbehandlung in der Handchirurgie nicht mehr wegzudenken (Abb. 14.25 und 14.26).

In der postoperativen Nachbehandlung der oberen Extremität fügt sich die Entstauungstherapie in ähnlicher Weise in das physiotherapeutische Behandlungsprogramm ein, wie für die unteren Extremitäten beschrieben. Behandelt wird zunächst proximal der OP-Region, so dass sich die Behandlungszeit auf **15–20 min** beschränkt. Sobald die Verbandabnahme von ärztlicher Seite erlaubt ist bzw. eine Lagerungsschiene eingesetzt wird, die die OP-Region zugänglich macht, erstreckt sich die Entstauung ebenfalls bis auf das eigentliche Wundgebiet; die Behandlung dauert dann etwa **25–30 min**.

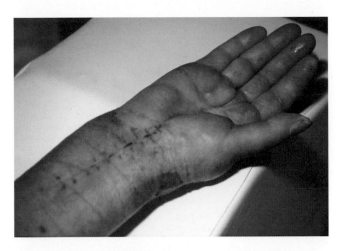

Abb. 14.25 Postoperativer Zustand nach Trümmerfraktur von Handwurzelknochen

14.8.7 Manuelle Lymphdrainage – Behandlungssystematik am Beispiel eines posttraumatischen und postoperativen Zustandes der Finger

Gerade bei Verletzungen der Finger ist eine intensive und rechtzeitig einsetzende Therapie von besonderer Bedeutung, da jede wundheilungsbedingte Einschränkung eine **lebenslange** Einschränkung bedeutet (◘ Abb. 14.27).

Im vorliegenden Fall, bei dem es sich um eine Kreissägenverletzung eines jungen Tischlers handelte, wurde deshalb bereits 5 Tage posttraumatisch/postoperativ, nachdem abzusehen war, dass die notfallchirurgische Erstversorgung (Wundreinigung, Wundrandglättung und Abtrag aller bedingt durch das Sägeblatt stark zerstörten Gewebsteile, und anschließende Wundnaht) einen unkomplizierten Verlauf zu nehmen schien, mit der täglichen Manuellen Lymphdrainage und anschließender Krankengymnastik begonnen (◘ Abb. 14.28 und 14.29).

Dieses Konzept wurde auch nach der Entlassung aus der Notfallklinik ambulant weiter durchgeführt, wobei die Physiotherapeutin ebenfalls die nur noch geringfügig notwendige Narbenversorgung mit übernahm (begleitend zur regelmäßigen ärztlichen Wund-, Narbenkontrolle und -versorgung) (◘ Abb. 14.30).

Der systematische Behandlungsaufbau (◘ Abb. 14.31) entspricht im wesentlichem jenem der vorangegangenen Trümmerfraktur des Handwurzelbereiches.

Bereits 7 Wochen posttraumatisch konnte der Patient seine berufliche Tätigkeit (anfangs in reduziertem Maße – 1. Woche 4 Stunden, 2. Woche 6 Stunden, danach voller Stundenumfang – nach einem berufsgenossenschaftli-

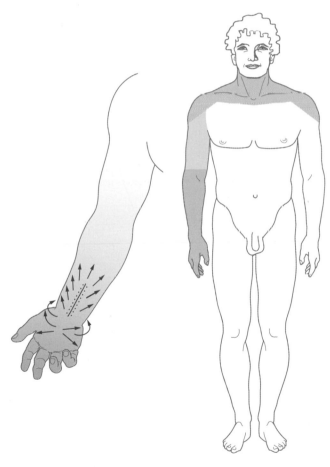

Abb. 14.26 Schema der Behandlungssystematik bei einem postoperativen Zustand in der Handregion. Die blau markierten Körpergebiete sind nicht direkt von der Schwellung betroffen, müssen jedoch aus Entstauungsgründen mitbehandelt werden (sog. „Ödemabflussgebiete"). Die roten Körperabschnitte stellen die eigentliche Ödemregion und deshalb grifftechnische Schwerpunkte dar

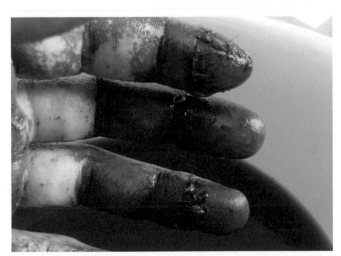

Abb. 14.27 Kreissägenverletzung Endglied Digiti II–IV linke Hand nach notfallchirurgischer Wundversorgung. Die Abbildung zeigt den Zustand am 5. posttraumatischen Tag während der Wundkontrolle und Neuversorgung

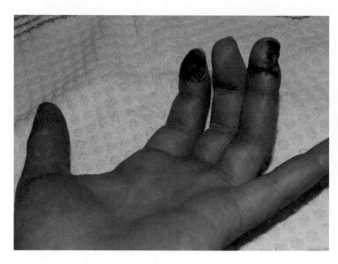

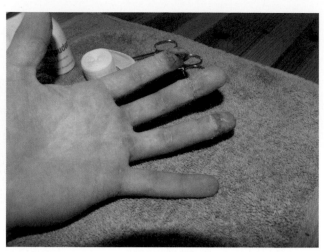

Abb. 14.28 Zustand der Finger 2 Wochen später, nach bereits mehrfach erfolgter täglicher MLD und Krankengymnastik

Abb. 14.29 Zustand der Fingerverletzungen 5 Wochen posttraumatisch/postoperativ nachdem der Wundschorf bereits abgefallen war

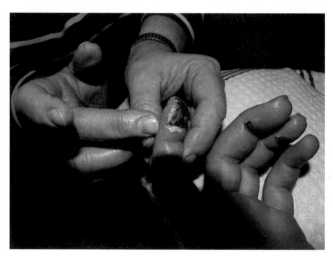

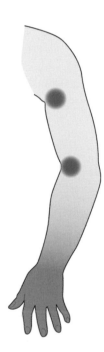

Abb. 14.30 In der 4. und 5. Woche posttraumatisch konnte sich die Behandlung der direkten Narbenregionen auf Wundrandpflege mit wund- und hautantiseptischen Präparaten zur Verhinderung von Austrocknung beschränken

chen Wiedereingliederungsmodell) wieder aufnehmen, allerdings noch mit Verband der Finger (■ Abb. 14.32). Die krankengymnastische Behandlung ist nun schwerpunktmäßig auf die zunehmende Belastbarkeit der Finger-Handregion gerichtet (■ Abb. 14.33).

Abb. 14.31 Schema der Behandlungssystematik bei einem posttraumatischen/postoperativen Zustand nach Fingerverletzung. Neben der Handregion stellen auch die Ellenbeuge sowie die Achselhöhle Behandlungsschwerpunkte am Arm dar

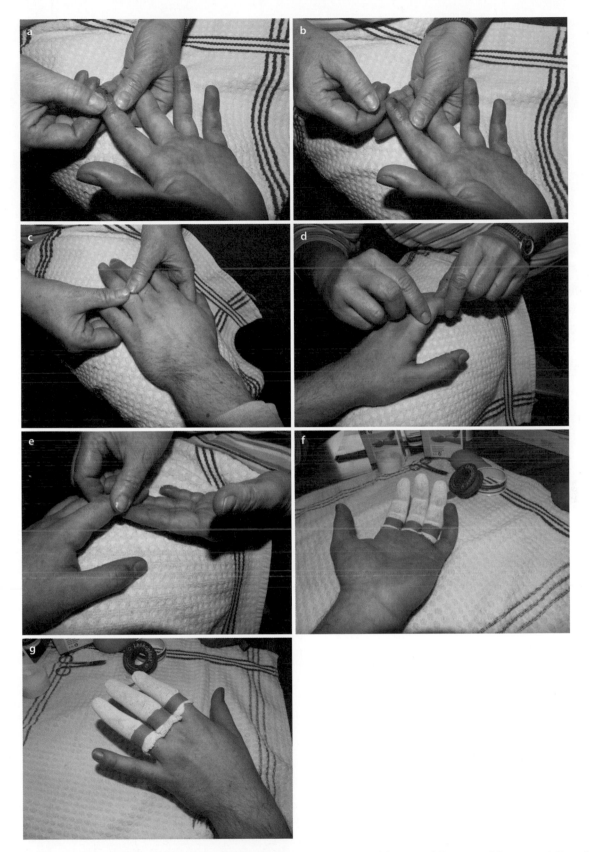

■ **Abb. 14.32 a–e** Die Behandlung der verletzten Finger findet mit Schwerpunkt auf der Streckseite sowie an den Seitenregionen statt, neben der selbstverständlichen direkten Narbenregion der Beugeseite. **f, g** Ein Schlauchmullverband genügt bereits als Schutz vor großer Verunreinigung und Retraumatisierung und dient darüber hinaus als „Erinnerungshilfe" für den Patienten bei alltäglichen, bzw. beruflichen Handlungen

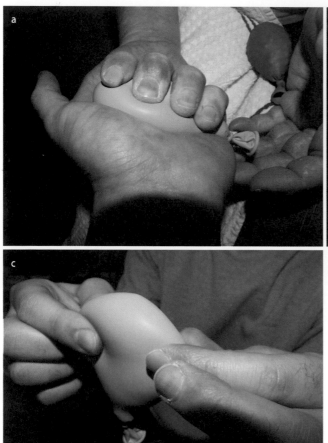

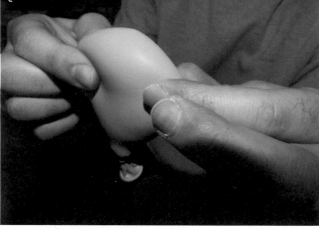

◘ Abb. 14.33 a–c Sowohl zur Desensibilisierung als auch zur Kräftigung dienen neben den üblichen, belastungsabgestuften Trainingsgeräten wie DIGI-FLEX® selbst hergestellte Hilfsmittel, wie hier sowohl mit feinem Sand (blau) als auch mit Erbsen (grün) gefüllte Luftballons, die zum Einsatz kommen, solange die Finger-Handtrainer noch zu schmerzhaft sind

14.9 Therapie- und Entstauungskonzepte bei Amputationen

Prinzipiell stehen bei Amputationen postoperativ folgende **übergeordnete Behandlungsziele** im Vordergrund:

- Stumpf und Prothese sollen optimal gebrauchsfähig sein.
- Der Patient soll wieder in seinen Alltag eingegliedert werden.

Hinweis

In der Phase direkt nach der Operation ist es besonders wichtig, eine möglichst komplikationslose Wundheilung zu fördern und die Narbe zu pflegen, damit die Prothese später möglichst wenig Beschwerden verursacht.

Die Vorgehensweise an der frischen Operationsnarbe speziell mit **Manueller Lymphdrainage** erfolgt nach den in ▸ Abschn. 14.5 beschriebenen Prinzipien.

Hinweis

Sobald die Narbe belastbar ist, ist darauf zu achten, dass sie möglichst verschieblich bleibt. Andererseits muss im Hinblick auf die spätere Belastung durch die Prothese eine Abhärtung erfolgen (mechanisch z. B. durch Bürstungen, thermisch durch Warm- und Kaltanwendungen).

Der Stumpfschwellung kann neben der Manuellen Lymphdrainage auch sehr gut mit elastischen Tapes (Lymphtapes) entgegengewirkt werden. Dabei liegt die Basis der beiden Tapefächer in der Leistenregion, wobei die Streifen des ersten Fächers ventral verlaufen, die des zweiten Fächers zunächst nach dorsal und

14

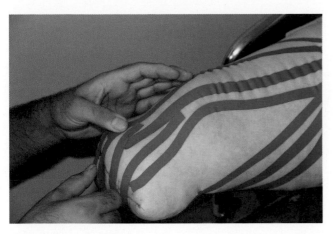

Abb. 14.34 Tapestreifenanlage unter Einbeziehung des Stumpfendes. (© R. Ilbeygui; mit freundl. Genehmigung)

dort über die gesamte Dorsalfläche des Oberschenkels und von dort weiter nach ventral über die OP-Narbe (■ Abb. 14.34).

Die **Bandagierung** des Stumpfes hat zwei Ziele:
- Entstauung und
- konische „Formgebung" des Stumpfes.

> ❶ **Vorsicht**
> Speziell bei Oberschenkelamputationen ist bei der Bandagierung darauf zu achten, dass die Wickelrichtung nicht die Hüftflexion fördert.

Die Hüftflexion ist auch bei der direkten postoperative **Hochlagerung** zu vermeiden.

Eine besondere Form der postoperativen Schwellungen stellt das sog. postrekonstruktive Ödem dar, wie es nach Bypass-Operationen bei fortgeschrittener pAVK auftritt. Die näheren Umstände, die dazu führen können, sowie die entsprechenden Behandlungskonzepte werden in ▶ Kap. 32 erklärt.

Literatur

Ehrhardt D (2012) Praxishandbuch funktionelles Training. Thieme, Stuttgart
Ilbeygui R (2013) Taping. Urban & Fischer, München
List M (1996) Physiotherapeutische Behandlungen in der Traumatologie, 3. Aufl. Springer, Berlin/Heidelberg
Pfander A (1985) Postoperative Schwellungszustände an der Hand. Lymphol IX:73–76

Komplikationen im Heilungsverlauf am Beispiel des Morbus Sudeck

Günther Bringezu und Otto Schreiner

Inhaltsverzeichnis

© Springer-Verlag GmbH Deutschland, ein Teil von Springer Nature 2020
G. Bringezu, O. Schreiner (Hrsg.), *Lehrbuch der Entstauungstherapie*,
https://doi.org/10.1007/978-3-662-60576-9_15

15.1 Pathologie des Morbus Sudeck

Das Syndrom wurde erstmals im Jahre 1900 vom Hamburger Chirurgen Paul-Hermann Sudeck beschrieben. Es wird synonym auch als Sudeck-Syndrom, Sudecksche Dystrophie, sympathische Reflexdystrophie, sympathische Algodystrophie oder Neurodystrophisches Syndrom bezeichnet. In der internationalen Literatur findet man seit etwa 1996 überwiegend die Bezeichnung **complex regional pain syndrome" (CRPS).** Diese rein deskriptive Bezeichnung wird noch unterschieden in Syndrome

- ohne Nervenschädigung – Typ I (meist mit dem erklärenden Zusatz „sympathische Reflexdystrophie") – und
- mit Nervenschädigung – Typ II (mit dem Zusatz „Kausalgie").

Das Sudeck-Syndrom zählt demnach zum CRPS Typ I.

> **Definition**
>
> „Komplexe regionale Schmerzsyndrome (CRPS) entstehen als inadäquate Konsequenz eines Traumas einer Extremität" (Binder und Baron 2006).

15.1.1 Ätiologie

Auch heute noch ist die Ätiologie letztlich nicht klar fassbar. Typischer Auslöser sind Verletzungen einschließlich des Operationstraumas; jedoch wurden auch Infektionen und koronare Herzerkrankungen beschrieben. Einen direkten Bezug zwischen Schweregrad der Primärläsion und induziertem Krankheitsverlauf gibt es jedoch nicht.

Schon Sudeck stellte fest, dass es nach traumatischen Schädigungen, aber auch in der Folge entzündlicher Gelenkerkrankungen schon nach Tagen, spätestens jedoch innerhalb weniger Wochen zu einer röntgenologisch nachweisbaren fleckigen Knochenatrophie kommen kann, die sich sehr rasch entwickelt und auf benachbarte Knochen übergreift. Die Krankheit wird meist in 3 Stadien eingeteilt, wobei heute zunehmend diskutiert wird, ob eine solche Einteilung dem fließenden Symptomenverlauf gerecht wird.

Am häufigsten betroffen sind die distalen Teile einer Extremität, nämlich Hand- und Fußbereich. Bereits deutlich seltener findet sich die Symptomatik in der Schultergelenk-, Kniegelenk-Ellenbogen- und Hüftgelenkregion. Die typische Altersverteilung liegt zwischen dem 40. und 60. Lebensjahr, die Geschlechterverteilung von Männern zu Frauen beträgt 3:1. Kinder sind extrem selten betroffen. Eine gute und verständliche Übersicht über den heutigen Stand der Erkenntnisse findet man bei Weber et al. 2002.

15.1.2 Klinik

Als geradezu charakteristisch findet man die sog. „sympathisch unterhaltenen Schmerzen" (sympathetically maintained pain – SMP) die als „brennend" oberflächlich, auch in Ruhe auftretend, beschrieben werden. Daneben findet man Schmerzempfindungen bereits bei leichter Berührung – Allodynie, sowie unangenehme Missempfindungen bei geringer Berührung – Hyperästhesie begleitet von Trophik- und Druchblutungsstörungen (gestörtes Nagel- und Haarwachstum, Hautfibrosierung und Hyperkeratose bis hin zu Zeichen der Hautatrophie) und Temperaturregulationsstörungen (deutlich im Seitenvergleich entweder wärmer oder kühler), ausgeprägte Ödeme sowie gestörte Schweißbildung (entweder Hyper- oder auch Hypohidrosis). Insgesamt verläuft die Erkrankung meist chronisch und ausgesprochen langwierig – über Monate, Jahre oder gar Jahrzehnte hinweg.

In neuerer Zeit wird dies durch eine **Schweregradeinteilung** erfasst (Bölch 2000):

> **Schweregradeinteilung**
> - Der Grad I wird dabei als milde Form definiert, wobei die Schmerzintensität eher als gering eingestuft wird. Hierbei kann es nicht selten zu raschen, oft spontanen Besserungen kommen.
> - Der Grad II dagegen verläuft über Wochen verzögert, begleitet von stärkeren Schmerzen, die sich jedoch bei Immobilisation und Hochlagerung sofort bessern.
> - Dem Grad III werden all jene Patienten zugeordnet, bei denen der Verlauf durch Therapieresistenz gekennzeichnet ist, begleitet von auffälligen Trophikstörungen und Funktionsverlusten.

Die frühere Einteilung in 3 Stadien war immer umstritten, da sich die zugeordneten Leitsymptome selten „stadientypisch" klar abgrenzen ließen. Trotzdem dienten sie der Orientierung, v. a. durch die orientierenden Zusätze wie „entzündliches Stadium" (für Stadium I) oder „dystrophes Stadium" (für Stadium II) hinsichtlich der physiotherapeutischen Maßnahmen, weswegen wir sie weiterhin beibehalten.

> **Stadium I bzw. Stadium der Entzündung**
> - Spontaner, durch Berührungs- und Bewegungsreize verstärkter Schmerz
> - Ausgeprägte Schwellung
> - Rötliche Haut
> - Erhöhte oder herabgesetzte Temperatur
> - Gestörte Schweißneigung (Hyper-oder Hypohidrose)
> - In der Folge alldessen: schmerz- und schwellungsbedingte Bewegungseinschränkung der Gelenke (◘ Abb. 15.2)

Das Stadium I des Morbus Sudeck kann sich quasi „intervallartig" über Wochen oder gar Monate erstrecken.

Stadium II bzw. Stadium der Dystrophie
- Besserung der Schmerzsymptomatik
- Zögerliche Rückbildung der Schwellung
- Deutlichstes Symptom: Entkalkung der betroffenen Knochenpartien (röntgenologisch als fleckige, diffuse Knochenatrophie erkennbar)
- Tendenz zu fibrösen Verklebungen der Gelenke bei gleichzeitiger Muskelatrophie
- Trophische Hautstörungen: glänzend, livide verfärbt, meist mit vermehrter Behaarung (Hypertrichose)

Stadium III bzw. Stadium der Atrophie/Endstadium
- Generalisierte Atrophie der Haut, der Subkutis, der Muskulatur und des Skeletts
- Klinisch: erhebliche Bewegungseinschränkung oder Einsteifung der Gelenke
- Röntgenologisch: diffuse Knochenatrophie

15.1.3 Prognose

Der Verlauf des Morbus Sudeck ist nicht vorhersehbar. Gutartige und kurze Verläufe finden sich z. B. für Lokalisationen im Knie-, Hüft- oder Ellenbogenbereich. Ausschlaggebend für die Prognose sind folgende Faktoren:
- die frühe ärztliche Diagnose,
- eine medikamentöse Therapie und in Kombination
- der **rechtzeitige** Einsatz adäquater physikalisch-therapeutischer Maßnahmen – allerdings streng symptomorientiert!

So beschreibt Bölch (2000) eine ausgesprochen effektive Wirkung der Manuellen Lymphdrainage zur Ödem- und Schmerzminderung. Vor allem unmittelbar nach analgetisch wirksamen Blockaden (z. B. der sympathischen Ganglien) soll durch diese Kombination eine rasche Intensivierung der passiven Übungsbehandlungen durchführbar sein, die ansonsten zu schmerzhaft wären und dann als absolute Kontraindikation aufzufassen wären.

Auch jüngere Untersuchungen von Marinus et al. (2011) sagen aus, dass der Einsatz der Manuellen Lymphdrainage nicht nur empfehlenswert ist, sondern dass auch länger zurückliegende Symptomatiken durch eine konsequente, 3-wöchige MLD deutlich reduziert werden

konnte und darüber hinaus der schmerzfreie Funktionszustand wieder hergestellt wurde.

15.2 Therapie- und Entstauungskonzepte beim Morbus Sudeck

Wie bereits festgestellt, ist es schwer möglich, ein einheitliches Therapieschema zu postulieren. Im Folgenden unterbreiten wir symptomorientierte Behandlungsvorschläge, die wie üblich den Stadien I–III zugeordnet werden.

15.2.1 Stadium I

Aufgrund der Heftigkeit der Leitsymptome Schmerz und (steril-)entzündliche Reaktion, dürfen physikalische Reize auch nur sehr milde sein, wenn man nicht Gefahr laufen will, dass diese einerseits nicht toleriert werden und andererseits die Symptomatik nur verschlimmern. Dies gilt nicht nur für Maßnahmen direkt in der betroffenen Region, sondern auch für solche, die einen segmentalreflektorischen Bezug dazu haben!

Vorrangiges Ziel der Behandlung muss es sein, dem entzündeten Areal Wärme auf möglichst schonende Art zu entziehen. Dazu eignen sich:
- kühle Umschläge,
- wärmeentziehende Wickel und versuchsweise kühle Packungen (z. B. in Form von Quarkpackungen),
- ebenfalls versuchsweise absteigende Teilbäder und
- Hochlagerung zur Schmerzminderung.

Werden die Maßnahmen im betroffenen Areal nicht toleriert, lässt sich evtl. über die konsensuelle Gefäßreaktion – also über eine Anwendung an der kontralateralen Seite – eine Wirkung erzielen.

Eine **Schwellungsminderung** lässt sich physiotherapeutisch außer durch die vorbeugende und kapillardruckentlastende (und deshalb schmerzmindernde) Hochlagerung v. a. durch **Manuelle** Lymphdrainage erreichen und nach Aussagen von Dr. R. Ilbeygui auch mit elastischen Tapes, d. h. Lymphtaping, unterstützen.

Abstrakt pathophysiologisch betrachtet spielt das Lymphgefäßsystem bei der Ödementwicklung folgende Rolle: Ausgehend von der Tatsache, dass durch den überaktiven Sympathikus die Lymphgefäße in ihren Aktionen stark reduziert sind, verstärkt durch die entzündungsbedingten Schmerzmediatoren, die ihrerseits zu nahezu spastischen Lymphgefäßzuständen führen, kann man der Földi'schen Definition folgend von einer lokalen, funktionell bedingten mechanischen Insuffizienz ausgehen und deshalb sogar von einem „akuten Lymphödem" sprechen. Ähnlich wie bereits zu Beginn des 15. Kapitels ausgeführt vermeiden wir jedoch diese Begriffe beim Sudeck-Syndrom (unter Inkaufnahme einer angreifbaren „Sonderrolle"), da sie weder klinisch noch praktisch weiterführen.

15.2.1.1 Behandlungssystematik: Sudeck-Symptomatik an der Hand (◘ Abb. 15.1 und 15.2)

Im hochakuten Stadium I werden im eigentlichen Problemgebiet selbst die sanften Griffe der Manuellen Lymphdrainage selten toleriert. Dennoch ist es sinnvoll, die proximal gelegenen Lymphknotenstationen zu behandeln.

Zunächst erfolgt eine ausführliche Behandlung der Halsregion (=**Basisbehandlung**), gefolgt von den **axillären Lymphknoten** und der **Oberarmregion**.

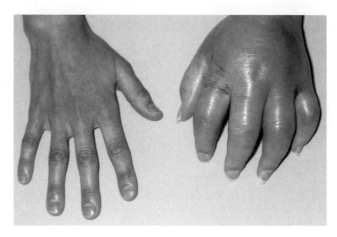

◘ **Abb. 15.2** Sudeck-Symptomatik der linken Hand im akuten Stadium. (© R. Kissling, Orthopädische Uni-Klinik Balgrist, Zürich; mit freundl. Genehmigung)

Wenn möglich, sollten auch in der Ellenbeuge und evtl. am proximalen Unterarm Griffe ausgeführt werden – unter der Voraussetzung, dass sie toleriert werden.

15.2.1.2 Behandlungssystematik: Sudeck-Symptomatik am Fuß (◘ Abb. 15.3 und 15.4)

Zunächst wird auch hier ausführlich die **Halsregion** behandelt; anschließend werden die oberflächlichen und tiefen **Bauchgriffe** ausgeführt. Danach folgt nochmals intensive Behandlung der **ilioinguinalen Region** und des **Oberschenkel- und Kniebereichs** (Schwerpunkt: popliteale Lymphknoten).

> **Hinweis**
>
> Sowohl für die Sudeck-Symptomatik an der Hand als auch am Fuß gilt: Nur im Übergang zu Stadium II können die Griffe evtl. weiter nach distal ausgedehnt werden. Die Behandlung dauert deshalb selten länger als **20–25 min**.

Erfahrungsgemäß ändern sich jedoch Symptomatik und Therapieverträglichkeit in dieser Phase täglich, so dass jedes Mal neu befundorientiert entschieden werden muss. Dies gilt natürlich auch für die **aktiven Maßnahmen**, die den Beweglichkeitserhalt aller nicht betroffenen Nachbargelenke zum Ziel haben.

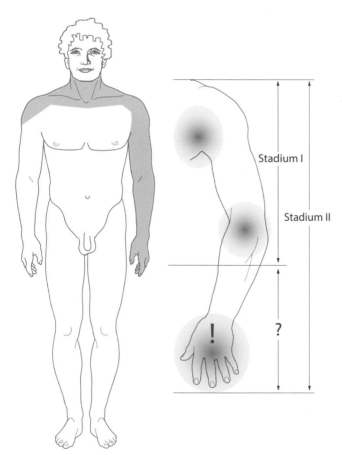

◘ **Abb. 15.1** Behandlungssystematik am Beispiel der Sudeck-Symptomatik der linken Hand. Die blauen Körpergebiete sind nicht direkt von der Schwellung betroffen, müssen jedoch aus Entstauungsgründen mitbehandelt werden (sog. „Ödemabflussgebiete"). Die roten Körperabschnitte stellen die eigentliche Ödemregion dar. In den mit Fragezeichen markierten Regionen ist im Stadium I keine, im Stadium II zunächst nur eine vorsichtige Behandlung möglich

15.2.2 Stadium II

Da sich im Stadium II die Symptomatik allmählich in Richtung einer Mangeldurchblutung verschiebt, steht nun die **Trophikverbesserung** therapeutisch im Vorder-

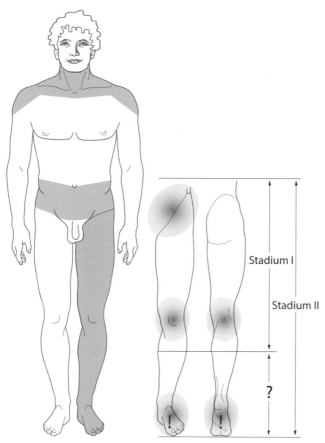

Abb. 15.3 Behandlungssystematik am Beispiel der Sudeck-Symptomatik des linken Fußes. Die blauen Körpergebiete sind nicht direkt von der Schwellung betroffen, müssen jedoch aus Entstauungsgründen mitbehandelt werden (sog. „Ödemabflussgebiete"). Die roten Körperabschnitte stellen die eigentliche Ödemregion dar. In den mit Fragezeichen markierten Regionen ist im Stadium I keine, im Stadium II zunächst nur eine vorsichtige Behandlung möglich

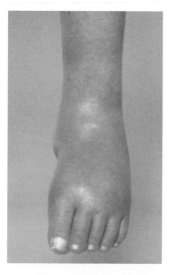

Abb. 15.4 Sudeck-Symptomatik des linken Fußes im akuten Stadium. (© R. Kissling, Orthopädische Uni-Klinik Balgrist, Zürich; mit freundl. Genehmigung)

grund. Wie bereits erwähnt, zeichnet sich das Sudeck-Syndrom jedoch durch ein äußerst unstetes Symptombild aus.

> ❗ **Vorsicht**
>
> Die „typischen" Symptome des Stadiums II können rasch wieder durch Symptome des Stadiums I abgelöst werden.

Daher ist es sinnvoll, zunächst mit milden **Wärmemaßnahmen** in Form von Wasseranwendungen zu beginnen und vor allem die konsensuelle Gefäßreaktion zu nutzen, bevor die betroffene Seite behandelt wird.

Einen hohen Stellenwert hat hier die **Kneipptherapie**, die zur Gesamtregulation des Vegetativums den gesamten Körper umfassen sollte.

Auch über **Reflexzonentherapie**, vor allem durch die Bindegewebsmassage, lässt sich allmählich Einfluss auf das periphere Geschehen nehmen.

Als **Maßnahmen** bieten sich also an:

- warme Auflagen und Wickel,
- temperaturansteigende Teilbäder, zunächst an der kontralateralen Seite,
- Wechselbäder, ebenfalls zunächst kontralateral,
- Reflexzonentherapie, vor allem Bindegewebsmassagen,
- versuchsweise elektrotherapeutische Anwendungen in Form hydroelektrischer Teilbäder, anfangs auf der nichtbetroffenen Seite,
- CO_2-Teilbäder und
- Wechselgüsse (nur wenn sicher ist, dass die Vasomotorik nicht nachhaltig gestört ist!).

Aktive Maßnahmen zur Steigerung der Gelenkbeweglichkeit aus dem Bereich der **Krankengymnastik** und der **Ergotherapie** richten sich ebenfalls nach dem rasch wechselnden Bild und werden eng mit den vorab aufgeführten Maßnahmen kombiniert. Allem voran scheint die Spiegeltherapie gute Ergebnisse zu bringen.

Solange noch Schwellungen bestehen bzw. wenn wieder Schwellungen auftreten, sind **Manuelle Lymphdrainage** sowie Lymphtaping sinnvoll. Die Griffe lassen sich sehr gut in das aktive und passive Programm zur Beweglichkeitsverbesserung integrieren. Die angelegten Tapestreifen entfalten ihre volle Wirkung gerade durch die aktive Betätigung der entsprechenden Extremität.

Als Einzelmaßnahme umfasst das Griffeprogramm neben der für Stadium I beschriebenen Vorgehensweise in zunehmendem Maße auch die **distalen Areale** bis zur eigentlichen Schadensregion.

Die Behandlungszeit für Manuelle Lymphdrainage umfasst meist nicht mehr als **30 min**.

Kompression ist nur dann sinnvoll, wenn sich die Schmerzsymptomatik nicht verstärkt. Pritschow (2000) berichtet von zehnjähriger (!) positiver Erfahrung.

15.2.3 Stadium III

Das vorrangige Ziel in Stadium III besteht in der „Schadensbegrenzung"; gleichzeitig wird vorsichtig versucht, vor allem die Kontrakturen und Atrophien zu bessern. Deshalb sind hier die gleichen Maßnahmen angezeigt wie in Stadium II, jedoch mit gesteigerter Intensität.

Für die Manuelle Lymphdrainage und andere entstauende Maßnahmen stellt sich in der Regel in diesem Stadium keine Indikation.

Informationen für Patienten finden sich unter ▶ www.sudeckselbsthilfe.de.

Literatur

Binder A, Baron R (2006) Komplexe regionale Schmerzsyndrome (CRPS). LymphForsch 10(2):99–105

Bölch S (2000) Sympathische Reflexdystrophie – Übersicht zu Diagnostik und Therapie. LymphForsch 4(2):83–87

Marinus J, Mosley GL, Birklein F et al (2011) Clinical features and pathophysiology of complex regional pain syndrome. Lancet Neurol 10:637–648

Pritschow H (2000) Die Kompressionsbandage in der Physikalischen Therapie der sympathischen Reflexdystrophie – Widerspruch oder Notwendigkeit? LymphForsch 4(2):98–100

Weber M, Neundörfer B, Birklein F (2002) Morbus Sudeck – Pathophysiologie und Therapie eines komplexen Schmerzsyndroms. Dtsch Med Wochenschr 127:384–389

15

IV

Rheumatisch bedingte Schwellungen

Inhaltsverzeichnis

Pathophysiologische Grundlagen

Otto Schreiner

Inhaltsverzeichnis

© Springer-Verlag GmbH Deutschland, ein Teil von Springer Nature 2020
G. Bringezu, O. Schreiner (Hrsg.), *Lehrbuch der Entstauungstherapie*,
https://doi.org/10.1007/978-3-662-60576-9_16

Begriffe wie „Rheumatismus", „rheumatischer Formenkreis" etc. sind lediglich Ober- bzw. Sammelbegriffe für verschiedene Erkrankungen des Bindegewebes, die sich nicht nur am Bewegungsapparat, sondern auch an den inneren Organsystemen manifestieren können.

> **Definition**
>
> Laut Mathies (1988) sind rheumatische Erkrankungen „mit Schmerzen und Funktionseinschränkungen einhergehende Zustände am Bewegungsapparat unter Einschluss der diese Erkrankungen begleitenden oder auch isoliert vorliegenden Manifestationen an anderen Organen und Organsystemen".

Prinzipiell unterscheidet man:
- entzündlich-rheumatische Erkrankungen,
- degenerativ-rheumatische Erkrankungen und
- extraartikuläre (Weichteil-)Rheumaformen.

Im Folgenden wird die chronische Polyarthritis beispielhaft besprochen. Sie ist dem entzündlich-rheumatischen Formenkreis zuzuordnen.

16.1 Chronische Polyarthritis (cP)

Die **chronische Polyarthritis** (Synonym: **rheumatoide Arthritis, RA**), früher primär-chronische oder progredient-chronische Polyarthritis (PcP) genannt, ist eine systemische Bindegewebserkrankung mit entzündlichem Befall der Gelenke und anderer Organe.

Systemisch bedeutet hier, dass das Krankheitsgeschehen ein ganzes Organsystem, mehrere Organe oder auch den Gesamtorganismus betrifft und sich nicht nur an den peripheren Gelenken manifestiert. Es handelt sich also nicht um ein „lokales" Problem.

Sie verläuft prinzipiell progredient (fortschreitend) und führt im Laufe der Zeit schubweise zu Veränderungen an der Gelenkinnenhaut (Membrana synovialis), zur sog. **Pannusbildung** (lat. pannus „Lappen"; hier: Verdickung der Gelenkinnenhaut durch reaktive gefäßreiche Bindegewebswucherung mit der Folge einer Destruktion des Gelenkknorpels). Daraus entstehen fortschreitende Bewegungseinschränkungen an den befallenen Gelenken bis hin zur Ankylose (bindegewebige oder knöcherne Versteifung eines Gelenks). Um diesen Prozess zu stoppen, wird häufig eine Synovektomie durchgeführt. Dabei wird die Synovialis chirurgisch bzw. arthroskopisch entfernt.

Das Krankheitsgeschehen betrifft auch die Sehnenscheiden und evtl. die Bursen, deren Innenhaut der Gelenksynovialis entspricht. Es kommt zur Tenosynovitis und bei Ausdehnung auf die gesamte Sehne zur Tendinitis und/oder Bursitis. Die Folge sind narbige Bewegungs-

behinderungen, durch Stenosierungen, und es besteht die erhöhte Gefahr einer Ruptur.

16.1.1 Häufigkeit

Die chronische Polyarthritis ist weltweit homogen verbreitet. Betroffen ist etwa 1 % der Bevölkerung, mit zunehmendem Alter sind es sogar ca. 2 %. Frauen sind 3-mal häufiger betroffen als Männer (Schäffler und Renz 1995). Allerdings erkranken die meisten Frauen erst im 55., die meisten Männer hingegen bereits im 30. Lebensjahr (Mathies und Schneider 1987).

16.1.2 Ätiologie

Über die als sicher geltende unspezifische **Autoimmunpathogenese** gibt es verschiedene Hypothesen; trotzdem ist die eigentliche Ursache dieser Erkrankung letztlich unbekannt.

16.1.3 Symptomatik

16.1.3.1 Frühsymptome

Im Frühstadium sind **Allgemeinsymptome** zu beobachten wie
- Ermüdbarkeit und Erschöpfung,
- subfebrile Temperatur (37–38 °C),
- vermehrtes Schwitzen (Hyperhidrosis palmaris bzw. plantaris),
- Gewichtsverlust,
- manchmal Rötung der Handinnenflächen (sog. Palmarerythem), zeitlich abhängig von den Gelenksymptomen.

> **Hinweis**
>
> Die unspezifischen Allgemeinsymptome machen nochmals deutlich, dass die chronische Polyarthritis eine **Systemerkrankung** ist. Die Gelenkmanifestation ist nicht sofort erkennbar.

An den **Gelenken selbst** zeigt sich im weiteren Verlauf folgende Symptomatik:
- typische Morgensteifigkeit, die meist erst im Laufe einer Stunde allmählich nachlässt;
- prallelastische Schwellung der betroffenen Gelenke im akuten Stadium, ansonsten weiche Schwellung (spindelförmiges Bild der Finger);
- manchmal zunächst nur Befall eines Gelenks (monoartikulär) oder einiger weniger Gelenke (oligoartiku-

16

lär), später typischerweise bilateral-symmetrischer Befall besonders der kleinen Gelenke an Hand und Fuß: Grundgelenke (MCP/MTP) und Mittelgelenke (PIP), nicht jedoch Endgelenke (DIP) (■ Abb. 16.1);
— Kompressionsschmerz z. B. bei Händedruck („Begrüßungsschmerz") – positives Gaenslen-Zeichen (■ Abb. 16.2);
— anfangs häufig Spontanrückbildung und stummer Verlauf über mehrere Jahre.

16.1.3.2 Spätsymptome

Im Spätstadium kommt es vor allem
— zu zunehmenden Gelenkzerstörungen bis zur Ankylose (■ Abb. 16.3 und 16.4) und
— zum Befall auch größerer Gelenke und innerer Organe.

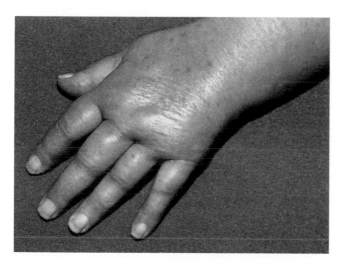

■ Abb. 16.1 Typische Befallslokalisation der kleinen Fingergelenke. (Aus Siegmeth und Singer 1998)

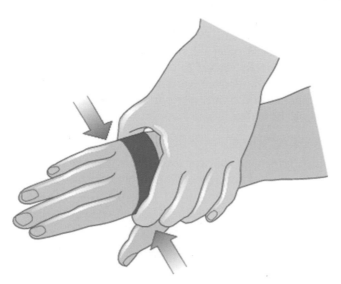

■ Abb. 16.2 Demonstration des Gaenslen-Zeichens. Kompressionsschmerz beim Zusammendrücken der Fingergrundgelenke

16.1.3.3 Rheumaknoten

Rheumaknoten als sog. **extraartikuläre Manifestation** bei manchen Formen der rheumatoiden Arthritis (sog. seropositive RA mit nachweisbaren Rheumafaktoren im Blut) zeigen sich vor allem an den bewegungsbedingten Druckstellen, also an den Unterarmen, im Ellenbogenbereich (■ Abb. 16.5) und an den Handgelenken. Es handelt sich dabei um umschriebene, schmerzlose, prallelastische subkutane Veränderungen, die sich teilweise oder ganz wieder zurückbilden können (Hartl 1992).

16.1.4 Häufige Lokalisationen

16.1.4.1 Hand

An der Hand zeigt sich vor allem im Vollbild der Erkrankung die typische weiche Schwellung der Grundgelenke, die auf leichten Druck schmerzhaft reagiert (positives Gaenslen-Zeichen). Außerdem besteht im Bereich des Processus styloideus radii (Loge de Guyon) eine erhöhte Druckschmerzhaftigkeit, und die Kraft in den Händen nimmt immer mehr ab.

Die rezidivierenden Schübe führen zu einer fortschreitenden Destruktion besonders an den kleinen Gelenken, und zwar zunächst an den Grundgelenken (MCP) und den Fingermittelgelenken (PIP). Bei fortgeschrittener Erkrankung entwickeln sich daraus typische **Fehlstellungen an der Hand** (■ Abb. 16.6a–c):
— Zick-Zack-Daumen oder 90/90-Deformität,
— Knopflochdeformität und/oder
— Schwanenhalsdeformität.

Die Handachse weicht allmählich immer mehr zur Radialseite ab. Diese sog. **Handskoliose** oder **Ulnardeviationsstellung** (■ Abb. 16.6d) betrifft sowohl das gesamte Handgelenk als auch die Grundgelenke der Finger II–V. Später zeigt sich das **Caput-ulnae-Syndrom**: Das

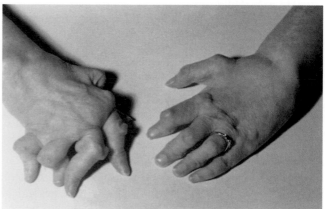

■ Abb. 16.3 Fortgeschrittene Polyarthritis mit irreversiblen Gelenkfehlstellungen. (Aus Siegmeth und Singer 1998)

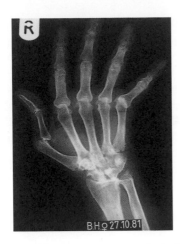

Abb. 16.4 Völlige Zerstörung der Handgelenke, Luxation besonders der Fingergrundgelenke bei chronischer Polyarthritis. (Aus Siegmeth und Singer 1998)

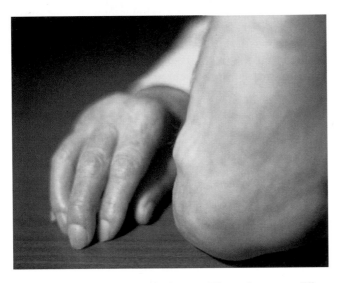

Abb. 16.5 Typische Lokalisation von Rheumaknoten am Ellenbogengelenk. (Aus Siegmeth und Singer 1998)

16

Handgelenk ist zusätzlich zur Volarseite hin subluxiert, was zur Betonung des Caput ulnae auf der Dorsalseite führt (man spricht auch von der „Bajonettstellung" des Handgelenks) (☐ Abb. 16.6e).

Zudem sind **Sehnenschwellungen** der Dorsalseite feststellbar; betroffen sind vor allem der M. extensor carpi ulnaris und der M. extensor digitorum communis. Sehnenschwellungen der palmaren Seite gehen von den oberflächlichen und tiefen Fingerbeugern aus, so dass sich **Karpaltunnelsymptome** zeigen können.

16.1.4.2 Ellenbogen und Schulter

Im Bereich des Ellenbogens besteht häufig eine **Bursitis olecrani** mit einer weichen Schwellung ohne besondere Druckschmerzhaftigkeit, die die Größe eines Tennisballs (!) erreichen kann. Im weiteren Verlauf zeigt sich an der Schulter vor allem ventral eine tastbare **Kapsel-**

schwellung mit Druckschmerzhaftigkeit im Sulcus intertubercularis (lange Bizepssehne) und mit besonderer Druckschmerzhaftigkeit im Akromioklavikulargelenk (ACG) und im Sternoklavikulargelenk (SCG).

16.1.4.3 Fußbereich

Im Fußbereich sind vor allem die Zehengrundgelenke (MTP) und die PIP-Gelenke befallen. Auch hier ist das Gaenslen-Zeichen positiv.

Wie an der Hand bilden sich bei fortgeschrittener Erkrankung allmählich **typische Fehlstellungen im Fußbereich** heraus:

— Hammer- und Krallenzehen,
— häufig Hallux valgus oder Hallux rigidus mit schmerzhaft eingeschränktem Abrollen beim Gehen,
— „Windmühlenvorfuß", d. h. Lateraldeviation aller Zehen.

Arthritiden im oberen Sprunggelenk (OSG) und die allmähliche Entwicklung eines **Pes planovalgus** („Platt-Knickfuß") mit Schmerzen beim Barfußgehen gehören zum Bild der fortschreitenden Krankheit.

Sehnenschwellungen sind an M. tibialis anterior, M. extensor hallucis longus und M. extensor digitorum longus typisch. **Tenosynovitiden** des M. tibialis posterior, des M. flexor hallucis longus und des M. flexor digitorum longus können zur Entwicklung eines **Tarsaltunnelsyndroms** führen.

16.1.4.4 Knie und Hüfte

Im Bereich des Knies kann die Synovialitis im Schub prä-, infra- und parapatellar zum Symptom der **„tanzenden Patella"** führen. Dorsal in der Poplitea zeigt sich nicht selten eine sog. **Baker- oder Poplitealzyste**, d. h. eine reaktive Ausstülpung der dorsalen Gelenkkapsel. In manchen Fällen kommt es zur **Ruptur** dieser Zyste und damit zur Entwicklung einer **„Pseudothrombose"** mit Unterschenkel-Knöchel-Ödem, vermehrter Venenzeichnung, Rötung, Überwärmung und Berührungsempfindlichkeit.

Im weiteren Verlauf zeigt sich an der Hüfte ein Kapselmuster vor allem mit verminderter Innenrotation und Extension und Schmerzen im Bereich des Trochanter major, die an der Oberschenkelaußenseite ausstrahlen.

16.1.4.5 Kopf

Im Kopfbereich sind vor allem das Kiefergelenk und in einem Drittel der Fälle (Mathies und Schneider 1987) auch die HWS betroffen. Bei der HWS ist vor allem der Bereich des Dens axis befallen, ausgehend von dessen Bandverbindungen. Die sich dort entwickelnde **Vertebralisinsuffizienz** kann die A. vertebralis beeinträchtigen; es kommt zu Durchblutungsstörungen im Versorgungsbereich des Hirnstamms mit Symptomen wie Schwindel, Übelkeit, Ohrensausen, Nystagmus, Parästhesien oder gar Paresen.

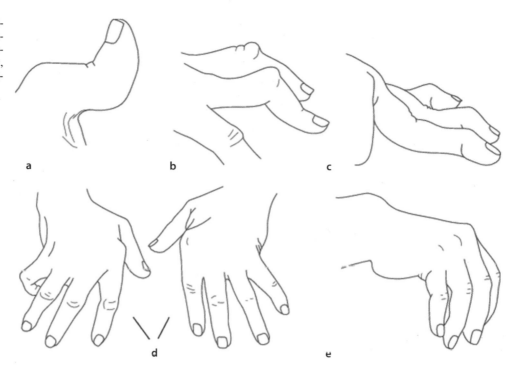

Abb. 16.6 a–e Typische Fehlstellungen an der Hand. **a** Zickzackdaumen, **b** Knopflochdeformität, **c** Schwanenhalsdeformität, **d** ulnare Abweichung der Langfinger, **e** Caput-ulnae-Syndrom

16.1.5 Funktionelle Folgen des fortschreitenden Krankheitsprozesses und Stadieneinteilung

Die Folgen dieser Veränderungen sind
- zunehmende Bewegungsbehinderungen, die von den intraartikulären Entzündungsprozessen ausgehen und dort Verklebungen, Knorpelzerstörung und osteoporotische Knochenveränderungen verursachen,
- zunehmende kapsulärbedingte Bewegungseinschränkungen und, damit verbunden,
- muskuläre Defizite in Form von Muskelatrophien.

Dies führt von den anfänglichen Beweglichkeitseinschränkungen schließlich zur völligen Versteifung (Ankylosierung), und die betroffenen Gelenke werden unbrauchbar.

In **◘** Tab. 16.1 ist das Krankheitsgeschehen je nach Symptomen in mehrere Stadien eingeteilt. Die Kategorien gehen auf Steinbrocker zurück (Hartl 1992; Franke und Wirbser-Wehle 1997).

Über die hier dargestellte „typische" chronische Polyarthritis hinaus werden für den entzündlich-rheumatischen Formenkreis verschiedene **Unter- bzw. Sonderformen** beschrieben, wie
- juvenile chronische Arthritis,
- Alters-RA,
- Still-Syndrom,
- Felty-Syndrom,
- Kaplan-Syndrom

und weitere andere, auf die hier nicht weiter eingegangen wird.

16.2 Therapiemöglichkeiten

> **Hinweis**
>
> Die eigentliche Ursache der chronischen Polyarthritis ist unbekannt. Eine Behandlung zielt daher vor allem darauf ab, den fortschreitenden Prozess zu stoppen oder zumindest zu verzögern. Außerdem sollen die verfügbaren Hilfsmaßnahmen dem jeweiligen Behinderungsgrad angepasst werden, damit der Patient möglichst lange selbstständig bleiben kann.

Folgende **therapeutische Möglichkeiten** stehen zur Verfügung:
- **medikamentöse Behandlung:**
  - Basistherapeutika, wie z. B. Goldverbindungen, Malariamittel (Chloroquin) u. a.,
  - Symptomatika wie nichtsteroidale Antiphlogistika/Antirheumatika und Steroide;
- **chirurgische Behandlung:**
  - Synovektomie als eher prophylaktische Maßnahme,
  - Arthrodese (= Gelenkversteifung),
  - Endoprothese (= Gelenkersatz) als rekonstruktive Maßnahme;
- **apparative Hilfen** wie angepasstes Besteck, Küchengeräte etc.;
- **Physiotherapie und Ergotherapie.**

◘ Tab. 16.1 Stadien der chronischen Polyarthritis

Stadium	Beweglichkeit	Röntgenbefund	Fehlstellungen/Atrophien
I	Endgradige aktive Einschränkung; passiv frei	Gelenknahe Osteoporose	Keine
II	Zusätzlich endgradige passive Bewegungseinschränkung	Osteoporose und evtl. geringe Knochen-/Knorpeldestruktionen	Bandinstabilitäten, jedoch noch aktiv zu korrigieren
III	Aktiv und passiv deutlich eingeschränkt	Osteoporose und deutliche Knochen-/Knorpeldestruktionen	Fehlstellungen nur noch passiv korrigierbar; beginnende Muskelatrophien
IV	Nur noch geringe bis keine Beweglichkeit mehr	Osteoporose und deutliche Knochen-/Knorpeldestruktionen sowie deutliche Ankylosen	Kaum noch korrigierbare Fehlstellungen; ausgeprägte Muskelatrophien

---

Hinweis

Physiotherapie will verhindern, dass die Gelenkversteifungen und Muskelatrophien weiter fortschreiten.

Mathies und Schneider (1987) betonen den Stellenwert der Physikalischen Therapie im Rahmen des Therapiespektrums:

» Es herrscht völlig grundlos auch heute noch vielfach die Auffassung, dass die Behandlung der chronischen Polyarthritis in der Praxis ausschließlich eine medikamentöse sei, während die physikalische Behandlung, mehr oder weniger gezielt, in erster Linie Angelegenheit von Heilverfahren ist. Die chronische Polyarthritis aber verlangt eine konsequente medikamentöse und gleichzeitig eine physikalische Langzeittherapie. Diese Maßnahmen sind nicht gegeneinander austauschbar bzw. wechselweise einzusetzen. Auf beiden Gebieten gilt, dass das, was einmal versäumt wurde, nur bedingt, wenn überhaupt, wieder aufzuholen ist (…). Da die drohende Gelenkversteifung neben der begleitenden Muskelatrophie eine wesentliche Funktionseinschränkung innerhalb eines fortgeschrittenen Stadiums der chronischen Polyarthritis darstellt, spielen Probleme der Lagerung und der Bewegung in der täglichen Praxis, wie überhaupt in der modernen physikalischen Behandlung der chronischen Polyarthritis, eine entscheidende Rolle (…). Eine Ruhigstellung darf nur sehr kurzfristig in hochaktiven Schüben verordnet werden, aber nicht über längere Zeit in der Annahme, dass sie einen günstigen Einfluss auf die Krankheit habe. Der Arzt darf keinesfalls zusehen oder sogar dazu raten, z. B. im Liegen ein Kissen unter die befallenen Kniegelenke (in „Schonhaltung") zu legen oder bei Erkrankung der Hüftgelenke einen Kopfkeil ins Bett zu legen oder einen vorhandenen zu erhöhen. Hier liegt der Anfang der zunehmenden Versteifung mit dem sich je nach Krankheitsstadium oft rasch entwickelnden Streckdefizit (…). Eine intensive Bewegungstherapie für alle betroffenen Gelenke hat unverzüglich zu beginnen. Genau genommen sollte sie schon vor der ersten Funktionseinschränkung einsetzen.

Dem ist aus unserer Sicht wenig hinzuzufügen. Gerade in der heutigen Zeit des übertriebenen Kosten-Nutzen-Denkens (inwieweit verträgt sich eine teure Behandlung progredienter Krankheitsgeschehen vorwiegend älterer Menschen mit volkswirtschaftlichen Überlegungen?) kommt diesen Aussagen ein hoher Stellenwert zu!

Fachleute messen dem möglichst frühzeitigen Einsatz einer komplexen Physiotherapie, v. a. der komplexen physikalischen Entstauungstherapie eine große Bedeutung bei, beklagen jedoch, dass diese aufgrund von Unkenntnis zu wenig eingesetzt wird (Uhlemann et al. 2013).

Gleichzeitig erstaunt es immer wieder, dass Mitglieder aus den „eigenen Reihen", d. h. dem Berufskreis der Physiotherapeuten, solche aktuellen Erkenntnisse (die so neu gar nicht sind) immer noch ignorieren und geradezu eigenmächtig andere, ihnen „genehmer erscheinende" Symptome in den Vordergrund stellen, nur auf die Behandlung dieser eingehen und dies dann noch „multidisziplinären Behandlungsansatz" nennen (Krenz 2013).

Literatur

Franke M, Wirbser-Wehle R (1997) Erkrankungen aus dem entzündlich-rheumatischen Formenkreis. In: Hüther-Becker A, Schewe H, Heipertz W (Hrsg) Physiotherapie – Lehrbuch in 14 Bänden, Bd 10. Thieme, Stuttgart

Hartl PW (1992) Erkrankungen des rheumatischen Formenkreises. In: Siegenthaler W, Kaufmann W, Hornbostel H, Waller HD (Hrsg) Lehrbuch der inneren Medizin, 3. Aufl. Thieme, Stuttgart

Krenz D (2013) Evidenzbasierter, multidisziplinärer Behandlungsansatz bei rheumadoider Arthritis. pt-Z Physiotherapeuten 65(6):16–28

Mathies H (1988) Die Definition des Begriffes „Rheumatismus". In: Donhauser-Gruber U, Mathies H, Gruber A (Hrsg) Rheumato-

16

logie – Entzündliche Gelenk- und Wirbelsäulenerkrankungen. Lehrbuch für Krankengymnastik und Ergotherapie. Pflaum, München

Mathies H, Schneider P (1987) Rheumatische Krankheiten. Medizin von heute, Bd 28. Deutscher-Ärzte, Köln

Schäffler A, Renz U (1995) Klinikleitfaden Rheumatologie. Jungjohann, Neckarsulm

Siegmeth W, Singer F (1998) Bildatlas zu Veränderungen der Hand bei rheumatischen Erkrankungen und deren Grenzgebieten. Springer, Wien/New York

Uhlemann M, Kupka T, Uhlemann H (2013) Lymphologie und Rheumatologie. LymphForsch 17(1):21–24

Physiotherapie

Otto Schreiner

Inhaltsverzeichnis

© Springer-Verlag GmbH Deutschland, ein Teil von Springer Nature 2020
G. Bringezu, O. Schreiner (Hrsg.), *Lehrbuch der Entstauungstherapie*,
https://doi.org/10.1007/978-3-662-60576-9_17

17.1 Spektrum der physiotherapeutischen Maßnahmen

Die Physiotherapie will die Beweglichkeit und damit die Funktionsfähigkeit so lange wie möglich erhalten. Dafür steht prinzipiell das gesamte Spektrum physikalisch-therapeutischer Maßnahmen zur Verfügung, die jedoch den jeweiligen Phasen des Krankheitsverlaufs angepasst werden und einen unterschiedlichen Stellenwert haben.

In der **akuten Phase** geht es vor allem darum,
– die entzündliche Reaktion zu mindern und damit den Schmerz zu reduzieren,
– die Schwellung zu vermindern und damit die Funktion zu verbessern.

In den **subakuten** und **chronischen Phasen** rücken die **Funktionsverbesserung** und der **Funktionserhalt** in den Vordergrund. Dabei geht es zusätzlich darum,
– die aktuelle Beweglichkeit zu verbessern oder zumindest zu erhalten,
– die Muskeln zu kräftigen bzw. ihre Kraft zu erhalten,
– Fehlstellungen vorzubeugen bzw. zu korrigieren,
– die Koordination zu erhalten,
– mit den nichtkorrigierbaren Einschränkungen umzugehen,
– bei evtl. erforderlichen operativen Eingriffen vor- und nachzubehandeln.

Im Zentrum stehen krankengymnastische Techniken und ergotherapeutische Maßnahmen, die in Kombination mit den anderen physikalischen Maßnahmen durchgeführt werden (◘ Abb. 17.1).

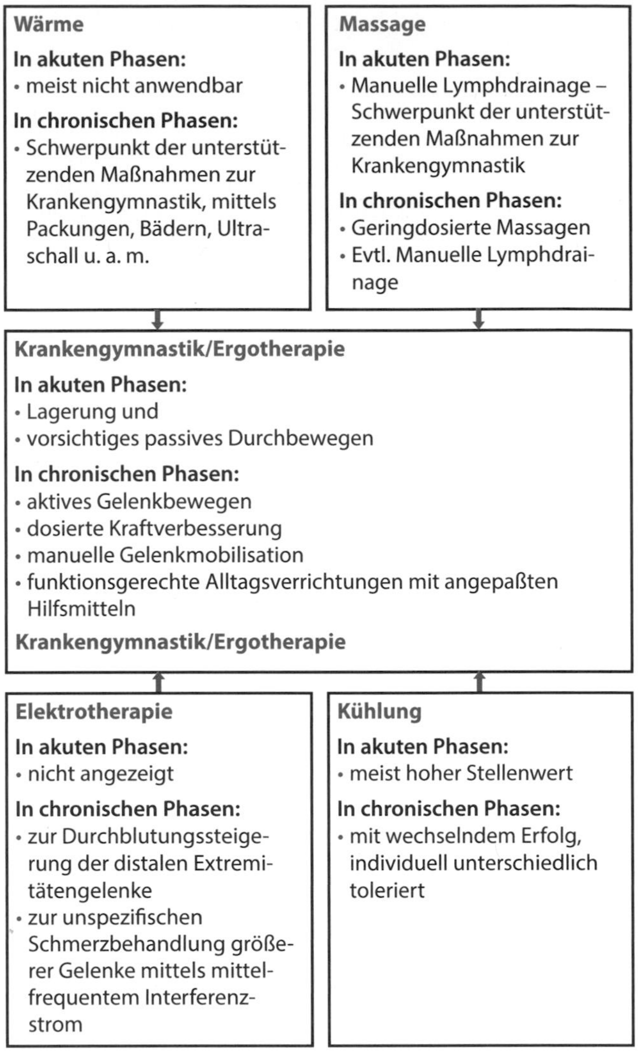

17.1.1   Akutes Stadium

Im akuten Stadium der cP/RA sind alle **Zeichen** der Entzündung vorhanden:
– Die betroffenen Gelenke und die gesamten periartikulären Weichteile sind schmerzhaft geschwollen (◘ Abb. 17.2).
– Die Temperatur ist subfebril (37–38 °C).
– Als Folge kommt es zu einem (vorübergehenden) Funktionsverlust der betroffenen Region.

Die **Maßnahmen** beschränken sich deshalb auf:
– Funktionslagerungen, um die fortschreitende Gelenkversteifung einzugrenzen,
– Kühlung in verträglichen Temperaturbereichen zur Minderung der Entzündung,
– Manuelle Lymphdrainage zur Schwellungsverminderung und anschließend
– vorsichtiges passives Durchbewegen ohne Schmerzen.

Wärme

In akuten Phasen:
• meist nicht anwendbar

In chronischen Phasen:
• Schwerpunkt der unterstützenden Maßnahmen zur Krankengymnastik, mittels Packungen, Bädern, Ultraschall u. a. m.

Massage

In akuten Phasen:
• Manuelle Lymphdrainage – Schwerpunkt der unterstützenden Maßnahmen zur Krankengymnastik

In chronischen Phasen:
• Geringdosierte Massagen
• Evtl. Manuelle Lymphdrainage

Krankengymnastik/Ergotherapie

In akuten Phasen:
• Lagerung und
• vorsichtiges passives Durchbewegen

In chronischen Phasen:
• aktives Gelenkbewegen
• dosierte Kraftverbesserung
• manuelle Gelenkmobilisation
• funktionsgerechte Alltagsverrichtungen mit angepaßten Hilfsmitteln

Krankengymnastik/Ergotherapie

Elektrotherapie

In akuten Phasen:
• nicht angezeigt

In chronischen Phasen:
• zur Durchblutungssteigerung der distalen Extremitätengelenke
• zur unspezifischen Schmerzbehandlung größerer Gelenke mittels mittelfrequentem Interferenzstrom

Kühlung

In akuten Phasen:
• meist hoher Stellenwert

In chronischen Phasen:
• mit wechselndem Erfolg, individuell unterschiedlich toleriert

◘ **Abb. 17.1** Spektrum der Physikalischen Therapie bei chronischer Polyarthritis. Im Mittelpunkt stehen die krankengymnastischen und ergotherapeutischen Maßnahmen, die durch weitere physikalische Maßnahmen phasen- und symptomabhängig unterstützt werden

17.1.2   Subakutes/chronisches Stadium

Im subakuten und chronischen Stadium der cP/RA mit abklingenden Zeichen der Entzündung bzw. ohne akute Entzündungszeichen erweitert sich das Spektrum der therapeutischen Möglichkeiten und umfasst als **zentrale Maßnahmen**:
– funktionsgerechte aktive Bewegungsabläufe
  – von vorsichtigen Bewegungen im schmerzfreien Raum
  – über alltagsbezogene Bewegungsübungen
  – bis zu komplexen Bewegungsabläufen nach den Mustern der PNF
– und passive Gelenkbewegungen nach den Grundtechniken der Manuellen Therapie.

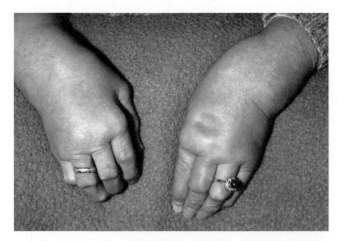

◘ **Abb. 17.2** Akute Phase der cP/RA beider Hände. Deutlich zeichnet sich auf dem linken Handrücken eine durch vorsichtigen Fingerdruck entstandene Delle ab. (© Bildarchiv des Lehrinstituts für Physikalische Therapie und Sportmedizin, Damp; mit freundl. Genehmigung)

Diese Maßnahmen werden unterstützt bzw. teilweise erst ermöglicht durch:

- milden Wärmeentzug bei noch vorhandenen Entzündungszeichen bzw.
- dosierte Wärmezufuhr außerhalb der Entzündungsphasen (z. B. Bewegungen im warmen Wasser, im Sandbecken u. Ä. m., aber auch gezielt mittels Ultraschall für eine bessere Dehnbarkeit der Gelenkkapseln);
- Manuelle Lymphdrainage immer dann, wenn eine Verminderung von Schwellungen eine Vergrößerung der Beweglichkeit mit sich bringt;
- versuchsweise Kompression mit Kompressionshandschuhen zur Schwellungsminderung in der behandlungsfreien Zeit;
- vorsichtig dosierte entspannende Massagen, ebenfalls in Verbindung mit Wärmeanwendungen;
- Elektrotherapie.

Die **Elektrotherapie** wird in den entzündungsfreien Phasen vorrangig zur Durchblutungsverbesserung eingesetzt, z. B. **hydroelektrische Teilbäder** für die distalen Extremitätenabschnitte. Dies hat den Vorteil, dass die Patienten gleichzeitig im warmen Wasser Gelenkbewegungen durchführen können. Für die größeren Extremitätengelenke, vor allem Hüft- und Schultergelenk, ist ein Versuch mit mittelfrequentem Interferenzstrom empfehlenswert, wobei auf eine Schmerzminderung des gesamten Gelenkbereiches gezielt wird.

Versuchsweise kann in den behandlungsfreien Pausen **Kompressionstherapie** (durch vorsichtiges Bandagieren oder mittels Kompressionshandschuhen) eingesetzt werden. Allerdings muss ausprobiert werden, ob diese Form der Entstauung überhaupt toleriert wird. Bei fortgeschrittener Gelenkdestruktion ist Kompression ohnehin kaum möglich.

17.2 Entstauungstherapie

17.2.1 Ziele der Manuellen Lymphdrainage

Die Zielsetzung der Manuellen Lymphdrainage entspricht hier prinzipiell im Zusammenhang mit posttraumatischen bzw. postoperativen Schwellungen besprochenen Behandlungszielen (▶ Kap. 13 und 14). Zwar liegt bei rheumatischen Schwellungen eine andere Noxe vor als bei traumatischen Schwellungen, die Ödempathophysiologie beruht jedoch ebenfalls auf einer Exsudation, d. h. auf einer vermehrten Kapillarwandpermeabilität für Eiweiße bei gleichzeitiger Funktionsminderung der Lymphgefäße.

Die Manuelle Lymphdrainage kann im **Stadium der akuten Entzündung** eingesetzt werden, weil es sich um steril entzündliche Vorgänge handelt.

❶ **Vorsicht**

Selbstverständlich sind die Griffe so auszuführen, dass die Schmerzen im betroffenen Körpergebiet nicht zunehmen. Kann trotz aller Behutsamkeit nicht direkt im Schwellungsgebiet behandelt werden, so wird **proximal** davon gearbeitet, mit Schwerpunkt auf den jeweiligen Lymphknotenstationen (◘ Abb. 17.4 und 17.5).

Außerhalb der akuten Schubphase hat die Manuelle Lymphdrainage naturgemäß geringeren Stellenwert. Ein wertvolles Mittel ist sie immer dann, wenn die Schwellungsverringerung die bewegungs-/ergotherapeutischen Maßnahmen erleichtert. Dies ist vor allem im abklingenden akuten Stadium der Fall.

Andere entstauende Maßnahmen sind von geringer Bedeutung bzw. nicht möglich oder kontraindiziert (▶ Kap. 12, ◘ Tab. 12.1).

Die Manuelle Lymphdrainage ist die einzig effektive und in der akuten Phase der cP/RA die einzig mögliche Entstauungsmethode. Durch **Verminderung der lokalen Schwellung** lassen sich weitere positive Effekte erzielen:

- Die Beweglichkeit verbessert sich, da die reduzierte Gewebespannung ein größeres Bewegungsausmaß zulässt.
- Die entzündungsauslösenden und entzündungsunterhaltenden Mediatoren werden schneller beseitigt.
- Die Schmerzen gehen zurück (vermutlich weil die Mediatoren, die die Nozizeptoren sensibilisieren, „ausgeschwemmt" werden).
- Die Bewegungen werden sicherer, da sich durch Rückgang der Schwellung die Propriozeption verbessert (vor allem bei rheumatischen Schwellungen der unteren Extremitäten).

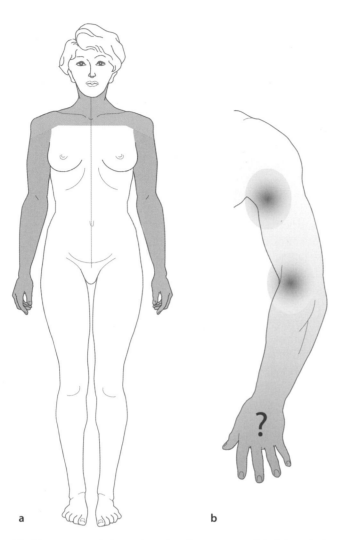

a   b

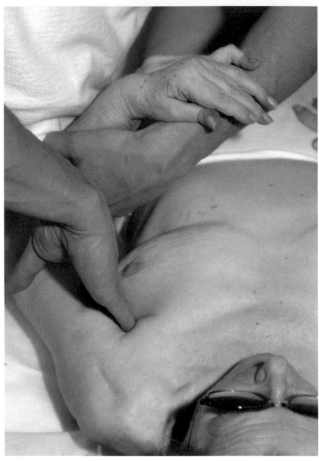

◨ Abb. 17.4   Stehende Kreise auf den axillären Lymphknoten

◨ Abb. 17.3   a, b Schema der Behandlungssystematik bei der cp/RA beider Hände. **a** Die blau markierten Körpergebiete sind nicht direkt von der Schwellung betroffen, müssen jedoch aus Entstauungsgründen mit behandelt werden (sog. Ödemabflussgebiete), die rot markierten sind die Körperabschnitte mit der eigentlichen Ödemregion. **b** Der Behandlungsschwerpunkt liegt in den markierten Bereichen (wiederholte Griffausführung), während an der Stelle des Fragezeichens evtl. keine Behandlung möglich ist (Schmerzhaftigkeit)

17.2.2   Manuelle Lymphdrainage bei cP/RA der oberen Extremitäten

Die Behandlung umfasst sowohl die **Halsregion** („Basisbehandlung") als auch **beide Arme** (◨ Abb. 17.3). Dabei werden die ▸ Abschn. 3.7 beschriebenen Grundgriffe in der üblichen Reihenfolge eingesetzt, mit Schwerpunkt an den jeweiligen Lymphknotenregionen. Diese natürlichen Engpassstellen für den Lymphtransport des Armes werden also zwischen den sonstigen Griffabläufen immer wieder mittels stehender Kreise behandelt (▸ Abschn. 15.2 zur Behandlung des Morbus Sudeck).

❗ Vorsicht

Die Griffe dürfen in keinem Fall Schmerzen erzeugen oder auch nur verstärken. Im **akuten Schub** ist daher die Ausdehnung der Griffe nach distal in die Schwellungsregionen an das aktuelle Befinden des Patienten anzupassen.

◨ Abb. 17.4, 17.5, 17.6, 17.7, 17.8 und 17.9 zeigen Griffbeispiele für die Behandlung am Arm.

17.2.3   Behandlungszeiten und -frequenzen

Die Behandlungszeit beträgt
– für die Halsregion ca. 8–10 min,
– pro Arm etwa 20 min,

so dass sich eine Gesamtbehandlungszeit von 45–50 min ergibt.

Da die Manuelle Lymphdrainage in Verbindung mit dem täglichen Übungsprogramm am wirkungsvollsten ist (nur tägliches Üben ist sinnvoll!), ist auch eine **tägliche MLD-Behandlung** nötig.

17

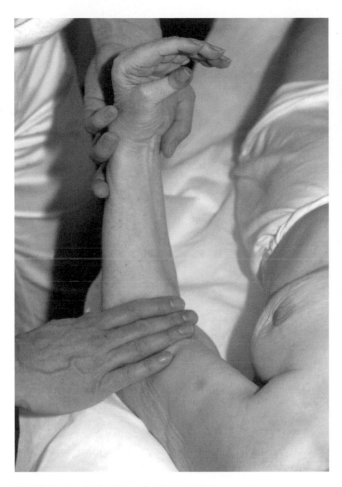

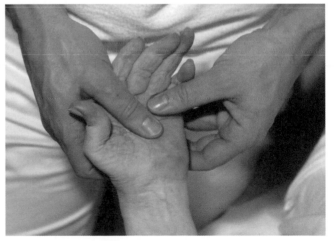

▣ Abb. 17.6 Schöpfgriff am Unterarm

▣ Abb. 17.5 Stehende Kreise in der Ellenbeuge

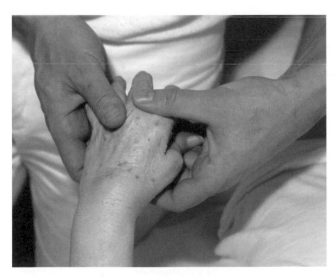

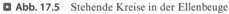

▣ Abb. 17.7 Daumenkreise auf dem Handrücken

▣ Abb. 17.8 Daumenkreise auf der Palmarseite

❶ Vorsicht

Von einer **direkten Kombination mit Kälteanwendungen** ist abzuraten. Die Effekte der Manuellen Lymphdrainage würden damit wieder zunichte gemacht bzw. kämen erst gar nicht zum Tragen. Daher gilt: Keine direkten Kälteanwendungen 60 min vor Beginn der

Manuellen Lymphdrainage und 90–120 min nach Beendigung der Manuellen Lymphdrainage.

Wenn sich bei der anschließenden krankengymnastischen und/oder ergotherapeutischen Behandlung die Schmerzen wieder verstärken und die sonstigen Entzün-

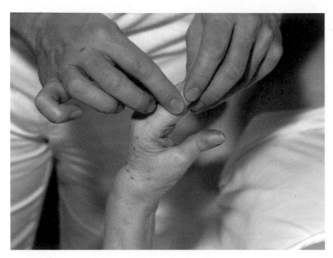

Abb. 17.9 Behandlung der einzelnen Finger, hier in besonderer Form an den seitlichen Fingerregionen

dungszeichen wieder vermehren, kann ausnahmsweise schon früher mit der Kühlung begonnen werden.

17.2.4 Manuelle Lymphdrainage bei cP/RA der unteren Extremitäten

Die Behandlung umfasst die **Halsregion** (Basisbehandlung); aufgrund der Entfernung zum eigentlichen Schwellungsgebiet kann allerdings auf die Griffabläufe in der Schulterregion verzichtet werden.

Die Behandlung der **Bauchregion**, d. h. der tiefen Lymphabflusswege, ist davon abhängig, wie ausgeprägt die Schwellungszustände sind und ob sich die Erkrankung „lediglich" auf die Füße beschränkt oder ob die Knie und evtl. sogar die Hüftgelenke mitbetroffen sind.

Weil die Schwellungen symmetrisch auftreten, ist die Behandlung **beider Beine** erforderlich (▪ Abb. 17.10). Dabei werden die in ▶ Abschn. 3.7 beschriebenen Grundgriffe für die ventrale Beinseite ausgeführt mit Schwerpunkt an den jeweiligen Lymphknotenregionen. Diese natürlichen Engpassstellen für den Lymphtransport des Beins werden also zwischen den sonstigen Griffabläufen immer wieder einmal mittels stehender Kreise behandelt.

❶ Vorsicht

Die Griffe dürfen in keinem Fall Schmerzen erzeugen oder auch nur verstärken. Im **akuten Schub** ist daher die Ausdehnung der Griffe nach distal in die Schwellungsregionen an das aktuelle Befinden des Patienten anzupassen.

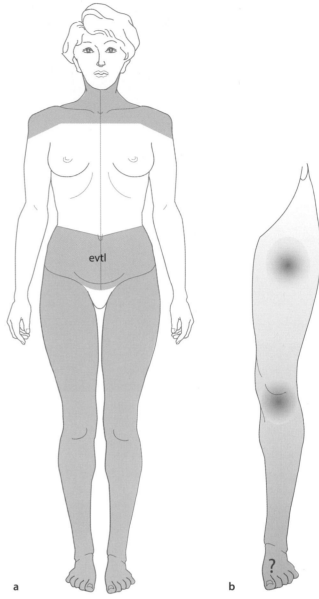

a   b

Abb. 17.10 **a, b** Schema der Behandlungssystematik bei cP/RA im Bereich beider Füße. **a** Die blau markierten Körpergebiete sind nicht direkt von der Schwellung betroffen, müssen jedoch aus Entstauungsgründen mit behandelt werden (sog. Ödemabflussgebiete); die roten sind die Körperabschnitte mit der eigentlichen Ödemregion. **b** Der Behandlungsschwerpunkt liegt in den markierten Bereichen (wiederholte Griffausführung), während an der Stelle des Fragezeichens evtl. keine Behandlung möglich ist (Schmerzhaftigkeit)

In ▪ Abb. 17.11, 17.12, 17.13 und 17.14 werden Griffbeispiele im Knie- und Fußbereich dargestellt.
Die Behandlungszeit beträgt
— für die Halsregion ca. 5–8 min,
— für die Bauchregion ca. 8–10 min,
— je Bein etwa 20 min,

17

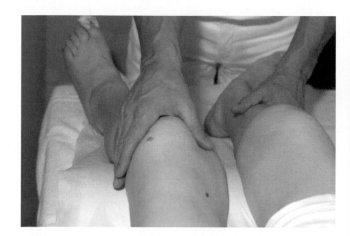

Abb. 17.11 Pumpgriff über das Knie

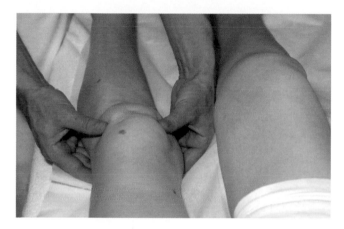

Abb. 17.12 Stehende Kreise in der Kniekehle mit Ergänzung der gleichzeitigen Daumenbehandlung auf der ventralen Knieseite

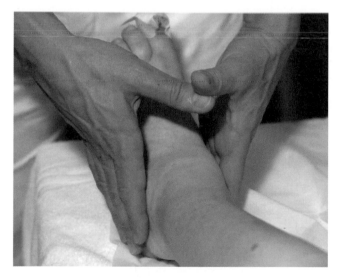

Abb. 17.13 Stehende Kreise im malleolären Bereich

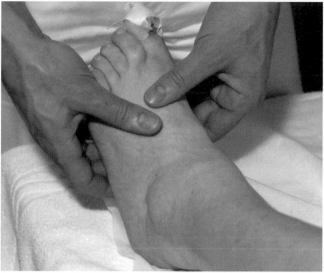

Abb. 17.14 Daumenkreise auf dem Fußrücken

so dass sich eine Gesamtbehandlungszeit von 50–60 min ergibt.

Da die Manuelle Lymphdrainage in Verbindung mit dem täglichen Übungsprogramm die beste Wirkung zeigt, ist eine **tägliche Behandlung** nötig.

> ⊗ **Vorsicht**
>
> Von einer direkten Kombination mit **Kälteanwendungen** ist abzuraten. Die Effekte der Manuellen Lymphdrainage wurden damit wieder zunichte gemacht bzw. kämen erst gar nicht zum Tragen.
>
> Daher gilt: Keine direkten Kälteanwendungen 60 min vor Beginn der Manuellen Lymphdrainage und 90–120 min nach Beendigung der Manuellen Lymphdrainage.

Wenn sich bei der anschließenden krankengymnastischen und/oder ergotherapeutischen Behandlung die Schmerzen wieder verstärken und die sonstigen Entzündungszeichen wieder vermehren, kann ausnahmsweise schon früher mit der Kühlung begonnen werden.

17.2.5 Manuelle Lymphdrainage nach chirurgischen Eingriffen

Nach chirurgischen Eingriffen wie Synovektomien oder Gelenkersatz wird die Manuelle Lymphdrainage unter den Gesichtspunkten eingesetzt, die in ▶ Kap. 14 beschrieben werden (dazu die Vorgehensweise bei den jeweiligen Körperabschnitten).

Venöse Abflussstörungen

Inhaltsverzeichnis

Pathophysiologische Grundlagen

Otto Schreiner

Inhaltsverzeichnis

© Springer-Verlag GmbH Deutschland, ein Teil von Springer Nature 2020
G. Bringezu, O. Schreiner (Hrsg.), *Lehrbuch der Entstauungstherapie*,
https://doi.org/10.1007/978-3-662-60576-9_18

Bei den **Ursachen** für venöse Abflussstörungen der Extremitäten unterscheidet man grundsätzlich zwischen
- **Lumenerweiterung**, mit begleitender Klappeninsuffizienz die bei der Varikose/Phlebektasie auftritt, und
- der Obstruktion, d. h. **Lumenverlegung** eines Venenabschnitts durch eine Thrombosierung (oder anderer Faktoren).

Die folgenden Betrachtungen beschränken sich auf die venösen Erkrankungen der **unteren Extremitäten**, da die der oberen Extremitäten klinisch und vor allem auch entstauungstherapeutisch kaum eine Rolle spielen. Die anatomisch-physiologischen und pathophysiologischen Zusammenhänge werden in ▶ Abschn. 1.4 dargestellt, die funktionell-anatomischen Zusammenhänge in den ▶ Kap. 5 und 7 erläutert. Grundsätzliche pathophysiologische Überlegungen zur Ödembildung bei venösen Abflussstörungen werden in ▶ Kap. 2 angestellt und sind in ◨ Abb. 18.1 schematisiert zusammengefasst.

18.1 Varikose

Definition

Varizen sind ganz allgemein krankhaft erweiterte Venen (Fachbegriff **Phlebektasie**) des oberflächlichen oder des transfaszialen Venensystemes. Die Erweiterung wird als „sackartig", „schlauchförmig" bis „perlschnurartig" und „knäuelförmig" beschrieben. Sie geht mit einer Verlängerung und damit meist mit einer typischen Schlängelung einher. Daraus leitet sich der deutsche Begriff **„Krampfader"** (altdeutsch noch „Krummader") ab.

Im tiefen Venensystem sind ebenfalls krankhafte Venenerweiterungen bekannt. Aufgrund des Verlaufs in festen Gefäßscheiden, der seitlichen Begrenzung durch die Muskulatur und der festen Verspannung sind solche Venen jedoch nicht geschlängelt. Deshalb ist die Bezeichnung „tiefe Varizen" nicht gerechtfertigt (Marshall 1987). Eine bessere Bezeichnung ist hier **Phlebektasie**: Der griechische Begriff „phleb" steht für „Blutader" und wird im Sinne der Venen gebraucht; „ektasie" steht für „krankhafte Gefäßerweiterung".

Bei Venenveränderungen ist die **Lokalisation** wichtig; Veränderungen im oberflächlichen Venensystem sind also zunächst anders zu beurteilen als Veränderungen des tiefen Systems. Doch aufgrund des engen funktionellen Zusammenhangs beeinflussen Erkrankungen der einen „Venenschicht" natürlich auch das Venensystem der anderen Schicht. Da außerdem das **Lymphgefäßsystem** mit

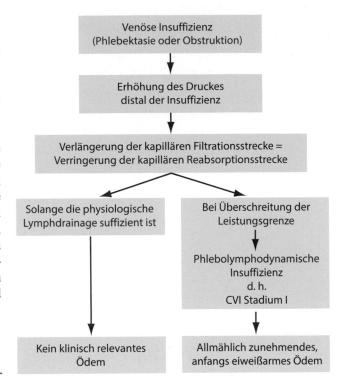

◨ **Abb. 18.1** Mögliche Verlaufsform der venösen Insuffizienz

dem **venösen System** funktionell eng verbunden ist, ist eine isolierte Betrachtung der Symptomatik venöser Abflusshinderungen nicht möglich.

18.1.1 Ätiologie

Nach der Entstehungsursache unterscheidet man zwischen
- primärer Varikose und
- sekundärer Varikose (◨ Tab. 18.1) sowie
- kongenitalen Dysplasien (diese besonderen Formen der venösen Insuffizienz werden im Folgenden nicht weiter berücksichtigt).

18.1.2 Formen

Die primäre Varikose kommt in sehr unterschiedlichen Ausprägungen vor (◨ Abb. 18.2, 18.3, 18.4, 18.5 und 18.6).

Besonders häufig sind die Stammvarikose der V. saphena magna und die Stammvarikose der V. saphena parva. Außerdem unterscheidet man Seiten- bzw. Nebenastvarikosen und weitere Formen, wie z. B. die retikulären Varizen, Besenreiservarizen u. a. Letztere haben jedoch im Gegensatz zur Stamm- und Seitenastvarikose meist keinen Krankheitswert, sondern stellen eher kosmetische Probleme dar.

◻ **Tab. 18.1** Ursachen und Pathogenese der Varikose

Kriterien	Primäre Varikose	Sekundäre Varikose
Häufigkeit	>90 % (!) aller Varizen	Lediglich 5–10 % aller Varizen
Lokalisation	Beginnt im oberflächlichen Venensystem	Ursache liegt im tiefen Venensystem
Ätiologie	Letztlich unbekannt; mögliche Faktoren sind familiäre Disposition, Lebensalter, berufliche Überbelastung, Übergewicht und Bewegungsmangel, Schwangerschaft etc.	Bekannt: am häufigsten Folge einer tiefen Bein- und/ oder Beckenvenenthrombose; Klappenfehlfunktion/ Klappendysplasie; **selten** Venenobstruktion bzw. -kompression z. B. durch Tumoren, arterielle Aneurysmen etc.
Lebensalter	Beginnt oft bereits im 2. und gehäuft im 3. Lebensjahrzehnt, häufiger bei Frauen v. a. nach Schwangerschaften	Kein besonderer Altersgipfel, sondern abhängig vom Auftreten der Ursache
Verlauf	Weiterentwicklung bis zur chronisch-venösen Insuffizienz höchsten Grades (einschließlich eines Ulcus cruris) über den Zeitraum vieler Jahre bis zu Jahrzehnten, Ulcus cruris viel seltener als bei der sekundären Varikose	Häufig rasche Verschlechterung der Symptomatik, oft mit der Folge aller Stadien der chronisch-venösen Insuffizienz bis zum Ulcus cruris (Tab. 18.3)

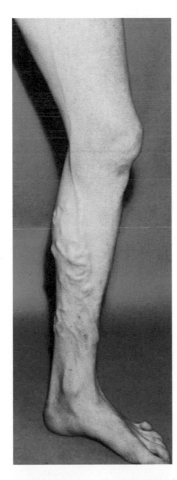

◻ **Abb. 18.2** Komplette Stammvarikose der V. saphena magna. Am Oberschenkel liegt eine zylindrische Phlebektasie vor (also ohne Schlängelung), während am Unterschenkel eine ausgeprägte „klassische" Varikose zu erkennen ist. (Aus Diehm et al. 1999)

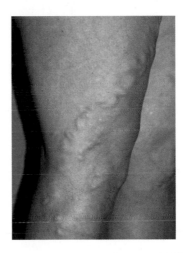

◻ **Abb. 18.3** V.-saphena-magna-Varikose vom Seitenasttyp. (Aus Diehm et al. 1999)

18.1.3 Symptomatik

Die wichtigsten Beschwerden im Zusammenhang mit der Varikose sind:
- schwere, „müde" Beine, besonders nach langem Stehen oder Sitzen;
- Knöchelödeme (besonders am Abend) und
- manchmal krampfartige Schmerzen der Varizen.

Die subjektiven Beschwerden werden häufig als „nicht so schlimm" empfunden; es handle sich ja „bloß" um Krampfadern. Dadurch ist die Bereitschaft zur konsequenten Therapie – vor allem zum konsequenten Tragen von Kompressionsmitteln – gering. Eine allmähliche

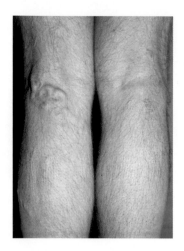

Abb. 18.4 Mündungsinsuffizienz der V. saphena parva mit Seitenastvarikose. (Aus Diehm et al. 1999)

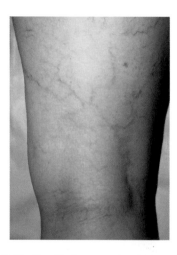

Abb. 18.5 Retikuläre Varikose an der dorsomedialen Seite des Oberschenkels. (Aus Diehm et al. 1999)

Verschlechterung der Symptomatik ist damit programmiert (■ Abb. 18.8).

> **Hinweis**
>
> Die Schwellung ist trotz teilweise starker Ausprägung der Varikose gering (oder kann gar ganz fehlen) und geht bereits durch bloße Hochlagerung der Beine so weit zurück, dass sie kaum mehr feststellbar ist. Dies gibt wichtige Hinweise auf die Zusammensetzung der Ödemflüssigkeit und auf die **Kompensation durch das Lymphgefäßsystem** als „Sicherheitsventil".

Da dieser Zustand oft jahrelang nahezu unverändert bleibt, gewöhnen sich die Patienten an die Krampfadern und bewerten die Therapie als lästiger als die Erkrankung selbst.

Das Bild ändert sich oft erst nach langer Zeit, manchmal beschleunigt durch Ereignisse, wie z. B. eine Schwangerschaft oder eine Thrombophlebitis. Dann treten u. a. folgende Beschwerden auf:

- Der Patient hat häufiger als zuvor Schmerzen im Varizenbereich.
- Die Knöchelschwellung ist abends deutlicher erkennbar und besteht trotz stundenlanger Hochlagerung der Beine auch noch morgens (■ Abb. 18.7).

Die Schwellung hat also ihre Lageabhängigkeit teilweise verloren. Dies weist darauf hin, dass sich die Sicherheitsventilfunktion des Lymphgefäßsystems und damit auch die Zusammensetzung der Ödemflüssigkeit verändert hat. Die dauerhafte Höchstbelastung hat zu einer Verminderung der lymphatischen Transportkapazität geführt. Es gibt jedoch noch einen weiteren Grund:

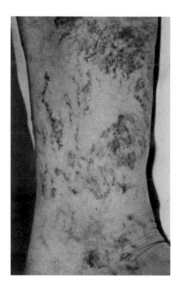

Abb. 18.6 Ausgeprägte Besenreiservarizen am rechten Unterschenkel. (Aus Marshall 1987)

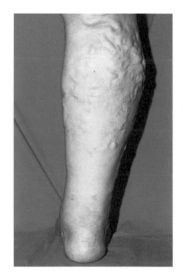

Abb. 18.7 Deutliche Knöchelschwellung bei chronischer Insuffizienz der V. saphena parva im Stadium III. (Aus Diehm et al. 1999)

18

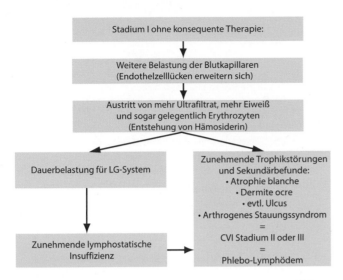

◻ Abb. 18.8 Symptomentwicklung bei chronisch-venösen Abfluss-behinderungen

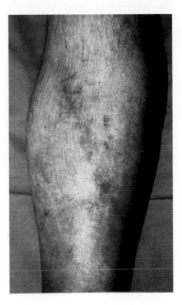

◻ Abb. 18.9 Thrombophlebitis am linken Unterschenkel (ventro-medial). (Aus Marshall 1987)

Hinweis

Heute ist nachgewiesen, dass die venöse Insuffizienz auch die **lokalen Lymphgefäße** im Sinne einer Mikro-angiopathie betrifft, sodass auf diesem Wege ein all-mählicher Kompensationsverlust entsteht (z. B. Partsch 1989; Tiedjen 1989; Mahler 1992). Diese Erkenntnis ist vor allem für den gezielten Einsatz physiotherapeuti-scher Maßnahmen wichtig (◻ Abb. 18.8).

18.2 Thrombophlebitis und Phlebothrombose

Definition

Der Begriff **Thrombophlebitis** (auch „Varikophlebi-tis") bezeichnet die Thrombosierung des **oberflächli-chen Venensystems** (OVT).

Die Bezeichnung **Phlebothrombose** meint immer eine Thrombosierung des **tiefen Venensystems**. Häu-fig wird auch von der „tiefen Bein- bzw. Bein-Becken-venen-Thrombose" (TVT) gesprochen.

(Sonderformen der Thrombophlebitis sind die Mondor-Phlebitis und die Thrombophlebitis mig-rans bzw. saltans.)

Sowohl bei der Thrombophlebitis als auch bei der Phle-bothrombose (◻ Abb. 18.9 und 18.10) ist das Lumen der Vene durch einen „Blutpfropf" verlegt, im Allgemei-nen auf der Basis einer nichtinfektiösen lokalen Entzün-dung.

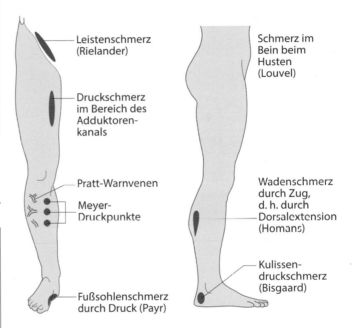

◻ Abb. 18.10 Darstellung der wichtigsten Zeichen einer Phlebo-thrombose, die auch im physiotherapeutischen Alltag eine Rolle spie-len, d. h. als Warnzeichen auftreten können. (Mod. nach Marshall 1987)

◻ Tab. 18.2 stellt die beiden Krankheitsbilder im Vergleich dar.

Therapeuten sind bei der Behandlung venöser Lei-den häufig unsicher; sie fürchten, dass venöse **Thrombo-sen** entstehen oder dass es zu einer **Embolie** kommt. Der Exkurs Thrombose und Embolie gibt Auskunft über Ursache und Verlauf dieser Störungen.

◘ Tab. 18.2   Wichtigste Unterschiede zwischen OVT (Thrombophlebitis) und TVT (Phlebothrombose)

Kriterium	Thrombo-/Varikophlebitis	Phlebothrombose/tiefe Bein-Beckenvenen-Thrombose
Leitsymptome	Streifenförmige Rötung entlang der betroffenen Vene (◘ Abb. 18.8) Deutliche Erwärmung	Deutliche Rötung bis „Lilafärbung" (Zyanose) des Beines, oft verbunden mit Erwärmung, manchmal mit Fieber Manchmal oberflächlich lokale prall gefüllte Venen – „Signalvenen" bzw. „Pratt-Warnvenen" über der Tibiakante und am Fußrücken
	Schmerzen im Bereich der betroffenen Vene	Typische Schmerzpunkte durch Druck oder auch aktive und passive Funktionsprüfung: Mediale Tibiakante (sog. Meyer-Zeichen) Plantarmuskulatur der Fußinnenseite (Payr-Zeichen) Wadenschmerz bei Dorsalextension (Homans-Zeichen) u. a. m. (◘ Abb. 18.10) Dumpfe, ziehende Schmerzen im ganzen Bein oder „muskelkaterartige" Beschwerden in der Wade
		Oft deutliche Ödembildung
Komplikationen	Keine Gefahr der Lungenembolie!	Hohe Gefahr der Lungenembolie in der instabilen Phase, d. h. solange der Thrombus noch nicht durch Fibrinfäden fixiert ist
	Rezidivierende Phlebitiden führen letztlich zur chronisch-venösen Insuffizienz	Spätfolge sog. postthrombotisches Syndrom häufig mit Ulcus cruris
Allgemeine Maßnahmen	Bewegung in Verbindung mit Kompression, um keine Ausweitung auf das tiefe System zu provozieren (verringerte Fließgeschwindigkeit ist eine Ursache für die Thromboseentstehung!) Unbedingt medikamentöse Antikoagulation und Blutverdünnung (Heparinpräparate o. Ä.)	Sofortige medikamentöse Behandlung zur Antikoagulation und Blutverdünnung. Außerdem Kompression und Bewegung in der instabilen Phase, d. h. auch bei größeren Thrombosierungen der V. femoralis oder der Beckenvenen[a]

[a]Noch bis vor etwa 10 Jahren wurden Patienten mindestens in den ersten 5–7 Tagen streng immobilisiert. Nach den S3-Leitlinien von 2015 ist dagegen diese Vorgehensweise angebracht

Thrombose und Embolie

▪▪ Thrombose

Das Wort „Thrombose" kommt aus dem Griechischen und bedeutet „geronnene Blutmasse".

Ätiologie

Die wichtigsten Ursachen für die Entstehung von Thromben in den Venen werden durch die sog. **Virchow-Trias** zusammengefasst:

- **Schädigung der Gefäßwand** (entzündlich, traumatisch, degenerativ oder allergisch).
- **Veränderung der Strömungseigenschaften.** Vor allem bei verlangsamter Blutströmung z. B. durch die Lumenerweiterung variköser Venen, aber auch durch lange Immobilisation. Eine weitere Rolle spielen Wirbelbildungen durch Klappendefekte.
- **Beschleunigte bzw. forcierte Gerinnung (Hyperkoagulation).** Zum beispiel, postoperativ besteht das „Bestreben" des Organismus, den entstandenen Defekt möglichst schnell zu reparieren, was zu einer Aktivierung der „Gerinnungs-Kaskade" führt.

Weitere häufige Ursachen sind

- Veränderungen der Blutzusammensetzung, z. B. bei Austrocknung im Alter und durch Erkrankungen (Polyzythämie, Polyglobulie, Thrombozytose etc.) und
- Nebenwirkungen bestimmter Medikamente (z. B. Ovulationshemmer).

Folgen

Die Folgen einer venösen Thrombose sind abhängig von Lokalisation und Ausdehnung. Im Venensystem selbst kommt es

- zur Bildung von sog. **Kollateral- oder „Privatkreisläufen"** durch Rückstau und Ausweichen des strömenden Blutes in Seitenäste oder gar zu einer **Umleitung des Blutes** aus dem tiefen in das oberflächliche Venensystem;
- zur Bildung von **Ödemen** durch eine venöse Hypertension mit vermehrter Filtration im Kapillarbereich;

18

– evtl. zur **teilweisen Ablösung des Thrombus** und damit zu einer Verschleppung über das rechte Herz in den Truncus pulmonalis mit der Folge einer mehr oder weniger ausgeprägten Lungenembolie.

Verlauf

1.–5. Tag: Entwicklung des Thrombus. In dieser Phase besteht die größte **Gefahr**, dass sich aus der noch labilen Thrombosemasse ein Teil oder gar der gesamte Thrombus ablöst. Ab dem 2. Tag wandern Fibroblasten in den Thrombus ein und bilden vermehrt Kollagenfasern. Diese festigen den Thrombus und verbinden ihn mit der Gefäßwand. Besonderes Problem: Häufig gibt es in dieser Zeit noch keine bzw. nur undeutliche klinische Zeichen!

5.–14. Tag: Klinische Symptome wie Verfärbung, Überwärmung und Schwellung. Die sog. Thrombusmobilität, d. h. die Gefahr der teilweisen oder gesamten Ablösung, ist bereits geringer.

Nach dem 14. Tag: Keine Emboliegefahr mehr, da die Thrombusmasse inzwischen weitgehend organisiert ist.

■■ Embolie

Das Wort „Embolie" stammt ebenfalls aus dem Griechischen und bedeutet so viel wie „Pfropf". Man versteht darunter einen **akuten Gefäßverschluss** aufgrund eines mit dem Blutstrom **verschleppten Fremdkörpers** u. a. in Form

– eines Blutgerinnsels (abgerissener Thrombus),
– eines Fetttröpfchens oder
– einer Luftblase.

Ein Embolus aus den Beinvenen führt also in den meisten Fällen zur Lungenembolie, während Gerinnsel direkt aus dem linken Herzen oder den großen Arterien zu Hirn-, Organ- und Extremitätenverschlüssen führen. Die Folge ist eine Gewebsnekrose der von dieser verlegten Arterie versorgten Organabschnitte.

18.3 Chronisch-venöse Insuffizienz (CVI) und postthrombotisches Syndrom (PTS)

> **Definition**
>
> Unter einer **chronisch-venösen Insuffizienz** (◘ Abb. 18.11) versteht man „eine chronische Rückflussstörung des Blutes aus den peripheren in die zentralen Venen und ihre Folgen" (Bollinger 1998).

> **Definition**
>
> Der Begriff „**postthrombotisches Syndrom**" bezeichnet die verschiedenen **Folgesymptome** beispielsweise einer tiefen Bein-Beckenvenen-Thrombose, die zur chronischen venösen Insuffizienz führen.

Für diesen Zustand sind **fünf Faktoren** verantwortlich:
1. Obstruktion, d. h. Lumenverlegung der tiefen Venen, vor allem durch eine Thrombose;
2. Klappeninsuffizienz der tiefen Venen, meist als Folge einer Thrombose;
3. Klappeninsuffizienz der oberflächlichen Venen;
4. Klappeninsuffizienz der Vv. perforantes (als Folge von 2. oder 3.);
5. Insuffizienz der Muskel- und Gelenkpumpe.

Die Symptome sind:
– oberflächliche sekundäre Varizenbildung als Folge des teilweisen Refluxes in das oberflächliche Venensystem;

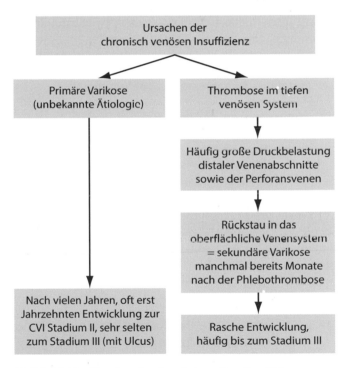

◘ **Abb. 18.11** Ursachen der chronisch venösen Insuffizienz

– Perforansveneninsuffizienzen aus dem gleichen Grund;
– Ödembildung wegen venösen Überdrucks mit „Überfiltration";
– trophische Hautveränderungen wie
  – Lipodermatosklerose (Bindegewebsvermehrung bei gleichzeitiger Atrophie der Subkutis)
  – „Atrophie blanche" (frz. für weiße Atrophie der Haut, ebenfalls bekannt als Capillaritis alba),

auch Depigmentierung genannt, bei manchmal gleichzeitigen
– Hyperpigmentierungen wie „Dermite jaune d'ocre" (frz. für gelblich-ockerfarbene bis dunkelbraune Haut, bedingt durch abgelagerte Abbauprodukte ausgetretener Erythrozyten aus den Hautkapillaren = Hämosiderin);
– Ekzeme;
— Ulcus cruris.

18.3.1 Unterschiedliche Symptomentwicklung bei primärer und sekundärer Varikose und die Rolle des Lymphgefäßsystems als Sicherheitsventil

18.3.1.1 Primäre Varikose

Die **oberflächlichen Venen** haben nur eine geringe hämodynamische Bedeutung. Daher kann das nur leicht gestörte interstitielle Flüssigkeitsgleichgewicht durch das Lymphgefäßsystem kompensiert werden; es entsteht kein nennenswertes Ödem, bzw. das Ödem ist durch Lageveränderung allein reversibel.

Erst durch weitere ungünstige Faktoren wie
— Phlebitiden,
— Ausweitung auf das Perforanssystem oder
— eingeschränkte Gelenk- und Muskelpumpe

erhöht sich das interstitielle Flüssigkeitsungleichgewicht, und es ist keine vollständige Kompensation durch das Lymphgefäßsystem mehr möglich.

Gleichzeitig „erkranken" die Lymphgefäße durch Dauerüberlastung und durch Mitbeschädigung z. B. bei entzündlichen Prozessen; die Transportkapazität verringert sich dadurch. Oft erst nach langen Jahren hat sich eine chronisch-venöse **und** lymphatische Insuffizienz entwickelt.

18.3.1.2 Sekundäre Varikose durch Phlebothrombose

Das **tiefe Venensystem** hat eine große hämodynamische Bedeutung. Daher zeigt sich bei der sekundären Varikose früh sowohl eine chronische Veneninsuffizienz als auch eine Überforderung der Lymphgefäße in Form eines Knöchelödems, das nur im Anfangsstadium durch Lageveränderung reversibel ist. Die größeren und frühzeitigen Auswirkungen auch auf die Trophik der Haut führen zu einer frühzeitigen Mitbeschädigung der Lymphgefäße, sodass das Ödem durch Lageveränderungen nur noch unvollständig zurückgeht. Durch die Insuffizienz der Lymphgefäße und durch entzündliche

Prozesse kommt es zu einer Eiweißanreicherung im Interstitium, die zur Konsistenzveränderung der Schwellung und rasch zur Fibrosierung und Sklerose führt.

Oft schon nach kurzer Zeit zeigt sich z. B. das „postthrombotische Ödem"; rasch entstehen auch andere Symptome, sodass man vom **postthrombotischen Syndrom** oder/und von der **chronisch-venös-lymphatischen Insuffizienz (CVLI)** spricht, die Földi auch „Sicherheitsventilinsuffizienz" nennt.

18.3.2 Stadieneinteilung

Symptomabhängig wird die CVI in verschiedene Schweregrade einteilt. Die Stadieneinteilung ist jedoch nicht einheitlich; manche Autoren unterscheiden 4 und mehr Stadien, manche lediglich 3, wobei dann wiederum zwischen Stadium 3a und 3b unterschieden wird.

Die Einteilung nach klinischen Gesichtspunkten in 3 Stadien ist für die Praxis besonders relevant und beruht im Folgenden auf der Einteilung nach Widmer (◘ Tab. 18.3).

> **Hinweis**
>
> Die „wissenschaftlich orientierte" Stadieneinteilung ist die CEAP-Klassifikation. Dabei steht C für Klinik, E für Ätiologie, A für Anatomie und P für Pathophysiologie. C0 – C2 entspricht dabei etwa dem Stadium I nach Widmer. C3 und C4 entsprechen dem Stadium II, C5 und C6 dem Stadium III.

18.3.3 Zuordnung der Stadien der CVI

◘ Tab. 18.3 stellt diejenigen Zeichen der CVI dar, die für den Physiotherapeuten ohne großen Aufwand bei der Befunderhebung erkennbar sind. Die hier dargestellte Ödementwicklung kann, trotz aller anderen Symptome manchmal viel geringer sein oder sogar ganz fehlen. Natürlich spielen bei der phlebologischen Diagnostik viele weitere Untersuchungen eine Rolle, die die exakte Zuordnung der verschiedenen Stadien erfordert. Die Tabelle ist zusätzlich so konzipiert, dass die Indikationsstellung der Manuellen Lymphdrainage ablesbar ist. Dies ist vorrangig an den Zeichen der Ödemveränderung von relativ eiweißarm zu relativ eiweißreich ablesbar (in der Tabelle fett hervorgehoben). Dies schließt dann die Notwendigkeit ein, neben „bloßen" reabsorptionsfördernden Maßnahmen, wie z. B. der Kompression oder der Hochlagerung, auch Maßnahmen zur Eiweißbeseitigung – eben die MLD – zu berücksichtigen.

18

Tab. 18.3 Therapeutisch bedeutsame Zeichen der CVI[a]

	Ödem	Dellbarkeit	Lageabhängigkeit	Hautbeschaffenheit	Stemmer-Zeichen	MLD-Indikation
Stadium I: phlebolympho-dynamische Insuffizienz	Wenig, überwiegend Knöchelregion	Leicht eindrückbar, schnell rückgängig	Deutlich	Oberflächliche Venenzeichen, sonst unauffällig	Negativ	Nicht unbedingt indiziert
Stadium II: phlebolymphos-tatische Insuffizienz	Deutlich, meist nach proximal ausgedehnt	**Zunehmend schwerer eindrückbar, bleibt länger bestehen**	**Nimmt immer mehr ab**	Zusätzlich deutliche Trophikstörungen	**Zunehmend positiv**	**Unbedingt indiziert, da viele Zeichen zunehmender Eiweißanreicherung**
Stadium III (a und b): **phlebolymphosta-tische Insuffizienz**				Zusätzlich Ulcus cruris / IIIa=abgeheilt / IIIb=floride[b]		

[a]Nach der Stadieneinteilung nach Widmer
[b]Von lat. floridus „blühend" für voll ausgeprägt

18.3.4 Insuffizienz der Muskel- und Gelenkpumpe

Ein wichtiger Faktor bei der Entstehung der CVI ist die Insuffizienz der Muskel- und Gelenkpumptätigkeit, die nach Bollinger neben den weiteren Aspekten eine eigenständige Rolle spielt. (Die einzelnen Mechanismen der Gelenk- und Muskelpumpe und ihre Bedeutung werden in ▶ Kap. 5 beschrieben.)

Nach Schmeller (1992) hat insbesondere im Bereich der Gelenke, und hier vor allem in der Knöchelregion, die Lage der Venen und deren Verspannung eine große Bedeutung für den venösen Rücktransport aus der unteren Extremität. Die Dorsalextension des Fußes bewirkt dabei eine Lüftung der ventral verlaufenden Gefäße, deren Zuflüsse von plantar aus einer Art anatomisch bedingter „Pumpkammer" (Schmeller 1992) stammen. Die Plantarflexion bewirkt denselben Mechanismus auf die dorsal verlaufenden Venen. Eine wichtige Rolle spielen natürlich auch das Wechselspiel der Unterschenkelmuskulatur mit seiner Wirkung auf die tiefen Leitvenen, das Kniegelenk, die Oberschenkelmuskulatur und letztlich die Leistenregion.

18.3.5 Arthrogenes Stauungssyndrom

Aufgrund der verschlechterten Gewebsdrainage bei der CVI kann davon ausgegangen werden, dass die zunehmende Ödematisierung mit Fibrosierung auch auf die Faszien und den Kapsel-Band-Apparat im oberen Sprunggelenk übergreift (Schmeller 1992; Wuppermann 2002). Dies führt zu nachhaltigen Gang- und Haltungsveränderungen, da Patienten unbewusst die am wenigsten schmerzhafte Gelenkstellung bevorzugen, nämlich die Haltung des Fußes in leichter Plantarflexion. Daraus entwickelt sich im Laufe der Zeit eine Verkürzung der dorsalen Unterschenkelmuskulatur, die sich u. a. in einer Dehnungsverringerung der Achillessehne manifestiert. Der anfänglich reversible Zustand ist nun nur noch schwer behebbar und später sogar irreversibel. Man spricht hier von einer **Sprunggelenkkontraktur** bzw. sogar -**ankylose** (Haase und Schmeller 1991).

Dieser Prozess hat natürlich negative Auswirkungen auf den venösen Rückfluss, bei dem die Sprunggelenkpumpe (und Wadenmuskelpumpe) eine entscheidende Rolle spielen. Dies wiederum fördert die weitere Entwicklung der Sprunggelenkkontraktur – ein klassischer Teufelskreis!

Als Auslöser einer CVI ist damit natürlich auch eine Sprunggelenkbeeinträchtigung denkbar, die zunächst von der venösen Hämodynamik unabhängig ist.

18.4 Therapiemöglichkeiten

Die Therapie venöser Abflussstörungen berücksichtigt sowohl **funktionelle** als auch **kausale Gesichtspunkte**. Folgende Methoden stehen zur Verfügung:
- **ärztliche Maßnahmen** wie
  - die **chirurgische Behandlung**, vor allem in Form von

- operativer Entfernung insuffizienter Venenabschnitte (z. B. als „Venenstripping" oder Phlebektomie),
  - Thrombektomie oder
  - endovenöse, thermische und nichtthermische Verfahren,
- die **Sklerosierung** (Verödung) insuffizienter Venenabschnitte,
- die **medikamentöse Behandlung**,
  - als Thromboseprophylaxe bei gefährdeten Patienten,
  - mit sog. Venenpharmaka gegen die zunehmende Insuffizienz der Venenwände oder
  - mit „eigentlichen" Therapeutika, Antikoagulanzien, und
- **physiotherapeutische Maßnahmen**, die sich einteilen lassen in
  - prophylaktische Maßnahmen und
  - eigentliche therapeutische Maßnahmen (▶ Kap. 19).

Literatur

Bollinger A (1998) Pathophysiologie des venösen Rückstroms. In: Rieger H, Schoop W (Hrsg) Klinische Angiologie. Springer, Berlin/Heidelberg/New York/Tokyo

Diehm C, Allenberg JR, Nimura-Eckert K (1999) Farbatlas der Gefäßkrankheiten. Springer, Berlin/Heidelberg

Haase C, Schmeller W (1991) Krankengymnastik bei arthrogenem Stauungssyndrom. Physiotherapie 82:53–55

Mahler F (1992) Mikrozirkulationsstörungen bei der chronischen Veneninsuffizienz: Folge oder Ursache? Phlebol 21:59–62

Marshall M (1987) Praktische Phlebologie. Springer, Berlin/Heidelberg

Partsch H (1989) Lymphdrainage der Haut bei chronischer Veneninsuffizienz. Lymphologica Jahresband. Medikon, München

Schmeller W (1992) Pathophysiologie der venösen Makrozirkulation bei chronischer Veneninsuffizienz und arthrogenem Stauungssyndrom. Phlebol 21:46–51

S3-Leitlinie (2015) Prophylaxe der venösen Thromboembolie (VTE). AWMF-Leitlinien-Register Nr. 003/001

Tiedjen KU (1989) Nachweis von Lymphgefäßveränderungen bei Venenerkrankungen der unteren Extremitäten durch bildgebende Verfahren. Phlebol Proktol 18:270–276

Wuppermann T (2002) Die chronisch venöse Insuffizienz. Internist 43:16–26

18

Physiotherapie

Otto Schreiner

Inhaltsverzeichnis

© Springer-Verlag GmbH Deutschland, ein Teil von Springer Nature 2020
G. Bringezu, O. Schreiner (Hrsg.), *Lehrbuch der Entstauungstherapie*,
https://doi.org/10.1007/978-3-662-60576-9_19

Die physiotherapeutischen Maßnahmen zielen prinzipiell entweder auf die Prophylaxe oder bei verschiedengradiger CVI auf die Rehabilitation ab.

19.1 Prophylaxe

Bei den prophylaktischen Maßnahmen ist zu unterscheiden zwischen
- Maßnahmen zur Vermeidung von venös-lymphatischen Beeinträchtigungen und
- Maßnahmen bei bereits vorhandenen venös-lymphatischen Beeinträchtigungen.

19.1.1 Vermeidung venös-lymphatischer Beeinträchtigungen

Neben der Thromboseprophylaxe bei Immobilisation (s. u.) geht es um einen wesentlichen Aspekt:

> **Hinweis**
>
> Das **Bewegungsausmaß** aller Gelenke der unteren Extremität, insbesondere des Sprung- und Kniegelenks, sollte in vollem Umfang erhalten werden.

Erleiden ältere Menschen eine Gelenkdistorsion oder gar eine Fraktur, lautet das Behandlungsziel nicht selten „Mobilisation für den altersbedingt reduzierten alltäglichen Bewegungsumfang". Dieser Ansatz ist zweifellos zu kurz gegriffen: Aus rein orthopädischer Sicht mag er sinnvoll erscheinen, angiologisch genügt er jedoch nicht. Gerade in solchen Fällen ist die Venenfunktion durch das fortgeschrittene Lebensalter ohnehin bereits vermindert, ohne dass vielleicht bislang nennenswerte klinische Symptome auftraten. Ein Trauma wie eine Fraktur beeinträchtigt in einem solchen Zustand an sich schon den Gefäßstatus. Wird die Situation dann noch durch einen unvollständig mobilisierten Gelenkstatus erschwert, sind die Folgen abzusehen.

19.1.2 Prophylaktische Maßnahmen bei vorhandenen Beeinträchtigungen

Zu den prophylaktischen Maßnahmen bei bereits vorhandenen bzw. bekannten venös-lymphatischen Beeinträchtigungen zählen natürlich auch die Maßnahmen bei Immobilisation eines Patienten zur Thromboseprophylaxe, wie
- aktive oder auch passive Bewegungen in zeitlich ausreichendem Umfang,

- richtige Lagerung und
- Kompression.

Bei **Thrombophlebitis/OVT** sind die Kompression und die „Mobilhaltung" des Patienten die wichtigsten prophylaktischen Aufgaben.

Kaltanwendungen wie wärmeentziehende Auflagen und Umschläge mindern im Stadium der Venenentzündung die Beschwerden. Sie können allerdings immer nur dann angewandt werden, wenn der Kompressionsverband aus Kurzzugbinden besteht, die immer wieder neu angelegt werden, und nicht aus Zinkleimbinden, die als Dauerverband konzipiert sind.

Nach **Phlebothrombose/TVT** ist neben dem Erhalt der **Beweglichkeit der Gelenke** das hydrotherapeutische Gefäßtraining die zweite „Säule" der Prophylaxe einer drohenden CVI/PTS. Die Maßnahmen sind:
- Wassertreten (Verbindung zwischen gelenk- und gefäßwirksamen Aspekten),
- kalte Güsse und
- CO_2-Bäder, die ebenfalls den Gefäßtonus v. a. der kleinen peripheren Gefäße (Mikrozirkulation) beeinflussen.

> **Hinweis**
>
> Die Kompression ist eine unverzichtbare Langzeittherapie; nur so lässt sich bei vorgeschädigten Venen die Gelenk- und Muskelpumpe effektiv rückstromfördernd nutzen! Bei drohender CVI ist die **Kompression die wichtigste Prophylaxe**.

19.2 Maßnahmen bei geringgradiger CVI

> **Indikation**
>
> In allen Stadien der CVI ist die **Kompression** die zentrale Therapie (Földi und Kubik 1993; Klyscz et al. 1996, 1997; Rieger 1998). Klinische Erfahrungen zeigen, dass im Stadium I der CVI bei guter Compliance ein Fortschreiten der Schädigung verhindert oder zumindest deutlich verzögert werden kann.

19.2.1 Kompressionstherapie

Die Kompression ist zu diesem Zeitpunkt noch problemlos mit geringklassigen Kompressionsstrümpfen (KKL I oder II) möglich (Stücker und Rabe 2016). So wird die Lebensqualität der Patienten nicht wesentlich beeinträchtigt – wiederum ein wichtiger Faktor für eine gute Compliance. Zudem sind Kompressionsstrümpfe der Klassen I und II in allen gängigen Farben und in der nahtlosen, kosmetisch befriedigenderen Rundstrickqualität erhältlich. Trotz allem ist es Realität, dass gerade dieses entscheidende Therapiemittel zu selten zur Anwendung kommt, und zwar aus verschiedenen Gründen (Reich-Schupke 2016).

19.2.2 Manuelle Lymphdrainage

Für die Manuelle Lymphdrainage gibt es bei geringgradiger CVI keine zwingende Indikation (▶ Tab. 18.3). Lediglich im Übergangsstadium (d. h. bei Patienten mit überwiegend stehender beruflicher Tätigkeit und wenn z. B. in der warmen Jahreszeit eine deutlichere Ödementwicklung zu erkennen ist) ist sie eine gute Ergänzung zur Kompression. Die Manuelle Lymphdrainage ist dann in jedem Fall „ausschwemmenden" Medikamenten vorzuziehen, wenn die Patienten beim Arzt über eine vermehrte Ödembildung klagen, und die Versorgung mit MKS (medizinischen Kompressionsstrümpfen) aus irgendeinem Grunde nicht oder nur unzureichend stattfindet.

19.3 Maßnahmen bei fortgeschrittener CVI ohne Ulcus cruris

Die **Ziele** der Physikalischen Therapie in fortgeschrittenen Stadien der CVI sind
— Entstauung und damit
— Verminderung trophischer Hautschäden sowie
— Verhinderung der weiteren Schädigung des Lymphgefäßsystems.

19.3.1 Kompressionstherapie

In fortgeschrittenen Stadien der CVI (▢ Abb. 19.1) erhält die Kompressionstherapie einen neuen Stellen-

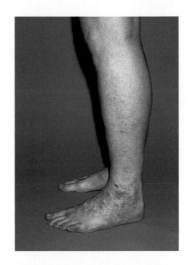

▢ **Abb. 19.1** CVI im Stadium II mit trophischen Hautveränderungen und geringgradiger Schwellung, die auf die Fuß-/Knöchelregion sowie das distale Unterschenkeldrittel beschränkt ist. Die Kompression kann sich auf die „klassische" Variante z. B. eines „Pütter-Verbandes" beschränken

wert: Anstelle der „bloßen" Prophylaxe geht es nun um Ödemverminderung.

Auch hier gilt: Kompression in der Ödembehandlung ist eine funktionelle Maßnahme, die nur im Zusammenhang mit Bewegung richtig wirkungsvoll ist (▶ Kap. 5 und 6).

Je nach Ödemausmaß und ödembegleitenden Symptomen wird entweder mit zwei Kurzzugbinden ein „klassischer Venenverband" angelegt – phlebologischer Kompressionsverband (PKV) als „Pütter-Verband" oder „Fischer-Verband" –, der lediglich Fuß- und Unterschenkelregion umfasst, oder (bei fortgeschrittener phlebolymphostatischer Insuffizienz) eine Kompressionsbandagierung im Sinne der Lymphödembandage – ein lymphologischer Kompressionsverband (LKV) (▶ Kap. 4).

19.3.2 Manuelle Lymphdrainage

Ausschlaggebend ist hier die Pathophysiologie der fortgeschrittenen CVI, bei der die Zeichen einer lymphostatischen Insuffizienz unübersehbar sind (◘ Tab. 18.3). Die Lageabhängigkeit des Ödems ist deutlich verringert, was auf eine chronische eiweißreiche Schwellung schließen lässt. Außerdem zeigt die Palpation eine deutliche Induration und an einigen Stellen gar deutliche Fibrosen, ähnlich wie beim Lymphödem. Darüber hinaus ist das Stemmer-Zeichen positiv (► Abschn. 20.2).

Gelegentlich wird davor gewarnt, bei vorhandenen und teilweise sehr ausgeprägten Varizen (◘ Abb. 19.2, 19.4 und 19.7) „am Bein zu massieren". Natürlich ist die Manuelle Lymphdrainage letztlich eine Form der Massage, und doch gibt es große Unterschiede (► Abschn. 3.2). Vor allem ist die Druckstärke zur Gewebsverformung deutlich geringer, so dass keinerlei Gefahr besteht, dass die insuffizienten Venenwände mechanisch geschädigt werden.

Ebenso wenig kann eine Manuelle Lymphdrainage eine Embolie provozieren. Solange keine akute Thrombosierung tiefer Venen vorliegt, wirken sich alle anderen therapeutischen Maßnahmen und selbst Belastungen im Alltag mechanisch stärker auf die Venen aus als die „sanfte, oberflächliche Lymphdrainage". Kommt der Patient also zu Fuß zur Lymphdrainage, am besten noch mit Kompression der Beine, ist die Wirkung der Muskeltätigkeit auf das Venensystem weit größer als bei der Manuellen Lymphdrainage.

> **! Vorsicht**
> Besonders „labile Stellen" (z. B. ein deutlicher „Blow-out" oder eine knäuelartige Varize mit instabilem Erscheinungsbild; ◘ Abb. 19.2) müssen bei der Manuellen Lymphdrainage ausgespart werden. Lymphödemgriffe werden nur

äußerst sparsam bzw. überhaupt nicht eingesetzt, obwohl sie aufgrund des Palpationsbefunds oft angebracht wären.

Behandlungssystematik (◘ Abb. 19.3)

Die Behandlung beginnt mit der **Halsregion** („Basisbehandlung"); aufgrund der Entfernung zum eigentlichen Ödemgebiet kann allerdings auf die Griffabläufe in der Schulterregion verzichtet werden.

Bei der Behandlung der **Bauchregion** liegt der Schwerpunkt auf den tiefen Lymphabflusswegen, d. h. auf der Bauchtiefendrainage. So lässt sich gleichzeitig die gezielte kostoabdominale Atemtechnik schulen, die sich hervorragend als „Hausaufgabe" eignet und damit zu einer Rückflussförderung beiträgt.

Im Zentrum der Behandlung stehen die Griffabläufe an der **ventralen und dorsalen Beinseite**, wobei dorsal meist lediglich die distale Hälfte eine Rolle spielt, allerdings mit Betonung der Regio poplitea. Tiedjen et al. (1992) haben durch verschiedene Gefäßdarstellungen nachgewiesen, dass die Schädigung des ventralen präfaszialen Lymphgefäßbündels bei CVI regelmäßig zu einer Darstellung der poplitealen Lymphknoten führt,

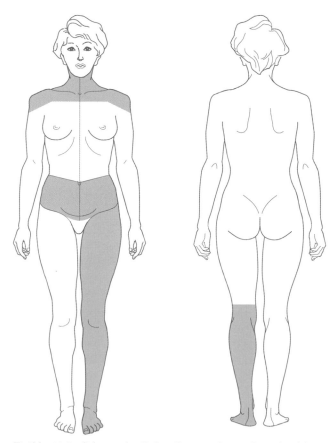

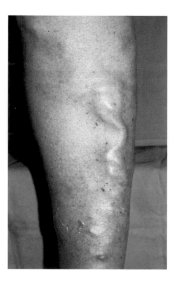

◘ **Abb. 19.2** Prätibiale Varikose aus einem Seitenast der V. saphena parva. Sie ist äußerst schmerzhaft. Solche besonderen Stellen werden grifftechnisch ausgespart bzw. umgangen. (Aus Diehm et al. 1999)

◘ **Abb. 19.3** Schema des Behandlungsumfangs einer einseitigen, fortgeschrittenen CVI. Die blau markierten Körperregionen stellen die sog. Ödemabflussgebiete dar, die roten Körperabschnitte die Schwerpunkt- und eigentliche Ödemregion

19

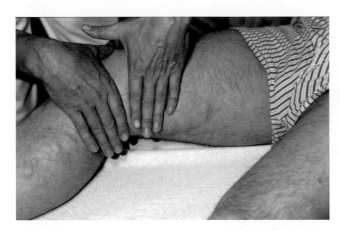

■ **Abb. 19.4** Kombinationsgriff an der medialen Oberschenkelseite

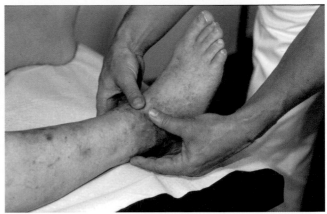

■ **Abb. 19.6** Daumenkreise auf dem oberen Sprunggelenk

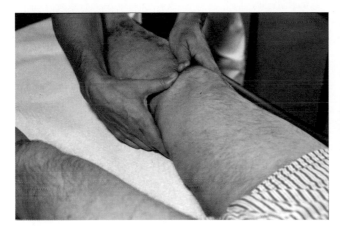

■ **Abb. 19.5** Daumenkreise über der ventralen Knieregion

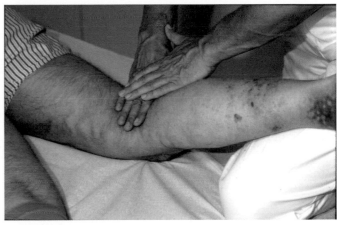

■ **Abb. 19.7** Stehende Kreise auf der Regio poplitea

was unter physiologischen Bedingungen nie der Fall ist. Dies lässt den Schluss zu, dass es bei derartigen lokalen Überforderungen zu Umleitungen in das ansonsten von ventral nicht genutzte dorsale präfasziale Bündel und von hier in die tiefen Kollektoren des Oberschenkels kommt.

Bei den Griffen am ventralen Oberschenkel wird die mediale Oberschenkelseite (im Verlauf des ventromedialen Bündels) betont. Gleiches gilt für die Knieregion; hier sind neben den Grundgriffen auch Daumenkreise über die gesamte Region angebracht, auch hier vor allem an der Knieinnenseite, also der physiologischen „Flaschenhalsregion".

Die folgenden Abbildungen stellen eine Auswahl der typischen Schwerpunktregionen dar:
- der Kombinationsgriff, am medialen Oberschenkel (■ Abb. 19.4);
- die Daumenkreise, am „Flaschenhals" Knie und Sprunggelenk (■ Abb. 19.5 und 19.6);
- die Stehenden Kreise, auf der Kniekehle (■ Abb. 19.7);
- der Poplitea-Tiefengriff (■ Abb. 19.8).

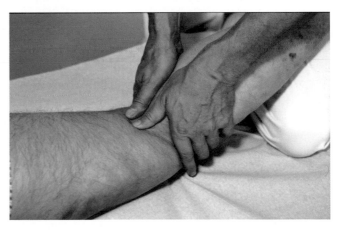

■ **Abb. 19.8** „Poplitea-Tiefengriff", um die Lnn. poplitei profundi zu erreichen

Sie stehen stellvertretend für den kompletten Ablauf.

Behandlungsdauer und -frequenz

Die Behandlungszeit beträgt insgesamt **45 min**, im Falle ausgeprägter Schwellungen und/oder ausgeprägten Trophikstörungen auch **60 min**. Pro Woche sind mindestens 2–3 Behandlungen notwendig; eine **tägliche Behandlung** ist vorzuziehen. In Ausnahmefällen, nämlich bei ausgeprägten beidseitigen Schwellungen kann unter stationären Bedingungen auch 2-mal täglich behandelt werden, sofern es die Gesamtkonstitution der Patienten zulässt. Hier ist v. a. die Herzbelastung zu bedenken!

> **❗ Vorsicht**
>
> Die Vorlasterhöhung durch eine intensive Manuelle Lymphdrainage ist nicht zu unterschätzen, denn in der lymphdrainagefreien Zeit sorgt die Kompression unter Bewegung ebenfalls für einen erheblichen venösen und lymphatischen Rückstrom. Daher muss immer abgeklärt werden, ob keine kardiologischen Bedenken gegen eine massive Drainage bestehen.

19.3.3 Unterstützende Maßnahmen

Neben der Entstauung geht es darum, die **Beweglichkeit** zu erhalten oder zu verbessern. Dazu eignen sich folgende Maßnahmen:
- Beseitigung muskulärer Dybalancen,
- Gangkorrektur und
- manuelle Gelenkmobilisation (vor allem der Sprunggelenke, aber auch anderer Gelenke, die in einem funktionellen Zusammenhang mit dem schlechten Gang und der schlechten Haltung stehen).

Hydrotherapeutische Maßnahmen und **funktionsgerechte Lagerung in Ruhepausen** unterstützen auch hier die Entstauungstherapie.

> **Hinweis**
>
> Die Effekte des Gefäßtrainings v. a. der kleinen Gefäße (Mikrozirkulation) durch Hydrotherapie sind durch andere physiotherapeutische Maßnahmen **nicht** zu erreichen und deshalb nicht zu unterschätzen!

19.3.4 Patienteninformation

Die wiederholte Aufklärung über nützliche und schädliche Einflüsse ist äußerst wichtig. So wird den Patienten deutlich, dass auch sie für den weiteren Verlauf ihrer Krankheit verantwortlich sind.

Die bekannten, doch leider oftmals ignorierten „goldenen Regeln" lauten:

- Gehen ist besser als Stehen, Liegen besser als langes Sitzen.
- Je höher das Körpergewicht, umso größer ist die Belastung für die Gefäße.

> **Hinweis**
>
> Am wichtigsten ist, dass die Physiotherapie erreicht, dass Patienten ihr Leiden „begreifen" und bereit sind, an einer Verbesserung aktiv mitzuarbeiten (= „Compliance").

Im Vordergrund der Aufklärung stehen folgende Aspekte:
- die Wirkung der Muskel- und Gelenkpumpe auf die Gefäße,
- die Effizienz von Bewegung unter Kompression (der Kompressionsstrumpf als „künstliche Muskelfaszie") und
- die Qualität des Schuhwerks (oft wird so erst eine ausreichende Gelenkbewegung möglich!).

Dass heiße Bäder, Unterwasserdruckstrahlmassagen etc. zu meiden sind, wissen die Patienten oft schon aus eigener Erfahrung.

19.4 Maßnahmen bei CVI mit Ulcus cruris

Die anatomischen und funktionell-anatomischen Grundlagen der Pathophysiologie des venösen Ulcus cruris (◻ Abb. 19.9) werden in ▶ Abschn. 5.2.3 er-

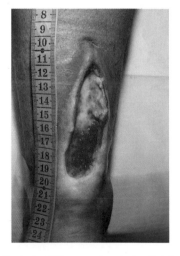

◻ **Abb. 19.9** Typisches Ulcus cruris mit deutlich hervortretendem „aufgeworfenem" Wundrand und Wundexsudat am Wundgrund

19

läutert. Schätzungen (Altenkämper 2016) gehen davon aus, dass 2–3 Mio. Menschen in Deutschland unter einer chronischen Wunde leiden, wovon ca. 80 % auf das Ulcus cruris entfallen. Fest steht, dass mit zunehmender venöser Abflussstörung und zunehmender lymphatischer Insuffizienz das Gewebe vor allem im distalen Unterschenkel immer schlechter ver- und entsorgt wird; bildhaft kann man von einer allmählichen „Versumpfung" sprechen. Dies ist umso mehr gerechtfertigt, als zahlreiche Untersuchungen zur Pathogenese (z. B. Rieger und Wuppermann 1998) zeigen, dass die verschiedensten entzündlichen Reaktionen des Gewebes ihrerseits Abbauprodukte hinterlassen, die letztlich die Blutkapillaren und initialen Lymphgefäße immer weiter schädigen (Altenkämper 2016; Glod 2019).

19.4.1 Entstauungsmaßnahmen

Prinzipiell treffen alle Aussagen zur CVI **ohne** Ulcus cruris (▶ Abschn. 19.3 und 19.4) auch für die CVI **mit** Ulcus cruris zu.

Der gesamte Behandlungsaufbau zeigt einen entscheidenden Unterschied zu vielen anderen Behandlungsstrategien beim Ulcus cruris: Die meisten Verfahren beschränken sich auf das örtliche Geschehen und zielen vor allem darauf ab, das Ulkus „zu schließen". Der lymphologische Behandlungsaufbau jedoch konzentriert sich nicht nur auf diesen „Brennpunkt", sondern schließt das gesamte betroffene Bein und darüber hinaus auch die zentralen Venen und Lymphgefäße ein.

19.4.2 Behandlung des Ulcus cruris

❗ **Vorsicht**

Beim Ulcus cruris handelt es sich um eine offene Wunde, die mit entsprechender Vorsicht zu behandeln ist. Voraussetzung für die Behandlung durch einen Lymphdrainage-Therapeuten ist eine ausdrückliche ärztliche Verordnung.

Zur speziellen Wundpflege sind folgende Materialien notwendig:
- sterile Kompressen,
- spezielle „moderne", nicht verklebende Wundauflagen und Verbände,
- Mittel zum Spülen der Wunde,
- Abdeckungsmaterialien,
- Kompressionsmittel.

Die Wundpflege wird klinikspezifisch unterschiedlich gehandhabt und wird unter stationären Bedingungen

im Allgemeinen durch das Pflegepersonal vorgenommen. Unter ambulanten Bedingungen geschieht dies manchmal in der Arztpraxis oder durch einen mobilen Pflegedienst, oftmals übernimmt sie der Patient sogar weitgehend selbst. Die Maßnahmen reichen von täglichem Ausduschen mit lauwarmem Wasser über Wundreinigung mit z. B. Betaisodona® u. ä. Präparaten, zur Versorgung mit Saugkompressen, antimikrobiellen sog. „Alginat"-Verbänden, Hydrogel-, Hydrokolloid- oder Folienverbänden, sowie silberhaltigen Präparaten, die antiseptisch wirken. Diese modernen Verbandsmaterialien sorgen für ein optimales Milieu der Wunde und fördern so die Heilung. Eine allgemeingültige Aufstellung der „besten" Materialien und Methoden lässt sich nicht erstellen. Ausführliche Informationen sind in den Prospekten sowie auf den Websites der bekannten Verbandmittelhersteller zu finden.

Manuelle Lymphdrainage

Nach der Hals- und Bauchbehandlung wird am betroffenen Bein bis zur näheren Ulkusregion behandelt (zur Vorgehensweise ▶ Abschn. 19.3.2).

Die Ulkusregion selbst wird nach den gleichen **Prinzipien** behandelt wie postoperative Wunden (▶ Kap. 13):
- Die Arbeitsrichtung der Griffe, v. a. der Stehenden Kreise und der Daumenkreise, erfolgt prinzipiell nach proximal von der Wunde weg, so dass sich eine Art „Fischgrätenmuster" ergibt.
- Die Griffe werden so dicht wie möglich an der Wunde appliziert; solange das Ulkus nicht geschlossen ist, wird dabei zumindest in Wundnähe mit Handschuhen gearbeitet.
- Die Behandlung muss schmerzfrei sein.

❗ **Vorsicht**

Auf Anzeichen einer bakteriell bedingten Entzündung ist besonders zu achten.

Darüber hinaus wird beim Ulcus cruris am oftmals deutlich aufgeworfenen Wundrand mit vorsichtigen Stehenden Kreisen der Fingerbeeren und/oder mit Daumenkreisen zum Zentrum der Wunde hin drainiert (◻ Abb. 19.10 und 19.11). Dadurch lässt sich das angesammelte Wundexsudat mit sterilen Kompressen und/oder Watteträgern abtupfen. Sobald die Behandlung zur Bildung einer ersten (anfangs noch sehr labilen) Granulationsschicht geführt hat, die kaum noch Flüssigkeit abgibt, entfällt diese Art der „Wundtoilette".

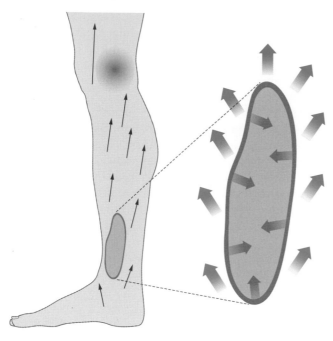

Abb. 19.10 Schema der Behandlung beim Ulcus cruris. Die vom Wundrand in Richtung Wundgrund gerichteten rosa Pfeile verdeutlichen das Vorgehen zum Entfernen des angesammelten Wundexsudats. Die Hauptarbeitsrichtung (grüne Pfeile) zeigt vom Ulkusgebiet nach proximal und entspricht der Entstauungsrichtung am Bein insgesamt

❗ Vorsicht

Verdächtige, Veränderungen gerade des Wundrandes müssen umgehend dem verordnenden Arzt gemeldet werden, um eine maligne Entwicklung auszuschließen (Hermes 2001).

Ein nahezu geschlossenes Ulkus wird dann wiederum so behandelt wie jede Wunde (▶ Kap. 13).

Kompressionstherapie

Ob im Bereich des Ulkus eine Kompression erfolgen kann, wurde lange Zeit kontrovers diskutiert. Eine Kompressionsbestrumpfung beim floriden Ulkus galt als Kontraindikation. Gerade in den letzten Jahren wurden zahlreiche Fallberichte veröffentlicht, die von äußerst positiven Erfahrungen durch Kompressionsbandagierung berichten (Michel 2006; Hahn et al. 2006). Außerdem besteht mittlerweile ausreichende Evidenz für eine Kompression beim Ulcus cruris (Stücker 2016). Heute stehen zahlreiche Möglichkeiten der Versorgung zur Verfügung, sodass eine individuelle Versorgung möglich ist (Dissemond 2016).

Weitere Maßnahmen

Unterstützend können lokale Maßnahmen wie Wundbäder oder auch CO_2-Bäder eingesetzt werden.

Literatur

Altenkämper H (2016) Kompressionstherapie beim Ulcus cruris venosum. vasomed 28(2):64–69

Diehm C, Allenberg JR, Niumura-Eckert K (1999) Farbatlas der Gefäßkrankheiten. Springer, Berlin Heidelberg

Dissemond J (2016) Kompressionstherapie als individualisierte Therapie beim Ulcus cruris. vasomed 28(1):24–25

Földi M, Kubik S (1993) Lehrbuch der Lymphologie, 3. Aufl. G. Fischer, Stuttgart

Glod A (2019) Kompression in der Wundbehandlung bei Ödemerkrankungen. vasomed 31(2):82–91

Hahn F, Jager C, Spengler M (2006) Ulkusverkleinerung und Schmerzreduktion in der Behandlung von ulzerierenden Lymphödemen und Phlebolymphödemen mit Kurzzugbinden. LymphForsch 10(1):41–42

Hermes B (2001) Ulkusrandveränderungen bei Ulcus cruris. LymphForsch 5(2):75–78

Klyscz T et al (1996) Lebensqualität und Krankheitsbewältigung bei Patienten mit chronisch venöser Insuffizienz. Phlebol 25:239–244

Klyscz T, Galler S, Jünger M (1997) Auswirkungen einer optimierten Kompressionstherapie auf die Ödemreduktion und ausgewählte Parameter der kutanen Mikrozirkulation bei Patienten mit chronisch venöser Insuffizienz. CVI) LymphForsch 2(2):81–85

Michel C (2006) Manschettenulkus und manuelle Entstauungsbehandlung. LymphForsch 10(1):39–41

Reich-Schupke S (2016) Kompressionstherapie bei benösen Erkrankungen – Versorgungsrealität in Deutschland. vasomed 28(1):22–23

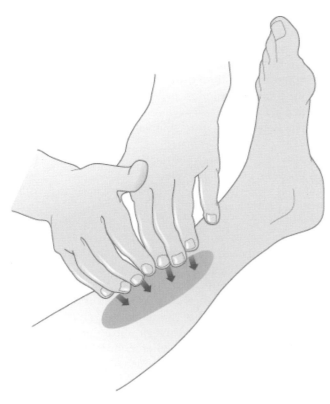

Abb. 19.11 Beispielhafte Behandlung am Ulcus cruris: vorsichtige Stehende Kreise mit den Fingerbeeren

Rieger H (1998) Nichtinvasive Therapie bei Venenerkrankungen. In: Rieger H, Schoop W (Hrsg) Klinische Angiologie. Springer, Berlin/Heidelberg

Rieger H, Wuppermann T (1998) Chronische venöse Insuffizienz (CVI). In: Rieger H, Schoop W (Hrsg) Klinische Angiologie. Springer, Berlin/Heidelberg

Stücker M (2016) Evidenz der Kompression in der nicht invasiven Therapie des Ulcus cruris venosum. vasomed 28(4):165–169

Stücker M, Rabe E (2016) Evidenz der Kompressionstherapie unter besonderer Berücksichtigung der Kompressionsstrümpfe der Kompressionsklasse I. vasomed 28(1):20–21

Tiedjen KU, Schultz-Ehrenburg U, Knorz S (1992) Lymphabflußstörungen bei chronischer Veneninsuffizienz. Phlebol 21:63–71

Lymphödeme

Inhaltsverzeichnis

Pathophysiologische und entstauungstherapeutische Besonderheiten der Lymphödeme

Günther Bringezu und Otto Schreiner

Inhaltsverzeichnis

© Springer-Verlag GmbH Deutschland, ein Teil von Springer Nature 2020
G. Bringezu, O. Schreiner (Hrsg.), *Lehrbuch der Entstauungstherapie*,
https://doi.org/10.1007/978-3-662-60576-9_20

■ **Initialüberlegung**

Als Definition eines Lymphödems geht aus den aktuellen S2k-Leitlinien zur Diagnostik und Therapie der Lymphödeme Folgendes hervor: „Das Lymphödem ist eine chronische, entzündliche Erkrankung des Interstitiums als Folge einer primären (anlagebedingten) oder sekundären (erworbenen) Schädigung des Lymphdrainagesystems …, also der initialen Lymphgefäße (Lymphkapillaren, Lymphsinus), Präkollektoren, Lymphkollektoren, Lymphstämme und/oder Lymphknoten."

Lymphödeme stellen eine besondere Form von Schwellungen dar, quasi einen Ausnahmezustand für die Flüssigkeitsbalance des Interstitiums. Überspitzt könnte man sagen: Während ein Ödem ein Symptom ist, ist ein Lymphödem bereits eine Erkrankung! Dies zeigt sich am möglichen Ausmaß solcher Schwellungen, das zumindest lokal bei keiner anderen Ödemursache so groß ist. Außerdem widerstehen sie den meisten gängigen Entstauungsbemühungen wie Hochlagerung, Betätigung der Muskelpumpe, medikamentöser Regulation des Wasserhaushaltes durch „ausschwemmende" Medikamente etc.

> **Hinweis**
>
> So genannte lymphodynamische Schwellungen bilden sich meist mit der Therapie ihrer Grundursache vollständig zurück, d. h., sie sind reversibel. Ödeme mit Ursache im Lymphgefäßsystem selbst sind dagegen meist chronisch und dann nicht vollständig korrigierbar.

Daraus ergeben sich weit reichende entstauungstherapeutische Konsequenzen. Um diese lange Zeit als „aussichtslos" und „schicksalhaft" betrachteten Schwellungen nachhaltig zu behandeln, ist vor allem das Wissen um die Rolle des Lymphgefäßsystemes im Gleichgewicht der Mikrozirkulation und der interstitiellen Flüssigkeit notwendig. Auf dieser Grundlage entwickelte sich ein Therapiekonzept, das Physikalische Entstauungstherapien wie die Manuelle Lymphdrainage, die gezielte Kompression, den Einsatz der Muskel- und Gelenkpumpmechanismen und andere begleitende Maßnahmen kombiniert zur sog. **komplexen bzw. kombinierten physikalischen Entstauungstherapie**. Damit lassen sich die Symptome des an sich chronisch irreversiblen Lymphgefäßdefizits nachhaltig bessern. Dies ist durch zahlreiche, internationale Studien sehr gut belegt (s. Literaturverzeichnis).

20.1 Ätiologie und Pathophysiologie

> **Hinweis**
>
> Die prinzipielle Ursache für die Entstehung eines Lymphödemes ist die irreversibel (d. h. dauerhaft) verringerte Transportkapazität des Lymphgefäßsystems.

Dies bedeutet einerseits, dass die **Bewältigung der physiologischen Wasserlast**, vor allem aber der **physiologischen Eiweißlast nicht möglich** ist; andererseits ist aber auch die Funktion des Lymphgefäßsystemes als Sicherheitsventil im komplexen Zusammenspiel der Mikrozirkulation und des Gewebswasserhaushaltes nachhaltig gestört. Daraus folgt zwangsläufig, dass sich von vorneherein besonders die nicht reabsorbierbare (d. h. lymphpflichtige) Eiweißlast im Interstitium staut, und dies hat weit reichende Folgen.

> **Hinweis**
>
> Lymphödeme sind von Anfang an immer relativ eiweißreich, initiieren eine chronische Gewebsentzündung und tendieren daher zur frühzeitigen Verhärtung.

Die Einschränkung „relativ" muss deshalb vorgenommen werden, da akut traumatische und/oder akut entzündliche Ödeme – zeitlich begrenzt – die eiweißreichsten Schwellungen sind.

Diese Funktionsunfähigkeit der Lymphgefäße bezeichnet Földi und Kubik (1993) als **lymphostatische Insuffizienz** bzw. synonym als **Niedrigvolumeninsuffizienz** oder auch als **mechanische Insuffizienz** (▶ Abschn. 2.2.1 mit Abbildungen).

Die Ursachen für eine solche Form der Insuffizienz des Lymphgefäßsystems können sein:
- eine genetisch bedingte Fehlanlage des Lymphgefäßsystemes – das **primäre Lymphödem** – oder
- eine im Laufe des Lebens eingetretene Schädigung, die das Lymphgefäßsystem dauerhaft und nachhaltig schädigt – das **sekundäre Lymphödem**.

◘ Tab. 20.1 gibt einen Überblick über die Ätiologie der Lymphödeme (weitere Einzelheiten ▶ Abschn. 21.1 und 22.2).

20

◻ Tab. 20.1 Ätiologie der Lymphödeme

Primäre Fehlanlage/Missbildung Lymphgefäße	Lymphknoten	Sekundäre Schädigung Lymphgefäße und Lymphknoten
Hypoplasie[a] Hyperplasie[b] bzw. Lymphangiektasie Aplasie[c] bzw. Atresie[d]	Aplasie/Agenesie[e] Lymphknotenfibrose	Iatrogen[f], v. a. durch Krebstherapie Maligne Prozesse Posttraumatisch/Postinfektiös (z. B. durch Bakterien, Parasiten-Filariasis) Artifiziell (durch Selbstverstümmelung)
Lymphödemklassifikation		
a) Sporadische Form mit ca. 98 % am häufigsten b) Hereditäre, d. h. erbliche Form c) Begleitend bei anderen Erkrankungen, die mit Angiodysplasien einhergehen		a) Benigne Form b) Maligne Form
Manifestationsalter des Lymphödems		
a) Geburt bis zum 2. Lebensjahr = kongenitale (angeborene) Form Zwischen dem 2. und 35. Lebensjahr: juvenile, d. h. jugendliche Form und/oder: Lymphoedema praecox[g] b) Nach dem 35. Lebensjahr: Lymphoedema tardum[h]		In jedem Lebensalter möglich, meist jedoch im Erwachsenenalter, da die oben aufgeführten Ursachen selten im Kindesalter vorkommen

a) Unvollkommene Ausbildung, d. h. Unterentwicklung von Geweben oder Organen; hier zahlen- oder kalibermäßige Minderanlage von funktionsfähigen Lymphgefäßen
b) Vergrößerung von Geweben oder Organen durch abnorme Vermehrung der Zellen; hier übermäßig erweiterte Lymphgefäße mit daraus resultierendem Funktionsverlust
c) Fehlende Anlage eines Organes; vgl. Agenesie. Hier teilweises Fehlen von Lymphgefäßen. Ein komplettes Fehlen aller Lymphgefäße einer Extremität ist nach heutigem Wissen mit dem Leben nicht vereinbar!
d) Missbildung in Form eines Verschlusses
e) Fehlen einer Organanlage bzw. lediglich rudimentäre Organentwicklung
f) Durch ärztliche Einwirkung ausgelöst
g) Vorzeitig, fruhzeitig
h) Langsam, verlangsamt, hier im Sinne von verzögert, verspätet; nach dem 35. Lebensjahr manifest

20.1.1 Epidemiologie

Absolute Zahlen über die Häufigkeit chronischer Lymphödeme in der Bevölkerung gibt es nicht. Alle Angaben beruhen somit auf Schätzungen bzw. der Auswertung klinischer Patientenkollektive und deren Übertragung auf die Bevölkerungszahl der Bundesrepublik.

So schätzt Herpertz (2003) das Vorkommen von Lymphödemen in der deutschen Bevölkerung (primäre und sekundäre zusammengenommen) auf 1,5 ‰. Umgerechnet bedeutete dies, dass es bei angenommenen 80 Millionen Einwohnern ca. 120.000 Personen mit Lymphödemen gäbe. Etwa 1/3 davon (also etwa 40.000) haben nach Angaben des gleichen Autors primäre Lymphödeme, 2/3 (= 80.000) sekundäre Lymphödeme. Weltweit betrachtet sind die sekundären Lymphödeme durch Wurmbefall, die sog. Filariasis, die häufigste Form der Schwellungen dieser speziellen Kategorie. Nach Warren (2007) wird die Zahl der mit Wucheria bancrofti (als einer Form der parasitären Nematoden) infizierten Menschen mit etwa 90 Millionen angenommen. Weissleder und Schuchhardt (2006) schätzen die Gesamtzahl der infizierten Menschen weltweit sogar auf 750 Millionen(!), wobei allein auf Indien 45 Millionen entfallen. Natürlich entwickeln nicht alle ein sekundäres Lymphödem.

20.1.2 Pathophysiologie des Lymphödems

Aus einer **primären Fehlanlage** von Lymphgefäßen entwickelt sich nahezu immer ein klinisch relevantes Lymphödem. In den allermeisten Fällen geschieht dies in der ersten Lebenshälfte, in Ausnahmefällen jedoch auch im fortgeschrittenen Erwachsenenalter, spätestens jedoch bis zum 5. Lebensjahrzehnt (▶ Kap. 21).

Aus einer **sekundären Schädigung** von Lymphknoten und/oder Lymphgefäßen hingegen muss sich nicht unbedingt ein klinisch relevantes Lymphödem ergeben. Dies hat mit den Möglichkeiten des Körpers zu tun, eine Lymphostase bis zu einem gewissen Ausmaß zu kompensieren, besonders wenn sie auf eine lokale Blockade zurückzuführen ist. Földi und Kubik (1993) beschreiben mehrere **Kompensationsmöglichkeiten** des Körpers bei einer lokalen Lymphabflussbarriere (▶ Abschn. 1.10.5, „Nutzen für den Ödemfall"):

1. **Nicht blockierte „Nachbar-Lymphgefäße"** verstärken ihre Tätigkeit, d. h., Frequenz und Amplitude der Lymphangiontätigkeit erhöhen sich; die sog. **Sicherheitsventilfunktion** tritt in Kraft.

2. Vorhandene **Kollateralgefäße** bilden einen **Umgehungskreislauf** um die Blockadestelle. Anatomisch trifft dies z. B. für das laterale Oberarmbündel, die interaxillären, interinguinalen und axilloinguinalen Anastomosen zu. – Außerdem entsteht durch den Rückstau in den Lymphgefäßen eine Erweiterung der Präkollektoren und des gesamten territorial übergreifenden initialen Lymphgefäßsystems der Haut, wodurch benachbarte Rumpfquadranten erreichbar werden.

3. Die gestaute Flüssigkeit bewegt sich über das Gewebsspaltensystem, die sog. **prälymphatischen Kanäle**, über lymphatische Wasserscheiden hinweg in Nachbarquadranten und zu dortigen gesunden initialen Lymphgefäßen hin. – Földi beschreibt zusätzlich noch starke Erweiterungen der Bindegewebskanäle in der Adventitia von Blutgefäßen. So soll z. B. nach inguinaler Lymphonodektomie gestaute eiweißreiche Flüssigkeit in der Adventitia der großen Beingefäße (sowohl Arterien als auch Venen) bis in die Adventitia der Beckengefäße gelangen; hier kann sie durch intakte Lymphgefäße aufgenommen werden.

4. Entstehung **lympho-lymphatischer Anastomosen**. Diese wurden vor allem nach Replantationen abgetrennter Körperteile festgestellt (Meuli-Simmen et al. 1998). Auch in verschiedenen Tierversuchen konnte man nach künstlichen Blockaden bereits nach 3 Wochen neu gebildete Seitenäste nachweisen. Diese Kompensationsmöglichkeit wird jedoch gerade durch eine starke Narbenbildung, wie sie bei der ärztlich kombinierten Krebstherapie – Chirurgie und v. a. der Radiatio – vorkommt, erschwert oder ganz verhindert.

5. Entstehung **lympho-venöser Anastomosen**. Ähnlich wie bei der Bildung lympho-lymphatischer Anastomosen können distal der Blockadestelle sich neu bildende Lymphgefäße in benachbarte Venen einwachsen.

6. Zelluläre **Eiweißbewältigung** durch vermehrte **Makrophagentätigkeit**.

20.2 Verlauf und Charakteristik

Die Entwicklung eines Lymphödemes, ungeachtet der Ätiologie, vollzieht sich in mehreren (nicht immer eindeutig voneinander abgrenzbaren) Stadien (◘ Tab. 20.2).

Die **charakteristischen Zeichen** (vor allem von gutartigen) Extremitäten-Lymphödemen sind:

— **Asymmetrisches Vorkommen**; meist einseitiges Ödem, bei beidseitigem Auftreten ist nahezu immer eine Seite dominant (◘ Abb. 20.1 und 20.3).

— Das **primäre Beinlymphödem** beginnt meist distal, d. h., es entwickelt sich allmählich vom Fuß ausgehend über den Unterschenkel, bis es schließlich die Extremitätenwurzel und evtl. den entsprechenden Rumpfquadranten erreicht hat (◘ Abb. 20.2, 20.3 und 21.6a, b).

— Das **sekundäre Beinlymphödem** beginnt dagegen öfter im Bereich der Extremitätenwurzel und breitet sich allmählich nach distal aus (◘ Abb. 20.4). Ähnliches gilt für sekundäre Lymphödeme der oberen Extremität.

Da solche Aussagen auf der Anamnese beruhen, müssen sie mit aller Vorsicht betrachtet werden. Nicht wenige Patienten bemerken z. B. die beginnende Schwellung des Armes zuerst an den Händen, wenn es ih-

Stadium	Typische Zeichen
◘ **Tab. 20.2**	Lymphödeme: Stadien der Entwicklung
Latenz- oder Intervallphase (=sog. Stadium 0 oder Stadium Ia)	Keine erkennbare Schwellung durch Sicht- oder Tastbefund, nur mit bildgebenden Verfahren, z. B. Lymphszintigraphie ist eine verringerte Transportkapazität erkennbar
Stadium I (reversible Phase)	Geringes Ödem, weiche Konsistenz, leicht erzeugbare Dellen. Nächtliche Hochlagerung trägt noch teilweise zum Rückgang bei oder sogar spontane Rückbildung, jedoch nicht dauerhaft! (◘ Abb. 20.2)
Stadium II (irreversible Phase)	Ödem bereits mit sekundären Gewebsveränderungen wie tastbaren Fibrosen, Konsistenz weich bis derb, Dellenbildung unter Aufwendung erhöhten Drucks möglich. Hochlagerung zeigt keinerlei Wirkung (◘ Abb. 21.6a).
Stadium III (sog. lymphostatische Elephantiasis)	Ausgeprägteste Form einer Schwellung mit z. T. grotesken Formveränderungen. Konsistenz „kautschukartig", d. h., eine Dellenbildung ist kaum oder gar nicht mehr möglich. Häufig sekundäre Hautveränderungen (◘ Abb. 20.6b).

20

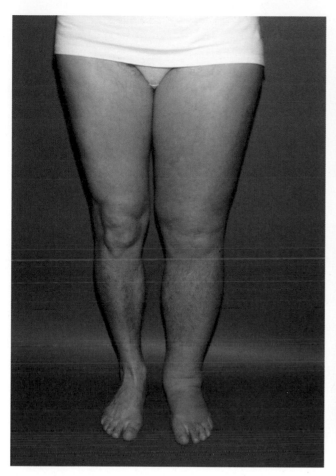

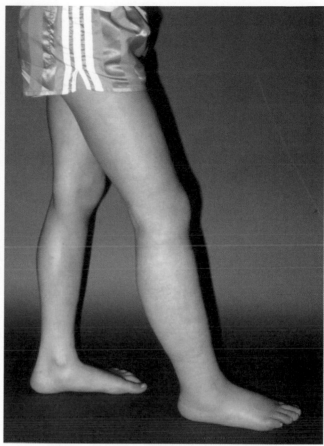

Abb. 20.1 Linksseitiges primäres Beinlymphödem

Abb. 20.2 Primäres Beinlymphödem bei einem 8-jährigen Jungen. Typisch ist die aszendierende Fortentwicklung der Schwellung

nen zunehmend schwerer fällt, einen Faustschluss durchzuführen. Dass die Stauung bereits in der Axilla begonnen hat, ist ihnen dabei entgangen. Gleiches gilt für die sekundären Beinlymphödeme: Dort fällt eine Schwellung nicht selten erst dadurch auf, dass in zunehmendem Maße der Schuh auf einer Seite nicht mehr passt!

- Tendenz der gesamten Extremität zur **säulenförmigen Deformität** (**◘** Abb. 20.3 und 20.5).
- Deutliche Mitbeteiligung der **Zehen** bzw. der **Finger** (**◘** Abb. 20.6).
- Bereits im frühen Stadium ist das sog. „Stemmer-Zeichen" positiv. Die **Hautfalten** über den Zehen bzw. Fingern fühlen sich verdickt an, sind verbreitert, schwer oder gar nicht abhebbar (**◘** Abb. 20.7). Da das **Stemmer-Hautfaltenzeichen nie falsch-positiv** ist, steht in diesem Fall fest, dass der Patient eine **Lymphostase** hat oder entwickelt oder dass es sich bei dieser Schwellung um eine „lymphostatische" Mitkomponente handelt. Es kann jedoch falsch-negativ sein – wenn keines der genannten Zeichen zu finden ist, heißt dies nicht, dass auch kein Lymphödem vorliegt.
- Bei **proximalem Beginn** eines Lymphödemes kann das Stemmer-Zeichen anfänglich noch negativ sein!
- Im späteren Verlauf zeigt sich typischerweise insgesamt eine Verdickung der Haut = Pachydermie (**◘** Abb. 20.8) S. 393.

- Auffällig ist die Tendenz zur **Vertiefung natürlicher Hautfalten**. Am deutlichsten sichtbar wird dies im Bereich der Grundgelenke der Zehen und Finger sowie über dem Sprung- bzw. Handgelenk (**◘** Abb. 20.6).
- Die **Hautfarbe** ist lange unauffällig, d. h. ohne typische Zeichen trophischer Schäden wie z. B. bei der CVI Stadium II und III.
- Liegt jedoch eine **venöse Mitbeteiligung** vor, können auch dafür typische Zeichen auftreten.
- Die **Hauttemperatur** ist im Seitenvergleich meist unauffällig oder höchstens minimal erhöht.
- Während sich anfänglich noch leicht Dellen erzeugen lassen, fällt dies mit zunehmender Ödematisierung immer schwerer, da es zu einer **vermehrten Gewebssklerose** kommt.
- Prinzipiell ist das **benigne Lymphödem nicht schmerzhaft**.

Ursachen außerhalb der Lymphödempathophysiologie können manchmal zu einer ansonsten unüblich raschen Ödementwicklung führen. In einem solchen Fall äußern viele Patienten „**Spannungsschmerzen**" oder ein **zunehmendes Schweregefühl**. Auch Begleiterscheinungen wie

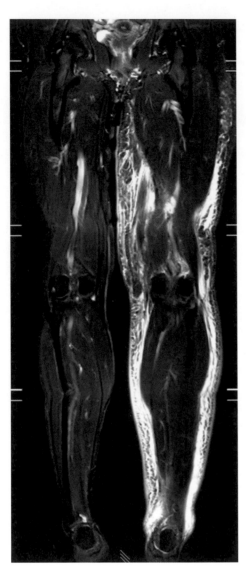

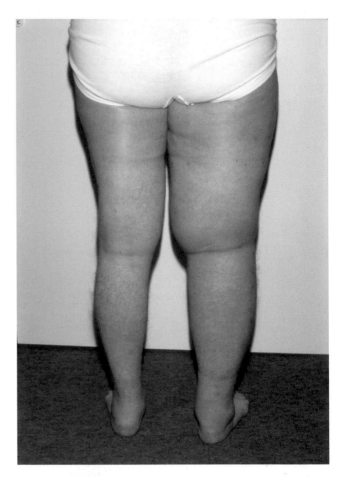

Abb. 20.4 Beidseitiges sekundäres Beinlymphödem (nach Malignom-Therapie eines Uteruskarzinoms) mit deutlicher rechtsseitiger Dominanz. Typisch ist hier die deszendierende Fortentwicklung

Abb. 20.3 Magnetresonanz-Lymphangiographie (MRL) einer 50-jährigen Patientin mit primärem Lymphödem rechts. T2-gewichtetes, fettunterdrücktes Bild (flüssigkeitssensitiv) mit Darstellung des massiven subkutanen Lymphödems (Ödem stellt sich hell dar) am gesamten rechten Bein mit Betonung am Unterschenkel. Man erkennt kleine Fettläppchen des durchtränkten subkutanen Fettgewebes zwischen den Flüssigkeitseinlagerungen (Fett stellt sich dunkel dar). Links kein Ödem. (Mit freundl. Genehmigung von PD Dr. Pieper, Radiologische Klinik der Universität Bonn)

Muskel-Sehnen-Beschwerden etc. können Schmerzen erzeugen (► Abschn. 20.3).

20.2.1 Maligne Lymphödeme

Das Auftreten eines jeden Lymphödemes stellt den untersuchenden Arzt immer vor die Aufgabe, eine maligne Ursache auszuschließen.

Von einer malignen Ursache spricht man bei:
— einer Tumorentwicklung mit Kompression von Lymphgefäßen von außen;

— einer Lymphangiosis carcinomatosa, d. h. einer Verlegung der Lymphgefäße „von innen" durch die Ausbreitung bösartiger Geschwülste in den Lymphwegen.

Tab. 20.3 S. 394 zeigt die Unterscheidungskriterien von benignen und malignen Lymphödemen.

! Vorsicht

In der Physikalischen Entstauungstherapie sind alle „verdächtigen" Zeichen zu beachten. **In jedem Zweifelsfall** muss der behandelnde und überweisende Arzt konsultiert werden.

20.3 Komplikationen

Länger bestehende, vor allem unzureichend oder gar nicht behandelte Lymphödeme haben Folgeerscheinungen, die hauptsächlich auf den chronischen Eiweißstau im Interstitium und die daraus resultierenden Veränderungen des interstitiellen Milieus und der körpereigenen

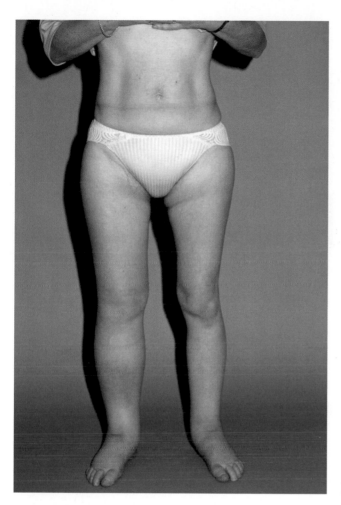

◘ Abb. 20.5 „Säulenbein" bei fortgeschrittenem Lymphödem besonders an der rechten Körperseite entwickelt

Antworten zurückzuführen sind. Diese Komplikationen erschweren das individuelle Schicksal der betroffenen Patienten und beschränken häufig auch die Möglichkeiten der Entstauungstherapie. Nicht selten tragen sie zusätzlich zur Ödemzunahme bei, z. B. durch bakterielle Infekte. Schmolke (2010) bringt dies auf die Formel **Lymphostase = Immunostase!** Gleichzeitig zeigen Untersuchungen, dass sich die lokale Immunität beim chronischen Lymphödem durch konsequente KPE verbessert (Szolnoky et al. 2012).

Komplikationen beim chronischen Lymphödem
- Lokale Infekte
- Hautveränderungen
- Fibrotische Gewebsveränderungen
- Extreme Formveränderungen
- Weichteilrheumatische und orthopädische Beschwerden
- Entartungsreaktionen der Gefäße
- Lähmungserscheinungen

■ **Lokale Infekte**

Dazu zählen vor allem Erysipele als rezidivierende bakterielle Entzündungen (◘ Abb. 20.14) und Mykosen (besonders Interdigitalmykosen).

Das **Erysipel** stellt die häufigste Komplikation beim chronischen Lymphödem dar. Die lokale Verminderung der Immunität gegen Erreger trägt im Wesentlichen zu dieser Komplikation bei. Wie die bakterielle Infektion sind auch **Mykosen** auf die verminderte Abwehrkraft im Lymphödembereich zurückzuführen (s. Kontraindikationen bzw. Therapieeinschränkungen für die Manuelle Lymphdrainage und für die Kompressionstherapie ▶ Abschn. 3.6).

◘ Tab. 20.3 Verdachtsmomente/Unterscheidungskriterien zwischen benignen und malignen Lymphödemen

Dazu zählen zunächst **Lymphzysten/Lymphbläschen** (◘ Abb. 20.15 und 20.6b). Lymphzysten erklären sich durch den erhöhten Druck der gestauten Lymphflüssigkeit. Häufiger zu sehen sind sie im axillären Bereich, an der Extremitätenwurzel der unteren Extremität, bei Genitallymphödemen am Skrotum, aber auch auf der dorsalen Finger- und Zehenseite. Lymphzysten können zu **Lymphfisteln** werden mit Öffnung nach außen. Aus solchen Stellen tritt einerseits Flüssigkeit aus, andererseits können sie auch zur Eintrittspforte für Erreger werden. Länger bestehende Lymphfisteln können verhärten und werden dann als **Fibrome** bezeichnet.

Papillomatosen sind multiple, bläschen- bzw. knospenartige, meist gutartige Wucherungen des Oberflächenepithels, die von den Hautpapillen ausgehen. Am häufigsten treten sie im Fußbereich auf (◘ Abb. 20.16).

Ulzera sind selten und kommen hauptsächlich als **radiogene Ulzera** (◘ Abb. 22.10, 22.13a und 20.17c) in Verbindung mit begleitenden Hauterkrankungen wie Pyodermien (Pustelausschlag durch Eitererreger) oder bei gleichzeitigen Erkrankungen vor, bei denen wiederum ein Ulkus als Komplikation auftreten kann (z. B. CVI Stadium III oder bei Mikroangiopathien verschiedenster Ursachen).

Dekubitalgeschwüre treten nur bei immobilisierten Patienten auf und hier vor allem an den lagebedingten Schwerpunktstellen wie Ferse, Unterschenkelrückseite, Gesäß etc.

Ekzeme kommen bei Lymphödempatienten häufiger vor als bei nicht ödematisierten Patienten (Herpertz 1991). Die besondere Gefahr besteht in der Entstehung von Rhagaden (Rissbildung der Haut, sog. Schrunden), woraus sich durch Kratzen aufgrund des Juckreizes kleine Ulzera mit wiederum erhöhtem Erysipelrisiko entwickeln können.

■ **Fibrotische Gewebsveränderungen**

Es gehört zum typischen Palpationsbefund, dass bei Lymphödemen ab dem Stadium II lokale Gewebsverhärtungen zu finden sind. Durch den **Eiweißstau** werden

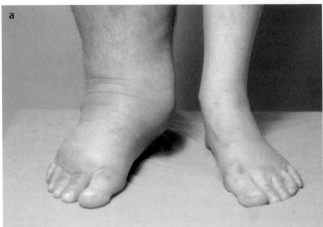
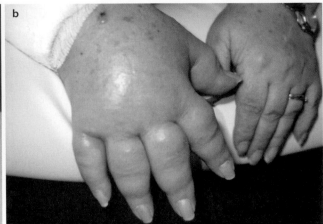

Abb. 20.6   **a, b** Deutlich erkennbare Mitbeteiligung der Zehen bzw. der Finger

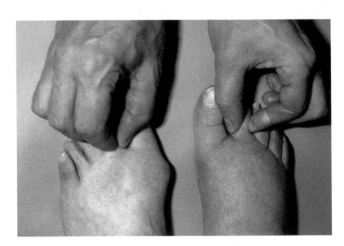

Abb. 20.7   Positives Stemmer-Zeichen rechts

über Fibroblasten vermehrt Bindegewebsfasern gebildet. Diese widerstehen den üblichen Entstauungsbemühungen und können nur durch konsequentes Tragen von Kompression, unterstützt durch lokale Druckerhöhungspolster in **langen Zeiträumen**, vermindert werden.

Fibrotische Gewebsveränderungen können auch die Folge von **Strahlenschäden der Haut** sein. Sie reichen von der akuten Radiodermatitis während und kurz nach der Bestrahlung bzw. während der Bestrahlungsserie bis zu heute selten vorkommenden Spätschäden wie Teleangiektasien (◘ Abb. 20.17a), Hautpigmentverschiebungen und Hautatrophie („pergamentartige" dünne und dadurch leicht verletzliche Haut, wie in ◘ Abb. 20.17a durch die Lichtreflexion zu erkennen). Auch subkutane Fibrosen mit Elastizitätsverlust und Schrumpfungen oder gar mit Bildung von Narbenzügen (◘ Abb. 20.17b) bis zu Ulzera (◘ Abb. 20.17c) können entstehen (▶ Abschn. 24.3).

■ **Extreme Formveränderungen**

Dazu zählen vor allem Fettproliferationen, die wulst- und lappenartige Auswüchse annehmen können und dann zu vielfältigen Behinderungen führen (◘ Abb. 21.6b und 21.8a). Földi spricht von der **lobulären Form der lymphostatischen Elephantiasis**.

■ **Weichteilrheumatische und orthopädische Beschwerden**

Dazu zählen Periarthropathien (besonders Schultergelenk und Hüftgelenk), Tendovaginitiden (besonders Hand-Finger-Extensoren und -Flexoren), Epikondylitiden und Achillodynien sowie das Karpaltunnelsyndrom. Diese Komplikationen gehen auf die ödematöse Durchtränkung und die gewichtsbedingte Überlastung zurück.

Bedingt durch statische Veränderungen aufgrund der oft einseitigen Volumen- und Gewichtszunahme führt das chronische Lymphödem über Haltungs- und/oder Gangveränderungen zu weit reichenden Beschwerdesymptomen wie Schulter-Nacken-Arm-Syndromen, Periarthropathien, arthrotischen Beschwerden besonders der Knie- und Sprunggelenke und Überlastungsbeschwerden der Füße, vor allem der Fußgewölbe.

■ **Entartungsreaktionen der Gefäße**

Beim **Angiosarkom** bzw. **Stewart-Treves-Syndrom** handelt es sich um eine bösartige Geschwulst, die vom Gefäßendothel ausgeht und eine äußerst schlechte Prognose hat (◘ Abb. 20.11b). Dies wird auch durch neueste Untersuchungen bestätigt (Bennewitz et al. 2013).

■ **Lähmungserscheinungen**

Meist als Tumorrezidiv nach Ablatio mammae, in seltenen Fällen auch als radiogene Plexopathie (Sauer 1998; Mumenthaler et al. 2003; ▶ Abschn. 25.5).

20

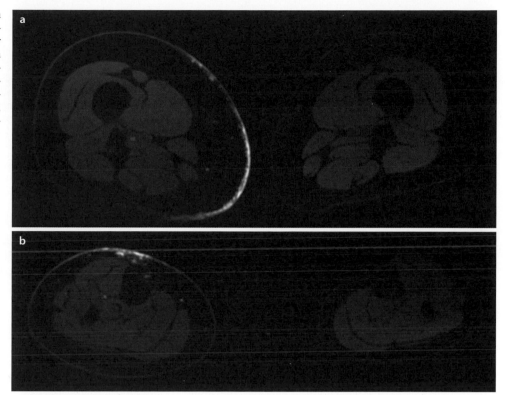

◘ **Abb. 20.8** Querschnitt durch die Oberschenkel **(a)** und Unterschenkel **(b)** mit Darstellung der Dermisverdickung im Vergleich zur Gegenseite sowie des flächigen dermalen Kontrastmittelrefluxes. (Mit freundl. Genehmigung von PD Dr. Pieper, Radiologische Klinik der Universität Bonn)

20.4 Prognose

Hinweis

Unbehandelt sind Lymphödeme prinzipiell progredient (fortschreitend) und können einen extremen Umfang erreichen. Zudem können sie vielfältige sekundäre Gewebsveränderungen nach sich ziehen. Eine chronische Lymphabflussstörung ist prinzipiell ein irreversibler Zustand. Eine Heilung kann also nicht erfolgen.

Eine Therapie hat folgende Ziele:
- die Entstehung einer Schwellung verhindern;
- eine vorhandene Schwellung reduzieren;
- chronische Gewebsveränderungen verhindern und beseitigen.

Gutartige Lymphödeme im Stadium I lassen sich mit einer **konsequenten Kombinierten Physikalischen Entstauungstherapie** häufig so weit reduzieren, dass man von einer Rückführung in das Latenzstadium (Stadium 0) sprechen kann.

Lymphödeme in fortgeschritteneren Stadien, d. h. mit ausgeprägten sekundären Gewebsveränderungen, bedürfen einer konsequenten und langjährigen komplexen physikalischen Entstauungstherapie in Form einer 2-Phasen-Therapie, die sich zusammensetzt aus

- mehrwöchigen Aufenthalten in speziellen lymphologischen Kliniken (=sog. Entstauungs- oder Volumenreduktionsphasen) und
- nachfolgenden ambulanten Behandlungsserien (=sog. Erhaltungs- oder Stabilisierungsphasen).

In besonders hartnäckigen Fällen wechseln sich diese Phasen mehrere Jahre lang intervallartig ab. Nur so ist es möglich, dem Idealzustand des Stadiums 0/Ia möglichst nahe zu kommen.

20.4.1 Vorbeugung/Information

Nach ärztlichen Eingriffen in das Lymphgefäßsystem wie z. B. der operativen Lymphknotenentfernung (=Lymphonodektomie, Lymphadenektomie, Exstirpation von Lymphknoten) und vor allem der Radiatio ist die Transportkapazität für diesen Körperabschnitt prinzipiell vermindert. Ob sich daraus eine Lymphabflussstörung ergibt, die lediglich mit bildgebenden Verfahren nachweisbar ist (Stadium 0), oder gar eine klinisch relevante Schwellung (Stadium I–III), ist prinzipiell nicht vorhersagbar.

Die Häufigkeit von sekundären Armlymphödemen nach Brustkrebstherapie werden von Weissleder und Schuchhardt (2006) in Bezug auf Angaben von Schünemann und Willich (1997) mit insgesamt 24 % angege-

◻ Tab. 20.3 Verdachtsmomente/Unterscheidungskriterien zwischen benignen und malignen Lymphödemen

Benignes Lymphödem	Malignes Lymphödem
Meist langsamer Verlauf, d. h. progredienter Beginn und Entwicklung über Monate oder gar Jahre	Entweder akuter Beginn mit rapider Progression oder: Bei einem bis dahin als benigne aufgefassten Lymphödem rasche Verschlechterung trotz konsequenter Entstauungstherapie. Auftreten zusätzlicher Lymphödembereiche, wie z. B. eines sich rasch entwickelnden Genitalödems, zusätzlich zum Beinlymphödem (◻ Abb. 20.9)
Meist keine eigentliche Schmerzhaftigkeit durch das Lymphödem, höchstens ein unangenehmes Schweregefühl oder „Spannungsschmerzen" in den Phasen der Entwicklung. Gelegentlich werden Parästhesien (Missempfindungen) wie „Ameisenlaufen" angegeben	Anfängliche Missempfindungen werden rasch von oft unerträglichen, hellen (Dauer-)Schmerzen abgelöst, manchmal als „Berstungsschmerz" beschrieben
Meist keine Allgemeinsymptome wie rasche Gewichtsabnahme, ständige Appetitlosigkeit und zunehmende Schwäche	Häufig Allgemeinsymptome wie rasche Gewichtsabnahme, ständige Appetitlosigkeit und zunehmende Schwäche
Häufig Bewegungsbehinderungen durch das Ausmaß des Lymphödems und durch Muskelatrophie infolge von Inaktivität. Nur in Ausnahmefällen bei seltenen radiogenen Plexopathien richtiggehende Lähmungen. Zumindest die Muskelatrophien sind durch gezielte krankengymnastische Therapie reversibel	Rasches Fortschreiten von therapieresistenten Lähmungserscheinungen (◻ Abb. 20.10)
Hautfarbe im Allgemeinen unauffällig (außer bei sekundären Hautveränderungen, wie z. B. Ekzemen)	Die Hautfarbe oft glänzend, z. T. zyanotisch oder rötlich, manchmal auch weißlich-grau (◻ Abb. 20.9a). Kleine oder größere, hämatomartige Flecken, die sich rasch ausbreiten, sind hochverdächtige Zeichen für ein Angiosarkom! (◻ Abb. 20.11b)
Ausdehnung entweder deutlich distal betont oder erfasst die betroffene Extremität gleichmäßig. Ansicht des Schultergürtels meist unauffällig; Haltungsanomalien erklären sich durch die Tendenz der Patientinnen, den vom Lymphödem betroffenen Arm „zu tragen"	Ausdehnung häufig proximal betont und meist auch deutlich auf den entsprechenden Rumpfquadranten ausgedehnt (◻ Abb. 20.12). Der Hals-Akromion-Abstand erscheint häufig verkleinert, da die proximal betonte Schwellung die Konturen verwischt, so dass die Supraklavikulargrube vorgewölbt erscheint, und die Tumorausbreitung z. B. in den klavikulären Lymphknoten eine beschwerdefreie Armbewegung behindert, sodass die Patientinnen diese Seite schonen und in typischer Haltung tragen – innenrotiert, adduziert bei protrahiertem Schultergürtel (◻ Abb. 20.10)
Selten begleitendes Ulkus nur als radiogenes Ulkus (◻ Abb. 22.8 und 22.11a)	Ulzera können als regelrechte Krebsgeschwüre auftreten. Manchmal sind Krebsknoten erkennbar, die sich deutlich abzeichnen oder gar die Haut durchbrechen (◻ Abb. 20.13b)
Unauffälliger Venenstatus, abgesehen von möglicherweise begleitender Varikosis	Manchmal sichtbar gestaute Kollateralvenen v. a. im Bereich der Extremitätenwurzel und am angrenzenden Rumpfquadranten
Hauttemperatur meist unauffällig, manchmal im Seitenvergleich etwas erhöht	Hauttemperatur imponiert nicht selten durch regelrechte Kälte

ben, wobei sie in Abhängigkeit zur verwendeten chirurgischen Methode variiert und davon mit abhängig ist, ob eine Radiatio erfolgte oder nicht. Herpertz (2003) schätzt das Risiko bei den heute üblichen brusterhaltenden Methoden auf 10 %. Vignes et al. (2007) betonen ebenfalls, dass die Häufigkeit von 12 % bis 28 % schwankt, abhängig von der Art der onkologisch-chirurgisch-radiologischen Therapie. (Weitere Angaben ▶ Abschn. 22.2.2.)

❶ Vorsicht

Grundsätzlich müssen Patienten nach ärztlichen Eingriffen in das Lymphgefäßsystem als **ödemgefährdet** eingestuft und entsprechend aufgeklärt und auch beraten werden.

Bei Patienten, bei denen sich bereits ein Lymphödem manifestiert hat, dient eine solche Beratung der Vorbeugung, damit sich das Lymphödem durch unbedachte

20

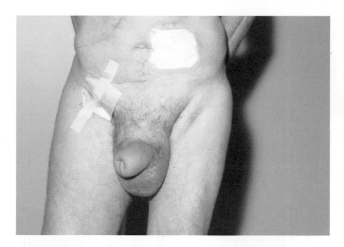

■ Abb. 20.9 Genitallymphödem als Zeichen des fortschreitenden bösartigen Geschehens bei vorausgegangener Therapie eines Rektumkarzinoms und nachfolgender Entwicklung eines rechtsseitig betonten sekundären Beinlymphödems

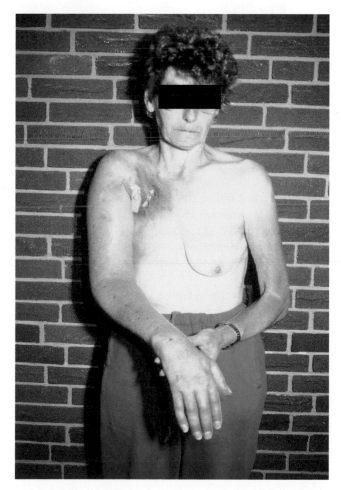

■ Abb. 20.10 Fortgeschrittenes sekundäres Armlymphödem mit weitgehendem Verlust der motorischen Gebrauchsfähigkeit bei gleichzeitiger ausgeprägter radiogener Schädigung im Bereich des Armplexus. Typisch ist die Haltung der Patientin – der Arm wird adduziert, innenrotiert „getragen", wobei gleichzeitig die Schulter protrahiert ist (sog. „verkleinerter" Hals-Akromion-Abstand)

Handlungen nicht noch verschlechtert. Die betroffen Patienten sollten darauf hingewiesen werden, dass sie ihr Ödemleiden durch entsprechende Lebensführung positiv beeinflussen können.

> **Hinweis**
>
> Grundsätzlich gilt: Der Patient muss alles vermeiden, was die restlichen intakten Lymphabflusswege einengt, behindert oder gar zerstört bzw. zusätzliche Ödemflüssigkeit hervorrufen würde.

20.5 Therapiemöglichkeiten

Beim Lymphödem werden heute international folgende Möglichkeiten der Therapie in Betracht gezogen:
- chirurgischer Eingriff,
- medikamentöse Behandlung,
- gezielte Ernährung,
- psychotherapeutische Betreuung,
- Physiotherapie.

■ Chirurgischer Eingriff

Prinzipiell sind chirurgische Eingriffe im Bereich eines Lymphödems problematisch, da sie die vorhandene Schwellung durch die mit der Heilungsphase verbundene entzündliche Reaktion meist noch verstärken. Außerdem ist die Heilungstendenz im lymphödematösen Bereich schlechter als üblich. Alle versierten Lymphologen warnen deshalb immer wieder vor **unbedachten** chirurgischen Eingriffen.

Die einzige wirklich schwellungsmindernde Operation ist heute die **mikrochirurgische Rekonstruktion unterbrochener Lymphabflusswege** durch die sog. autologe Lymphgefäßtransplantation von RGH Baumeister, Klinikum Großhadern der Chirurgischen und Poliklinik der Universität München (Baumeister 1997).

Die **Entfernung von „Hautsäcken"** vor allem nach einer erfolgreichen Entstauungstherapie kann manchmal notwendig sein, um die dauerhafte Versorgung mit Kompressionsstrümpfen erst zu ermöglichen.

Seit kurzem wird ebenfalls diskutiert, bei ausgeprägter Proliferation des Fettgewebes im Zuge eines chronischen Lymphödems nach einer konsequenten physikalischen Entstauungstherapie diese irreversiblen, formbeeinträchtigenden und therapieeinschränkenden Massen durch eine Liposuktion so zu vermindern, dass die unbedingt notwendige Kompressionsbestrumpfung sinnvoll durchgeführt werden kann (Damstra et al. 2011; Schingale 2012; Miller 2013).

Außerdem kann es nötig sein, **massive lymphokutane Fisteln** oder **Fibrome** zu entfernen.

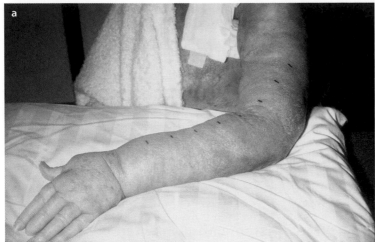

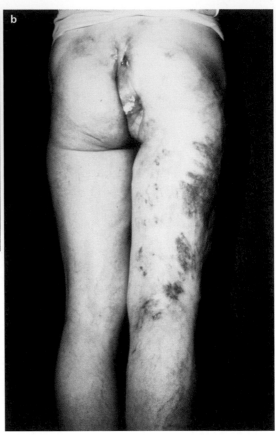

Abb. 20.11 **a** Malignes Armlymphödem mit deutlich erkennbarer „grauer" Hautfarbe, die sich eiskalt anfühlt. **b** Fortgeschrittenes Lymphangiosarkom. Auffällig sind die kleinen und großen hämatomartigen Flecken

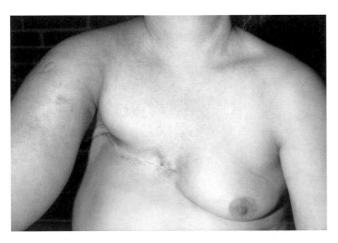

Abb. 20.12 Ausdehnung eines Armlymphödemes auf den gleichseitigen Thoraxquadranten mit besonderer Betonung der klavikulären Region

Im Falle eines diagnostizierten **Angiosarkoms** wird gelegentlich überlegt, der Ausbreitung der Krebserkrankung durch lokale Resektionen (Döller und Apich 2003) oder gar durch eine Amputation der betroffenen Gliedmaße zu begegnen (Gregl et al. 1982).

■ **Medikamentöse Behandlung**

Diuretika als Dauergabe beim chronischen Lymphödem werden heute als **kontraindiziert** angesehen! Sinnvoll ist die Verabreichung lediglich bei Begleiterkrankungen wie einer dekompensierten Herzinsuffizienz, nephrotischen oder hepatogenen Begleiterkrankungen etc.

Medikamente zur **besseren Eiweißbewältigung durch Makrophagen** werden gelegentlich unterstützend gegeben, sind jedoch nicht ausreichend, um eine wirkliche Ödemverminderung zu bewirken.

Medikamente, die weniger Eiweiß durch die Blutkapillaren passieren lassen oder die Lymphgefäßtätigkeit steigern sollen, werden (u. a. von Földi und Kubik 1993) als nicht relevant bzw. sogar als falsch beurteilt.

■ **Gezielte Ernährung**

Eine gezielte Diät gegen das Lymphödem gibt es nicht. Trotzdem sollte Patienten geraten werden, sich abwechslungsreich und gesund zu ernähren und auf ihr Gewicht zu achten, da ein zusätzliches Übergewicht die Auswirkungen des Lymphödems noch verschlechtert.

20

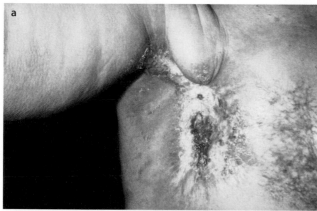

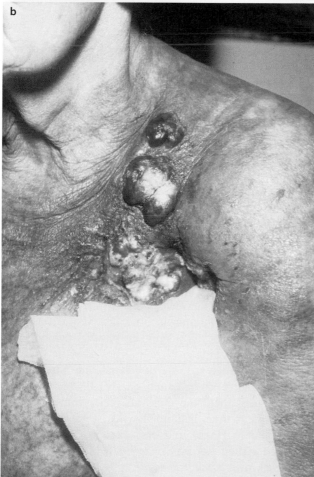

Abb. 20.13 **a** Strahlenulkus bei einem Armlymphödem nach radikaler Mastektomie. **b** Fortgeschrittene Krebserkrankung eines ehemaligen Mamma-Karzinoms

■ **Psychotherapeutische Betreuung**

Gerade nach einer diagnostizierten Krebserkrankung bedürfen betroffene Patienten häufig einer psychotherapeutischen Unterstützung.

■ **Physiotherapie**

Die vorrangige Zielsetzung bei Lymphödempatienten

ist natürlich die Entstauungstherapie, wobei verschiedene Maßnahmen kombiniert eingesetzt werden. Die kombinierte physikalische Entstauungstherapie hat sich als Mittel der Wahl erwiesen, und ihre Wirkung wird heute international nicht mehr angezweifelt (z. B. Szuba und Rockson 1998; Casley-Smith et al. 1998; Werner 2001; Brauer et al. 2003; Schuchardt und Bimler 2003; Vignes et al. 2007).

Die wesentlichen Säulen einer solchen **Maßnahmenkombination** sind:

— die Manuelle Lymphdrainage,
— die Kompressionstherapie,
— die adäquate Hautpflege,
— die Bewegungs- und Atemtherapie
— Aufklärung und Schulung zum Zwecke des individuellen Selbstmanagements.

Isoliert haben die Maßnahmen beim chronischen Lymphödem nur jeweils einen geringen bis gar keinen Effekt. Lediglich die Kombination bewirkt, dass sich die entstauenden Wirkungen der einzelnen Therapien zu einer „schlagkräftigen" Gesamtstrategie verbinden, die heute allgemein als **Komplexe bzw. Kombinierte Physikalische Entstauungstherapie (KPE)** bekannt ist (engl. „Combined" oder auch „Complex Physical Therapy" oder auch „Complex" bzw. „Combined Decongestive Physiotherapy").

Die Einbeziehung anderer rückflussfördernder Maßnahmen wie die Hochlagerung dient weniger der Ödemreduzierung als vielmehr der Prophylaxe.

20.5.1 Die Komplexe bzw. Kombinierte Physikalische Entstauungstherapie (KPE)

Ein Hauptproblem der Entstauungstherapie beim Lymphödem ist die Zusammensetzung der Ödemflüssigkeit, d. h. die frühzeitige Ansammlung von Eiweißen im Interstitium mit ihren vielfältigen Folgen. Dadurch widersteht eine solche Schwellung entstauenden Maßnahmen wie der **alleinigen Hochlagerung** und dem **isolierten Einsatz der Muskel- und Gelenkpumpe** (► Kap. 12).

20.5.1.1 Manuelle Lymphdrainage

Weiterhin ist einleuchtend, dass die Griffe der Manuellen Lymphdrainage erst in zweiter Linie auf die Verbesserung des Lymphabtransportes im Lymphödemgebiet abzielen können, da sich diese im zeitlichen Verlauf der Lymphödementwicklung deutlich verändert haben. Nicht selten sieht man lumenerweiterte also dilatierte Kollektoren als Folge der „Daueranspruchung" bis hin zu Lymphgefäßwandveränderungen mit der Folge

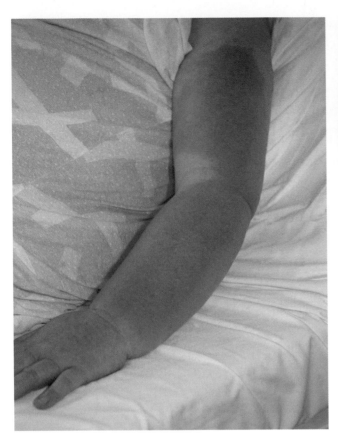

Abb. 20.14   Ausgeprägtes Erysipel eines Lymphödemarmes

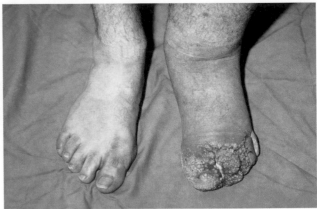

Abb. 20.16   Vorfußpapillomatose

Dies bedeutet, dass die Griffe meist mit **mehr Druck** appliziert werden, dann jedoch noch **langsamer** ausgeführt werden müssen. Außerdem muss gelegentlich die **Dynamik der Griffe** angepasst werden. Griffe, die üblicherweise beidhändig im Wechsel ausgeführt werden (z. B. der beidhändige Pumpgriff über den ventralen Oberschenkel), werden also nun in parallel-dynamischer Weise bei gleichzeitig größerem Druck appliziert.

Weiterhin muss z. T. die **zu behandelnde Strecke verkürzt** werden. Dies bedeutet, dass z. B. am ventralen Oberschenkel nicht die Gesamtstrecke vom Knie zur Extremitätenwurzel behandelt wird, sondern zunächst die proximale Hälfte und erst danach die distale. In manchen Fällen werden sogar noch kleinere Entstauungsabschnitte gewählt.

Ergibt der Befund, dass die Ödemkonsistenz prall und hart ist, sich beim Versuch, die Haut zu verschieben, quasi „zäh" anfühlt und eine Dellenbildung nur schwer bzw. erst bei erheblichem Druck möglich ist, sind Grund- und Sondergriffe auch in modifizierter Form alleine nicht mehr ausreichend. Hier muss mit den speziellen Lymphödemgriffen behandelt werden, und zwar nach den in ▶ Abschn. 3.9.1 dargestellten Kriterien.

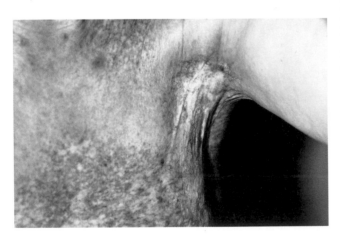

Abb. 20.15   Lymphbläschen im axillären Bereich

des dermalen Reflux (◻ Abb. 20.18). Es geht also vielmehr zunächst darum, die gelartige Ödemkonsistenz oder gar die fibrotischen Bereiche zu verändern und die Flüssigkeit in intakte Körperregionen, in denen dann wieder die Lymphgefäßmotorik genutzt wird, zu verschieben, zu verdrängen und umzuleiten.

20

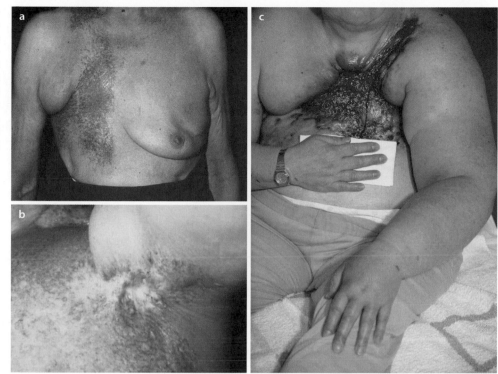

Abb. 20.17 **a** Teleangiektasien als Spätschaden der Radiatio. Die glänzenden Hautareale zeigen dünne und dadurch gespannte Hautareale. **b** Blick in die Achselhöhle bei abduziertem Arm mit deutlich sichtbaren Narbenzügen. Diese Narbenzüge limitieren den Bewegungsradius. **c** Blutendes Strahlenulkus als ausgeprägteste (und sehr seltene) Form eines Strahlenschadens

Nicht nur das eigentliche Lymphödemgebiet bedarf bei der Entstauung gesonderter Betrachtungen, sondern auch die notwendigen Zusatz- bzw. Ersatzabflussgebiete. Neben der Förderung des lymphanatomischen Abflussweges gilt es, „neue Wege" zu eröffnen, indem die Haut als „Transportorgan" (Knorz et al. 1995) genutzt wird. Außerdem ergibt sich daraus ein „Trainingseffekt" für die Anastomosen, die die lymphatischen Wasserscheiden überbrücken. Sie sorgen dann zukünftig dafür, dass diese Wege eigenständig genutzt werden können – ohne die dauernde Unterstützung der „drainierenden Hand" des Therapeuten. Solche Effekte sind selbstverständlich nicht nach einer Behandlungsserie von „6-mal Lymphdrainage" pro Quartal, sondern nur längerfristig bei konsequenter Entstauung sowohl in der Entstauungs- bzw. Volumenreduktionsphase als auch in der Erhaltungs- bzw. Stabilisierungsphase zu erzielen (Behandlungszeiten und -frequenz s. unten).

20.5.1.2 Kompressionstherapie und Hautpflege

Auch die Kompressionstherapie muss sich den Veränderungen in Ausmaß und Form anpassen. Während der Phase der eigentlichen Entstauung kommt nur die **Kompressionsbandagierung**, der sog. lymphologische Kompressionsverband (LKV), in der Phase der Erhaltung nur ein **flachgestrickter Maßkompressionsstrumpf** in

Frage. Sortimentstrümpfe können in aller Regel den trotz aller Entstauungsbemühungen verbleibenden individuellen Veränderungen nicht gerecht werden.

Äußerst wichtig ist die **sorgfältige Hautpflege**. Die unbedingte Notwendigkeit, ständig Kompressionsmittel zu tragen, erfordert eine konsequente Behandlung der Haut mit pH-neutralen Cremes, um den austrocknenden und mechanisch belastenden Effekt der verschiedenen Kompressionsmaterialien abzufangen. Außerdem muss ärztlicherseits für eine Hautsanierung gesorgt werden, falls Hautveränderungen, wie sie in ▶ Abschn. 20.3 beschrieben werden, vorliegen.

20.5.1.3 Bewegungs- und Atemtherapie

Patienten mit Beinlymphödemen müssen im Allgemeinen lediglich dazu angehalten werden, sich bandagiert täglich ausreichend zu bewegen. Man sollte jedoch bedenken, dass die Bandage das Gangbild noch weiter verändert als das Beinlymphödem allein. Eine Gang- und Haltungskorrektur sollte also in jedem Falle erfolgen.

Lediglich bei Patienten, die aufgrund der Gesamtkonstitution einen eingeschränkten Bewegungsradius haben, empfiehlt sich ein **zusätzliches Bewegungsprogramm**. Es wird zunächst unter therapeutischer Anleitung speziell für den Patienten ausgearbeitet und überwiegend als „Hausaufgabenprogramm" ausgeführt. Ein solches Übungsprogramm kann auch immer dann ab-

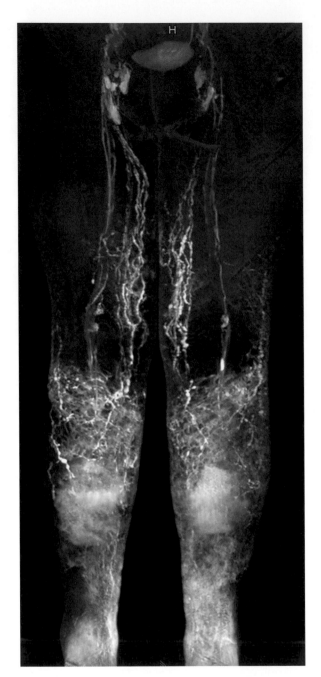

Abb. 20.18 Magnetresonanz-Lymphangiographie (MRL) einer 67-jährigen Patientin mit ausgeprägtem Lymphödem beidseits. Die Kontrastmittel-MR-Lymphangiographie nach Injektion in die Zehenzwischenräume beidseits zeigt neben dem ausgeprägten dermalen Reflux am Unterschenkel beidseits mit netzförmigen dermalen Lymphgefäßen einen erhaltenen Kontrastmittelabstrom über deutlich dilatierte/dysplastische Lymphkollektoren ventromedial an beiden Oberschenkeln mit Kontrastierung von kräftigen Lymphknoten beidseits inguinal und iliakal. (Mit freundl. Genehmigung von PD Dr. Pieper, Radiologische Klinik der Universität Bonn)

solviert werden, wenn in den täglichen Pausen und Ruhephasen das **bandagierte** Bein hochgelagert wird. In dieser Kombination hat die **Hochlagerung** dann einen zusätzlichen rückstromfördernden und dadurch im geringen Maße auch ödemmindernden Effekt.

Grundlegend anders verhält es sich bei Patienten mit Armlymphödemen. Hier ist nahezu immer eine spezielle bewegungs- und atemtherapeutische Betrachtung nötig (▶ Kap. 23 und 24).

20.5.2 Hautpflege bzw. Hauthygiene/ individuelles Selbstmanagement

Durch den chronischen Verlauf und infolgedessen den chronischen Eiweißstau ergeben sich vielfältige dermatologische Komplikationen. Angefangen von trockener, rissiger Hautoberfläche (zusätzlich erhöhte Infektionsgefahr!) bis hin zur Pachydermie (pachy [gr.] = dick, hier: Hautverdickung) (Abb. 20.8) und bis zur Ausbildung von Papillomatosen (warzenartige, gutartige Wucherungen der dermalen Papillen) und endlich einer sog. lymphostatischen Hyperkeratose (ausgeprägte Verhornungstendenz) finden sich im Laufe der Zeit alle Stufen der Hautveränderung, v. a. wenn nicht adäquat entstaut und darüber hinaus dermatologisch begleitend behandelt wurde.

Gerade die individuelle, sorgfältige Hautpflege als Erfordernis durch die dauerhafte Kompression erfordert ein angepasstes **Selbstmanagement** durch die Patienten. Die Therapeuten sind verantwortlich dafür, dass die Patienten in dieser Hinsicht umfänglich aufgeklärt und dadurch motiviert werden.

20.5.3 Behandlungszeiten und -frequenz

Prinzipiell gibt es zur notwendigen Anzahl der Entstauungsbehandlungen und zum benötigten Zeitraum bis zur „vollständigen" Entstauung keine allgemein gültigen Vorgaben. Der Verlauf ist zu individuell, als dass solche Angabe wirklich aussagekräftig wären – auch wenn sie dennoch immer wieder formuliert werden. Meist entstehen solche Vorgaben (manchmal sogar tabellarisch mit genauer Angabe der Anzahl und der Behandlungstage) im Bestreben, Physikalische Therapie medikamentengleich zu verabreichen. Die Erfahrung hat jedoch gezeigt, dass solche Aussagen letztlich niemandem nutzen: Die Erwartungen des Patienten werden oft enttäuscht, der verordnende Arzt drängt auf eine Einhaltung der Vorgaben, und der Therapeut ist frustriert, weil er der Vorgabe nicht genügen konnte. Kommt dann der Patient „im nächsten Quartal" wieder, da ihm ja nun wieder Behandlungen „zustehen", muss man häufig wieder bei null beginnen.

Grundsätzlich lässt sich also nur sagen:

Die Behandlungsfrequenz und die -zeiten richten sich natürlich nach dem Stadium. Eignen sich die Stadien I und II noch am ehesten für eine vorrangig ambulante Therapie (mit all ihren Einschränkungen), ist das

Stadium III nur mittels einer „Vorentstauung" durch eine mehrwöchige stationäre Phase zu bewältigen (siehe im Folgenden „2-Phasen-Therapie"). Die Behandlungszeit im ambulanten Bereich sollte **mindestens 45 Minuten** pro Sitzung möglichst täglich betragen. Bei den häufig vorkommenden lokalen Problemen ist eine noch **längere Behandlungszeit** nötig (60–90 Minuten täglich, in manchen Fällen auch 2-mal täglich) – unter der Voraussetzung, dass die Gesamtkonstitution der Patienten eine solch ausgedehnte Entstauung zulässt. Letzteres wiederum lässt sich ambulant nur sehr schwer bis überhaupt nicht realisieren, sodass solche Fälle zunächst unbedingt einer stationären Behandlung zugeführt werden müssen.

> ❗ **Vorsicht**
>
> Die Vorlasterhöhung durch eine intensive Manuelle Lymphdrainage ist nicht zu unterschätzen, zumal in der „lymphdrainagefreien Zeit" die Kompressionstherapie unter Bewegung ebenfalls für einen erheblichen Rückstrom sorgt. Es ist also immer abzuklären, ob keine kardiologischen Bedenken gegen eine massive Drainage bestehen.

20.5.4 2-Phasen-Therapie beim chronischen Lymphödem nach Földi

So zeitlich aufwändig und ausgedehnt ist die Behandlung vor allem in der **Volumenreduktionsphase** (Földi spricht von der **Entstauungsphase** oder der **Phase I**), d. h. in der Phase, in der das Ödem in einem 4- bis 6-wöchigen Zeitraum im Allgemeinen unter klinischen Bedingungen weitestmöglich entstaut wird. Dies ist dann die Voraussetzung, um eine ambulante Weiterbehandlung mit dem Ziel der Erhaltung und Stabilisierung des Ergebnisses zu gewährleisten. Unter den Bedingungen der (ambulanten) **Stabilisationsphase** (der **Phase II** der Entstauung, nach Földi die sog. **Erhaltungsphase**) sind meist Behandlungszeiten von 45 Minuten bei 3-mal wöchentlicher Wiederholung (oder ggf. auch weniger) ausreichend, wobei dies natürlich auch hier auf den Einzelfall abzustimmen ist. So wird man z. B. bei beidseitigen Lymphödemen um eine höherfrequente Behandlung nicht herumkommen.

Wir sind uns auch an dieser Stelle bewusst, dass diese Richtgrößen – bedingt durch die gesundheitspolitischen Veränderungen in den vergangenen Jahren – nicht mit der derzeitigen Praxis übereinstimmen (siehe dazu die Angaben im Katalog der Heilmittelrichtlinien). Wir betonen jedoch, dass es nicht Ziel eines Lehrbuches sein kann, sich ständig wandelnden ökonomischen Überlegungen zu unterwerfen. Wir betrachten es als unsere Aufgabe, die nunmehr auf mehr als 30 Jahren beruhen-

den Erfahrungen abgeleiteten, aus unserer Sicht **optimalen** Behandlungsrichtlinien darzustellen.

Bestärkt werden wir durch Erkenntnisse, dass eine zu geringe Therapie beim chronischen Lymphödem auf Dauer gesehen zu keiner Verbesserung führen kann (z. B. Daubert et al. 2011). In der zitierten Pilotstudie zeigte sich, dass in der Erhaltungs- bzw. Stabilisierungphase eine 2-mal wöchentlich durchgeführte MLD alleine (!) nicht ausreichend ist. Bedenkt man, dass dies im Alltag eher die Regel als die Ausnahme ist und in vielen Fällen lediglich 1-mal wöchentlich mit MLD behandelt wird, wird deutlich, dass man mit einer solchen Verordnungspraxis das mögliche Ergebnis leichtfertig verspielt.

20.5.5 Befund und Dokumentation

Ein wichtiges Instrument zur Beurteilung des Therapieverlaufs ist der zu Beginn erhobene Befund, der durch Zwischenbefunde immer wieder aktualisiert wird und damit einen guten Überblick über den bisherigen und den zu erwartenden Verlauf der Schwellung ermöglicht. Ein wichtiger Bestandteil des Befundes sind die Daten, die durch die Volumenbestimmung gewonnen werden. Gerade diese Form der Dokumentation eröffnet die Chance, Argumente zur Fortsetzung der Entstauung oder auch zur Änderung der bisherigen Strategie zu untermauern (▶ Kap. 37, ▶ http://link-springer.com).

Literatur

Baumeister RGH (1997) Operative Therapie des Lymphödems. Lymphol 21:26–29

Bennewitz A et al (2013) Stewart-Treves-Syndrom beim sekundären Armlymphödem neun Jahre nach invasiv-duktalem Mammakarzinom. LymphForsch 17(1):16–18

Brauer WJ, Herpertz U, Schuchardt C, Weissleder H (2003) Therapierichtlinie: Lymphödcm – Diagnose und Therapie. PhysMedRehabKuror 13:291–295

Casley-Smith JR et al (1998) Treatment for lymphedema of the arm – the Casley-Smith method – a noninvasive method produces continued reduction. Am Cancer Suppl 83(12):2843–2860

Damstra RJ et al (2011) Zirkumferenzielle Liposuktion beim Lymphödem nach Brustkrebsoperation. Vasomed 23(5):253–254

Daubert C et al (2011) Effektivität der Manuellen Lymphdrainage in der Erhaltungsphase einseitiger, sekundärer Armlymphödeme – Eine Pilotstudie. Vasomed 23(3):142–143

Döller W, Apich G (2003) Stewart-Treves-Syndrom bei chronischem Armlymphödem nach radikaler Mastektomie (ein Fallbericht). LymphForsch 7(2):81–83

Földi M, Kubik S (1993) Lehrbuch der Lymphologie, 3. Aufl. Fischer, Stuttgart

Gregl A, Schauer A, von Heyden D et al (1982) Stewart-Treves Syndrom am ödematösen Arm nach Brustkrebsoperation. Z Lymphol 4:51–66

Herpertz U (1991) Therapeutische Lymphdrainage und angewandte Ödemtherapie. (Unterrichtsmaterial des Lehr- und Forschungsinstitutes für Lymphologie der Feldbergklinik)

Herpertz U (2003) Ödeme und Lymphdrainage. Schattauer, Stuttgart

Knorz S, Heimann KD, Tiedjen KU (1995) Die Haut: Lymphatisches Transportorgan? Kongreßband Lymphologica, Kagerer Kommunikation, Bonn, S 170–175

Meuli-Simmen C et al (1998) Long-term follow-up after finger an upper-limb replantation: clinical, angiologic and lymphographic studies. J Reconstr Microsurg 14(2):131–136

Miller A (2013) Lymphödem: Was ist bewährt – was ist neu? Vasomed 25:25–26

Mumenthaler M, Stöhr M, Müller-Vahl H (2003) Läsionen peripherer Nerven und radikuläre Syndrome, 8. Aufl. Georg Thieme, Stuttgart

Sauer R (1998) Strahlentherapie und Onkologie, 3. Aufl. Urban & Schwarzenberg, München/Wien

Schingale FJ (2012) Lipödem und Lymphödem – komprimieren oder absaugen? Vasomed 24(1):18–19

Schmolke K (2010) Erysipel und Immunsystem. LymphForsch 14(2):65–68

Schuchardt C, Bimler E (2003) Das sekundäre Lymphödem nach operativen gynäkologischen Eingriffen – Stiefkind der onkologischen Nachsorgebehandlung (Bedeutung der manuellen Lymphdraingebehandlung). Gynäkologe 36(6):496–506

Schünemann H, Willich N (1997) Lymphödeme nach Mammakarzinom. Eine Studie über 5868 Fälle. Dtsch Med Wschr 122:536–541

Szolnoky G, Dobozy A, Kemény L (2012) Decongestion improves cell-mediated immunity in post-mastectomy arm lymphedema: a pilot study. J Eur Acad Dematiol Venereol

Szuba A, Rockson SG (1998) Lymphedema: classification, diagnosis and therapy. Vasc Med 3:145–156

Vignes S et al (2007) Long-term management of breast cancer-related lymphedema after intensive decongestive physiotherapy. Breast Cancer Res Treat 101:185–290

Warren AG (2007) Lymphedema – a comprehensive review. Ann Plast Surg 59(4):464–472

Weissleder H, Schuchhardt C (Hrsg) (2006) Erkrankungen des Lymphgefäßsystems, 4. Aufl. Essen, Viavital

Werner GT (2001) Das Lymphödem in Diagnostik und Therapie. PhysMedRehabKuror 11:71–76

20

Primäre Lymphödeme

Günther Bringezu, Otto Schreiner und Paul Streibl

Inhaltsverzeichnis

© Springer-Verlag GmbH Deutschland, ein Teil von Springer Nature 2020
G. Bringezu, O. Schreiner (Hrsg.), Lehrbuch der Entstauungstherapie,
https://doi.org/10.1007/978-3-662-60576-9_21

21

21.1 Ätiologie

G. Bringezu und O. Schreiner

> **Definition**
>
> Primäre Lymphödeme beruhen auf einer Fehlanlage, d. h. einer Dysplasie der Lymphgefäße. Diese kann sowohl die Lymphgefäße als auch die Lymphknoten betreffen.

21.1.1 Klassifikationskriterien

21.1.1.1 Unterscheidung nach Ursache

Um Wiederholungen zu vermeiden, wird auf die ◘ Tab. 20.1 sowie die Aussagen im ▶ Abschn. 20.1 verwiesen.

Ausgehend von der Form der Dysplasie (der Fehlanlage) unterscheidet man zwischen:

- Hypoplasie (Minderanlage oder auch Minusvariante), der häufigsten Form (nach Herpertz 1991 85 % aller Fälle).
- Hyperplasie/Lymphangiektasie (oder auch Plusvariante). Ähnlich wie bei varikösen Venen führt die Lumenerweiterung zu einer Klappeninsuffizienz und damit zu einem ständigen Reflux der Lymphe.
- Aplasie, die jedoch lediglich partiell vorkommt. Der synonym gebrauchte Begriff der Atresie besagt, dass kein ausreichendes Gefäßlumen vorhanden ist. Auch die Aplasie/Atresie stellt demnach eine Minusvariante der Lymphgefäßanlage dar.
- Lymphknotenfehlanlagen.

Neuere Untersuchungen (Liu et al. 2012) zeigen, dass alle Malformationen (= Fehlanlagen) vorkommen, die denkbar sind, und dass bei 378 untersuchten Patienten mit primären Lymphödemen bei 17 % Defizite bzw. Defekte der inguinalen Lymphknoten vorkamen! Dies ist für die Griffeausführung bei der Behandlung mit MLD-KPE von ausschlaggebender Bedeutung.

21.1.1.2 Unterscheidung nach der Anamnese/ dem Manifestationsalter

Aufgrund der Anamnese lässt sich unterscheiden zwischen:

- der hereditären und
- der sporadischen Form.

In ca. 10 % der Fälle (Szuba und Rockson 1998) kann eine sog. hereditäre, also erbliche Form autosomaldominant nachgewiesen werden, wenn dies aus der Familienanamnese erkennbar ist (◘ Abb. 21.1). Ist das primäre Lymphödem bereits bei der Geburt vorhanden

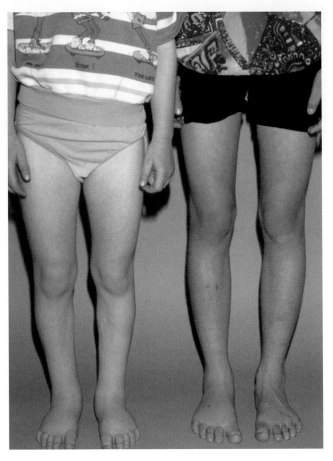

◘ **Abb. 21.1** Geschwister mit primären Lymphödemen. Das Mädchen links war zum Zeitpunkt der Aufnahme 5 Jahre, das Mädchen rechts 7 Jahre alt. Links zeigt sich das primäre Lymphödem an beiden Füßen und Unterschenkeln, wobei das rechte Bein stärker betroffen ist. Rechts handelt es sich um ein einseitiges primäres Beinlymphödem der rechten Seite

bzw. entsteht innerhalb der ersten 2 Lebensjahre, spricht man vom Typ Nonne-Milroy, es wird als kongenital, also angeboren klassifiziert; manifestiert es sich erst zwischen dem 2. und etwa 30.–35. Lebensjahr und lässt sich eine erbliche Komponente (in diesem Fall autosomalrezessiv) nachweisen, spricht man vom Typ Meige.

Am häufigsten, nämlich bei ca. 90 % des primären Lymphödemvorkommens, liegt jedoch keine erkennbare erbliche Form vor; dann lautet die Bezeichnung „sporadisch aufgetreten".

Der Altersgipfel der Erstmanifestation liegt nach Weissleder und Schuchhardt (1996) bei 17 Jahren. Der späteste Zeitpunkt der Manifestation wird mit dem 5. Lebensjahrzehnt angegeben.

Tritt ein primäres Lymphödem etwa in der ersten Lebenshälfte auf (früher zog man die Grenze mit dem 35. Lebensjahr) spricht man vom **Lymphoedema praecox**, der Frühform (◘ Abb. 21.2).

Es handelt sich dabei mit bis zu über 90 % des Vorkommens um die weitaus häufigste Form. War die Ödematisierung bereits bei der Geburt feststellbar oder

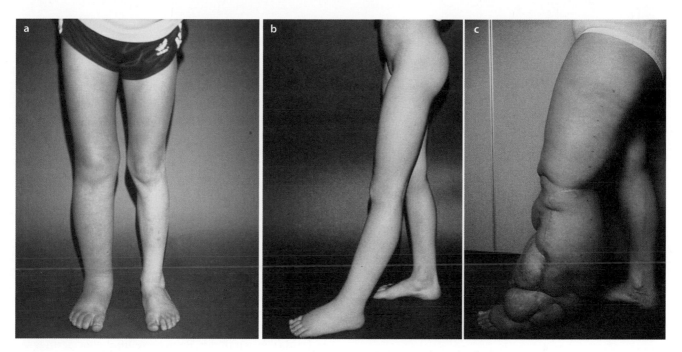

⬛ Abb. 21.2 **a** Primäres Beinlymphödem bei einem 8-jährigen Jungen. **b** Linksseitiges primäres Beinlymphödem bei einem 9-jährigen Mädchen und **c** einer 44-jährigen Frau, bei der das primäre Lymphödem jedoch vor dem 35. Lebensjahr entstand

wurde sie in den ersten 2 Jahren nach der Geburt festgestellt, spricht man von der kongenitalen (angeborenen) Form bzw. vom Lymphoedema congenitum (⬛ Abb. 21.3). Die weitaus häufigste Form des Lymphoedema praecox ist jedoch die, die sich erst im Laufe der ersten beiden Lebensjahrzehnte zeigt; daher manchmal die Bezeichnung „juvenile (jugendliche) Form".

Primäre Lymphödeme, die erst nach dem 35. Lebensjahr auftreten, nennt man dagegen **Lymphoedema tardum,** also die Spätform.

Sie sind verständlicherweise viel seltener (17 % nach Herpertz 1991, 11 % nach Szuba und Rockson 1998) als solche der ersten Lebenshälfte.

❗ Vorsicht

Bevor die Diagnose Lymphoedema tardum gestellt werden darf, ist jede bösartige Ursache auszuschließen, da diese viel wahrscheinlicher ist als die Ausnahmesituation, dass man über 4 Jahrzehnte mit einem angeborenen insuffizienten Lymphgefäßsystem leben konnte, ohne dass dies bereits früher in Form eines Lymphödems offenbar wurde.

21.1.2 Geschlechterverteilung

Nach Brunner (1985) sind 87 % der vom primären Lymphödem Betroffenen Frauen und nur 13 % Männer. Schwarz führte 1987/88 eine epidemiologische Studie an über 1000 Probanden (613 Frauen und 394 Männer im Alter zwischen 19 und 64 Jahren) durch und bediente sich

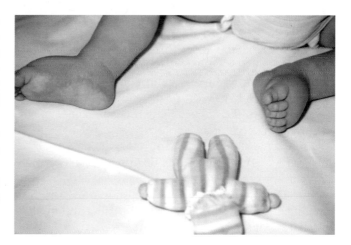

⬛ Abb. 21.3 Angeborenes beidseitiges Lymphödem. Das Mädchen war zum Zeitpunkt der Aufnahme 7 Monate alt

zunächst des Stemmer-Zeichens. Bei 83 der über 1000 Probanden war es positiv, weshalb weitere Untersuchungen mit der Fragestellung nach einem primären Lymphödem durchgeführt wurden. Unter den 83 Probanden waren ebenfalls deutlich mehr Frauen als Männer.

Herpertz (1991) dagegen stellte beim Vergleich der in der Feldberg-Klinik Dr. Asdonk behandelten Patienten mit primärem Lymphödem eine Geschlechterverteilung von 55 % Frauen zu 45 % Männern fest. Szuba und Rockson (1998) können ebenfalls keine „frauenlastige" Häufigkeit feststellen. In den aktuellen Leitlinien zur Diagnostik und Therapie des Lymphödems von 2017 geht man von einem Verhältnis Männer zu Frauen von 1:4,5 bis 1:6 aus.

Uns selbst sind ebenfalls deutlich mehr weibliche Patienten mit primären Lymphödemen bekannt als männliche.

21.1.3 Lokalisation

Nach Herpertz (1991) treten primäre Lymphödeme eindeutig am häufigsten an den unteren Extremitäten auf. Insgesamt ist die Verteilung folgendermaßen:

- 95 % an den Beinen (davon 50 % einseitig). Die beidseitig vorkommenden primären Lymphödeme sind meist deutlich asymmetrisch, d. h., eine Seite ist dominant.
- 1 % der primären Lymphödeme einseitig an den Armen.
- 1 % an Kopf und Genitale.
- Bei 3 % sind mehrere Körperteile betroffen.

21.1.4 Auslösende Faktoren

Der häufigste Auslöser für ein primäres Lymphödem ist ein meist minimales Trauma (z. B. eine leichte Distorsion im Sprunggelenk oder gar ein Insektenstich) oder auch ein minimaler operativer Eingriff (z. B. Lipomentfernung).

Ein weiterer in der Anamnese immer wieder genannter Auslöser ist die Schwangerschaft. Für das labile Gleichgewicht der bis dahin evtl. gerade noch funktionierenden Lymphdrainage kann eine Schwangerschaft der entscheidende Faktor für die endgültige Überforderung sein, d. h. das Überschreiten des maximal möglichen Lymphzeitvolumens.

In den meisten Fällen kann man anamnestisch jedoch einen „schleichenden" Beginn feststellen, ohne dass ein konkret auslösendes Ereignis genannt werden könnte. Die betroffenen Patienten spüren die langsam zunehmende Schwellung meist in Alltagssituationen, z. B. daran, dass Schuhe oder Hosenbeine an einer Seite „nicht mehr passen". Selbst bei beidseitigen primären Beinlymphödemen besteht meist von Anfang an eine deutlich asymmetrische Ausprägung.

21.2 Behandlungskonzepte bei einseitigen und beidseitigen primären Beinlymphödemen

G. BringezuO. Schreiner und P. Streibl

21.2.1 Manuelle Lymphdrainage

Betrachtet man die häufigste Form der Fehlanlage der Lymphgefäße, nämlich die Hypoplasie, wird besonders deutlich, dass das Ziel der Manuellen Lymphdrainage nicht darin bestehen kann, zur vermehrten Tätigkeit der Lymphgefäße beizutragen. Es geht vielmehr darum, die im Interstitium gestaute eiweißreiche lymphpflichtige Last dorthin zu verdrängen bzw. zu verschieben, wo sie von einem intakten Lymphgefäßsystem übernommen werden kann – also in das nächstgelegene Ödemabflussgebiet. Dazu genügen im Allgemeinen die Grundgriffe der Manuellen Lymphdrainage nicht; die Grundreihenfolge muss durch Tiefengriffe und vor allem auch durch die speziellen Lymphödemgriffe (▶ Abschn. 3.8 und 3.9) ergänzt werden.

Inwieweit die anatomisch vorgegebene Entstauungsrichtung (Leiste und anschließende iliakale und lumbale Lymphknotenketten) für die erfolgreiche Reduktion eines primären Beinlymphödemes genutzt werden kann, ist von folgenden Faktoren abhängig:

- Sind die inguinalen Lymphknoten überhaupt voll funktionsfähig, oder liegt die Ursache etwa in einer Minderanlage oder gar Fibrosierung gerade dieser wichtigen Zwischenstation (Liu et al. 2012)?
- Beschränkt sich die Fehlanlage auf den distalen Teil des Beines?
- Ist das Ausmaß der Beinschwellung eher geringgradig, oder liegt ein massives Lymphödem vor (◻ Abb. 21.2c)? Mit anderen Worten: Kann man davon ausgehen, dass der anatomisch vorgegebene Weg genügt, oder muss man mit einer proximalen Überforderung rechnen?

Verifizieren kann man diese Überlegungen und die daraus folgenden Behandlungsabläufe am Patienten durch eine regelmäßige Verlaufskontrolle (▶ Kap. 37).

> **Hinweis**
>
> Bei einem primären Lymphödem im Stadium I, das sich zudem auf Kniehöhe „verliert", ist sicherlich mit einer geringeren Belastung der Lymphknoten der Leisten-Becken-Region zu rechnen als bei einem über die gesamte Beinlänge ausgeprägten Lymphödem im Stadium II oder gar III.

Bei einem beidseitigen primären Beinlymphödem sollte man sicherheitshalber ebenfalls annehmen, dass die zu entstauende Menge aus beiden Extremitäten für die Lymphknoten des iliolumbalen Bereichs zu einer Überforderung führen könnte.

> **Hinweis**
>
> Im Zweifelsfall empfiehlt es sich, zum eigentlichen Ödemabflussgebiet Zusatzabflussgebiete wie die ipsilaterale oberflächliche Thoraxseite mit den Lymphknoten der Axilla und evtl. beim einseitigen Lymphödem auch die kontralaterale Lymphknotenansammlung der inguinalen Region in den Behandlungsaufbau einzubeziehen.

Um die Variabilität der Vorgehensweise zu zeigen, die sich aus der Ausprägung eines primären Beinlymphödemes und aus dem Befund ergibt, stellen wir im Folgenden die Behandlungssystematik

- bei einem einseitigen primären Beinlymphödem im Stadium I und
- bei einem ausgeprägten primären Beinlymphödem im Stadium III

gegenüber.

An diese prinzipiellen Betrachtungen schließt sich eine ausführliche Griffeübersicht an (◻ Tab. 21.1), die die befundabhängig unterschiedliche Griffesystematik in den einzelnen Beinabschnitten gegenüberstellt. Dadurch ergibt sich eine einzigartige Möglichkeit der Orientierung bei allen griffepraktischen Fragen, die sich im Therapiealltag an konkreten Fällen ergeben.

21.2.1.1 Behandlungs- und Griffesystematik bei einseitigen primären Beinlymphödemen im Stadium I

■ Halsregion

Die Behandlung beginnt in der Halsregion (sog. Basisbehandlung), wobei auf einige Griffabläufe wie beispielsweise jenen in der Schulterregion verzichtet werden kann.

■ Bauchregion

Die Behandlung der Bauchregion hat ihren Schwerpunkt in den tiefen Abflusswegen, d. h. in der Bauchtiefdrainage. Da sich die damit verbundene kostoabdominale Atmung hervorragend als „Hausaufgabe" eignet und damit zu einer Rückflussförderung beiträgt, die die Patienten öfter selbstständig durchführen können, lässt sich damit die Abstromförderung erheblich verbessern.

Alternativ ist die Technik der sog. Brustkorbrand- bzw. Oberbauchatemgriffe denkbar. Die Kolonbehandlung als weitere Ergänzung der Bauchgriffe ist lediglich bei gleichzeitiger Obstipation zu erwägen (▶ Kap. 34). Aus prophylaktischen Gründen kann die kontralaterale Leistenlymphknotenregion als zusätzliches Ödemabflussgebiet einbezogen werden, und zwar über die sog. interinguinalen Anastomosengriffe (Beschreibung ▶ „Behandlungs- und Griffesystematik bei primären Beinlymphödemen fortgeschrittener Stadien" und ◻ Abb. 21.9a).

■ Lenden-/Gesäßregion

Der Bereich der Lendenregion auf der Ödembeinseite wird nur behandelt, wenn das Ödemproblem auch die Hüft-, Lenden- und Gesäßregion betrifft.

■ Bein, ventrale und dorsale Seite

Die Behandlung der ventralen und dorsalen Beinseite bei einem primären Lymphödem in Stadium I erfordert griffetechnisch überwiegend eine Anpassung der Grundgriffabläufe an die bereits leicht veränderte Konsistenz, die im vorliegendem Beispiel jedoch noch als „weich" beschrieben werden kann, und an den Umfang des Ödems (◻ Abb. 21.4 und 21.5). Die einzelnen Griffe dazu gehen vorwiegend aus dem rechten Teil der ◻ Tab. 21.1 hervor.

> **Hinweis**
>
> Zum Abschluss der Behandlung der einzelnen Entstauungsabschnitte/-teilgebiete am Bein empfiehlt sich jeweils das „Nacharbeiten" in Richtung der inguinalen Lymphknoten.

21.2.1.2 Behandlungs- und Griffesystematik bei primären Beinlymphödemen fortgeschrittener Stadien (Stadium II und III)

Anders als bei primären Beinlymphödemen im Stadium I ist hier mit einem wesentlich höheren Aufwand in der Entstauungstherapie zu rechnen.

Die Behandlungssystematik dieser „problematischen" primären Beinlymphödeme (◻ Abb. 21.6 und 21.7) unterscheidet sich deshalb oftmals von der für Stadium I.

> **Hinweis**
>
> Bei sehr ausgeprägten Fällen vor allem des Stadiums III sollte die Behandlung zunächst über mehrere Wochen unter stationären Bedingungen in lymphologischen Fachkliniken oder in lymphologischen „Schwerpunkt-Praxen" erfolgen.

Nur durch gezielte, konsequente (d. h. geduldige) Kombinierte physikalische Entstauungstherapie lässt sich die Progression der Ödementwicklung aufhalten und schrittweise rückgängig machen (◻ Abb. 21.8). Lee et al. (2010) stellen in einem Konsensuspapier der International Union for Phlebology fest, dass nur durch eine ausreichende Compliance der Patienten verbunden mit einer langfristigen Verpflichtung zur konsequenten KPE die Erfolge zu gewährleisten sind.

■ Halsregion

Die Behandlung beginnt in der Halsregion in gleicher Weise wie bei Stadium I.

◻ Tab. 21.1   Übersicht über die Griffmöglichkeiten beim primären Beinlymphödem verschiedener Ausprägung und Ödemkonsistenz[1]

Ödembeschaffenheit			
Prall und hart		**Gelartig bis zäh**	**Weich**
Dellenbildung nur sehr schwer möglich, keine Verschieblichkeit der Haut möglich, dadurch Grundgrifftechnik der ML nicht möglich, sondern ausschließlich spezielle Lymphödemgriffe		Dellenbildung nur durch starken Druck möglich, Verschieblichkeit der Haut geringfügig möglich, dadurch Grundgrifftechnik der ML alleine nicht möglich, sondern oft nur nach vorheriger Behandlung mit Lymphödemgriffen	Dellenbildung leicht möglich, Delle füllt sich jedoch schnell wieder, nur geringe Einschränkung der Verschieblichkeit der Haut, dadurch Grundgrifftechnik der ML »modifiziert« gut möglich; spezielle Lymphödemgriffe meist nicht (mehr) nötig
Griffesystematik ventrale Seite des Oberschenkels			
• Behandlung der iliakalen und inguinalen Lymphknoten			
• Ringförmiger Lockerungsgriff			
• Stehender Pumpgriff	• Stehender Pumpgriff	• Beidhändiger Pumpgriff in parallel-dynamischer Form ausgeführt	• Beidhändiger Pumpgriff als ödembewusste Grundgriffversion
	• Stehender Drehgriff	• Beidhändiger Drehgriff in parallel-dynamischer Form ausgeführt, falls die Fläche dies zulässt	• Drehgriffe als ödembewusste Grundgriffversion
		• Kombinationsgriff als ödembewusste Grundgriffversion	• Kombinationsgriff als ödembewusste Grundgriffversion
		• Evtl. Großflächiger Umleitungsgriff Richtung Zusatzabflussgebiet(e), wenn nötig!	
• Kleinflächigere Lymphödemgriffe wie Fibrosegriff und/oder Kleinflächiger Lockerungsgriff bei lokalen Problemen	• Kleinflächigere Lymphödemgriffe wie Fibrosegriff und/oder Kleinflächiger Lockerungsgriff bei lokalen »Rest-Problemen«		
• Bei Veränderung der Ödemkonsistenz im Sinne einer »Lockerung« (bessere Verschieblichkeit) zusätzliche Griffe möglich (s. weichere Ödemvarianten)			• Bei Veränderung der Ödemkonsistenz im Sinne einer weiteren »Lockerung« (noch bessere Verschieblichkeit) (s. Vorgehensweise bei noch weicherer Ödemvariante mit großer Verschieblichkeit)

1 Die Dreiteilung der Tabellenkopfzeile spiegelt die unterschiedliche Ödembeschaffenheit wider. Die Vierteilung der Griffeaufzählung zeigt die Zuordnung der Griffe und verdeutlicht die Variabilität der Vorgehensweise, die sich am jeweiligen Befund orientiert. Der farbliche Übergang von dunkel nach hell spiegelt die Veränderung von einer ausgesprochen harten zur weichen Konsistenz wider.

◘ Tab. 21.1 (Fortsetzung)

Ödembeschaffenheit		
Prall und hart	**Gelartig bis zäh**	**Weich**
Griffesystematik dorsale Seite des Oberschenkels		
• Behandlung der iliakalen und inguinalen Lymphknoten • Ringförmiger Lockerungsgriff • Stehender Pumpgriff nur im distalen Oberschenkelbereich	• Stehender Drehgriff nach medial und lateral gerichtet	• Beidhändiger Drehgriff in parallel-dynamischer Form ausgeführt, falls die Fläche dies zulässt, nach medial und lateral gerichtet • Kombinationsgriff als ödembewusste Grundgriffversion	• Drehgriffe als ödembewusste Grundgriffversion, nach medial und lateral gerichtet • Kombinationsgriff als ödembewusste Grundgriffversion
• Kleinflächigere Lymphödemgriffe wie Kleinflächiger Lockerungsgriff in Kombination mit dem Kleinflächigen Verschiebegriff bei den nicht seltenen lokalen Problemstellen eines »Ödemkissens« an der queren Gesäßfalte (◘ **Abb. 28.12**). Bei sonstigen lokalen Verhärtungen Fibrosegriff und/oder Kleinflächiger Lockerungsgriff	• Kleinflächigere Lymphödemgriffe wie Fibrosegriff und/oder Kleinflächiger Lockerungsgriff bei lokalen »Rest-Problemen«		
• Bei Veränderung der Ödemkonsistenz im Sinne einer »Lockerung« (bessere Verschieblichkeit) zusätzliche Griffe möglich (s. weichere Ödemvarianten)	• Bei Veränderung der Ödemkonsistenz im Sinne einer weiteren »Lockerung« (noch bessere Verschieblichkeit) s. Vorgehensweise bei noch weicherer Ödemvariante mit großer Verschieblichkeit		

1 Die Dreiteilung der Tabellenkopfzeile spiegelt die unterschiedliche Ödembeschaffenheit wider. Die Vierteilung der Griffeaufzählung zeigt die Zuordnung der Griffe und verdeutlicht die Variabilität der Vorgehensweise, die sich am jeweiligen Befund orientiert. Der farbliche Übergang von dunkel nach hell spiegelt die Veränderung von einer ausgesprochen harten zur weichen Konsistenz wider.

(Fortsetzung)

▣ Tab. 21.1   (Fortsetzung)

Ödembeschaffenheit			
Prall und hart	**Gelartig bis zäh**	**Weich**	
Griffesystematik ventrale Seite des Knies			
• Ringförmiger Lockerungs-griff (jedoch wegen der Prominenzen nur eingeschränkt möglich) und nur proximal und distal der Patella			
• Stehender Pumpgriff unter Aussparung der Patella	• Stehender Pumpgriff unter Aussparung der Patella	• Beidhändiger Pumpgriff in parallel-dynamischer Form ausgeführt, falls das Ödemausmaß dies zulässt, ansonsten Pumpgriff einhändig, konsistenzangepasst	• Pumpgriff als ödembewusste Grundgriffversion
• Stehende Kreise bimanuell, proximal begonnen	• Stehende Kreise bimanuell, proximal begonnen	• Stehende Kreise in Grundgriffversion	• Stehende Kreise in Grundgriffversion
		• Stehende Kreise in der Poplitea und Poplitea-Dehnung	• Stehende Kreise in der Poplitea und Poplitea-Dehnung
• Kleinflächigere Lymphödemgriffe wie v. a. Fibrosegriff in der medialen Knieregion (Prädilektionsstelle für Fibrosen)	• Kleinflächigere Lymphödemgriffe bei lokalen Problemen wie v. a. Fibrosegriff in der medialen Knieregion (Prädilektionsstelle für Fibrosen)	• Daumenkreise in paralleler Form über die gesamte Knieregion	• Daumenkreise in paralleler Form über die gesamte Knieregion
• Bei Veränderung der Ödemkonsistenz im Sinne einer »Lockerung« (bessere Verschieblichkeit) zusätzliche Griffe möglich (s. weichere Ödemvarianten)	• Bei Veränderung der Ödemkonsistenz im Sinne einer weiteren »Lockerung« (noch bessere Verschieblichkeit) s. Vorgehensweise bei noch weicherer Ödemvariante mit großer Verschieblichkeit		
Griffesystematik dorsale Seite des Knies			
• Pumpgriff einhändig, konsistenzangepasst	• Pumpgriff einhändig, konsistenzangepasst	• Pumpgriff einhändig, konsistenzangepasst	• Pumpgriff als ödembewusste Grundgriffversion
• Stehende Kreise bimanuell, proximal begonnen	• Stehende Kreise bimanuell, proximal begonnen	• Stehende Kreise in Grundgriffversion	• Stehende Kreise in Grundgriffversion
		• Stehende Kreise auf der Poplitea	• Stehende Kreise auf der Poplitea
• Kleinflächigere Lymphödemgriffe wie v. a. Fibrosegriff in der medialen Knieregion (Prädilektionsstelle für Fibrosen)	• Kleinflächigere Lymphödemgriffe bei lokalen Problemen wie v. a. Fibrosegriff in der medialen Knieregion (Prädilektionsstelle für Fibrosen)	• Daumenkreise in paralleler Form über die gesamte Poplitealregion	• Daumenkreise in paralleler Form über die gesamte Poplitealregion

1 Die Dreiteilung der Tabellenkopfzeile spiegelt die unterschiedliche Ödembeschaffenheit wider. Die Vierteilung der Griffeaufzählung zeigt die Zuordnung der Griffe und verdeutlicht die Variabilität der Vorgehensweise, die sich am jeweiligen Befund orientiert. Der farbliche Übergang von dunkel nach hell spiegelt die Veränderung von einer ausgesprochen harten zur weichen Konsistenz wider.

◼ **Tab. 21.1**   (Fortsetzung)

Ödembeschaffenheit			
Prall und hart	**Gelartig bis zäh**		**Weich**
	• Poplitea-Dehnung		• Poplitea-Dehnung
• Bei Veränderung der Ödemkonsistenz im Sinne einer »Lockerung« (bessere Verschieblichkeit) zusätzliche Griffe möglich (s. weichere Ödemvarianten)	• Bei Veränderung der Ödemkonsistenz im Sinne einer weiteren »Lockerung« (noch bessere Verschieblichkeit) s. Vorgehensweise bei noch weicherer Ödemvariante mit großer Verschieblichkeit		
Griffesystematik ventrale Seite des Unterschenkels			
• Ringförmiger Lockerungsgriff			
• Stehender Pumpgriff, vorsicht Tibiakante	• Stehender Pumpgriff, vorsicht Tibiakante	• Beidhändiger Pumpgriff in parallel-dynamischer Form ausgeführt	• Beidhändiger Pumpgriff als ödembewusste Grundgriffversion
	• Stehender Drehgriff falls die Fläche es zuläßt	• Beidhändiger Drehgriff in parallel-dynamischer Form ausgeführt, falls die Fläche dies zulässt	• Drehgriffe als ödembewusste Grundgriffversion
		• Kombinationsgriff als ödembewusste Grundgriffversion	• Kombinationsgriff als ödembewusste Grundgriffversion
		• Pumpgriffe und Schöpfgriffe kombiniert in ödembewusster Grundgriffversion	• Pumpgriffe und Schöpfgriffe kombiniert in ödembewusster Grundgriffversion
			• Schöpfgriffe beidhändig über den dorsalen Unterschenkel
• Kleinflächigere Lymphödemgriffe wie Fibrosegriff und/oder Kleinflächiger Lockerungsgriff bei lokalen Problemen	• Kleinflächigere Lymphödemgriffe wie Fibrosegriff und/oder Kleinflächiger Lockerungsgriff bei lokalen »Rest-Problemen«		
• Bei Veränderung der Ödemkonsistenz im Sinne einer »Lockerung« (bessere Verschieblichkeit) zusätzliche Griffe möglich (s. weichere Ödemvarianten)		• Bei Veränderung der Ödemkonsistenz im Sinne einer weiteren »Lockerung« (noch bessere Verschieblichkeit) s. Vorgehensweise bei noch weicherer Ödemvariante mit großer Verschieblichkeit	

1 Die Dreiteilung der Tabellenkopfzeile spiegelt die unterschiedliche Ödembeschaffenheit wider. Die Vierteilung der Griffeaufzählung zeigt die Zuordnung der Griffe und verdeutlicht die Variabilität der Vorgehensweise, die sich am jeweiligen Befund orientiert. Der farbliche Übergang von dunkel nach hell spiegelt die Veränderung von einer ausgesprochen harten zur weichen Konsistenz wider.

(Fortsetzung)

21

◘ Tab. 21.1 (Fortsetzung)

Ödembeschaffenheit		
Prall und hart	**Gelartig bis zäh**	**Weich**

Griffesystematik dorsale Seite des Unterschenkels

- Die Griffabläufe der dorsalen Unterschenkelseite entsprechen denen der ventralen Seite, wobei die Beugestellung des Kniegelenks die Druckbelastung auf die Patella vrmieden werden kann! **Zusätzlich** jedoch:

• Intensive Behandlung des retromalleolären Bereiches mittels Daumenkreisen, zusätzlich Kombinationsgriff im Bereich des Achillessehnenverlaufes	• Intensive Behandlung des retromalleolären Bereiches mittels Daumenkreisen, zusätzlich Kombinationsgriff im Bereich des Achillessehnenverlaufes	• Intensive Behandlung des retromalleolären Bereiches mittels Daumenkreisen, zusätzlich Kombinationsgriff im Bereich des Achillessehnenverlaufes	• Intensive Behandlung des retromalleolären Bereiches mittels Daumenkreisen, zusätzlich Kombinationsgriff im Bereich des Achillessehnenverlaufes

Griffesystematik Fußrücken

• Schwerpunkt der Griffe: zunächst kleinflächige Lymphödemgriffe wie v. a. der Kleinflächige Lockerungsgriff in Verbindung mit dem Kleinflächigen Verschiebegriff	• Kleinflächige Lymphödemgriffe wie v. a. der Kleinflächige Lockerungsgriff in Verbindung mit dem Kleinflächigen Verschiebegriff	• Daumenkreise in paralleler Version über dem OSG und den gesamten Fußrücken	• Daumenkreise in paralleler Version über dem OSG und den gesamten Fußrücken
• Denkbar auch: Stehender Pumpgriff einhändig	• Stehender Pumpgriff einhändig	• Pumpgriff einhändig in dynamischer Form	• Pumpgriff einhändig in dynamischer Form
• Denkbar auch: Ringförmiger Lockerungsgriff als einhändige Variante (**◘ Abb. 28.10a,b**)			
• Intensive Zehenbehandlung mittels Daumenkreisen, zusätzlich Kombinationsgriff am Großzeh	• Intensive Zehenbehandlung mittels Daumenkreisen, zusätzlich Kombinationsgriff am Großzeh	• Intensive Zehenbehandlung mittels Daumenkreisen, zusätzlich Kombinationsgriff am Großzeh	• Intensive Zehenbehandlung mittels Daumenkreisen, zusätzlich Kombinationsgriff am Großzeh
• Bei Veränderung der Ödemkonsistenz im Sinne einer »Lockerung« (bessere Verschieblichkeit) zusätzliche Griffe möglich (s. weichere Ödemvarianten)		• Bei Veränderung der Ödemkonsistenz im Sinne einer weiteren »Lockerung« (noch bessere Verschieblichkeit) s. Vorgehensweise bei noch weicherer Ödemvariante mit großer Verschieblichkeit	

Griffesystematik plantare Seite

- Prinzipiell keine Unterscheidung in verschiedene Ödematisierungsgrade nötig!

- Einzige indizierte Griffeausführung: Daumenkreise, wie sie als Grundgriffe ausgeführt werden

1 Die Dreiteilung der Tabellenkopfzeile spiegelt die unterschiedliche Ödembeschaffenheit wider. Die Vierteilung der Griffeaufzählung zeigt die Zuordnung der Griffe und verdeutlicht die Variabilität der Vorgehensweise, die sich am jeweiligen Befund orientiert. Der farbliche Übergang von dunkel nach hell spiegelt die Veränderung von einer ausgesprochen harten zur weichen Konsistenz wider.

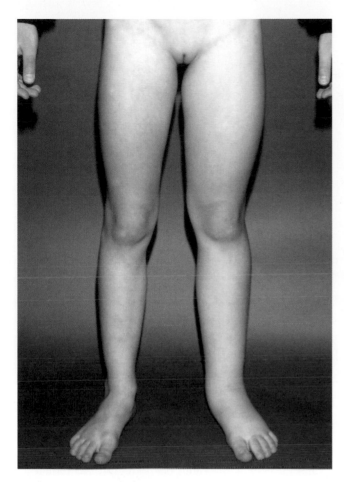

Abb. 21.4 Primäres Beinlymphödem Stadium I bei einem 9-jährigen Mädchen

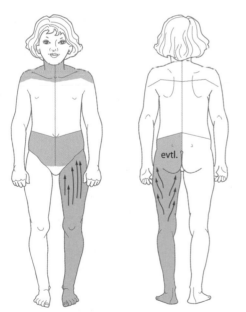

Abb. 21.5 Schema des Behandlungsumfanges bei einem einseitigen primären Beinlymphödem im Stadium I. Die blau markierten Körperregionen stellen die sog. Ödemabflussgebiete dar, die roten Körperabschnitte die Schwerpunkt- und eigentliche Ödemregion. Die Pfeile zeigen die Entstauungsrichtung

■ **Nackenregion**

Die Nackenregion fungiert lediglich als mögliches Behandlungsgebiet, wobei es auf die jugulare/zervikale Lymphknotenkette beiderseits und auf die Schlüsselbeingrube selbst („Terminusregion") ankommt. Vor allem bei der Behandlung der Körperrückseite können dabei im Zuge des „Nacharbeitens" Griffe ausgeführt werden, ohne dass eine Lageveränderung notwendig wird.

■ **Brust- und Rückenregion**

In vielen Fällen – vor allem dann, wenn sich die Ödematisierung deutlich auf den entsprechenden Rumpfquadranten erstreckt – ist die Brust- und Rückenregion der betroffenen Seite als Zusatzabflussgebiet heranzuziehen. Hier wird also ergänzend auch zu den Lymphknoten der Axilla der betroffenen Seite gearbeitet. Diese Vorgehensweise basiert auf der Überlegung, dass bei massiver Ödemausprägung die Ödemtherapie allein über die ilioinguinalen Lymphknotenketten nicht ausreichend ist.

Neben der Grundgriffreihenfolge zur Anregung der Lymphgefäßmotorik des oberflächlichen Lymphgefäßsystemes erfolgen Tiefengriffe bezogen auf das parietale tiefe System wie **ICR-Spreizgriffe** sowohl ventral als auch dorsal. **Brustkorbrand-/Oberbauchatemgriffe** auf der ventralen Rumpfseite und auch Mobilisationen des thorakoabdominalen Übergangs (► Abschn. 3.8.3) wirken sich abflussverbessernd aus. Ebenfalls abflussverbessernd für die Axilla als Zusatzabflussregion könnte sich eine manualtherapeutische Mobilisation der axillären Engstelle auswirken, wie unter ► Abschn. 3.8.2 beschrieben.

■ **Bauchregion**

Die Behandlung der Bauchregion hat neben dem Schwerpunkt der tiefen Abflusswege (Bauchtiefdrainage – Gewöhnung an eine gezielte kostoabdominale Atmung, hervorragend als „Hausaufgabe" geeignet) auch das Training der Anastomosen zwischen Axilla und Leistenregion (axilloinguinale Anastomosen) zum Ziel. Dazu müssen die Anastomosengriffe auf der transversalen Wasserscheide häufig wiederholt werden.

Die Kolonbehandlung als weitere Ergänzung der Bauchgriffe muss lediglich bei gleichzeitiger Obstipation erwogen werden. Ein weiteres Ziel besteht darin, grifftechnisch die kontralaterale Leistenlymphknotenregion als zusätzliches Ödemabflussgebiet einzubeziehen. Dies geschieht durch das Ausführen sog. interinguinaler Anastomosengriffe, also mittels bimanueller Stehender Kreise auf der Höhe der Symphyse, wobei die Fingerspitzen nach kaudal zeigen und zur ödemfreien kontralateralen Seite ausgekreist wird (■ Abb. 21.9a).

◻ **Abb. 21.6 a, b** Primäres Beinlymphödem **a** im Stadium II, **b** im Stadium III

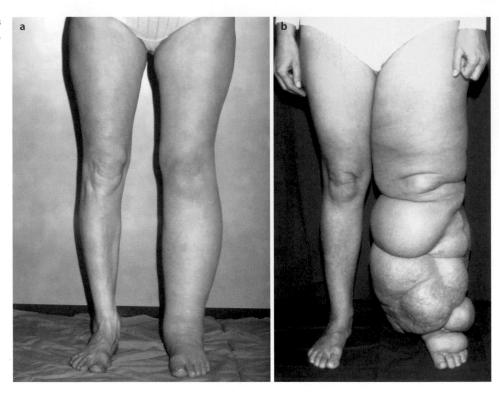

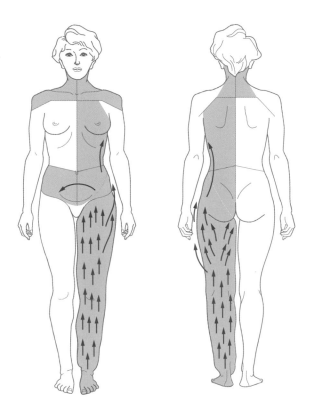

◻ **Abb. 21.7** Schema des Behandlungsumfanges bei einem einseitigen primären Beinlymphödem im Stadium III. Die blau markierten Körperregionen stellen die sog. Ödemabflussgebiete und die Zusatzabflussgebiete dar, die roten Körperabschnitte die Schwerpunkt- und eigentliche Ödemregion. Die Pfeile zeigen die verschiedenen Entstauungsrichtungen

Lenden-/Gesäßregion

Der Bereich der Lendenregion wird nur auf der Ödembeinseite behandelt. Wenn das Ödemproblem auch die Hüft-, Lenden- und Gesäßregion stark betrifft, erfolgt allerdings eine grifftechnische Abwandlung insofern, als die Drehgriffe zur Axilla ausgerichtet werden, um die Inguinalregion zu entlasten. Außerdem könnte eine Mobilisation des Sakrums (▸ Abschn. 3.8.5 mit dortigen Abbildungen) hilfreich sein.

Bein, ventrale und dorsale Seite

Die Behandlung der ventralen und dorsalen Beinseite bei einem primären Lymphödem im fortgeschrittenen Stadium erfordert grifftechnisch eine Anpassung an die veränderte Konsistenz, die meist als prall, hart und zäh und schwer dellbar beschrieben werden kann, ebenso wie an den z. T. erheblichen Umfang. Hier muss jedoch betont werden, dass ein hartes Lymphödem nicht unbedingt gleichbedeutend ist mit einem enormen Ausmaß und eine erhebliche Umfangzunahme nicht unbedingt immer als prall und hart imponiert. Lymphödemtypisch sind alle Varianten denkbar.

Sowohl bei der Lenden-/Gesäßregion als auch bei der Griffeausführung Bein dorsal ergibt sich während der Behandlung die Problematik beim „Nach- bzw. Zurückarbeiten", dass die wichtige Leistenregion sowie die iliolumbalen Lymphknotenketten nur unvollkommen erreichbar sind. ◻ Abb. 3.106 im ▸ Abschn. 3.8.4 und ◻ Abb. 21.9b zeigen Griffeausführungen, die dies ermöglichen, ohne den Patienten zunächst wieder in Rü-

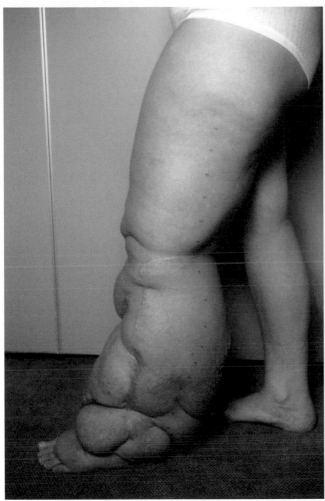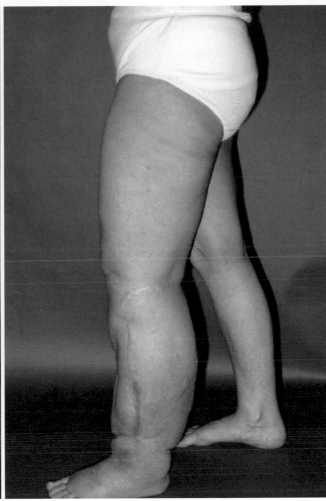

Abb. 21.8 a, b Primäres Beinlymphödem im Stadium III – vor und nach der Behandlung. Zwischen dem Aufnahmebefund **a** und Foto **b** liegt ein Zeitraum von insgesamt vier Jahren, in dem mehrere stationäre Entstauungsphasen, gefolgt von ambulanten Behandlun-

gen zur Erhaltung erfolgten. Aufgrund therapeutisch nicht zu beeinflussender Umstände konnte v. a. in der Erhaltungsphase nur unzureichend therapiert werden

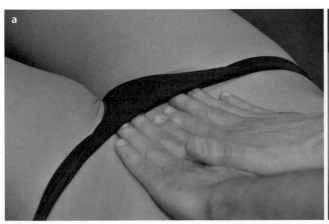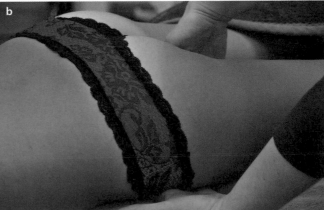

Abb. 21.9 a „Anastomosengriff" mittels Stehender Kreise interinguinal über die median-sagittale Wasserscheide; **b** Stehende Kreise einerseits unter der Spina iliaca anterior superior (SIAS) und ande-

rerseits an der Oberschenkelinnenseite zur Behandlung superfizialer inguinaler Lymphknoten und deren afferenten Kollektoren

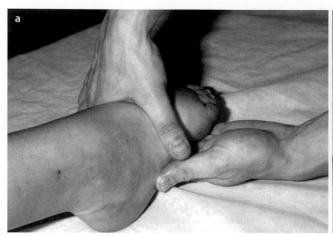

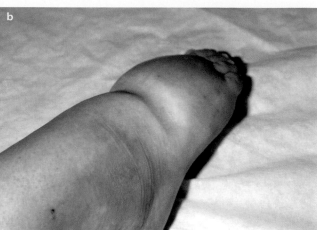

◘ Abb. 21.10   a Ringförmiger Lockerungsgriff als einhändige Variante beispielhaft demonstriert bei einem massiven Fußrückenödem – sog. „bombierten Fußrücken" – als mögliche Alternative zum „klein-

flächigen" Lockerungsgriff. **b** Typische Dellenbildung als Ergebnis des ringförmigen Lockerungsgriffes

cken- und dann anschließend erneut in die Bauchlage zu bringen.

Die einzelnen Griffe gehen vorwiegend aus dem linken Teil der ◘ Tab. 21.1 hervor. Erstreckt sich die Ödematisierung bereits auf den entsprechenden Rumpfquadranten oder ist am Ödemausmaß von Anfang an zu erkennen, dass die Entstauungsrichtung „Leiste" nicht ausreicht, wird zusätzlich in der Oberschenkelregion nach lateral in Richtung Hüfte umgeleitet, um dann von hier aus sowohl zur kontralateralen Leiste als auch zur Axilla der Ödembeinseite weiterzuleiten.

> **Hinweis**
>
> Zum Abschluss der Behandlung der einzelnen Entstauungsabschnitte/-teilgebiete am Bein empfiehlt sich jeweils das „Nacharbeiten" in Richtung der inguinalen und axillären Lymphknoten.

21.2.1.3   Behandlungs- und Griffesystematik bei beidseitigen primären Beinlymphödemen

Bei der beidseitigen Ödematisierung ist es im Allgemeinen so, dass ein Bein stärker und das andere weniger stark und evtl. nur partiell (z. B. im Bereich des Fußes und des Unterschenkels) geschwollen ist (◘ Abb. 21.10). Dies erfordert jeweils eine genaue Abstimmung der zeitlichen Einteilung und des Behandlungsintervalls auf die Anzahl der Verordnungen bzw. auf die Aufenthaltstage in der Klinik. Grifftechnisch ist zu verfahren, wie in ◘ Tab. 21.1 beschrieben.

Auf eine Beschreibung der Vorgehensweise bei primären Armlymphödemen haben wir bewusst verzichtet,

da sich die (äußerst selten benötigte) Behandlung aus der Kenntnis der Therapie bei primären Bein- und sekundären Armlymphödemen logisch ergibt.

21.2.2   Kompressionstherapie

Die Kompressionstherapie ist die zweite unentbehrliche Säule bei der Entstauung eines Lymphödemes.

Während der eigentlichen Volumenreduktionsphase, der Phase I, ist einzig die Bandagierung angezeigt (▶ Abschn. 4.4). Inwieweit die Bandagierung des Beines auf die Hüftregion ausgedehnt werden muss, hängt vom individuellen Befund ab. Ist die Hüfte stark ödematisiert, das Ödem ausgesprochen hart und fibrosiert, sollte dieser Bereich zumindest anfangs mitbandagiert werden. Bei einem ausgeprägt konischen Oberschenkel besteht die Gefahr, dass die Kompressionsbinden nicht genügend Halt finden und einrollen. Dadurch kann es erforderlich werden, dass sich die Bandage auf den Körperstamm bis etwa auf Bauchnabelhöhe ausdehnt (◘ Abb. 21.11).

Hierbei ist es sehr wichtig, dem betroffenen Patienten klarzumachen, dass dieses Kompressionsausmaß zeitlich begrenzt ist – sobald sich der Zustand der Hüftregion bessert, wird man versuchen, mit einer Bandagierung lediglich bis zur Extremitätenwurzel auszukommen.

> **Hinweis**
>
> Nach Anlage der Kompressionsbandage wirkt sich ein nochmaliges Ausführen der Bauchtiefendrainage vorteilhaft aus.

In der Stabilisierungsphase sollte das Bein so weit entstaut sein, dass die betroffenen Patienten mit einer Maß-

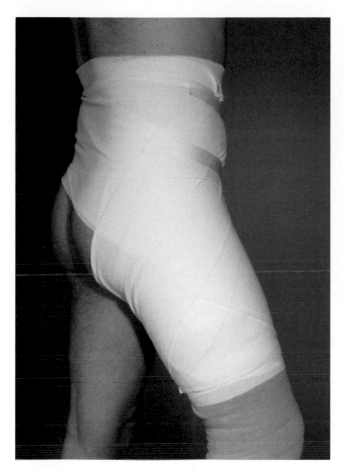

□ **Abb. 21.11** Ausdehnung der Beinbandagierung auf die untere Körperhälfte zur Kompression der Hüftregion

kompressionsbestrumpfung in flachgestrickter Qualität auskommen.

21.2.3 Bewegungstherapie

Wie bereits ausgeführt, beschränkt sich die notwendige Bewegungstherapie bei Beinlymphödempatienten zunächst häufig auf eine Haltungs- und Gangkorrektur. Diese ist jedoch sehr wichtig, weil bei einem Beinlymphödem alleine schon durch das zusätzliche Gewicht eine Gang- und Haltungsveränderung erfolgt (□ Abb. 21.12). Dazu kommt natürlich noch die ödembedingte Gelenkbeweglichkeitseinschränkung.

Um vor allem orthopädische Folgeschäden zu vermeiden, muss aus prophylaktischen Gründen bereits in den Anfangsstadien eine Gang- und Haltungskorrektur durchgeführt und ständig kontrolliert werden. Bei Patienten mit lange bestehenden Beinlymphödemen ist zusätzlich zu bedenken, dass das vorrangige Ziel darin besteht, die Gelenkbeweglichkeit zu erhalten bzw. zu verbessern.

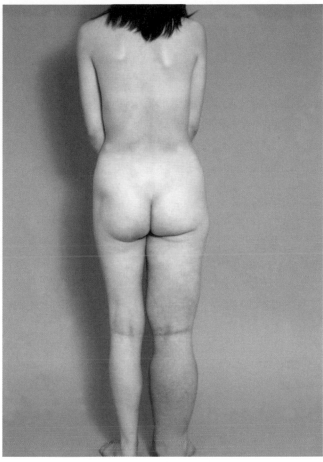

□ **Abb. 21.12** Deutliche Haltungsveränderungen bei einer 17-jährigen Frau mit primärem Beinlymphödem. Besonders deutlich wird dies an der Stellung der Schulterblätter. Die Ausdehnung des Lymphödems auf die Hüft-, Gesäß- und Lendenregion wird durch die unterschiedlichen Konturen im Seitenvergleich deutlich. Ebenfalls typisch ist die lokale Ödemansammlung (sog. „Ödemkissen") an der queren Gesäßfalte

> **Hinweis**
>
> Günstig ist ein „Hausaufgabenprogramm", bestehend aus befundorientierten und nicht zu komplizierten Bewegungsabläufen für die Beine. Es sollte immer dann ausgeführt werden, wenn in täglichen Ruhephasen und Pausen die Beine hochgelagert sind. Werden dabei abstromfördernde Bewegungen unter Kompression (!) ausgeführt, lassen sich mehrere Wirkungen gleichzeitig erzielen.

Ist das Bein weitgehend entstaut, so dass es sich in der „Erhaltungs- oder Stabilisierungsphase" befindet und mit einem adäquaten, flachgestrickten Maßkompressionsstrumpf (dauer-)versorgt werden kann, ist auch an geeignete sportliche Aktivitäten zu denken, wie beispielsweise Nordic-Walking (s. dazu auch die Ausführungen von Baumann und Beuth im ▶ Abschn. 22.9, die sich zwar auf Überlegungen zu sekundären Lymphödemen beziehen, jedoch in vergleichbarem Maße auch für primäre Beinlymphödem-Patienten zutreffen).

21.2.3.1 Geeignetes Schuhwerk bei Beinbandagen

Da zum Erfolg der kombinierten Entstauungstherapie unbedingt auch die Bewegung unter Kompression gehört, ergibt sich natürlich die Frage nach geeigneten Schuhen, die den „dicken Fuß" mit den gewickelten Kompressionsmaterialien aufnehmen.

Da Patienten in solchen Fällen zu manchmal abenteuerlich anmutenden „Latschen", übergroßen Hausschuhen oder Sandalen greifen, die nicht selten äußerst unfallträchtig sind, sollte der Therapeut dies berücksichtigen und kontrollieren. Sanitätshäuser bieten meist entsprechende sog. Rehabilitationsschuhe mit Reißverschlüssen, Klettverschlüssen oder beidem an. Inwieweit diese verordnungs- und beihilfefähig sind, muss im Einzelfall abgeklärt werden.

Literatur

Brunner U (1985) Klinik und Farbstofftest beim primären Lymphödem der Beine. 1. Kongress in Wien. Perimed, Erlangen

Herpertz U (1991) Therapeutische Lymphdrainage und angewandte Ödemtherapie. (Unterrichtsmaterial des Lehr- und Forschungsinstitutes für Lymphologie der Feldbergklinik)

Lee BB et al (2010) Diagnosis and Treatment of Primary Lymphedema: Consensus document of the International Union of Phlebology (IUP) 2009. Int Angiol 29(5):454–470

Liu N, Yan Z, Wu X (2012) Klassifikation von Malformationen des Lymphsystems beim primären Lymphödem, basierend auf MR-Lymphangiographie. Vasomed 24(6):329–331

Szuba A, Rockson SG (1998) Lymphedema: classification, diagnosis and therapy. Vasc Med 3:145–156

Weissleder H, Schuchhardt C (Hrsg) (1996) Erkrankungen des Lymphgefäßsystems, 2. Aufl. Kagerer Kommunikation, Bonn

Sekundäre Lymphödeme

Freerk T. Baumann, Josef Beuth, Günther Bringezu, Hermann Ewald,
Claudia Schmalz, Otto Schreiner, Paul Streibl und Michael Zippe

Inhaltsverzeichnis

© Springer-Verlag GmbH Deutschland, ein Teil von Springer Nature 2020
G. Bringezu, O. Schreiner (Hrsg.), *Lehrbuch der Entstauungstherapie*,
https://doi.org/10.1007/978-3-662-60576-9_22

22.1 Ätiologie

G. Bringezu und O. Schreiner

Definition

Von einem **sekundären Lymphödem** spricht man, wenn das Ödem aus einer nachhaltigen Schädigung des ursprünglich völlig intakten Lymphgefäßsystems hervorgeht.

Zur Abgrenzung von anderen (besonders von reversiblen) traumatisch bedingten Schwellungen müssen jedoch folgende Voraussetzungen gegeben sein:

- Die Schädigung muss vor allem das Lymphgefäßsystem betreffen.
- Die Transportkapazität des Lymphgefäßsystems muss dadurch in einem erheblichen Ausmaß vermindert und weitgehend irreversibel sein.

Prinzipiell kann ein sekundäres Lymphödem in jedem Alter auftreten; aufgrund seiner spezifischen Ursachen kommt es jedoch meist bei älteren Erwachsenen vor. Weissleder und Schuchhardt (2006) geben in einem statistischen Vergleich (beruhend auf einem lymphszintigrafisch untersuchten Patientenkollektiv) den Häufigkeitsgipfel bei primären Lymphödemen mit dem 17. Lebensjahr an, den bei sekundären Lymphödemen dagegen zwischen dem 61. und 70. Lebensjahr.

22.1.1 Ursachen der Schädigung

Die irreversible Schädigung, die die Lymphgefäße isoliert, aber auch Lymphgefäße und Lymphknoten gleichermaßen betreffen kann, kann folgende **Ursachen** haben:

- Lymphgefäß-/Lymphknotenentzündungen,
- traumatische Lymphangiopathien,
- maligne Prozesse, Malignome oder Metastasen,
- iatrogene Schäden am Lymphsystem.

Die Ursachen werden im Folgenden näher erläutert.

22.1.1.1 Lymphgefäß-/Lymphknotenentzündungen

Entzündungen der Lymphgefäße bzw. Lymphknoten können hervorgerufen werden:

- durch Bakterien, Viren oder Pilze, die zur Lymphangitis/Lymphonoditis und damit zu Vernarbungen und Atresie (Lumenverlegung) führen, oder
- durch Parasiten, vor allem Filarien (fadenförmige, meist außerhalb des Verdauungstraktes parasitierende Würmer=Nematoden), die in subtropischen

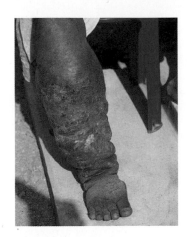

Abb. 22.1 Lymphostatische Elephantiasis aufgrund eines Filarienbefalls vor 20 Jahren. (© Asher-Bihar-Krankenhauses, Indien; mit freundl. Genehmigung)

und tropischen Regionen hauptsächlich durch Insektenstiche/-bisse übertragen werden und die sog. Filariasis hervorrufen. Im Spätstadium bildet sich ein Lymphödem (■ Abb. 22.1).

Hinweis

Die Zahlen, die im Bezug auf filarieninfizierte Menschen „kursieren" sind sehr uneinheitlich, über die durch chronisch verlaufende Filariasis entstandenen sekundären Lymphödeme gibt es keine verlässlichen Angaben. Weissleder und Schuchhardt (2006) beziehen sich auf Quellen, die von 750 Millionen (!) filarieninfizierten Menschen ausgehen. Auch ohne genaue Zahlen über die daraus resultierende Lymphödemhäufigkeit steht fest, dass sie, weltweit gesehen, die häufigste Lymphödemursache ist.

22.1.1.2 Traumatische Lymphangiopathien

Traumatische Lymphangiopathien entstehen nach Verletzungen, die mit ausgeprägten Narbenbildungen (vor allem nach Verbrennungen oder Verätzungen durch Säuren oder Laugen) oder auch mit Komplikationen wie rezidivierenden schweren Entzündungen einhergehen (■ Abb. 22.2).

Ein weiteres Kriterium für die Entstehung solcher Formen sekundärer Lymphödeme sind Verletzungen an Stellen, die für das Funktionieren des Lymphgefäßsystemes von entscheidender Bedeutung sind. Dies trifft vor allem auf sog. physiologische „Flaschenhals- bzw. Trichterregionen" wie die mediale Knieregion, die inguinale Region sowie die Ellenbeuge und die Axilla zu. Solche (allerdings seltenen) posttraumatisch-sekundären Lymphödeme sind unbedingt von allen sonstigen posttraumatischen Schwellungen zu differenzieren, die natürlich keine chronischen Lymphödeme sind (▶ Kap. 13 und 14).

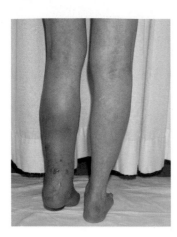

Abb. 22.2 Posttraumatisch-sekundäres Lymphödem nach Trümmerfraktur des linken Sprunggelenkes und mehreren rekonstruierenden Operationen. Außerdem traten mehrere Erysipele auf. Die Diagnose des posttraumatischen Lymphödemes ist in diesem Falle lymphszintigraphisch abgesichert

Eine besondere Form in diesem Zusammenhang stellt das sog. **„artifizielle" Lymphödem** dar, das der Patient selbst in Selbstschädigungsabsicht (artifiziell= „künstlich", also z. B. durch gezieltes Abschnüren) hervorgerufen hat. Gründe für ein solches Verhalten sind entweder starke psychische Störungen oder die Absicht, auf diese absurd erscheinende Weise zu einer Einstufung der Früherwerbsunfähigkeit zu gelangen.

22.1.1.3 Maligne Prozesse

Hier handelt es sich entweder um einen Primärtumor (Lymphangiosis carcinomatosa) oder um ein Rezidiv (häufigste Form) (► Abschn. 20.2 und 22.2).

22.1.1.4 Iatrogene Schäden am Lymphgefäßsystem

Hier kommen folgende Ursachen infrage (Weissleder und Schuchhardt 1996; Földi 1988):
- diagnostische und/oder therapeutische Lymphknotenexstirpationen im Zuge der ärztlichen Krebstherapie,
- Bestrahlungen der Lymphabflusswege aus dem gleichen Grund,
- Venenentnahmen zur Bypassoperation (evtl. Verletzung von Lymphgefäßbündeln),
- Varizenoperationen,
- rekonstruktive Gefäßeingriffe im femoropoplitealen Bereich bei der Therapie der arteriellen Verschlusskrankheit,
- Komplikationen nach Arterienpunktion im Leistenbereich und
- in seltenen Fällen auch Operationen zur Beseitigung von lokalen Fettansammlungen oder gar
- Meniskus- und andere orthopädische Operationen.

22

> **Hinweis**
>
> In Westeuropa und Nordamerika ist die **ärztliche Krebstherapie** die weitaus häufigste Ursache für die Entstehung sekundärer Lymphödeme.

22.2 Onkologische Ursachen, Häufigkeit und mögliche Therapieansätze

O. Schreiner

Prinzipiell bedeuten ärztliche Eingriffe in das Lymphgefäßsystem wie die operative Lymphknotenentfernung und besonders auch die Strahlentherapie eine Verminderung der Transportkapazität für diesen Körperabschnitt. Ob sich daraus eine Lymphabflussstörung ergibt, die lediglich mit bildgebenden Verfahren nachweisbar ist (=Latenzstadium), oder gar eine klinisch relevante Schwellung, ist prinzipiell nicht vorhersagbar.

> **Hinweis**
>
> Patienten nach Eingriff in das Lymphgefäßsystem sind immer als ödemgefährdet einzustufen. Sie müssen daher entsprechend aufgeklärt, beraten und behandelt werden (► Kap. 26).

Die Reaktion des Lymphgefäßsystems auf eine invasive Intervention bei diagnostizierter Krebserkrankung kann also sehr unterschiedlich ausfallen. Bei einer Lymphknotenexstirpation sind folgende Reaktionen möglich:
- Akute, „übliche" postoperative Schwellung, die nach kurzer Zeit wieder abklingt; die betroffene Patientin/ der betroffene Patient bleibt lebenslang ödemfrei.
- Akute postoperative Schwellung, die nach kurzer Zeit abklingt und längere Zeit klinisch symptomlos bleibt. Wochen, Monate, Jahre oder gar Jahrzehnte (!) später kann ein chronisches Lymphödem auftreten, das entweder spontan entsteht oder durch ein Ereignis „ausgelöst" wurde. Häufig ist das auslösende Ereignis ein Trauma, z. B. durch Sturz. Es könnte sich jedoch auch um ein Rezidiv handeln. Manchmal in Zusammenhang mit einer erneuten Radiatio, wenn die neuerliche Krebserkrankung durch die primäre chirurgische Intervention alleine nicht aufzuhalten war.

> **Hinweis**
>
> Aussagen wie „Wenn nach fünf Jahren keine Schwellung aufgetreten ist, wird später auch kein Lymphödem mehr entstehen" entbehren jeglicher Grundlage!

☐ Tab. 22.1 Ärztliche Krebstherapie und Lymphödementwicklung: mögliche Verläufe

Schwellung direkt postoperativ			Keine Schwellung postoperativ	
Postoperative Schwellung klingt ab, kein chronisches Lymphödem lebenslang	Postoperative Schwellung klingt ab, zeitverzögert (Wochen, Monate, Jahre später) entsteht ein chronisches Lymphödem. Häufigster Auslöser: Trauma durch Sturz, Rezidiv und/oder Radiatio!	Chronisches Lymphödem entsteht übergangslos aus der akuten Schwellung	Zeitverzögert, Wochen, Monate, Jahre später entsteht ein chronisches Lymphödem. Häufigster Auslöser: Trauma, z. B. durch Sturz, Rezidiv und/oder Radiatio!	Kein Lymphödem lebenslang

— Akute postoperative Schwellung, die nicht wie erwartet abklingt, sondern sich weiterentwickelt, so dass quasi „übergangslos" ein chronisches sekundäres Lymphödem entsteht.

— Keine postoperative Schwellung, aber Entstehung eines Lymphödems nach Wochen, Monaten, Jahren oder gar Jahrzehnten, entweder spontan oder durch ein Ereignis „ausgelöst" (s. oben).

— Keine Schwellung, weder postoperativ noch später.

Die möglichen Verlaufsvarianten sind in ☐ Tab. 22.1 nochmals zusammengefasst.

Trotzdem kann nicht deutlich genug betont werden, dass all jene Patienten mit chirurgischen Eingriffen oder radiologischen Interventionen in Lymphknotengruppen ein lebenslanges Risiko für die Entwicklung eines Lymphödemes haben. Dies wird immer noch zu wenig beachtet, geschweige denn gezielt kontrolliert (Cromwell und Cornier 2010). In diesem Zusammenhang muss auch betont werden, dass eine frühzeitige (geradezu prophylaktische) Entstauungstherapie das Lymphödemrisiko deutlich mindern kann (Lacomba et al. 2010).

22.2.1 Lymphabflussbarrieren und die Folgen für das Lymphgefäßsystem

Die lymphostatische Insuffizienz des ursprünglich völlig intakten Lymphgefäßsystems hat also seine Ursache in einer lokalen Lymphabflussbarriere. Die Barriere ist entweder durch die operative Entfernung von Lymphknoten oder durch die gezielte Bestrahlung von Lymphabflusswegen und der sich daraus ergebenden Atresie dieser Kollektoren entstanden.

In der Frühphase der Entstehung des Lymphödemes reagieren intakte Lymphgefäße distal der „Schadensstelle" mit einer vermehrten Tätigkeit im Sinne der Sicherheitsventilfunktion. Mit anderen Worten: Zunächst erhöht sich sowohl die Frequenz als auch die Amplitude der Lymphangiomotorik; gleichzeitig steigt der intralymphvaskuläre Druck an. Nach kurzer Zeit jedoch erlahmt diese gesteigerte Tätigkeit bis zum völligen Stillstand; distal der Lymphabflussbarriere gibt es dann zahlreiche gestaute und „untätige" Lymphgefäße. Mit

diesem Rückstau und der daraus resultierenden Gefäßerweiterung ist ein sekundärer Funktionsverlust der Taschenklappen verbunden. Man spricht von der **valvulären Insuffizienz** (☐ Abb. 20.18).

In älteren Gefäßdarstellungen mit der in den 1970er-Jahren noch üblichen Methode der direkten Lymphangiographie zeigt sich dies sehr eindrucksvoll. Auf solchen Bildern ist oft auch zu erkennen, dass sich das distal injizierte Kontrastmittel im Verlauf der Transportbahn manchmal in kleineren oder größeren Depots in der Haut wieder findet, d. h., es ist aus den dauerhaft überdehnten Lymphgefäßen durch die Gefäßwand wieder ausgetreten. Aufgrund der **muralen Insuffizienz** der Lymphgefäße spricht man hier vom **„dermalen Reflux"** bzw. **„dermal backflow"**.

An besonderen Stellen mit dicht nebeneinander liegenden Kollektoren (z. B. mediale Knieregion, ulnare Ellenbogenseite, Sulcus bicipitalis medialis am Oberarm etc.) kann man manchmal strangartige Verhärtungen in der Tiefe palpieren. Dies erklärt sich dadurch, dass die mit eiweißreicher Lymphe quasi durchtränkten Lymphkollektorwände sowie deren nächste Umgebung fibrosiert sind. Hier spricht man von der Bildung **„perilymphvaskulärer Fibrosen"** oder dem „Geigensaitenphänomen" bzw. „axillary web Syndrom" (AWS; Josenhans 2012).

22.2.2 Lymphödeme bei speziellen Tumorarten

M. Zippe

Sekundäre Lymphödeme entstehen häufig im Zusammenhang mit der krebschirurgischen und/oder strahlentherapeutischen Primärtherapie dreier Tumorarten/-lokalisationen:

— bei Mammakarzinomen,
— bei urologischen und gynäkologischen Karzinomen, hier insbesondere Prostata, Zervix, Ovar und Vulva sowie
— bei Karzinomen des Hals-Nasen-Ohren-Bereichs.

Die Gefahr der Lymphödementwicklung besteht prinzipiell auch bei anderen Tumorlokalisationen immer dann, wenn bei der Operation Lymphknoten im Bereich eines Extremitätenansatzes – der Kopf-Hals-Bereich gilt in diesem Zusammenhang als Extremität – entfernt werden. In diesem Zusammenhang ist das **maligne Melanom an der unteren und oberen Extremität** zu nennen, bei dem, je nach Lokalisation, neben der Tumorentfernung auch eine inguinale bzw. axilläre Lymphadenektomie durchgeführt wird. Ebenfalls können durch **Bestrahlungen der Lymphknotenketten des Becken-Lumbal-Bereiches** Lymphödeme der unteren Extremitäten auftreten. Ferner sind Lymphödeme auch bei progredienten, ausgedehnten Verläufen von

- Rektum-,
- Harnblasen-,
- Hoden- und
- Analkarzinomen

zu beobachten, wenn durch die sich rasch ausbreitenden Tumormassen lymphatische Strukturen bedrängt werden.

Bei den **malignen Lymphomen** finden sich erstaunlicherweise so gut wie nie Lymphödeme. Dies mag damit zusammenhängen, dass in betroffenen Lymphknotenstationen immer noch ausreichend nicht befallene Lymphknoten vorhanden sind, die über Kollaterale und internodale Verzweigungen den Lymphabfluss sicherstellen.

Im Folgenden soll nach dem Prinzip „Häufiges ausführlich, Seltenes gestreift" näher zu den häufigsten Tumorarten/-lokalisationen Stellung genommen werden.

22.2.2.1 Das Mammakarzinom

Das Mammakarzinom ist mit ca. 75.000 Neuerkrankungen pro Jahr (2014) der häufigste maligne Tumor der Frau in Deutschland und macht damit 31 % der Krebserkrankungen bei Frauen aus.

Etwa 17.500 Patientinnen versterben pro Jahr infolge des Mammakarzinomes, d. h., daran sterben mehr Frauen als an irgendeiner anderen Krebserkrankung! Zwischen 7 und 18 % der Patientinnen entwickeln im Verlaufe ihrer Karzinomerkrankung ein mehr als leichtgradiges sekundäres Armlymphödem, d. h. ca. 10.000 Frauen pro Jahr. Gelegentlich treten Mammakarzinome auch bei Männern auf. Das Verhältnis Frauen: Männer liegt bei 100:1. Die Behandlung des Mammakarzinoms des Mannes erfolgt analog zu der bei Frauen.

Bei Mammakarzinomen handelt es sich um invasive Karzinome, die entweder vom Drüsengang oder den Drüsenläppchen ausgehen und sehr oft hormonabhängig sind (Östrogen und/oder Progesteron). Mammakarzinome metastasieren über das Lymph- und/oder Blutgefäßsystem. Dabei treten die Metastasen besonders in der Lunge, im Knochen, in der Leber und dem Gehirn auf. Genetische Untersuchungen haben zwei Brustkrebsgene identifiziert (BRCA-1 bzw. BRCA-2). Bei Nachweis

TNM-Klassifikation

T für Tumorgröße
T_1 - bis 2 cm
T_2 - 2 – 5 cm
T_3 - über 5 cm
T_4 - Haut, Brustwand, inflammatorisch

N für Lymphknotenstatus
N_0 - kein Lymphknotenbefall
N_1 - 1 – 3 Lymphknoten befallen
N_2 - 4 – 9 Lymphknoten befallen
N_3 - > 10 Lymphknoten

M für Metastasen
M_1 - keine
M_2 - Fernmetastasen (meist Lunge, Leber, Knochen)

Vorsätze p = patologischer Befund
c = klinischer Befund

Grading = Differenzierung des Tumors
G_1 = hochdifferenziert
G_2 = mäßig differenziert
G_3 = schlecht differenziert

◧ Abb. 22.3 Klassifikation von malignen Tumoren nach dem TNM-System

dieser Gene besteht die höchste Wahrscheinlichkeit, an der erblichen Form des Brustkrebses zu erkranken.

Die Stadien- bzw. Tumorgrößeneinteilung erfolgt mit Hilfe der TNM-Klassifikation (◧ Abb. 22.3).

Mit ca. 50 % ist der **äußere obere Quadrant** der am häufigsten betroffene (◧ Abb. 22.4). Weitere 10 % der Tumoren treten im **äußeren unteren Quadranten** auf. Da dieser Teil der Brustdrüse nahezu vollständig direkt in die axillären Lymphknoten abfließt, ist es notwendig, die nächstgelegenen Wächter- oder axillären Lymphknoten histologisch auf Befall zu untersuchen. Tumore im **inneren unteren Quadranten** haben eine sehr schlechte Prognose; sie haben noch frühzeitiger Fernmetastasen, da der Lymphabfluss zum Teil über Lymphknoten entlang der A. mammaria interna erfolgt.

Therapie

Die Therapie des Mammakarzinomes besteht in der Regel in einer an das Erkrankungsstadium angepassten Kombination aus:

- Chirurgie,
- Zytostatikatherapie,
- Strahlentherapie und
- der antihormonellen Therapie.

Neue Ansätze werden außerdem durch monoklonale Antikörper (Trastuzumab, Pertuzumab) ermöglicht. Das therapeutische Vorgehen basiert in hohem Maße auf Erfahrungen aus Studien und ist in weltweit akzeptierten Leitlinien standardisiert.

22

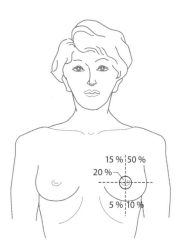

○ **Abb. 22.4**   Statistische Häufigkeit des Tumorvorkommens in der Brustdrüse

Lymphologisch relevant sind die **chirurgischen** und die **strahlentherapeutischen** Maßnahmen, da dabei das Lymphgefäßsystem nachhaltig geschädigt werden kann.

Hinweis

Jede wegen eines Mammakarzinomes operierte und/oder bestrahlte Frau hat bei gleichzeitig entfernten axillären Lymphknoten zumindest eine latente Lymphabflussstörung auf der betroffenen Seite, auch wenn sie kein manifestes Lymphödem aufweist.

Prinzipiell werden in der Mammakarzinomchirurgie zwei große Vorgehensweisen unterschieden:
- die brusterhaltende Therapie (BET) und
- die einfache Mastektomie (Ablatio mammae bzw. hautsparende subcutane Mastektomie).

Beide Verfahren können die **diagnostische Axilladissektion beinhalten.** Dabei sollten in der Regel 12–15 Lymphknoten der Level I–III für die histopathologische Untersuchung entnommen werden, um eine repräsentative Aussage über den Lymphknotenstatus zu bekommen (○ Abb. 22.5).

Gut zu wissen
Level/Gruppe **I**=untere Axilla – Lymphknoten lateral des lateralen Randes des M. pectoralis minor

Level/Gruppe **II**=mittlere Axilla – Lymphknoten zwischen dem medialen und lateralen Rand des M. pectoralis minor und interpektorale Lymphknoten

Level/Gruppe **III**=apikale Axilla – Lymphknoten medial des medialen Randes des M. pectoralis minor einschließlich der als subklavikulär, infraklavikulär oder apikal bezeichneten Lymphknoten

Die früheren radikaleren Operationsmethoden umfassten immer die **therapeutische Axilladissektion,** bei der so viele Lymphknoten wie möglich entfernt wurden. Es

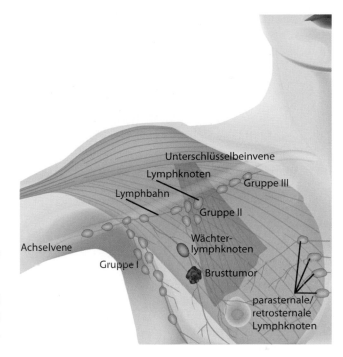

○ **Abb. 22.5**   Lymphknoten der Achsel eingeteilt in die diagnostisch üblichen 3 Gruppen (Level) in Bezug auf die Lage eines möglichen Wächterlymphknotens

ist einleuchtend, dass bei den modernen moderaten Operationsmethoden das Lymphgefäßsystem der Axilla weniger geschädigt wird.

Vor einer geplanten Operation stellt sich die Frage: brusterhaltende Therapie (BET) oder Ablatio (Brustentfernung)?

Dazu muss man wissen, dass die brusterhaltende Therapie unter Berücksichtigung onkologisch-chirurgischer Kriterien als ebenso sicher gilt wie Brustentfernungen.

Dieser Nachweis wurde durch Metaanalysen von prospektiv randomisierten Studien erbracht, z. B. Veronesi in Mailand. Aus diesem Grund wird man im Interesse der betroffenen Frauen zunächst immer die BET anstreben. Allerdings gibt es auch Kontraindikationen, d. h. brusterhaltende Therapien sollten nicht angewandt werden bei:
- inflammatorischem Mamma-Karzinom,
- multizentrischem Mamma-Karzinom,
- Rezidiv bzw. Zweitkarzinom,
- ausgeprägter Lymangiosis Carcinomatosa,
- ungünstiger Tumorgröße im Verhältnis zur Brustgröße,
- Wunsch der Patientin.

Seit 1970 haben sich die Erkrankungszahlen in etwa verdoppelt, jedoch ist die Mortalität (Sterberate) insgesamt rückläufig. Die durchschnittliche „5-Jahres-Überlebensrate" für Brustkrebspatientinnen liegt derzeit in Deutschland erfreulicherweise bei ca. 85–90 %. Die Gesamtüberlebens-Prognose ist allerdings immer noch als eher schlecht zu betrachten.

Entscheidende Faktoren für die Therapie des Mammakarzinoms
- Histologischer Subtyp
- Ausbreitungsstadium (TNM-Klassifikation)
  - Achselvene
  - Unterschlüsselbeinvene
  - Gruppe I
  - Gruppe II
  - Gruppe III
  - Lymphbahn
  - Lymphknoten
  - Wächterlymphknoten
  - Brusttumor
  - Parasternale/retrosternale Lymphknoten
- Differenzierungsgrad (Grading)
- Axillärer Lymphknotenstatus
- Hormongesteuertes Wachstum
- Menopausenstatus
- Zahlreiche molekularbiologische und zytogenetische Faktoren

---

Die **Strategie zur Brustkrebsbehandlung** wird in entsprechend zertifizierten Brustzentren im Rahmen einer Tumorkonferenz geplant, an der sich Gynäkologen, internistische Onkologen, Radiologen, Strahlentherapeuten und Pathologen beteiligen. Die Einbindung der Patientin in die Entscheidungsfindung ist wie bei jeder eingreifenden medizinischen Maßnahme von großer Bedeutung. Die Therapie der Brustkrebserkrankung soll im Frühstadium eine Heilung, beim metastasierten Karzinom eine Lebenszeitverlängerung und im Spätstadium eine Linderung der Krankheitsbeschwerden erreichen. Werden therapeutische Maßnahmen vor einer Operation durchgeführt, bezeichnet man sie als neoadjuvant, werden sie nach einer Operation eingesetzt, nennt man sie adjuvant.

Die **Lymphknoten der Achsel** sind meist der erste Ort, an dem sich Metastasen bilden. Um diesen Befall zu erfassen, werden die Lymphknoten, zumindest einige von ihnen, bei der Operation in der Regel mit entfernt. Um die Folgeschäden (Lymphödem) so gering wie möglich zu halten, kann für den Fall, dass der Tumor kleiner als 2 cm ist und veränderte Achsellymphknoten sonographisch nicht nachweisbar sind, zunächst nur ein Lymphknoten entfernt und untersucht werden. Dazu wird in die betreffende Brust am Vortag ein Radionuklid und am Op-Tag ein Farbstoff (Methylenblau) injiziert, um den Lymphabfluss szintigraphisch und den Lymphknoten später optisch darzustellen. Der erste Lymphknoten, in dem das eingespritzte Material nachgewiesen werden

kann, wird herausoperiert und untersucht. Nur wenn dieser sog. **Wächterlymphknoten** (sentinel node) von Tumorzellen befallen ist, werden die übrigen Lymphknoten der Achselhöhle ebenfalls entfernt. Wenn der Wächterlymphknoten allerdings nur von einer abgekapselten Mikrometastase befallen ist, wird gegenwärtig und in aller Regel von einer Ausräumung der Achselhöhle abgesehen (◨ Abb. 22.5).

Auch in der **Strahlentherapie** werden Techniken angewandt, die das axilläre Lymphgefäßsystem zunehmend schonen. Im Gegensatz zu früheren Techniken erfolgt die Radiatio nicht mehr über stationäre Strahlenquellen, wo es zu schweren Schädigungen der Haut – dem sog. Radioderm – kam, sondern durch pendelnde oder entgegengesetzte Strahlenquellen, bei denen das Dosismaximum in der Tiefe des Zielgewebes liegt (▶ Abschn. 22.3). Seit etwa 2010 wird an einigen Zentren zunehmend auch die intraoperative Radiotherapie (IORT) favorisiert. Hier ist es möglich, intraoperativ, also noch während die Patientin in Narkose liegt, gezielt das Tumorbett (d. h. die Region, wo der Tumor ehemals vorhanden war) mit einer hohen Einmaldosis zu bestrahlen.

In der Regel beobachtet man heute nach abgeschlossener Radiatio lediglich eine leichte Rötung, gelegentlich auch stärker ausgeprägt mit oberflächlicher Schuppung. Oftmals kommt es zur Hyperpigmentierung, d. h. Braunfärbung der Haut.

Das klassische Radioderm ist eine alle Hautschichten durchgreifende Entzündung, die durch die Strahlenwirkung hervorgerufen wird. Man sieht es bei älteren Patientinnen, bei denen vor 15–30 Jahren eine radikale Operation und eine Radiatio vorgenommen wurden. Bei diesen Patientinnen besteht häufig ein altes ausgeprägtes Lymphödem, bei dessen Behandlung mit ML/KPE das Radioderm und die Narbenverhältnisse berücksichtigt werden müssen.

Ein weiterer Faktor ist die Ausdehnung des Strahlenfeldes. Die Bestrahlung der Brust nach brusterhaltender Operation wird heute als obligat angesehen; die Bestrahlung des axillären Lymphabflusses hängt vom Lymphknotenstatus ab, also vom Befall von Lymphknoten.

Wie keine andere Krebserkrankung greift die Mammakarzinomerkrankung in das psychosoziale und emotionelle Erleben der Patientinnen ein. Die Rezidivgefahr durch frühzeitige Mikrometastasierung, das Risiko des kontralateralen Mammakarzinomes und die Gefahr der Spätmetastasierung verändern das Leben einer jeden Betroffenen nachhaltig.

22.2.2.2 Gynäkologische und urologische Tumoren

Von den Tumoren des weiblichen Genitale sind die Zervixkarzinome für die Entstehung von sekundären Beinlymphödemen besonders interessant. Insbesondere aufgrund des Lymphabflusses der Zervix über die Parametrien erfolgt die operative Therapie nämlich sehr radikal, und zwar mit der Technik nach Wertheim-Meigs als Standardtherapie. Dabei wird eine radikale Hysterktomie (Gebärmutterentfernung) mit pelviner und paraaortaler Lymphonodektomie durchgeführt. Bei Plattenepithelkarzinomen können bei jungen Frauen die Eierstöcke erhalten bleiben. Diese Technik wird auch bei ausgedehnten Tumoren des Corpus uteri angewandt. Weitere Lymphödeme der unteren Körperhälfte können, wie bereits erwähnt, auch nach Krebsoperationen an anderen Organen des kleinen Beckens auftreten (Vulva, Ovar, Prostata).

22.2.2.3　Tumoren des HNO-Traktes

Die Tumoren des oberen Aerodigestivtraktes, also des oberen Luft- und Verdauungstraktes, sind hauptsächlich Plattenepithelkarzinome, d. h. Karzinome, die von der oberflächlichen Epithelschicht der Schleimhäute ausgehen. Sie zeichnen sich durch besonders frühzeitige Metastasierung aus.

Sehr häufig sind Lymphknotenmetastasen von nicht nachweisbaren Mikrokarzinomen der erste klinische Hinweis auf das eigentliche Karzinomgeschehen. Man spricht dann von einem CUP-Syndrom (CUP=cancer unknown primary). Klinisch fallen zudem subkutane Knotenbildung, Heiserkeit und Veränderung an den Schleimhäuten oder den Tonsillen auf.

◘ Tab. 22.2 zeigt die Ergebnisse der SEER-Studie des National Cancer Institute zur Lokalisation von HNO-Tumoren. Die Studie wurde im Zeitraum 1973–1984 mit 52.000 Patienten durchgeführt.

Hauptrisikofaktor der HNO-Tumoren ist das Rauchen. Durch zusätzlichen Alkoholmissbrauch wird das Risiko potenziert. Ein Großteil der HNO-Tumorpatienten blickt auf eine lange Suchtkrankheitsgeschichte zurück, an deren Ende die Tumorerkrankung steht. Dies erschwert sowohl die rechtzeitige Diagnosestellung – erst fortgeschrittene Tumorstadien werden diagnostiziert – als auch die Nachbehandlung.

Therapie

Bei der Therapie der HNO-Tumoren gibt es zwei mögliche Verfahren:

- die sog. **Neck-dissection** (wörtlich „Halsausräumung"), d. h. die chirurgische Tumor- und therapeutische Lymphknotenentfernung und
- die Strahlentherapie.

Von den Zytostatika werden in der Regel nur Platinverbindungen zur Chemosensibilisierung eingesetzt.

Aufgrund der frühzeitigen lymphogenen Metastasierung ist die **Neck-dissection** – uni- oder bilateral – praktisch bei jedem HNO-Tumorpatienten notwendig. Sie wird entweder **radikal**, d. h. über mehrere Lymphknotenlevel auf die ganze Halsseite bezogen, durchgeführt oder **funktionell**, also strikt auf den regionalen Lymphabfluss beschränkt.

Die **Prognose** der HNO-Tumoren ist in Abhängigkeit von der Lokalisation insgesamt sehr schlecht – besonders deshalb, weil die Diagnose erst bei weit fortgeschrittenen Tumorstadien erfolgt. Daraus resultiert bei einem kurativen Therapieansatz ein ausgedehnter operativer Eingriff mit höherem Risiko eines Lymphödemes.

◘ Tab. 22.2 Inzidenz der HNO-Tumoren

Ort des Primärtumors	Häufigkeit in Prozent
Larynx[a]	27,7
Zunge	12,9
Gaumen und übrige Mundhöhle	11,3
Lippen	29
Oropharynx[b]	10,4
Mundboden	7,8
Hypopharynx[c]	6,6
Große Speicheldrüsen	5,6
Epipharynx[d]	3,7
Andere	5,7

a Kehlkopf; b Pharynx=Rachen bzw. Schlund, oropharyngeal=den Mund und Rachen betreffend; c unterster Teil des Rachens, der vom Kehlkopf bis zum Eingang in die Speiseröhre reicht; d nasaler Abschnitt des Rachenraumes, sog. Nasen-Rachen-Raum

Hinweis

Eine **Neck-dissection** bedingt immer zumindest eine latente, zumeist aber eine manifeste Störung des zervikalen Lymphabflusses im Sinne eines Lymphödemes. Die adjuvante Strahlentherapie, die aufgrund des geringen Tumor-Haut-Abstandes in höheren therapeutischen Dosen verabreicht wird als bei anderen Tumorarten, verstärkt die Schädigung des Lymphgefäßsystemes.

Zuverlässige Daten über die Häufigkeit des Lymphödemes nach HNO-Tumortherapie liegen nicht vor. Im klinischen Alltag wird in nahezu 100 % der Fälle eine mindestens geringgradige Kopf-Hals-Lymphabflussstörung beobachtet.

Im Gegensatz zu den Mammakarzinomen ist das Ausmaß der Therapien sehr unterschiedlich. Daraus resultieren auch die unterschiedlichen Ausprägungen. Aufgrund der verbesserten Möglichkeiten der Rekonstruktion durch plastische Operationen wird eher eine radikale Tumortherapie angestrebt.

Besonders in Zusammenhang mit der Behandlung von Lymphödemen nach HNO-Tumortherapie wird gerade im universitären Bereich immer wieder die Warnung vor der **Manuellen Lymphdrainage** ausgesprochen. Die Manuelle Lymphdrainage sei für eine rasch fortschreitende Metastasierung mitverantwortlich. Abgesehen davon, dass harte, empirisch evaluierte Daten nicht vorliegen, werden von den Kritikern **zwei Aspekte** vollkommen **vernachlässigt**:

1. HNO-Tumorerkrankung haben per se eine schlechte Prognose – je weiter fortgeschritten das Stadium, desto schlechter die Prognose. Für die betroffenen Patienten ist aber die Entstellung des Gesichts durch das Lymphödem die psychisch und physisch am meisten belastende Therapiefolge. Durch die Manuelle Lymphdrainage wird eine wirkliche **Verbesserung der Lebensqualität** erreicht, die als wichtiger zu bewerten ist als eine hypothetische Lebensverlängerung.

2. Es gibt Untersuchungen, die **einen manuellen Transport von Tumorzellen ausschließen**. Wer das Verschleppen von Tumorzellen durch Manuelle Lymphdrainage fürchtet, sollte sich nochmals vor Augen halten, dass die Nachweisgrenze von Tumoren 10^8 Zellen beträgt (◘ Abb. 22.6). Es ist müßig zu diskutieren, ob eine geringe Zahl von Tumorzellen verschleppt werden könnte. Dies ist zum einen nicht nachweisbar, zum anderen müssten durch die Manuelle Lymphdrainage vermehrt lymphogene Fernmetastasen zu erwarten sein, da diese Technik den Lymphfluss vermehrt.

Warnungen vor der Manuellen Lymphdrainage bei der Behandlung des Lymphödems als Therapiefolge nach Tumorerkrankungen wird es immer wieder geben. Sicherlich sind Unwissenheit über die Therapieform Manuelle Lymphdrainage, Budgetzwänge und Ignoranz die Triebfedern.

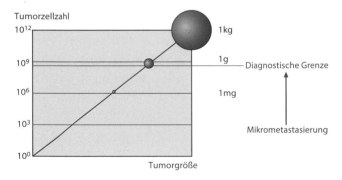

◘ **Abb. 22.6** Nachweisgrenze für manifeste Tumoren

Aus lymphologischer Sicht ist allein die Indikation für die Manuelle Lymphdrainage entscheidend. Dies gilt insbesondere für Patienten mit aktiven, nicht kurierbaren Tumorleiden. Bei solchen Patienten kann die Manuelle Lymphdrainage zur wichtigsten Therapiemaßnahme werden, wenn sich dadurch die Lebensqualität steigern lässt. Gleiches gilt für alle anderen lymphologisch relevanten Tumorarten.

22.3 Besonderheiten bei der Behandlung bestrahlter Körperregionen

C. Schmalz und H. Ewald

22.3.1 Grundlagen: Was heißt eigentlich „Bestrahlung"?

Einen Patienten zu bestrahlen heißt zunächst nur, seinem Körper Energie in Form von Strahlung zuzuführen. Im niedrigen Energiebereich kann die Strahlungsenergie dabei einfach Wärmestrahlung sein, wie sie über eine Rotlichtlampe zugeführt werden kann. Die dabei freigesetzte Strahlung stellt nichts anderes dar als elektromagnetische Wellen, die bei der Wärmestrahlung eine große Wellenlänge und damit eine niedrige Energie haben. ◘ Abb. 22.7 zeigt ausschnittweise den Zusammenhang zwischen Wellenlänge und Energie der elektromagnetischen Strahlung sowie mögliche technische Anwendungen.

Im Gegensatz dazu ist die Röntgenstrahlung eine sehr energiereiche Strahlung. Sie kann den Körper durchdringen und bei Röntgenuntersuchungen von dahinter aufgestellten Sensoren registriert und in ein Röntgenbild umgewandelt werden. Auf diese Weise können Weichteile und Skelettstrukturen auf den entsprechenden Bildern voneinander unterschieden werden. Auf der gleichen Basis – technisch allerdings weit ausgefeilter – wird im **Computertomogramm (CT)** der Körper schichtweise im Querschnitt dargestellt. Mit dieser Technik können auch einzelne Organe sehr gut voneinander abgegrenzt werden.

Bei der Bestrahlung von Krebspatienten wird elektromagnetische Strahlung verwendet, die mit einem Linearbeschleuniger erzeugt wird. Sie ist wesentlich energiereicher als Röntgenstrahlung und wird eingesetzt, um Tumorzellverbände zu zerstören.

Die aktuellen Bestrahlungstechniken basieren auf CT- oder MRT-Untersuchungen. Auf den CT-Aufnahmen werden die von der Tumorerkrankung betroffenen Körperregionen zunächst als Zielvolumen definiert. Dieses Zielvolumen soll mit hoher Dosis bestrahlt wer-

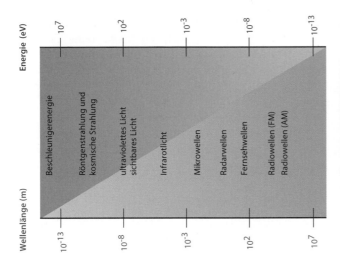

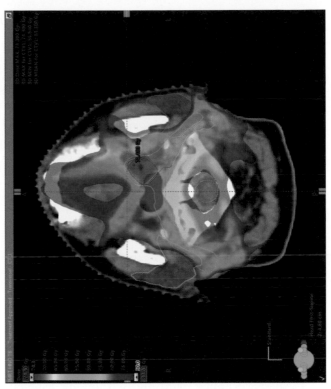

◘ **Abb. 22.7** Darstellung der verschiedenen Wellenlängen der elektromagnetischen Strahlung mit Angabe der jeweils möglichen technischen Anwendung Ort des CT-Schnitts z.B. Blick von unten auf einen Querschnitt des Kopfes in Höhe der oberen Zahnreihe (oben). Die farbigen Bereiche kennzeichnen die bestrahlten Regionen, die Farbskala gibt die Intensität der Bestrahlung an

◘ **Abb. 22.8** Intensitätsmodulierte Strahlentherapie (IMRT) bei Kopf- und Halstumor

den. Organe, bei denen eine Bestrahlung Schäden hervorrufen kann, werden als Risikoorgane definiert.

Auf dieser Grundlage wird ein Bestrahlungsplan errechnet. Dabei ist das Ziel, die Bestrahlungsfelder so anzuordnen, dass eine weitgehende Schonung der Risikoorgane ermöglicht wird. Die Strahlendosis wird nicht gleichmäßig (homogen) in die behandelte Körperregion eingebracht, sondern in ihrer Intensität während des Bestrahlungsvorgangs verändert (Intensitätsmodulation), sodass das gewünschte Therapieziel – hohe Strahlendosis im Tumorbereich und gleichzeitige Schonung der empfindlichen Organe – bestmöglich erreicht werden kann (◘ Abb. 22.8).

22.3.2 Wozu wird ein Patient bestrahlt?

Die Strahlentherapie ist neben der Chirurgie und der medikamentösen Tumortherapie eine der drei Säulen in der Behandlung von Krebserkrankungen. Damit können mehr als die Hälfte der Krebspatienten dauerhaft geheilt werden. Bei 50 % der geheilten Patienten ist die Strahlentherapie in einer Therapiekombination oder sogar als einzige Therapie beteiligt.

Bei Tumoren, die von Körperorganen ausgehen (z. B. Mamma-Ca, Cervix-Ca, Rektum-Ca etc.), ist die Operation in der Regel die wichtigste Therapieoption.

Wenn die Erkrankung nicht in einem ganz frühen Stadium entdeckt wurde, wird zusätzlich eine Bestrahlung und/oder medikamentöse Therapie durchgeführt, um die Heilungschancen der Patienten zu verbessern. Diese zusätzliche Therapie wird teilweise als „neoadjuvante Radio-/Chemotherapie" schon vor der Operation begonnen und dann nach der Operation weitergeführt. Wenn die Radio-/Chemotherapie erst nach der Operation begonnen wird, bezeichnet man sie als „adjuvante Radio-/Chemotherapie".

Durch diese zur Operation ergänzende Behandlung kann die Heilungschance um 10–15 % gesteigert werden. Von 100 Patienten werden also 10–15 Patienten mehr gesund. Bei Patientinnen mit Brustkrebs, die brusterhaltend operiert werden, ist die Bestrahlung der operierten Brust sogar zwingend erforderlich, da in älteren Studien ansonsten bis zu 40 % der Patientinnen ein Tumorrezidiv entwickeln.

22.3.2.1 Palliative Bestrahlung

Eine Bestrahlung wird als palliative Bestrahlung bezeichnet (lat. palliare=bedecken, ummänteln, verbergen), wenn ein bösartiger Tumor oder seine Tochterabsiedlungen (Metastasen) bestrahlt werden und schon vor der Behandlung feststeht, dass der betroffene Patient trotzdem nicht geheilt werden kann. Wenn bei weit fortgeschrittenen Tumoren eine Operation nicht mehr möglich ist oder zahlreiche Metastasen gefunden wurden, wird eine palliative Behandlung angeboten, wenn dadurch die erwartete Lebenszeit der Patienten verlängert oder ihre Lebensqualität verbessert werden kann. Dazu zählen z. B. Patienten mit großen Tumoren im Hals-/Nasen-/Ohren-Bereich, Patienten mit Lungenkrebs (Bronchial-Ca) oder Patientinnen mit fortgeschrittenen Gebärmutterhalstumoren (Cervix-Ca). Die palliative Bestrahlung kann zu einer Lebensverlängerung führen, die teilweise mehrere Jahre betragen kann. Sie soll aber vor allem auch Beschwerden verhindern, verzögern oder lindern (z. B. Schluckbeschwerden bei HNO-Patienten).

22.3.2.2 Bestrahlung zur Symptomlinderung

Wird eine Bestrahlung aus palliativmedizinischen Gründen durchgeführt, hat sie in der Regel keinen Einfluss auf die Lebenszeit der Patienten. Das wesentliche Ziel ist hier die Linderung von Symptomen, um die Lebensqualität zu verbessern, oder das Vermeiden von drohenden Symptomen, um eine bessere Lebensqualität zu erhalten.

In diesem Rahmen wird die Bestrahlung insbesondere zur Schmerzlinderung bei Knochenmetastasen eingesetzt, hat dabei kaum Nebenwirkungen und belastet wenig, da sie mit wenigen oder sogar nur einer einzigen Bestrahlungssitzung durchgeführt werden kann. Sofern die betroffenen Patienten längere Zeit überleben, können in osteolytischen Knochenbereichen (Zonen, die als Folge einer tumorbedingten Entkalkung nicht mehr stabil sind) wieder Mineralien eingelagert werden, sodass sich die Stabilität des Knochens im Verlauf von einigen Monaten langsam wieder verbessert. In einer großen Übersichtsarbeit (Metaanalyse) mit über 5000 randomisierten Patienten konnte gezeigt werden, dass sich die Schmerzen durch die Bestrahlung bei 60–61% der Patienten verbesserten, 23–24% der Patienten gaben nach der Bestrahlung sogar überhaupt keine Schmerzen mehr in den bestrahlten Gebieten an (Chow et al. 2012).

22.3.2.3 Elektronenlinearbeschleuniger

Die für eine medizinische Behandlung benötigte Strahlung wird in der Regel mit einem Linearbeschleuniger erzeugt. Diese Geräte enthalten kein strahlendes Material, sondern die Strahlung wird erst nach dem Einschalten technisch erzeugt. Telekobaltgeräte, die in einem strahlendichten Tresor radioaktives Kobalt enthalten, sind technisch wesentlich einfacher, werden in der westlichen Welt aber nicht mehr eingesetzt, da sie bei Bestrahlung von tiefer im Körper gelegenen Tumoren aus physikalischen Gründen eine starke Hautbelastung hervorrufen.

Das Funktionsprinzip der Linearbeschleuniger basiert auf der Beschleunigung von Elektronen in einem elektromagnetischen Feld und dem anschließenden Abbremsen in einem Schwermetallblock, dem „Target" (Ziel). Beim Abbremsen der Elektronen in diesem Schwermetallblock wird eine hochenergetische Photonenstrahlung freigesetzt, die „Bremsstrahlung", die dann nach entsprechender Filterung gezielt aus dem Gerät auf das Bestrahlungsfeld gelenkt werden kann.

Mit diesen Linearbeschleunigern kann die Energie der Strahlung variiert werden. Dadurch können unterschiedliche Körpertiefen bei bestmöglicher Hautschonung gezielt behandelt werden.

Daneben besteht die Möglichkeit, statt der Bremsstrahlung auch die beschleunigten Elektronen direkt auf das Bestrahlungsfeld zu lenken. Das ist dann erforderlich, wenn nur die äußeren Körperschichten bestrahlt werden sollen. Elektronenstrahlen dringen nicht sehr tief in den Körper ein, so dass damit – unter bestmöglicher Schonung der tiefen Regionen – die oberflächlichen Bereiche bestrahlt werden können. Auch hier kann die Energie der Elektronen und damit die Eindringtiefe in den Körper variiert werden.

22.3.2.4 Bestrahlungsgeräte

Neben den Elektronen-Linearbeschleunigern gibt es einige Spezialgeräte zur Hochpräzisionsbestrahlung bei sehr kleinen Zielgebieten und zur perkutanen Bestrahlung mit exotischen Strahlenarten wie Protonen, schweren Ionen, Neutronen und Heliumkernen, die aber nur in speziellen Zentren und bei sehr speziellen Indikationen eingesetzt werden. Dazu zählen

- das „Gamma-Knife", ein spezielles Kobaltgerät, mit dem sich sehr kleine Bezirke sehr exakt bestrahlen lassen. Es wird z. B. bei bestimmten und aufgrund ihrer Lage nicht operablen Hirntumoren eingesetzt;
- das „Cyber-Knife", ein Gerät, welches dem Gamma-Knife von der Wirkungsweise ähnelt. Die Bestrahlung wird allerdings mit einem eingebauten und mobilen Linearbeschleuniger erzeugt. Das Cyber-Knife wird z. B. bei kleinen und auch bei im Körper beweglichen Tumoren oder Metastasen eingesetzt: u. a. Metastasen im Gehirn oder in der Leber und Lungentumoren;
- die Neutronenbestrahlungsgeräte, die den Vorteil bieten, auch Tumorzellen zu treffen, die schlecht mit Sauerstoff versorgt sind. Sie lösen jedoch besonders an der Haut sehr starke Nebenwirkungen aus; und
- die Protonen- und Ionenbestrahlungsgeräte, die die Möglichkeit bieten, in tiefen Körperregionen unter maximaler Schonung des umgebenden Gewebes sehr exakt zu bestrahlen.

Im Gegensatz zu Telekobaltgeräten, Beschleunigern und Gamma-Knives, deren Strahlung – abgesehen von der Elektronenstrahlung der Beschleuniger – in Form von

22

hochenergetischen **elektromagnetischen Wellen** abgegeben wird, erzeugen die Neutronen- und Ionenbestrahlungsgeräte eine hochenergetische **Teilchen**strahlung, die eine intensivere Wechselwirkung mit dem Gewebe zur Folge hat.

Zur oberflächlichen Bestrahlung werden außerdem auch spezielle Röntgenbestrahlungsgeräte eingesetzt. Je nach gewählter Energie (kV-Bereich) ist die Eindringtiefe in den Körper sehr klein, so dass nur die Haut mit einer therapeutischen Dosis belastet wird.

Die Praxis der Bestrahlung ist im Exkurs ausführlich dargestellt. Wie die Haut während und nach der Therapie gepflegt werden sollte, wird im Exkurs Praxis der Bestrahlung beschrieben.

Praxis der Bestrahlung

Nachdem die Indikation zur Bestrahlung gestellt ist, wird eine sogenannte Simulation durchgeführt. Dazu wird der Patient im CT so gelagert, wie er später während jeder Therapiesitzung liegen soll. Nach dem Markieren von Lagerungspunkten wird ein CT der betreffenden Körperregion erstellt. In den CT-Aufnahmen werden die Zielvolumina und Risikoorgane festgelegt als Berechnungsgrundlage für das Bestrahlungsprogramm. Gemeinsam mit den Experten für Medizinphysik wird anschließend der Bestrahlungsplan erstellt und optimiert. Anhand der Daten des Bestrahlungsplans werden die einzelnen Bestrahlungsfelder am Bestrahlungsgerät computergesteuert eingestellt und – je nach gewählter Technik, ggf. auch während der Bestrahlungssitzung – verändert, und das Gerät wird gleichzeitig in die erforderlichen Positionen bewegt. Die tägliche Bestrahlungszeit ist sehr kurz und beträgt in der Regel deutlich weniger als eine Minute pro Feld.

Der Patient liegt während der Bestrahlung auf dem Bestrahlungstisch (ähnlich einer schmalen Liege) und muss während dieser Zeit exakt in der vorgesehenen Position bleiben. Aus diesem Grund gibt es spezielle Lagerungssysteme, die auf der Carbonplatte mittels Indexschienen befestigt werden können: Armhalterungen, Kopfstützen, Knie- und Fußkissen. Für spezielle Bestrahlungen, beispielsweise im Kopf- und Halsbereich, kann es erforderlich sein, zur Einzeichnung und Fixierung eine Bestrahlungsmaske anzufertigen.

In der Regel wird die Bestrahlung in kleine Einzeldosen aufgeteilt. Dazu wird an den Werktagen täglich eine Bestrahlung durchgeführt, bei der nur ein kleiner Teil der geplanten Dosis verabreicht wird. Über einen Zeitraum von bis zu 5–7 Wochen addieren sich diese täglichen Einzeldosen dann zu der geplanten Gesamtdosis.

Der Patient kann die Strahlung während der Behandlung nicht spüren. Etwa 2 Wochen nach Behandlungsbeginn können sich aber Rötungen der bestrahlten Hautpartien und Reizungen der betroffenen Schleimhäute einstellen, die als frühe Strahlenreaktionen bezeichnet werden. Diese akute Strahlenreaktion verstärkt sich bis zur fünften Bestrahlungswoche und klingt dann in der Regel langsam wieder ab. 6–8 Wochen nach Abschluss der Bestrahlung sind die frühen Strahlenreaktionen in der Regel weitgehend abgeklungen.

Für die Behandler und die Angehörigen des Patienten ist außerdem wichtig, dass ein Patient, der sich in einer strahlentherapeutischen Behandlung befindet, nicht strahlt, da nach dem Abschalten des Bestrahlungsgerätes keine Strahlung im Körper bleibt. Es besteht also keine Gefahr für das Personal oder andere mit dem Patienten in Kontakt befindliche Personen.

Im Gegensatz dazu wird Patienten im Rahmen einer nuklearmedizinischen Diagnostik oder Behandlung (Skelettszintigrafie, Radiojodtherapie, Samariumtherapie) eine radioaktive Substanz verabreicht, sodass diese Patienten auch nach außen eine Strahlung abgeben. Nuklearmedizinische Behandlungen, bei denen höhere Bestrahlungsdosen verabreicht werden, werden deshalb nur auf besonderen, strahlengeschützten Stationen durchgeführt. Der Kontakt zum Personal oder zu Besuchern ist streng reglementiert.

22.3.3 Wirkung der Bestrahlung im Gewebe

22.3.3.1 Ionisation

Das physikalische Prinzip einer strahlentherapeutischen Tumorbehandlung ist die **Ionisation** von Atomen oder Molekülen. Die Strahlenarten, die genügend Energie enthalten, um eine Ionisation bewirken zu können, werden deshalb zusammenfassend als „ionisierende Strahlung" bezeichnet.

Im menschlichen Körper, der zu ca. 50–60 % aus Wasser besteht, spielt die Ionisation der Wassermoleküle die größte Rolle. Hierbei werden durch die (teilweise) Absorption der ionisierenden Strahlung Elektronen aus der Atomhülle herausgeschlagen, so dass positiv geladene Moleküle (Ionen) und freie negativ geladene Elektronen entstehen (Compton-Effekt). Diese freien Elektronen führen zu weiteren Ionisationen im Gewebe.

Letztlich werden durch die Bestrahlung im Zellinnern chemische Bindungen zerstört, wodurch u. a. freie

Radikale entstehen. Diese können in einer weiteren Folgereaktion andere chemische Bindungen zerstören. Besonders die Makromoleküle im Zellkern (die DNA der Chromosomen) werden durch die Bestrahlung angegriffen, sodass es letztlich durch die Veränderung biochemischer Moleküle zur Zellschädigung oder zum Zelltod kommt.

Es gibt daneben weitere Wechselwirkungen der Strahlung im Gewebe, die aber bei den praktisch verwendeten Bestrahlungsenergien nur eine untergeordnete Rolle spielen und deswegen hier nicht näher dargestellt werden.

22.3.3.2   Der Sauerstoffeffekt

Um eine bestmögliche Wirkung der Bestrahlung im Gewebe zu erreichen, ist eine ausreichende Sauerstoffversorgung der Zellen notwendig. Bei verminderter Sauerstoffversorgung (Hypoxie) sind die Effekte der Bestrahlung weniger ausgeprägt und die Zellen damit weniger empfindlich. Die Größenordnung dieses Effektes liegt bei einem Faktor von 2,5–3 – d. h., dass in gut oxygeniertem Gewebe 2,5- bis 3-mal so viele Tumorzellen abgetötet werden wie in hypoxischen Regionen.

Die Ursache dieses Effektes ist nicht vollständig geklärt. Es wird jedoch vermutet, dass sich bei guter Sauerstoffversorgung zusammen mit den bestrahlungsinduzierten kurzlebigen freien Radikalen Peroxide bilden, die längerlebig und toxischer sind als die freien Radikale selbst und dadurch größere Zellschäden auslösen können.

22.3.3.3   Abhängigkeit der Bestrahlungseffekte vom Zellzyklus

In unterschiedlichen Stadien des Zellzyklus ($\blacksquare$ Abb. 22.9) sind die Tumorzellen ebenso wie das normale Gewebe unterschiedlich strahlensensibel. Während der Mi-

tose können am ehesten irreparable Schäden induziert werden, die stabilste Phase ist dagegen die späte S-Phase (DNA-Synthese) oder die Ruhephase der Zellen (G_0-Phase).

Tumorzellen teilen sich in der Regel sehr rasch und werden deshalb häufig in sensiblen Zellzyklusphasen getroffen. Die normalen Körpergewebe zeigen unterschiedliches biologisches Verhalten: die Wechselgewebe wie Schleimhäute und blutbildendes Knochenmark proliferieren sehr rasch und haben deshalb einen sehr kurzen Zellzyklus. Das Gewebe der inneren Organe und Muskeln dagegen ist überwiegend ausdifferenziert und befindet sich in der stabilen G_0-Phase. Die Folgen der Bestrahlung sind dann weniger kritisch, da oft keine weiteren Teilungszyklen mehr durchlaufen werden.

> **Hinweis**
>
> Rasch proliferierende normale Körpergewebe wie das Blut bildende Knochenmark, die Schleimhäute und die Haut reagieren besonders empfindlich auf eine Bestrahlung und sind für einen großen Teil der frühen Strahlenreaktionen verantwortlich.

22.3.4   Frühe und späte Strahlenreaktion

22.3.4.1   Frühe Strahlenreaktion der Haut

> **Definition**
>
> Unter der **frühen Strahlenreaktion** versteht man die akuten Veränderungen im bestrahlten Gebiet, die bis zu 90 Tage nach Beginn der Therapie auftreten. Sie entwickeln sich im Verlauf der Bestrahlung und klingen nach Abschluss der Therapie innerhalb weniger Wochen wieder ab. Sie basieren auf einer Entzündungsreaktion des Gewebes. Die klinische Symptomatik ist je nach den im Bestrahlungsfeld liegenden Organen unterschiedlich.

Für die Komplexe Physikalische Entstauungstherapie ist vor allem die **Reaktion der Haut** wichtig. Die frühe Strahlenreaktion der Haut läuft in allen Körperregionen gleich ab, wobei aber nicht alle Regionen gleich empfindlich reagieren. Besonders am Hals, im Bereich von Falten sowie an mechanisch besonders belasteten und feuchten Stellen (Rima ani, Leisten) zeigen sich stärkere Reaktionen als z. B. am Rücken oder im Bereich der Extremitäten. Die Reaktionen auf die Bestrahlung sind immer abhängig von der Feldgröße, der Dosierung, der Einzeldosis und der Strahlenart. Die frühe Strahlenreaktion der Haut ist überwiegend durch die Reaktion der Epidermis vermittelt.

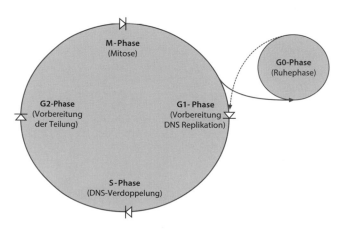

$\blacksquare$ **Abb. 22.9** Darstellung der wesentlichen Phasen des Zellzyklus mit: G_0-Phase (Ruhephase), G_1-Phase (Vorbereitungsphase zur DNS-Replikation), S-Phase (DNS-Replikationsphase), G_2-Phase (Vorbereitungsphase zur Zellteilung) und M-Phase (Teilungsphase/Mitose)

Innerhalb der **ersten beiden Bestrahlungswochen** ist – abgesehen von einer gelegentlich auftretenden leichten Rötung im Feld – in der Regel keine besondere Hautreaktion erkennbar. **Ab der dritten Woche** kann eine zunehmende und anhaltende Rötung und eine unterschiedlich ausgeprägte Pigmentierung auftreten, und die Haare beginnen auszufallen. Die Haut wird zunehmend trocken und beginnt zu schuppen. Zusätzlich kann, ebenfalls als Ausdruck der Entzündungsreaktion, ein leichtes Ödem auftreten. Die Reaktionen sind **immer** streng auf das Bestrahlungsfeld begrenzt. Hautreaktionen außerhalb der Feldgrenzen sind nie eine unmittelbare Folge der Bestrahlung!

Die Reaktionen nehmen im weiteren Verlauf der Bestrahlung langsam zu, bis es in der **4. und 5. Bestrahlungswoche** in besonders belasteten Regionen – z. B. im Bereich von Hautfalten zu Epitheldefekten kommen kann, durch die interstitielle Flüssigkeit austritt. Diese ausgeprägten Reaktionen sind subjektiv für den Patienten sehr belastend, kommen mit differenzierten Bestrahlungstechniken aber in der Regel nur lokalisiert an besonders empfindlichen Stellen vor und nicht in größeren Bezirken. Besonders kritische Regionen sind z. B. Ohrläppchenansatz, vorderer Hals, Axilla, Analfalte und Leisten. Die Strahlenreaktion kann durch Stoffwechselerkrankungen (z. B. Diabetes mellitus) oder photosensibilisierende Medikamente und Chemotherapeutika verstärkt werden.

Etwa **eine Woche nach Abschluss der Bestrahlung** beginnt die Regeneration der Haut. Sie ist häufig ca. 3 Wochen nach Bestrahlungsende schon weitgehend abgeschlossen. Davon ausgenommen ist die verstärkte Pigmentierung, die sich erst im Verlauf von Monaten zurückbildet, und der Haarwuchs, der erst ca. 2 Monate nach dem Ende der Bestrahlung wieder einsetzt oder bei hohen Gesamtdosen ganz ausbleibt.

22.3.4.2   Späte Strahlenreaktion der Haut

> **Definition**
>
> Als **späte** oder **chronische Strahlenreaktionen** werden diejenigen Veränderungen in Geweben/Organen des Bestrahlungsfeldes bezeichnet, die frühestens 90 Tage nach Beginn der Therapie auftreten. Späte Reaktionen können auch nach Monaten oder Jahren eintreten.

Die therapeutischen Bestrahlungsdosen werden so gewählt, dass die Wahrscheinlichkeit, innerhalb von 5 Jahren nach Abschluss der Bestrahlung schwerwiegende Nebenwirkungen zu erleiden, nicht über 1–5 % liegt ($TD_{5/5}$). Bei besonders kritischen Regionen, wie z. B. dem Rückenmark, liegen die Dosierungen noch deutlich unter dieser Grenze.

Im Gegensatz zu den frühen Strahlenreaktionen, die sich weitestgehend zurückbilden, schreiten die späten Strahlenreaktionen langsam fort. Auch sie sind – analog den frühen Reaktionen – in der Regel immer auf das ehemalige Bestrahlungsfeld bezogen.

> **Hinweis**
>
> Bei der Haut zeigen sich die späten Strahlenreaktionen im Bereich von Dermis und Subkutis. Es kommt zu Gefäßveränderungen mit Teleangiektasien; die Anzahl der Gefäße vermindert sich, und die Gefäße erscheinen im mikroskopischen Bild unregelmäßig, das Lumen wechselnd weit. Daneben entwickelt sich eine subkutane Fibrose. Das Fettgewebe vermindert sich (Atrophie), während das dazwischenliegende Bindegewebe bestehen bleibt und in hyalines Gewebe umgewandelt wird. Die Haut wird dadurch insgesamt dünner. Die Ursache dieser Veränderungen ist vermutlich die verminderte Durchblutung der betroffenen Region.

Ulzerationen sind bei der Bestrahlung mit Linearbeschleunigern, bei denen die Hautoberfläche geschont wird, eher eine Seltenheit. Das Aussetzen der Talg- und Schweißdrüsenfunktion kann zu einer vorübergehenden, bei höheren Dosen auch dauerhaften Hauttrockenheit führen.

22.3.4.3   Veränderungen am Lymphgefäßsystem/ Entwicklung von Lymphödemen

Die möglichen Veränderungen am Lymphgefäßsystem sind nur unzureichend untersucht. In älteren experimentellen Arbeiten wird beschrieben, dass Rupturen in den Übergangsbereichen von bestrahlten (fibrotischen) und nicht bestrahlten Regionen auftreten können, die aber trotzdem nicht zur Ausbildung von Lymphödemen geführt haben. Ausgussversuche von Lymphgefäßen der Gebärmutter zeigen vor und nach Bestrahlung keine wesentlichen Unterschiede. Einschränkend gilt für diese Untersuchungen aber, dass die Bestrahlungstechniken und Fraktionierungen nicht dem heutigen Standard entsprachen und dass die Beobachtungszeiten für die Beurteilung später Strahlenreaktionen eher kurz waren.

Vermutlich kann es am ehesten durch die Fibrosierung des Subkutangewebes zur Kompression von Lymphgefäßen kommen.

Lymphödeme bei Tumorpatienten sind bei der Anwendung der heute üblichen Bestrahlungsqualitäten und -techniken als Folge einer alleinigen Strahlentherapie äußerst selten. Treten sie bei Patienten ohne aktives Tumorleiden auf, sind sie meist Folge einer kombinierten Primärbehandlung mit Operation, Bestrahlung und/ oder Chemotherapie.

Behandlungsbedingte Lymphödeme sind bei Patienten mit Brustkrebs als Armlymphödeme meist nur gering ausgeprägt. Stärkere Lymphödeme treten vor allem bei Patienten mit HNO-Tumoren nach ausgedehnter Operation (Neck-dissection beidseits) auf.

> **Hinweis**
>
> Weitaus die meisten stark ausgeprägten Lymphödeme bei Tumorpatienten sind die Folge eines Tumorrezidivs oder von Tumormetastasen, wenn diese z. B. bei Patientinnen mit Brustkrebs im Bereich von Axilla oder Supraklavikularregion auftreten, oder bei Patienten mit HNO-Tumoren am Hals.

Jedes neu aufgetretene Lymphödem bei einem Tumorpatienten macht deshalb ein Restaging erforderlich, um ein erneutes Tumorwachstum auszuschließen oder um eine Behandlung des Tumors einleiten zu können, falls dies möglich ist.

❶ **Vorsicht**

Der Lymphdrainagetherapeut sollte vor Behandlungsbeginn darauf achten, dass eine Abklärung der Ursachen neu entstandener Lymphödeme erfolgt ist, und ggf. mit dem Hausarzt Rücksprache halten. Tumorpatienten mit neu aufgetretenem Lymphödem sollten deshalb zunächst an den Hausarzt oder das betreuende onkologische Zentrum verwiesen werden.

22.3.5 Praktische Hinweise für die Entstauungstherapie bei bestrahlten Patienten

22.3.5.1 Manuelle Lymphdrainage vor einer Bestrahlung

Ein Lymphödem in der Folge einer Krebserkrankung sollte nicht mittels Manueller Lymphdrainage versorgt werden, solange die Primärbehandlung des Tumors bei einem kurativen, also auf eine endgültige Heilung ausgerichteten Therapieansatz noch nicht abgeschlossen ist.

> **Hinweis**
>
> Je nach Stadium der Tumorerkrankung müssen Operation und adjuvante Bestrahlung und/oder Chemotherapie zu Ende geführt sein, bevor mit der Manuellen Lymphdrainage begonnen werden kann.

Besteht bei dem Patienten schon bei Diagnose des Krebsleidens keine Aussicht auf Heilung – z. B. weil sich bereits Metastasen in anderen Organen abgesiedelt haben –, ist die oben genannte Einschränkung hinfällig. In dieser Situation ist das primäre Ziel immer die Verbesserung oder Erhaltung der Lebensqualität des Patienten. Die Manuelle Lymphdrainage kann dazu ganz wesentlich beitragen und sollte dem Patienten dann nicht vorenthalten werden.

Auch unter der Vorstellung, dass tatsächlich Tumorzellen durch die Behandlung mobilisiert werden könnten, ist es eher unwahrscheinlich, dass sich die Prognose des Patienten dadurch wirklich verschlechtert. Wir sehen deshalb in dieser Situation die Lebensqualität des Patienten im Vordergrund und halten die Manuelle Lymphdrainage bei entsprechendem Lymphödem für indiziert. Gleiches gilt auch für Patienten, die nach lang dauernder Tumorerkrankung Metastasen und in deren Folge Beschwerden entwickeln.

> **Hinweis**
>
> Für den Lymphdrainagetherapeuten ist es äußerst wichtig, bei der Erstbehandlung eines Patienten über das Therapiekonzept und den Stand der Primärbehandlung informiert zu sein. Ggf. ist eine Rücksprache mit dem Hausarzt oder mit der behandelnden Klinik erforderlich.

22.3.5.2 Manuelle Lymphdrainage während einer Bestrahlung

❶ **Vorsicht**

Eine Manuelle Lymphdrainage in den Bestrahlungsfeldern ist während der Zeit der Bestrahlung grundsätzlich kontraindiziert. Das gilt für eine äußerlich intakt erscheinende Haut genauso wie für erkennbar reagierende Regionen, die gerötet sind, trocken schuppen oder sogar feuchte Epitheliolysen aufweisen.

Infolge der in dieser Zeit verlangsamten Regeneration der Haut wird die Epidermis zunehmend dünner, da die normalen Abschilferungsprozesse weiterlaufen. Messungen an Schweinehaut haben ergeben, dass dort die Zelldichte der Basalzellschicht und der ersten darunter liegenden Schicht während einer fraktionierten sechswöchigen Bestrahlung auf ein Drittel bis ein Viertel des ursprünglichen Wertes zurückgeht. Entsprechend muss die Haut geschont werden, um ausgeprägtere frühe Strahlenreaktionen zu verhindern.

Alle Bereiche, in denen nicht bestrahlt wird, können prinzipiell auch während einer Bestrahlungsserie mittels Manueller Lymphdrainage behandelt werden, wenn die oben genannten Einschränkungen beachtet werden.

22

Wird eine Patientin mit Mammakarzinom wegen einer Knochenmetastase im Bereich des Beckens bestrahlt, kann ein Lymphödem des Armes problemlos weiterbehandelt werden. Im Gegensatz dazu darf das Armlymphödem nicht lymphtherapeutisch versorgt werden, wenn z. B. die Axilla, die Region oberhalb des Schlüsselbeines, der Hals oder der Arm selbst – etwa wegen einer Humerusmetastase – bestrahlt wird. ◄

Eine Kontraindikation zur Bestrahlung ergibt sich durch das Lymphödem nicht.

22.3.5.3 Manuelle Lymphdrainage nach einer Bestrahlung

Für die Manuelle Lymphdrainage nach Abschluss der Strahlentherapie gibt es keine prinzipiellen Kontraindikationen, wenn die primäre Strahlenreaktion abgeklungen ist und die Haut sich wieder erholt hat.

Hinweis

Der Zeitraum der Erholung ist individuell unterschiedlich. Als generelle Regel gilt: Eine Manuelle Lymphdrainage ist in der Bestrahlungsregion meist ca. 6 Wochen nach Abschluss der Bestrahlung wieder möglich.

Der Therapeut muss die Haut vor Behandlungsbeginn beurteilen und im Einzelfall prüfen, ob der Heilungsprozess tatsächlich abgeschlossen ist.

Bei niedriger dosierten Bestrahlungen (30–40 Gy) und in weniger empfindlichen Körperregionen ist die Manuelle Lymphdrainage ggf. auch schon 3–4 Wochen nach Bestrahlungsende möglich. Auch hier gilt, dass der Physiotherapeut immer individuell prüfen muss, ob die Haut die Belastung durch die Behandlung bereits wieder vertragen kann; ggf. ist eine Rücksprache mit dem Strahlentherapeuten oder dem Hausarzt nötig.

Neben der klinischen Erfahrung beruhen diese Überlegungen auf der Tatsache, dass nach Abschluss der Bestrahlung am Modell der Schweinehaut ein Zeitraum von etwa 2 Wochen erforderlich war, um wieder eine normale Zelldichte in der Basalzellschicht nachweisen zu können.

Für die menschliche Haut ist bekannt, dass es ca. 3–6 Wochen dauert, bis die Zellen nach dem Ablösen von der Basalmembran zur Hautoberfläche gewandert sind. Daneben regt die bestrahlungsinduzierte Entzündungsreaktion die Proliferation des Epithels gegen Ende der Bestrahlung an. Bei einem unauffälligen Heilungsverlauf ist deshalb ein Zeitraum von 3–6 Wochen bis zur weitgehenden Regeneration der Haut meist ausreichend.

22.3.6 Überlegungen zur Dosiswirkung bei einer Strahlentherapie für die physiotherapeutische Praxis

Alle bisher genannten Überlegungen beziehen sich in der Regel auf eine Fraktionierung der Bestrahlung mit Einzeldosen von 1,8–2 Gy pro Bestrahlung. Für den **HNO-Bereich**, in dem abhängig von der Vorbehandlung mit Gesamtdosen von 60–70 Gy behandelt wird, heißt das, dass ein Patient insgesamt an 30–35 Tagen bestrahlt wird.

Bei der Bestrahlung von **Mamma-Ca-Patientinnen** im Rahmen der Primärbehandlung wird die gesamte Brust mit 50 Gy, die ehemalige Tumorregion mit zusätzlich 10 Gy bestrahlt. Die Behandlungsdauer liegt dabei also ebenfalls bei 30 Bestrahlungstagen. Aktuelle Studien haben ergeben, dass eine verkürzte („hypofraktionierte") Bestrahlung mit gering erhöhter Einzeldosis bei Patientinnen mit Brustkrebs keine Nachteile hinsichtlich der Verträglichkeit bringt. Möglicherweise wird die zukünftige Standardtherapie bei Brustkrebs aus diesem Grund eine dreiwöchige Therapie sein.

Bei Patienten mit **sehr schnell wachsenden Tumoren oder mit einer Erkrankung mit sehr schlechter Prognose** wird das Schema der Fraktionierung geändert. Gelegentlich wird z. B. 2-mal täglich im Abstand von 6 Stunden bestrahlt, um die Behandlungszeit für die Patienten zu verkürzen. Patienten, die an **Knochenmetastasen** zur Schmerzlinderung und Stabilitätsverbesserung bestrahlt werden, erhalten häufig Einzeldosen von 3–5 Gy oder werden sogar mit einer einzigen Fraktion von 8 Gy bestrahlt, ebenfalls um die Behandlungsdauer zu verkürzen. Besonders bei dieser Gruppe ist zum Abschluss der Bestrahlung nach 2 Wochen in der Regel noch gar keine wesentliche Hautveränderung zu sehen. Sie tritt meist erst danach auf, da die Bestrahlung mit höheren Einzeldosen schneller beendet ist, als die typischen Hautreaktionen erkennbar werden, denn diese werden durch die schnellere Bestrahlung nicht beschleunigt.

Hinweis

Abhängig von der Gesamtdosis der Bestrahlung sind die Hautreaktionen unterschiedlich ausgeprägt. Wird ein Patient mit 30 oder 40 Gy bestrahlt, ist mit einer wesentlich geringeren Ausprägung zu rechnen als bei Patienten, die mit 60 oder 70 Gy bestrahlt werden. Entsprechend kürzer ist auch die Zeit der Regeneration der Haut.

Entwickeln sich unter der Bestrahlung feuchte Epitheliolysen in den Bestrahlungsfeldern oder sind diese Regionen zusätzlich bakteriell superinfiziert, verlängert sich die Regenerationszeit entsprechend. Die Wiederaufnahme einer Manuellen Lymphdrainage ist dann vom individuellen Verlauf abhängig.

22.3.6.1 Besonderheiten bei der kombinierten Radio-/ Chemotherapie

Die beschriebene Hautreaktion läuft ab, wenn in üblicher Fraktionierung mit den gängigen Schemata, d. h. 1-mal tägliche und 5-mal wöchentliche Bestrahlung, behandelt wird.

In den letzten Jahren haben sich die onkologischen Konzepte zunehmend in Richtung einer kombinierten Radio-/Chemo- oder Radio-/Immuntherapie im Rahmen der Primärbehandlung verschoben. Durch die gleichzeitige Chemotherapie werden die Stammzellen der Haut, die für die kontinuierliche Regeneration notwendig sind, zusätzlich geschädigt. Die Hautreaktionen sind bei einer kombinierten Radio-/Chemotherapie u. U. deutlich ausgeprägter als bei alleiniger Bestrahlung. Neue Schemata, die eine Immun- oder Antikörpertherapie beinhalten, können zusätzlich besondere akneartige Nebenwirkungen im Bereich der Haut verursachen.

22.4 Die besondere Bedeutung der Pathophysiologie sekundärer Lymphödeme für die Entstauungstherapie

G. Bringezu und O. Schreiner

Für den Einsatz der Manuellen Lymphdrainage, aber auch für die Kompressionstherapie und den immer wieder diskutierten Einsatz apparativer Entstauungsgeräte hat die chirurgische und strahlentherapeutische Intervention besondere Konsequenzen.

Im Gegensatz zum primären Lymphödem entsteht das sekundäre Lymphödem bei vollständiger Anzahl der Lymph**kollektoren**. Dennoch kann die Zielsetzung der Manuellen Lymphdrainage nicht vorrangig darin bestehen, eine Steigerung der Lymphgefäßtätigkeit zu erreichen, da diese direkt nach der Schädigung bereits physiologisch stattfand. Da jedoch eine **Lymphabflussbarriere** vorhanden ist, ist das Lymphgefäßsystem an dieser Barriere gescheitert.

> ⊗ **Vorsicht**
> Die forcierte Entstauung in Richtung von **Barrieregebieten** ist kontraindiziert.

Das griffetechnische Bestreben muss sich also darauf konzentrieren, die im Interstitium gestaute eiweißreiche lymphpflichtige Last, die quasi „keine Chance hat, jemals zur Lymphflüssigkeit zu werden", so weit zu verschieben, bis Hautabschnitte erreicht sind – bei Extremitäten-Lymphödemen i. d. R. am Körperstamm –, in denen die physiologische Lymphdrainage wieder funktioniert. Solche Regionen werden als **Ödemabflussgebiete** bzw. **Ersatzabflussgebiete** bezeichnet.

Bei der **Auswahl von Ersatzabflussgebieten** ist Folgendes zu bedenken:

- Sie sollten möglichst auf direktem Wege grifftechnisch erreichbar sein, ohne dass mehrere lymphatische Wasserscheiden überquert werden müssen.
- Es muss feststehen, dass das Lymphgefäßsystem dieser ausgewählten Körperregionen von der ärztlichen Krebstherapie unberührt geblieben ist, d. h., es darf keine Lymphknotenexstirpation und keine Radiatio erfolgt sein.
- Im ausgewählten Ersatzabflussgebiet muss eine mit dem Barrieregebiet vergleichbare Lymphknotenansammlung vorhanden sein, bei gleichzeitig möglichst großem Hautareal (um zu gewährleisten, dass die Ödemflüssigkeit in möglichst viele initiale Lymphgefäße aufgenommen wird).
- Es sollten möglichst keine narbigen Behinderungen auf dem Weg in das Ersatzabflussgebiet vorliegen (z. B. frühere, auch nichtonkologische chirurgische Eingriffe.

Barrieregebiete müssen konsequent grifftechnisch umgangen werden, d. h., die Ödemflüssigkeit muss **umgeleitet** werden. Die Flüssigkeit, die durch den kombinierten Einsatz verschiedener Entstauungsmethoden trotzdem in Richtung eines solchen Barrieregebietes verdrängt wird, findet auf den beschriebenen Kompensationswegen (▶ Abschn. 22.1) einen Abfluss, da eine absolute Unterbrechung aller Abstrommöglichkeiten aus einer Extremität kaum denkbar ist.

Die besondere Schwierigkeit besteht manchmal darin, sich bei der Befundaufnahme eine Vorstellung davon zu machen, wo solche Abflusshindernisse lokalisiert sein könnten. Befundtechnisch ist es günstig, wenn eine Operationsnarbe zeigt, wo Lymphknoten entfernt wurden. Das Gleiche trifft auf Spätfolgen der Radiatio an der Haut zu, die dann anzeigen, dass und vor allem wo genau bestrahlt wurde. In manchen Fällen allerdings konnte die Tumorentfernung durch eine natürliche Körperöffnung (z. B. durch Vagina oder Harnröhre) realisiert werden, oder die Strahlentherapie hat keine sichtbaren Spätschäden hinterlassen, was heute (zum großen Glück) der Regelfall ist. Hier sind dann eine genaue Anamnese, das Studium der entsprechenden Krankenberichte und natürlich die Rücksprache mit dem überweisenden Arzt unabdingbar.

Der Einsatz **apparativer Expressionsgeräte** ist meist nicht zu empfehlen und ist als Monotherapie sogar kontraindiziert.

Die Folgen einer solch einseitigen „Behandlung" mit apparativen Expressionsgeräten sind Verhärtungen durch die vor der Barriere (d. h. meist an der Extremitätenwurzel) gestauten und fibrosierte eiweißreichen Ödemflüssigkeit, die die Bildung von Lymphzysten bis zu Lymphfisteln zusätzlich forcieren. Weiterhin besteht die Gefahr, dass sich die nach proximal gepumpte Ödemflüssigkeit in andere, eigentlich nicht betroffene Körperregionen rückgestaut hat. Boris et al. (1998) beschreiben, dass durch den Einsatz solcher Geräte bei Patienten mit sekundären Beinlymphödemen offensichtlich Genitallymphödeme entstanden (► Abschn. 22.5.3).

22.5 Behandlungskonzepte bei einseitigen und beidseitigen sekundären Beinlymphödemen

G. Bringezu, O. Schreiner und P. Streibl

Isoliert einseitige sekundäre Beinlymphödeme als Folge der ärztlichen Krebstherapie sind sehr selten, da bösartige Tumoren im kleinen Becken eine mehr oder weniger ausführliche Lymphknotenentfernung beider ilioinguinaler Abstrombahnen bedingen. Auch die Strahlentherapie betrifft bei solchen Erkrankungen beide Seiten.

Unabhängig davon, ob sich ein Beinlymphödem beidseitig oder einseitig zeigt, ist aus lymphologischer Sicht stets von einer lymphostatischen Insuffizienz **beider Seiten** auszugehen.

Hier gelten die Richtlinien für Ersatzabflussgebiete (► Abschn. 22.4).

Vor allem bei einseitigen Tumoren, wie z. B. bei einem Melanom am Bein oder manchmal auch bei Tumoren des äußeren Genitale kommt eine unilaterale Lymphknotenexstirpation vor. Daraus kann sich dann wiederum ein **isoliert einseitiges sekundäres Beinlymphödem** entwickeln.

Um die Unterschiede in der Behandlungssystematik am Körperstamm zu zeigen, werden nachfolgend eine einseitige und eine beidseitige Problematik gegenübergestellt. Die Griffesystematik am jeweils betroffenen Bein selbst ist in beiden Fällen identisch. Sie geht aus ◘ Tab. 22.3 hervor.

Die in diesen Fällen manchmal auftretenden Lymphödeme des äußeren Genitale und deren Behandlungsaspekte werden in ► Abschn. 22.6 gesondert betrachtet.

22.5.1 Manuelle Lymphdrainage

22.5.1.1 Behandlungs- und Griffesystematik bei einem einseitigen sekundären Beinlymphödem (◘ Abb. 22.10 und 22.11)

Die Behandlung beginnt in der Halsregion (sog. Basisbehandlung), wobei aufgrund der Entfernung zum eigentlichen Ödemgebiet durchaus auch auf die Griffabläufe in der Schulterregion verzichtet werden kann.

■ **Nackenregion**

Die Nackenregion fungiert lediglich als mögliches Behandlungsgebiet, wobei es auf die jugulare/zervikale Lymphknotenkette beiderseits und auf die Schlüsselbeingrube selbst („Terminusregion") ankommt. Vor allem bei der Behandlung der Körperrückseite können dabei im Zuge des „Nacharbeitens" Griffe ausgeführt werden, ohne dass eine Lageveränderung notwendig wird.

■ **Brust- und Rückenregion**

Die Brust- und Rückenregion fungiert als **Ersatzabflussgebiet** für die insuffiziente inguinale/iliakale Lymphknotenkette. Hier wird also griffetechnisch forciert zu den Lymphknoten der Axilla der betroffenen Seite gearbeitet. Diese Vorgehensweise basiert auf der Überlegung, dass zunächst die Lymphangiomotorik des oberflächlichen Lymphgefäßsystemes angeregt werden muss, um ein problemloses Überleiten von der Hüft- und oberflächlichen Bauchregion zu ermöglichen. Neben der Grundgriffreihenfolge erfolgen Tiefengriffe für das tiefe System wie **ICR-Spreizgriffe** sowohl ventral als auch dorsal und **Brustkorbrandgriffe** auf der ventralen Rumpfseite sowie evtl. Mobilisationen des thorakoabdominalen Überganges (► Abschn. 3.8.3). Ebenfalls abflussverbessernd für die ipsilaterale Axilla als Ersatzabflussregion könnte sich eine manualtherapeutische Mobilisation der axillären Engstelle auswirken, wie unter ► Abschn. 3.8.2 beschrieben.

■ **Bauchregion**

Die Behandlung der Bauchregion muss gerade hier in mehreren „Etagen" betrachtet werden.

Auf der **„gesunden" Seite** kann mit den üblichen Grundgriffen agiert werden, um hier sowohl die iliakalen als auch inguinalen Lymphknoten vorzubehandeln und die Lymphgefäßmotorik der Bauchhautlymphgefäße anzuregen.

◘ Tab. 22.3   Übersicht über die Griffmöglichkeiten beim sekundären Beinlymphödem verschiedener Ausprägung und Ödemkonsistenz[1]

Ödembeschaffenheit

Prall und hart	Gelartig bis zäh	Weich
Dellenbildung nur sehr schwer möglich, keine Verschieblichkeit der Haut möglich, dadurch Grundgrifftechnik der ML nicht möglich, sondern ausschließlich spezielle Lymphödemgriffe	Dellenbildung nur durch starken Druck möglich, Verschieblichkeit der Haut geringfügig möglich, dadurch Grundgrifftechnik der ML alleine nicht möglich, sondern oft nur nach vorheriger Behandlung mit Lymphödemgriffen	Dellenbildung leicht möglich, Delle füllt sich jedoch schnell wieder, nur geringe Einschränkung der Verschieblichkeit der Haut, dadurch Grundgrifftechnik der ML »modifiziert« gut möglich; spezielle Lymphödemgriffe meist nicht (mehr) nötig

Griffesystematik Hüfte und laterale Seite des Oberschenkels

Sowohl aus Rücken- und aus Bauchlage, vor allem aber aus Seitlage auszuführen

• Ringförmiger Lockerungsgriff			
• Stehender Pumpgriff	• Stehender Pumpgriff	• Beidhändiger Pumpgriff in parallel-dynamischer Form ausgeführt	• Beidhändiger Pumpgriff als ödembewusste Grundgriffversion
	• Stehender Drehgriff	• Beidhändiger Drehgriff in parallel-dynamischer Form ausgeführt, falls die Fläche dies zulässt	• Drehgriffe als ödembewusste Grundgriffversion
	• Stehende Kreise	• Stehende Kreise	• Stehende Kreise
		• Kombinationsgriff als ödembewusste Grundgriffversion	• Kombinationsgriff als ödembewusste Grundgriffversion
• Kleinflächigere Lymphödemgriffe wie Fibrosegriff und/oder Kleinflächiger Lockerungsgriff bei lokalen Problemen	• Kleinflächigere Lymphödemgriffe wie Fibrosegriff und/oder Kleinflächiger Lockerungsgriff bei lokalen »Rest-Problemen«		
• Bei Veränderung der Ödemkonsistenz im Sinne einer »Lockerung« (bessere Verschieblichkeit) zusätzliche Griffe möglich (s. weichere Ödemvarianten)		• Bei Veränderung der Ödemkonsistenz im Sinne einer weiteren »Lockerung« (noch bessere Verschieblichkeit) s. Vorgehensweise bei noch weicherer Ödemvariante mit großer Verschieblichkeit	

◻ Tab. 22.3 (Fortsetzung)

Ödembeschaffenheit		
Prall und hart	**Gelartig bis zäh**	**Weich**
Griffesystematik Oberschenkel		
a) von medial über ventral nach lateral und zur Hüfte		
b) von medial über dorsal nach lateral und zur Hüfte		
• Ringförmiger Lockerungs-griff		
	• Stehender Drehgriff • Beidhändiger Drehgriff in parallel-dynamischer Form ausgeführt, falls die Fläche dies zulässt	• Drehgriffe als ödem-bewusste Grundgriff-version
	• Stehende Kreise bimanuell zur Umleitung nach lateral	• Stehende Kreise bimanuell zur Umleitung nach lateral • Stehende Kreise bimanuell zur Umleitung nach lateral
		• Großflächiger Umleitungs-griff • Großflächiger Umleitungs-griff
• Kleinflächigere Lymphö-demgriffe wie Fibrose-griff und/oder Kleinflä-chiger Lockerungsgriff bei lokalen Problemen, wie z. B. »Ödemkissen« an der queren Gesäßfalte (◻ **Abb 28.12**)	• Kleinflächigere Lymphö-demgriffe wie Fibrosegriff und/oder Kleinflächiger Lockerungsgriff bei lokalen »Rest-Problemen«	
• Bei Veränderung der Ödemkonsistenz im Sinne einer »Locke-rung« (bessere Verschieblichkeit) zusätzliche Griffe möglich (s. weichere Ödemvarianten)		• Bei Veränderung der Ödemkonsistenz im Sin-ne einer weiteren »Locke-rung« (noch bessere Ver-schieblichkeit) s. Vorge-hensweise bei noch wei-cherer Ödemvariante mit großer Verschieblichkeit
Griffesystematik ventrale Seite des Knies		
• Ringförmiger Lockerungs-griff (jedoch wegen der Prominenzen nur einge-schränkt möglich und nur proximal und distal der Patella)		
• Stehender Pumpgriff	• Stehender Pumpgriff unter Aussperrung der Patella	• Beidhändiger Pumpgriff in parallel-dynamischer Form ausgeführt falls das Öde-mausmaß dies zulässt, an-sonsten Pumpgriff einhän-dig, konsistenzangepasst • Pumpgriff als ödembewus-ste Grundgriffversion
• Stehende Kreise bimanuell, proximal begonnen	• Stehende Kreise bimanuell, proximal begonnen	• Stehende Kreise in Grund-griffversion • Stehende Kreise in Grund-griffversion

1 Die Dreiteilung der Tabellenkopfzeile spiegelt die unterschiedliche Ödembeschaffenheit wider. Die Vierteilung der Griffeaufzählung zeigt die Zuord-nung der Griffe und verdeutlicht die Variabilität der Vorgehensweise, die sich am jeweiligen Befund orientiert. Der farbliche Übergang von dunkel nach hell spiegelt die Veränderung von einer ausgesprochen harten zur weichen Konsistenz wider

(Fortsetzung)

◘ Tab. 22.3 (Fortsetzung)

Ödembeschaffenheit			
Prall und hart	**Gelartig bis zäh**		**Weich**
		• Stehende Kreise in der Poplitea sowie Poplitea-Dehnung	• Stehende Kreise in der Poplitea sowie Poplitea-Dehnung
• Kleinflächigere Lymphödemgriffe wie v. a. Fibrosegriff in der medialen Knieregion (Prädilektionsstelle für Fibrosen)	• Kleinflächigere Lymphödemgriffe bei lokalen Problemen wie v. a. Fibrosegriff in der medialen Knieregion (Prädilektionsstelle für Fibrosen)	• Daumenkreise in paralleler Form über die gesamte Knieregion	• Daumenkreise in paralleler Form über die gesamte Knieregion
• Bei Veränderung der Ödemkonsistenz im Sinne einer »Lockerung« (bessere Verschieblichkeit) zusätzliche Griffe möglich (s. weichere Ödemvarianten)	• Bei Veränderung der Ödemkonsistenz im Sinne einer weiteren »Lockerung« (noch bessere Verschieblichkeit) s. Vorgehensweise bei noch weicherer Ödemvariante mit großer Verschieblichkeit	• Bei Veränderung der Ödemkonsistenz im Sinne einer weiteren »Lockerung« (noch bessere Verschieblichkeit) s. Vorgehensweise bei noch weicherer Ödemvariante mit großer Verschieblichkeit	• Daumenkreise in paralleler Form über die gesamte Knieregion
			Nach einigen Wiederholungen der entsprechenden Griffe die Umleitung aus dem distalen Oberschenkelbereich nach lateral und anschließend nach proximal über die Hüftregion bis in das Ersatzabflussgebiet unbedingt berücksichtigen!

Griffesystematik dorsale Seite des Knies

• Pumpgriff einhändig konsistenzangepasst	• Pumpgriff konsistenzangepasst	• Pumpgriff einhändig, konsistenzangepasst	• Pumpgriff als ödembewusste Grundgriffversion
• Stehende Kreise bimanuell, proximal begonnen	• Stehende Kreise bimanuell, proximal begonnen	• Stehende Kreise in Grundgriffversion	• Stehende Kreise in Grundgriffversion
		• Stehende Kreise auf der Poplitea	• Stehende Kreise auf der Poplitea
• Kleinflächigere Lymphödemgriffe wie v. a. Fibrosegriff in der medialen Knieregion (Prädilektionsstelle für Fibrosen)	• Kleinflächigere Lymphödemgriffe bei lokalen Problemen wie v. a. Fibrosegriff in der medialen Knieregion (Prädilektionsstelle für Fibrosen)	• Daumenkreise in paralleler Form über die gesamte Poplitealregion	• Daumenkreise in paralleler Form über die gesamte Poplitealregion
		• Poplitea-Dehnung	• Poplitea-Dehnung
• Bei Veränderung der Ödemkonsistenz im Sinne einer »Lockerung« (bessere Verschieblichkeit) zusätzliche Griffe möglich (s. weichere Ödemvarianten)		• Bei Veränderung der Ödemkonsistenz im Sinne einer weiteren »Lockerung« (noch bessere Verschieblichkeit) s. Vorgehensweise bei noch weicherer Ödemvariante mit großer Verschieblichkeit	Nach einigen Wiederholungen der entsprechenden Griffe die Umleitung aus dem distalen Oberschenkelbereich nach lateral und anschließend nach proximal über die Hüftregion bis in das Ersatzabflussgebiet unbedingt berücksichtigen!

Griffesystematik ventrale Seite des Unterschenkels

• Ringförmiger Lockerungsgriff			
• Stehender Pumpgriff, Vorsicht Tibiakante	• Stehender Pumpgriff, Vorsicht Tibiakante	• Beidhändiger Pumpgriff in parallel-dynamischer Form ausgeführt	• Beidhändiger Pumpgriff als ödembewusste Grundgriffversion

◨ **Tab. 22.3** (Fortsetzung)

Ödembeschaffenheit			
Prall und hart	**Gelartig bis zäh**		**Weich**
• Stehender Pumpgriff	• Stehender Drehgriff, falls die Fläche dies zulässt	• Beidhändiger Drehgriff in parallel-dynamischer Form ausgeführt, falls die Fläche dies zulässt	• Drehgriffe als ödembewusste Grundgriffversion
		• Kombinationsgriff als ödembewusste Grundgriffversion	• Kombinationsgriff als ödembewusste Grundgriffversion
		• Pumpgriffe und Schöpfgriffe kombiniert in ödembewusster Grundgriffversion	• Pumpgriffe und Schöpfgriffe kombiniert in ödembewusster Grundgriffversion
			• Schöpfgriffe beidhändig über den dorsalen Unterschenkel
• Kleinflächigere Lymphödemgriffe wie Fibrosegriff und/oder Kleinflächiger Lockerungsgriff bei lokalen Problemen	• Kleinflächigere Lymphödemgriffe wie Fibrosegriff und/oder Kleinflächiger Lockerungsgriff bei lokalen »Rest-Problemen«		
• Bei Veränderung der Ödemkonsistenz im Sinne einer »Lockerung« (bessere Verschieblichkeit) zusätzliche Griffe möglich (s. weichere Ödemvarianten)		• Bei Veränderung der Ödemkonsistenz im Sinne einer weiteren »Lockerung« (noch bessere Verschieblichkeit) s. Vorgehensweise bei noch weicherer Ödemvariante mit großer Verschieblichkeit	
Griffesystematik dorsale Seite des Unterschenkels			
• Die Griffabläufe der dorsalen Unterschenkelseite entsprechen denen der ventralen Seite!, wobei durch die Beugestellung des Kniegelenkes die Druckbelastung auf die Patella vermieden werden akann. Zusätzlich jedoch:			
• Intensive Behandlung des retromalleolären Bereiches mittels Daumenkreisen, zusätzlich Kombinationsgriff im Bereich des Achillessehnenverlaufes	• Intensive Behandlung des retromalleolären Bereiches mittels Daumenkreisen, zusätzlich Kombinationsgriff im Bereich des Achillessehnenverlaufes	• Intensive Behandlung des retromalleolären Bereiches mittels Daumenkreisen, zusätzlich Kombinationsgriff im Bereich des Achillessehnenverlaufes	• Intensive Behandlung des retromalleolären Bereiches mittels Daumenkreisen, zusätzlich Kombinationsgriff im Bereich des Achillessehnenverlaufes
Griffesystematik Fußrücken			
• Schwerpunkt der Griffe: zunächst kleinflächige Lymphödemgriffe wie v. a. der Kleinflächige Lockerungsgriff in Verbindung mit dem Kleinflächigen Verschiebegriff	• Kleinflächige Lymphödemgriffe wie v. a. der Kleinflächige Lockerungsgriff in Verbindung mit dem Kleinflächigen Verschiebegriff	• Daumenkreise in paralleler Version über dem OSG und den gesamten Fußrücken	• Daumenkreise in paralleler Version über dem OSG und den gesamten Fußrücken
• Denkbar auch: Stehender Pumpgriff einhändig	• Stehender Pumpgriff einhändig	• Pumpgriff einhändig in dynamischer Form	• Pumpgriff einhändig in dynamischer Form

1 Die Dreiteilung der Tabellenkopfzeile spiegelt die unterschiedliche Ödembeschaffenheit wider. Die Vierteilung der Griffeaufzählung zeigt die Zuordnung der Griffe und verdeutlicht die Variabilität der Vorgehensweise, die sich am jeweiligen Befund orientiert. Der farbliche Übergang von dunkel nach hell spiegelt die Veränderung von einer ausgesprochen harten zur weichen Konsistenz wider

(Fortsetzung)

□ Tab. 22.3 (Fortsetzung)

Ödembeschaffenheit			
Prall und hart	**Gelartig bis zäh**		**Weich**
• Ringförmiger Lockerungsgriff als einhändige Variante (□ Abb. 28.10a)			
• Intensive Zehenbehandlung mittels Daumenkreisen, zusätzlich Kombinationsgriff am Großzeh	• Intensive Zehenbehandlung mittels Daumenkreisen, zusätzlich Kombinationsgriff am Großzeh	• Intensive Zehenbehandlung mittels Daumenkreisen, zusätzlich Kombinationsgriff am Großzeh	• Intensive Zehenbehandlung mittels Daumenkreisen, zusätzlich Kombinationsgriff am Großzeh
• Bei Veränderung der Ödemkonsistenz im Sinne einer »Lockerung« (bessere Verschieblichkeit) zusätzliche Griffe möglich (s. weichere Ödemvarianten)		• Bei Veränderung der Ödemkonsistenz im Sinne einer weiteren »Lockerung« (noch bessere Verschieblichkeit) s. Vorgehensweise bei noch weicherer Ödemvariante mit großer Verschieblichkeit	
Griffesystematik plantare Seite			
• Prinzipiell keine Unterscheidung in verschiedene Ödematisierungsgrade nötig!			
• Einzige indizierte Griffeausführung: Daumenkreise, wie sie als Grundgriffe ausgeführt werden			

1 Die Dreiteilung der Tabellenkopfzeile spiegelt die unterschiedliche Ödembeschaffenheit wider. Die Vierteilung der Griffeaufzählung zeigt die Zuordnung der Griffe und verdeutlicht die Variabilität der Vorgehensweise, die sich am jeweiligen Befund orientiert. Der farbliche Übergang von dunkel nach hell spiegelt die Veränderung von einer ausgesprochen harten zur weichen Konsistenz wider

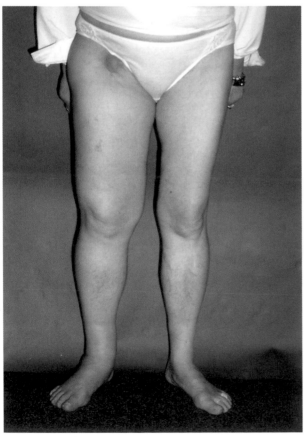

□ Abb. 22.10 Isoliert einseitiges sekundäres Beinlymphödem im Stadium I–II (Folge nach Lymphknotenentfernung wegen eines Melanoms)

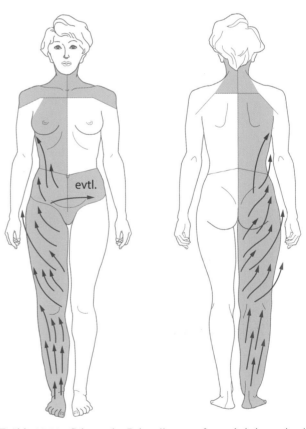

□ Abb. 22.11 Schema des Behandlungsumfanges bei einem einseitigen sekundären Beinlymphödem im Stadium II. Die blau markierten Körperregionen stellen die sog. Ersatzabflussgebiete dar, die roten Körperabschnitte die Schwerpunkt- und eigentliche Ödemregion. Die Pfeile zeigen die verschiedenen Entstauungsrichtungen

22

Auf der **betroffenen („kranken") Seite** hingegen ist zu beachten, dass die Griffe nicht in Richtung der Abflussbarriere drainieren dürfen und zusätzlich das **Training der oberflächlichen Anastomosen** zwischen Axilla und Leistenregion – axilloinguinale Anastomosen – sowie der oberflächlichen interinguinalen Anastomosen gewährleistet sein muss. Ersteres erreicht man mit einer veränderten Ausführung der Drehgriffe in Richtung unterer Rippenbogen/Flankenregion. Das Training der Anastomosen geschieht mittels häufig wiederholter **Anastomosengriffe** auf der transversalen Wasserscheide. Ebenfalls denkbar sind **„interinguinale Anastomosengriffe"**, wenn sicher ist, dass die kontralateralen Inguinal-/Iliakallymphknoten nicht ebenfalls in die ärztliche Intervention mit einbezogen wurden. In solchen (seltenen) Fällen wird mittels bimanueller Stehender Kreise auf der Höhe der Symphyse gearbeitet, wobei die Fingerspitzen nach kaudal zeigen und die Ausdrehrichtung zur ödemfreien kontralateralen Seite geschieht (◧ Abb. 21.9a).

Ein weiteres Ziel stellen die Griffe für die **tiefen Abflusswege** dar, die bereits über die Brustkorbrandgriffe angesprochen wurden und nun über die **Bauchtiefendrainage** noch intensiviert werden, falls dies der individuelle Zustand des Patienten zulässt und keine weitere Kontraindikation vorliegt. Zusätzlich haben beide Griffevarianten den „Nebeneffekt" der Gewöhnung an eine gezielte kostoabdominale Atmung, die sich hervorragend als „Hausaufgabe" eignet. Die **Kolonbehandlung** als weitere Ergänzung der Bauchgriffe ist lediglich bei gleichzeitiger Obstipation zu erwägen. Hierbei ist dann jedoch zu bedenken, dass die Stehenden Kreise im Verlauf des Colon transversum so zu applizieren sind, dass die Ausdrehrichtung nach kranial erfolgt, also im Sinne des Anastomosengriffes auf der transversalen Wasserscheide.

■ **Lenden-/Gesäßregion**

Der Bereich der Lenden-/Gesäßregion wird meist nur auf der **„Ödembeinseite"** behandelt. Auch hier erfolgt eine grifftechnische Abwandlung insofern, als die Drehgriffe zur Axilla ausgerichtet werden, da die Inguinalregion als „Sackgasse" anzusehen ist. Als ergänzende Tiefengriffe bietet sich hier einseits eine Mobilisation des Sakrums an (▶ Abschn. 3.8.5) und eine Tiefenverformung der seitlichen und dorsalen Bauchwand zur Erreichung der retroperitonealen Lymphknotenketten (▶ Abschn. 3.8.4).

Die Behandlung der „gesunden" Lenden-/Gesäßregion als mögliches Ersatzabflussgebiet ist möglich, aber selten sinnvoll, weil der Aufwand recht groß ist und der eventuelle Nutzen eher gering. Im Gegensatz zur Bauchregion ventral stellt die Lenden-Gesäß-Region kein Aufnahmegebiet dar, sondern fließt ihrerseits nach ventral zu den ilioinguinalen Lymphknoten. Diese sind aus Bauchlage nur sehr eingeschränkt aktivierbar, sodass sich dieser Aufwand selten lohnt. Eine einseitige Unterbrechung der Lymphgefäßbahn ist, wie bereits erwähnt,

dazu noch äußerst selten, und selbst in einem solchen Fall wäre der ventrale Umleitungsweg über die Flankenregion griffetechnisch immer ökonomischer.

■ **Bein, ventrale und dorsale Seite**

Die Behandlung der ventralen und dorsalen Beinseite beim sekundären Beinlymphödem gliedert sich in mehrere Entstauungsteilgebiete.

Dies sind zunächst die **Hüfte** und die **laterale Oberschenkelregion**. Erst wenn hier ein deutlicher Entstauungsfortschritt zu erkennen ist, ist es sinnvoll, vom ventralen/dorsalen und medialen Oberschenkel oder gar von noch weiter distal gelegeneren Beinabschnitten über diese Region abzuleiten. Dies erfolgt selbstverständlich schrittweise, d. h. von proximal aufbauend. Ab der **Knieregion** entspricht die Griffeausführung der beim primären Beinlymphödem.

Die Griffeauswahl selbst ist abhängig vom Ödemstadium und damit von Konsistenz, Verschieblichkeit der Haut und Umfang. Die einzelnen Griffe dazu gehen aus ◧ Tab. 22.3 hervor.

> **Hinweis**
>
> Zum Abschluss der Behandlung der einzelnen Entstauungsabschnitte empfiehlt sich jeweils das „Nacharbeiten" in Richtung der axillären Lymphknoten.

22.5.1.2 Behandlungs- und Griffesystematik bei einem beidseitigen sekundären Lymphödem der unteren Körperhälfte (◧ Abb. 22.12 und 22.13)

■ **Halsregion (Basisbehandlung und Nacken)**

Die Behandlung der Hals- und der Nackenregion erfolgt nach den gleichen Kriterien wie bei der einseitigen Problematik.

■ **Brust- und Rückenregion**

Die Brust- und Rückenregion ist das großflächige **Ersatzabflussgebiet** und wird **immer beiderseits** behandelt – unabhängig davon, ob oder in welchem Stadium ein einseitiges oder ein beidseitiges Beinlymphödem vorliegt. Das Ziel besteht darin, jeweils das initiale Lymphgefäßnetz auf möglichst großer Oberfläche zu nutzen sowie die subkutanen Kollektoren des oberflächlichen Lymphgefäßsystems mit Verlauf zur Achselhöhle anzuregen und eine mittel- bis langfristige Steigerung der Leistungsfähigkeit im Sinne eines **Trainings der Anastomosen** zu erreichen. Daneben erfolgen auch hier Tiefengriffe für das tiefe System wie **ICR-Spreizgriffe** sowohl ventral als auch dorsal und **Brustkorbrandgriffe** auf der ventralen Rumpfseite sowie evtl. Mobilisationen des

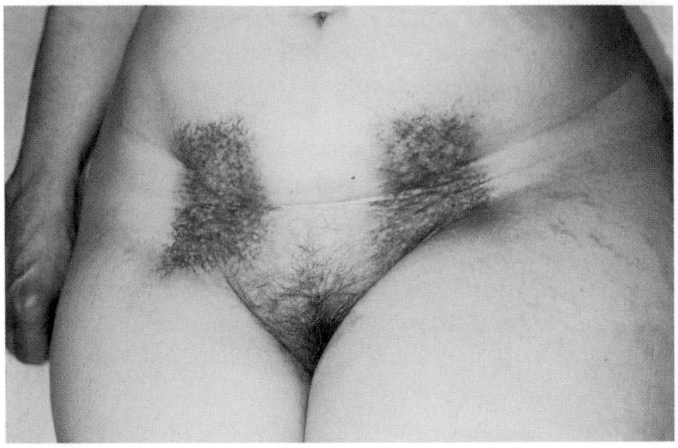

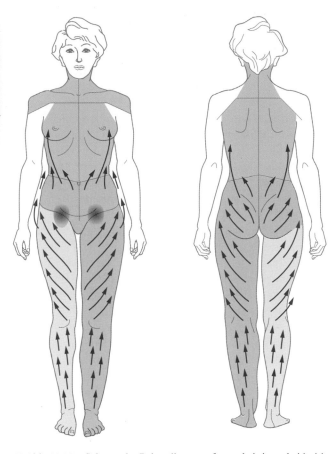

Abb. 22.12 Beidseitiges sekundäres Beinlymphödem, links ausgeprägter als rechts. Zustand nach radikaler Hysterektomie (=Totalentfernung des Uterus einschließlich zahlreicher Lymphknoten) aufgrund eines fortgeschrittenen Uteruskarzinoms und anschließender bilateraler Radiatio mit Radiodermatitis

thorakoabdominalen Überganges (▶ Abschn. 3.8.3). Ebenfalls abflussverbessernd für die Axilla als Ersatzabflussregion könnte sich eine manualtherapeutische Mobilisation der axillären Engstelle auswirken, wie unter ▶ Abschn. 3.8.2 beschrieben.

■ **Bauchregion**

Bei der Behandlung der Bauchregion ist zu bedenken, dass nun keine „gesunde" Seite vorhanden ist. Die Behandlung der beiden iliakalen/inguinalen Lymphknotenketten entfällt also, und alle oberflächlich wirksamen Griffe müssen nach kranial gerichtet ausgeführt werden. Ansonsten stehen auch hier das **Training der axilloinguinalen Anastomosen** der transversalen Wasserscheide und die befundabhängige Behandlung der tiefen Abflusswege mittels **Bauchtiefendrainage** im Vordergrund. Ob eine **Kolonbehandlung** durchgeführt wird, ist einerseits davon abhängig, ob eine Obstipation vorliegt; andererseits ist der Zustand der Bauchdecke selbst von Bedeutung (Gibt es OP-Narben? Wie ist ihr Heilungszustand? Liegen Hautstrahlenschäden vor?).

> **Hinweis**
>
> Bei frischen abdominalen OP-Narben muss abgeklärt werden, ob sie mitbehandelt werden dürfen. So ließe sich eine möglichst gute Verschieblichkeit erreichen, so dass die spätere Narbe als griffetechnische Behinderung möglicherweise vermieden werden kann.

Das Prinzip der Narbenbehandlung wird in ▶ Abschn. 13.5 ausführlich erläutert.

■ **Lenden-/Gesäßregion**

Die Lendenregion wird ebenfalls beidseits behandelt, und zwar mit Abänderung aller notwendigen Griffab-

Abb. 22.13 Schema des Behandlungsumfanges bei einem beidseitigen sekundären Beinlymphödem. Die blau markierten Körperregionen stellen die sog. Ersatzabflussgebiete dar, die roten Körperabschnitte die Schwerpunkt- und eigentliche Ödemregion. Die unterschiedliche Rotmarkierung der Beine soll unterschiedliche Ödematisierungsgrade versinnbildlichen. Die Pfeile zeigen die Entstauungsrichtungen

läufe nach kranial, da beide Inguinalregionen als insuffizient angesehen werden müssen. Ob und in welchem Umfang eine Tiefenbehandlung wie bei der einseitigen Problematik beschrieben erfolgen kann, ist im Einzelfall abzuklären.

■ **Bein, ventrale und dorsale Seite**

Die Behandlung erfolgt hier analog zur einseitigen Problematik.

Sollte trotz beidseitiger lymphostatischer Insuffizienz lediglich ein Bein ein erkennbares Lymphödem aufweisen, ist eine regelmäßige Messkontrolle beider Beine äußerst wichtig (▶ Kap. 37). So können auch geringste Schwellungstendenzen/-veränderungen frühzeitig erfasst werden, und es kann entsprechend darauf reagiert werden.

Bei beidseitigen Beinlymphödemen muss die Gesamtbehandlung äußerst sorgfältig geplant werden, um sowohl dem „dickeren" als auch dem weniger problematischen Bein im Rahmen der Gesamtbehandlung Rechnung zu tragen (▶ Abschn. 20.5.3).

Die einzelnen Griffe an der Hüft- und Beinregion gehen aus ◘ Tab. 22.3 hervor.

Zum Abschluss der Behandlung der einzelnen Entstauungsabschnitte empfiehlt sich jeweils das „Nacharbeiten" in Richtung der axillären Lymphknoten.

22.5.2   Kompressionstherapie

Die Kompressionstherapie ist die zweite unentbehrliche Säule der Entstauung der Beinlymphödeme.

Während der eigentlichen **Volumenreduktionsphase, der Phase I,** ist einzig die **Bandagierung** in Form des lymphologischen Kompressionsverbandes angezeigt (▶ Abschn. 4.4.14). Inwieweit die Bandagierung des Beines auf die Hüftregion ausgedehnt werden muss, hängt vom individuellen Befund ab. Ist die Hüfte stark ödematisiert und das Ödem dort ausgesprochen hart und fibrosiert, sollte dieser Bereich zumindest anfangs mitbandagiert werden. Dies erfordert allerdings, dass sich die Bandage auf den Körperstamm bis etwa auf Bauchnabelhöhe ausdehnt (◘ Abb. 21.11). Hier entscheidet dann der individuelle Befund (z. B. Verlauf und Zustand von OP-Narben, evtl. künstlicher Darmausgang, evtl. Hautstrahlenschäden etc.), ob die Ausdehnung der Bandagierung überhaupt möglich ist (s. dazu ◘ Abb. 20.9 als typisches Beispiel).

Hierbei ist es sehr wichtig, dem betroffenen Patienten klarzumachen, dass dieses Kompressionsausmaß zeitlich begrenzt ist – sobald sich der Zustand der Hüftregion bessert, wird man versuchen, mit einer Bandagierung lediglich bis zur Extremitätenwurzel auszukommen.

Hinweis

Bei frischen abdominalen OP-Narben muss abgeklärt werden, ob sie mitbehandelt werden dürfen. So ließe sich eine möglichst gute Verschieblichkeit erreichen, so dass die spätere Narbe als griffetechnische Behinderung möglicherweise vermieden werden kann.

In der **Erhaltungs- oder Stabilisierungsphase** sollte das Bein so weit entstaut sein, dass die Patienten mit einer flachgestrickten **Maß**kompressionsbestrumpfung auskommen (▶ Abschn. 4.5.4).

22.5.2.1   Geeignetes Schuhwerk bei Beinbandagen

Welches Schuhwerk bei Beinbandagen geeignet ist, wird in ▶ Abschn. 21.2.3 erläutert.

22.5.3   Apparative Expression

❗ **Vorsicht**

Der Einsatz der apparativen Expression gerade bei Lymphabflussbarrieren an den Extremitätenwurzeln ist äußerst fragwürdig. Monotherapeutisch ist diese Maßnahme sogar kontraindiziert.

Denkbar ist folgende Variante: Nach einer ausgiebigen manuellen Vorbehandlung in den Körperstammgebieten und einer Entstauung einschließlich Umleitung am Oberschenkel können die Manschetten im Knie-, Unterschenkel- und Fußbereich eingesetzt werden. Im Anschluss an eine solche Behandlung muss jedoch wiederum manuell „nachgearbeitet", also erneut umgeleitet werden, und abschließend muss eine Behandlung am Körperstamm in den Ersatzabflussgebieten erfolgen.

22.5.4   Bewegungstherapie

Hier gelten im Wesentlichen die Aussagen in ▶ Abschn. 20.5.1 und in ▶ Abschn. 21.2.3.

Sind die Patienten mobil und bewegen sich bei gleichzeitiger Kompression im alltäglichen Rahmen, wird der Rückstrom durch Einsatz der Muskel- und Gelenkpumpe optimal gefördert.

Hinweis

Ergänzend empfiehlt sich ein leichtes „Hausaufgabenprogramm". Es sollte immer dann ausgeführt werden, wenn in täglichen Ruhephasen und Pausen die **Beine hochgelagert** sind. Werden dabei abstrom fördernde Bewegungen **unter Kompression** (!) ausgeführt, lassen sich mehrere Wirkungen gleichzeitig erzielen.

Inwieweit sonstige spezielle bewegungstherapeutische Aspekte in Betracht zu ziehen sind, hängt nicht zuletzt auch von der Prognose ab: Handelt es sich um einen rein palliativen Therapieansatz (z. B. bei Patienten im Terminalstadium der Krebserkrankung), oder ist die Prognose günstig? Ist das Bein soweit entstaut, dass es sich in der „Erhaltungs- oder Stabilisierungs-phase" befindet und mit einem adäquaten, flachgestrickten Maßkompressionsstrumpf (dauer-)versorgt werden kann, ist auch an geeignete sportliche Aktivitäten zu denken, wie beispielsweise Nordic-Walking (▶ Abschn. 22.9).

22.6 Behandlungskonzepte bei sekundären Lymphödemen des äußeren Genitale

G. Bringezu und O. Schreiner

Sekundäre Lymphödeme des äußeren Genitale können beim Mann als Penis-Skrotum-Lymphödem und bei der Frau als Vulva-Lymphödem vorkommen (◘ Abb. 22.14 sowie ◘ Abb. 20.9). Im Regelfalle sind der Unterbauch, insbesonders die Region des Mons pubis, und die Dammregion mitbetroffen.

In den meisten Fällen treten Genitallymphödeme **zu-sätzlich zu sekundären Beinlymphödemen** auf, nicht sel-ten als Folge einer malignen Entwicklung (=malignes Lymphödem) oder im benignen Fall aus den gleichen Gründen wie das Extremitätenlymphödem, nämlich we-gen der ilioinguinalen Lymphabflussstörung.

> **⊘ Vorsicht**
>
> Ein Genitallymphödem **zusätzlich** zum sekundären Beinlymphödem, evtl. sogar noch verbunden mit einer proximalen Betonung der Lymphödemausprägung, muss immer auch als „Warnzeichen" für eine bösartige Entwicklung angesehen werden! Tritt diese Entwicklung im Laufe der Entstauungsbehandlung auf, muss diese

unbedingt dem überweisenden/verordnenden Arzt zur Kenntnis gebracht werden!

Sekundäre Lymphödeme isoliert am Genitalbereich ohne gleichzeitiges Extremitätenödem sind ausgesprochen sel-ten. In Ausnahmefällen können Genitallymphödeme auch aufgrund einer nicht durchgeführten Entstauungs-therapie oder gar aufgrund einer falsch gewählten Ent-stauungsrichtung oder -methode (z. B. monotherapeuti-sche apparative Expression) auftreten.

Bei der **Entstauungstherapie** sollte in jedem Falle auch dieser Lymphödembereich mitentstaut werden – es sei denn, die betroffenen Patienten verweigern die Be-handlung. Es ist empfehlenswert, darauf zu achten, dass die Behandlung von einem Therapeuten gleichen Ge-schlechtes durchgeführt wird, um die (beiderseitige) Schamgrenze nicht noch mehr zu strapazieren.

Prinzipiell entsprechen die entstauenden Maßnah-men denen bei anderen Lymphödemlokalisationen.

22.6.1 Manuelle Lymphdrainage

Die Manuelle Lymphdrainage erfolgt mit allen Ein-schränkungen, die diese sensible Region gebietet. Es ist unbedingt empfehlenswert, im eigentlichen Genitalbe-reich mit Untersuchungs-Handschuhen zu arbeiten.

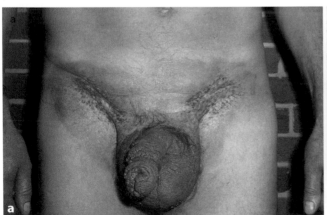
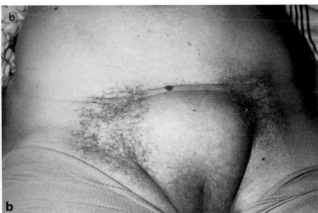

◘ **Abb. 22.14** **a** Penis-Skrotum-Lymphödem nach Hodenkarzi-nom und operativer und strahlentherapeutischer Behandlung. Gleichzeitig besteht ein mäßig ausgeprägtes Lymphödem Stadium II

des rechten Beines. **b** Ausgeprägtes Lymphödem der Vulva und der Mons pubis nach radikaler Hysterektomie und bilateraler Radiatio. Gleichzeitig besteht ein beidseitiges Lymphödem Stadium II

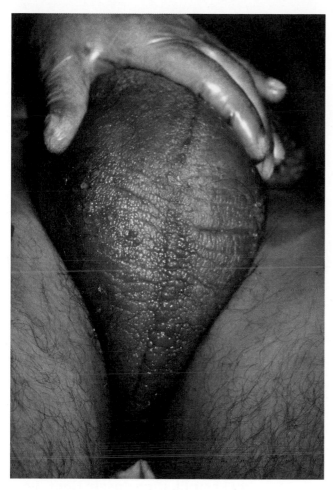

Abb. 22.15 Lymphzysten beiderseits des Skrotums an den Stellen, die durch Reibung am Oberschenkel besonders gefährdet sind

Der Behandlungsaufbau ist prinzipiell identisch mit dem beim beidseitigen Beinlymphödem (Abb. 22.13). Die Entstauungsrichtung ist vom eigentlichen Genitalbereich in Richtung Symphyse/Mons pubis und von hier über den gesamten Unterbauch Richtung Achselhöhlen vorzunehmen.

Nach unserer Erfahrung ist es sinnvoller, sich grifftechnisch auf die „gut zugänglichen" Regionen zu beschränken, d. h. vor allem bei männlichen Patienten auf die ventrolateralen 3/4 des Skrotums incl. des Penis. Der Bereich des Dammes ist grifftechnisch kaum zu erreichen und sollte – wenn möglich – durch Kompression entstaut werden. Gleiches gilt bei weiblichen Patienten.

Hinweis

In manchen Fällen ist es sinnvoll, den Patienten zur **Selbstbehandlung** anzuleiten.

22.6.2 Kompressionstherapie

Eine Kompressionsbehandlung sollte immer dann erfolgen, wenn es der Hautzustand zulässt.

Bei **männlichen Patienten** hat sich die Verwendung eines maßgefertigten Suspensoriums bewährt, das durch eine Penisbandage mit Mullbinden ergänzt werden kann (Abb. 22.16). Beides kann der Patient auch selbst handhaben, was sicherlich zur psychischen Entlastung beiträgt. Es kann durchaus sinnvoll sein, das Suspensorium etwas größer als nötig anfertigen zu lassen. Dadurch ergibt sich die Möglichkeit, eine Einlage aus dünnem (ca. 3,5 mm) Schaumstoff zu platzieren. So kann versucht werden, durch das manchmal enorme Eigengewicht eines Lymphödem-Skrotums eine zusätzliche milde Kompression an verhärteten Regionen zu erzielen.

Bei **weiblichen Patienten** berichtet Süssle (1998) vom Einsatz zugeschnittener Schaumstoffteile für den gesamten ödematösen Bereich, die mit einer Kompressionshose kombiniert werden. Die Form der Schaumstoff-Pelotte ähnelt dabei der eines Tischtennisschlägers, wobei das größere Teil über der Mons pubis liegt und der „Handgriff" im Schritt. Sogar für ödematöse Labien können angepasste kleine Schaumstoffteile verwendet werden. Für die nötige Hygiene empfiehlt sich die Verwendung von auswechselbaren Schlauchverbandhüllen und/oder von Slipeinlagen.

Lymphtherapeuten, die diese Patienten betreuen, sei empfohlen, sich während entsprechender Workshops im Zuge der speziellen Fachkongresse (v. a. die jährlichen Kongresse der Deutschen Gesellschaft für Lymphologie) oder mittels „Refresher-Kursen" weiterzubilden. Eine gute, instruktive Darstellung einer möglichen Ver-

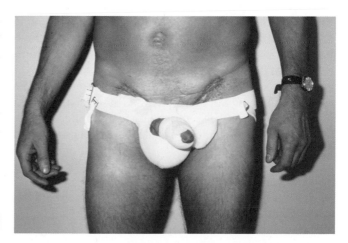

Abb. 22.16 Kompressionsbehandlung eines Penis-Skrotum-Lymphödemes durch Kombination von Maß-Suspensorium und Mullbinden

sorgung findet man darüber hinaus in Pritschow und Schuchhardt (2008).

Die Firma Softcompress stellt speziell für das weibliche Genitale ein entsprechendes Kompressionsteil zur Verfügung (▶ Abschn. 4.4.9, ◘ Abb. 4.11).

22.6.3 Bewegungstherapie

Bewegungstherapeutisch ist bei sekundären Lymphödemen des äußeren Genitale besonders zu berücksichtigen, dass die betroffenen Patienten nicht selten inkontinent sind. Neben allen sonstigen Ansätzen, die für die sekundären Lymphödeme speziell der Beine gelten, ist hier vor allem ein gezieltes **Beckenbodentraining** von großer Bedeutung.

22.7 Behandlungskonzepte bei sekundären Armlymphödemen nach einseitiger und beidseitiger Ablatio mammae

G. Bringezu, O. Schreiner und P. Streibl

Die Konzepte für sekundäre Lymphödeme der **oberen Extremitäten** sind aus verschiedenen Gründen etwas differenzierter zu betrachten als die für Lymphödeme der unteren Extremitäten. Dies erklärt sich aus der Tatsache, dass sich eine Lymphabflussstörung nach ärztlicher Therapie des Mammakarzinoms (als weitaus häufigste Ursache für sekundäre Lymphödeme) im Regelfall auf **eine Seite** beschränkt; an den unteren Extremitäten dagegen sind aufgrund der Malignomtherapie im kleinen Becken meist beide Seiten betroffen. Dies führt – therapieerleichternd – zur Möglichkeit, die Umleitung des Armlymphödemes auf die kontralaterale Achselhöhle zu beschränken, wenn Narbenverlauf und Hautzustand an der ventralen Thoraxseite dies zulassen.

Für ein solches Vorgehen spricht außerdem, dass die Griffeausführung am betroffenen Arm selbst auch dann in befriedigender Weise möglich ist, wenn **die Behandlung aus Rückenlage der Patientin durchgeführt werden kann** – was nicht nur für die Patientin selbst, sondern auch für den Therapeuten eine Erleichterung darstellt. Jegliche Änderung dieses „General- bzw. Königsweges" führt dazu, dass ein größerer Aufwand hinsichtlich der vorzubereitenden Ersatzabflussgebiete zu betreiben ist. Zudem muss die **Behandlung teilweise in sitzender Posi-** tion der Patientin oder gar in „halber Seitenlage" durchgeführt werden, was meist mit einem größeren Zeitaufwand verbunden ist und auch nicht selten zu einem reduzierten Entstauungsergebnis führt. Trotzdem ist eine solche Positionsänderung aufgrund der sehr unterschiedlichen Befunde immer wieder notwendig (s. dazu die folgenden Patientenbilder).

Um die Unterschiede in der Behandlungssystematik am Körperstamm und die daraus resultierende Frage nach dem Zeitpunkt der eigentlichen Entstauung des sekundären Armlymphödemes zu zeigen, werden im Folgenden verschiedene einseitige und beidseitige Situationen gegenübergestellt. Die Griffesystematik am betroffenen Arm ist unabhängig vom Befund am Körperstamm und in allen Fällen identisch und wird in ◘ Tab. 22.4 dargestellt.

Wir beschränken uns auf das Mammakarzinom der Frau als Armlymphödemursache, da andere Ursachen wie Melanome an der Thoraxwand oder der oberen Extremität mit Lymphknotenentfernung aus der Axilla im Vergleich dazu eher selten sind und letztlich nicht anders entstaut werden. **Gleiches gilt für das Mammakarzinom beim Mann.**

22.7.1 Manuelle Lymphdrainage

22.7.1.1 Behandlungs- und Griffesystematik nach einseitiger Ablatio mammae bei komplikationslosem Haut- und Narbenzustand (◘ Abb. 22.17 und 22.18)

- ■ **Halsregion**

Die Behandlung beginnt in der Halsregion und sollte komplett in der Grundgriffereihenfolge ausgeführt werden, da sich die Lymphödemregionen in unmittelbarer Nähe befinden. Ist auch die Schulter- und Schlüsselbeinregion mitbetroffen, kann durch spezielle Griffe zur anderen Seite über das oberflächlichste klappenlose/klappenarme Lymphgefäßnetz zur Entlastung beigetragen werden. Man spricht deshalb von sog. **„Entlastungsgriffen"** (◘ Abb. 22.19).

In Ausnahmefällen können in dieser Behandlungsregion Spätschäden der Strahlentherapie vorliegen (◘ Abb. 22.20). Sollte der Zustand der Haut selbst die geringfügige mechanische Belastung durch die Griffe der Manuellen Lymphdrainage nicht zulassen, dürfen selbstverständlich lediglich die Griffe auf der intakten Hautregion ausgeführt werden.

Tab. 22.4 Übersicht über die Griffmöglichkeiten beim sekundären Armlymphödem verschiedener Ausprägung und Ödemkonsistenz[1]

Ödembeschaffenheit			
Prall und hart	**Gelartig bis zäh**		**Weich**
Dellenbildung nur sehr schwer möglich, keine Verschieblichkeit der Haut möglich, dadurch Grundgrifftechnik der ML nicht möglich, sondern ausschließlich spezielle Lymphödemgriffe	Dellenbildung nur durch starken Druck möglich, Verschieblichkeit der Haut geringfügig möglich, dadurch Grundgrifftechnik der ML alleine nicht möglich, sondern oft nur nach vorheriger Behandlung mit Lymphödemgriffen		Dellenbildung leicht möglich, Delle füllt sich jedoch schnell wieder, nur geringe Einschränkung der Verschieblichkeit der Haut, dadurch Grundgrifftechnick der ML »modifiziert« gut möglich; spezielle Lyphödemgriffe meist nicht (mehr) nötig
Griffesystematik an der Deltaregion und der lateralen Seite des Oberarmes			
• Vor allem aus Rückenlage, eingeschränkt auch aus Seitlage auszuführen			
• Ringförmiger Lockerungsgriff als einhändige Variante an der Deltaregion, am Oberarm zirkulär • Stehender Pumpgriff einhändig			
	• Stehender Pumpgriff einhändig • Stehender Drehgriff • Stehende Kreise	• Pumpgriff als ödembewusste Grundgriffversion • Stehender Drehgriff • Stehende Kreise • Kombinationsgriff als ödembewusste Grundgriffversion	• Pumpgriff als ödembewusste Grundgriffversion • Stehende Kreise • Kombinationsgriff als ödembewusste Grundgriffversion
• Kleinflächigere Lymphödemgriffe wie Fibrosegriff und/oder Kleinflächiger Lockerungsgriff bei lokalen Problemen	• Kleinflächigere Lymphödemgriffe wie Fibrosegriff und/oder Kleinflächiger Lockerungsgriff bei lokalen »Rest-Problemen«		
• Bei Veränderung der Ödemkonsistenz im Sinne einer »Lockerung« (bessere Verschieblichkeit) zusätzliche Griffe möglich (s. weichere Ödemvarianten)	• Bei Veränderung der Ödemkonsistenz im Sinne einer weiteren »Lockerung« (noch bessere Verschieblichkeit) s. Vorgehensweise bei naoch weicherer Ödemvariante mit großer Verschieblichkeit		
Griffesystematik am Oberarm von medial nach lateral und zur Deltaregion			
• Ringförmiger Lockerungsgriff			
	• Stehende Kreise zur Umleitung nach lateral • Kleinflächiger Umleitungsgriff, der Konsistenz angepasst	• Stehende Kreise zur Umleitung nach lateral • Kleinflächiger Umleitungsgriff	• Stehende Kreise zur Umleitung nach lateral • Kleinflächiger Umleitungsgriff

1 Die Dreiteilung der Tabellenkopfzeile spiegelt die unterschiedliche Ödembeschaffenheit wider. Die Vierteilung der Griffeaufzählung zeigt die Zuordnung der Griffe und verdeutlicht die Variabilität der Vorgehensweise, die sich am jeweiligen Befund orientiert. Der farbliche Übergang von dunkel nach hell spiegelt die Veränderung von einer ausgesprochen harten zur weichen Konsistenz wider

(Fortsetzung)

▣ Tab. 22.4 (Fortsetzung)

Ödembeschaffenheit			
Prall und hart	**Gelartig bis zäh**		**Weich**
• Bei Veränderung der Ödemkonsistenz im Sinne einer »Lockerung« (bessere Verschieblichkeit) zusätzliche Griffe möglich (s. weichere Ödemvarianten)		• Bei Veränderung der Ödemkonsistenz im Sinne einer weiteren »Lockerung« (noch bessere Verschieblichkeit) s. Vorgehensweise bei noch weicherer Ödemvariante mit großer Verschieblichkeit	

Griffesystematik an der Ellenbogengelenkregion

• Stehender Pumpgriff einhändig	• Stehender Pumpgriff einhändig	• Pumpgriff als ödembewusste Grundgriffversion	• Pumpgriff als ödembewusste Grundgriffversion
	• Stehende Kreise	• Stehende Kreise	• Stehende Kreise
• Kleinflächigere Lymphödemgriffe wie v. a. Fibrosegriff an der medialen Ellenbogenregion (Prädilektionsstelle für Fibrosen)	• Kleinflächigere Lymphödemgriffe wie v. a. Fibrosegriff an der medialen Ellenbogenregion (Prädilektionsstelle für Fibrosen)	• Daumenkreise in paralleler Form über die gesamte Ellenbogenregion	• Daumenkreise in paralleler Form über die gesamte Ellenbogenregion
• Bei Veränderung der Ödemkonsistenz im Sinne einer »Lockerung« (bessere Verschieblichkeit) zusätzliche Griffe möglich (s. weichere Ödemvarianten)		• Bei Veränderung der Ödemkonsistenz im Sinne einer weiteren »Lockerung« (noch bessere Verschieblichkeit) s. Vorgehensweise bei noch weicherer Ödemvariante mit großer Verschieblichkeit	

Griffesystematik am Unterarm

• Ringförmiger Lockerungsgriff			
• Stehender Pumpgriff	• Stehender Pumpgriff	• Beidhändiger Pumpgriff in parallel-dynamischer Form ausgeführt	
• Stehender Pumpgriff	• Stehender Pumpgriff	• Kombinationsgriff als ödembewusste Grundgriffversion	• Kombinationsgriff als ödembewusste Grundgriffversion
		• Schöpfgriffe in ödembewusster Grundgriffversion	• Schöpfgriffe in ödembewusster Grundgriffversion
• Kleinflächigere Lymphödemgriffe wie Fibrosegriff und/oder Kleinflächiger Lockerungsgriff bei lokalen Problemen	• Kleinflächigere Lymphödemgriffe wie Fibrosegriff und/oder Kleinflächiger Lockerungsgriff bei lokalen »Rest-Problemen«		

1 Die Dreiteilung der Tabellenkopfzeile spiegelt die unterschiedliche Ödembeschaffenheit wider. Die Vierteilung der Griffeaufzählung zeigt die Zuordnung der Griffe und verdeutlicht die Variabilität der Vorgehensweise, die sich am jeweiligen Befund orientiert. Der farbliche Übergang von dunkel nach hell spiegelt die Veränderung von einer ausgesprochen harten zur weichen Konsistenz wider

Tab. 22.4 (Fortsetzung)

Ödembeschaffenheit			
Prall und hart	**Gelartig bis zäh**		**Weich**
• Bei Veränderung der Ödemkonsistenz im Sinne einer »Lockerung« (bessere Verschieblichkeit) zusätzliche Griffe möglich (s. weichere Ödemvarianten)		• Bei Veränderung der Ödemkonsistenz im Sinne einer weiteren »Lockerung« (noch bessere Verschieblichkeit) s. Vorgehensweise bei noch weicherer Ödemvariante mit großer Verschieblichkeit	
Griffesystematik an Hand und Finger			
• Schwerpunkt der Griffe: zunächst kleinflächige Lymphödemgriffe wie v. a. der Kleinflächige Lockerungsgriff in Verbindung mit dem Kleinflächigen Verschiebegriff	• Kleinflächige Lymphödemgriffe wie v. a. der Kleinflächige Lockerungsgriff in Verbindung mit dem Kleinflächigen Verschiebegriff	• Daumenkreise in paralleler Version sowohl um das gesamte Handgelenk als auch auf der dorsalen und volaren Seite der Hand	• Daumenkreise in paralleler Version sowohl um das gesamte Hand- dorsalen und volaren Seite der Hand
• Stehende Kreise einhändig auf der dorsalen Handseite, der harten Konsistenz angepasst	• Stehende Kreise einhändig auf der dorsalen Handseite, der Konsistenz angepasst	• Stehende Kreise einhändig auf der dorsalen Handseite ödembewusst	• Stehende Kreise einhändig auf der dorsalen Handseite ödembewusst
• Intensive Fingerbehandlung mittels Daumenkreisen, angepasste Kombinationsgriffe an den Seiten der Finger	• Intensive Fingerbehandlung mittels Daumenkreisen, angepasste Kombinationsgriffe an den Seiten der Finger	• Intensive Fingerbehandlung mittels Daumenkreisen, angepasste Kombinationsgriffe an den Seiten der Finger	• Intensive Fingerbehandlung mittels Daumenkreisen, angepasste Kombinationsgriffe an den Seiten der Finger
• Bei Veränderung der Ödemkonsistenz im Sinne einer »Lockerung« (bessere Verschieblichkeit) zusätzliche Griffe möglich (s. weichere Ödemvarianten)		• Bei Veränderung der Ödemkonsistenz im Sinne einer weiteren »Lockerung« (noch bessere Verschieblichkeit) s. Vorgehensweise bei noch weicherer Ödemvariante mit großer Verschieblichkeit	

1 Die Dreiteilung der Tabellenkopfzeile spiegelt die unterschiedliche Ödembeschaffenheit wider. Die Vierteilung der Griffeaufzählung zeigt die Zuordnung der Griffe und verdeutlicht die Variabilität der Vorgehensweise, die sich am jeweiligen Befund orientiert. Der farbliche Übergang von dunkel nach hell spiegelt die Veränderung von einer ausgesprochen harten zur weichen Konsistenz wider

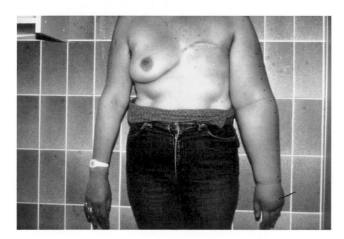

Abb. 22.17 Ablatio mammae links mit ausgeprägtem Armlymphödem Stadium II. Die OP-Narbe ist komplikationslos

■ **Brustregion der nichtbetroffenen Seite**

Die Brustregion der sog. „gesunden" Seite fungiert als **Ersatzabflussgebiet** für die insuffiziente Axilla auf der Seite der Ablatio mammae. Neben der Grundgriffreihenfolge verbessern Tiefengriffe für das tiefe System wie **ICR-Spreizgriffe** und **Brustkorbrandgriffe** sowie evtl. Mobilisationen des thorakoabdominalen Überganges (► Abschn. 3.8.3) die Lymphabflusssituation. Ebenfalls abflussverbessernd für die nichtbetroffene Axilla als Ersatzabflussregion könnte sich eine manualtherapeutische Mobilisation der axillären Engstelle auswirken, wie unter ► Abschn. 3.8.2 beschrieben. Anschließend werden **Anastomosengriffe** auf der median-sagittalen Wasserscheide ausgeführt, wobei der Schwerpunkt auf den interaxillären Anastomosen liegt (■ Abb. 22.21).

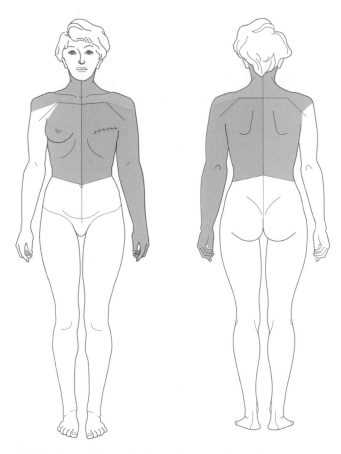

Abb. 22.18 Schema des Behandlungsumfanges bei einem einseitigen sekundären Armlymphödem im Stadium II nach Ablatio mammae. Die blau markierten Körperregionen stellen die sog. Ersatzabflussgebiete dar, die roten Körperabschnitte die Schwerpunkt- und eigentliche Ödemregion

Diese Vorgehensweise basiert auf der Überlegung, dass hier zunächst die Lymphangiomotorik des oberflächlichen Lymphgefäßsystemes angeregt werden muss, um ein problemloses Überleiten von der betroffenen Thoraxregion und danach auch vom Lymphödem-Arm zu ermöglichen.

■ **Brustregion der betroffenen Seite**
Die Brustregion der betroffenen Seite stellt nicht nur das OP-Gebiet dar, sondern auch bereits das Lymphödemgebiet. Die Arbeitsrichtung verändert sich hier so, dass alle Griffe – also Stehende Kreise und Drehgriffe – zur gesunden Seite hin abgeändert werden müssen. Eine völlig komplikationsfreie, also sehr gut verschiebliche und reizfreie Operationsnarbe kann praktisch ignoriert werden (■ Abb. 22.22).

Hinweis

Bei frischen OP-Narben muss abgeklärt werden, ob sie mitbehandelt werden dürfen, um eine spätere gute

Verschieblichkeit und damit Beschwerdefreiheit zu erreichen (■ Abb. 22.23). Wenn ein Brustwiederaufbau geplant oder erfolgt ist (■ Abb. 22.24), ist ebenfalls zu klären, welche grifftechnischen Interventionen gewünscht bzw. erlaubt sind.

Die unbedingt begrüßenswerte Tatsache, dass heute eine Vielzahl von Frauen mit der Diagnose „Mammakarzinom" brusterhaltend therapiert werden können (► Abschn. 22.2.2 sowie ■ Abb. 22.24c), stellt den Lymphdrainagetherapeuten manchmal jedoch vor grifftechnische Schwierigkeiten oder zumindest Einschränkungen. Sollte bei einer Patientin nach BET (brusterhaltende Therapie) ein Armlymphödem auftreten, so schränkt es die „Behandlungsfläche" ein, zumindest so, wie es im Folgenden beschrieben wird (■ Abb. 22.27). Eine grifftechnisch noch größere Herausforderung ergibt sich bei Patientinnen nach einem „Brustwiederaufbau" (■ Abb. 22.24b und 22.24c).

Zur Behandlung der Thoraxwandschwellung an der Flanke ist bei ungenügender Abduktionsfähigkeit des Armes so zu verfahren, dass mittels Stehender Kreise alleine oder auch als Kombinationsgriff von der Axilla nach kaudal (■ Abb. 22.26) gearbeitet wird, bevor mittels weiterführender Stehender Kreise oder/und Drehgriffen zur gegenüberliegenden Thoraxseite weiterverschoben werden kann.

Ergänzend werden auch hier **ICR-Spreizgriffe** sowie **Brustkorbrand-/Oberbauchatemgriffe** für das tiefe System ausgeführt.

■ **Armregion**
Die Behandlung des Armes gliedert sich in mehrere Entstauungsteilgebiete, wobei zunächst die Deltaregion und die laterale Oberarmseite zu entstauen sind. Erst danach kann die Oberarminnenseite einbezogen werden, wobei die Sulcus(-bicipitalis)-medialis-Region Ausgangspunkt für Umleitungsgriffe ist (■ Abb. 22.25). Erst wenn der Oberarm insgesamt gut entstaut ist und auch von einem ausreichenden Training der oberflächlichen Brusthautgefäße und der interaxillären Anastomosen ausgegangen werden kann, erfolgt die weitere Entstauung distalerer Armabschnitte.

Die einzelnen Griffe sind in ■ Tab. 22.4 aufgeführt. Handelt es sich um ein eher weiches Armlymphödem, genügen die Griffe des rechten Tabellenteils; bei einem prallen, harten Armlymphödem müssen zunächst die Griffe des linken Teils eingesetzt werden, bevor allmählich zum rechten Teil übergegangen werden kann.

■ **Nacken- und Rückenregion**
Die Behandlung der Nacken- und Rückenregion **der gesunden und der betroffenen Seite** dient in diesem Fall zur Ergänzung des ventralen „Königsweges". Griffe-

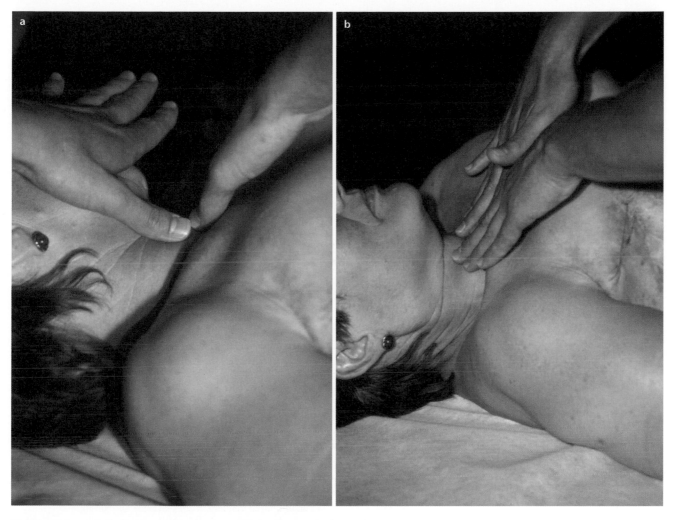

Abb. 22.19 **a, b** Entlastungsgriff **a** durch vorsichtige Daumenkreise, **b** mit Stehenden Kreisen und beiden Händen

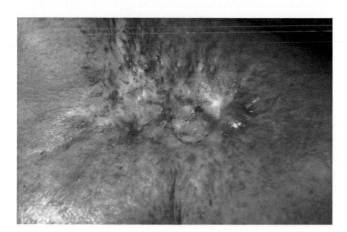

Abb. 22.20 Strahlenulkus in der Fossa supraclavicularis

technisch wird nach den gleichen Prinzipien behandelt wie bei den entsprechenden ventralen Rumpfabschnitten. Eine Ausnahme stellen Patientinnen nach „Brust-

wiederaufbau" mittels Schwenklappenplastik des M. Latissimus dorsi dar. Hier müssen in der Rückenregion Narbenzustand- und verlauf (■ Abb. 22.24b) beachtet werden, im gleichen Maße wie auf der ventralen Seite.

Lediglich bei der Nackenbehandlung kann es vorkommen, dass hier **Entlastungsgriffe** von einer Terminusregion zur gegenüberliegenden Region notwendig werden, besonders wenn der ventrale Weg nicht möglich ist (u. a. Inakzeptanz der Patientin z. B. wegen Beklemmungsgefühl).

Hinweis

Zum Abschluss der Behandlung der einzelnen Entstauungsabschnitte empfiehlt sich jeweils das „Nacharbeiten" in Richtung der axillären Lymphknoten der „gesunden" Seite.

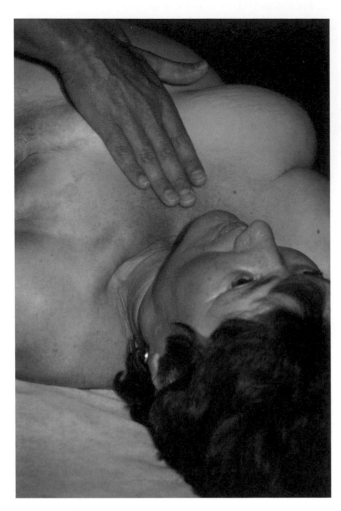

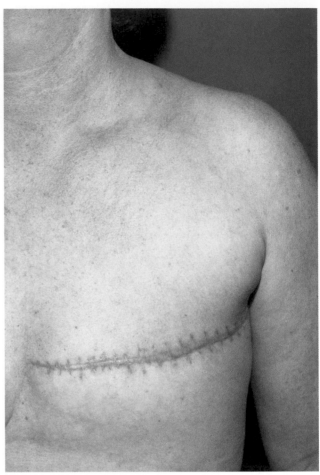

◘ Abb. 22.23 OP-Narbe mit nicht abgeschlossener Heilungsphase und erkennbaren Tendenzen zur Narbenkeloidbildung

◘ Abb. 22.21 „Anastomosengriff" in Form Stehender Kreise auf der median-sagittalen Wasserscheide zum Training der interaxillären Anastomosen

22.7.1.2   Behandlungs- und Griffesystematik nach einseitiger Ablatio mammae mit verschiedenen Narbenproblemen und/oder ausgeprägten Spätschäden nach Strahlentherapie am ventralen Thorax (◘ Abb. 22.26, 22.27, 22.28 und 22.29)

In all den Fällen, in denen die kontralaterale Thoraxseite/Axilla als alleiniges Ersatzabflussgebiet nicht ausreichend erscheint, da komplizierte, die Griffeabläufe behindernde Narbenverläufe und/oder Strahlenspätschäden vorhanden sind, muss die **Leistenregion auf der Ödemseite** als weiteres **Ersatzabflussgebiet** in Betracht gezogen werden. Das Gleiche trifft bei Patienten nach BET oder auch Brustrekonstruktion zu (◘ Abb. 22.24a, c).

Ob in solchen Fällen die Behandlung des Ödemarmes selbst direkt nach der ventralen Körperseite erfolgen

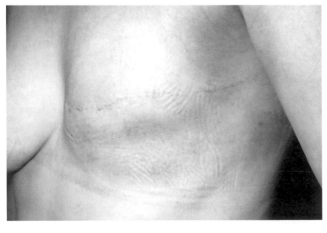

◘ Abb. 22.22 Gemäß Sicht- und Tastbefund komplikationsfreie Narbe

22

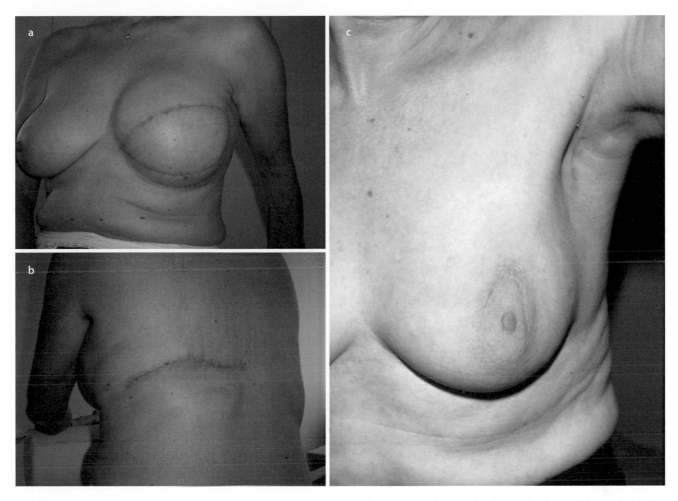

Abb. 22.24 **a** Zustand (10 Tage postoperativ) nach Brustwieder-aufbau am Beispiel der Schwenklappenplastik des M. Latissimus dorsi, noch ohne Rekonstruktion der Mamille. Die gesamte Brust ist deutlich geschwollen. **b** Narbenverlauf und deutlich sichtbare Schwellungen ober- und unterhalb als Folge der Schwenklappen- plastik des M. Latissimus dorsi. **c** Patientin nach brusterhaltender Therapie. Dass es sich um eine Mastektomie handelt, ergibt sich so-wohl aus der Anamnese als auch der axillären OP-Narbe, die von der Lymphonodektomie stammt

kann oder ob der Entstauungsweg hauptsächlich oder gar ausschließlich über die dorsale Körperseite erfolgen muss, ist wiederum vom Hautzustand der ventralen und dorsalen Thoraxseite abhängig (■ Abb. 22.30 und 22.31). Aus den Gründen, die einleitend in ▶ Abschn. 22.7 ge-nannt werden, ist es natürlich günstiger, wenn hauptsäch-lich über ventral zur kontralateralen Axilla entstaut wer-den kann. Wird über die dorsale Körperseite entstaut, erhöht sich der Behandlungsaufwand. Infolgedessen sind die Erfolgsaussichten ungünstiger.

■ **Halsregion und nichtbetroffene Brustseite**
Die Behandlung der Halsregion und der „gesunden" Brustseite ist identisch mit der bei komplikationslosem Haut- und Narbenzustand.

■ **Brustregion der betroffenen Seite**
Inwieweit die betroffene Brustseite behandelbar ist, wird vom Haut- und Narbenzustand bestimmt. Die Spannweite reicht von geringfügigen Einschränkun-gen durch hypertrophe Narben bzw. Narbenkeloide über eine vorübergehende Nichtbehandelbarkeit während bestimmter Phasen des Brustwiederaufbaus oder während der Bestrahlungen bis zur völligen Un-behandelbarkeit der Region aufgrund ausgeprägter Strahlenschäden. Im Falle hypertropher Narben bei ansonsten unauffälligem Hautbefund ist an eine Nar-benbehandlung zu denken (▶ Abschn. 13.5), die nach vorheriger ärztlicher Rücksprache auch mit einer ent-sprechenden Narbenpflege durch geeignete Salben verbunden werden kann.

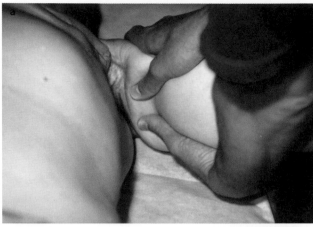

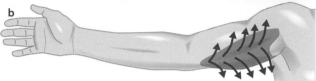

Abb. 22.25   a Kleinflächiger Umleitungsgriff vom Sulcus bicipitalis medialis ausgehend parallel ausgeführt zur lateralen Oberarmregion. **b** Die rote Fläche, die sich aus der Verbindung vom ulnaren Epicondylus einerseits zur ventralen Achselfalte und anderseits zur dorsalen Achselfalte ergibt, soll die Region der Oberarminnenseite darstellen, in der auf keinen Fall Griffe ausgeführt werden dürfen, die die gestaute Flüssigkeit in Richtung der Axilla bewegen würden. Diese rote Fläche ist die „Domäne" für den kleinflächigen Umleitungsgriff (**Tab. 22.4**) Distal dieser Fläche darf dagegen „in üblicher Weise" behandelt werden. Gleiches gilt für die gesamte Armaußenseite

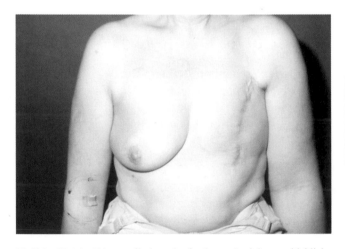

Abb. 22.26 Die vertikal verlaufende und nichtverschiebliche Narbe stellt eine griffetechnische Behinderung für die Flüssigkeitsverschiebung zur kontralateralen Axilla dar

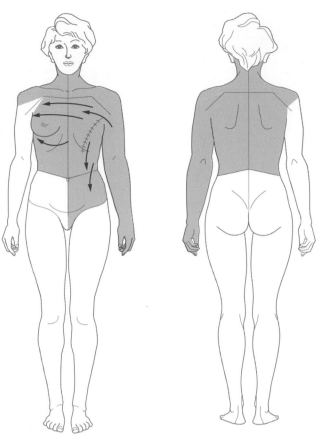

Abb. 22.27   Schema des Behandlungsumfanges bei einem einseitigen sekundären Armlymphödem im Stadium II. Die blau markierten Körperregionen stellen die sog. Ersatzabflussgebiete dar, die roten Körperabschnitte die Schwerpunkt- und eigentliche Ödemregion. Die Pfeile zeigen die verschiedenen Entstauungsrichtungen

Bauchregion

> **Hinweis**
>
> Ist die Mitbehandlung der Bauchregion erforderlich, erfolgt sie lediglich **einseitig** auf der Ödemseite und **vor der Behandlung** der betroffenen Brustseite.

Eine solche Vorgehensweise basiert auf der Überlegung, die ilioinguinale Lymphknotenkette als zusätzliches **Ersatzabflussgebiet** für Schwellungen der Thoraxwand zu nutzen. Dazu ist eine Aktivierung der Motorik der oberflächlichen Bauchhautlymphgefäße und auch der tiefen, retroperitonealen Wege nötig. Erreicht wird dies durch die Grundgriffe auf dieser Seite, durch die bereits vor-

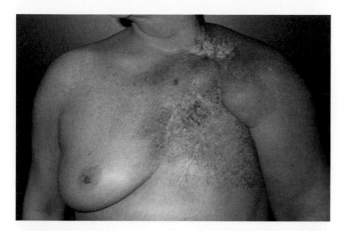

Abb. 22.28 Zustand nach Ablatio mammae links mit ausgeprägten Spätschäden der Strahlentherapie. Deutlich sichtbar ist die Stauung im Bereich des vorderen Achselwulstes als Hinweis auf eine unüberwindliche Barriere auch für griffetechnische Versuche, zur kontralateralen Axilla über den ventralen Weg abzuleiten

ausgegangenen **Brustkorbrand-/Oberbauchatemgriffe** während der Brustbehandlung der nichtbetroffenen Seite und zusätzlich durch einige Griffe der **Bauchtiefendrainage**, die hinzugezogen werden können. Ob und in welchem Umfang weitere Tiefengriffe einsetzbar sind, wird ebenfalls vom individuellen Befund bestimmt.

▪ Armregion
Ist die Entstauung des Armes über die ventrale Thoraxseite gewährleistet, schließt sich nun die Behandlung der Armregion an (▫ Abb. 22.28 und 22.29).

> **Hinweis**
>
> Muss über die dorsale Thoraxseite entstaut werden, müssen vor dem Arm zunächst noch der Nacken und beide Rückenhälften behandelt werden.

Dies erfordert vor allem während der Griffeabläufe der Delta- und lateralen Oberarmregion eine **Lagerung der Patientin in halber Seitlage oder im Sitzen**, so dass zwischen den einzelnen Griffesequenzen zur „gesunden" Rückenregion abgeleitet werden kann.

Die Behandlung des Armes selbst erfolgt jedoch nach den gleichen Kriterien wie bei komplikationslosem Haut- und Narbenzustand. Der Aufbau geht aus ▫ Tab. 22.4 hervor.

▪ Nacken- und Rückenregion
Die Behandlung des Nackens und der „gesunden" Rückenseite entspricht prinzipiell der bei komplikationslo

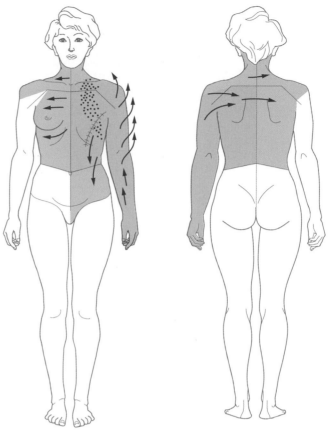

Abb. 22.29 Schema des Behandlungsumfanges bei einem einseitigen sekundären Armlymphödem im Stadium II. Die blau markierten Körperregionen stellen die sog. Ersatzabflussgebiete dar, die roten Körperabschnitte die Schwerpunkt- und eigentliche Ödemregion. Die Pfeile zeigen die verschiedenen Entstauungsrichtungen und die Umleitung über dorsal

sem Haut- und Narbenzustand. Sollte es jedoch nicht möglich sein, die Patientin aus Bauchlage zu behandeln, werden die **Griffe im Sitzen** ausgeführt.

Die **betroffene Rückenseite** sollte bevorzugt aus Seitlage behandelt werden.

Zum Abschluss empfiehlt sich jeweils das „Nacharbeiten" in Richtung der axillären Lymphknoten der „gesunden" Seite und evtl. auch zur ipsilateralen Leistenregion.

22.7.1.3 Behandlungs- und Griffesystematik nach beidseitiger Ablatio mammae
Zunächst ist festzustellen, dass mit einer beidseitigen Ablatio mammae nicht unbedingt eine beidseitige sekundäre Armlymphödemproblematik verbunden sein muss. Ein sekundäres Armlymphödem entsteht dabei nach den Kriterien, die in ▶ Abschn. 22.2 erläutert werden.

Wenn überhaupt ein Armlymphödem entsteht, ist der Befund häufig „nur" einseitig. Es ist jedoch schwierig, eine geringfügige Ödematisierung der anderen Seite mit den Mitteln des Sicht- und Tastbefundes objektiv auszuschließen, da latente Lymphabflussstörungen lange Zeit klinisch symptomlos bleiben können und außerdem eine „gesunde" Bezugsseite fehlt. Daher gilt:

> **! Vorsicht**
> Wenn die Mastektomie mit einer beidseitigen Lymphknotenentnahme verbunden war, ist immer von einer lymphostatischen Insuffizienz **beider Achselhöhlenregionen** auszugehen.

> **Hinweis**
>
> Eine regelmäßige Messkontrolle beider Arme ist äußerst wichtig (▶ Kap. 37) sowie das Informationsmaterial zum Ausdrucken unter (▶ Kap. 37) auf SpringerLink unter ISBN 978-3-662-60576-9. So können auch geringste Schwellungstendenzen/-veränderungen frühzeitig erfasst werden, sodass man darauf reagieren kann.

Lediglich wenn nach einer diagnostizierten Tumorerkrankung einer Brustdrüse die andere Seite **aus rein prophylaktischen Gründen** ebenfalls entfernt wurde, hat in aller Regel dann dort auch keine Lymphknotenentnahme stattgefunden. Eine solche Situation ist jedoch die Ausnahme und nur nach gründlicher Anamnese zu verifizieren!

Da also beide axilläre Lymphknotenregionen als Entstauungsgebiete entfallen müssen, bleibt als **Ersatzabflussgebiet** lediglich die Bauchfläche mit der jeweiligen Leistenregion. Dies bedeutet, dass bei einer beidseitigen Ablatio mammae **immer** die Bauchregion mitbehandelt werden muss, obwohl unbestritten ist, dass dies ein sehr langer und teilweise auch schwieriger Weg ist.

> **! Vorsicht**
> Es muss davor gewarnt werden, aus Zeitmangel und (scheinbaren) Vereinfachungsgründen auf die **ausführliche Körperstammvorbehandlung** zu verzichten und stattdessen lediglich in Richtung Schlüsselbeingrube zu entstauen. Dies ist eine sichere Sackgasse!

Eine weitere Besonderheit der beidseitigen Ablatio mammae ist im vielschichtigen Befund der ventralen Thoraxseite zu finden. Hier reichen die Möglichkeiten von einem insgesamt völlig unauffälligen Narben- und Hautzustand (◘ Abb. 22.30) über einen Befund, der auf beiden Thoraxseiten sehr unterschiedlich ausfallen kann (◘ Abb. 22.32a), bis zur völligen Unbehandel

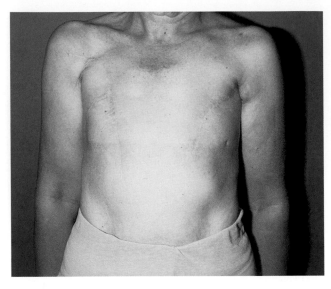

◘ **Abb. 22.30** Zustand nach beidseitiger Mastektomie mit geringgradigem sekundärem Armlymphödem links. Die OP-Narben sind komplikationslos und verlaufen zudem noch „entstauungsgünstig", d. h. vertikal

barkeit der gesamten ventralen Seite (◘ Abb. 20.17c). Dazu kommen noch alle Aspekte, die vorab zum Thema BET – brusterhaltende Therapie sowie Brustwiederaufbau aufgeführt werden.

Für die Behandlungssystematik bedeutet dies: Auch hier ist – wann immer möglich – der Entstauungsweg über die **ventrale Thoraxseite** zu bevorzugen, woran sich dann die Entstauung des Arms bzw. der Arme anschließt (◘ Abb. 22.31). Die Rückseite, d. h. die Nacken- und Rückenregion, dient dann lediglich der Ergänzung.

Ist eine Entstauung über die ventrale Thoraxseite nicht möglich, muss nach mehr oder weniger ausführlicher ventraler Vorbehandlung zunächst die Nacken- und Rückenregion vorbereitet werden. Erst dann kann mit der eigentlichen Entstauung des betroffenen Armes bzw. auch beider betroffenen Arme begonnen werden (◘ Abb. 22.32 und 22.33).

■ **Halsregion**
Die Behandlung der Halsregion ist identisch mit der bei einseitiger Ablatio mammae.

■ **Bauchregion**
Die Bauchregion dient insgesamt als **Ersatzabflussgebiet** und wird komplett behandelt. Mit anderen Worten: Die Grundgriffe für das oberflächliche Lymphgefäßsystem und die **Bauchtiefendrainage** als Tiefengriffe für die tiefen Lymphkollektoren und Lymphknoten sind notwendig. Die **Kolonbehandlung** ist lediglich bei vorliegender Obstipation ergänzend nötig.

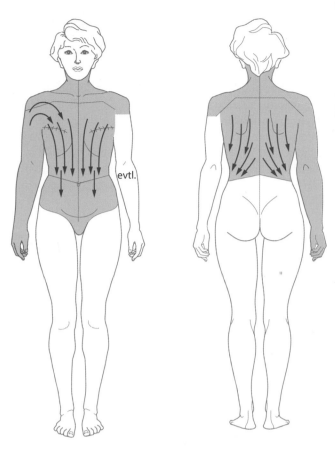

■ **Abb. 22.31** Schema des Behandlungsumfanges bei einer beidseitigen Mastektomie ohne grifftechnische Einschränkungen durch den Narben-/Hautzustand. Die blau markierten Körperregionen stellen die sog. Ersatzabflussgebiete dar, die roten Körperabschnitte die Schwerpunkt- und eigentliche Ödemregion. Die Pfeile zeigen die Entstauungsrichtung

■ **Brustregion**

Die Griffeabläufe der Brustregion beginnen zunächst mit ausführlicher Behandlung der axilloinguinalen Anastomosen auf der transversalen Wasserscheide. Die Grundgriffe müssen so abgeändert werden, dass die Arbeitsrichtung jeweils nach kaudal zum Ersatzabflussgebiet führt (als Beispiel: ■ Abb. 22.26). Dazu eignen sich neben Kombinationsgriffen und Stehenden Kreisen an der Flanke vor allem Drehgriffe auf der ventralen Thoraxseite – vorausgesetzt, Narbenverlauf, Narbenzustand und Hautzustand insgesamt lassen diese großflächigen Griffe zu. Für die tiefen intrathorakalen Lymphgefäße erfolgen **ICR-Spreizgriffe** und **Brustkorbrand-/Oberbauchatemgriffe** überall dort, wo es der Haut- und Narbenzustand zulässt. Gleiches gilt für manualtherapeutische/osteopathische Mobilisationen am thorakoabdominalen Übergang (► Abschn. 3.8.3).

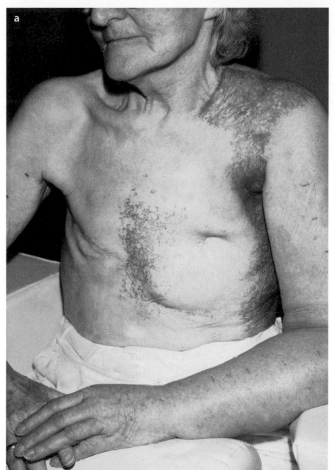

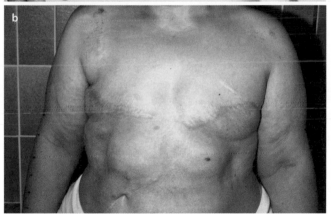

■ **Abb. 22.32** **a** Zustand nach beidseitiger Mastektomie und einem ausgeprägten Armlymphödem links und ausgeprägten Strahlenschäden. Zwischen beiden Brustdrüsenoperationen liegt ein Zeitraum von fast 10 Jahren. Da das neuerliche Tumorvorkommen rechts in einem frühen Stadium erkannt wurde, konnte schonender operiert werden als 10 Jahre davor links; ebenfalls konnte rechts auf eine Strahlentherapie verzichtet werden. **b** Zustand nach beidseitiger Mastektomie mit beidseitigem sekundärem Armlymphödem. Der Narbenzustand und -verlauf ist für eine bevorzugt ventrale Entstauungsrichtung ungeeignet

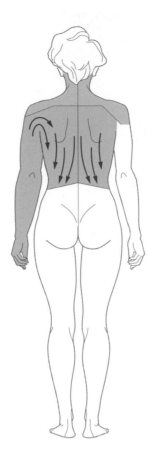

Abb. 22.33 Schema des Behandlungsumfanges bei einer beidseitigen Mastektomie mit ausgeprägten OP-Narben und Strahlenschäden. Die blau markierten Körperregionen stellen die sog. Ersatzabflussgebiete dar, die roten Körperabschnitte die Schwerpunkt- und eigentliche Ödemregion. Die Pfeile zeigen die verschiedenen Entstauungsrichtungen

■ **Armregion**

Ist die Entstauung des Armes (bzw. der Arme) über die ventrale Thoraxseite gewährleistet, schließt sich die Behandlung der Armregion an.

> **Hinweis**
>
> Muss über die **dorsale Thoraxseite** entstaut werden, sind vor dem Arm zunächst noch der Nacken und beide Rückenhälften zu behandeln.

Dies erfordert dann vor allem während der Griffeabläufe zur Behandlung der Delta- und lateralen Oberarmregion eine **Lagerung der Patientin in halber Seitlage**, so dass zwischen den einzelnen Griffesequenzen nach dorsal/kaudal abgeleitet werden kann. Die Behandlung des Armes selbst erfolgt jedoch unter gleichen Kriterien, wie im Zusammenhang mit der einseitigen Ablatio mammae

beschrieben. Die einzelnen Griffe gehen aus ■ Tab. 22.4 hervor.

■ **Nacken- und Rückenregion**

Die Behandlung des Nackens entspricht der bei einseitiger Ablatio mammae. Die Behandlungsaspekte der **Rückenregion beiderseits** entsprichen prinzipiell jenen der Brustregion, wobei die Arbeitsrichtung nach kaudal zur Flanke hin zu wählen ist. Sollte es nicht möglich sein, die Patientin aus Bauchlage zu behandeln, werden alle Griffe der Nacken- und Rückenregion im Sitzen ausgeführt (■ Abb. 22.34).

> **Hinweis**
>
> Vor Behandlung der Nacken- und Rückenregion und am Schluss der Behandlung empfehlen wir, aus der Rückenlage ausführlich auf den Inguinallymphknoten zu behandeln und die Bauchtiefendrainage oder aber zumindest die Brustkorbrandgriffe/Oberbauchatemgriffe auszuführen.

22.7.2 Kompressionstherapie

Die Kompressionstherapie stellt die zweite unentbehrliche Säule für die Entstauung der Armlymphödeme dar.

Während der eigentlichen **Volumenreduktionsphase, der Phase I,** ist einzig die **Bandagierung** in Form des lymphologischen Kompressionsverbands angezeigt. Inwieweit die Bandagierung in Form des lymphologischen Kompressionsverbandes des Armes auf die Schulterregion ausgedehnt werden muss, hängt vom individuellen Befund ab. Ist die Region des Deltoideus stark ödemati-

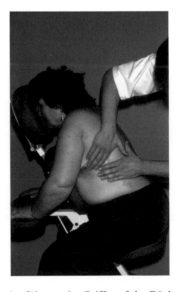

Abb. 22.34 Ausführung der Griffe auf der Rückenregion im Sitzen

siert (■ Abb. 20.12) und das Ödem ausgesprochen hart und fibrosiert, sollte dieser Bereich zumindest anfangs mitbandagiert werden. Dies erfordert allerdings eine Ausdehnung der Bandage auf den Thoraxbereich. Hier entscheidet dann der individuelle Befund (z. B. Verlauf und Zustand von OP-Narben, evtl. Phase des Brustwiederaufbaus, evtl. Hautstrahlenschäden), ob eine Ausdehnung der Bandagierung überhaupt möglich ist.

> **Hinweis**
>
> Die fixierenden Bindentouren müssen von der proximalen Oberarmregion von ventral ausgehend über die Schulter **nach dorsal** zur Thoraxgegenseite verlaufen (■ Abb. 22.35). Nach ventral verlaufende Bindentouren forcieren die haltungsungünstige Innenrotation und Adduktion des Armes.

Die betroffenen Patientinnen bevorzugen meist sowieso die Innenrotation und Adduktion des Armes und damit eine Haltung, die korrigiert werden muss (■ Abb. 20.10 und 20.12 zeigen ein typisches Muster). Die Bandagierung darf diese Fehlhaltung nicht noch unterstützen, sondern der Bindentourenverlauf muss einen zusätzlichen Anreiz zur richtigen Schultergürtelhaltung geben (► Kap. 23).

Der **Bindentourenverlauf** zur Fixation am Thorax kann auf zweierlei Wegen erfolgen:

1. Über die Schulterblattregion zur gegenüberliegenden Achselhöhle und von dort über die ventrale Seite zurück, um nach einer „Festhaltetour" am proximalen Oberarm erneut diesen Weg zu nehmen (■ Abb. 22.36). – Der Vorteil hierbei ist die vollständige Kompression des Deltabereiches selbst – er wird quasi „rundum" komprimiert. Der Nachteil ist der ventrale Verlauf, der einen komplikationslosen Hautzustand voraussetzt.

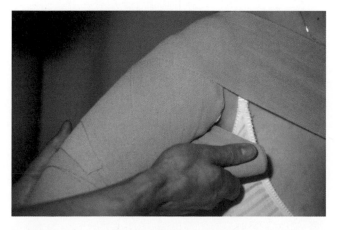

■ **Abb. 22.35** Bindentourenverlauf von ventral nach dorsal bei Ausdehnung der Armbandage auf die Schulter-/Thoraxregion

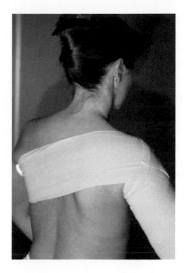

■ **Abb. 22.36** Thoraxfixation mit einfachem Bindentourenverlauf über dorsal zur gegenüberliegenden Seite und mit ventralem Rückweg

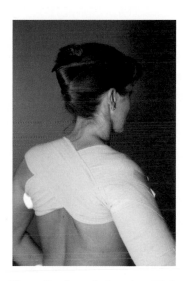

■ **Abb. 22.37** Thoraxfixation mit dorsalem Rückweg der Bindentouren in Form einer „Rucksacktour"

2. Über die Schulterblattregion zur gegenüberliegenden Achselhöhle und von hier wieder über den Rücken in „8er-Tour" zurück – auch als „Rucksacktour" bekannt (■ Abb. 22.37).

Der geringe Nachteil, dass die Deltaregion nur bei Verwendung ausreichend breiter Kurzzugbinden von 10–12 cm (je nach Körpergröße und Ausmaß der Schwellung) komplett komprimiert wird, wird durch die **Vorteile** wieder aufgewogen:

− Die Ausführung ist auch dann möglich, wenn Strahlenschäden ventral vorhanden sind oder wenn sich die Patientin gerade in einer Phase des Brustwiederaufbaus befindet.

- Der Bindenverlauf verhindert auch gezielte Techniken der Atemlenkung, wie z. B. die kostosternale Atmung, nicht (▶ Kap. 24).
- Die aufrechte Körperhaltung, die gerade bei diesen Patientinnen gefördert werden muss, wird in besonderem Maße unterstützt.

Hierbei ist es sehr wichtig, den Patientinnen klarzumachen, dass dieses Kompressionsausmaß zeitlich begrenzt ist – sobald sich die Ödemkonsistenz und das Schwellungsausmaß der Deltoideusregion bessern, wird man versuchen, mit einer Bandagierung lediglich bis zur Extremitätenwurzel auszukommen.

In der **Stabilisierungsphase** sollte der Arm so weit entstaut sein, dass die Patientinnen mit einer flachgestrickten Maßkompressionsbestrumpfung auskommen.

22.7.3 Apparative Expression

> ❗ **Vorsicht**
> Der Einsatz der apparativen Expression gerade bei Lymphabflussbarrieren an den Extremitätenwurzeln ist äußerst fragwürdig. Monotherapeutisch ist diese Maßnahme sogar kontraindiziert.

Denkbar ist folgende Variante: Nach einer ausgiebigen manuellen Vorbehandlung in den Körperstammgebieten und einer Entstauung einschließlich Umleitung an der

Deltoideus- und Oberarmregion können die Manschetten im Ellenbogen- und Unterarmbereich eingesetzt werden. Die schwierige Entstauung der Hand bleibt ohnehin der manuellen Entstauung vorbehalten. Im Anschluss an eine solche Behandlung muss jedoch wiederum manuell „nachgearbeitet", also erneut umgeleitet werden, und abschließend muss eine Behandlung am Körperstamm in den Ersatzabflussgebieten erfolgen.

22.7.4 Bewegungs- und Atemtherapie

Da Bewegungstherapie und Atemtherapie in der Behandlung von Patientinnen nach Ablatio mammae einen besonderen Stellenwert haben, sind sie in gesonderten Kapiteln (▶ Kap. 23 und 24) ausführlich dargestellt.

22.8 Behandlungskonzepte bei sekundären Lymphödemen des Kopfes

G. Bringezu und O. Schreiner

Prinzipiell gelten für die Behandlung von Patienten mit sekundären Lymphödemen der Kopf- und Halsregion

die gleichen Richtlinien der Entstauungstherapie wie bei den „klassischen" Extremitätenlymphödemen.

Jedoch muss bedacht werden, dass man lediglich die äußerlich auftretenden Schwellungen, die sog. externe Lokalisation, gut beurteilen und behandeln kann. Die internen Lokalisationen sind naturgemäß schlechter zu befunden und zu behandeln. Darüber hinaus gibt es natürlich häufig auch Kombinationen beider Lokalisationstypen (Deng et al. 2012).

Bei vorwiegend externer Lokalisation sollte der Therapeut folgendermaßen vorgehen:

- Entstauungsrichtung in Regionen mit Lymphabflussbarrieren wie unverschieblichen OP-Narben, Strahlennarben u. Ä. unbedingt vermeiden.
- Nach **Ersatzabflussgebieten** für insuffiziente Lymphknotenregionen suchen.
- Die Ersatzabflussgebiete vorbehandeln mit dem Ziel, das gesunde, leistungsfähige Lymphgefäßsystem mit den dazugehörigen Lymphknoten zu aktivieren, d. h. deren Transportkapazität zu steigern.
- Anschließend Ödem in Richtung der vorbereiteten Ersatzabflussgebiete verschieben; dabei anatomische Gegebenheiten berücksichtigen.
- Veränderungen dieser Region durch die invasive ärztliche Therapie beachten.

Allerdings setzen die besonderen Gegebenheiten der Kopf-/Halsregion diesen Richtlinien besonders enge Grenzen. So ist es beispielsweise keine Frage, dass sich das Gesamtgriffespektrum der Manuellen Lymphdrainage – Grund- und Sonder-/Ergänzungsgriffe und in geringem Maße auch die speziellen Lymphödemgriffe –, in der Gesichts- und Halsregion auf die Technik des **Stehenden Kreises** in den verschiedensten Varianten reduziert.

Im Folgenden werden die wesentlichen Aspekte solcher Entstauungsbehandlungen am Beispiel einer beidseitigen sog. „Neck-dissection" nach bösartigem Tumor der Kehlkopfregion dargestellt.

Die **Behandlungszeiten und -frequenzen** entsprechen den üblichen Lymphödembehandlungszeiten.

22.8.1 Manuelle Lymphdrainage

22.8.1.1 Behandlungs- und Griffesystematik beim Kopf-/Halslymphödem nach beidseitiger Neck-dissection

Die in ◨ Abb. 22.38 sichtbaren Stauungslokalisationen lassen sich auf eine Verlegung des Hauptentsorgungsweges für die extrakranielle Region über die zervikalen und jugularen Lymphgefäße und -knoten zurückführen (◨ Abb. 22.39).

Da hierfür nun eine Ersatzabflussregion gefunden werden muss, die sich sinnvoll grifftechnisch „ansteuern" lässt, gerät die Rückenregion mit den dortigen axil-

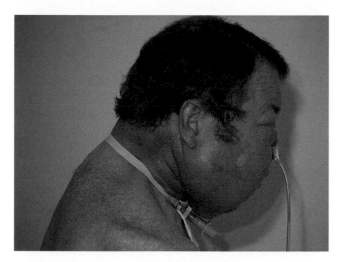

Abb. 22.38 Zustand nach beidseitiger Neck-dissection aufgrund eines Larynx-Karzinoms

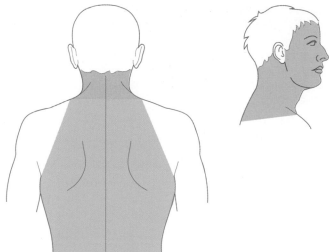

Abb. 22.40 Schema des Behandlungsumfanges bei einer beidseitigen Neck-dissection. Die blau markierten Körperregionen stellen die sog. Ersatzabflussgebiete dar, die roten Körperabschnitte die Schwerpunkt- und eigentliche Ödemregion

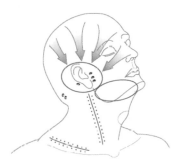

Abb. 22.39 Schematische Verdeutlichung der zwangsläufig entstehenden Schwellungsschwerpunkte durch die operative und strahlentherapeutische Intervention. Die Pfeile zeigen die Richtung der physiologischen Lymphdrainage

lären Lymphknoten ins Blickfeld des Interesses. Daraus ergibt sich folgende Reihenfolge der zu behandelnden Körpergebiete (■ Abb. 22.40):

1. Rückenregion,
2. Nackenregion,
3. Gesicht.

◾ **Rückenregion**

Die Griffe der Rückenregion dienen der Anregung der Lymphgefäßmotorik und der Vorbehandlung der axillären „Ersatz"-Lymphknotenregion. Sie müssen in jedem Fall im Sitzen ausgeführt werden (■ Abb. 22.41).

Dem Verlauf der Hautwasserscheide (Verbindungslinie auf Höhe der Schulterblattgräten) wird mittels Stehender Kreise im Sinne der **Anastomosengriffe** Rechnung getragen (■ Abb. 22.42).

◾ **Nackenregion**

Die Behandlung der Nackenregion, ebenfalls im Sitzen ausgeführt, bildet den Übergang zwischen der Region mit intakten Lymphgefäßen zur Region mit insuffizien-

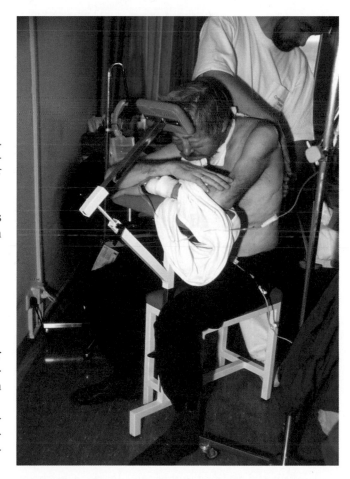

Abb. 22.41 Rückenbehandlung mit möglichst beschwerdefreier/ entspannter Lagerung des Kopfes und des Schultergürtels

tem Lymphgefäßsystem (■ Abb. 22.43). Die Zielsetzung der Griffe reicht von entstauend über transportierend bis

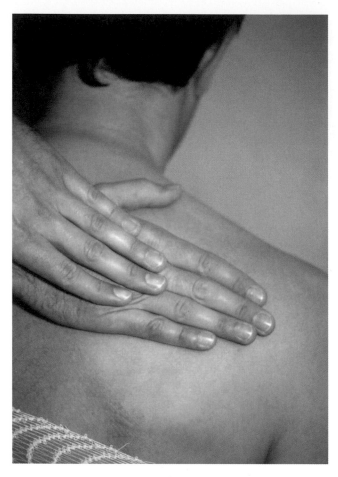

◧ **Abb. 22.42** „Anastomosengriffe" in Form Stehender Kreise auf der horizontalen Wasserscheide etwa auf Höhe der Spina scapulae

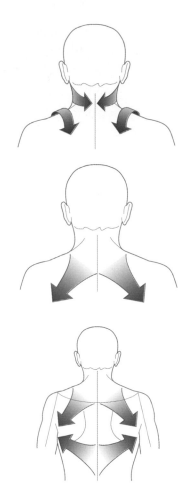

◧ **Abb. 22.43** Schema der Entstauungsrichtung in der Nackenregion

zu „verbindend" (◧ Abb. 22.44) – über neuerliche **Anastomosengriffe** auf der horizontalen Wasserscheide der Schulterblattgräten zur Rückenregion.

■ Gesicht und vordere Halsregion

Die Gesichts- und vordere Halsregion wird sowohl aus Rückenlage, gelegentlich in halbsitzender Position, teilweise auch aus Seitlage behandelt. Sie stellt das eigentliche Ödemgebiet dar – mit all den Problemen, die eine ärztliche Tumortherapie nach sich zieht und die die Grifftechnik erschweren. Um hier sinnvoll behandeln zu können, empfiehlt sich eine Einteilung dieser Region in vier **Entstauungsteilgebiete** (◧ Abb. 22.45).

Die Behandlung beginnt im **Entstauungsteilgebiet I** mit dem Ziel, die Verbindung zur Nackenregion herzustellen (◧ Abb. 22.46 und 22.47). Das **Entstauungsteilgebiet II** bildet ebenfalls eine Verbindung zur Nackenregion und eröffnet den Entstauungsweg aus der Gesichtsregion, da nur über diesen Weg einigermaßen sicher an den vorhandenen Narben vorbeigearbeitet werden kann (◧ Abb. 22.48 und 22.49).

Die vordere Gesichtsregion und damit die **Entstauungsteilgebiete III** (◧ Abb. 22.50 und 22.51) und **IV** (◧ Abb. 22.52 und 22.53) werden nun in Richtung Ohrumgebung behandelt, von wo aus – wie bei den Extremitätenlymphödemen üblich – wieder zur Nackenregion, über die Nackenregion zur Rückenregion und zu den dortigen Achselhöhlen abgeleitet wird.

Für die **Mundinnendrainage** bei vorrangig externer Lokalisation der Schwellung gibt es kein unbedingtes Muss; sie ist allerdings auch nicht als generell unmöglich zu bezeichnen und muss natürlich bei vorwiegend interner Lokalisation oder bei den Kombinationsformen immer mit einbezogen werden. Die Frage nach einem Beweis für den Sinn einer solchen Maßnahme kann prinzipiell nicht konkret beantwortet werden – einen „Entstauungsweg" zu benennen ist nicht möglich. Man wird diese Technik bei jenen Patienten ausführen, bei welchen es der aktuelle Zustand auch zulässt.

Neben all diesen Überlegungen sollte man gerade bei diesen vom Schicksal hart getroffenen Patienten berücksichtigen, was es für sie bedeutet, wenn es ein anderer

22

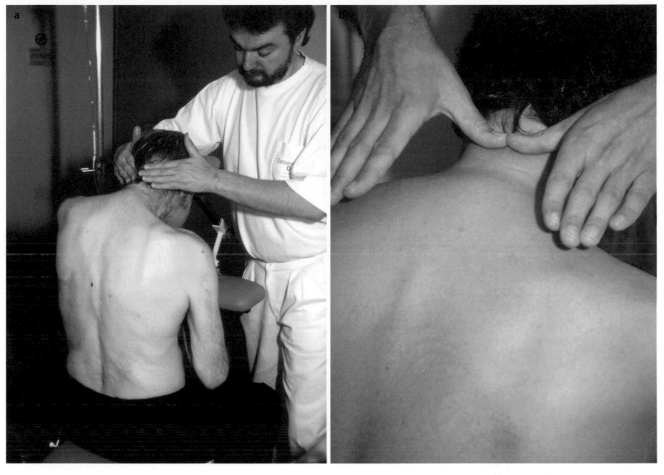

■ **Abb. 22.44** **a** Stehende Kreise in der Nackenregion in Richtung Ersatzabflussgebiet Rücken. **b** Parallele Daumenkreise in der Nacken-region in Richtung Ersatzabflussgebiet Rücken

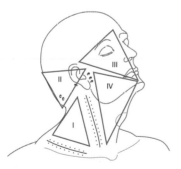

■ **Abb. 22.45** Schema der Entstauungsteilgebiete der Gesichts- und ventralen Halsregion

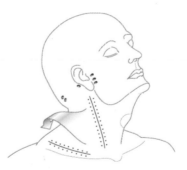

■ **Abb. 22.46** Schema der Entstauungsrichtung im Entstauungs-teilgebiet I

Mensch als selbstverständlich betrachtet, die betroffene Gesichtsregion zu berühren und zu behandeln. Es ist bekannt, dass gerade bei solchen Patienten die große Gefahr besteht, dass sie der Isolation anheim fallen. Eine solche Behandlung bzw. ihre Verordnung ist also auch unter diesem Aspekt zu betrachten.

22.8.2 Kompressionstherapie

Die zweite Säule der kombinierten Entstauungstherapie bei Lymphödemen, die Kompressionstherapie, scheitert häufig an nahe liegenden Gründen (atmen, sehen, Nahrungsaufnahme, evtl. Tracheostoma etc.). Ein weiterer wichtiger

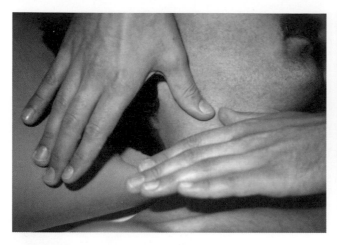

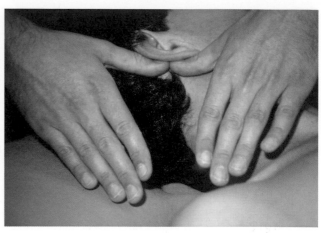

Abb. 22.47 Beispiel für die Griffeausführung im Entstauungs-teilgebiet I in Form von Daumenkreisen, die nach dorsokaudal ge-richtet sind

Abb. 22.49 Beispiel für die Griffeausführung im Entstauungs-teilgebiet II, ebenfalls als Daumenkreise, die von der Ohrregion nach dorsokaudal führen. Die Griffe können/müssen gelegentlich im Sit-zen ausgeführt werden

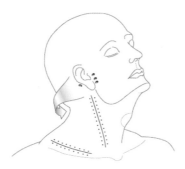

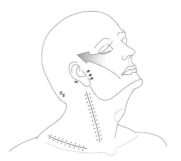

Abb. 22.48 Schema der Entstauungsrichtung im Entstauungs-teilgebiet II

Abb. 22.50 Schema der Entstauungsrichtung im Entstauungs-teilgebiet III

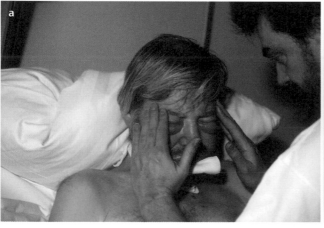

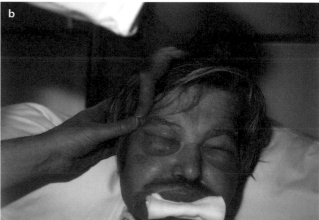

Abb. 22.51 Beispiele für die Griffeausführung im Entstauungsteilgebiet III in Richtung der vorausgegangenen Teilentstauungsgebiete

22

Punkt ist die Frage nach der Prognose. Nicht selten ist der Behandlungsansatz palliativ, häufig befinden sich die Patienten gar im Terminalstadium der Erkrankung, so dass man von Kompressionsmaßnahmen absehen **muss**.

Prinzipiell kann eine Kompressionstherapie dieser Region, wenn sie denn im Einzelfall möglich ist, nur von zeitlich begrenzter Dauer sein (d. h. stundenweise), da kaum erwartet bzw. gar verlangt werden kann, dass sich ein solchermaßen bandagierter Patient in der Öffentlichkeit zeigt – von den sonstigen Einschränkungen ganz abgesehen (◘ Abb. 22.54).

Es haben sich deshalb zwei Verfahrensweisen bewährt:

1. Bandagierung durch ein Familienmitglied bzw. einer anderen betreuenden Person nach vorherigem Anlernen durch den Therapeuten. So kann die Maßnahme immer auf die jeweiligen Alltagsbedingungen und -situationen abgestimmt werden.
2. Anleitung zur Selbstbandage. Voraussetzung ist hier, dass die Beweglichkeit im Schultergürtelbereich nicht durch die operativen und strahlentherapeutischen Maßnahmen eingeschränkt ist. Außerdem ist ein aus-

führliches Training nötig (◘ Abb. 22.55 und 22.56).

Ob und in welchem Ausmaß neben den üblichen Materialien auch Schaumstoffeinlagen zur lokalen Druckerhöhung auf fibrosierten Bereichen eingesetzt werden können, muss auf den Einzelfall abgestimmt werden.

Der Materialaufwand bei einer solchen Bandage erstreckt sich auf ein entsprechend großes Stück Schlauchmull, in das eine Gesichtsöffnung geschnitten wird, 2–3 Kurzzugbinden von 6–8 cm Breite, evtl. ein Stück Wattebinde und einige Stücke verdichteten Schaumstoffs.

Auch hier verweisen wir, wie im Zusammenhang mit dem Kapitel Genitallymphödeme, auf entsprechende Workshops im Zuge der speziellen Fachkongresse hin (v. a. die jährlichen Kongresse der Deutschen Gesellschaft für Lymphologie), aber auch auf Teilnahme an „Refresher-Kursen" der verschiedenen Fortbildungsinstitute, um sich auf diesem anspruchsvollen Gebiet weiterzubilden. Eine gute instruktive Darstellung einer möglichen Versorgung findet man darüber hinaus in Pritschow und Schuchhardt (2008).

> **Hinweis**
>
> Als besonders vorteilhaft hat sich erwiesen, die Bandage mit den Fibrosepolstern vor einem Logopädietermin nochmals zu tragen. Dann fallen alle Übungen der Mimik und der speziellen Atmung leichter.

22.8.3 Bewegungs- und Atemtherapie

Welche Rolle bewegungs- und atemtherapeutische Aspekte spielen, ist gerade bei diesen Patienten davon abhängig, ob der Behandlungsansatz ausschließlich pallia-

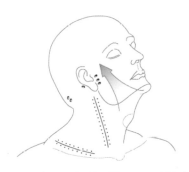

◘ **Abb. 22.52** Schema der Entstauungsrichtung im Entstauungsteilgebiet IV

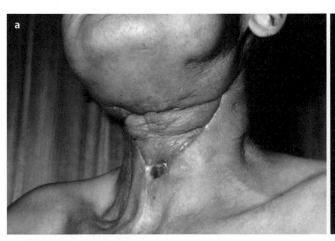
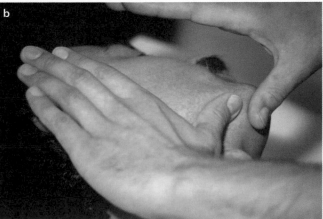

◘ **Abb. 22.53** **a** Durch den beidseitigen Narbenverlauf eingegrenzte Ödemregion, die sich oftmals besonders verhärtet zeigt. **b** Beispiel für die Griffeausführung in dieser Region

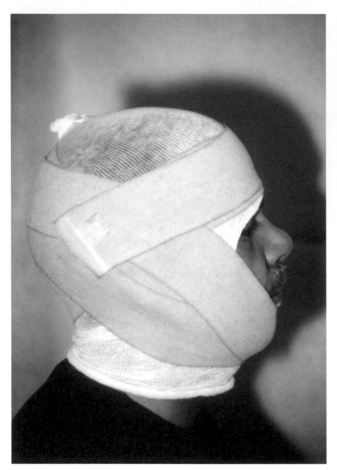

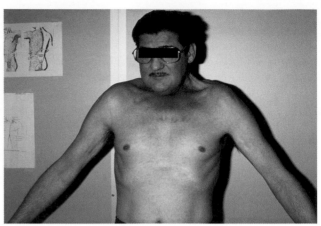

Abb. 22.56 Typische Haltung des Kopfes und Schultergürtels eines Patienten nach Neck-dissection und ausgeprägter Radiatio. Besonders beachtenswert ist neben der Haltung des Kopfes die hervortretende Schultermuskulatur sowie die Stellung des Thorax mit sich deutlich abzeichnenden Rippen

narbige Bewegungsbehinderungen bestehen und inwieweit sie aufgrund der Hautsituation behandelbar sind.

Atemtherapeutisch muss bedacht werden, dass eine Laryngektomie das gesamte Atembild verändert (Abb. 22.56). Welche atemverbessernden Techniken, wie z. B. Hustentechniken nötig und möglich sind, ist individuell sehr verschieden.

Abb. 22.54 Bandage der Kopfregion mit besonderer Bindentourenführung im Unterkieferbereich

> **Hinweis**
>
> Die interdisziplinäre Zusammenarbeit mit der Logopädin/dem Logopäden ist hier besonders wichtig.

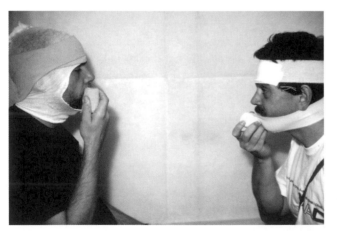

Abb. 22.55 Anleitung durch den Therapeuten zur Selbstbandage

tiv ist bzw. ob die Prognose solche Maßnahmen überhaupt zulässt.

Bewegungstherapeutisch steht die Haltungsschulung im Vordergrund. Welche Korrekturen möglich sind, ist jedoch von sehr vielen Faktoren abhängig – z. B. davon, ob, welche und wie viel Muskulatur entfernt wurde, ob

22.9 Körperliche Aktivitäten und sekundäres Lymphödem

F. T. Baumann und J. Beuth

Wurden noch vor wenigen Jahren Tumorpatienten aufgrund eines bestehenden Lymphödems geschont und darüber hinaus Patienten nach der medizinischen Therapie körperliche Aktivitäten vermieden, um nicht die Entstehung eines Ödems zu begünstigen, zeigen neueste Studien, dass kein direkter Zusammenhang zwischen Lymphödementstehung und Sport existiert.

Durch die Bestrahlung kann es zu chronischen Entzündungen kommen, die zu Narbenbildungen und Verhärtungen an der Haut führen. Eine Kompression von Gefäßen und Nerven mit Behinderung des Lymphabflusses ist hier die Konsequenz. Nachhaltige Folgen sind darüber hinaus geschwächte und inaktive Bindegewebe, in denen sich schließlich die lymphpflichtige Eiweißlast er-

22

höht. Das Risiko eines Lymphödems steigt. Lange Jahre ist man nun davon ausgegangen, dass körperliche Aktivität diesen Status verschlimmern kann, jedoch zeigen aufschlussreiche Studien, dass dies nicht der Fall ist (McKenzie 1998; Harris und Niesen-Vertommen 2000; Cheema und Gaul 2006; Herrero et al. 2006; Courneya et al. 2007). Keine Studie konnte bislang ein vermehrtes Auftreten von Lymphödemen durch körperliche Aktivitäten in Extremitäten mit vermeintlich erhöhtem Lymphödemrisiko nachweisen. Auch gibt es keine aussagekräftigen wissenschaftlichen Studien darüber, die belegen, dass die bislang formulierten Verbote wie schweres Tragen, Knetmassagen, übermäßige Hitze und Kälte etc. die Entstehung eines Lymphödems fördern.

Aufbauend auf aktuellen Forschungsergebnissen müssen alte Dogmen überdacht und neue patientenorientierte Bewegungsempfehlungen für Tumorpatienten definiert werden.

22.9.1 Prävention

Aktuellste Studien setzen sich zurzeit mit der Fragestellung auseinander, inwiefern sich körperliche Aktivität möglicherweise präventiv auf das sekundäre Lymphödem bzw. auf das subjektive Befinden auswirken kann. Tatsächlich zeigen sich subjektive- aber auch objektive erste Daten, die eine inverse Beziehung belegen:

In einer RCT-Studie von Schmitz et al. (2009) wurde beschrieben, dass regelmäßiges moderates Krafttraining bei Patientinnen mit einem diagnostizierten Lymphödem die Nebenwirkungen deutlich mindert. Während 29 % der Probandinnen der Kontrollgruppe, die ein Jahr kein Training durchführte, unter zusätzlichen Lymphödem spezifischen Ereignissen litt, wurden in der Trainingsgruppe im gleichen Zeitraum nur 14 % beobachtet. Die Autoren führen diese Ergebnisse u. a. auf eine zusätzliche Schwächung des Bindegewebes und damit einer inaktiven „Muskelpumpe" durch Bewegungsmangel und Schonung zurück, sodass die Lymphe leichter in das Gewebe einlagern kann. Zudem zeigt sich, dass die Lymphtätigkeit in trainierten Gesunden unter Ruhe deutlich höher ist als in Untrainierten (Havas et al. 1997).

Drei Risikofaktoren tragen zur Entstehung eines Lymphödems und deren negativen Auswirkungen bei:
- Operation,
- Bestrahlung,
- Bewegungsmangel bzw. Inaktivität.

Darüber hinaus führt **falsch empfohlene Schonung** zu einer zusätzlichen funktionellen Beeinträchtigung sowie Verminderung der gesundheitsbezogenen Lebensqualität (Augustin et al. 2005; Bross et al. 1999). Dies stellt dann das eigentliche Problem für die Patienten dar, die dadurch plötzlich in einen Teufelskreis aus Unsicherheit, Passivität und Bewegungsmangelerkrankungen rutschen. Daher muss unbedingt die Entscheidung zur „Schonung" und „Ruhigstellung" sorgfältig abgewogen werden, und nur im äußersten Falle ausgesprochen werden. Der Therapeut muss wissen, dass unüberlegte Bewegungsverbote einen immensen Einfluss auf das alltägliche Leben, die Mobilität, die Lebensqualität, das psychische Befinden und vor allem auch auf die Gesundheit des Patienten haben!

22.9.2 Rehabilitation und Nachsorge

Zur bewegungstherapeutischen (aber auch zur prophylaktischen) Behandlung eines Lymphödems ist **körperliche Aktivität** dringend indiziert. Aktuelle Studien zeigen, dass ein bestehendes Lymphödem durch körperliche Aktivität nicht verschlimmert, sondern Schonung zu einer deutlichen Verschlechterung der Ödemproblematik führt (Schmitz et al. 2009). Kraftorientierte Trainingsinterventionen sind in der Lage durch Beanspruchung der großen Muskelgruppen, die stagnierende interstitielle Flüssigkeit weiterzuleiten (Cheema und Gaul 2006). Grundsätzlich gilt, dass jeder Mensch auf körperliche Aktivität anders reagiert; entsprechend müssen Bewegungsprogramme erstellt- und umgesetzt werden. Was ein Ödem verstärkt oder vermindert, kann sehr unterschiedlich sein. Daher können keine allgemeinen Verbote definiert, sondern die Entscheidung muss immer vor dem individuellen Kontext des Patienten getroffen werden.

Darüber hinaus sollte auch vermieden werden, durch **Verbote** die Ängste bzw. Unsicherheiten der Patienten zu schüren, sondern viel mehr Bewegungsalternativen bzw. -möglichkeiten mit auf den Weg geben. Abgesehen davon sind viele Verbote weder praktikabel noch umsetzbar. Entsprechend dem aktuellen Stand der Forschung und vor dem Hintergrund differenzierter Therapiemöglichkeiten mit ihren unterschiedlichen Wirkungsweisen kann für jeden Patienten eine individuelle Empfehlung zur körperlichen Aktivität getroffen werden. Eine Allgemeinempfehlung kann daher nicht gegeben werden. Der Patient, bzw. die Patientin muss durch zunächst sanfte und langsam steigernde Bewegungsprogramme selbst herausfinden, was gut tut; denn der aktuellen Forschung entsprechend können weder für Patienten mit- noch ohne Lymphödem allgemeingültige Bewegungsverbote definiert werden. Selbst bei einer Patientin mit Brustkrebs, die Tennis spielt, sollte diese Aktivität nicht ausgeschlossen werden, wenn sie sich dabei wohlfühlt.

Zusammengefasst sind mit den **„Breast-Regeln"** die folgenden **methodische Vorgehensweisen** bei Menschen mit bestehendem Lymphödem oder einem erhöhten Lymphödemrisiko angezeigt:

- **B**ewegungsverbote allgemeiner Art meiden,
- **R**essourcen und individuelle Neigungen fördern,
- **E**valuierte, wissenschaftliche Erkenntnisse nutzen,
- **A**lternativen zu Bewegungsverboten schaffen,
- **S**chonendes und langsames Heranführen an (neue) Bewegungsformen,
- **T**herapie der Bewegung nachspüren und sich neu kennen lernen.

Die Bewegungsformen bzw. Sportarten, die sich vor allem für Patienten mit Lymphödem empfehlen, sollten die sog. **Muskelpumpe** beinhalten. Es sind in erster Linie die stetigen, rhythmisch- dynamischen Bewegungen, die den intensivsten Einfluss auf das bestehende Lymphödem haben. Es ist wissenschaftlich noch nicht geklärt, ob im Rahmen eines „Lymphödem-Trainingsplanes" die Intensitäten eher höher oder eher niedriger sein müssten. Auch die ideale zeitliche Dauer der Trainingseinheiten ist nicht eindeutig geklärt. Klar ist jedoch, dass niedrige wie auch höhere Intensitäten positiven Einfluss haben können, wichtig ist dann jedoch eine langsame Steigerung.

Für die Bewegungstherapie sind folgende Bewegungsformen bei Menschen mit bestehendem Lymphödem oder einem erhöhten Lymphödemrisiko sehr zu empfehlen:

- Wassertherapie, Aquajogging, Schwimmen;
- Nordic-Walking;
- Krafttraining an geführten Geräten;
- Reiten.

Vorsicht sollte bei längeren statischen Haltearbeiten und plötzlichen reißenden Bewegungen geboten sein. Dies ist grundsätzlich nicht verboten, jedoch sollten die Patientinnen zunächst nicht übertreiben und sich langsam an die Bewegungsformen gewöhnen.

Literatur

Augustin M, Bross F, Földi E et al (2005) Developement, validation and clinical use of the FLQA-1, a disease-specific quality of life questionnaire for patients with lymphedema. Vasa 34(1):31–35

Boris M, Weindorf S, Lasinski BB (1998) The risk of genital edema after external pump compression for lower limb lymphedema. Lymphology 31:15-20

Bross F, Földi E, Vanscheidt W et al (1999) Psychosoziale Krankheitsbelastung und Lebensqualität beim Lymphödem. Phlebologie 28:70–73

Cheema B, Gaul C (2006) Full-body exercise training improves fitness and quality of life in survivors of breast cancer. J Strength Cond Res 20(1):14–21

Chow et al (2012) Update on the Systematic Review of Palliative Radiotherapiy Trials for Bone Metastases. Clin Oncol. 24(2): 112–124

Courneya KS et al (2007) Effects of aerobic and resistance exercise in breast cancer patients receiving adjuvant chemotherapy: a multicenter randomized controlled trial. J Clin Oncol 25(28): 4396–4404

Cromwell K, Cornier JN (2010) Lymphedema beyond breast cancer: a systematic review and meta-analysis of cancer-related secondary lymphedema. Cancer 116(22):5138–5149

Deng J et al (2012) Prevalece of secondary lymphedema in patients with head and neck cancer. J Pain Symptom Manag 43:244–252

Földi M (1988) Das Lymphödem. Komplexe physikalische Entstauung als Therapie der Wahl. Arzt Krankenhaus 1:8–11

Harris SR, Niesen-Vertommen SL (2000) Challenging the myth of exercise-induced lymphedema following breast cancer: a series of case reports. J Surg Oncol 74:95–99

Havas E et al (1997) Lymph flow dynamics in exercising human skeletal muscle as detected by scintography. J Phys 504(1):233–239

Herrero F et al (2006) Combined aerobic and resistance training in breast cancer survivors: a randomized controlled pilot trial. Int J Sports Med 27(7):573–580

Josenhans E (2012) Strangbildung nach axillärer Lymphknotenentfernung. Vasomed 24(4):200

Lacomba MT et al (2010) Effectiveness of early physiotherapy to prevent lymphedema after surgery for breast cancer; randomised, single blinded, clinical trial. BMJ 340:b5396

McKenzie DC (1998) A breast in a boat: a race against breast cancer. CMAJ 159:376–378

Pritschow H, Schuchhardt C (Hrsg) (2008) Das Lymphödem und die Komplexe Physikalische Entstauungstherapie – ein Handbuch für die Praxis in Wort und Bild, 2. Aufl. Viavital, Essen

Schmitz KH et al (2009) Weight lifting in woman with breast-cancer-related lymphedema. N Engl J Med 361(7):664–673

Süssle M (1998) Die Behandlung des Genitallymphödems bei der Frau. In: Lymphologica Jahresband. Kagerer Kommunikation, Bonn, S 205–207

Weissleder H, Schuchhardt C (Hrsg) (1996) Erkrankungen des Lymphgefäßsystems, 2. Aufl. Aufl. Kagerer Kommunikation, Bonn

Weissleder H, Schuchhardt C (Hrsg) (2006) Erkrankungen des Lymphgefäßsystems, 4. Aufl. Aufl. Viavital, Essen

Besondere bewegungstherapeutische Aspekte nach Ablatio mammae

Barbara Schreiner und Otto Schreiner

Inhaltsverzeichnis

© Springer-Verlag GmbH Deutschland, ein Teil von Springer Nature 2020
G. Bringezu, O. Schreiner (Hrsg.), *Lehrbuch der Entstauungstherapie*,
https://doi.org/10.1007/978-3-662-60576-9_23

Im Gegensatz zu Patienten mit Beinlymphödemen bilden Patientinnen nach Ablatio mammae eine für die Bewegungstherapie besonders beachtenswerte Gruppe.

Patienten nach Ablatio mammae neigen dazu, den betroffenen Arm bzw. die gesamte betroffene Seite zu schonen und oftmals sogar unbewusst „ruhig zu stellen". Ein solches Verhalten ist gerade deshalb beachtenswert, weil bekannt ist, dass der Schultergürtel auf Schonhaltung mit einer ausgeprägten Beweglichkeitsverminderungen reagiert von vielen anderen Folgen abgesehen.

23.1 Allgemeine bewegungstherapeutische Aspekte

Da das klinische Bild nach Ablatio mammae und damit meist verbundener Radiatio sehr vielschichtig ist, lassen sich keine allgemein gültigen Übungsfolgen auflisten. Um jedoch trotzdem Anhaltspunkte für eine Behandlung geben zu können, ist es notwendig, die Patientinnen nach Ablatio mammae in verschiedene Kategorien einzuteilen – vor allem bezüglich des Schweregrads der Bewegungseinschränkungen.

Dazu muss vor Beginn einer Behandlung selbstverständlich ein **gründlicher Befund** erstellt werden, der Antwort auf folgende Fragen geben muss:

- Wie ist die unkorrigierte, also die Alltags-Haltung der Patientin? – Meist wird die Schulter der betroffenen Seite in vermehrter Innenrotation bei gleichzeitiger Adduktion und oft auch Protraktion „getragen". Mit anderen Worten: Es ist eine meist unbewusst eingenommene, für diese Patientinnen typische Schon-/Schutzhaltung des betroffenen Armes erkennbar.
- Welche Auswirkungen der Operation und der evtl. Radiatio sind am Thorax feststellbar?
  - Bestehen restriktive Atembehinderungen?
  - Ist ein Brustwiederaufbau geplant? (Mit welcher Methode?)
  - Ist ein Brustwiederaufbau durchgeführt worden? (Mit welchen Folgen? Bezogen v. a. auf vorherige Behinderung)
- Besteht eine eingeschränkte Schulterbeweglichkeit? (Seitenvergleich!)
  - Ist die Beweglichkeit durch Schmerzen limitiert?
  - Ist sie durch ein muskuläres Defizit bedingt?
  - Ist sie durch eine narbige Behinderung am Thorax bedingt?
  - Ist sie durch vermutete oder gar tastbare narbige Veränderungen in der Tiefe der Axilla (durch die Bestrahlung) bedingt?
  - Ist sie durch kapsuläre Beeinträchtigungen bedingt?
  - Treffen mehrere/alle dieser Komponenten zu?
- Bestehen Einschränkungen der groben Kraft des Armes/der Hand?

- Ist die Feinmotorik beeinträchtigt?
- Bestehen Sensibilitätsstörungen?

23.1.1 Ziele der Bewegungstherapie

Die Ziele der Bewegungstherapie bei Patientinnen nach Ablatio mammae sind weitgehend identisch mit den allgemein gültigen Zielen der Bewegungstherapie, wobei einigen Punkten gerade bei diesem Beschwerdebild eine besondere Bedeutung zukommt:
- Erhalt der Beweglichkeit
  - zur Kontrakturprophylaxe und
  - zur Gelenkernährung;
- Verbesserung der Beweglichkeit bei Einschränkungen;
- Erhalt der Muskelkraft und der motorischen Fähigkeiten;
- Verbesserung der Muskelkraft bei Minderungen;
- Haltungsschulung
  - zur Vermeidung bzw. Korrektur von Schonhaltungen und Ausweichbewegungen und
  - zur Schulung des Körpergefühls,
- Unterstützung sowohl des venösen als auch des lymphatischen Rückstromes durch Gelenk-, Muskel- und Hautpumpmechanismen, Effekt: Verbesserung der Beweglichkeit durch Schwellungsminderung!

23.1.2 Gruppeneignung oder Einzeltherapie?

Ein wichtiger Aspekt bei der Festlegung der Möglichkeiten der Bewegungstherapie ist die Frage, ob die Behandlung im Rahmen einer Gruppentherapie durchgeführt werden kann oder ob der Schweregrad bzw. die spezielle Zielsetzung eine Einzeltherapie erfordert.

Für die Therapie in einer Gruppe sprechen folgende Aspekte:
- Es liegt kein Ödem bzw. lediglich ein leichtes Lymphödem vor.
- Besteht ein ausgeprägtes Armlymphödem, dürfen keine sonstigen bewegungsmindernden Ursachen vorhanden sein.
- Leichte Bewegungseinschränkung dürfen ihre Ursache lediglich in einer Schonhaltung haben.

❗ Vorsicht

Bei stark ausgeprägten Bewegungseinschränkungen bzw. bei Einschränkungen durch narbige und/oder schmerzhafte Zustände sollte generell nicht in der Gruppe behandelt werden. Gleiches gilt für die meisten Patientinnen in einer Phase des Brustwiederaufbaus.

23

Prinzipiell ist es notwendig, nur solche Patienten in einer Gruppe zusammenzufassen, die eine etwa gleiche Leistungsfähigkeit und etwa gleiche Beweglichkeit haben. Ob es sinnvoll ist, Patientinnen nach dem Kriterium Lymphödem oder ödemfrei zu trennen, lässt sich nicht allgemein gültig beantworten. Es kann vorkommen, dass sich eine einzelne Patientin mit Armlymphödem in einer Bewegungsgruppe ödemfreier Patientinnen ihrer zusätzlichen Einschränkung noch bewusster wird und darunter leidet. Es kann aber auch sein, dass die gute Atmosphäre einer solchen Gruppe der Patientin dabei hilft, ihre vermeintliche Außenseiterrolle zu überwinden.

23.1.3 Übungen mit oder ohne Bandage/Kompressionsstrumpf?

Ob die Übungen unter Kompression durchgeführt werden sollten, hängt davon ab, ob ein „kompressionsbedürftiges" Armlymphödem besteht und welche Zielsetzung die Bewegungstherapie hat. Es ist zwar richtig, dass durch die Kompression die Aspekte der Muskel- und Gelenkpumpe auf das extrafasziale Lymphödem zur Wirkung kommen; andererseits schränkt eine Kompression prinzipiell den Bewegungsumfang eines Gelenkes ein. Daher ist im Einzelfall abzuwägen, welche Aspekte im Vordergrund stehen.

23.1.4 Bewegungsbad?

Prinzipiell stellen Übungen im Wasser eine gute Möglichkeit dar, da die meisten Bewegungsbäder nicht wärmer als 33/34 °C sind und damit nicht über der selbst beim Armlymphödem erlaubten Temperatur liegen. Die meisten Bewegungsbäder liegen sogar deutlich unter diesem Temperaturbereich. Allerdings muss man sich im Klaren sein, dass sich das Bewegungsbad lediglich für allgemeine Aspekte des Beweglichkeitserhalts bzw. der Verbesserung der Beweglichkeit eignet, nicht jedoch für gezielte Mobilisationen.

23.1.5 Bewegungstherapeutische Möglichkeiten

Die Möglichkeiten umfassen die gesamte Palette moderner krankengymnastischer/physiotherapeutischer Techniken (▶ Abschn. 22.9 sowie Josenhans 2007). Abgestimmt auf den Befund und die daraus resultierenden Zielsetzungen sind dies
- „klassische" krankengymnastische Übungen mit und ohne Geräte und Hilfsmittel (Stäbe, Bälle, Therapiebänder etc.),
- Sensibilitäts-, Feinmotorik- und Körpergefühlschulung,
- allgemeine Muskelkräftigung, Kräftigung und Koordination durch PNF, moderne medizinische Trainingstherapie (Ehrhardt 2012),
- Kontrakturprophylaxen bzw. Kontrakturbehandlung (Manuelle Therapie) und
- in schweren Fällen, passive Maßnahmen wie Lagerung einschließlich evtl. Versorgung mit Orthesen (Schienen) bis hin zu prophylaktischen Maßnahmen (Kreislauf-, Thromboseprophylaxe) direkt postoperativ oder bei Immobilisation im Terminalstadium.

23.2 Bewegungstherapie direkt postoperativ

Eine Bewegungstherapie direkt nach der Operation beinhaltet folgende Aspekte:
- Prophylaxe gegen Thrombose/Embolie in den ersten Tagen,
- richtige Lagerung,
- Atemtherapie (hoher Stellenwert) (▶ Abschn. 24.2),
- Haltungsschulung, um Schonhaltung von vornherein zu vermeiden,
- Übungsprogramm zur Prophylaxe gegen zu raschen Kraft- und Bewegungsverlust und
- Tipps für den Alltag.

23.3 Beginnende Bewegungsverminderungen besonders des Schultergelenkes

Mögliche Ursachen für die Minderung des Bewegungsausmaßes sind in ◘ Tab. 23.1 genannt. Hier finden sich gleichzeitig Empfehlungen zu Gruppen- oder Einzeltherapie und zur Anwendung von Kompression bei gleichzeitigem Lymphödem.

23.4 Ausgeprägte Bewegungsverminderungen des Schultergelenkes und der Arm-/Handregion

Neben den in ◘ Tab. 23.1 genannten Ursachen können für eine zusätzliche Bewegungsverminderung der Arm-/Handregion noch weitere Gründe vorliegen, wie in ◘ Tab. 23.2 beschrieben. Auch hier erfolgen Therapieempfehlungen.

◘ Tab. 23.1 Ursachen für Bewegungsverminderungen im Schultergelenk und Therapieempfehlungen

Ursache	Gruppen-/Einzeltherapie	Maßnahmen bei gleichzeitigem Lymphödem
Muskulärer Kraftverlust durch Schonhaltung	Gute Gruppeneignung	Alle Übungen unter Kompression möglich
Kapsuläre Einschränkung durch Schonhaltung	Bedingte Gruppeneignung (abhängig vom Ausmaß der Einschränkung)	Bei Gruppeneignung Übungen unter Kompression möglich, bei notwendiger Einzeltherapie kann eine gleichzeitige Kompression störend sein
Narbige Behinderungen oberflächlich bzw. tief durch OP	Einzeltherapie	Gleichzeitige Kompression meist störend
Schmerzhafte Bewegungseinschränkung	Unbedingt Einzeltherapie	Gleichzeitige Kompression nicht sinnvoll

◘ Tab. 23.2 Zusätzliche Ursachen für eine ausgeprägte Bewegungsverminderung des Schultergelenks und der Arm-/Handregion; Therapieempfehlungen

Ursache	Gruppen-/Einzeltherapie	Maßnahmen bei gleichzeitigem Armlymphödem
Radiogene Narben	Unbedingt Einzeltherapie	Kompression während der Übungen meist störend
Ausgeprägtes Armlymphödem als Hauptursache der Bewegungseinschränkung	Bedingte Gruppeneignung; Einzeltherapie empfehlenswert	Bei gezielter Einzeltherapie behindert Kompression das Ziel der Beweglichkeitsverbesserung!
Lähmungserscheinungen	Unbedingt Einzeltherapie	Kompression während der Übungen störend

23.5 Plexusschäden mit Lähmungserscheinungen

Lähmungen des betroffenen Armes nach Ablatio mammae zählen sicherlich zu den problematischsten Komplikationen und stellen für die Behandlung die größte anzunehmende Schwierigkeit dar. Obwohl die Ursache für eine Plexopathie in den meisten Fällen ein Tumorrezidiv ist, wird auch ein radiogener Plexusschaden als palliative Entwicklung angesehen (Sauer 1998; Mumenthaler et al. 2003).

Die Basis für die möglichen physiotherapeutischen Maßnahmen bildet ein **ausführlicher Befund,** der neben den oben erwähnten Punkten auch die Aspekte berücksichtigt, die **aus physiotherapeutisch-neurologischer Perspektive** von Bedeutung sind:

- Hautzustand wie Farbe und Temperatur als Hinweis auf die vegetative Mitbeteiligung
- Muskulatur zur Feststellung des Lähmungsgrades:
  - Komplette periphere Lähmung ohne Reaktion?
  - Lediglich Tonusminderung?
  - Faszikulationen?
  - Welche Ausweich- bzw. Kompensationsbewegungen sind vorhanden?
- Oberflächensensibilität
- Tiefensensibilität
- Genauer Gelenkstatus

Die Beurteilung des Atrophiegrades einzelner Muskeln durch seitenvergleichende Messungen ist nur möglich, wenn kein Armlymphödem vorliegt.

Bei der Behandlung ist auch darauf zu achten, dass **Folgeschäden aus der Plexopathie** vermieden bzw. so gut wie möglich korrigiert werden, vor allem:

- die Luxation des Schultergelenkes und
- skoliotische Fehlhaltungen.

Eine weitere Gefahr ergibt sich aus der schlechten Trophik infolge der Plexopathie, nämlich aus der Entwicklung zusätzlicher reflexdystrophischer Symptome einschließlich osteoporotischer Veränderungen.

Auf eine Darstellung der Behandlungsmöglichkeiten im Einzelnen wird hier verzichtet. Wir verweisen auf die physiotherapeutischen Lehrbücher mit neurophysiologischen Therapiekonzepten.

Literatur

Ehrhardt D (2012) Praxishandbuch funktionelles Training. Thieme, Stuttgart

Josenhans E (2007) Manuelle Strangbehandlung erforderlich – Die physiotherapeutische Behandlung der Strangbildung nach Brustkrebsoperation. Pt Z Physiotherapeuten 59(9):868–878

Mumenthaler M, Stöhr M, Müller-Vahl H (2003) Läsionen peripherer Nerven und radikuläre Syndrome, 8. Aufl. Georg Thieme, Stuttgart

Sauer R (1998) Strahlentherapie und Onkologie, 3. Aufl. Urban & Schwarzenberg, München

Besondere atemtherapeutische Aspekte nach Ablatio mammae

Barbara Schreiner und Otto Schreiner

Inhaltsverzeichnis

© Springer-Verlag GmbH Deutschland, ein Teil von Springer Nature 2020
G. Bringezu, O. Schreiner (Hrsg.), *Lehrbuch der Entstauungstherapie*,
https://doi.org/10.1007/978-3-662-60576-9_24

24

Ebenso wie bei Beinödempatienten ist die Atemtherapie auch bei Patientinnen nach Ablatio mammae eine wichtige Behandlungsmethode, die sich in Kombination mit den entstauenden Maßnahmen als umso wirkungsvoller erweist.

Bei Schwellungen der Beine, vor allem bei Lymphödemen, ist ungeklärt, ob durch eine forcierte kostoabdominale Atmung eine nennenswerte Rückstromverbesserung zu erreichen ist (▶ Abschn. 7.2); außerdem wird dieser Aspekt bereits im Rahmen der Manuellen Lymphdrainage und der dabei nahezu immer durchgeführten Bauchbehandlung/Bauchtiefendrainage berücksichtigt. Bei Patienten nach Ablatio mammae dagegen bildet die Atemtherapie sowohl eine wichtige rückstromfördernde Komponente als auch eine notwendige Form der Atemkorrektur aufgrund des Gesamtbildes postoperativ und nach evtl. vorausgegangener Radiatio.

24.1 Grundsätzliche atemtherapeutische Aspekte

> **Definition**
>
> Der Begriff „Atemtherapie" umfasst verschiedene therapeutische Verfahren, die die Atmung bzw. die Atemform auf unwillkürlichem und willkürlichem Wege verändern und Patienten zur bewussten Wahrnehmung ihrer normalerweise unbewussten Atmung anleiten.

Unter dem Begriff der **Atembewegungen** versteht man in diesem Zusammenhang alle sichtbaren Zeichen der Atmung wie das Heben und Senken des Brustkorbes, die Bauchdeckenbewegung und evtl. den Einsatz der Atemhilfsmuskulatur.

Man unterscheidet dabei prinzipiell zwei Atembewegungen bzw. **Atemtypen:**
- kostosternale Atembewegung und
- kostoabdominale Atembewegung.

Die Atmung läuft in **drei unterscheidbaren Phasen** ab:
- **Einatmung**=Inspiration,
- **Ausatmung**=Exspiration,
- **Ruhephase**=Atemruhelage (Phase zwischen Aus- und nächster Einatmung), auch endexspiratorische Phase genannt; gekennzeichnet durch entspannte Gewebe, keine (Atem-)Muskelkontraktion.

Die **Atemformen** werden unterschieden in
- Nasenatmung und
- Mundatmung.

Die **Ruhefrequenz der Atmung** beim Gesunden liegt bei 12–14 Atemzügen/Minute.

Voraussetzungen für das sog. „freie" Atmen sind natürlich freie Luftwege und:
- die volle Beweglichkeit des Thorax einschließlich der Wirbelsäule, d. h., die kostosternale Flexibilität und die kostovertebrale Gelenkbeweglichkeit dürfen nicht eingeschränkt sein, und
- die uneingeschränkte Gebrauchsfähigkeit der Atemmuskeln und deren Trainingszustand.

> **Hinweis**
>
> Atmung und Körperhaltung stehen in einer Wechselbeziehung. Mit anderen Worten: Eine schlechte Körperhaltung hat eine schlechte Atmung zur Folge.

24.1.1 Allgemeine Ziele der Atemtherapie

Generell verfolgt die Atemtherapie folgende Ziele:
- Korrektur auffälliger Atemabweichungen,
- Thoraxmobilisation (Haut, Muskulatur, Rippen-Wirbel-Gelenke, kostosternale Gelenke),
- Verbesserung der Pleurablattbewegungen (bei Pleuraverklebung),
- bessere Belüftung aller Lungenabschnitte,
- bessere Lungendurchblutung (Umverteilung des Blutvolumens in der Lunge),
- Sekretlösung und Förderung des Sekrettransportes/Schulung von Abhustetechniken,
- Förderung des venösen und lymphatischen Transportes/Entstauung,
- Konditionsverbesserung (Atemmuskelkoordination und Atemmuskelkraft),
- Haltungsschulung und Haltungskorrektur,
- Entspannung.

Um diese Ziele zu erreichen, steht prinzipiell eine große Zahl verschiedener **Techniken** zur Verfügung. Dabei wird unterschieden zwischen
- Techniken zur Wahrnehmen von Atembewegungen,
- Kontaktatmung mit und ohne Druck,
- Einatemtechniken durch die Nase z. B. mittels „Schnüffel-" oder „Schnupperatmung" oder auch Nasenstenoseatmung,
- Einatemtechniken durch den Mund,
- vor allem „Gähnatmung",
- Ausatemtechniken, z. B. phonetisch und aphonetisch Ausatemwiderstände, „Lippenbremse", Totraumvergrößerer, Hustentechniken,
- therapeutischen Körperstellungen
  - im Sitzen (z. B. „Kutschersitz") sowie
  - im Liegen (z. B. Dreh- und Dehnlagerungen, spezielle Drainagelagerungen etc.),

- manuellen Techniken wie
  - Streichungen/Massagen,
  - „Atemreizgriff" d. h. Packe- oder Hängegriffe und
  - Klopfungen, Vibrationen, Schüttelungen, manuelle Thoraxkompression,
- unterstützenden Maßnahmen z. B. heiße Rolle, Inhalation, Armbäder, Güsse, Bürstungen.

Natürlich sind nicht all diese Maßnahmen bei Patienten nach Ablatio mammae geeignet, da sowohl die Narbensituation (operativ und/oder radiogen) als auch die Möglichkeit der Entstehung eines Armlymphödemes oder gar das Vorhandensein desselben berücksichtigt werden muss!

> **Hinweis**
>
> Vor einer Atemtherapie sollte neben dem allgemeinen Befund zusätzlich ein aussagekräftiger Atembefund erstellt werden.

Neben den allgemeinen Befundaspekten ist hier speziell auf Veränderungen der Atembewegung und Atemform zu achten, die evtl. durch den operativen Eingriff im Thoraxbereich v. a. aber durch die Radiatio ausgelöst wurden.

24.2 Atemtherapie direkt postoperativ

Das **Atemmuster** nach Operationen sieht typischerweise folgendermaßen aus:
- flache und (meist) hochfrequente Atemzüge (>14/ min),
- fehlender Hustenstoß (bewusste Vermeidung),
- nach thorakalen Eingriffen überwiegen Atembewegungen der nicht operierten Seite.

Ziele der Atemtherapie direkt postoperativ sind
- Prophylaxe im Hinblick auf Pneumonie,
- Korrektur auffälliger Atemabweichungen,
- Unterstützung der Entstauung bei postoperativen Schwellungen.

Geeignete Techniken in den ersten Tagen postoperativ sind
- Kontaktatmung ohne Druck auf der operierten Seite,
- Kontaktatmung mit Druck auf der kontralateralen Seite,

- Ein- und Ausatemverlängerung (Nasenstenose, Lippenbremse).

Geeignete Techniken nach den ersten Tagen sind
- zunächst Kontaktatmung ohne Druck auf der operierten Seite und
- Kontaktatmung mit Druck auf der kontralateralen Seite,
- dann Kontaktatmung zur Atemlenkung in alle Richtungen,
- Ein- und Ausatemverlängerung (Nasenstenose, Lippenbremse),
- Lagerung (C-Lage).

> **❶ Vorsicht**
>
> Aufgrund der operativen Intervention in der Axilla dürfen Armbewegungen bei der Lagerung der Richtungen Abduktion und Flexion nur im schmerzfreien, narbenschonenden Bereich erfolgen. In andere Richtungen (z. B. Adduktion und Innen-, aber auch Außenrotation) ist ebenfalls unbedingt auf Schmerzfreiheit zu achten!

24.3 Atemtherapie bei komplikationsloser OP-Narbe

Atemtherapeutische Ziele sind
- Vermeidung von haltungsbedingten Atemabweichungen,
- Entstauung bei vorhandenem Armlymphödem,
- bei erfolgter Radiatio zusätzlich Prophylaxe der möglichen Verklebungen der Pleurablätter.

Geeignete Techniken sind
- Kontaktatmung, je nach zeitlichem Abstand zur OP auch mit Druck auf der operierten Seite,
- Kontaktatmung in alle anderen Richtungen,
- weiche Hauttechniken in Verbindung mit der Narbenbehandlung/-pflege auch als Hausaufgabe,
- Lagerung; bei zunehmender Armbeweglichkeit schrittweises Erarbeiten der jeweiligen Endstellung.

24.4 Atemtherapie bei narbenbedingten Einschränkungen

Bei narbenbedingten Einschränkungen unterscheidet man zwischen
- Einschränkungen durch die OP-Narbe und
- Einschränkungen durch radiogene Schäden.

24

24.4.1 Einschränkung durch die OP-Narbe

> **Hinweis**
>
> Die chirurgische Intervention im Zuge der Mastektomie stellt keinen thorakalen Eingriff dar, sondern einen eher dermatologischen! Trotzdem kann es durch Wundheilungsstörungen bzw. -verzögerungen zu narbigen Beeinträchtigungen kommen.

Atemtherapeutische Ziele sind
- Korrektur der haltungsbedingten Atemabweichungen,
- Thoraxmobilisation,
- Beweglichkeitsverbesserung des Schultergürtels,
- Entstauung bei vorhandenem Armlymphödem.

Geeignete Techniken sind
- Kontaktatmung in alle Richtungen,
- Lagerung; bei zunehmender Armbeweglichkeit schrittweises Erarbeiten in Richtung der jeweiligen Endstellung,
- weiche Hauttechniken in Verbindung mit der Narbenbehandlung/-pflege auch als Hausaufgabe,
- Atmung und Bewegung.

24.4.2 Einschränkung durch radiogene Schäden

Atemtherapeutische Ziele sind
- Korrektur der haltungsbedingten Atemabweichungen,
- vorsichtige Thoraxmobilisation,
- vorsichtige Beweglichkeitsverbesserung des Schultergürtels,
- Verbesserung der Pleurablattbewegungen,
- Entstauung bei vorhandenem Armlymphödem.

Geeignete Techniken sind
- Kontaktatmung; je nach zeitlichem Abstand zur Radiatio und Hautzustand auch mit Druck auf der operierten Seite,
- Kontaktatmung in alle anderen Richtungen,
- Lagerung; abhängig von der Armbeweglichkeit schrittweises Erarbeiten in Richtung der jeweiligen Endstellung,
- Ein- und Ausatemverlängerung,
- Atmung und Bewegung.

24.5 Atemtherapeutische Aspekte bei der Entstauung mit Manueller Lymphdrainage

Während der Behandlung mit Manueller Lymphdrainage ist Folgendes empfehlenswert:
- Kontaktatmung Richtung hochkostosternal während/nach Halsbehandlung,
- Kontaktatmung während der Thoraxgriffe vor allem auf der operierten Seite,
- Kontaktatmung während der Umleitung von der betroffenen Rückenseite zum Ersatzabflussgebiet gesunde Rückenseite aus der Seitlage,
- MLD aus der Seitlage in Verbindung mit Dehnung der betroffenen Seite durch Unterlagerung,
- Oberbauchatemgriffe und Bauchtiefengriffe.

Im Anschluss an die Manuelle Lymphdrainage sind Lagerungstechniken wichtig. Auch hier könnten manualtherapeutisch-osteopathische Mobilisationstechniken entscheidende therapeutische Verbesserungen bewirken (▶ Abschn. 3.8.3).

Palliativmedizinische Aspekte in der Komplexen Physikalischen Entstauungstherapie

Hermann Ewald und Claudia Schmalz

Inhaltsverzeichnis

© Springer-Verlag GmbH Deutschland, ein Teil von Springer Nature 2020
G. Bringezu, O. Schreiner (Hrsg.), *Lehrbuch der Entstauungstherapie*,
https://doi.org/10.1007/978-3-662-60576-9_25

25.1 Was hat Physiotherapie mit Palliativmedizin zu tun?

Physiotherapeuten, besonders diejenigen, die im stationären Bereich arbeiten, haben oft mit schwerkranken Patienten zu tun, häufig auch mit Patienten, deren Erkrankung nicht mehr heilbar ist. Sie werden dann als „palliativmedizinische Patienten" bezeichnet.

Die betreuenden Physiotherapeuten können in dieser Situation dazu beitragen, die Lebensqualität dieser Menschen zu verbessern oder zu stabilisieren. Das kann dadurch erfolgen, dass die Mobilität und Selbstständigkeit der Patienten so lange wie möglich unterstützt oder erhalten wird oder dadurch, dass Maßnahmen eingesetzt werden, die das subjektive Befinden verbessern, wie Massagen, Ausstreichungen oder manuelle Lymphdrainagen.

Die physiotherapeutische Behandlung und Begleitung palliativmedizinischer Patienten ist eine besondere Herausforderung für jede Therapeutin und jeden Therapeuten, sowohl wegen der erforderlichen Sensibilität und Responsivität als auch wegen der besonderen psychischen Belastung, die mit der Behandlung dieser schwerkranken Menschen verbunden ist. Ganz besonders gilt das für den Bereich der Manuellen Lymphdrainage im Rahmen der Komplexen Physikalischen Entstauungstherapie.

Ein ausgeprägtes und meist auch progredientes Lymphödem ist bei palliativmedizinischen Patienten in der Regel die Folge eines Tumorprogresses und entsprechend verlegter Lymphabflusswege.

Leichte Ödemformen ohne raschen Progress sind dagegen eher therapiebedingt und meist wenig problematisch.

Im Rahmen der Manuellen Lymphdrainage kommt bei Patienten mit ausgeprägten Lymphödemen pro Woche häufig ein mehrstündiger Kontakt zum Therapeuten zustande. Dabei finden teilweise auch lange und intensive Gespräche statt. Diese Therapiezeiten sind manchmal länger als die Gesprächszeiten der Patienten mit Psychologen oder Seelsorgern. Bei ambulanten Patienten fehlt die psychosoziale Betreuung oft ganz, und die Physiotherapeuten werden dadurch manchmal in die Rolle von Seelsorgern gedrängt.

Der Physiotherapeut wird daher von solchen Patienten nicht nur auf medizinisch-fachlicher Ebene besonders gefordert, sondern zusätzlich in der Rolle eines Gesprächspartners. Themen können das Fortschreiten der Krebserkrankung sein oder die Sorge um die Familie, oft ist es auch der Gedanke an Tod und Sterben.

Wenn eine komplexe Symptomatik besteht, benötigen solche schwerkranken Patienten eine palliativmedizinische Behandlung und Begleitung, die sich nicht nur um die Linderung quälender Beschwerden kümmert, sondern auch um die psychosoziale und seelsorgerische Begleitung und um die Organisation der häuslichen Versorgung.

Diese Anforderungen verlangen eine besondere Vorbereitung auf den Umgang mit solchen Patienten. Im Rahmen dieses Kapitels werden die wichtigsten Prinzipien der palliativmedizinischen Arbeit und die daraus folgenden Konsequenzen für den Physiotherapeuten dargestellt.

25.2 Das Konzept der Palliativmedizin

> **Definition**
>
> Palliativmedizin ist die aktive, ganzheitliche Behandlung von Patienten mit einer progredienten, weit fortgeschrittenen Erkrankung und einer begrenzten Lebenserwartung zu der Zeit, in der die Erkrankung nicht mehr auf eine kurative Behandlung anspricht und die Beherrschung von Schmerzen, anderen Krankheitsbeschwerden, psychologischen, sozialen und spirituellen Problemen höchste Priorität besitzt (Auszug aus der Definition der Weltgesundheitsorganisation WHO).

In der palliativmedizinischen Betreuung liegt der Fokus auf der Lebensqualität, Selbstbestimmtheit und Würde der Patienten. Für eine bestmögliche Unterstützung sind deshalb Behandler aus verschiedenen Professionen erforderlich, die als Team zusammenarbeiten und sich – auch im ambulanten Bereich – regelmäßig abstimmen. Ein solches Team setzt sich aus Pflegenden, Ärzten, Physiotherapeuten, Seelsorgern, Psychologen, Sozialarbeitern u. a. zusammen.

Ergänzend zu der Behandlung der Patienten selbst, gehört auch die Begleitung der Angehörigen zu den Aufgaben der palliativmedizinischen Betreuung. In der stationären Betreuung auf Palliativstationen wird die Physiotherapie deshalb teilweise auch zur Behandlung der Angehörigen eingesetzt.

In der Palliativmedizin wird zunächst eine bestmögliche (meist medikamentöse) Einstellung der klinischen Symptomatik angestrebt. Eine Behandlung des Tumors selbst muss bei weit fortgeschrittenen Tumorerkrankungen immer sehr kritisch hinterfragt werden, da durch Chemotherapie, Immuntherapie, Bestrahlung oder Operation in vielen Fällen keine nachhaltige Verbesserung geschaffen werden kann. Der Patient kann dagegen infolge der Belastung durch diese Therapien an Lebensqualität verlieren, ohne dass nach Abschluss der Behandlung eine entsprechende Erholung und längerfristige Verbesserung der Situation erreicht wird.

Neben den somatisch-medizinischen Möglichkeiten werden in der Palliativmedizin auch die psychosozialen Bedürfnisse des Patienten berücksichtigt. Dabei ist besonders die offene und sensible Kommunikation mit dem Patienten und seinen An- und Zugehörigen wichtig. Die Themen sind nicht einfach, und es geht häufig um Tod und Sterben, um Angst und das, was an Beschwerden noch kommen könnte, um den Sinn des Lebens oder um die Frage, was nach dem Tod kommt.

> **Hinweis**
>
> Für das betreuende Team ist eine Supervision erforderlich, in der die besondere Belastung im Rahmen der Arbeit mit Schwerstkranken und Sterbenden reflektiert und bearbeitet werden kann.

25.2.1 Symptomlinderung

Die Basis jeder palliativmedizinischen Therapie besteht darin, zunächst die klinische Symptomatik so weit als möglich zu bessern. Dazu werden prinzipiell alle Möglichkeiten der modernen Medizin eingesetzt, wobei invasive Maßnahmen nur zur Anwendung kommen, wenn der zu erwartende Nutzen der Behandlung die durch das Verfahren bedingten Beeinträchtigungen deutlich überwiegt.

Praktisch stehen im Vordergrund der Symptomatik vor allem Schmerzen, die beim überwiegenden Teil der Patienten mit medikamentösen Maßnahmen wesentlich zu bessern sind. Das Prinzip der Schmerztherapie ist es, bei bekannter Symptomatik die analgetische Medikation kontinuierlich und prophylaktisch einzusetzen und nicht zu warten, bis der Schmerz wieder auftritt. Es bedarf oft wiederholter Diskussionen, bis das auch die Patienten und ihre Angehörigen verstehen, die oft Angst vor „zu vielen Medikamenten" haben. Hilfreich ist es dabei, zu erklären, dass durch die regelmäßige Einnahme der Analgetika die insgesamt benötigte Schmerzmedikation oft geringer ist und dass mit einem festen Einnahmerhythmus auch beim Einsatz von stark wirksamen Opioiden zwar eine körperliche Gewöhnung, aber keine psychische Abhängigkeit zu befürchten ist.

> **Hinweis**
>
> Das Hauptziel der Schmerztherapie besteht darin, die Lebensqualität der Patienten zu verbessern und das Leben wieder lebenswert zu machen. Dazu muss der Patient nicht völlig schmerzfrei sein.

Komplette Schmerzfreiheit ist selten zu erreichen und häufig auch gar nicht das wichtigste Ziel der Patienten. Bei stark belastungsabhängigen Schmerzen kann die unter Belastung nötige Dosis von Analgetika in Ruhe schon eine Überdosierung bedeuten, während die in Ruhe ausreichende Medikamentendosis unter Belastung noch starke Schmerzen empfinden lässt. Durch eine Bedarfsmedikation, die bei Schmerzspitzen verabreicht oder

auch prophylaktisch ca. 30–60 Minuten vor einer geplanten Belastung eingenommen wird, kann dies bis zu einem gewissen Grad ausgeglichen werden. Viele Patienten haben aber daneben auch das Empfinden, durch einen geringen „Restschmerz" eine subjektive Kontrolle über den Verlauf der Erkrankung zu haben. Sie möchten merken, wenn sich etwas verändert, wenn etwas besser oder schlechter wird.

> **Hinweis**
>
> Für den Physiotherapeuten gilt: Bei einigen Patienten ist es nötig, dass sie rechtzeitig, d. h. ca. 30–60 Minuten vor Beginn der Behandlung, ihre analgetische Bedarfsmedikation einnehmen, um belastungsabhängige Schmerzen unter der Behandlung zu vermindern. Gibt es noch keine Bedarfsmedikation für den Patienten, so sollte das bei der nächsten Teambesprechung eingebracht bzw. mit dem Hausarzt besprochen werden.

Neben den Schmerzen spielen andere Symptome wie Übelkeit, Erbrechen, Obstipation, Dyspnoe etc. eine große Rolle. Es ist die Aufgabe des behandelnden Arztes, hier die effektivsten Behandlungsmöglichkeiten für den individuellen Patienten zu finden. Besonders wichtig sind in diesem Rahmen die Rückmeldungen des Teams, da der Patient oft jedem der beteiligten Behandler nur einen Teil seiner Beschwerden schildert, sodass erst die Zusammenschau das für die Planung der Behandlung erforderliche ganze Bild ergibt.

Eine gute Symptomlinderung ist die wichtigste Voraussetzung, um auch auf den anderen Gebieten der palliativmedizinischen Betreuung gut arbeiten zu können.

25.2.2 Psychosoziale Betreuung/ Umfeldorganisation

In die psychosoziale Betreuung sind alle Mitarbeiter des Palliative Care Teams eingebunden.

Im stationären Bereich spielen dabei die psychologische und seelsorgerische Begleitung sowie die organisatorische Hilfe des Sozialdienstes eine besondere Rolle. Im Rahmen einer ambulanten Betreuung sind ehrenamtliche Mitarbeiter der lokalen Hospizdienste wichtige Unterstützer.

Das Team der spezialisierten ambulanten Palliativversorgung (SAPV) unterstützt bei entsprechendem Bedarf den Hausarzt und den ambulanten Pflegedienst auch im Rahmen der psychosozialen Begleitung.

Dabei ist eine gute Organisation und Abstimmung besonders wichtig. Die Besuche durch Pflegedienst, Hauarzt, SAPV-Team und Physiotherapie oder weitere Therapeuten müssen sinnvoll koordiniert sein. Zudem muss dafür gesorgt werden, dass alle Behandler immer zeitnah über wichtige Veränderungen informiert werden.

Im Rahmen der Hilfsmittelversorgung (elektrisch verstellbares Pflegebett, Rollator, Rollstuhl, Toilettenstuhl, Steckbecken, Haltegriffe etc.) ist es wichtig, sowohl die individuellen Bedürfnisse des kranken Menschen als auch die Möglichkeiten und Grenzen der pflegenden Angehörigen sorgfältig in die Planung mit einzubeziehen.

Die Versorgung ist dann gut organisiert, wenn sich Patient und Familie zu Hause sicher fühlen. Auf die speziellen psychischen Bedürfnisse wird im ► Abschn. 25.2.4 näher eingegangen.

25.2.3 Einbindung und Mitbetreuung von Angehörigen und nahen Bezugspersonen

Eine gute palliativmedizinische Behandlung und Begleitung ist nicht ohne Einbindung der Angehörigen oder naher Bezugspersonen möglich. Häufig besteht bei diesen Personen eine hohe Bereitschaft, sich an der Versorgung zu beteiligen, aber genauso viel Angst, etwas nicht zu können oder Fehler zu machen. Das Palliativteam hat hier die Aufgabe, Pflegetechniken zu vermitteln, Reaktionen z. B. auf Medikamente zu erklären und den Verlauf und mögliche Komplikationen der Erkrankung zu besprechen. Es ist besonders wichtig, dass für den Fall von zu Hause auftretenden Komplikationen eine Art Handlungsanweisung besprochen und mitgegeben wird, sodass – besonders bei schwerwiegenden Ereignissen wie massiven Blutungen oder Atemnot – keine Panik entsteht.

Die Behandlung und Begleitung eines schwerkranken oder sterbenden Menschen zu Hause stellt für die Familie oder andere beteiligte Bezugspersonen eine extrem belastende Ausnahmesituation dar. Eine psychosoziale Begleitung ist deshalb auch für die An- und Zugehörigen sehr wichtig. Sie kann durch ehrenamtliche Mitarbeiter von Hospizinitiativen erfolgen, durch Mitarbeiter des Behandlungsteams und/oder durch Psychologen und Seelsorger.

Die stationäre Aufnahme auf einer Palliativstation kann bei einer drohenden Dekompensation der häuslichen Versorgung hilfreich sein, um die Familie vorübergehend zu entlasten und die häusliche Versorgung neu zu organisieren.

25.2.4 Sterben, Tod und Trauer

Bei fast allen Menschen gibt es eine Angst vor dem Sterben, die unterschiedlich stark ausgeprägt ist und unterschiedlich offen angesprochen werden kann. Oft verbirgt sich hinter der Angst vor dem Sterben vor allem die Angst vor Beschwerden in der Sterbephase, insbesondere vor Schmerzen oder Atemnot und weniger die Angst vor dem Tod selbst. Spirituelle Fragen werden unabhängig von der religiösen Orientierung der Betroffenen immer wichtiger – aber selten direkt angesprochen. Es ist deshalb eine der Aufgaben des betreuenden Teams, dem Patienten diese Fragen zu ermöglichen, ihm – und auch den Angehörigen – das Fragen zu erleichtern.

Manche Patienten mit christlichem Hintergrund suchen Hilfe zum Beten und trauen sich nicht, das zu sagen. Andere mit anderer Religion oder Geisteshaltung suchen Unterstützung in ihren spirituellen Gedanken. Das Team und besonders Psychologe und Seelsorger sind gefordert, offen zu sein für die verschiedenen Weltbilder und zu versuchen, jedem Patienten die für ihn nötige Hilfe anzubieten.

Sterben bedeutet Verlust und Abschied – der Abschied von Dingen, die jemandem wichtig sind, der Verlust von persönlichen Eigenschaften, der Abschied von Menschen und schließlich der Verlust des Lebens. Dieser immer umfassender werdende Verlust löst Trauer aus – schon vor dem Tod und sowohl bei Patienten als auch bei Angehörigen und Freunden. Nach dem Tod bleibt die Trauer bei den Überlebenden und sie fühlt sich in der plötzlichen Realität des „nie mehr" noch intensiver und belastender an. Trauer ist von Außenstehenden nicht einfach auszuhalten. Sie ist eine absolute Ausnahmesituation für die Betroffenen, die erst im Verlauf vieler Monate wieder in eine neue Form persönlicher Stabilität mündet. Nichts ist so, wie es war, alles verschwimmt, und der Boden rutscht den Trauernden unter den Füßen weg. Die Wertigkeiten der Dinge kehren sich um, und alles wirbelt durcheinander.

Trauer entsteht auch im Palliativteam. Intensive Beziehungen zu Patienten und Angehörigen werden in kurzer Zeit aufgebaut und brechen mit dem Tod der Patienten abrupt wieder ab. Es ist wichtig, diese Trauer zuzulassen, bei Patienten, bei den Angehörigen und im Team. Trauer kann lange währen – Monate, Jahre, Jahrzehnte. Sie ist nie ganz verschwunden, sondern nimmt nur unterschiedlich viel Raum im Leben ein – manchmal kann sie nach langer Zeit wieder aufbrechen, ausgelöst durch besondere, triggernde Ereignisse, und plötzlich für eine gewisse Zeit erneut ganz viel Raum im Leben beanspruchen.

25.2.5 Hilfen für die Therapeuten

Auch für „professionelle" Helfer ist der tägliche Umgang mit Schwerstkranken und Sterbenden eine besondere Belastung, die ohne entsprechende Unterstützung auf Dauer nicht auszuhalten ist. Neben der ganz persönlichen Belastung kommen Spannungen im Team dazu, die z. B. durch unterschiedliche Vorstellungen über das passende Vorgehen auftreten können.

Das Team benötigt deshalb einerseits die Team-Supervision, die dazu dient, Spannungen innerhalb des Teams oder nach außen abzubauen, den Umgang mit problematischen Patienten zu besprechen oder bei Bedarf auch spezielle Probleme einzelner Teammitglieder zu bearbeiten.

Unabhängig davon ist es für alle in diesem Bereich Tätigen wichtig, eine „Insel" haben, auf der sie sich entspannen können, abschalten können von der Belastung der täglichen Arbeit und auf der sie wieder Kraft schöpfen können. Diese „Inseln" sind sehr individuell und können ganz verschieden aussehen – Sport, Musik, Kontakt zur Natur oder Religion sind Beispiele für solche persönlichen Kraftquellen. Wichtig ist vor allem, dass sie in der persönlichen Zeitplanung nicht hintenanstehen.

25.3 Organisationsformen der palliativmedizinischen Betreuung

Im Rahmen der allgemeinen ambulanten Palliativversorgung (AAPV) können Menschen in der letzten Lebensphase durch den Hausarzt und einen ambulanten Pflegedienst zu Hause oder im Pflegeheim behandelt und begleitet werden, ohne dass diese eine spezifische Qualifikation nachweisen müssen.

Mit einem 40-stündigen Basiskurs Palliativmedizin oder entsprechender Qualifikation kann der Hausarzt eine qualifizierte und koordinierte Palliativversorgung anbieten.

Ist eine intensivere Behandlung und Begleitung nötig, kann der Hausarzt, ein anderer niedergelassener Arzt oder ein Krankenhausarzt eine Verordnung für die spezialisierte ambulante Palliativversorgung (SAPV) ausstellen. Damit werden ein spezialisierter Palliativmediziner und eine spezialisierte Palliativpflegekraft in die Betreuung eingebunden, die in Absprache mit dem Hausarzt und dem ambulanten Pflegedienst spezifische Aufgaben übernehmen, z. B. die medikamentöse Einstellung belastender Symptome. Im Rahmen der SAPV wird automatisch auch eine 24-stündige Rufbereitschaft des SAPV-Teams über 7 Tage pro Woche angeboten, sodass die Familien immer einen kompetenten Ansprechpartner erreichen können. Diese Versorgung kann – abhängig von dem Bedarf des Patienten – über viele Wochen, ggf. auch mehrere Monate durchgeführt werden.

Die Kosten für die SAPV werden von der gesetzlichen Krankenkasse übernommen und von den privaten Krankenkassen in der Regel akzeptiert.

Für den Fall, dass die ambulante Symptomlinderung damit nicht ausreichend möglich ist oder wenn die Kraft der pflegenden Angehörigen erschöpft ist, kann eine stationäre Behandlung auf einer Palliativstation angeboten werden, wo eine engmaschige Symptomeinstellung durchgeführt werden kann, wo für begrenzte Zeit eine Entlastung der pflegenden Angehörigen möglich ist und wo bei stabilisierter Situation die häusliche Versorgung neu geplant werden kann.

Die Aufnahme auf einer Palliativstation erfolgt per Einweisung oder per Verlegung aus einer anderen Krankenhausabteilung. Die Kosten werden von der Krankenkasse übernommen.

Ist eine häusliche Versorgung aus rein pflegerischen Gründen dauerhaft nicht mehr möglich, kommt die Verlegung in ein Pflegeheim in Frage. Dort kann die medizinische Versorgung ebenfalls durch das SAPV-Team unterstützt werden.

Die Aufnahme im Pflegeheim ist nur von der Verfügbarkeit freier Betten abhängig. Ein Teil der Kosten wird von der Pflegeversicherung übernommen – d. h., es muss vorab eine Pflegeeinstufung erfolgt sein – die verbleibenden Kosten, sind z. Z. der Drucklegung vom Patienten bzw. von seinen Angehörigen zu tragen. Sofern das nicht möglich ist, kann das Sozialamt um Unterstützung gebeten werden.

Sofern eine besonders intensive pflegerische Unterstützung oder eine engmaschige Kontrolle der medizinischen Einstellung und Maßnahmen nötig ist oder wenn ein hoher psychosozialer Begleitungsbedarf besteht, ist die Betreuung in einem stationären Hospiz angebracht. Dort können Menschen am Lebensende auch über mehrere Monate begleitet werden. Auch in stationären Hospizen ist die Unterstützung durch den SAPV-Arzt möglich, die spezialisierte pflegerische Betreuung erfolgt durch das hauseigene Personal.

Für die Aufnahme im stationären Hospiz ist ein entsprechender Antrag durch den betreuenden Arzt auszufüllen, der von der Krankenkasse genehmigt werden muss. Kosten entstehen für den Patienten nicht.

> **Hinweis**
>
> Das Ziel der Behandlung auf einer Palliativstation besteht darin, den Patienten nach medikamentöser Einstellung der Symptomatik und Organisation der ambulanten Versorgung wieder in seine gewohnte Umgebung zu entlassen.

25.4 Organisationsformen der hospizlichen Begleitung

Unabhängig von der medizinischen Betreuung ist bei Patienten mit fortgeschrittener lebensbegrenzender Erkrankung eine psychosoziale Begleitung durch einen ambulanten Hospiz- und Palliativberatungsdienst möglich. Dabei kann einerseits eine oder mehrere Beratungen durch haupt- oder ehrenamtliche Koordinierende erfolgen, andererseits können geschulte Ehrenamtliche in die Begleitung eingebunden werden, die in der Regel für 1–2 Stunden pro Woche als Gesprächspartner zur Verfügung stehen.

Diese Form der Begleitung wird durch eine Anfrage beim lokalen Hospizdienst eingeleitet und ist für die Patienten kostenfrei.

Sofern Kinder oder Jugendliche im nahen Umfeld des Patienten leben, ist es sinnvoll, auch einen ambulanten Kinder- und Jugendhospizdienst in die Begleitung einzubinden. Das kann durch eine einfache Beratung der Erwachsenen erfolgen, in der Regel aber durch eine Einzelbegleitung der Kinder oder Jugendlichen durch die Koordinierenden, ggf. durch geschulte Ehrenamtliche.

Auch diese Form der Begleitung wird durch eine Anfrage beim lokalen Kinder- und Jugendhospizdienst eingeleitet und ist für die Patienten/Angehörigen kostenfrei.

Für Hinterbliebene gibt es außerdem das Angebot der Trauerbegleitung, sowohl als Einzelbegleitung als auch in Trauergruppen. Diese Angebote werden für Erwachsene und Kinder/Jugendliche ebenfalls getrennt zur Verfügung gestellt.

Für Jugendliche und junge Erwachsene gibt es zusätzlich die Möglichkeit einer Online-Trauerbegleitung durch geschulte Ehrenamtliche, die häufig Peer-Berater sind.

25.5 Physiotherapie in der Palliativmedizin

> **Hinweis**
>
> Die Physiotherapie spielt für palliativmedizinische Patienten eine sehr wichtige Rolle. Sie trägt dazu bei, dass die Patienten ihre Selbstständigkeit so weit und so lange wie möglich erhalten können.

In einer Lebenssituation, in der das Ende des Lebens direkt absehbar ist und in der der Patient zunehmend Dinge, Fähigkeiten, Wünsche und Beziehungen abgeben muss oder verliert, ist es besonders wichtig, die Aktivitäten des täglichen Lebens so lange wie möglich selbst zu beherrschen. Die Aufgabe des Physiotherapeuten ist es daher, den Patienten dabei zu unterstützen, diese Aktivitäten so lange und so selbstständig wie möglich ausführen zu können.

Daneben spielt die Prophylaxe möglicher Komplikationen eine große Rolle. In diesen Bereich gehören vor allem die Atemtherapie, die z. B. bei Patienten mit Bronchial-Ca oder bei weitgehend bettlägerigen Patienten

notwendig ist, und das stabilisierende Training bei Patienten mit Skelettmetastasen im Bereich der Wirbelsäule. Weitere Maßnahmen sind Übungen auf neurophysiologischer Grundlage, Massagen u. a.

Bei Menschen in den letzten Lebenstagen, bei denen das Erhalten von Funktionen nicht mehr möglich ist, kann die Physiotherapie durch entspannende Maßnahmen häufig eine große Unterstützung bieten.

25.5.1 Manuelle Lymphdrainage in der Palliativmedizin

Die Manuelle Lymphdrainage hat in der Palliativmedizin eine besondere Bedeutung – hauptsächlich wegen der Beschwerdelinderung bei ausgedehntem Lymphödem, zusätzlich aber auch wegen des besonders intensiven Patientenkontakts.

25.5.1.1 Indikationen zur Manuellen Lymphdrainage

> **Indikation**
>
> Bei palliativmedizinischen Patienten ist eine Manuelle Lymphdrainage immer indiziert, wenn ein behandlungsbedürftiges Lymphödem besteht. Dabei spielt es in der Regel keine Rolle, ob im Therapiebereich Metastasen liegen oder nicht.

Mit Hinblick auf die Gesamtprognose hat das theoretisch vorstellbare Verschleppen von Tumorzellen im Rahmen der Lymphdrainage für den Verlauf der Erkrankung keine Bedeutung. Der Therapeut kann sich deshalb ganz darauf konzentrieren, den bestmöglichen aktuellen Nutzen für den Patienten zu erreichen.

Anders als bei Patienten mit längerer Lebenserwartung ist aber bei palliativmedizinischen Patienten nicht jedes Lymphödem unbedingt therapiebedürftig, sondern bei leichten und nicht rasch progredienten Lymphödemen besteht hier nur eine relative Behandlungsindikation.

> ▶ **Beispiel**
>
> Bei einer Patientin mit Mamma-Ca und seit der Primärbehandlung bestehendem diskretem Armlymphödem, die jetzt eine massive und rasch progrediente Lebermetastasierung hat, steht die Symptomatik infolge der Lebermetastasierung absolut im Vordergrund. Wenn durch das Armlymphödem keine besonderen Beschwerden bestehen, ist eine Behandlung aus medizinischer Sicht in dieser Situation nicht zwingend erforderlich.
>
> Wie alle Maßnahmen in einer solchen Lebenssituation richtet sich das Vorgehen bei einer relativen Indikation vor allem nach den Wünschen des Patienten. ◀

25.5.1.2 Kontraindikationen zur Manuellen Lymphdrainage

In der palliativmedizinischen Situation gibt es nur zwei echte Kontraindikationen für die Manuelle Lymphdrainage:

- bei Bestrahlungen und
- in der präfinalen und finalen Phase.

Wird ein Patient bestrahlt oder liegt die Bestrahlung weniger als 4–6 Wochen zurück, so darf in den Bestrahlungsfeldern während dieser Zeit eine Manuelle Lymphdrainage nur nach Rücksprache mit dem behandelnden Strahlentherapeuten durchgeführt werden. Außerhalb der Bestrahlungsfelder ist eine Manuelle Lymphdrainage in der Region aber möglich. Obwohl in der palliativmedizinischen Situation eine Behandlung des Tumors in der Regel nicht sinnvoll ist, können Patienten aber mit gutem Erfolg im Bereich von Knochenmetastasen bestrahlt werden, um eine Schmerzlinderung zu erreichen. Die Prognose des Patienten wird dadurch zwar nicht verbessert, die Lebensqualität kann aber häufig wesentlich gesteigert werden.

In den letzten Lebenstagen – der präfinalen/finalen Phase –, die mit dem Tod des Patienten endet, werden alle Maßnahmen weitestgehend eingeschränkt, um den „Rückzug" des Sterbenden möglichst wenig zu stören. Eine Manuelle Lymphdrainage ist in dieser Phase auch bei ausgedehntem Ödem nur angebracht, wenn der Patient dies ausdrücklich wünscht.

Oft ist es von Seiten des Therapeuten sinnvoll, die Behandlung langsam „auszuschleichen", d. h. die Behandlungszeit zu reduzieren (oft wünschen die Patienten das auch selbst), und ggf. teilweise durch Gesprächsangebote zu ersetzen. Um eine ausreichend sichere Beurteilung der Situation zu ermöglichen, ist die enge Einbindung des Physiotherapeuten in das Team der Palliativstation erforderlich. Dort wird im Rahmen der täglichen Übergaben die Situation des Patienten diskutiert und das jeweils aktuelle Therapieziel (z. B. schmerzfreies Sterben) sowie die Einschätzung der Prognose durch das Team besprochen.

25.5.2 Besonderheiten im Umgang mit palliativmedizinischen Patienten

Bei palliativmedizinischen Patienten haben sich persönliche Werte und Maßstäbe im Vergleich zu ihrer gesunden Zeit in der Regel wesentlich verändert. In dem Wissen der stark begrenzten Lebenserwartung steht die Beschäftigung mit Tod und Sterben, mit dem, was nach dem Tod kommt oder mit noch ausstehenden wichtigen Erledigungen (z. B. Testamentserstellung, Treffen mit lange nicht gesehenen Kindern/Freunden, Abschiednehmen u. a.) ganz im Vordergrund. Auch Angst spielt häufig eine große Rolle, oft ist das die Angst vor dem, was an Beschwerden und Belastungen noch kommen könnte.

Alle therapeutischen Maßnahmen haben das Hauptziel, die Lebensqualität zu verbessern und Bedingungen zu schaffen, unter denen die betroffene Person die für sie wichtigen Dinge erledigen kann. Mehr als in allen anderen medizinischen Gebieten steht deshalb der Wunsch des Patienten absolut im Vordergrund. Entscheidungen werden deshalb in der Regel nach pragmatischen Gesichtspunkten gefällt.

> **Hinweis**
>
> Auch der Physiotherapeut muss sich den Wünschen des Patienten anpassen. Ob die Behandlung an einem Tag durchgeführt wird, entscheidet der Patient, nicht der Therapeut. Dieser bietet die Therapie lediglich an.

Patienten in dieser Lebenssituation sind oft sehr wechselhaft in ihren Entscheidungen. Es ist daher wichtig, dass der Therapeut die Ablehnung einer Maßnahme nicht auf sich als Person bezieht und Ärger gegenüber dem Patienten entwickelt – vor allem dann, wenn die Maßnahme mehrfach hintereinander abgelehnt wird oder der Patient schon ärgerlich auf das Therapieangebot reagiert. In dieser Situation ist wieder der enge Teamkontakt von entscheidender Bedeutung, bei dem möglichst viele Informationen über den Patienten ausgetauscht werden. So kann der Physiotherapeut bei der Übergabe etwa erfahren, dass der Patient an diesem Tag eine schlechte Nachricht erhalten hat, und die Reaktionen des Patienten werden für ihn dann eher erklärlich.

Trotz eines guten Austauschs im Team lassen sich von außen nicht alle Verhaltensweisen eines Patienten erklären, manches muss einfach akzeptiert und hingenommen werden. Für den Therapeuten (sowie für das gesamte Team) ist im Rahmen dieser Arbeit die Supervision eine wichtige Hilfe zur Selbstreflexion und Entlastung.

Ratgeber und Merkblatt für Ödempatienten bzw. Ödemgefährdete

Günther Bringezu

Inhaltsverzeichnis

Elektronisches Zusatzmaterial Die elektronische Version dieses Kapitels enthält Zusatzmaterial, das berechtigten Benutzern zur Verfügung steht https://doi.org/10.1007/978-3-662-60576-9_26. Die Videos lassen sich mit Hilfe der SN More Media App abspielen, wenn Sie die gekennzeichneten Abbildungen mit der App scannen.

© Springer-Verlag GmbH Deutschland, ein Teil von Springer Nature 2020
G. Bringezu, O. Schreiner (Hrsg.), *Lehrbuch der Entstauungstherapie*,
https://doi.org/10.1007/978-3-662-60576-9_26

Bei Ödemgefährdung oder bereits bestehendem Lymphödem ist es wichtig, die Patienten umfassend zu informieren. Diese Beratung der Patienten durch den Arzt oder die behandelnden Therapeuten darf nicht unterschätzt werden, denn das Verhalten der Patienten im Alltag trägt wesentlich zum weiteren Verlauf bei.

> **Hinweis**
>
> Die Patienten müssen lernen, einen Teil der Verantwortung für ihr Leiden selbst zu tragen ihr Leben entsprechend zu gestalten.

Grundsätzlich müssen die Patienten deshalb alle Maßnahmen vermeiden,

- die die restlichen Lymphabflusswege einengen, behindern oder gar zerstörten würden und
- die die Bildung zusätzlicher Ödemflüssigkeit begünstigen würden.

26.1 Alltägliche Gefahrenquellen

26.1.1 Kleidung

Ein verantwortungsbewusster Therapeut achtet auf **Lymphabflussbehinderungen** durch Kleidungsstücke der Patienten. Es kommt nicht selten vor, dass die Entödematisierung durch Einschnürungen wesentlich erschwert oder sogar behindert wird. **Ungeeignete Kleidungs- bzw. Schmuckstücke** sind:

- Büstenhalter, die zu eng sind oder zu schmale Träger haben: Durch die (manchmal recht schwere) Brustprothese kommt es zu Abschnürungen im Bereich des Trapeziusrandes, einer Region also, die bei Armlymphödemen entscheidend für den Entödematisierungsweg ist. Daher ist es unerlässlich, die Träger entweder zu verbreitern, die Abschnürung durch eine Polsterung zu verhindern oder das BH-Modell zu wechseln. Evtl. muss auf eine andere Prothese umgestiegen werden.
- Armbanduhren und Schmuck am betroffenen Arm: Sie können zu Einschnürungen, Verletzungen etc. führen.
- Unterwäsche wie zu enge Slips, Mieder etc.: Bei Beinlymphödempatienten bzw. gefährdeten Patienten können sie als abflussbehindernd wirken.
- zu enges Schuhwerk oder gar zu enge Socken: Hier besteht die Gefahr, dass Druckstellen bzw. Blasen am Fuß entstehen, die dann sehr leicht zu Entzündungen und damit zu einer Verschlimmerung des Zustands führen.

26.1.2 Körperpflege

Da der Ödemarm bzw. das Ödembein erfahrungsgemäß zu Entzündungen neigt, ist unbedingt auf Hygiene zu achten. Pflege- und Reinigungsmittel dürfen die Haut **nicht** zusätzlich dadurch belasten, dass sie

- den Säuremantel zerstören,
- durch Zusatzstoffe evtl. zu Allergien führen.

Empfehlenswert sind Mittel, die dem pH-Wert der Haut (leicht sauer, etwa 5,5) angepasst sind, wie sie im medizinischen Bereich verwendet werden.

> ❗ **Vorsicht**
>
> Die Verletzungsgefahr bei der **Nagelpflege** an Händen und Füßen ist nicht zu unterschätzen.

Unter bestimmten Voraussetzungen ist die medizinische Fußpflege verordnungsfähig und sollte von versiertem Fachpersonal (am besten vom Lymphdrainagetherapeuten selbst) durchgeführt werden.

> ❗ **Vorsicht**
>
> Von den Patienten unbewusst durchgeführte **„Wärmeanwendungen"** wie heiße Reinigungsbäder bzw. Duschbäder und auch die Verwendung von zu heißen Trockenhauben beim Friseur können u. U. sogar ödemauslösend wirken. Bei bestehendem Lymphödem sind sie in jedem Fall kontraindiziert.

Dies muss den Patienten bewusst gemacht werden.

26.1.3 Haushalt und Berufsleben

Bei der Anamnese werden immer wieder die gleichen Arten der Gefährdung offensichtlich. Daraus lassen sich bestimmte Grundregeln ableiten:

- Ödempatienten sollten die betroffene Extremität so oft wie möglich hochlegen, anstatt lange Zeit mit herabhängenden oder gar übereinander geschlagenen Beinen zu sitzen.
- Ödempatienten müssen häufiger Pause machen als Gesunde, so dass sich immer die Gelegenheit ergibt, die Muskelpumpe ausreichend zu betätigen.
- Verletzung im Garten (Dornen) oder im Haushalt (Herd) sind für Ödempatienten besonders gefährlich. Schutzmaßnahmen wie Gartenhandschuhe, Handschuhtopflappen u. a. sind daher empfehlenswert.
- Beinlymphödempatienten bzw. -gefährdeten ist das Barfußgehen unbedingt verboten.

Darüber hinaus ist es nicht empfehlenswert, die Patienten mit zu vielen Einschränkungen, Ver- und Geboten zu überfordern. Es geht vor allem darum, ihnen ihre besondere Situation bewusster zu machen.

26.1.4 Freizeit

Auch in diesem Lebensbereich gilt, dass Überanstrengungen zu vermeiden sind. Die sportliche Betätigung sollte sich je nach individueller Konstitution erstrecken auf
- Spazierengehen,
- leichtes Laufen (z. B. „Trimm-Trab" mit Pausen),
- Nordic Walking,
- ruhiges Schwimmen bis hin zu
- Aquajogging.

❶ Vorsicht

Vor ausgedehnten Sonnenbädern ist unbedingt zu warnen. Ein Sonnenbrand hat für Ödempatienten meist schlimme Folgen. Es reicht nicht aus, die gefährdete Extremität abzudecken.

Darüber hinaus sollte der Therapeut darauf hinweisen, wie wichtig Hilfsmittel und vor allem schützende Utensilien bei der Ausübung verschiedener Freizeitbeschäftigungen sind (z. B. Verletzungsgefahr beim Sticken etc.).

26.1.5 Sonstiges

Die gewünschte Mitarbeit der Patienten schließt das konsequente Tragen der entsprechenden **Kompressionsmittel** (Bandage, Kompressionsbestrumpfung) ebenso ein wie die regelmäßige Ausführung eines kleinen **atemtherapeutischen Übungsprogrammes**, das mit den Patienten eingeübt werden muss und das sie dann als Hausaufgabe mitbekommen.

Hinweis

Bei rehabilitativen Maßnahmen oder bei Verordnung zusätzlicher Anwendungen aus dem Bereich der Physikalischen Therapie ist darauf zu achten, dass keine Kontraindikation zur Lymphdrainagetherapie vorliegt.

Therapien wie die **klassische Massage, Bindegewebsmassagen und andere Formen der ausgeprägten mechanischen Gewebebeeinflussung** im Ödemgebiet bzw. im ödemgefährdeten Gebiet und im notwendigen Ödemabflussgebiet sind zu vermeiden. Auch krankengymnastische Behandlungen, die zur Überanstrengung oder zu Schmerzen in der betroffenen Extremität führen, stellen eine große Gefahr dar.

❶ Vorsicht

Unbedingt kontraindiziert sind **Wärmeanwendungen** wie großflächige Packungen, medizinische Bäder über dem indifferenten Temperaturbereich und Heißluftanwendungen – unabhängig von Applikationsart und -ort!

Das Saunabaden ist sehr umstritten und birgt ebenfalls das Risiko, dass sich das Ödem verschlimmert. Ähnlich verhält es sich mit ausgedehnter Solariumbenutzung.

Gefahren entstehen auch durch **zusätzlich ärztlich angeordnete oder durchgeführte Maßnahmen** im indirekten Ödemgebiet wie
- Injektionen, Infusionen,
- Blutabnahmen,
- Blutdruckmessungen,
- Akupunkturbehandlungen etc.

Hinweis

Es ist meist wirkungsvoller, die Patienten für die jeweiligen Gefahren zu sensibilisieren, als zu versuchen, die Risiken durch gezielte Aufklärung bei Pflegedienst, Arzthelferinnen etc. einzudämmen.

Ödempatienten sollten außerdem ein **Mittel gegen Entzündungen** (durch den Arzt verordnete Salbe o. Ä.) sowie ein Pflasterset bzw. Sprühpflaster mit sich führen, um bei Verletzungen (selbst Bagatellverletzungen sind zu beachten) Sofortmaßnahmen ergreifen zu können und so größere Wundinfektionen zu vermeiden. Sollten sich dennoch Zeichen einer beginnenden Entzündung zeigen, müssen die Patienten umgehend den Arzt aufsuchen!

Auch **Übergewicht** ist für diese Patienten natürlich eine zusätzliche Belastung. Eine entsprechende Ernährungsberatung ist hier angezeigt. Die örtlichen Krankenkassen bieten Informationsmaterial an.

All diese Grundregeln sollten den Patienten leicht verständlich (möglichst ohne Fachausdrücke!) vermittelt werden. Dabei ist ein gewisses Fingerspitzengefühl nötig, damit keine Verunsicherung aufkommt oder gar Ängste entstehen – wahrlich keine leichte Aufgabe!

Das Merkblatt zur Kompressionsbehandlung finden Sie auf SpringerLink unter ISBN 978-3-662-60576-9.

Behandlungsvorschläge bei anderen Ödemen unterschiedlicher Genese

Inhaltsverzeichnis

Schwangerschaftsödem

Günther Bringezu und Otto Schreiner

Inhaltsverzeichnis

© Springer-Verlag GmbH Deutschland, ein Teil von Springer Nature 2020
G. Bringezu, O. Schreiner (Hrsg.), *Lehrbuch der Entstauungstherapie*,
https://doi.org/10.1007/978-3-662-60576-9_27

Bei einem hohen Prozentsatz von Frauen – nach Middeke (1991) bei 85 % – treten während der Schwangerschaft auf physiologischer Basis Ödeme von mehr oder weniger großem Umfang auf, z. T. ohne dass sie bemerkt werden. Diese können auf die Beine beschränkt sein, jedoch auch generalisiert auftreten und Dimensionen annehmen, die zu Wassereinlagerungen bis zu 7 l betragen können (Herpertz 2003).

27.1 Ätiologie

Für diese Ödemneigung gibt es mehrere Ursachen.

An erster Stelle stehen **hormonelle Gründe**. Eine v. a. progesteronbedingte sog. **„Bindegewebsauflockerung"** begünstigt die **Wassereinlagerung im Gewebe**. Das Gewebe kann also eine viel größere Wassermenge aufnehmen, ohne dass dadurch der Gewebedruck wesentlich zunimmt. Außerdem führt sowohl die hormonbedingte Wasserretention als auch die physiologische Zunahme des Plasmavolumens um etwa 50 % (!) zu einer **Hypervolämie,** d. h. zu einer Blutvolumenzunahme, die sich v. a. im Niederdrucksystem als **venöse Hypertension** auswirkt. Nach Berg (1990) sind bei vielen Mehrgebärenden bereits in der 5. bis 6. Schwangerschaftswoche venöse Stauungszeichen an den Beinen festzustellen. Außerdem zeigen sich nicht selten Veränderungen des oberflächlichen Venensystems, vor allem Besenreiser bis hin zur Varikose (Marshall und Schwahn-Schreiber 2006).

Eine weitere Folge der Bindegewebsauflockerung ist der **Spannungsverlust der Venenwände**. Daraus ergibt sich eine Verlangsamung des venösen Blutstromes bei gleichzeitiger Hypervolämie.

> **Hinweis**
>
> Die Spannungsminderung des Gewebes und der Venenwände sowie die venöse Blutdrucksteigerung führen zu einem intrakapillären Druckanstieg bei gleichzeitig verringertem Gewebedruck und damit unvermeidbar zur vermehrten Filtration.
>
> Zusätzlich zur venösen Komponente weisen laut Földi und Kubik (1993) die Lymphgefäße unter diesem hormonellen Einfluss eine verminderte Leistungsfähigkeit auf.

Sollte darüber hinaus vor der Schwangerschaft eine Lymphangiopathie in Form einer Fehlanlage vorliegen, die bis dato symptomlos blieb, da sie gerade noch kompensiert wurde, manifestiert sich dieses lantente primäre Lymphödem durch diese Mehrbelastungen geradezu mit Sicherheit und wird dann im Weiteren auch als primäres Lymphödem behandelt.

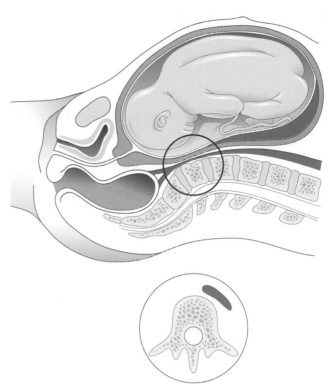

▪ Abb. 27.1   Kompression der V. cava inferior durch den graviden Uterus in Rückenlage

Im **fortgeschrittenen Stadium der Schwangerschaft,** d. h. vor allem im letzten Trimenon, stellt der vergrößerte Uterus nicht selten eine **Behinderung des venösen Rückstromes** vor allem der intrapelvinen Venen dar, die zusätzlich zu einem verminderten Abfluss aus den Beinvenen führt. Karl et al. (1994) kommen nach einer umfangreichen Untersuchung sogar zum Ergebnis, dass der gravide Uterus in dieser Phase der Schwangerschaft die vorrangige Ursache für die Abflussbehinderung aus den Beinen darstellt: Bereits kurze Zeit nach der Entbindung (postpartal) ist eine deutliche Verringerung des Venendurchmessers festzustellen, obwohl die hormonelle Situation noch mit der während der Schwangerschaft vergleichbar ist.

Als weitere venöse Beeinträchtigung kommt bei etwa einem Drittel der Schwangeren in Rückenlage eine mehr oder weniger leichte Form der Kompression der V. cava inferior, das Vena-cava-inferior-Syndrom, vor (▪ Abb. 27.1).

Die schwere Form des Vena-cava-inferior-Syndroms führt zum Schock-Syndrom und letztlich auch zur Gefährdung des Fetus. Sowohl bei der leichten als auch bei der schweren Form ist die linke Seitlage zu bevorzugen.

Weitere „lästige" Auswirkungen von Ödemen in der Schwangerschaft sind **subjektive Beschwerden** wie
- Spannungsschmerzen in den Beinen,
- eingeschränkte Beweglichkeit vor allem der kleinen Gelenke, vorrangig der Finger, wenn die Schwellungen

außer an den unteren auch an den oberen Extremitäten zu finden sind,

— Parästhesien als Kompressionssymptome an Engpassstellen und

— rasche muskuläre Ermüdbarkeit.

Dies alles muss man jedoch als „physiologischen Zustand" auffassen.

❗ Vorsicht

Allerdings muss betont werden, dass es während der Schwangerschaft auch zu schwerwiegenden Störungen kommen kann, wie sie z. B. der Symptomenkomplex der Schwangerschaftstoxikose (Gestose) darstellt.

Die Gestose ist ein Syndrom mit vielfältigen Ursachen. Besteht z. B. eine Vorerkrankung in Form einer Nierenschädigung oder/und einer ausgeprägten Hypertonie, besteht die Gefahr der Entwicklung einer solchen „hypertensiven Erkrankung in der Schwangerschaft", die nicht zuletzt durch Ödeme deutlich wird.

„Gestose" als Kurzform von „Gestationstoxikose" ist der Oberbegriff für die schwangerschaftsspezifischen Krankheiten als Ausdruck einer Stoffwechselentgleisung unter der Belastung durch die Gravidität. Nach dem zeitlichen Bezug zur Schwangerschaftsdauer wird unterschieden zwischen Frühgestose oder Präeklampsie (im 1. Schwangerschaftsdrittel) und Spätgestose oder eklamptischem Symptomenkomplex (im letzten Drittel). Die typische Symptomatik wird nach den Leitsymptomen als EPH-Gestose bezeichnet nämlich Ödembildung (E für engl. Edema), Proteinurie und renale Hypertonie. Die Spätgestose kommt auch als monosymptomatische Gestose mit nur einem der für die EPH-Gestose typischen Symptom vor. Das 2. Drittel der Schwangerschaft bleibt im allgemeinen symptomfrei (sog. Toleranzstadium).

❗ Vorsicht

Die Eklampsie äußert sich in Form tonisch-klonischer Krämpfe mit und ohne Bewusstseinsverlust; sie tritt oft blitzartig auf, meist jedoch nicht ohne Prodromalsymptome: **rascher Blutdruckanstieg** mit starkem Kopfschmerz (meist frontal), Flimmern vor den Augen, Doppelt- und Nebligsehen, ferner Magendruck und Brechreiz. Es handelt sich um eine **Notfallsituation!**

27.2 Therapiemöglichkeiten

Prinzipiell ist der Einsatz von Medikamenten gegen Beschwerden in der Schwangerschaft immer von der Plazentagängigkeit des Wirkstoffes und der sich daraus ergebenden Frage nach der möglichen Schädigung der Frucht abhängig.

Ohne zwingenden Grund wird deshalb meist auf Medikamente verzichtet.

Bei festgestellter **Gestose** dagegen gibt es folgende Therapiemöglichkeiten:

— Blutdrucksenkung,

— Ödemausschwemmung,

❗ Vorsicht

Von Eigenbehandlungen wie „Reistage" in Verbindung mit verringertem Trinken, um Wasser auszuschwemmen bzw. um „unnötige Wasserzufuhr" zu vermeiden, muss dringend abgeraten werden!

— bei drohender Eklampsie sog. „antikonvulsive" Therapie (Antiepileptika, d. h. entkrampfende, anfallunterdrückende Medikamente),

— Überwachung des Fetus und Feststellung des kindlichen Reifegrades zur Beurteilung einer kindlichen Gefährdung und Abwägung einer vorzeitigen Beendigung der Schwangerschaft durch Sektio.

Alle Maßnahmen, die zur Entspannung/Entkrampfung beitragen, sind sehr hilfreich.

27.3 Physiotherapie beim Schwangerschaftsödem

Die **Ziele** der physikalisch-therapeutischen Maßnahmen bei Ödemen in der Schwangerschaft sind vorrangig **prophylaktisch** definiert:

— Entlastung der venösen Gefäße durch allgemeine Maßnahmen der Rückstromförderung wie Hochlagerung, Vermeiden von zu langem Stehen oder Sitzen etc.,

— Verminderung des Risikos einer schwangerschaftsbedingten chronischen Veneninsuffizienz,

— Vermeidung der Entstehung einer OVT (Thrombophlebitis) oder gar TVT (Phlebothrombose, während der Schwangerschaft und natürlich im Wochenbett besteht durch eine allgemeine Aktivierung der Gerinnungsfaktoren eine erhöhte Bereitschaft).

Die Bedeutung der Prophylaxe wird bisher leider allzu oft unterschätzt Dies mag v. a. daran liegen, dass sich viele Varizen, die während der Schwangerschaft auffällig wurden in den postpartalen Folgemonaten wieder zurückbilden (Marshall und Schwahn-Schreiber 2006). Andere Beobachtungen zeigen, dass auffällig viele Patientinnen etwa ein halbes Jahr nach einer Entbindung über vorher nicht vorhandene venöse Beinbeschwerden klagen, die von der Entwicklung einer Varikosis bis zu offenen Beinen reichen. Berg (1990) vermutet, dass diese Beschwerden auf nicht erkannte Phlebothrombosen während der Schwangerschaft oder der Zeit des Wochenbettes zurückzuführen sind. Sie widerspricht damit der Einstellung vieler Gynäkologen, dass es diese Komplikation des Wochenbettes heute kaum noch gäbe.

Die Tatsache, dass viele Gebärende nach komplikationsloser Entbindung bereits nach 2–3 Tagen die Geburtsklinik verlassen, mag mit zur Ansicht beitragen, dass Wochenbettthrombosen kaum noch vorkommen.

Als Maßnahmen sowohl zur **Prophylaxe** als auch zur **Entstauung** stehen zur Verfügung:

Maßnahmen zur Prophylaxe und Entstauung

- Hydrotherapeutisches Gefäßtraining wie
  - Wassertreten (Verbindung zwischen gelenk- und gefäßwirksamen Aspekten)
  - Wechselgüsse oder, falls bereits Varizen vorhanden sind, kalte Güsse
  - CO_2-Bäder, die ebenfalls den Gefäßtonus beeinflussen
- Kompressionstherapie als Mittel der Wahl mit einer Schwangerschaftkompressionsstrumpfhose oder zumindest Strümpfe für das gesamte Bein – sog. Schenkelstrümpfe – im Zusammenhang mit ausreichender Bewegung (keine Kompressionskniestrümpfe!, schon gar nicht in Form von „Stützstrümpfen"!)
- Bäder zur Rückstromförderung, entweder als warme Bäder (jedoch nicht über 38 °C!) oder, falls die Schwangere im Alltag eher Wärme meidet, indifferente Bäder von 34/35 °C
- Häufiges Hochlagern der Beine, wenn möglich auch nachts (es genügt, das Fußende der Matratze wenige Zentimeter hochzustellen)
- Schwimmen als allgemeine gesundheitsfördernde Maßnahme
- Manuelle Lymphdrainage, spätestens im späten 2. Trimenon und natürlich im 3. Trimenon, wenn ausgeprägte Schwellungen vorhanden sind

---

Eine regelrechte **Indikationsstellung** für eine **Manuelle Lymphdrainage** besteht für das eigentlich physiologische Schwangerschaftsödem jedoch nicht. Die Versorgung mit einer speziellen Kompressionsstrumpfhose für Schwangere ist ein meist ausreichendes Mittel.

Hinweis

Der entspannende, entkrampfende Effekt der Manuellen Lymphdrainage darf in diesem Zusammenhang nicht außer Acht gelassen werden!

Niedergelassene Therapeuten, die die Therapieform Manuelle Lymphdrainage beherrschen, werden immer wieder gebeten, Entstauungsmaßnahmen außerhalb der üblichen ärztlichen Verordnung durchzuführen. In diesen Fällen übernimmt die Schwangere, die z. T. erheblich unter den Symptomen leidet, die Kosten für die Behandlung selbst.

Hinweis

Immer mehr Frauen möchten die Manuelle Lymphdrainage ohne Verordnung durchführen lassen. Daher muss vor der Ausführung ausdrücklich darauf hingewiesen werden, dass geklärt sein muss, ob dem betreuenden Arzt die Schwellungen bekannt sind. Nur so ist die Gefahr auszuschließen, dass eine Komplikation wie z. B. eine EPH-Gestose übersehen bzw. deren gezielte Behandlung verschleppt wird!

Wird die Behandlung durchgeführt, ist das prinzipiell bestehende erhöhte Thromboserisiko zu bedenken. Dabei ist dringend auf **erste Thrombosezeichen** zu achten wie:

- dumpfe, ziehende Schmerzen im ganzen Bein, häufig als „muskelkaterartige" Beschwerden in der Wade auftretend,
- auffällige Asymmetrie der Schwellung der Beine,
- deutliche Rötung bis Zyanose des Beines, oft verbunden mit Erwärmung, manchmal mit Fieber,
- manchmal oberflächlich lokale, prall gefüllte Venen – „Signalvenen" bzw. „Pratt-Warnvenen" über der Tibiakante und am Fußrücken,
- typische Schmerzpunkte durch Druck oder auch aktive und passive Funktionsprüfung, vor allem
  - Druckschmerzhaftigkeit der medialen Tibiakante (Meyer-Zeichen),
  - Druckschmerzhaftigkeit der Plantarmuskulatur der Fußinnenseite (Payr-Zeichen) und
  - tiefer Wadenschmerz bei Dorsalextension (Homans-Zeichen) (▶ Abschn. 18.2).

❗ Vorsicht

Besteht der Verdacht auf erste Thrombosezeichen, muss sofort der betreuende Arzt verständigt werden.

27.3.1 Manuelle Lymphdrainage: Behandlungssystematik beim Schwangerschaftsödem

Die Behandlungssystematik ist in ▣ Abb. 27.2 dargestellt.

Die Behandlung beginnt mit der **Halsregion** („Basisbehandlung"). Aufgrund der Entfernung zum eigentlichen Ödemgebiet liegt der Schwerpunkt auf den jugularen/zervikalen Lymphknotenketten sowie der Terminusregion.

Die sich daran anschließende Behandlung der **ventralen Thoraxregion** beschränkt sich auf die **Achselhöhle** und die **Flankenregion**. Damit wird das Ziel verfolgt, ein **„Zusatzabflussgebiet"** für die teilweise an der Leistenlymphknotenregion vorbeigeleitete Flüssigkeit zu schaffen.

27

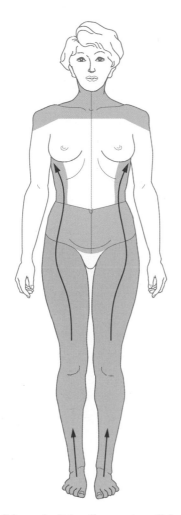

⬛ Abb. 27.2 Schema der Behandlungssystematik beim Schwangerschaftsödem im letzten Trimenon. Die nicht direkt von der Schwellung betroffenen Körpergebiete, die jedoch aus Entstauungsgründen mitbehandelt werden müssen (sog. „Ödemabflussgebiete" bzw. „Zusatzabflussgebiete"), sind blau markiert. Die eigentliche Ödemregion ist rot markiert. Die Pfeile zeigen die Arbeitsrichtung über das oberflächliche, epifasziale Lymphgefäßnetz an

Auf der **Bauchregion** werden Drehgriffe im Verlauf der **axilloinguinalen Anastomosen** ausgeführt, um zur **Achselhöhle** umzuleiten. Es versteht sich von selbst, dass alle Griffe, die in die Tiefe des Bauchraumes zielen, kontraindiziert sind.

Es erfolgt immer die Behandlung **beider Beine von ventral in einer Sitzung** mit dem Grundgriffeaufbau, der in ▶ Abschn. 3.7.6 beschrieben wird.

27.3.1.1 Behandlungsdauer und -frequenz

Die Notwendigkeit der Behandlung beider Beine in einer Sitzung ergibt eine Behandlungszeit von ca. 60 min. Es hat sich bewährt, die Behandlung mindestens 3-mal wöchentlich, wenn möglich auch öfter durchzuführen.

Literatur

Berg D (1990) Venopathie und Schwangerschaft. Lymphol XIV:47–48

Földi M, Kubik S (1993) Lehrbuch der Lymphologie, 3. Aufl. G. Fischer, Stuttgart

Herpertz U (2003) Ödeme und Lymphdrainage. Schattauer, Stuttgart

Karl C, Sohn CH, Kühlwein H (1994) Der Einfluß der Schwangerschaft auf das Beinvenensystem. Phlebol 23:180–185

Marshall M, Schwahn-Schreiber C (2006) Schwangerschaft und Varikose – häufig und wichtig, aber stiefmütterlich behandelt. Vasomed 18(3):101–105

Middeke M (1991) Wasser im Gewebe. Ursachen und Behandlung der Ödemkrankheiten. Trias Thieme Hippokrates Enke, Stuttgart

Lipohypertrophie vs. Lipödem

Günther Bringezu und Otto Schreiner

Inhaltsverzeichnis

© Springer-Verlag GmbH Deutschland, ein Teil von Springer Nature 2020
G. Bringezu, O. Schreiner (Hrsg.), *Lehrbuch der Entstauungstherapie*,
https://doi.org/10.1007/978-3-662-60576-9_28

Das Thema Lipödem, welches lange Zeit in der Medizin „nicht wahrgenommen“ wurde, war in den letzten Jahrzehnten immer wieder Gegenstand der Forschung und zahlreicher Veröffentlichungen (Herpertz 1995; Schuchhardt 2001; Lehnhardt et al. 2004; Schmeller et al. 2006; Frambach et al. 2016; Faerber 2017, 2019), die sich dieser Thematik besonders angenommen haben. Trotzdem sind noch nicht alle Fragen befriedigend geklärt, einschließlich einer einheitlichen Nomenklatur. Außerdem gibt es immer noch Stimmen, die dieses Krankheitsbild infrage stellen oder gar ablehnen (Bertsch und Erbacher 2016). So finden sich für das Lipödem immer noch Bezeichnungen wie:

- Lipalgie,
- Adiposalgie,
- Adipositas dolorosa,
- Lipomatosis dolorosa der Beine,
- Lipohypertrophia dolorosa,
- Lipohyperplasia dolorosa
- schmerzhaftes Säulenbein,
- Lipödem-Syndrom,
- schmerzhaftes Lipödem-Syndrom.
  (Aufzählung nach Meier-Vollrath et al. 2005 und Frambach et al. 2016).

28.1 Ätiopathophysiologie

Nach Herpertz (2004) und Frambach (2016) treten Lipödeme in etwa 99 % der Fälle bei Frauen auf (bei dem 1 % der betroffenen Männer kommt diese Symptomatik nur im Zusammenhang mit ausgeprägten androgenen Hormonstörungen mit Verschiebungen zur Östrogenbetonung vor). Davon zeigen sich 97 % der Fälle an der unteren Körperhälfte, beide Beine bevorzugt (66 %), manchmal auch unter Mitbeteiligung des Gesäßes und der Hüften. Herpertz differenziert zwischen der **Lipohypertrophie**, die im Gegensatz zu anderen Fettgewebsvermehrungen immer symmetrisch auftritt (◘ Tab. 28.1) und dem eigentlichen **Lipödem**. Dabei ist immer noch unklar, ob es sich bei beiden „Fettverteilungsstörungen“ um eine Hypertrophie oder um eine Hyperplasie der Fettzellen handelt oder um eine Kombination aus beiden.

Bei der **Lipohypertrophie** zeigt sich „lediglich“ die typische, symmetrisch dysproportionierte Fettverteilung zwischen der oberen und unteren Körperhälfte (◘ Abb. 28.1); diese ist nicht „abhungerungsfähig“ und wird zu diesem Zeitpunkt meist auch medizinisch noch nicht ernst genommen. Auch tritt sie **ohne** die für das Lipödem **typischen Leitsymptome** auf, wie

- ausgeprägtes Spannungsgefühl bis zum Schmerz bereits bei geringfügigen Berührungen oder Druck (Allodynie); wie so vieles bei diesem Krankheitsbild ist die Ätiologie der Allodynie bis heute nicht geklärt (Brenner 2017);
- Hämatomneigung bei geringsten Druckbelastungen und
- orthostatisch bedingte Wassereinlagerung.

Erst zu einem späteren Zeitpunkt (manchmal nach weiteren Jahren) ist bei einem Teil der Betroffenen mit Lipohypertrophie das „Vollbild“ des oben beschriebenen Lipödems erreicht, offenbar mit einem Maximum der Fälle im 3. und 4. Lebensjahrzehnt. Viele andere klinische Beobachtungen stellen darüber hinaus fest, dass ausgeprägte Hormonschwankungen bei dafür prädestinierten Frauen diese Symptomenkonstellation auslösen können, wie etwa der Verlauf der Pubertät, Schwangerschaften oder – in selteneren Fällen – auch der Beginn der Menopause!

Inwieweit bei all diesen Patientinnen eine genetische Disposition vorliegt ist ebenfalls nicht geklärt. Frambach et al. (2016) nehmen einen autosomal-dominanten Vererbungsgang mit Geschlechtslimitation an. So werden immer wieder Fälle mit familiärer Häufung beschrieben, aber auch immer wieder solche, die „spontan“ ohne bisherige familiäre Auffälligkeit auftreten.

◘ **Tab. 28.1** Einteilung der verschiedenen Formen der Fettgewebsvermehrung. (Mod. nach Herpertz 1995)

Bezeichnung	Pathologie	Typisches Auftreten
Lipom	Gutartige Fettgewebsgeschwulst	Lokal
Lipomatosis	Multipel auftretende Lipome	Ungleichmäßig verteilt
Adipositas	Weiche, generalisierte Fettgewebsvermehrung des ganzen Körpers, bevorzugt jedoch am Rumpf	Symmetrisch
Lipohypertrophie	Anlagebedingte Fettgewebsvermehrung der Extremitäten; Sonderform „Cellulite“ oder Reithosen-Adipositas	Symmetrisch
Lipödem	Ödematisiertes, schmerzhaftes Fettgewebe bei Lipohypertrophie	Symmetrisch

◘ Abb. 28.1 Typische Betonung der unteren Körperhälfte mit symmetrischer, sehr ausgeprägter Tendenz zum „Reithosenbein". Es handelt sich bei dieser jungen Frau jedoch bereits um ein beginnendes Lipödem, da die Knöchelregion deutliche Schwellungen aufweist (v. a. von dorsal sichtbar) und auch die Tendenz zu Hämatomen bereits vorhanden ist

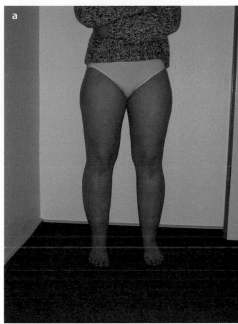
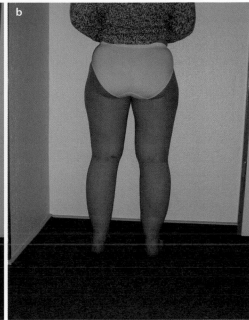

Typische klinische Zeichen des Lipödems

- Die Füße und Hände sind „fettfrei" und ödemfrei (mit der Ausnahme in einer Kombination mit **einem Lymphödem, also bei einem Lipo-Lymphödem**).
- Das Stemmer-Zeichen ist negativ (mit der Ausnahme in einer Kombination mit einem **Lymphödem, also wenn ein Lipo-Lymphödem** vorliegt).
- Nur geringfügige Dellenbildung.
- Auffälliges Taille-Hüft-Verhältnis von < 0,7/0,8
- Verhältnismäßig geringe Entstauungsergebnisse (im Vergleich zum Lymphödem) trotz intensiver kombinierter physikalischer Entstauungstherapie.
- Rezidivierendes Schwere- und Spannungsgefühl und tastbare „Prallheit" des Gewebes.
- Auffällige Druckempfindlichkeit bis zur Druckschmerzhaftigkeit bei niedrig dosiertem Tastbefund.
- Deutliche Neigung zur Hämatomentstehung bei geringsten Anlässen aufgrund einer Blutkapillarwandfragilität im Lipödemfettgewebe (Weissleder und Schuchhardt 2006).

Definition

Der „Normwert" des Taille-Hüfte-Verhältnisses bei Frauen liegt bei ca. 0,7. Da die Symptomatik des Lipödemes besonders die Hüftregion betont, der Körperstamm ab Taille jedoch „normal" bleibt, verringert sich automatisch der Quotient aus beiden Messwerten und grenzt so das Lipödem von der (Stamm-)Adipositas ab (Reich-Schupke et al. 2013).

■ Prognose

Ein typischer Verlauf kann nicht prognostiziert werden, die Symptomatik kann in einer „leichten Form" verharren, sich jedoch auch zu verschiedenen Schweregraden weiterentwickeln (folgende Einteilung nach Weissleder und Schuchhardt 2006 und Rapprich 2018).

Klinische Einteilung des Lipödem-Syndroms

- Stadium I: glatte Hautoberfläche, Tendenz der Reithosen- oder „Pumphosenform" (◘ Abb. 28.2 und 28.3a, c)
- Stadium II: Tendenz zur „feinknotigen" höckrigen Oberfläche (◘ Abb. 28.4)
- Stadium III: groblappige deformierende Ausprägung (◘ Abb. 28.5 und 28.7)

Hinweis

Das eigentliche orthostatische Ödem beim Lipödem geht im fortgeschrittenen Stadium nicht nur mit einer Wasseransammlung, sondern auch mit einer zunehmenden Erhöhung der lymphpflichtigen Eiweißlast einher, die dann zur Fibrosierung führt; es entsteht ein Lipo-Lymphödem mit typischen Lymphödem-Zeichen.

Trotzdem muss das Lipödem klar vom Lymphödem abgegrenzt werden (Rapprich 2018)!

In Anlehnung an die typischen Zeichen des Lipödems lassen sich im wesentlichen **drei Typen** unterscheiden (◘ Abb. 28.3):

28

Abb. 28.2 Bereits deutlich ausgeprägte Beinformveränderungen, deren „Lipödemcharakter" in der medialen Ansicht des distalen Unterschenkels und der Knöchel-Fußregion eindeutig sichtbar ist

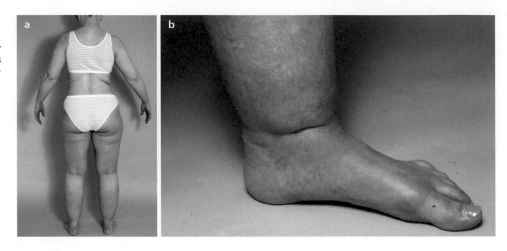

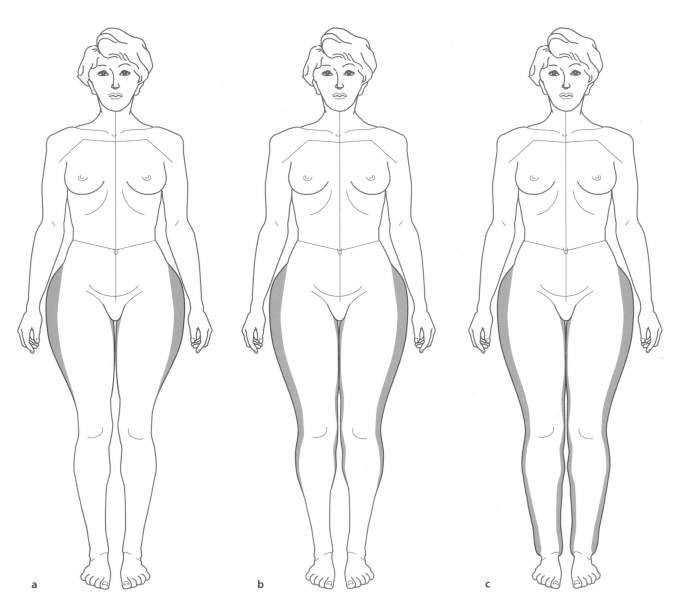

Abb. 28.3   a Oberschenkeltyp, **b** Unterschenkeltyp, **c** Knöcheltyp

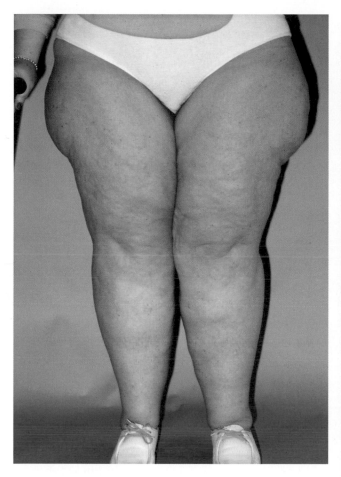

⬛ Abb. 28.4 Typische symmetrische Fettvermehrung mit besonders auffälliger Hüftbetonung

- Oberschenkeltyp oder auch „Reithosenbein",
- Unterschenkeltyp oder auch „Bundhosenbein" und
- Knöcheltyp oder auch „Pumphosenbein".

In seltenen Fällen tritt diese Fettverteilungsstörung auch an den Armen auf, wo sie entweder nur auf beide Oberarme lokalisiert ist – nach Herpertz der **Oberarmtyp** (⬛ Abb. 28.6) – oder aber die gesamten Arme umfasst – der **Unterarmtyp** –, wobei auch hier die Hände fettfrei sind.

Es ist bis heute nicht allgemein anerkannt, dass es sich beim Lipödem um eine Krankheit handelt (Bertsch und Erbacher 2016). In vielen Fällen wird das Erscheinungsbild mit einem ungezügelten Essverhalten und damit mit der Adipositas oder Obesitas, also der Fettleibigkeit, gleichgesetzt. Dagegen spricht jedoch – neben all den bisher aufgeführten, für eine Adipositas untypischen Zeichen –, dass sich diese Fettvermehrung der sonstigen Fettstoffwechsel-Steuerung des Organismus entzieht und die betroffenen Patientinnen trotz teilweise radikalen Hungerkuren im Bereich der betroffenen Areale nicht abnehmen (Gold 1996). Daraus resultiert ein langjähriger Leidensweg, der im Allgemeinen dazu

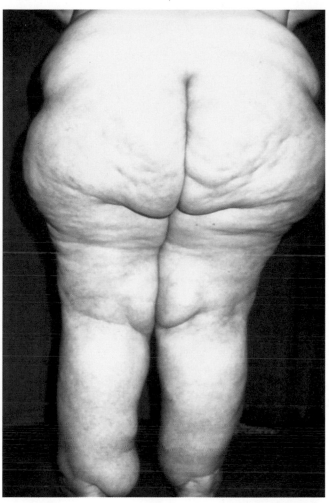

⬛ Abb. 28.5 Fortgeschrittenes Lipödem mit Betonung der Oberschenkelinnenseite, der Knieinnenseite und mit malleolären Fettmassen

führt, dass die betroffenen Frauen den frustrierenden Kampf gegen die ästhetisch äußerst unbefriedigende Formveränderungen aufgeben. Dies erklärt sicherlich, warum trotz eindeutiger Lipödem-Zeichen bei manchen Frauen gleichzeitig eine Adipositas vorliegt (⬛ Abb. 28.7). Sie ist das Ergebnis jahrelanger frustrierender Erfahrungen, nicht zuletzt durch die Erkenntnis, von allen als „willensschwach" und „essungezügelt" angesehen und geradezu stigmatisiert zu werden.

28.2 Therapiemöglichkeiten

Eine **medikamentöse Behandlung** beim Lipödem ist nicht bekannt bzw. nicht möglich. Von einer Behandlung mit Diuretika oder gar Abführmitteln, die manchmal empfohlen werden, ist unbedingt abzuraten (Weissleder und Schuchhardt 1997). Auch eine hormonelle Behandlung führt zu keinem gewünschten Ergebnis,

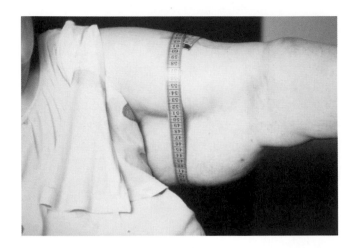

◘ Abb. 28.6   Lipödem des Oberarmtyps

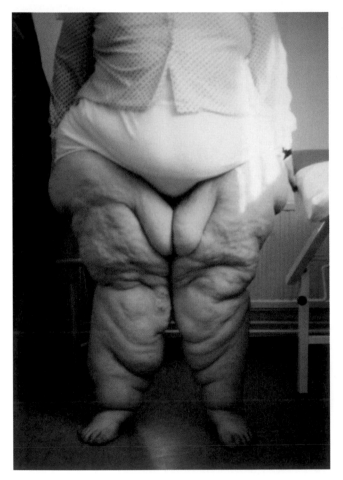

◘ Abb. 28.7   Fortgeschrittenes Lipo-Lymphödem bei gleichzeitiger Adipositas

d. h., selbst bei erkannten hormonellen Störungen verändert sich die Fettgewebsvermehrung durch Korrektur des Hormonhaushaltes nicht.

Bisher lautete die Maxime: **diätetische Maßnahmen** gegen das Lipödem seien nicht zielführend (Zürcher 1996). Faerber (2017) empfiehlt dagegen eine antiinflammatorische, ketogene Diät (= kohlenhydratlimitierte, protein- und energiebilanzierte, also fettreiche Form der diätetischen Ernährung) und schreibt dieser nicht nur bei der Adipositas sondern vor allem beim Lipödem eine besondere Wirksamkeit im Hinblick auf den Gesamtkomplex der Beschwerden zu. In jedem Fall jedoch ist anzuraten, zusätzliches Übergewicht zu vermeiden, um die damit verbundene fragliche Progredienz oder gar die Entwicklung einer lymphostatischen Komponente nicht zu begünstigen (Faerber 2019). Bei gleichzeitiger alimentärer (mit der Ernährung zusammenhängender) Adipositas ist aus dem gleichen Grund eine Reduktionskost angezeigt.

Auch **sportliche Betätigung** in Kombination mit reduzierter Kalorienzufuhr führt häufig zu keiner Reduktion dieser Fettgewebsvermehrung. In jedem Falle als prophylaktische Maßnahme gegen eine zusätzliche Adipositas ist eine ausreichende sportliche Betätigung in Verbindung mit einer entsprechenden Ernährung sinnvoll.

Die einzige Möglichkeit, in kurzer Zeit eine deutliche Verminderung der Fettansammlung zu erreichen, stellt die invasive Form mittels **Liposuktion** dar. Schätzungen der Vereinigung der Deutschen Ästhetisch-Plastischen Chirurgen zufolge handelt es sich dabei um Größenordnungen von 150.000–250.000 Liposuktionen jährlich in Deutschland. Während noch vor einigen Jahren dieser Eingriff als sehr bedenklich angesehen werden musste, scheinen die heute praktizierten Formen, sofern sie von versierten chirurgisch ausgebildeten Ärzten praktiziert werden, sowohl **risikoärmer als auch deutlich erfolgreicher** zu sein. Neuere Untersuchungen (Schmeller et al. 2006; Rapprich 2018) zeigen, dass die lange Zeit (1980er- und 1990er-Jahre) angenommene Gefahr, dass durch die Eingriffe irreversible Schäden am Lymphgefäßsystem entstehen könnten, heute als nahezu ausgeschlossen betrachtet werden können. Darüber hinaus gilt jedoch nach wie vor der Grundsatz, dass prinzipiell jeder chirurgische Eingriff immer auch die Gefahr von Risiken und Komplikationen mit sich bringt.

So stellt Lehnhard et al. in einer 2004 veröffentlichten Studie, die als retrospektive Analyse angelegt war und einen Zeitraum von 1998 bis 2002 umfasst (im deutschsprachigen Raum), bei 1150 rückgemeldeten Fällen 70 Fälle mit schweren Komplikationen (Nekrosen, Hohlorganperforationen, Lungenödem u. a. m.), darunter 19 Todesfälle, fest. Ein Hauptproblem scheint dabei zu sein, dass nicht wenige solcher Eingriffe ambulant durchgeführt werden und dabei noch zu große Mengen (bis zu 24 Liter!) abgesaugt werden. Durch solche großflächigen Operationen kann es offenbar zu großen subkutanen Wundflächen kommen, die bis zu einen halben Quadratmeter Größe betragen können! (Alle Angaben nach Lehnhardt et al. 2004.)

Schmeller und Meier-Vollrath (2006) empfehlen als Behandlungskonzept der Wahl eine Kombination aus konservativer, d. h. kombinierter physikalischer Entstauungstherapie mit dem Ziel der Ödembeseitigung und operativer Therapie zur Fettbeseitigung, wobei sie fordern, nicht mehr als maximal 4 Liter reines Fett pro Eingriff zu entfernen. Da jedoch auch durch eine Liposuktion die Ödemneigung nicht dauerhaft beseitigt werden kann, bleiben diese Patienten auch bei diesem Behandlungskonzept therapiebedürftig – mit kombinierter physikalischer Entstauungstherapie.

Ein weiterer Aspekt, unbedingt eine konsequente Behandlung durchzuführen, stellt die Prophylaxe von Gelenkspätkomplikationen dar (Stutz 2011). Die beschriebene Fetteinlagerung führt zu Haltungs- und Gangbildabweichungen (oft ausgeprägte X-Beinstellung) mit frühzeitigem Gelenkverschleiß.

Physiotherapeutische Maßnahmen sind in Form der kombinierten Entstauungstherapie angezeigt, die im Wesentlichen auf der Kombination von Kompressionstherapie, apparativer intermittierender Kompression und Manueller Lymphdrainage basiert.

28.3 Physiotherapie beim Lipödem

Die kombinierten Entstauungsmaßnahmen beim Lipödem haben folgende **Ziele**:

- Beseitigung der orthostatischen Wasseransammlung,
- Reduzierung der lymphpflichtigen Eiweißlast und dadurch insgesamt
- Verminderung des Spannungsschmerzes.

Prinzipiell lässt sich sagen, dass die Möglichkeit, mit Entstauungstherapie eine Ausweitung einer Lipohypertrophie zum Lipödem zu vermindern, lediglich im **komplikationslosen Anfangsstadium**, d. h. ohne begleitende Adipositas, als wirklich aussichtsreich angesehen werden kann. Erforderlich sind allerdings eine konsequente Durchführung der Kombination Manuelle Lymphdrainage und Kompressionstherapie sowie die Compliance der Patientin, d. h. das konsequente Tragen der Kompressionsstrumpfhosen bei gleichzeitiger disziplinierter Ernährung.

Im **fortgeschrittenen Stadium,** d. h. nach langjährigem Bestehen des Lipödemes und vor allem, wenn sich bereits eine lymphostatische Komponente dazugesellt hat, sind Ergebnisse in dieser Deutlichkeit nicht mehr zu erzielen.

Häufig wird die Kompressionsbandage wegen der Druckschmerzhaftigkeit anfänglich nicht toleriert. Hier muss dann selbstverständlich zunächst darauf verzichtet werden in der Hoffnung, dass sich mit Hilfe der Manuellen Lymphdrainage die zwischen den Fettläppchen eingelagerte Flüssigkeit verringern lässt und die Druckempfindlichkeit zurückgeht. Dann jedoch sollte mit der Kompressionsbandagierung begonnen werden.

28.3.1 Manuelle Lymphdrainage: Behandlungssystematik beim Lipödem der Beine

Die Behandlungssystematik ist in ◘ Abb. 28.8 dargestellt.

Die Behandlung beginnt mit der **Halsregion** („Basisbehandlung“).

Daran schließt sich die Behandlung der **Bauchregion** an. Ist die Behandlung der Bauchregion nicht möglich, empfiehlt es sich, über die Flankenregion in Richtung Achselhöhle zu entstauen und gleichzeitig über eine gezielte kostoabdominale Atembetonung die tiefen Lymphabflusswege indirekt zu erreichen.

Da das Lipödem symmetrisch auftritt, ist selbstverständlich die **Behandlung beider Beine von ventral** nötig. Dies kann jedoch meist nicht in einer Behandlungssitzung geschehen; aufgrund des Umfangs ergibt sich eine ähnliche abgestufte Behandlung, wie sie in ► Kap. 20 und 21 im Zusammenhang mit der Behandlung der Lymphödeme beschrieben wird. Aufgrund der häufig bestehenden Schmerzempfindlichkeit und der Neigung zu Hämatomen werden vorwiegend Grundgriffe ausgeführt. Nur im Ausnahmefall sind Ödemgriffe durchführbar. Dabei ist unbedingt die Schmerzgrenze zu beachten, weshalb vorwiegend die großflächigen Varianten eingesetzt werden können.

Der gleiche Behandlungsaufbau betrifft die **Körperrückseite**. Im täglichen Wechsel zwischen ventraler und dorsaler Körperseitenbehandlung erfolgt also auch hier **zunächst die Hals- und Bauchbehandlung** und anschließend **aus Bauchlage die Lenden- und Gesäßregion** sowie die **dorsale Beinbehandlung**.

28

■ **Abb. 28.8** Schema des Behandlungsumfanges beim Lipödem des Knöcheltyps. Die blauen Körperregionen stellen die sog. „Ödemabflussgebiete" dar, die roten Körperabschnitte die Schwerpunkt- und eigentliche Ödemregion

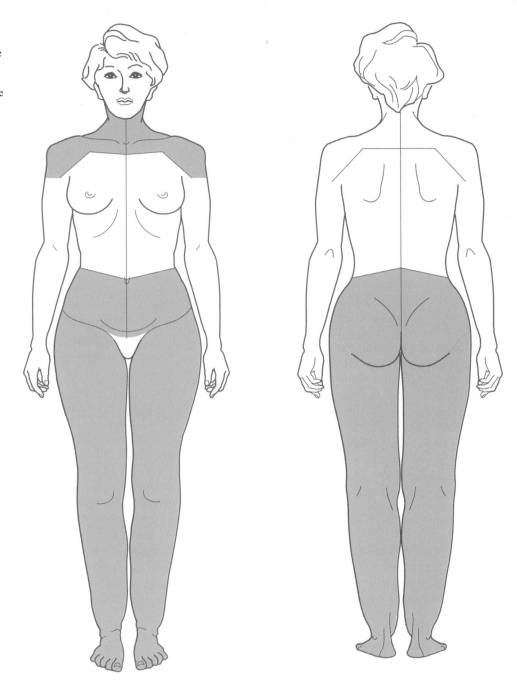

28.3.1.1 Behandlungsdauer und -frequenz

Aufgrund des Umfanges der Behandlung ergibt sich pro Sitzung eine Behandlungszeit von ca. 60 min. **Unter stationären Bedingungen** mit dem definierten Ziel einer möglichst großen Umfangsminderung ist eine **tägliche Behandlung** unumgänglich. In der Phase der Erhaltung eines durch stationären Aufenthalt erzielten Ergebnisses unter **ambulanten Bedingungen** sollte die Behandlung **mindestens 3-mal wöchentlich** durchgeführt werden.

Literatur

Bertsch T, Erbacher G (2016) Das Lipödem ist eine Ödemkrankheit…und die Erde ist eine Scheibe – Mythen zum Krankheitsbild Lipödem. Vasomed 30(6):268–272

Brenner E (2017) Wie kommt der Schmerz ins Lipödem? LymphForsch 21(1):40–47

Faerber G (2017) Antiinflammatorische Ernährung, was ist das und was bringt sie uns beim Lipödem. Vasomed 29(5):228–229

Faerber G (2019) Kontroverse Lipödem: Was ist sicher – oder ist etwas sicher? Vasomed 31(1):24–26

Frambach Y, Baumgartner A, Schmeller W (2016) Lipödem – eine „schwere" Diagnose? Vasomed 28(5):241–242

Gold R (1996) Das Lipödem – Krankheit oder Fehlanlage? Lymphol 20:73–75

Herpertz U (1995) Das Lipödem. Lymphol 19:1–7

Herpertz U (2004) Entstehungzeitpunkt von Lipödemen. LymphForsch 8(2):79–81

Lehnhardt M, Homann HH, Druecke D et al (2004) Liposuktion – kein Problem? LymphForsch 8(2):74–78

Meier-Vollrath I, Schneider W, Schmeller W (2005) Lipödem: Verbesserte Lebensqualität durch Therapiekombination. Dtsch Ärztebl 102(15):1061–1067

Rapprich S (2018) Lipödem/Lymphödem – Abgrenzung und Therapie. Vasomed 30(4):179–186

Reich-Schupke S, Altmeyer P, Stücker M (2013) Dicke Beine – nicht immer ist es ein Lipödem. vasomed 25(2):106–107

Schmeller W, Meier-Vollrath I (2006) Anmerkungen zur Therapie des Lipödems. LymphForsch 10(1):22–28

Schmeller W, Tronnier M, Kaiserling E (2006) Lymphgefäßschädigung durch Liposuktion? LymphForsch 10(2):80–84

Schuchhardt C (2001) Das „Lipödem-Syndrom" – neue Antworten auf alte Fragen? LymphForsch 5(2):68–70

Stutz J (2011) Liposuktion beim Lipödem zur Verhinderung von Gelenkspätkomplikationen. vasomed 23(1):2–6

Weissleder H, Schuchhardt C (1997) Erkrankungen des Lymphgefäßsystems, 2. Aufl. Kagerer Kommunikation, Bonn

Weissleder H, Schuchhardt C (2006) Erkrankungen des Lymphgefäßsystems, 4. Aufl. Viavital, Essen

Zürcher G (1996) Diätetische Behandlungsmöglichkeiten des Lipödems. Lymphol 20:76–78

Ödeme bei Erkrankungen des zentralen und peripheren Nervensystems

Harald Trettin und Otto Schreiner

Inhaltsverzeichnis

© Springer-Verlag GmbH Deutschland, ein Teil von Springer Nature 2020
G. Bringezu, O. Schreiner (Hrsg.), *Lehrbuch der Entstauungstherapie*,
https://doi.org/10.1007/978-3-662-60576-9_29

29.1 Ödeme bei Extremitätenlähmungen

H. Trettin

Sowohl bei schlaffen, als auch bei spastischen Lähmungen entwickeln sich sehr häufig ausgeprägte **Stauungsödeme**, die den weiteren klinischen Verlauf und die Rehabilitation stark beeinflussen. Das Ödem erschwert die Wiederherstellung der Funktion einer gestauten Gliedmaße, so z. B. das **Handödem bei Hemiparese** infolge eines Apoplexes oder einer **Armplexusparese**. Durch die Ödematisierung des Gewebes ist nicht nur die Funktion zusätzlich gestört; in ödematösen Extremitäten kommt es nicht selten auch zu trophischen Störungen bis hin zu Reflexdystrophien. Darüber hinaus droht ein anfänglich **lymphodynamisches Stauungsödem** mit ungenügender Rückbildungstendenz bei ausbleibender Behandlung in das Stadium der **lymphostatischen Dekompensation** überzugehen mit der Folge der Entwicklung einer **Gewebsfibrose.** Die Fibrose erfasst dann nicht nur das interstitielle lockere Bindegewebe, sondern auch die bindegewebigen Strukturen von Nerven- und Sehnenscheiden und der Muskulatur. Sehnen- und Muskelverkürzungen und Muskelkontrakturen bis hin zu irreversiblen Fehlstellungen der Gelenke sind die zu erwartenden Spätfolgen (◘ Abb. 29.1).

Bei Stauungsödemen im Zusammenhang mit Extremitätenlähmungen handelt es sich primär um ein **Überschuss-Ultrafiltrat**, das als Folge eines erhöhten hydrostatischen Drucks in der Kapillare entsteht. Dabei werden folgende Kräfte wirksam:

- Der hydrostatische Druck erhöht sich in den Venen einer gelähmten Gliedmaße durch die sich verstärkt auswirkende Schwerkraft. Dadurch erhöht sich der Wanddruck im venösen Schenkel der Kapillare; der Filtrationsdruck übersteigt die reabsorbierenden Kräfte an der Kapillare.
- Zudem erfolgt der Rückstrom des Blutes zum Herzen durch das Fehlen der Muskelpumpe rein passiv; der venöse Abstrom des Blutes aus der gestauten Extremität zum Herzen ist verlangsamt.
- Der Überschuss an Ultrafiltrat kann nur solange vom Lymphgefäßsystem abdrainiert werden, wie die Transportkapazität des Lymphgefäßsystems nicht überschritten wird.
- Trotz der Tatsache, dass das Lymphgefäßsystem bei einem Gewebestau seine Transportkapazität bis zum Zehnfachen steigern kann, kommt es zum sichtbaren peripheren, leicht eindrückbaren proteinarmen Ultrafiltrat-Überschussödem im Interstitium.
- Dieses kann man als lymphodynamisches Ödem bezeichnen, da es nicht als Folge einer Abflussstörung im Lymphgefäßsystem selbst, sondern durch Überschreiten der Transportkapazität des Lymphgefäßsystems entsteht (◘ Abb. 29.2).

Untersuchungen mittels der **Lymphszintigraphie** von Schütte et al. (1996) haben gezeigt, dass sich in einer ödematös gestauten gelähmten Extremität ein **gesteigerter Lymphabfluss** vollzieht. Es bestehen zum Teil sogar extreme Beschleunigungen des Transports im Gegensatz zum Lymphödem (primär oder sekundär), bei dem sich

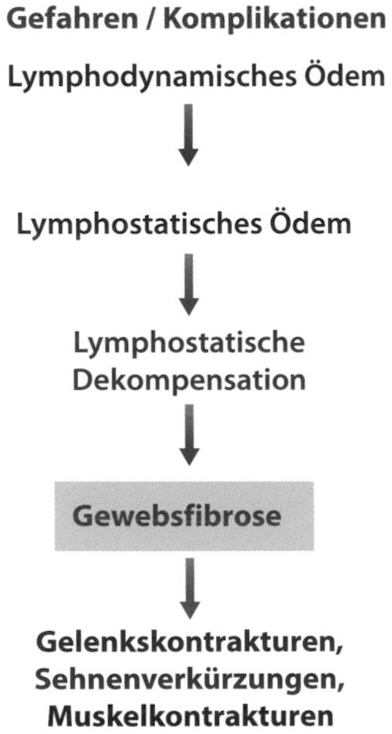

Gefahren / Komplikationen

Lymphodynamisches Ödem

↓

Lymphostatisches Ödem

↓

Lymphostatische Dekompensation

↓

Gewebsfibrose

↓

Gelenkskontrakturen, Sehnenverkürzungen, Muskelkontrakturen

◘ **Abb. 29.1**   Gefahren und Komplikationen

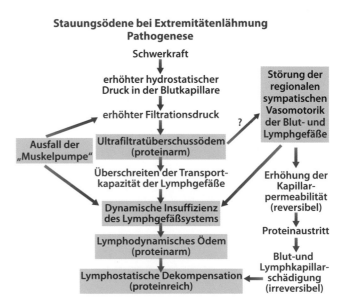

◘ **Abb. 29.2**   Stauungsödeme bei Extremitätenlähmung. Pathogenese

eine extreme Verlangsamung der Lymphströmung findet. Darüber hinaus lassen Messungen der Hauttemperatur und des Hautwiderstandes in gelähmten Gliedmaßen darauf schließen, dass auch Störungen der **sympathischen Innervation** zum Stauungsödem in gelähmten Gliedmaßen beitragen (Hutzschenreuter und Werner 1994). Dieses bestätigt die Beobachtungen von Davies (1995), die ebenfalls eine sympathische Komponente beschreibt. In späteren Phasen des Ödems, v. a. wenn nicht früh genug richtig behandelt wurde, lassen sich nach Davies (1995) sogar osteoporotische Veränderungen im Röntgenbild nachweisen. Insgesamt weist die Gesamtsymptomatik eine auffallende Ähnlichkeit mit der sympathischen Reflexdystrophie auf (◘ Abb. 29.2).

> **Hinweis**
>
> Heute nimmt man an, dass Ödeme in gelähmten Extremitäten nicht allein auf den erhöhten Filtrationsdruck (hydrostatisches Ödem) zurückzuführen sind, sondern zusätzlich durch eine wahrscheinlich eintretende Schädigung der Kapillarpermeabilität verstärkt werden. Die Schädigung entsteht durch eine Änderung des Gefäßtonus infolge einer Störung der Gefäßinnervation.

Dies würde auch erklären, weshalb bei einer ödematös gestauten gelähmten Extremität eine Behandlung allein mit Extremitätenhochlagerung und Bandagieren häufig nicht ausreicht, um die Entstehung einer lymphostatischen Dekompensation zu verhindern. Die Begründung liegt im gesteigerten Proteinaustritt aus der Kapillare. Die Konsequenz hieraus ist eine früh einsetzende **Komplexe Physikalische Entstauungstherapie** (KPE) der gelähmten Gliedmaße, die alle Komponenten wie

- Techniken der Manuellen Lymphdrainage,
- Kompressionsbehandlung und
- physiotherapeutische Maßnahmen, wenn möglich in der Bandage, mit einschließt.

29.2 Apoplexie und intrakranielle Blutungen

H. Trettin

> **Definition**
>
> Als „Apoplexie" oder „apoplektischer Insult" werden Krankheitsbilder mit plötzlich einsetzender zerebraler Ausfallsymptomatik wie Verlust der Sprache, Halbseitenlähmung oder Hirnnervenausfälle je nach Lokalisation des Insults bezeichnet.

In 80 % der Fälle handelt es sich um einen **ischämischen Insult** durch Gefäßverschluss, in 15–20 % der Fälle ist die Ursache eine Hirnblutung, in seltenen Fällen eine Hirnvenenthrombose. Nur bei Hirnblutungen entsteht intrakraniell eine größere Menge an **lymphpflichtiger Eiweißlast**. Diese führt zur **Hirnschwellung**, die noch längere Zeit als Ödem im Computertomogramm nachweisbar bleibt. Da im Bereich der Hirnblutung die Blut-Hirn-Schranke eröffnet wird, verteilt sich das Blut und damit die **lymphpflichtige Eiweißlast** im interstitiellen Hirngewebsraum. Weil das Hirnparenchym über keine eigene lymphatische Entsorgung verfügt, kann die Drainage der Lymphlast nur sehr langsam über prälymphatische Transportwege in den extrakraniellen Raum und damit in das Lymphabflusssystem des äußeren Schädels erfolgen. Dies geschieht über die intraadventitiellen **„Virchow-Robin'schen Räume"**, feinste Gewebespalten in der bindegewebigen Umhüllung der hirnversorgenden und -entsorgenden Blutgefäße, in denen lymphpflichtige Partikel aus dem Hirngewebe den Schädel verlassen und im Zervikalbereich von den blutgefäßeigenen Lymphgefäßen („vasa vasorum") in das extrakranielle lymphatische System abtransportiert werden (Földi und Kubik 1993; ◘ Abb. 29.3).

Ein weiterer Teil der Lymphlast im Gehirn wird von **einwandernden Makrophagen** aufgenommen. Bei der **Subarachnoidalblutung** erfolgt der Abtransport lymphpflichtiger Eiweißlast hingegen zum größten Teil über die Arachnoidalscheiden der Hirnnerven, hier vor allem über die Sehnerven (Nervi optici) in das Lymphgefäßnetz der Orbita und über die Arachnoidalscheiden der Riechnervenfasern in die Nasenschleimhaut. Ein Teil der im Liquor des Subarachnoidalraums verteilten Lymphlast wird auch über die Wurzelscheiden spinaler Nervenwurzeln in das epidurale Bindegewebe mit seinen zahlreichen Lymphgefäßen entsorgt.

> **Hinweis**
>
> Bei einer Hirnblutung können Blutabbauprodukte als lymphpflichtige Eiweißlast außer durch Makrophagen nur über die intraadventitiellen „Virchow-Robin'schen Räume" beseitigt werden. Bei der Subarachnoidalblutung erfolgt der Abtransport lymphpflichtiger Eiweißlast aus dem Liquorraum hauptsächlich über die Arachnoidalscheiden der Hirnnerven (Sehnerven, Riechnerven). Durch Manuelle Lymphdrainage des äußeren Schädels (einschließlich Mundinnendrainage!), sowie der Hals-Nackenregion kann dieser sehr langsame Prozess wesentlich beschleunigt werden.

Bei der **Hemiplegie** als Folge eines apoplektischen Insults findet sich ein charakteristisches Lähmungsmuster: die in der Regel armbetonte spastische Halbseitenläh-

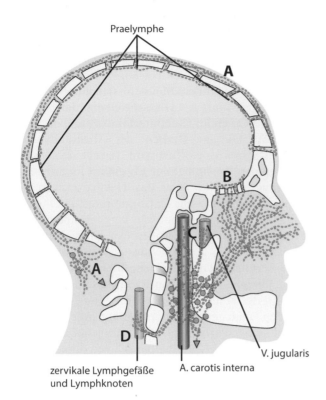

Praelymphe

A

B

C

A

D

V. jugularis

A. carotis interna

zervikale Lymphgefäße
und Lymphknoten

Abb. 29.3 Transportschema der lymphpflichtigen Last (Prälymphe) des Gehirns. **A** durch den Schädelknochen zur Kopfhaut über Kopfhautlymphgefäße zum „Okziput" – „Profundus". **B** über die Siebbeinplatte (Fila nervi olfactorii), Nasen-Rachenraum und Gaumenbögen mit Schleimhäuten zum „Profundus" (40 % der Prälymphe). **C** Abfluss der Virchow-Robin'schen Räume der großen Blutgefäße (A. carotis, V. jugularis, A. u. V. vertebralis, Hinterhauptsnerven) zum „Profundus".

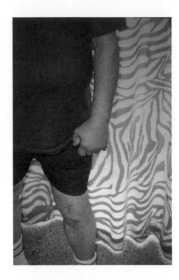

Abb. 29.4 Handrückenödem bei Halbseitenlähmung links

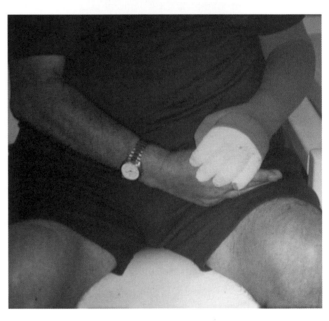

Abb. 29.5 Derselbe Patient wie Abb. 29.4 mit Bandagierung und Armstrumpf

29

mung. **Ödeme** treten an den gelähmten Extremitäten distal am Handrücken und an den Füßen zunächst als hydrostatische **Überlastungsödeme** auf (**◘** Abb. 29.4).

29.2.1 Indikation zur Behandlung mit MLD

Bei **hydrostatischen Überlastungsödemen** im Zusammenhang mit einer Hemiplegie kann das zunächst eiweißarme lymphodynamische Ödem in ein **lymphostatisches Ödem** übergehen. Dabei besteht die Gefahr einer **Gewebsfibrose** (**◘** Abb. 29.1). Daher ist die Manuelle Lymphdrainage immer dann angezeigt, wenn das Handrücken- oder Beinödem durch entsprechende Hochlagerung der Extremität oder durch aktiv/passives Üben im Rahmen der Physiotherapie ungenügend abfließt. Allerdings erschwert die nach der Lymphdrainage erforderliche Bandagierung der gelähmten Extremität wiederum oft die physiotherapeutische Übungsbehandlung und Ergotherapie, weshalb immer im Einzelfall über die erforderlichen Maßnahmen zu entscheiden ist (**◘** Abb. 29.5 und 29.6).

> **Hinweis**
>
> Im **Anfangsstadium** eines **lymphodynamischen Handrückenödems** hat sich das Überstreifen eines Armstrumpfes und eines Kompressionsstrumpfes sehr bewährt. Unter entsprechender Hochlagerung und Übung der Gliedmaße ist die Manuelle Lymphdrainage dann sogar oft entbehrlich.

Fließt das Ödem durch Lagerung und aktives/passives Üben allein nicht mehr genügend ab, ist auf jeden Fall eine Komplexe Physikalische Entstauungstherapie angezeigt, um den Übergang in die lymphostatische Dekompensation mit all ihren Konsequenzen zu verhindern. Die **Drainage**

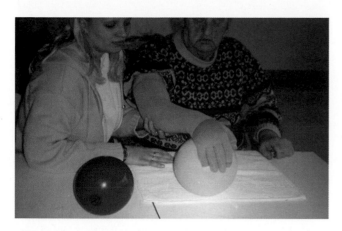

Abb. 29.6 Übungen in der Bandage bei Hemiparese rechts mit Stauungsödem der rechten Hand

der Stauungsödeme an den gelähmten Extremitäten ist auch für die weitere Behandlung des Patienten von großer Bedeutung, geht doch mit der Entödematisierung auch das unangenehme Schwellgefühl- oder ein schon eingetretener Spannungsschmerz- zurück. Die Hände lassen sich wieder besser feinmotorisch beüben; eine bleibende Funktionseinschränkung als Folge einer Gewebsfibrose mit Gelenkkontrakturen, Sehnenverkürzungen und Muskelkontrakturen wird verhindert (● Abb. 29.6). Auf weitere mögliche Komplikationen bei Hemiplegie, die bei rechtzeitigem Einsatz einer Behandlung mit MLD vermieden werden können, weist die folgende Übersicht hin.

Komplikationen bei Hemiplegie
Schmerzinduziert:
- Periathropathia humeroscapularis (PHS)
- Komplexes regionales Schmerzsyndrom (CRPS) (Reflexdystrophie)
  - Schulter-Hand-Syndrom
  - Sudeck der Hand (selten)
Durch Lymphrückstau:
- Karpaltunnel-Syndrom (Medianuskompressions-Syndrom)
- Chronische Tendopathien der Hand
- Muskelkontrakturen

29.3 Ödem bei Armplexusparese

H. Trettin

Bei der Armplexusparese sind in besonderem Maße die **Entstehungsbedingungen** für ein Ödem gegeben: Zum einen begünstigt der schlaffe Muskeltonus in Verbindung mit der Schwerkraft die Entstehung eines **hydrostatischen Überschussfiltrat-Ödems**, zum anderen führt die bei Armplexustraumen häufig gefundene Unterbre-

chung der sympathischen Gefäßinnervation zusätzlich nicht nur zu einer **Vasodilatation** mit **passiver Hyperämie** und dadurch verstärkter Filtration, was zum Ultrafiltrat-Überschussödem führt, sondern die Unterbrechung der sympathischen Gefäßinnervation führt auch zur **Lymphangioparalyse**, da auch die Lymphgefäße über sympathische Nervenfasern innerviert werden. Dies hat eine **Lymphostase** mit dadurch hervorgerufener **muraler Insuffizienz** (Undichtwerden der Gefäßwandmembran) mit dadurch bedingtem **Proteinaustritt** zur Folge. All diese Faktoren begünstigen die Entstehung einer **Gewebsfibrose** im gestauten Extremitätenabschnitt (● Abb. 29.7).

29.3.1 Verletzungsmuster obere und untere Armplexusparese

Bei der oberen Armplexusparese ist nur die Schultergürtelmuskulatur sowie die Oberarmbeugemuskulatur von der Parese betroffen, bei der unteren Armplexusparese sind es die distalen Muskelgruppen, welche die Hand motorisch versorgen, hier vor allem die Flexoren der Hand und der Finger. Sind alle Muskelgruppen von Schulter und Arm betroffen, spricht man von einer kompletten oder totalen Armplexusparese. Bei diesem Lähmungsbild, gekennzeichnet von einem hochgradigen Muskelschwund an Schultergürtel und Arm, wirken sich die Kräfte, die zum Flüssigkeitsrückstau an den distalen Extremitätenabschnitten führen, besonders stark aus. Bei Unterbrechung der sympathischen Gefäßinnervation ist die Haut kalt und zyanotisch und unbehandelt wird das Unterhautgewebe infolge der einsetzenden Fibrose ein fester Gewebepanzer mit Schrumpfungen an den Gelenkkapseln und Sehnen.

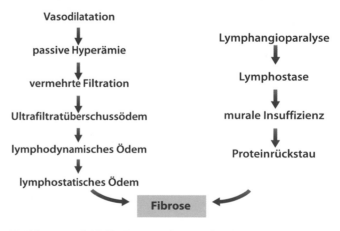

Abb. 29.7 Schlaffe Parese mit Unterbrechung der sympathischen Gefäßinnervation (Armplexus)

29.3.2 Indikation zur Behandlung mit MLD

Die **Indikation zu Behandlung** mit MLD ist auch und gerade bei Unterbrechung der sympathischen Gefäßinnervation im allerfrühesten Stadium gegeben. Mit der Grifftechnik der MLD werden nicht nur die passiv weitgestellten Blutgefäße in der terminalen Strombahn tonisiert, sondern es wird vor allem die Lymphangiomotorik angeregt und auf diese Weise der Ödementstehung mit all ihren Folgen entgegengewirkt. Das Vorgehen entspricht dem eines lymphodynamisch/lymphostatischen Armlymphödems.

29.4 Multiple Sklerose (MS)

H. Trettin

Die Multiple Sklerose ist eine der häufigsten neurologischen Erkrankungen und lässt sich wie folgt definieren:

> **Definition**
>
> Bei der **Multiplen Sklerose** (MS) oder **Encephalomyelitis disseminata** handelt es sich nach heutiger Erkenntnis um eine **autoimmunologisch vermittelte entzündliche Entmarkungserkrankung** des zentralen Nervensystems, die zum Untergang von Nervengewebe und zur Entstehung von Glianarben (daher „Sklerose" = Verhärtung) führt.

Als **Ursach**e gilt heute eine Autoimmunerkrankung des zentralen Nervensystems als gesichert, wobei körpereigenes Nervengewebe durch eine entzündliche Immunreaktion angegriffen wird. **Pathologisch-anatomisch** zeichnet sich die Erkrankung durch „disseminierte", d. h. zerstreut liegende Entmarkungsherde in der weißen Hirn- und Rückenmarkssubstanz aus mit vaskulären entzündlichen Infiltraten, die später sklerosieren („Multiple Sklerose"). Solche disseminierten Entmarkungsherde im Hirn- und Rückenmark lassen sich heutzutage sehr eindrucksvoll mit der Kernspintomographie nachweisen. Die **klinische Symptomatik** ist entsprechend der ganz unterschiedlichen Lokalisation der Entmarkungsherde von unterschiedlichen neurologischen Ausfällen gekennzeichnet. Charakteristische klinische Bilder der MS sind jedoch die
- spastische Paraparese der Beine,
- neurogene Blasen-Mastdarmlähmung,
- Sehstörungen infolge von Entzündungsherden am Sehnerven.

Der **akute Krankheitsschub** wird üblicherweise mit Kortison behandelt, was durch die entzündungshemmende und entödematisierende Wirkung des Kortisons häufig zur Rückbildung der neurologischen Ausfälle führt. Sofern bereits ein Zerfall der Markscheiden der Nervenbahnen mit Untergang der Axone eingetreten ist, ist eine Rückbildung und damit eine Wiederherstellung nicht mehr möglich.

Die **Physiotherapie** und die **Ergotherapie** stehen im Vordergrund. Mit **Manueller Lymphdrainage der Kopfregion** einschließlich Mundinnendrainage können einige Symptome, wie Sehstörungen, anhaltender Kopfdruck bzw. Kopfschmerzen (ein sehr häufiges Symptom!) oder Hirnnervenstörungen wie Gesichtslähmungen, gebessert werden.

Bei der **Neuritis nervi optici** (Retrobulbärneuritis) besteht ein Ödem in der Sehnervenscheide, das mit manueller Lymphdrainage des periorbitalen Gesichtsraums schneller prälymphatisch in die Orbitahöhle und damit in den extrakraniellen lymphatischen Raum entsorgt wird, als dies bei einem spontanen Verlauf möglich ist. Die gleichen Wirkmechanismen sind auch bei der lymphatischen Entsorgung über die Arachnoidalscheiden der übrigen Hirnnerven von Bedeutung. Die Vorgehensweise bei der Behandlung mit MLD folgt dem üblichen Schema der Kopf- und Gesichtsbehandlung mit Beginn am „Terminus" und schrittweisem Aufbau mit Behandlungsschwerpunkten in der Augen- und Gaumen-Rachen-Region (mit Mundinnendrainage) insbesondere bei Retrobulbärneuritis. Sehr intensiv sind die Lymphabflussbahnen des Halses zu drainieren.

29.5 Physiotherapie bei Ödemen aufgrund zentraler Paresen – ein Diskussionsbeitrag

O. Schreiner

Betrachtet man den allgemein gültigen physiotherapeutischen Behandlungsplan für Patienten mit zentralen Paresen (Liebenstund 1998), wird deutlich, dass ungeachtet der Ursache und des Ausmaßes immer auch Maßnahmen vorgesehen sind, die sich **rückstromfördernd** auswirken – auch wenn dies nicht immer das primäre Behandlungsziel ist, beispielsweise bei
- vielen atemtherapeutischen Techniken,
- vielen Lagerungstechniken und
- prophylaktischen Maßnahmen wie
  - aktive und/oder passive Thrombose-, Kontraktur- und Atrophieprophylaxe,
  - Wickelung der Beine vor dem Sitz/Stand an der Bettkante im Zuge der Thrombose- und Embolieprophylaxe sowie
  - generell bei allen aktiven Maßnahmen im Zuge der Anregung/Anbahnung der Willkürmotorik, der Förderung selektiver Bewegungen, der Verbesserung der Koordination etc.

Die folgenden Ausführungen betreffen die Situation der Hemiplegie nach apoplektischem Insult und sind stellvertretend für andere zentrale Paresen zu verstehen.

29.5.1 Atemtherapeutische Maßnahmen

Maßnahmen, die zur Vertiefung der Atmung führen wie
- die gezielte Atemlenkung und Atemschulung bei ansprechbaren Patienten oder
- passive, atemfördernde und sekretlösende Maßnahmen bei nichtansprechbaren Patienten

wirken sich auch immer auf die venöse und lymphatische Rückströmung aus (▶ Kap. 7).

29.5.2 Lagerungstechniken

Eine ebenfalls „sekundär-rückstromfördernde" Maßnahme stellen **viele Lagerungstechniken** dar, die zwar häufig in erster Linie pathologischen Reflexaktivitäten entgegenwirken sollen, aber zumindest bei liegenden Patienten meist allen abstromverbessernden Kriterien entsprechen (▶ Kap. 8).

Mehr oder weniger geringgradige periphere Schwellungen **in den frühen Phasen** nach einem apoplektischen Insult oder einem Schädel-Hirn-Trauma sind durch mangelnden Muskeltonus erklärbar und können zu diesem Zeitpunkt auch noch als „lymphodynamisch" aufgefasst werden. Die gute Ansprechbarkeit solcher Schwellungen erklärt sich daher quasi „stillschweigend" durch die entsprechenden (Hoch-)Lagerungen, sodass die Schwellungen im Allgemeinen auch kein größeres therapeutisches Problem darstellen.

Anders verhält es sich dagegen bei Patienten **in späteren Phasen**, die sich im Zuge der Rehabilitation in einer Art „Zwischenphase" befinden und einen mehr oder weniger normalen alltäglichen Aktionsradius noch nicht wieder aktiv bewältigen können, sondern häufig oder gar dauerhaft im Rollstuhl sitzen müssen. Hier entspricht die Haltung/Lagerung meist nicht mehr den rückstromgünstigen Schwerkrafteinflüssen, die in der Hochlagerung aus der liegenden Position gegeben sind. Es ist auffällig, dass gerade in späteren Phasen der zentralen Paresen mit mehr oder weniger ausgeprägter willkürlicher und unwillkürlicher Muskelaktivität vermehrt Ödeme auftreten, die sich dann jedoch nicht alleine durch Hochlagerung vermindern lassen.

Laut Davies (2001) tritt das sog. „Schulter-Hand-Syndrom" mit Ödembildung und oft ausgeprägter Schmerzhaftigkeit in 66 % der Fälle zwischen dem ersten und dritten Monat nach Beginn der Hemiplegie auf, also zu einem Zeitpunkt, zu dem sich die Patienten meist nicht mehr in intensiver Überwachung bzw. Pflege auf

entsprechenden Stationen befinden. Sie werden dann entweder auf einer neurologisch/internistischen Station oder bereits auf Rehabilitationsstationen behandelt und haben wieder einen gewissen Grad an Selbstständigkeit erreicht – jedoch nur im Vergleich zur anfänglichen Hilflosigkeit der Intensivpflegephase! Die Entstehung eines „Schulter-Hand-Syndroms" ist dann wahrscheinlich durch die nachlassende Umlagerungsfrequenz der weiterhin bettlägerigen Patienten bzw. durch manchmal stundenlanges Sitzen im Rollstuhl (wobei gerade der Arm und natürlich auch die Hand schlecht gelagert sind) zu erklären.

Hemiplegische Patienten vernachlässigen die betroffene Seite oft selbst und nehmen nicht wahr, dass z. B. die Hand in unphysiologischer Stellung herabhängt. Pflegepersonal, Therapeuten und auch die Angehörigen (!) sollten dies bedenken und durch geeignete Maßnahmen wie Schienen, Rollstuhltische etc. entgegenwirken (weitere Komplikationen bei Hemiplegie ▶ Abschn. 29.3).

> **❗ Vorsicht**
>
> Bei hemiplegischen Patienten sollte der Arm keinesfalls längere Zeit seitlich herabhängen, und Handgelenk und Finger sollten sich nicht in ständiger Flexionsstellung befinden. Dies führt sowohl venös als auch lymphatisch zur Abflussbehinderung – ganz davon abgesehen, dass so das pathologische Muster verstärkt wird!

Neben anderen rückstromfördernden Lagerungsmaßnahmen für den gesamten Arm, der sich, wann immer möglich, über Herzniveau befinden sollte, empfiehlt Davies das Anfertigen von Handgelenkschienen, die die Handgelenke in genügender Dorsalextension halten.

Die Aspekte der Kompression und der Manuellen Lymphdrainage, die mit der Lagerung kombiniert werden sollten, werden in den folgenden Abschnitten erläutert.

29.5.3 Aktive und/oder passive Gelenkbewegungen

In der **frühen Phase** fördern passives Durchbewegen und/oder aktiv/passive Bewegungen zur Atrophieprophylaxe und als früher Stimulus natürlich auch den Rückfluss, da die Muskel- und Gelenkpumpe betätigt wird. Eine positive Wirkung ergibt sich auch dadurch, dass die Maßnahmen überwiegend im Liegen ausgeführt werden: Durch das Druckgefälle von peripher nach zentral sind die Voraussetzungen für den Rückfluss günstig.

Einen guten rückstromfördernden Nebeneffekt haben auch Maßnahmen wie das Vertikalisieren mit Hilfe eines Stehbretts zur propriozeptiven Stimulation und Übungen im Sitz/Stand an der Bettkante. Diese Aktivitäten erfordern immer Fußsohlenkontakt. Gleichzeitig sind dabei die Beine gewickelt. Welche Mechanismen dabei auf die Gefäße wirken, wird in ▶ Kap. 5 ausführlich beschrieben.

In den **späteren Phasen** der Rehabilitation mit überwiegend aktiven Bewegungsübungen reicht der Einsatz der Muskel- und Gelenkpumpe meist aus, um Schwellungen zu vermeiden bzw. zu beseitigen. Diesen Bewegungsabläufen, die unter neurophysiologisch funktionellen Gesichtspunkten forciert werden, liegen die PNF-Muster zugrunde, die als optimal rückstromfördernd anzusehen sind (▶ Kap. 5).

Wirklich problematisch ist auch hier die **Phase der relativen Immobilisation**, die „Rollstuhlphase", die entweder eine Zwischenphase bis zur mehr oder weniger weitgehenden Unabhängigkeit und Rehabilitation oder die „Endphase" darstellt. Es gelten die im ▶ Abschn. 29.5.2 genannten Aspekte zu prophylaktischen und therapeutischen Maßnahmen.

In der Phase der relativen Immobilisation ist häufig ein Ödemstadium erreicht, das nicht mehr nur als „klassisch lymphodynamisch" bezeichnet werden kann. Das Ödem weist allmählich auch Zeichen von Gewebsverhärtungen auf, was auf lymphostatische Komponenten schließen lässt. Daher ist in diesem Zusammenhang die Rolle der Manuellen Lymphdrainage und/oder der Kompression zu diskutieren.

29.5.4 Kompressionstherapie

Auch die Kompressionstherapie wird bei Patienten mit zentralen Paresen bereits in der **frühen Phase** eingesetzt, ohne dass sie vorrangig auf eine Schwellungsverringerung abzielt. Im Vordergrund stehen die **Thrombose-/Embolieprophylaxe** und, wenn Patienten aus der Phase der Immobilisation mobilisiert werden und dazu das Bett verlassen, die **Kreislaufprophylaxe**. Gerade beim Aufstehen nach Immobilisation besteht ansonsten die Gefahr, dass die Blutsäule nach der Umlagerung aus der Horizontalen in die Vertikale regelrecht „versackt" (▶ Kap. 8).

> **Hinweis**
>
> In der **frühen Phase** reichen Kompressionsmaßnahmen in Kombination mit aktiven und aktiv/passiven Bewegungen häufig aus, um die Entstehung von Ödemen zu verhindern bzw. um bestehende Schwellungen zu mindern.

Bei manifesten Schwellungen in der **späteren Phase** zielt die Kompressionstherapie vorrangig darauf ab, die Schwellungen zu mindern. Für **Ausmaß, Zeitpunkt und**

Dauer der Kompression sind vor allem folgende Faktoren entscheidend:

- Ausmaß und Lokalisation der Schwellung (Begrenzung auf die distalsten Abschnitte, z. B. auf die Finger, oder Ausdehnung auf die Hand bzw. auf die gesamte Fuß-/Unterschenkelregion?),
- zeitliches Auftreten (nur zeitweise oder dauerhaft?),
- Schmerzhaftigkeit (Schwellung in Verbindung mit Schmerzen – vergleichbar mit Sudeck-Symptomatik – oder schmerzfrei?),
- Rehabilitationsgrad des Patienten, d. h.
  - Ausmaß und Qualität der willkürlichen Bewegungsabläufe,
  - Qualität der selektiven und feinmotorischen Bewegungen (Fortschritte in der Bewegung oder überwiegend Massenbewegungen mit vorrangig kompensierten Bewegungsabläufen?),
  - Ausmaß der pathologischen Muster mit Neigung zur Spastik, die möglicherweise durch geringfügige Stimuli ausgelöst wird.

Diese Aspekte sind deshalb von großer Bedeutung, weil hier noch sorgfältiger als bei Patienten mit anderen Schwellungsursachen abzuwägen ist,

- ob die Kompressionsmaßnahme und die damit verbundene Schwellungsminderung eine bessere Beweglichkeit bringen oder
- ob die angewandte Kompressionsmethode die Beweglichkeit noch stärker einschränkt oder gar verschlechtert und
- in welchem Bezug die Kompression zum generellen Ziel therapeutischer Maßnahmen steht.

Evidenzbasierte Praxis
Weit reichende Praxiserfahrungen oder gar wissenschaftlich begründete Vorgehensweisen gibt es in diesem Bereich bisher nicht.

Es ist jedoch unbestritten, dass Schwellungen die Weichteildehnbarkeit (vor allem der Haut) einschränken und die Tiefensensibilität vermindern und dadurch die Gelenkbewegungen reduzieren.

Kompressionsmaßnahmen sind immer dann sinnvoll, wenn sich durch eine Schwellungsminderung eine bessere propriozeptive Leistung – gezielte/bewusstere Bewegungsabläufe und weniger Kompensation über Massenbewegung (d. h. mehr selektive Bewegungsabläufe) – erzielen lässt.

Wie die Kompression aussehen kann, wann sie ansetzen sollte und wie lange sie aufrechterhalten werden sollte, wird im Folgenden erläutert.

29.5.4.1 Methoden, Dauer und Zeitpunkt der Kompression

„Out" ist unserer Meinung nach die Methode des „Wrapping", d. h. das Auswickeln geschwollener Finger bzw. der ganzen Hand mit dünnen Bindfäden. Heute gibt es ein breites Sortiment an komprimierenden Materialien (▶ Kap. 4). Wir empfehlen **schmale Binden**, wie z. B. Mullbinden, die sich sogar bei hartnäckigen und schwer zu behandelnden Lymphödemen an den Fingern bewährt haben. Empfehlenswert ist außerdem die Anfertigung von **Maßkompressionshandschuhen** der Klasse I oder II, die sich heute selbst in Flachstricktechnik **nahtlos** herstellen lassen (▶ Abschn. 4.5). Sie haben den Vorteil, dass der Patient sie jederzeit an- und ausziehen kann.

Eine Bandagierung mit **Kurzzugbinden** ist bei **Schwellungen der Hand** lediglich in Verbindung mit Dorsalextensionsschienen sinnvoll. Kurzzugbinden allein würden den Mittelhandbereich unphysiologisch komprimieren; durch die Schienen erfolgt quasi eine volare Auspolsterung (▶ Kap. 4).

Für den **Fuß-/Unterschenkelbereich** sind Kurzzugbinden dagegen immer empfehlenswert. So kann man gleichzeitig der Tendenz des Fußes, in Richtung Inversionsstellung auszuweichen, entgegenwirken. Dies kann zumindest in der Rehabilitationsphase sinnvoll sein, wenn der Patient noch keine Kontrolle über die aktive Fußhebung hat bzw. die Kontrolle darüber vermutlich nicht mehr erlangen wird.

Erfolg versprechend sind auch **Kompressionsschlauchverbände** (▶ Kap. 4). Da sie in allen benötigten Durchmessern erhältlich sind und auf jede beliebige Länge abgeschnitten werden können, lässt sich durch Übereinanderziehen verschieden langer Schlauchteile mit unterschiedlichem Durchmesser eine gut abgestufte Kompression erreichen. Diese Methode hat zudem die Vorteile, dass der Verband jederzeit angefertigt bzw. erneuert werden kann, dass er auf die aktuellen Bedürfnisse abgestimmt ist und dass der Patient meist gut damit zurechtkommt. Darüber hinaus ist diese Form i. d. R. kostengünstiger als Maßkompressionsstrümpfe und schneller verfügbar.

Die **Dauer der Kompression** ist relativ einfach zu bestimmen: so lange Schwellungen vorhanden sind so oft und so lange wie möglich.

Der **Zeitpunkt der Kompression** richtet sich danach, ob die Bandage nur bis kurz vor den Termin zur Physiotherapie getragen werden soll, um den schwellungsmindernden Effekt für eine bessere Gelenkbeweglichkeit zu nutzen, oder ob die Bandage auch während der Bewegungstherapie sinnvoll ist, um die Kompressionswirkung durch die Muskel- und Gelenkpumpe zu verstärken. Ausschlaggebend sind hier der Befund und das Ziel des jeweiligen Behandlungstermins.

- Wird überwiegend vom Rumpf aus gearbeitet (Rumpfrotationen, reflexhemmende Körperhaltungen und -lagerungen etc.), kann eine Kompression peripher evtl. verbleiben.
- Der Nachteil besteht darin, dass die Bandage die visuelle Kontrolle der peripheren Reaktionen erschwert!

- Stehen dagegen die Arbeit mit Stützreaktionen, das reaktive Schrittauslösen, oder gar speziell die Anregung der Oberflächensensibilität im Vordergrund, stört die Kompression erheblich.

Für die Ergotherapie treffen prinzipiell vergleichbare Überlegungen zu.

29.5.5 Manuelle Lymphdrainage

> **Hinweis**
>
> Lymphszintigraphische Untersuchungen (Werner et al. 1992; Schütte et al. 1996) weisen darauf hin, dass der **Lymphfluss** in hemiplegisch gelähmten Armen mit Schwellungen der Finger und der Hand **deutlich gesteigert** ist.

Es handelt sich hier also nicht um eine lymphostatische Insuffizienz, sondern um eine Steigerung des Lymphzeitvolumens im Rahmen der Reservekapazität. Die Autoren der Studien vermuten als **Ödemursache** multifaktorielle Mechanismen wie eine gestörte sympathische Gefäßinnervation mit Veränderung der Filtrationsmechanismen und möglicherweise eine Schädigung der Gefäße der Mikrozirkulation einschließlich einer gestörten Rückresorption aufgrund des entgleisten Gefäßtonus (◨ Abb. 29.2). Zudem drohen möglicherweise Störungen bis hin zur Reflexdystrophie. Dies deckt sich mit den Beobachtungen von Davies (1995). Die Autoren kommen dann zu dem Schluss, dass Manuelle Lymphdrainage von den Patienten zwar als angenehm empfunden würde, die Ödeme aber dadurch nicht dauerhaft zu beseitigen wären. Ist die Manuelle Lymphdrainage also bei diesen Patienten überflüssig?

29.5.5.1 Ziele

Die Entstauungstherapie und hier speziell die Manuelle Lymphdrainage will bei Ödemen aufgrund zentraler Paresen

- die Schwellung durch Verteilung der lokalen Ödemansammlung auf eine größere Resorptionsfläche vermindern (hier ist natürlich der Stellenwert ein anderer als bei Lymphödemen!),
- durch die Verminderung der Gewebespannung die Gelenkbeweglichkeit verbessern,
- die Oberflächen- und Tiefensensibilität verbessern und damit die selektiven Bewegungsmöglichkeiten verbessern,
- die gestörte Gefäßinnervation verbessern und damit trophischen Störungen vorbeugen (Werner et al. 1992 zeigen, dass dies sehr gut möglich ist!) und
- Schmerzen mindern.

Damit stellt sich auch hier die Frage nach dem Zeitpunkt der Anwendung.

29.5.5.2 Zeitpunkt der Anwendung

Um die genannten Effekte nutzen zu können, sollte eine Schwellungsverminderung unmittelbar vor der Physiotherapie oder auch in deren Verlauf – nach den einleitenden Mobilisationen vom Rumpf her – durchgeführt werden.

29.5.5.3 Behandlungssystematik bei Ödemen aufgrund zentraler Paresen

■ **Schulter-Hand-Syndrom**

Begonnen wird mit der **Behandlung der Halsregion**; evtl. können vorher noch die zentralen Schlüsselpunkte behandelt werden. Die bilaterale Ausführung der Griffe an der Halsregion entspricht den neurophysiologisch-therapeutischen Forderungen nach Symmetrie in der Behandlung. Bei Anzeichen für eine taktile Reizüberflutung ist diese Vorgehensweise nicht angebracht.

Auch die anschließende **Armbehandlung** (ausschließlich Grundgriffe, ► Kap. 3) wird entweder zunächst komplett ausgeführt oder quasi abschnittsweise in die physiotherapeutische Vorgehensweise am Arm integriert. Der Ablauf folgt auch hier neurophysiologischen Prinzipien: Die Behandlung wird von proximal nach distal aufgebaut.

■ **Ödeme an den Beine**

Die **Halsbehandlung** erfolgt nach den gleichen Prinzipien wie beim „Schulter-Hand-Syndrom". Inwieweit eine **Bauchbehandlung** nötig ist, hängt nicht zuletzt von der allgemeinen Situation des Patienten ab. Prinzipiell sind beispielsweise Obstipationsbeschwerden als störender Einfluss zu betrachten, den es zu beseitigen gilt. Die Griffe der Manuellen Lymphdrainage sind gerade bei Patienten mit zentralen Paresen und Neigung zur Spastik ideal geeignet, da sie optimal wirken und keine störenden Nebeneffekte haben.

Eine **Bauchtiefdrainage** ist frühestens dann angezeigt, wenn eine aktive symmetrische Atembewegung vorhanden ist.

An die Bauchbehandlung schließen sich die **Grundgriffabläufe** für die **ventrale Beinseite** an (► Kap. 3).

29.5.5.4 Behandlungsdauer und -frequenz

> **Indikation**
>
> Die Manuelle Lymphdrainage sollte so lange ausgeführt werden, wie Schwellungen vorhanden sind.

Beim **Schulter-Hand-Syndrom** beträgt die gesamte Behandlungsdauer maximal **30 Minuten**, wenn die Behandlung vor dem aktiven Programm durchgeführt wird. Integriert man die Manuelle Lymphdrainage in das aktive bzw. aktiv/passive Programm, variiert die Behandlungszeit **zwischen 20 und 30 Minuten**.

Bei Ödemen an den Beinen ist eine Behandlungszeit von **40–45 Minuten** zu veranschlagen, vor allem dann, wenn eine Kolonbehandlung nötig ist. Integriert in das aktive bzw. aktiv/passive Programm, variiert die Behandlungszeit zwischen 30 und 45 Minuten.

Literatur

Davies PM (1995) Hemiplegie. Springer, Berlin/Heidelberg

Davies PM (2001) Das „Schulter-Hand-Syndrom". In: Davies PM (Hrsg) Hemiplegie, 2., vollständig überarbeitete Aufl. Springer, Berlin/Heidelberg/New York/Tokyo, S 432–454

Földi M, Kubik S (1993) Lehrbuch der Lymphologie, 3. Aufl. G. Fischer, Stuttgart

Hutzschenreuter P, Werner GT (1994) Manuelle Lymphdrainage beim Inaktivitätsödem bei schlaffer Parese der Arme. Schriftreihe „Manuelle Lymphdrainage nach Dr. Vodder", Bd 4. Karl F. Haug Verlag Heidelberg

Liebenstund J (1998) Physiotherapie in der Neurologie. In: Hüter-Becker A, Schewe H, Heipertz W (Hrsg) Physiotherapie. Neurologie/Psychiatrie (Lehrbuch in 14 Bänden), Bd 11. Thieme, Stuttgart

Schütte B, Gerhards W, Werner GT (1996) Zur Ursache von Ödemen in gelähmten Extremitäten – eine lymphszintigraphische Untersuchung. Phys Rehab Kur Med 6:196–198

Werner GT, Gerhards W, Goede G, Schütte B (1992) Stellenwert der manuellen Lymphdrainage bei der klinischen Rehabilitation von Patienten mit Schlaganfall und Schädel-Hirn-Verletzung. In: Jahresband Lymphologica. Kager Kommunikation, Bonn, S S 87–S 89

Weitere Indikationen für die Manuelle Lymphdrainage

Inhaltsverzeichnis

Manuelle Lymphdrainage zur Behandlung verschiedener Kopfschmerzsyndrome

Günther Bringezu und Harald Trettin

Inhaltsverzeichnis

© Springer-Verlag GmbH Deutschland, ein Teil von Springer Nature 2020
G. Bringezu, O. Schreiner (Hrsg.), *Lehrbuch der Entstauungstherapie*,
https://doi.org/10.1007/978-3-662-60576-9_30

30.1 Der schmerzlindernde Effekt der Manuellen Lymphdrainage

Klinisch-empirisch ist der ausgeprägte sedierende und vagotonisierende Effekt der Manuellen Lymphdrainagebehandlung seit langer Zeit bekannt. Dieser Effekt wird allgemein durch die Aktivierung von Zuwendereflexen erklärt, die durch die rhythmische Erregung von Mechanorezeptoren im Unterhautfettgewebe, möglicherweise aber auch durch Afferenzen aus den Lymphgefäßen selbst hervorgerufen werden. Bei der Manuellen Lymphdrainage lässt sich regelmäßig eine allgemeine parasympathische vegetative Umschaltung beobachten. Darüber hinaus führt aber auch die Beseitigung ödematöser Gewebsflüssigkeit zum Rückgang von Spannungsschmerzen, besonders dann, wenn es sich um entzündliche Prozesse im Gewebe handelt: denken wir nur an die hochschmerzhaften Gelenkschwellungen bei akuter rheumatischer Gelenkentzündung. Der raschere Abtransport von Entzündungs- und Schmerzmediatoren, der mit der Entödematisierung einhergeht, sowie die Druckentlastung im Gewebe sind für den schmerzlindernden Effekt der manuellen Lymphdrainage bedeutsam.

30.2 Manuelle Lymphdrainage bei Migräne und Spannungskopfschmerz

Die Migräne ist eine primäre Kopfschmerzerkrankung, unter der 10 bis 15 % der Bevölkerung in den Industrienationen leiden. Schon Kinder können von Migräne betroffen sein. Bei Erwachsenen überwiegt das weibliche Geschlecht (Göbel 2004; Kavuk et al. 2003).

> **Definition**
>
> Es handelt sich um periodisch wiederkehrende Kopfschmerzanfälle, die sich in Attacken von 4 bis 72 Stunden Dauer manifestieren. Die Migräne wird unterteilt in eine Migräne ohne Aura (85 %) und eine Migräne mit Aura (15 %). Daneben gibt es noch Sonderformen der Migräne (Headache Classification Committee of the Internatinal Headache Society 2017/2018).

30.2.1 Migräne ohne Aura

Diagnostische Kriterien:
- Kopfschmerzattacken (unbehandelt) von 4 bis 72 h Dauer,
- einseitiger Kopfschmerz (Hemikranie; ◘ Abb. 30.1),
- pulsierender Schmerzcharakter,
- mittlere oder starke Schmerzintensität,

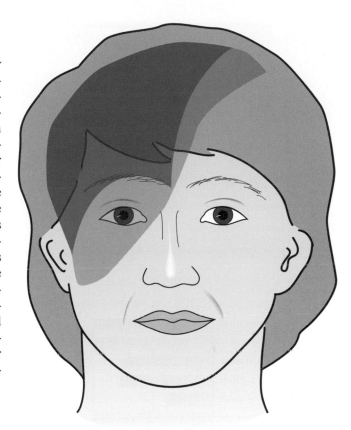

◘ **Abb. 30.1** Halbseitenkopfschmerz (Hemikranie) bei Migräne

- Verstärkung durch körperliche Routineaktivitäten,
- Übelkeit und/oder Erbrechen,
- Fotophobie und Phonophobie.

30.2.2 Migräne mit Aura

Diagnostische Kriterien:
- Einleitung des Anfalls mit reversiblen fokalen neurologischen Symptomen von < 60 min Dauer (visuelle Aura, sensible Aura, Sprachstörungen, hemiplegische Aura)
- sonstige Symptome wie bei der Migräne ohne Aura.

Die **Prodromalphase** der Migräne ist gekennzeichnet von ganz unterschiedlichen Symptomen wie plötzlichem Heißhunger, Stimmungsschwankungen, verstärkter Reizbarkeit oder starkem Harndrang (Polyurie). Bei der Migräne mit Aura wird der Anfall mit fokalen neurologischen Ausfallserscheinungen eingeleitet, die maximal 60 Minuten andauern. Am häufigsten ist die visuelle Aura in Form des Flimmerskotoms. Die sich anschließende Kopfschmerzphase wird begleitet von Übelkeit und Erbrechen sowie Photo- und Phonophobie (◘ Abb. 30.2 und 30.3). In der abklingenden Phase geht der pulsierende Migränekopfschmerz zurück, Übelkeit

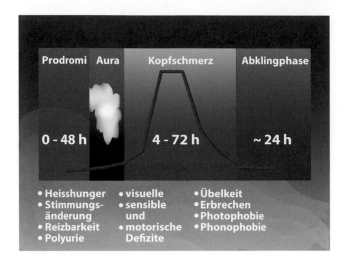

■ **Abb. 30.2**   Phasen der Migräneattacke

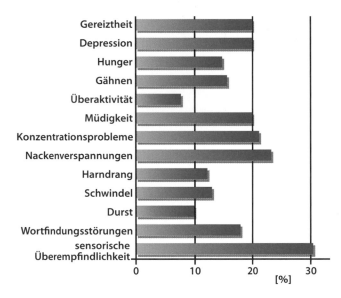

■ **Abb. 30.3**   Relative Häufigkeit (%) der verschiedenen Ankündigungssymptome der Migräne

und Brechreiz sistieren. Bei vielen Migränikern stellt sich ein erhöhtes Schlafbedürfnis ein.

30.2.3 Pathogenese der Migräne

Nach heutiger Erkenntnis stellt die Migräneattacke ein zerebrales Anfallssyndrom dar, das auf einer Reizverarbeitungsstörung im Gehirn ganz unterschiedlicher psychovegetativer und physikalischer Stressoren beruht.

Im Folgenden sind die wichtigsten exogenen Faktoren der Migräneentstehung aufgeführt:

- Umwelteinflüsse (Wetter, Luftdruck),
- Genussmittel (Alkohol, Nikotin),
- Medikamente,
- physikalische Stressoren (Lärm- und Lichtreize),

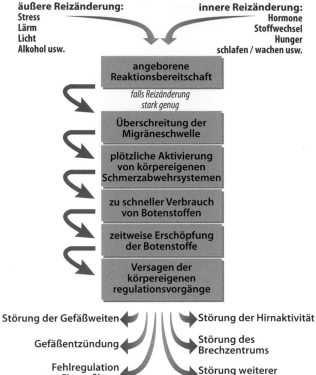

■ **Abb. 30.4**   Modell zur Pathophysiologie der Migräneattacke

- psychovegetative Stressoren (psychischer Stress, vegetative Umschalteffekte, „Wochenendmigräne").

Heute geht man davon aus, dass für die zentrale Reizverarbeitungsstörung eine genetische Disposition eine entscheidende Rolle spielt. Als weitere wichtige endogene Faktoren der Migräneentstehung gelten hormonelle Faktoren („menstruelle Migräne"). Nicht mehr haltbar ist nach heutigem Erkenntnisstand die Annahme einer besonderen „Migränepersönlichkeit" als der entscheidende Auslöser.

> **Hinweis**
>
> Merke: Die Migräne ist ein primär zentralnervöses Anfallssyndrom, das im ZNS generiert wird.

Die Pathophysiologie der Migräneattacke ist in ■ Abb. 30.4 modellhaft dargestellt. Bei etwa 10 % bis 15 % der Betroffenen beginnt die eigentliche Migräneattacke mit neurologischen, fokalen und zerebralen Störungen, der Aura. Bei der überwiegenden Zahl der Betroffenen fehlen diese Aurasymptome; das heißt jedoch nicht, dass die Attacken weniger ausgeprägt sind. Am Profil eines Migräneverlaufs wird deutlich, dass unterschiedliche Phasen für den Ausbruch und das Abklingen des Migräneanfalls typisch sind (■ Abb. 30.2). Auf dieser Grundlage gilt es nun, ein individuelles Therapiekonzept auch für die physikalisch-therapeutischen Maßnahmen zu entwickeln. Das Wissen um die Pathophysiologie ist besonders auch im Hinblick auf die Behandlung mit Manueller Lymphdrainage entscheidend.

30.2.4 Die trigemino-vaskuläre Theorie der Schmerzentstehung im Migräneanfall

Die neuroanatomische Basis des Migränekopfschmerzes stellt das trigemino-vaskuläre System dar. Dies umfasst die nozizeptiven, afferenten C-Fasern sensorischer Neurone des Ganglion trigeminale, welche die intrakraniellen schmerzsensitiven Strukturen, sowie zerebrale Gefäße und die Blutgefäße der Dura mater innervieren und efferente Fasern, die nach zentral in den Hirnstamm projizieren. In den Zellkörpern trigeminaler Neurone im Hirnstamm wurden mehrere potente vasoaktive und schmerzauslösende Substanzen wie Substanz P, das Calcitonin-Gene-Related Peptide (CGRP) und Neurokinin A nachgewiesen (Edvinsson et al. 1998; Goadsby und Edvinsson 1993; Reuter 2004).

30.2.5 Initiierung einer Migräneattacke

Nach heutiger Erkenntnis wird bei einer Attacke aufgrund verminderter Adaptation an externe und interne Stimuli (Stressoren) eine Reizüberflutung im Zentralnervensystem induziert, die an ihrem Kumulationspunkt das Phänomen der sogenannten kortikalen Depression auslöst, die bereits erstmalig von Leão (1944) et al. als „cortical spreading depression" beschrieben wurde: Es handelt sich dabei um eine Depolarisationswelle, die sich mit einer Geschwindigkeit von 3–5 mm/min. über den Kortex ausbreitet und die mit charakteristischen Blutflussänderungen in Teilen des Gehirns einhergeht (Moskowitz et al. 1993; Lambert et al. 1999; Kunkler und Kraig 2003; Reuter 2004).

30.2.6 Induktion einer neurogenen Entzündungsreaktion an den Hirnhautgefäßen

Indem die Depolarisationswelle sich über den Kortex ausbreitet, werden dadurch trigeminale Hirnstammneurone aktiviert und über Axonreflexe schmerzauslösende, vasoaktive Entzündungsmediatoren (Neuropeptide wie Substanz P, CGRP und Neurokinin A) an den trigeminalen Afferenzen der harten Hirnhaut (Dura

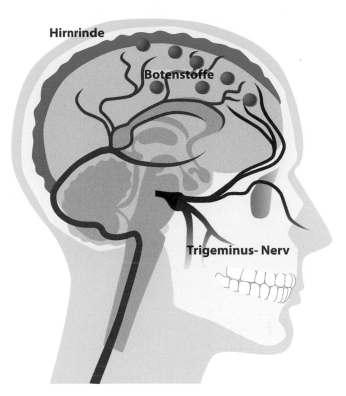

■ **Abb. 30.5** Durch Freisetzung vasoaktiver Botenstoffe und Entzündungsmediatoren an den regionalen Nervenendigungen wird die „neurogene Inflammation" der Dura mater in Gang gesetzt

mater) freigesetzt und damit eine **neurogene Entzündungsreaktion** an den Hirnhautgefäßen in Gang gesetzt (■ Abb. 30.5 und 30.6).

Die an den trigeminalen Nervenenden freigesetzten vasoaktiven Botenstoffe induzieren eine Weitstellung der Blutkapillaren und der Venolen mit Austritt von Blutplasma, was den als pulsierend empfundenen Druckschmerz zusätzlich erhöht (■ Abb. 30.7).

Die Vorgänge der trigeminalen Transmission im Hirnstamm werden von dem Überträgerstoff Serotonin **hemmend** moduliert. Dieser hemmende Transmissionsstoff wird im Schmerzanfall verbraucht. Erst wenn sich die Speicher an den synaptischen Schaltstellen wieder aufgefüllt haben, sistiert der Anfall. Das in der Migräneattacke entstehende entzündliche Plasmaextravasat aus den meningealen Venolen wird über feinste Gefäßkanäle (sog. Emissarien), die durch das Schädeldach ziehen und Gefäßanastomosen zwischen den Blut- und Lymphkapillaren der Dura mater und der Kopfschwarte darstellen, nach außen drainiert (■ Abb. 30.8). Während die Dura mater über Lymphkapillaren entsorgt wird, ist das Hirnparenchym selbst frei von Lymphgefäßen.

Weitere prälymphatische Abflusswege aus dem Duraraum in die extrakraniellen Lymphabflussbahnen sind die von der Dura umhüllten Nervenscheiden, besonders des N. opticus und der Riechnervenfasern (Nn. olfactorii), welche durch die Siebbeinplatte der vorderen

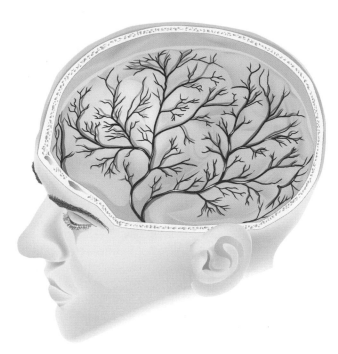

⊡ Abb. 30.6   Eröffnete Schädeldecke mit Gefäßbaum der A. und V. meningea. Im Migräneanfall induzieren vasoaktive Substanzen eine Entzündungsreaktion an den Hirnhautgefäßen, die den Migräneschmerz hervorruft

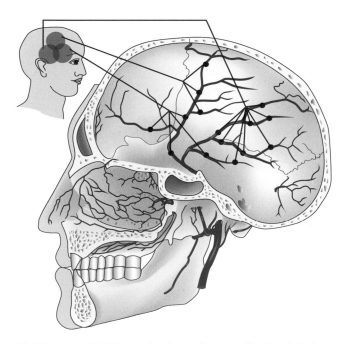

⊡ Abb. 30.7   Gefäßbaum der A. meningea media. Durch Freisetzung von Entzündungsmediatoren und Austritt von Blutplasma aus den eröffneten Venolen der Dura mater entsteht der pulsierende Kopfschmerz. Das schmerzende Areal ist schematisch dargestellt

Schädelgrube in den Nasen-Rachenraum drainieren. Eiweißarmes Transsudat, das im Migräneanfall durch die Permeabilitätssteigerung aus den Blutkapillaren der

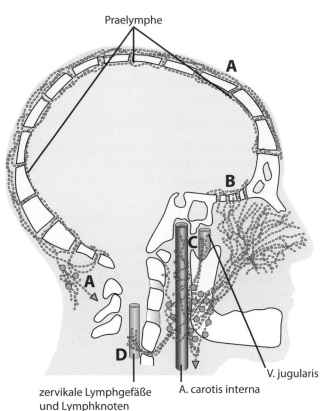

Praelymphe

V. jugularis

zervikale Lymphgefäße und Lymphknoten

A. carotis interna

⊡ Abb. 30.8   Transportschema der lymphpflichtigen Last (Prälymphe) des Gehirns: **A** durch den Schädelknochen zur Kopfhaut über Kopfhautlymphgefäße zum „Okziput"-„Profundus", **B** über die Siebbeinplatte (Fila nervi olfactorii), Nasen-Rachenraum und Gaumenbögen mit Schleimhäuten zum „Profundus" (40 % der Prälymphe), **C** Abfluss über die Virchow-Robin'schen Räume der großen Blutgefäße (A. carotis, V. jugularis, A. und V. vertebralis, Hinterhauptsvenen zum „Profundus"), **D** über Zwischenwirbelloch-lymphgefäße des Halses zum „Profundus"

Dura mater austritt, wird über die Venen der Dura mater (V. meningea media) in das weitverzweigte Venengeflecht an der Schädelbasis und damit in die venösen Ausflussbahnen des Halses drainiert (⊡ Abb. 30.9).

30.3   Die Manuelle Lymphdrainage als Therapieoption im akuten Migräneanfall

In der Akutbehandlung des Migräneanfalls hat sich die Manuelle Lymphdrainage als eine der wirksamsten nicht-medikamentösen Behandlungsformen in der physikalischen Therapie etabliert. Die rasche Wirkung wird vor allem durch den beschleunigten lymphovenösen Abfluss und die dadurch entstehende Druckentlastung durch den rascheren Abtransport des Plasmaextravasats aus dem Duraraum erklärt. Dabei kommen mehrere Wirkmechanismen zum Tragen.

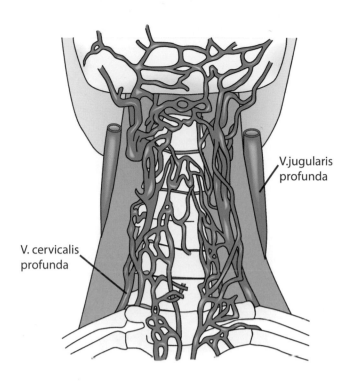

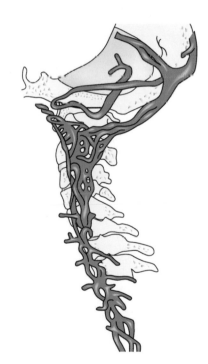

V.jugularis profunda

V. cervicalis profunda

Abb. 30.9 An der Schädelbasis und am kraniozervikalen Übergang existiert ein weit verzweigtes Venengeflecht, über das eiweißarmes Transsudat aus meningealen Blutkapillaren abdrainiert wird

Peripher:
- Druckentlastung durch rascheren Abtransport des Plasmaextravasats aus gestauten Venolen des Duraraumes,
- rascherer Abtransport von Schmerz- und Entzündungsmediatoren aus dem perivaskulären Transsudat der Dura mater,

- Herabsetzung des schmerzinduzierten Muskeltonus von Nacken-, Kopfschwarten- und Gesichtsmuskulatur und dadurch Förderung der lymphatischen Entsorgung extrakranialer Gewebestrukturen.

Zentral:
- zentrale Schmerzmodulation und zentral-sedierender Effekt durch Sympathikusdämpfung und Induktion parasympathischer „Zuwendereflexe",
- dadurch: Aktivierung antinozizeptiver (schmerzunterdrückender) Systeme im Gehirn (hypothetisch).

Die zentralen Wirkmechanismen der Manuellen Lymphdrainage sind bisher rein hypothetischer Natur. Klinische Beobachtungen sprechen jedoch dafür, dass durch die Induktion parasympathikotoner „Zuwendereflexe" als Folge des ausgeprägten sympathikusdämpfenden Effekts auch eine Einflussnahme auf antinozizeptive Systeme, also die zentralen schmerzverarbeitenden Strukturen, erfolgt. Ähnliche Mechanismen werden ja auch bei sympathikusdämpfenden Entspannungstherapieverfahren (zum Beispiel Biofeedback) postuliert. In Kombination mit anderen Therapieverfahren kann die Manuelle Lymphdrainage bei Migräne nach unseren Erfahrungen folgende Wirkungen erzielen:
- die Attackenhäufigkeit sinkt,[1]
- die Anfälle treten in abgeschwächter Form auf,
- die Anfälle werden unterdrückt/abgeblockt,
- positive Rückwirkungen auf die Psyche.

Die Manuelle Lymphdrainage lässt sich in verschiedenen Phasen des Krankheitsverlaufs einsetzen, und zwar
- als Anfalls-/Akutbehandlung,
- zur Unterdrückung eines drohenden Anfalls (Kupierversuch),
- als Intervallbehandlung.

30.4 Manuelle Lymphdrainage als Anfalls-/Akutbehandlung

Die meisten „Migränebetroffenen" reagieren mit Abwehr, wenn man ihnen vorschlägt, sich im akuten Migräneanfall mit „manueller Lymphmassage", wie viele sich ausdrücken, am Kopf behandeln zu lassen, denn der/die typische Migränekranke möchte im Anfall in Ruhe gelassen- und möglichst nicht angefasst werden, weil jeder äußere Reiz erfahrungsgemäß die Schmerzen noch weiter verstärkt.

---

1 Vgl. dazu den Beitrag über eine randomisierte, kontrollierte Parallelgruppenstudie zur Untersuchung der Wirksamkeit der Lymphdrainage und klassischen Massage zur Prophylaxe der Migräne mit und ohne Aura, Deutscher Schmerzkongress 2009 (www.deutscherschmerzkongress 2009.de, Abstracts P 10.2) sowie die Publikation von Happe et al. 2016 in Neurol Sci.

30

Das ist eine geradezu typische Abwehrhaltung der von Migräne Betroffenen und Ausdruck der kumulativen Reizverarbeitungstörung im Gehirn. Um Migränebetroffene davon zu überzeugen, sich im Anfall behandeln und damit zwangsläufig auch anfassen zu lassen, bedarf es guter Argumente. Aber die Aussicht, die quälenden, fast unerträglichen Symptome wie Schmerz und Kopfdruck, aber auch Übelkeit und Brechreiz zu minimieren und damit auf ein erträgliches Maß lindern zu können, überzeugt, wenn diese Linderung durch die Behandlung das erste Mal „erlebt" wird. Zusätzliche Effekte, wie vegetative Umstimmung, Vagotonisierung/Sedierung sind den Betroffenen zu diesem Zeitpunkt kaum vorstellbar, weiß doch jeder aus Erfahrung, dass Handauflegen und Streicheln der Haut diesen intensiven Schmerz mit seiner heftigen vegetativen Begleitreaktion nicht durchbrechen kann.

Wie aber lässt sich der bald einsetzende analgesierende (schmerzlindernde) und sedierende Effekt erklären? Dies hängt mit den spezifischen Wirkungen der Manuellen Lymphdrainage zusammen (▶ Abschn. 30.1): Durch die Anregung der Lymphgefäßmotorik im gesamten Kopf-Halsbereich (einschließlich einer Mundinnendrainage!) (◘ Abb. 30.10) wird die **Druckentlastung** durch den Abtransport des Extravasats aus gestauten Venolen des Duraraums schon bald spürbar und von den meisten Betroffenen spontan angegeben.

Unterstützt wird die schmerzlindernde Wirkung durch:

— Tonisierung dilatierter extrakranialer Blutgefäße (Venolen) bei gleichzeitiger Beschleunigung des lymphovenösen Abstroms über die Halsgefäße,
— Konzentrationsminderung von Schmerzmediatoren und Entzündungsmediatoren durch den beschleunigten Abtransport des entzündlichen Extravasats aus dem Duraraum,
— Entödematisierung von Mikroödemen in den Gefäßwänden sowie die Drainage perivasaler Schwellungen von Kopfschwarte, Gesicht und Hals (◘ Abb. 30.11),
— sympathikusdämpfend und vagotone Umschaltung.

30.4.1 Systematik und Durchführung der Akutbehandlung

Vor der eigentlichen Lymphdrainagebehandlung sind folgende Punkte zu beachten:

— Bei der Wahl der Behandlungskabine ist die Phono- und Photophobie zu bedenken. Wichtig sind Ruhe und entsprechende Lichtverhältnisse (diffuses Licht).
— Die Patienten sind bequem zu lagern, ausreichend zu entkleiden jedoch vor Frösteln zu schützen.
— Zur Behandlung eignen sich eine höhenverstellbare Behandlungsbank und ein ebenfalls höhenverstellbarer Hocker/Stehhilfe etc., die dem Therapeuten ein entspanntes Arbeiten ermöglichen (◘ Abb. 30.5).

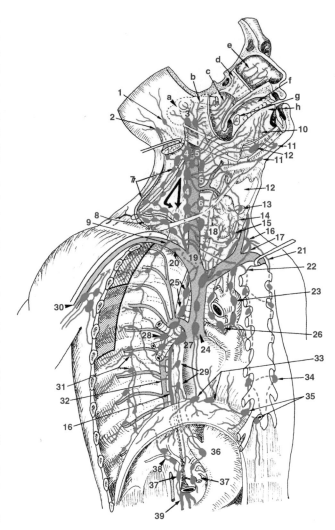

◘ **Abb. 30.10** Lymphabflussbahnen von Gesicht und Hals. a Paukenhöhle, Trommelfell, b Tuba auditiva, c Pharynx, d Nasenseptum, e Nasenhöhle, f Gaumen, g Tonsille, h Zunge. 1 Ln. occipitalis, 2 Ln. retroauricularis, 3 Lnn. parapharyngei, 4 Lnn. jugulares laterales, 5 Lnn. jugulodigastrici, 6 Lnn. juguloomohyoidei, 7 Lnn. comitantes n. accessorii, 8 Lnn. supraclaviculares, 9 Truncus intercostalis dexter, 10 Ln. sublingualis, 11 Lnn. submentales, 12 Ln. submandibularis, 13 Ln. praelaryngeus, 14 Schilddrüse, 15 Lnn. praetracheales, 16 Ductus thoracicus, 17 Truncus mediastinalis anterior sinister, 18 Lnn. paratracheales (cervicales), 19 Ductus lymphaticus, 20 Truncus subclavius dexter, 21 Truncus parasternalis sinister, 22 Truncus parasternalis dexter, 23 Lnn. mediastinales anteriores sinistri, 24 Lnn. mediastinales anteriores dextri, 25 Lnn. laterotracheales dextri, 26 Lnn. laterotracheales sinistri, 27 Ln. tracheobronchialis inferior (bifurcationis), 28 Lnn. bronchopulmoneales (interlobares), 29 Lnn. juxtaoesophagei, 30 Lnn. axillares, 31 Lnn. intercostales, 32 V. azygos, 33 Lnn. lateropericardiaci (juxtaphrenici), 34 Lnn. parasternales, 35 Lnn. prepericardiaci, 36 Ln. gastricus (paracardiacus), 37 Lnn. lumbales (aortici), 38 Lnn. diaphragmatici inferiores, 39 Cisterna chyli

Bei der **Applikation der Griffe** muss der Therapeut neben der Einhaltung der vorgegebenen Behandlungszeit auf folgende Punkte achten:

— In den besonders schmerzhaften und für Migräneattacken typischen Regionen sind die sog. Schwer-

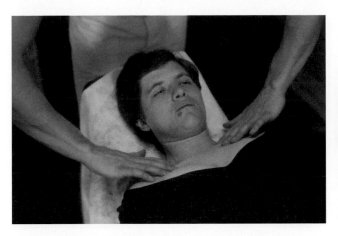

■ Abb. 30.11 Behandlung eines akuten Migräneanfalls mit MLD. Das Gesicht ist im Anfall leicht ödematös verquollen

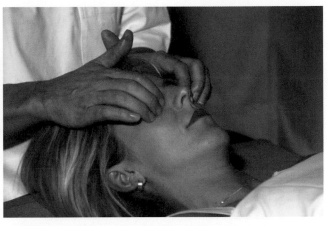

■ Abb. 30.12 Entspanntes Arbeiten mit höhenverstellbarer Behandlungsbank und Hocker/Stehhilfe

punktgriffe (bei der Griffefolge besonders gekennzeichnet) mehrfach zu wiederholen.
- Die Griffe sollten im gleichen Wiederholungsrhythmus ausgeführt werden. Dabei ist viel Fingerspitzengefühl und Einsatz der Feinmotorik notwendig.
- Während der Behandlung sollte möglichst auf Dialoge verzichtet werden.
- Der Patient sollte möglichst während der gesamten Behandlung die Augen geschlossen halten.

Im Weiteren werden für die Hals-, Gesichts- und Nackenbehandlung jeweils bestimmte Grifffolgen vorgeschlagen. Um die Behandlungsschwerpunkte optimal setzen und die Behandlungszeit gut einteilen zu können, sind die einzelnen Griffe bzw. Folgen nach folgendem Schema gewichtet:
- Ohne Zeichen=empfohlene Griffe
- !=wichtig/wesentlich
- !!=sehr wichtig/mit Vorrang
- !!!=unverzichtbar

Allerdings ist zu bedenken, dass vermeintlich nachrangige Griffe dennoch wichtig sind, um Homogenität und damit eine umfassende Behandlung zu gewährleisten.

■ **Hals- bzw. Basisbehandlung**
Für die Hals- bzw. Basisbehandlung schlagen wir folgende Griffe vor:
- Einleitungseffleurage
- Jugularis – Terminus !!!
- Occiput – Terminus !!!
- Mundboden-Parotis-Grifffolge !

■ **Behandlung des Gesichts**
Zur Gesichtsbehandlung sind folgende Griffe sinnvoll:
- Mundboden-Grifffolge !
- Unterkiefer-Grifffolge !

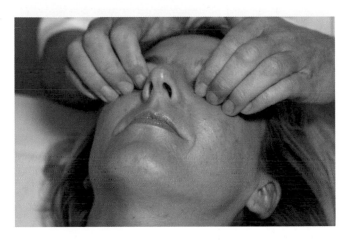

■ Abb. 30.13 Behandlung der Tränensackregion

- Oberkiefer-Grifffolge !
- Jugularis – Terminus !!
- Lange Reise !!
- Tränensackregion (**■** Abb. 30.12 und 30.13) !!

Wesentliche Griffe für die Augenbehandlung/Kopfschmerzgriffe sind:
- Behandlung auf dem oberen und unteren knöchernen Augenhöhlenrand (**■** Abb. 30.14) !!!
- Behandlung auf dem Augapfel (**■** Abb. 30.15) !!!
- Behandlung auf den Augenbrauen (**■** Abb. 30.16) !!!
- Stirnbehandlung einschließlich Temporalisregion (**■** Abb. 30.17) !!!
- Behandlung des behaarten Kopfteiles, soweit aus der Rückenlage möglich (**■** Abb. 30.18) !!
- Seitliches Ableiten über Temporalis/Parotis/Terminus (**■** Abb. 30.19) !!!

Wenn es der Allgemeinzustand des Patienten/der Patientin zulässt, sollte abschließend die Mundinnendrainage (**■** Abb. 30.20) durchgeführt werden. (Für ergänzende Informationen ► Abschn. 3.7.)

30

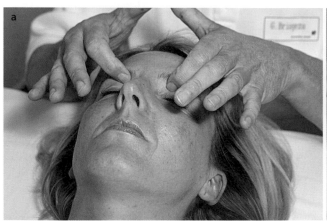 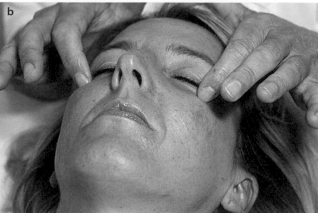

◘ **Abb. 30.14**   Behandlung auf dem oberen und unteren knöchernen Augenhöhlenrand

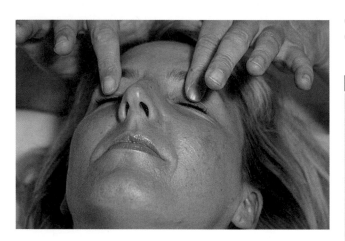

◘ **Abb. 30.15**   Behandlung auf dem Augapfel

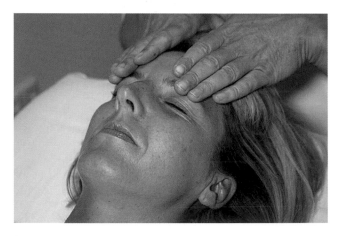

◘ **Abb. 30.16**   Behandlung auf den Augenbrauen

■ **Behandlung des Nackens**

Am Nacken haben sich folgende Griffe bewährt:
 - Jugularis – Terminus !!!
 - Occiput – Terminus !!!
 - Paravertebrale Daumenkreise !

 - Hinterhauptbehandlung !!
 - Beidhändig stehende Kreise auf den freien Trapeziusrändern !!

> **Hinweis**
>
> Oft ist es sinnvoll, den Patienten/die Patientin zu bitten, sich bei der Nackenbehandlung hinzusetzen. Dadurch wirkt sich das Eigengewicht des Kopfes nicht wie bei der Bauchlage nachteilig auf die besonders schmerzhaften Regionen Schläfe/Stirn/Augenpartie aus (◘ Abb. 30.21). Kann der Patient/die Patientin die Bauchlage jedoch ohne Probleme einnehmen, wird dadurch die Ausführung der Griffe erleichtert.

Die **Gesamtbehandlungsdauer** beträgt mindestens 45 Minuten, längstens jedoch 60 Minuten. Kürzere Behandlungszeiten bringen erfahrungsgemäß nicht die gewünschte Wirkung.

Im klinischen Alltag kann einige Stunden nach der Anfallsbehandlung durchaus eine weitere Sitzung anberaumt werden. Unter ambulanten Bedingungen ist u. E. die Attackenbehandlung als Hausbesuch sinnvoll. In jedem Fall sollte der Patient/die Patientin nach der Behandlung die Nachruhe konsequent einhalten.

30.5   Manuelle Lymphdrainage als Kupierversuch

Als besonders effektiv hat sich nach unseren Erfahrungen die Behandlung mit MLD bereits im **Prodromalstadium** erwiesen, die zwei Tage bis ein bis zwei Stunden vor der eigentlichen Migräneattacke begonnen werden kann. Das Ziel einer solchen Behandlung besteht darin, den Anfall entweder „im Keim zu ersticken", quasi zu unterdrücken (d. h. zu kupieren) oder ihn zumindest in seiner Intensität abzumildern. Eine Behandlung zu diea 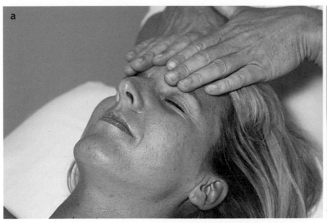 b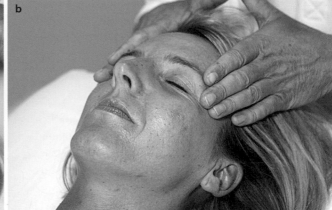

◘ **Abb. 30.17**   Stirnbehandlung einschließlich Temporalisregion

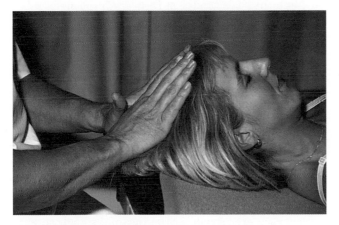

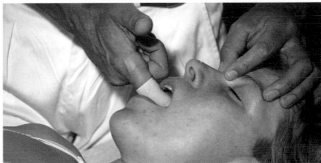

◘ **Abb. 30.20**   Mundinnendrainage

◘ **Abb. 30.18**   Behandlung des behaarten Kopfteils

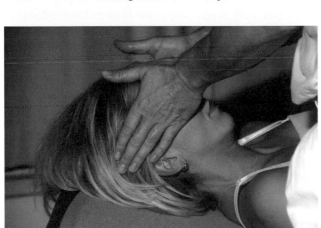

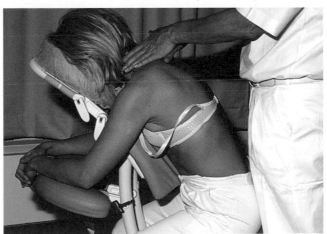

◘ **Abb. 30.21**   Nackenbehandlung im Sitzen

◘ **Abb. 30.19**   Seitliches Ableiten über Temporalis/Parotis/Terminus

sem Zeitpunkt ist identisch mit der Attackenbehandlung, da pathophysiologisch bereits alle Bedingungen für den sich anbahnenden Migräneanfall im ZNS erfüllt sind. Gelingt der Kupierversuch, berichten die Betroffenen regelmäßig, dass sie gespürt haben, dass der Migräneanfall „nicht durchgekommen ist". Es kommt lediglich zu einem leichten Druckgefühl im Kopf, manchmal auch verbunden mit abgemilderten Prodromi wie Lichtscheuheit (Photophobie) und verstärkter Geräuschempfindlichkeit (Phonophobie). Übelkeit und Brechreiz und vor allem der heftige intensive Migränekopfschmerz bleiben jedoch aus.

Um dies pathophysiologisch zu verstehen, wird eine unmittelbare Einflussnahme auf antinozizeptive Systeme im Hirnstamm über die Anregung der Lymphan-giomotorik in dem besonders reizsensiblen Kopf- und Gesichtsbereich über Axonreflexe aus der nervalen Versorgung der Lymphgefäße postuliert.

> **Hinweis**
>
> Hypothese: Mit MLD im Prodromalstadium wird ein vagotoner Umschalteffekt induziert, der in antinoziseptiven Strukturen im Hirnstamm die Freisetzung von Katecholamin (Noradrenalin) als Initialzündung für den Migräneanfall verhindert.

30.6   Manuelle Lymphdrainage als Intervallbehandlung

Die Intervallbehandlung verfolgt vor allem zwei Ziele:
1. Reduktion der Anfallsfrequenz und Anfallsintensität
2. „Mitbehandlung" des häufig vorhandenen Intervallkopfschmerzes vom Spannungstyp

Bisher gab es nur empirische Daten, die gezeigt haben, dass sich durch eine Intervallbehandlung der Migräne mit einer Behandlungsserie von MLD im Kopf- und Halsbereich sowohl die Anfallsfrequenz, als auch die Anfallsintensität reduzieren lassen, was in einer größeren Fallstudie, die auf dem Deutschen Schmerzkongress 2009 in Berlin vorgestellt wurde, auch nachgewiesen wurde. Eine weitere randomisierte kontrollierte Parallelgruppenstudie über die Wirksamkeit der MLD im Vergleich zur traditionellen Massage zur Prophylaxe von Migräneanfällen wurde 2016 in der Fachzeitschrift Neurological Science publiziert (Happe et al. 2016).

Allerdings konnten auch mit einer klassischen Massage, die ganz andere periphere, aber möglicherweise ähnliche zentrale Wirkeffekte hat wie die Manuelle Lymphdrainage, ebenfalls in der genannten Studie Anfallsfrequenz und -häufigkeit signifikant gegenüber einer unbehandelten Migränegruppe reduziert werden. Dies dürfte sich aus der Tatsache erklären, dass die meisten Migränebetroffenen mit einer **chronischen** Migräne mit zunehmender Anfallshäufigkeit einen Intervall- oder **Begleitkopfschmerz** in Form eines **Spannungskopfschmerzes** entwickeln, der nach neueren Erkenntnissen wahrscheinlich eine **Triggerfunktion** im Hinblick auf das Ingangkommen einer Migräneattacke hat.

Über die prophylaktische Wirksamkeit einer kombinierten Therapie mit einer gezielten Triggerpunktbehandlung und begleitender MLD berichten die Autoren Yedikardachian et al. in einer Pilotstudie aus 2017 in der Medizinischen Wochenschrift.

Dabei erhöht der nozizeptive (schmerzreizaufnehmende) Input aus der perikranialen, schmerzhaft ver-spannten Kopf- und Nackenmuskulatur, sowie aus den Band- und Gelenkstrukturen der Halswirbelsäule mit ihren Afferenzen **zum kaudalen Trigeminuskern** in der Medulla oblongata (Nucleus caudalis nervi trigemini) den Pegel für sensorische Reize und stellt damit einen zusätzlichen endogenen migräneauslösenden Faktor für das Ingangkommen eines Migräneanfalls dar. Insofern ist es nur allzu folgerichtig, Migränebetroffene auch und gerade wegen eines Intervall- und/oder Begleitkopfschmerzes vom Spannungstyp auch im anfallsfreien Intervall mit MLD zu behandeln und dies umso intensiver, je näher der Zeitpunkt für den nächsten zu erwartenden Migräneanfall naht.

> **Hinweis**
>
> Der Intervallkopfschmerz in Form des Spannungskopfschmerzes bei chronischer Migräne hat eine Triggerfunktion für Migräneanfälle, da sich dadurch der noziseptive Input in die schmerzreizaufnehmenden Systeme im Hirnstamm erhöht. Durch Summation solcher endogener und weiterer exogener Faktoren wird die Reizschwelle gesenkt und der Migräneanfall ausgelöst.

Die Intervallbehandlung mit MLD entspricht in der Vorgehensweise der Akutbehandlung, wobei aber auf die Mundinnendrainage zu verzichten ist. Auch kann die Behandlungszeit in der Regel kürzer sein als in der Akuttherapie. Je näher allerdings der Zeitpunkt des nächsten zu erwartenden Migräneanfalls liegt, so z. B. bei einer zu erwartenden menstruellen Migräne, desto intensiver und länger sollte die Behandlung mit MLD auch im Intervall sein (viele Migränebetroffene haben eine gute Körperwahrnehmung für einen nahe bevorstehenden Anfall).

Als weitere mechanotherapeutische Therapieoptionen kommen in der Intervalltherapie bei Intervallkopfschmerz folgende Verfahren in Frage:
- Klassische Massage von Kopfschwarte, Gesicht, Nacken und Schultergürtel,
- Traktionsmassage (Extensionsmassage) der HWS,
- Marnitz-Massage,
- Bindegewebsmassage,
- Periostbehandlung,
- Kombinationsmassage nach Schoberth (kombiniertes Verfahren von klassischer Massage, Stäbchen- und Vakuummassage mit anschließender Kryotherapie, nur bei ausgeprägten hartnäckigen Muskelverspannungen des Schultergürtels sinnvoll),
- Triggerpunktmassage in Form von Akupunktmassage/Akupressur.

Im Gegensatz zur Therapie des akuten Migräneanfalls können im Intervall die genannten Mechanotherapien auch mit der Manuellen Lymphdrainage **kombiniert** werden, wobei aber darauf zu achten ist, dass die „aggressivere" Mechanotherapieform, beispielsweise die Periostbehandlung oder gar die Kombinationsmassage nach Schoberth, stets vor der Manuellen Lymphdrainage erfolgt. Sehr effektiv in der Behandlung des Intervallkopfschmerzes vom Spannungstyp ist die Kombination aus **Klassischer Massage** von Kopfschwarte, Gesicht und Nacken mit anschließender **Manueller Lymphdrainage** der Kopf- und Halsregion. Damit lässt sich der hyperämisierende- und damit den Muskelstoffwechsel verbessernde, sowie die verspannte Muskulatur detonisierende Effekt der Klassischen Massage mit der sich anschließenden Drainage überschüssiger Lymphlast aus der Kopfschwarten-, Gesichts- und Nackenmuskulatur kombinieren. Zugleich kommt durch die sich anschließende MLD der ausgeprägt sedierende Effekt mit positiver Rückwirkung auf antinozizeptive Strukturen im Hirnstamm (was vermutet wird, bisher aber nicht bewiesen werden konnte) zum Tragen. Im Sinne einer komplexen Migränetherapie sind auch weitere Therapieformen zu erwägen, wie physiotherapeutische Übungen, Elektro-, Hydro- und Thermotherapie sowie Methoden der Entspannungstherapie (autogenes Training, Muskelrelaxation nach Jacobson, Biofeedback etc.), wodurch die Therapieergebnisse noch weiter verbessert werden können. Insbesondere ein aktives aerobes Ausdauertraining wirkt sich nach den Ergebnissen wissenschaftlicher Studien positiv auf das Migräneleiden aus (vgl. dazu die Therapieleitlinien der Deutschen Migräne- und Kopfschmerzgesellschaft: ► www.dmkg.de/therapie/leitlinien).

30.7 Manuelle Lymphdrainage – auch eine Option für die Behandlung des Spannungskopfschmerzes ohne Migräne?

30.7.1 Kopfschmerz vom Spannungstyp

Der Kopfschmerz vom Spannungstyp ist der häufigste **primäre Kopfschmerz**. Frühere Bezeichnungen sind „Muskelkontraktionskopfschmerz", „psychogener Kopfschmerz", „stressabhängiger Kopfschmerz", „gewöhnlicher Kopfschmerz" usw. Die International Headache Society IHS definiert in ihren Leitlinien den primären Kopfschmerz als eine Kopfschmerzform, welcher kein morphologisches Substrat zugrundeliegt.

Bei den **sekundären oder symptomatischen Kopfschmerzen** sind diese Symptome einer zugrundeliegenden Erkrankung oder Organschädigung wie z. B. Trauma, Hirnblutung, Bluthochdruck oder Hirntumor zuzuordnen (Headache Classification 2017/2018; Olesen et al. 2004).

Man könnte daher den **primären Kopfschmerz** auch **als „funktionellen Kopfschmerz"** beschreiben, bei welchem die Entstehungsbedingungen des Schmerzes in der Kopfschmerzforschung teilweise noch völlig ungeklärt sind. Dabei ist eines klar: Das Gehirn selbst ist schmerzunempfindlich, denn es wird nicht von schmerzleitenden Nervenfasern versorgt. Kopfschmerzen können also nur dann entstehen und bewusst wahrgenommen werden, wenn schmerzsensible Strukturen im Schädelinneren und/oder am äußeren Schädel irritiert werden („Nozizeption") und der nozizeptive Reiz auf seinem Weg in das Bewußtsein zunächst in den antinozizeptiven Hirnstammstrukturen („zentrales Höhlengrau", Raphekern) „moduliert" (verändert) wird, um dann über Projektionskerne im Thalamus (Teil des Zwischenhirns) in den reizaufnehmenden sensiblen Kortex zu gelangen, wo der Schmerz als solcher erst bewusst wird.

Nach neuen Erkenntnissen spielen beim Spannungskopfschmerz **Druckschwankungen** im venösen Blutabfluss aus dem Schädelinneren mit Rückstau in die leptomeningealen Gefäße und eine damit einhergehende erhöhte Sensibilisierung von Trigeminusafferenzen eine Rolle, nur mit dem Unterschied, dass wir es beim Spannungskopfschmerz nicht wie beim Migräneanfall mit einer akuten neurogenen Entzündung an den Duragefäßen zu tun haben, sondern mit einer endogenen Sensibilisierung nozizeptiver, also schmerzreizverarbeitender Strukturen im Hirnstamm, die schon auf geringe Druckschwankungen im Niederdrucksystem des venösen Abflussgebiets des Schädelinneren reagieren.

Fördert man den lymphovenösen Abfluss aus der Kopfschwarten-, Gesichts- und Nackenregion, entlastet eine solche Behandlung den lymphovenösen Abfluss aus dem weitverzweigten Venengeflecht des kraniozervikalen Übergangs, was bei der Behandlung des akuten Migräneanfalls ebenfalls bedeutsam ist (◘ Abb. 30.16).

> **Hinweis**
>
> Der N. trigeminus (N. V) spielt nicht nur bei der Migräne, sondern auch beim Kopfschmerz vom Spannungstyp sowohl bei der Schmerzreizaufnahme (Nozizeption), als auch bei der Weiterleitung des Schmerzes in die schmerzverarbeitenden Systeme des Gehirns (Hirnstammneurone) eine entscheidende Rolle.

Die schmerzsensiblen Gewebestrukturen des Schädeläußeren wie Haut, Kopfschwarte, Nacken und Gesichtsmuskulatur, Bänder und Sehnen (◘ Abb. 30.22) und des Schädelinneren wie **Hirnhäute** und **Blutgefäße** (venöse Sinus) (◘ Abb. 30.23) werden mit Ausnahme der hinteren Schädelgrube vom N. trigeminus (V. Hirnnerv)

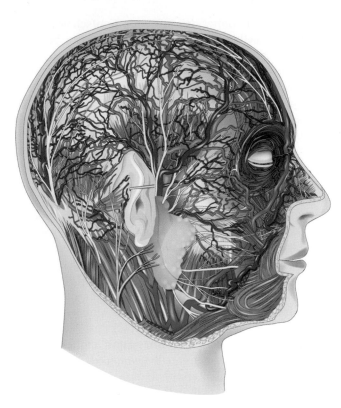

Abb. 30.22   Arterien, Venen und Nerven des äußeren Schädels

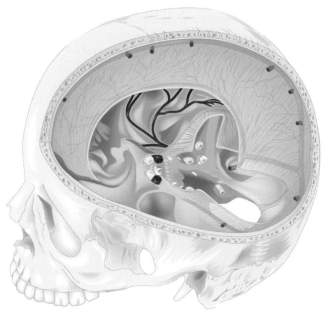

Abb. 30.23   Anatomische Darstellung der intrakraniellen schmerzempfindlichen Strukturen. Besonders schmerzsensibel sind die harte Hirnhaut (Dura mater), die großen venösen Blutleiter und größeren Arterien der Dura und Hirnbasis

mit einem weitverzweigten Netzwerk versorgt, das nach zentral in den Hirnstamm projiziert (Nucl. spinalis nervi trigemini). Der **N. trigeminus** ist daher an allen Kopfschmerzformen beteiligt (■ Abb. 30.24).

30.7.2 Symptomatik und Manifestationen des Spannungskopfschmerzes

Symptomatik:
– diffus („Reifen um den Kopf"),
– oft Schwerpunktlokalisation (Scheitel, Schläfe, Nacken, Stirn) (■ Abb. 30.25),
– dumpf, bohrend.

Gemäß den IHS-Kriterien wird der Kopfschmerz vom Spannungstyp heutzutage in die Kategorie „mit muskulärem Faktor" und „ohne muskulären Faktor" eingeteilt, denn nicht immer lassen sich bei dieser Kopfschmerzform abnorme schmerzhafte Muskelkontraktionen im Bereich der Kopfschwarten-, Gesichts- und Nackenmuskulatur finden. Auch sind die zeitlichen Verläufe unterschiedlich.

Man unterscheidet daher zwei Manifestationsformen:
– **episodischen Kopfschmerz** vom Spannungstyp mit und ohne erhöhte Schmerzempfindlichkeit perikranialer Muskeln und
– **chronischer Kopfschmerz** vom Spannungstyp mit und ohne erhöhte Schmerzempfindlichkeit perikranialer Muskeln.

Der Spannungskopfschmerz (episodisch und chronisch) wird meistens als dumpf, bohrend und drückend, aber im Gegensatz zum Migränekopfschmerz als nicht pulsierend beschrieben. Der dumpfe, drückende Schmerz wird meistens beidseitig im Stirn-Schläfenbereich, aber auch lokalisiert am Scheitel „unter der Schädeldecke" oder schwerpunktmäßig in der Hinterhaupt-Nackenregion empfunden (■ Abb. 30.25).

Die Schmerzsymptomatik verstärkt sich üblicherweise nicht bei körperlicher Aktivität/Anstrengung im Gegensatz zum Migränekopfschmerz. Phänomene wie Übelkeit, Photo- und Phonophobie sind beim Kopfschmerz vom Spannungstyp sehr selten und für diese Kopfschmerzform nicht typisch. Charakteristisch ist auch ein dumpfer, drückender Schmerz in den Augenhöhlen, wobei man heute vermutet, dass es sich dabei um **Übertragungsphänomene** handelt.

So werden Schmerzafferenzen von den supratentoriellen Hirnhäuten, die zum Versorgungsgebiet des ersten Trigeminusastes gehören, in die Stirn- und Augenregion projiziert („übertragener Schmerz"), hingegen werden Reize unterhalb einer Kinn-Ohr-Linie bis einschließlich des Versorgungsgebiets der Wurzel C 3, sowie aus der hinteren Schädelgrube hauptsächlich im Hinterkopf und Nacken empfunden (Innervation des infratentoriellen Raumes der hinteren Schädelgrube über die Zervikalwurzeln C 2 und C 3) (■ Abb. 30.26).

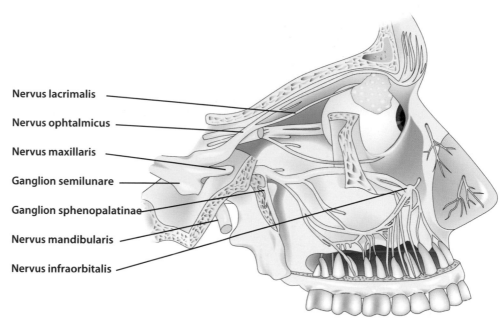

◘ Abb. 30.24 Der N. trigeminus versorgt nicht nur den äußeren Kopf- und Gesichtsschädel sensibel, sondern trigeminale Schmerzafferenzen speisen nozizeptive Signale auch aus schmerzsensiblen Strukturen des Schädelinneren (Dura mater, Arterien, venöse Sinus) in den Hirnstamm ein

Nervus lacrimalis
Nervus ophtalmicus
Nervus maxillaris
Ganglion semilunare
Ganglion sphenopalatinae
Nervus mandibularis
Nervus infraorbitalis

30.7.3 Behandlung des Spannungskopfschmerzes

Für die Behandlung des Kopfschmerzes vom Spannungstyp mit erhöhter Schmerzempfindlichkeit und Spannungszustand der perikraniellen Muskulatur bietet sich eine Kombinationsbehandlung aus klassischer Massage und Manueller Lymphdrainage an, da sich ihre Wirkmechanismen in geradezu idealer Weise ergänzen:

30.7.4 Wirkmechanismus der klassischen Massage peripher und zentral

Lokale „Entmüdung" der Muskulatur durch:
- Regulierung des lokalen Muskeltonus,
- Verbesserung der örtlichen Durchblutung,
- Abtransport lymphpflichtiger Last aus der Muskulatur (!),
- Abtransport algogener (schmerzauslösender) Substanzen.

Es ist auch unter Lymphdrainagetherapeuten oft wenig bekannt, dass mit der Grifftechnik der **Klassischen Massage** nicht nur die Sauerstoffversorgung des Muskels durch die Mehrdurchblutung (Hyperämie) verbessert wird, sondern dass auch eine verbesserte „Entschlackung" des Muskels durch den Abtransport eiweißreicher lymphpflichtiger Last aus dem Muskelbindegewebe durch Anregung der Lymphgefäßmotorik durch **Muskel- und Fasziendehnung** erfolgt. Nur wenn eine **Lymphabflussbarriere** vorliegt, so z. B. durch eine tiefe Narbe, ist der Lymphabfluss behindert. Anhaltende Muskelkontraktionen in der Kopfschwartenmuskulatur,

im Gesichtsbereich (Augenschließmuskel!) und insbesondere im Nacken-Hinterkopfbereich führen zur Kapillarkompression mit chronischer Mangelversorgung der Muskulatur und Freisetzung von vasoaktiven und schmerzerzeugenden Substanzen (Substanz P) mit Ödematisierung des Muskelbindegewebes und Ausbildung schmerzhafter **Myogelosen.** Eine verstärkte Fibrosierung im lockeren Muskelbindegewebe mit Verklebungen zwischen Muskelfaszie und Muskel ist die Folge. Dadurch, dass subfasziale Lymphgefäße fibrosieren, ist die lymphatischen Entsorgung gestört.

Daraus ergeben sich pathophysiologisch Ansatzpunkte für die Kombinationsbehandlung mit **Manueller Lymphdrainage**, deren Wirkmechanismen die Wirkung der Klassischen Massage wie folgt sinnvoll ergänzen:
- Anregung der Lymphgefäßmotorik über das subkutane und epifasziale Lymphgefäßnetz,
- Abtransport algogener (schmerzauslösender) Metaboliten aus dem Muskelgewebe,
- Detonisierung der quergestreiften Muskulatur,
- Vagotonisierung und Sedierung.

Natürlich kann MLD auch als alleinige Therapieform ohne die Kombination mit klassischer Massage eingesetzt werden. Die Mundinnendrainage ist auf jeden Fall entbehrlich, da ein erhöhter Abfluss lymphpflichtiger Last in den Nasen-Rachenraum beim Spannungskopfschmerz nicht zu erwarten ist.

> **Hinweis**
>
> Die Behandlung mit MLD sollte mindestens 30 Minuten dauern.

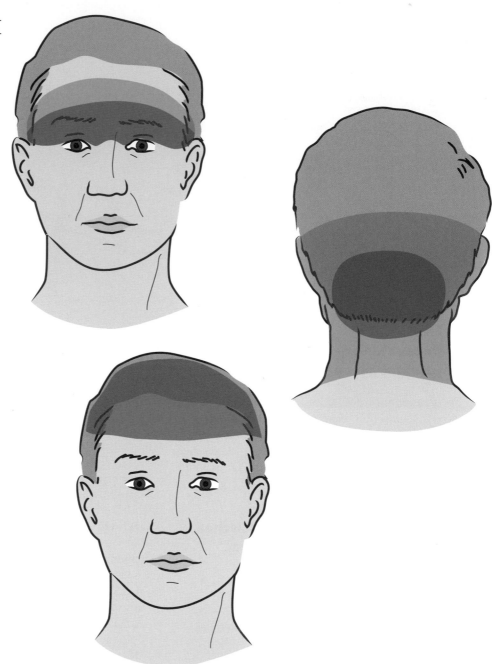

◘ **Abb. 30.25** Schwerpunktlokalisation bei Spannungskopfschmerz

Entscheidend für die Detonisierung und damit für die Reduktion der Schmerzhaftigkeit ist die Beeinflussung der gesamten Kopfschwartenmuskulatur, der Gesichtsmuskulatur (hier insbesondere die Ringmuskulatur der Augen!) sowie der Muskulatur des Nackens. Bei der Ausführung der Griffe selbst ist besonderer Wert auf das Induzieren von Entspannung zu legen.

Hinweis

Bei betonter Schmerzhaftigkeit der perikraniellen Muskeln sollten besonders weiche Techniken bevorzugt werden. Wichtig ist auch eine häufige Wiederholung der einzelnen Griffe.

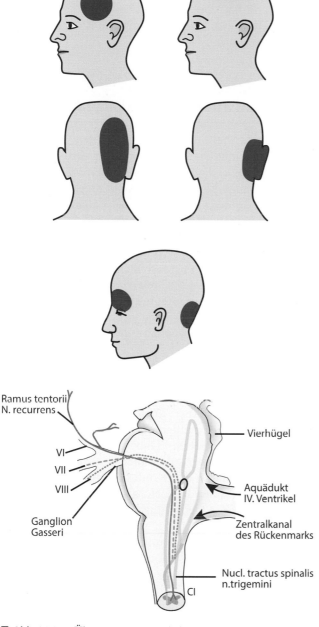

Ramus tentorii
N. recurrens

Vierhügel

VI
VII
VIII

Aquädukt
IV. Ventrikel

Ganglion
Gasseri

Zentralkanal
des Rückenmarks

Nucl. tractus spinalis
n. trigemini

CI

◘ Abb. 30.26 Übertragungszonen bei Spannungskopfschmerz

chanische Hyperalgesie und/oder Allodynie bezeichnet.[2] Hier bietet sich die MLD als eine besonders sanfte und behutsame Behandlungstechnik besonders an.

Hat der Schmerz nachgelassen, können zunehmend auch Techniken wie die Klassische Massage oder Marnitz-Massage, die sich besonders für die Behandlung von Triggerpunkten oder Triggerzonen in der Kopfschwarte und in der Nackenregion eignet, eingesetzt werden.

30.8 Kopfschmerz nach Schädel-Hirn-Trauma

Von 100.000 Deutschen erleiden jährlich 300 ein Schädel-Hirn-Trauma, das zur stationären. Behandlung zwingt. Mit anderen Worten: In Deutschland sind jährlich insgesamt ca. 250.000 Betroffene zu verzeichnen. Zu den häufigsten Folgebeschwerden nach erlittenem Schädel-Hirn-Trauma (SHT) zählt der posttraumatische Kopfschmerz als eine der häufigsten **sekundären** Kopfschmerzformen.

30.8.1 Krankheitsverlauf

Vom Verlauf her unterscheidet man zwischen
- akutem posttraumatischem Kopfschmerz, der durchschnittlich 1–2 Wochen, spätestens aber sechs Wochen nach dem Trauma abklingt, und
- chronischem posttraumatischem Kopfschmerz, der Teil des posttraumatischen Syndroms ist.

> **Hinweis**
>
> Beim posttraumatischen Kopfschmerz nach Schädel-Hirn-Traumen handelt es sich in 85 % der Fälle um einen Kopfschmerz, der dem **Kopfschmerz vom Spannungstyp** ähnelt, seltener um einen **zervikogenen Kopfschmerz**, der meistens als Folge von Torsionsverletzungen der Halswirbelsäule vorkommt.

Wärmeapplikationen vor der MLD fördern den Entspannungseffekt und tragen dazu bei, dass sich die tonusveränderte Muskulatur besser detonisieren lässt.

Beim chronischen Spannungskopfschmerz ist die Haut der Kopfschwarte, manchmal auch die Gesichtshaut und der Nacken in den schmerzhaften Arealen schon auf Berührungsreiz schmerzhaft, was man als me-

---

2 Mechanische Hyperalgesie und Allodynie: Wahrscheinlich hervorgerufen durch die mechanische Sensibilisierung sog. „schlafender" Nozizeptoren, die im Normalzustand keine Mechanosensibilität besitzen. Erst bei Freisetzung von Entzündungsmediatoren im Gewebe (Substanz P) werden diese Rezeptoren sensibilisiert und mechanische Reize werden als Schmerz wahrgenommen.

Der Kopfschmerz nach SHT (postcommotioneller/postkontusioneller Kopfschmerz) geht sehr häufig mit ausgeprägten vegetativen Regulationsstörungen als Teil des **postcommotionellen/postkontusionellen Syndroms** einher. Der posttraumatische Kopfschmerz ist mit dem chronischem Spannungskopfschmerz vergleichbar, dennoch ist er mit diesem nicht identisch, denn der Kopfschmerz vom Spannungstyp ist definitionsgemäß ein primärer Kopfschmerz, dem kein fassbares morphologisches Substrat zugrunde liegt (funktioneller Kopfschmerz). Hingegen beruht der posttraumatische Kopfschmerz auf extra- und intrakraniellen Verletzungsfolgen an schmerzsensiblen Gewebestrukturen, wobei aber bereits die Einordnung des **postcommotionellen Kopfschmerzes** nach Commotio cerebri Schwierigkeiten bereitet, da eine Commotio cerebri (Gehirnerschütterung) zumindest definitionsgemäß mit **keiner** Hirnverletzung einhergeht, was allerdings aufgrund neuerer Erkenntnisse aus der hochauflösenden Bildgebung mittels Magnetresonanztomographie (MRT) wieder in Frage gestellt wird.

30.8.2 Behandlung

Die Therapie der Wahl beim akuten posttraumatischen Kopfschmerz ist die Manuelle Lymphdrainage, weil sie ausgeprägt **vagotonisierend und schmerzlindernd** wirkt. Abgesehen von einem verbesserten Abtransport algogener Substanzen durch die verbesserte Drainage lymphpflichtiger Eiweißlast aus verletzten Gewebestrukturen wird vermutet, dass die MLD Einfluss auf antinozizeptive Hirnstammmechanismen nimmt (▶ Abschn. 30.7.4).

In der Neurotraumatologie haben Untersuchungen an der Neurochirurgischen Klinik der Medizinischen Hochschule Hannover gezeigt, dass mittels Manueller Lymphdrainage das postkontusionelle Hirnödem offenbar beschleunigt abgebaut werden kann.

Erfahrungen mit Frührehabilitationspatienten, die sich nach schwerem SHT noch im Wachkoma befanden, haben ergeben, dass schmerzinduzierte motorische Unruhe und Abwehrreaktionen bei derart Betroffenen mit Manueller Lymphdrainage zeitweilig zum Stillstand gebracht werden können. Bei vegetativen Entgleisungen mit pathologischer Sympathikusaktivierung („Noradrenalinsturm") wird Manuelle Lymphdrainage wegen ihres ausgeprägten sympathikolytischen Effekts auch schon in Reha-Kliniken zusätzlich zur medikamentösen Therapie eingesetzt.

Evidenzbasierte Praxis
Welche Langzeiteffekte eine solche Behandlung hat, wird Gegenstand zukünftiger Untersuchungen sein.

Gerade bei schwer traumatisierten Unfallopfern nach SHT ist unter den Methoden der physikalischen Therapie die Manuelle Lymphdrainage in vielerlei Hinsicht eine geradezu ideale und zielgerichtete Maßnahme. Sie ist schon deshalb besonders zu bevorzugen, weil damit eine effektive Schmerzbehandlung und Entspannung erreicht werden kann.

30.9 Kopfschmerz nach Halswirbelsäulen-Schleudertrauma

Beim Halswirbelsäulen-Schleudertrauma handelt es sich primär um eine Verletzung von Strukturen der Halswirbelsäule, die ihrerseits sekundäre Kopfschmerzen verursachen können. Die Kopfschmerzen, die dem Schleudertrauma oft erst nach einer Latenz von einigen Stunden bis einigen wenigen Tagen folgen, ähneln bei ca. 70 % der Betroffenen phänomenologisch dem Kopfschmerz vom Spannungstyp. Im Vordergrund der Symptomatik steht jedoch bei fast allen derartig Betroffenen der **Nackenschmerz** mit schmerzhafter Einsteifung der HWS. Wegen der ausgeprägten vegetativen Begleitsymptomatik wird das HWS-Schleudertrauma in der Literatur oft auch als **zervikozephales Beschleunigungstrauma** bezeichnet.

Verursacht werden HWS-Schleudertraumen durch Unfälle mit Heck- oder Frontalkollision und die dadurch bedingte plötzliche, nicht kontrollierbare Retro- und Anteflexion. Aber auch bei Lateralkollisionen können durch übermäßige Lateralflexionsbewegungen Verletzungen eintreten. Dabei können bei diesen Schleuderbewegungen, die über die physiologischen Bewegungsausmaße des Kopfes hinausgehen, sowohl im zervikokranialen Bereich, als auch im Bereich des kaudalen HWS-Anteils funktionelle und strukturelle Verletzungen auftreten. In schweren Fällen kann es durch die schnellen und unkontrollierten Scher- und Zugbewegungen zu Subluxationen, Kondylenabscherungen, schlimmstenfalls zur Wirbelfraktur oder zum Abbruch des Dens axis und zu Schädelbasisringfrakturen kommen.

Fast unvermeidlich ist, dass beim HWS-Schleudertrauma paravertebrale Bänder, Muskel- und Kapselstrukturen gedehnt bzw. gezerrt werden oder gar einreißen. Durch die massiven Einwirkungen auf die Weichteile entstehen **Mikrotraumen** an den Bandstrukturen und v. a. den Weichteilgeweben wie Muskulatur (Zerrungstrauma). Diese entgehen den herkömmlichen Untersuchungen mit bildgebenden Verfahren, abgesehen von stärkeren Einblutungen und Frakturen, die im CT und/oder MRT sichtbar gemacht werden können. Charakteristisch ist der einseitige, oft durch eine Blockierung im Bereich der Kopfgelenke ausgelöste zervikogene Kopfschmerz mit Schmerzprojektion in die Augen-Stirn-Region (◻ Abb. 30.27).

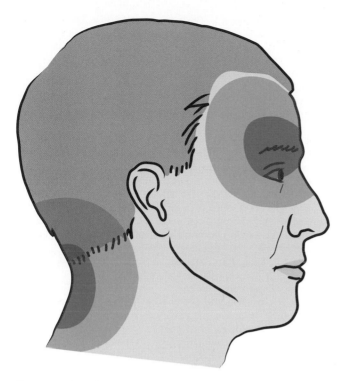

Abb. 30.27 Charakteristisch für das Schleudertrauma der HWS ist der zervikogene Kopfschmerz („Halswirbelsäulenkopfschmerz") mit halbseitiger Schmerzprojektion vom Nacken in die Stirn-Augenregion

30.9.1 Behandlung

In den meisten Lehrbüchern und Therapieanleitungen finden sich für den Zeitpunkt der **Akutphase** kaum brauchbare Hinweise auf Behandlungsmöglichkeiten aus dem Bereich der physikalischen Therapie. Allgemein gilt eine sofortige **Immobilisation** der HWS (Ruhigstellung mittels Krawatte etc.) als Mittel der Wahl zusammen mit schmerzlindernden und muskelrelaxierenden Medikamenten. Oft wird sogar von ärztlicher Seite eine initiale Wärmeapplikation zur Muskelrelaxation empfohlen.

Unserer Auffassung nach ist dies nicht in jedem Fall sinnvoll, denn die durch das Zerrtrauma entstandenen Verletzungen mit Mikrotraumen in den Gewebestrukturen bis hin zu ausgeprägten Hämatomen, die nicht in jedem Fall sichtbar sein müssen, wird nicht nur der lokale Schmerz unterhalten, sondern es kommt reflektorisch zu einer zunehmenden **Muskelsteife** in der Nackenmuskulatur, die wiederum nicht nur Nackenschmerzen, sondern auch Kopfschmerzen induziert. Eine starke vegetative Begleitreaktion ist eine weitere Folge (hartnäckige Schlafstörungen, Schwindelgefühl schon bei leichter Kopfdrehung, häufig Übelkeit und Brechreiz). Daher vertreten wir die Auffassung, dass außer der unabdingbaren Immobilisation in der Akutphase eine **Lymphdrainagebehandlung** mit folgender therapeutischer Zielsetzung indiziert ist:

- Abdrainieren der Hämatombestandteile,
- Drainage lokaler Ödeme,
- Tonussenkung der Schultergürtel- und Nacken-Kopfmuskulatur,
- Induzieren von Entspannung und Sedierung.

Die MLD-Behandlung (ohne HWS-Krawatte) sollte zum frühestmöglichen Zeitpunkt nach dem Trauma durchgeführt werden. Durch das Abdrainieren der eiweißreichen Ödembestandteile (posttraumatische Schwellung) aus dem traumatisierten Gebiet werden gute Voraussetzungen für den Heilungsprozess und Grundlagen für weitere ärztliche und physiotherapeutische Maßnahmen (Abtrainieren von der Stützorthese der HWS usw.) geschaffen.

30.9.2 Therapeutische Perspektive

Die Migräne und der Kopfschmerz vom Spannungstyp („Spannungskopfschmerz") sind die beiden bedeutendsten primären Kopfschmerzformen. Sie stellen 92 % der Kopfschmerzen in Deutschland dar (Göbel 2004; Kavuk et al. 2003). Ihre leitliniengerechte Behandlung sehen die führenden medizinischen Fachgesellschaften (Deutsche Migräne- und Kopfschmerzgesellschaft DMKG, Deutsche Gesellschaft für Neurologie DGN) nach wie vor in der Pharmakotherapie als evidenzbasierte Medizin (evidence based medicine, EbM). Nur wenige nicht medikamentöse Behandlungsformen wie Entspannungsübungen, aerobisch-sportliche Betätigung wie Jogging und Stressbewältigungstraining haben in die leitliniengerechte Kopfschmerzbehandlung Eingang gefunden (Andrasik 2003; Diener 2003; Koseoglu et al. 2003; Leitlinie DMKG 2018).

Physikalische Therapie bei Kopfschmerzen wird von Kopfschmerzexperten im Allgemeinen als ungenügend wirksam dargestellt (Diener 2003). Die Schwierigkeit besteht darin, genügend Migränepatienten für eine Studie mit physikalischer Therapie im Migräneanfall zu rekrutieren. Über die klinischen Erfolge in der Akutbehandlung der Migräne mit Manueller Lymphdrainage wurde schon in den neunziger Jahren berichtet (Trettin und Bringezu 1992; Trettin 1994).

Zur Wirksamkeit der Manuellen Lymphdrainage als Migräneprophylaxe wurde bereits auf dem Deutschen Schmerzkongress 2009 in Berlin eine randomisierte, kontrollierte Parallelgruppenstudie zur Untersuchung der Wirksamkeit der Lymphdrainage und klassischen Massage zur Prophylaxe der Migräne mit und ohne Aura vorgestellt.[3]

---

3   Institut für Physikalische und Rehabilitative Medizin, Klinikum Bremen-Ost/Universität Göttingen, Bremen Klinik und Poliklinik für Neurologie, Universitätsklinikum Münster.

30

In dieser Studie führten beide physikalischen Therapiemaßnahmen (Manuelle Lymphdrainage und Klassische Massage) gleichermaßen zu einer Reduktion der Migräneattacken bis zum Ende der Beobachtung zu Hause. Beide Therapieformen waren im Vergleich zu einer (unbehandelten) Kontrollgruppe von Migränekranken wirksam hinsichtlich der Prophylaxe der Migräne mit und ohne Aura. Im direkten Vergleich zeigten sich in einigen Parametern jedoch signifikante Vorteile der Manuellen Lymphdrainage gegenüber der klassischen Massage.

Aber auch unter Physiotherapeuten sind die Möglichkeiten, unterschiedlich wirksame, individuell abgestimmte Formen der physikalischen Therapie wirkungsvoll bei primären Kopfschmerzen einsetzen zu können, oft nur unzureichend bekannt. Dabei wird trotz der (noch) fehlenden Befürwortung der führenden wissenschaftlichen Schmerzgesellschaften die physikalische Kopfschmerzbehandlung als wirksame Alternative zur medikamentösen Behandlung von großen Teilen der Bevölkerung immer mehr nachgefragt. Die Manuelle Lymphdrainage ist sicherlich keine Universaltherapie, die bei der Kopfschmerzbehandlung generell anzuwenden ist. Auch geht es nicht darum, mit der ärztlich-medikamentösen Behandlung, die gerade in der Migränetherapie auch in Zukunft unverzichtbar sein wird, in Konkurrenz zu treten.

Nach langjährigen Behandlungen von Patienten mit unterschiedlichen Kopfschmerzsyndromen möchten wir dem Wunsch vieler Kopfschmerzpatienten nach einer effektiven, nichtmedikamentösen physikalischen Kopfschmerzbehandlung entsprechen und unser Erfahrungsgut in der Akutbehandlung und Prophylaxe der Migräne, aber ebenso als wirkungsvolle Behandlung bei Spannungskopfschmerz und Kopfschmerzen nach Schädeltrauma/HWS-Schleudertrauma praxisnah in anschaulicher Form weitergeben.

Literatur

Andrasik F (2003) Behavioural treatment approaches to chronic headache. J Neurol Sci 24(Suppl 2):80–85

Diener H-C (2003) Migräne. In: Diener H-C, Hacke W (Hrsg) Leitlinien für Diagnostik und Therapie in der Neurologie. Thieme, Stuttgart

Edvinsson L, Mulder H, Goadsby PJ et al (1998) Calcitonin gene-related peptide and nitric oxide in the trigeminal ganglion: cerebral vasodilatation from trigeminal nerve stimulation involves mainly calcitonin gene-related peptide. J Auton Nerv Syst 70:15–22

Goadsby PJ, Edvinsson L (1993) The trigeminovascular system and migraine: studies characterizing cerebrovascular and neuropeptide changes seen in humans and cats. Ann Neurol 33:48–56

Göbel H (Hrsg) (2004) Erfolgreich gegen Kopfschmerzen und Migräne, 4. Aufl. Springer, Berlin/Heidelberg

Happe S, Peikert A, Siegert R, Evers S (2016) The efficacy of lymphatic drainage and traditional massage in the prophylaxis of migraine: a randomized, controlled parallel group study. Neurol Sci 37(10):1627–1632

Headache Classification Committee of the International Headache Society (2018) The International classification of headache disorders, 3rd edition. Cephalalgia 38(1):1–211

Kavuk I, Katsarava Z, Diener H-C (2003) Epidemiologie von Kopfschmerzen. In: Diener H-C (Hrsg) Referenzreihe Neurologie: Kopfschmerz. Thieme, Stuttgart, S 10–16

Koseoglu E, Akboyraz A, Soyuer A et al (2003) Aerobic exercise and plasma beta endorphin levels in patients with migrainous headache without aura. Cephalalgia 23:972–976

Kunkler PE, Kraig RP (2003) Hippocampal spreading depression bilaterally activates the caudal trigeminal nucleus in rodents. Hippocampus 13:835–844

Lambert GA, Michalicek J, Storer RJ et al (1999) Effect of cortical spreading depression on activity of trigeminovascular sensory neurons. Cephalalgia 19:631–638

Leão AAP (1944) Spreading depression of activity in cerebral cortex. I. Neurophysiol 7:359

Moskowitz MA, Nozaki K, Kraig RP (1993) Neocortical spreading depression provokes the expression of c-fos protein-like immunoreactivity within trigeminal nucleus caudalis via trigeminovascular mechanisms. J Neurosci 13:1167–1177

Olesen J, Bousser M-G, Diener H-C et al (2004) The International classification of headache disorders, 2nd ed. Cephalalgia 24(Suppl 1):1–160

Reuter U (2004) Pathomechanismen der Migräne. http://edoc.hu-berlin.de/habilitationen/reuter-uwe-2004-06-21/HTML/chapter1.html (Zugegriffen am 03.02.2005), http://edoc.hu-berlin.de/habilitationen/reuter-uwe-2004-06-21/HTML/chapter1.html (Zugegriffen am 03.02.2005, Zugegriffen am 28.06.2008)

Therapie der Migräneattacke und Prophylaxe der Migräne. Leitlinie der Deutschen Gesellschaft für Neurologie (DGN) in Zusammenarbeit mit der Deutschen Migräne-und Kopfschmerzgesellschaft (DMKG). Abrufbar https://www.dgn.org/leitlinien

Trettin H (1994) Physikalische Therapie bei Migräne in Kombination mit Kopfschmerzen vom Spannungstyp. In: Ensink BM, Soyka D (Hrsg) Migräne. Aktuelle Aspekte eines altbekannten Leidens. Springer, Berlin/Heidelberg/New York/Tokyo, S 233–281

Trettin H, Bringezu G (1992) Komplexe physikalische Therapie der Migräne und anderer Kopfschmerz-Syndrome. Ebert, Lübeck

Yedikardachian D, Quasthoff S, Lechner AT, Giuliani A, Fazekas F (2017) Migraine prophylaxis with trigger point therapy and lymphatic drainage: a pilot study. Wien Med Wochenschr 167:359–367

Manuelle Lymphdrainage in der Dermatologie

Bernhard Wiedenhofer

Inhaltsverzeichnis

© Springer-Verlag GmbH Deutschland, ein Teil von Springer Nature 2020
G. Bringezu, O. Schreiner (Hrsg.), *Lehrbuch der Entstauungstherapie*,
https://doi.org/10.1007/978-3-662-60576-9_31

31

31.1 Einführung

In dermatologischen Kliniken und Praxen findet die Manuelle Lymphdrainage als Therapieform bislang erstaunlich wenig Beachtung. Sucht man in den zahlreichen dermatologischen Lehrbücher nach Informationen über die Manuelle Lymphdrainage, geht man meist leer aus. Zwar nimmt die Einteilung und Diagnostik von Lymphödemen meist breiten Raum ein; bei der Besprechung der Therapiemöglichkeiten jedoch wird die Manuelle Lymphdrainage in der Regel nur kurz erwähnt.

Im Standardwerk der Dermatologie im deutschsprachigen Raum (Braun-Falco et al. 1995) wird die Manuelle Lymphdrainage als Therapieform bei Lymphödemen nur am Rande erwähnt. Im Kapitel über Physikalische Therapie sucht man vergeblich; lediglich im Abschnitt über die Therapie der systemischen Sklerodermie wird „Lymphdrainage" stichwortartig angeführt. Literaturrecherchen zu den Stichworten „Dermatologie" und „Manuelle Lymphdrainage" bringen keine Ergebnisse. Allerdings existieren mehrere Erfahrungsberichte zum Themenkomplex „Sklerodermie und Manuelle Lymphdrainage".

Mein Interesse für die Manuelle Lymphdrainage wurde erstmals durch Vorträge der Familie Földi und die in ihrer Klinik erzielten Therapieerfolge geweckt. Günter Bringezu hat mich immer wieder ermuntert, die Manuelle Lymphdrainage bei verschiedenen dermatologischen Krankheiten einzusetzen, damit Erfahrungen zu sammeln und Überlegungen über die Wirksamkeit bei dermatologischen Erkrankungen anzustellen.

31.2 Veränderungen des Hautorgans bei Lymphödemen

Es ist bekannt, dass Lymphödeme zu krankhaften Veränderungen und Reaktionen in allen Schichten des Hautorgans führen:
- im Unterhautfettgewebe,
- in der bindegewebigen Dermis (Lederhaut) und
- in der epithelialen Epidermis mit Hornschicht (oberste Hautschicht).

> **Hinweis**
>
> Liegt ein Lymphödem vor, ist eine vermehrte Aktivität von Fibroblasten zu verzeichnen. Sklerosierung, Vernarbung und Verhärtung nehmen zu; gleichzeitig nimmt die Elastizität ab.

Die Dicke der Epidermis (Oberhaut) und der Hornschicht nehmen zu, so dass großflächige blumenkohlartig-warzige Hautwucherungen (Papillomatosis cutis lymphostatica) entstehen können. Im Fettgewebe kommt es ebenfalls zu Entzündungen (Paniculitis) und Bindegewebsvermehrung.

Neben diesen entzündlich-reaktiven Vorgängen wird bei chronischen Lymphödemen auch die Entstehung charakteristischer Tumore beobachtet: Nach mehrjährigem Bestehen eines Lymphödems kann sich ein **Hämangiolymphosarkom** (Stewart-Treves-Syndrom) entwickeln. Dabei handelt es sich um einen sehr bösartigen Tumor, der seinen Ausgang von der Innenwand der Blutgefäße nimmt. Der Tumor zeigt sich durch bläulich-rote Knoten oder Knötchen im Gebiet des Lymphödems, die in der Regel rasch wachsen und teilweise auch zerfallen/ulzerieren. Der Tumor hat eine starke Metastasierungstendenz. Der Physiotherapeut sollte deshalb mithelfen, diesen Tumor bereits frühzeitig zu erkennen.

> ❗ **Vorsicht**
>
> Der Physiotherapeut muss den Patienten darauf aufmerksam machen, wenn auf der Haut neue Flecken oder Knoten auftreten. Bereits eine kleine Veränderung kann bedeutsam sein.

Eine rechtzeitige Diagnose und Therapie werden oft „verschlafen", da schmerzfreie Hautveränderungen von Laien oft als harmlos eingestuft werden.

Lymphödeme führen auch zu **Wachstumsstörungen**, Störungen an den **Hautanhangsgebilden** (besonders an Zehen- und Fingernägeln) und zu **häufigen Infektionen** der Haut mit Pilzen, Bakterien und Viren.

> ❗ **Vorsicht**
>
> Besonders zu beachten sind Ekzeme und Infekte durch Bakterien und Pilze z. B. in den Zehen- oder Fingerzwischenräumen. Sie dienen als Eintrittspforte für eine Hautinfektion durch Bakterien, vor allem durch beta-hämolysierende Streptokokken.

Die Infektion breitet sich vor allem in den Lymphgefäßen der Haut aus und wird als **Erysipel** bezeichnet, auch als „Wundrose" oder „Rotlauf" bekannt. Die Erkrankung schreitet innerhalb von Stunden mit zunehmender flammender Rötung, Schwellung und Überwärmung der Haut, allgemeinem Krankheitsgefühl und hohem Fieber rasch fort. Wird das Erysipel nicht umgehend gleich zu Beginn behandelt, führt es zur Zerstörung (Verklebung) weiterer Teile des Lymphgefäßnetzes und damit zu einer Verschlimmerung des Lymphödems.

31.3 Manuelle Lymphdrainage zur Behandlung von Hautkrankheiten

Der Einfluss von Lymphstauungen auf alle Schichten des Hautorgans bis hin zur Tumorentstehung ist also gut bekannt. Daher stellt sich die Frage, ob nicht auch geringfügigere Gewebsödeme oder Störungen in der Lymphzirkulation zu Hauterkrankungen führen oder an der Entstehung oder Unterhaltung von Hautkrankheiten beteiligt sein können oder ob z. B. klassische Hautkrankheiten durch manuelle Lymphdrainage gebessert werden können. Wissenschaftliche Untersuchungen in dieser Richtung sind mir bislang nicht bekannt.

Die oberste Hautschicht (epitheliale Epidermis mit Hornschicht) ist frei von Blutgefäßen und Lymphgefäßen. Die Epidermis ist in einer zapfenartigen Grenzfläche (Vergrößerung der Oberfläche) mit der Dermis verbunden. Vor allem die in die Epidermis ragenden Zapfen/Papillen der Lederhaut sind von Blutgefäßen/Kapillaren gefüllt, die auch von Lymphgefäßen begleitet werden.

Bei Ekzemerkrankungen der Haut zeigt sich meist auch eine Mitreaktion der Papillarkörper (Zapfen, die in die Epidermis ragen) mit Vergrößerung, Zunahme von Entzündungszellen (Lymphozyten, Leukozyten) und vermehrter Gewebeflüssigkeit (Ödem). Es ist anzunehmen, dass die kutanen Lymphgefäße (ähnlich wie die Blutgefäße) an der Entstehung oder Abheilung von Entzündungsprozessen der Haut beteiligt sind. Daher liegt es nahe, die Manuelle Lymphdrainage als Therapie bei entzündlichen nichtinfektiösen Hautkrankheiten einzusetzen.

Es wäre wünschenswert, dass immer mehr Hautärzte Erfahrungen mit der Manuellen Lymphdrainage bei Hauterkrankungen sammeln. Auf dieser breiten Grundlage könnte dann die Wirksamkeit der Manuellen Lymphdrainage bei verschiedenen Hauterkrankungen wissenschaftlich erforscht und überprüft werden.

31.3.1 Sklerodermie

Die meisten Fall- und Erfahrungsberichte existieren für die Behandlung der zirkumskripten und systemischen Sklerodermie. Ebenso wie die generalisierte Form der Sklerodermie beginnt die örtlich begrenzte Sklerodermie mit einer ödematösen Schwellung der Lederhaut und führt später zu einer straffen Vernarbung der betroffenen Hautgebiete.

Die Lymphdrainage wird deshalb vorwiegend **im frühen Ödemstadium** der Sklerodermie empfohlen, wenn eine teigige Schwellung der Haut auftritt. Sobald es zum straffen narbigen Umbau gekommen ist, wird sie in der Regel nicht mehr eingesetzt. Meiner Erfahrung nach kann jedoch mit Manueller Lymphdrainage auch noch **in der Phase der zunehmenden narbigen Veränderung** eine Besserung erzielt werden.

> ▶ **Beispiel**
>
> Eine Patientin litt an einer umschriebenen Form der Sklerodermie. Die Sklerodermie zog sich in einer Breite von etwa 6 cm ringförmig um die untere Hälfte des Unterschenkels. Mit zunehmender Vernarbung und Straffung traten Schmerzen an Unterschenkel und Vorfuß auf, und es waren Durchblutungsstörungen zu befürchten. Vorbehandlungen mit systemischen Medikamenten einschließlich Kortison und Zytostatika blieben erfolglos. Durch eine Lymphdrainagebehandlung, die im Zeitraum von 4 Wochen jeweils 2-mal täglich durchgeführt wurde, ließ sich eine Zunahme der Geschmeidigkeit der Haut erreichen; die Schmerzen gingen zurück, und die Beweglichkeit besserte sich. ◀

Es ist anzunehmen, dass die Lymphgefäße der Haut nicht nur die Aufgabe haben, die lymphpflichtigen Stoffe in die initialen Lymphgefäße aufzunehmen. Besonders in der Grenzfläche zwischen Dermis und Epidermis findet sich ein Meisterwerk komplexer Regeltechnik (Kybernetik) in Bezug auf die Steuerung von Entzündungs- und Immunprozessen, die vor allem die Lymphozyten und deren Botenstoffe einschließt. Die Entzündungszellen/Lymphozyten wandern aus den Gefäßen in die Haut ein und kehren auch wieder dorthin zurück. Es ist wahrscheinlich, dass das Lymphgefäßsystem und vor allem die initialen Lymphgefäße ein wichtiges Regulativ im Entzündungs- und Abwehrprozess des Hautorgans darstellen. Im Rahmen dieser Hypothese wäre dann auch erklärbar, dass Vernarbungsprozesse gestoppt und ggf. auch umgekehrt werden können.

31.3.2 Narbenbehandlung

Aufgrund der positiven Erfahrungen bei der Sklerodermie haben wir die Manuelle Lymphdrainage auch bei Patienten mit Vernarbungen nach ausgedehnten Verbrennungen, besonders bei sog. **wuchernden Narben (Keloiden)** und bei Einschränkung der Beweglichkeit durch **sich verkürzende Narben (Narbenkontrakturen)** eingesetzt. Die Manuelle Lymphdrainage wurde hierbei 1- bis 2-mal täglich zusätzlich zur Behandlung mit Kompressionssegmenten vorgenommen. Wir konnten eine Beschleunigung des Heilungsprozesses im Vergleich zur alleinigen Kompressionstherapie beobachten.

31.3.3 Rosacea

Inzwischen setzen wir die Manuelle Lymphdrainage routinemäßig bei der Behandlung der Rosacea („Kupferfinne") ein. Die Erkrankung ist zu Beginn durch eine bläulich rote Verfärbung an Wangen, Nase, Stirn und Kinn charakterisiert. Mit zunehmendem Fortschreiten der Erkrankung treten sichtbar erweiterte Gefäße in den genannten Gebieten und später auch Knötchen und Pusteln auf. Bei Männern ist auch die Ausbildung einer sog. Knollennase (Rhinophym) möglich. In der feingeweblichen Untersuchung zeigt sich, dass in der oberen Lederhaut die Blut- und Lymphgefäße erweitert sind und dass stets ein Ödem vorhanden ist. Zusätzlich sind verschiedenartige Zellen des Abwehrsystems um Gefäße und um die Haartalgdrüsenfollikel gruppiert.

Die Rosacea ist eine chronische Erkrankung, die in vielen Fällen trotz innerlich und äußerlich anzuwendender Medikamente nur gering oder teilweise gebessert werden kann. Die Manuelle Lymphdrainage wenden wir hier häufig **als Basistherapie** an. Zur Therapie zwischen den Lymphdrainagebehandlungen erlernen die Patienten die Drainagebehandlung in vereinfachter Form selbst. Viele meiner Patienten behandle ich ohne Medikamente, ausschließlich mit Manueller Lymphdrainage.

Um ein Fortschreiten der Rosacea zu verhindern, ist eine **frühzeitige Behandlung** mit Manueller Lymphdrainage erforderlich. Die erweiterten Blut- und Lymphgefäße sowie das Ödem und die im Gewebe vorhandenen Entzündungszellen der oberen Schicht der Lederhaut machen die gute Wirksamkeit der Lymphdrainage bei der Rosacea verständlich.

31.3.4 Neurodermitis

Auch Patienten mit Neurodermitis behandeln wir regelmäßig mit Manueller Lymphdrainage. Die Neurodermitis wird im dermatologischen Sprachgebrauch auch als „atopisches Ekzem" bezeichnet. „Atopie" bedeutet eine vererbte Neigung zur Entwicklung von Soforttypallergien (z. B. bei Heuschnupfen oder allergischem Asthma), aber auch zur Entwicklung einer anlagebedingten Ekzemform, die mit starkem Juckreiz einhergeht, in sehr verschiedenartigen Erscheinungsformen auftritt und vielfältige Auslöser haben kann. Besonders bekannt sind die Ekzeme in den Gelenkbeugen und Gesichtsekzeme bei Kindern. Häufig überzieht die Erkrankung das gesamte Hautorgan.

Bei sonst therapieresistenten Verläufen der Neurodermitiserkrankung konnte die Manuelle Lymphdrainage schon des Öfteren eine eindeutige Besserung bewirken. Auch bei der Neurodermitis besteht eine Schwellung des Papillarkörpers mit reichlich Entzündungszellen, so dass sich die Wirkung der Lymphdrainage evtl. auf eine Verminderung des Gewebsödems und der Entzündungszellen zurückführen lässt.

Hinsichtlich eines möglichen Wirkmechanismus erscheint noch eine weitere Überlegung interessant. Bei Neurodermitis besteht eine auffällige Störung des vegetativen Nervensystems: Nach Reiben oder Kratzen der Haut entsteht bei Hautgesunden eine Rötung, bei Patienten mit Neigung zu Neurodermitis jedoch ein weißer Streifen. Medikamente, die bei Patienten ohne Neurodermitis eine Rötung verursachen, bewirken bei Patienten mit Neurodermitis eine Abblassung der Haut. Ebenso findet sich eine verminderte Talgdrüsenproduktion, und es besteht Verdacht auf Störungen in der Schweißbildung.

Die paradoxe Reaktion der Blutgefäße (weißer Dermographismus) erfolgt also möglicherweise auch in den Lymphgefäßen. Die vegetative Fehlregulation der Lymphgefäße des Hautorgans wäre eine weitere Erklärung für die positiven Effekte der Manuellen Lymphdrainage bei Neurodermitis.

Literatur

Braun-Falco O, Plewig G, Wolff KH (1995) Dermatologie und Venerologie, 4. Aufl. Springer, Berlin/Heidelberg

Manuelle Lymphdrainage zur Behandlung der chronischen peripheren arteriellen Verschlusskrankheit (pAVK)

Otto Schreiner

Inhaltsverzeichnis

Eine Therapieform wie die Manuelle Lymphdrainage, zu deren obersten Grundsätzen es zählt, die Abstromverhältnisse aus dem Gewebe zu fördern, ohne dabei gleichzeitig die Durchblutung zu steigern, scheint zur Behandlung arteriell bedingter Durchblutungsstörungen zunächst eher weniger geeignet. Und doch gibt es heute einige Hinweise und Belege dafür, dass hier nur scheinbar ein Widerspruch besteht. Die folgenden Ausführungen stellen den derzeitigen Stand der Erkenntnisse zum Einsatz der Manuellen Lymphdrainage bei Patienten mit arterieller Verschlusskrankheit dar und sind als Diskussionsbeitrag und Behandlungsvorschlag zu verstehen.

Prinzipiell ist zu unterscheiden zwischen
- dem **akuten** Verschluss einer versorgenden Arterie und
- der **chronischen** Durchblutungsstörung einer Extremität durch thrombotische und/oder gefäßsklerotische Veränderungen.

Die Betrachtungen in diesem Unterkapitel beschränken sich auf die **chronische** periphere arterielle Verschlusskrankheit (pAVK). Der akute arterielle Verschluss stellt eine medizinische Notfallsituation dar (Mörl 1983); auch im weiteren Verlauf liegt ihm ein anderes Behandlungskonzept zugrunde.

32.1   Pathophysiologie der pAVK

Pathogenetisch liegt der pAVK zu 90 % eine atherosklerotische Gefäßveränderung mit der Folge einer zunehmenden Stenosierung zugrunde. Mit anderen Worten: Die entzündlich bedingten thrombotischen Verschlüsse („Thrombangiitis obliterans") sind dagegen selten; sie treten außerdem (im Gegensatz zu den atherosklerotischen Gefäßveränderungen) überwiegend bei jüngeren Patienten (<40 Jahre) auf.

32.1.1   Lokalisation

Am häufigsten ist der femoropopliteale Verschluss – sog. Oberschenkeltyp –, gefolgt vom aortoiliakalen Verschluss – sog. Beckentyp – und dem – tibiofibularen Verschluss – sog. Unterschenkeltyp. Häufig kommen jedoch Kombinationen dieser einzelnen Verschlusslokalisationen vor.

Lediglich 10 % aller chronischen arteriellen Verschlüsse betreffen die oberen Extremitäten. Dort wird wiederum unterschieden zwischen
- Schultergürteltyp und
- Armtyp.

Beim Armtyp wird nochmals differenziert zwischen Oberarm- und peripherem Typ.

32.1.2   Verlauf

Die zunehmende Verschlechterung der arteriellen Versorgung führt zur Belastungsinsuffizienz, anfänglich ohne subjektive Beschwerden.

Allein zwei Drittel aller Patienten mit peripherer Verschlusskrankheit sind laut Diehm et al. (1999) asymptomatisch!

Wegen der zunehmenden Stenosierung entstehen jedoch unter Belastung allmählich krampfhafte Schmerzen (hypoxämische Schmerzen), und zwar typischerweise in der Wadenmuskulatur (bei Verschluss z. B. der A. femoralis superficialis und/oder der A. poplitea). Dadurch wird der Bewegungsradius des Patienten eingeschränkt, d. h., die beschwerdefreie Gehstrecke verkürzt sich.

Die Problematik wird dadurch deutlich, dass solche Patienten immer wieder stehen bleiben und scheinbar interessiert etwas betrachten – sog. „Schaufensterkrankheit". Diese Symptomatik wird dem Stadium II zugeordnet und als **Claudicatio intermittens**, als „zeitweiliges Humpeln/Hinken" bezeichnet.

Noch später, in Stadium III, treten als Zeichen der unzureichenden Durchblutung auch ohne Belastung bereits **Ruheschmerzen** auf. Im Endstadium (Stadium IV) führt dieser Zustand zum Gewebsuntergang: zur **Nekrose** bzw. zur **Gangrän**.

◨ Tab. 32.1 stellt die einzelnen Stadien mit ihrer typischen Symptomatik den Therapiezielen gegenüber.

Die Symptome werden verständlich, wenn man die Gefäßveränderungen und die daraus resultierenden Auswirkungen auf die Durchblutung stadienabhängig betrachtet (◨ Tab. 32.2). Detaillierte, d. h. befund- und verlaufsorientierte Therapiestrategien sind in hervorragend übersichtlichen Diagrammen bei Rieger und Schoop (1998) zu finden.

Im Folgenden wird die Pathophysiologie speziell der Mikrozirkulation bei pAVK betrachtet. Das Ziel der Erläuterungen besteht darin, zu zeigen, warum der Einsatz physikalischer Maßnahmen und vor allem der durchaus nicht üblichen Manuelle Lymphdrainage hier sinnvoll ist.

Zu Epidemiologie, Inzidenz, prozentualer Häufigkeit der verschiedenen Verschlusslokalisationen und zur speziellen Diagnostik verweisen wir auf die zahlreichen Veröffentlichungen zu diesem Themenkomplex (z. B. Rieger und Schoop 1998; Diehm et al. 1999).

32.2   Pathophysiologische Betrachtungen der Mikrozirkulation bei pAVK

Niemals kann eine arterielle Durchblutungsstörung isoliert betrachtet werden. Immer muss der Kreislauf insgesamt berücksichtigt werden (Balzer und Schönebeck 1993).

Die Verminderung der arteriellen Zirkulation durch das atherosklerotische Strombahnhindernis bedingt zwangsläufig einen verminderten arteriellen Druck im Gefäßnetzwerk distal der Stenosestelle. Daraus ergeben sich vielschichtige Veränderungen im Bereich der Mirkozirkulation bis hin zu bleibenden Veränderungen aller

Gefäßabschnitte der terminalen Strombahn **einschließlich des initialen Lymphgefäßsystems**. Man spricht deshalb zusammenfassend von sog. **Mikroangiopathien**. Das initiale Lymphgefäßsystem nimmt „bei länger bestehender Gliedmaßenischämie ernsten Schaden (…), der auch nach Wiederherstellung der Blutzirkulation nicht mehr zu beseitigen ist" (Balzer und Schönebeck 1993).

Der verminderte Druck im Arteriolenbereich führt teilweise zum Kollaps präkapillärer Arteriolen mit anschließend verminderter Ultrafiltration. Die schlechtere Zellversorgung vor allem mit O_2 führt zu weit reichenden Gegenreaktionen, die wiederum direkte und indirekte Auswirkungen auf die Mikrozirkulation haben. So können Mikrothrombosen und Gefäßspasmen festgestellt werden. Außerdem erhöht sich die kapilläre Permeabilität, und der Ausstrom hochmolekularer Plasmabestandteile vergrößert sich – eine eiweißreiche Schwellung entsteht.

Diese vermehrte Permeabilität ist u. a. dadurch zu erklären, dass sich die Gewebehypoxie in einem Anschwellen der Endothelzellen der Kapillarwandung äußert. Dies wiederum führt einerseits zum kapillären Kollaps, andererseits zum weiteren Eiweißausstrom in anderen Kapillarabschnitten des gesamten Gefäßnetzwerkes. Dadurch entsteht ein **interstitielles Ödem**, das jedoch nur selten als deutlich sichtbare Schwellung imponiert, sondern vielmehr als „diskrete" Schwellung wahrzunehmen ist. Manche Autoren wie Hutzschenreuter (1991) sprechen von vaskulären und perivaskulären Ödemen, andere (Balzer und Schönebeck 1993) vom ischämischen Ödem, das in den Stadien III und IV bei jedem zweiten Patienten bestehen soll, in Stadium IIb dagegen seltener vorkommt. Rieger (Rieger und Schoop 1998) betont, dass Ödeme zwar nicht zu den primären Charakteristika der pAVK gehören, jedoch z. B. bei ischämischen Kapillarschäden auftreten können.

◻ **Tab. 32.1** Stadieneinteilung der pAVK (nach Fontaine)

Stadium	Typische Symptomatik	Generelles Therapieziel
I	Pulsabschwächung ohne subjektive Beschwerden Dieses Stadium wird meist nur „zufällig" diagnostiziert	Verbesserung der Gehleistung
II	Krampfartige hypoxämische Schmerzen z. B. der Wadenmuskulatur (abhängig von der Verschlusslokalisation) bei Belastung In Ruhe klingen die Schmerzen nach kurzer Zeit (wenige Sekunden bis zu einigen Minuten) wieder ab	Verbesserung der Gehleistung
IIa	Claudicatio intermittens bei einer beschwerdefreien Gehstrecke noch über 200 m	Verbesserung der Gehleistung
IIb	Claudicatio intermittens bei einer beschwerdefreien Gehstrecke <200 m	Verbesserung der Gehleistung
III	Nächtliche Schmerzen, d. h. auch in Ruhe ist die Durchblutung bereits insuffizient	Erhaltung der Extremität
IV	Irreversible Gewebeischämie mit Nekrosen/Gangrän	

◻ **Tab. 32.2** Gefäßbefunde und Hämodynamik der einzelnen Stadien. (Mod. nach Meurer et al. 1992)

Stadium	Gefäßbefund	Kompensation	Durchblutungssituation
I	Lediglich partielle Einengung bei gleichzeitig ausgedehnten Kollateralen	Noch vollständige Kompensation möglich	Lediglich die sog. „Luxusdurchblutung"[a] ist eingeschränkt
II	Hochgradige Stenose oder gar vollständiger Verschluss, jedoch mit reichlich Kollateralen und noch suffizientem peripheren Gefäßnetz	Lediglich eine teilweise Kompensation ist noch möglich	In Ruhe noch ausreichend, bei Belastung jedoch rasch ungenügend, d. h., es liegt keine Reserve mehr vor
III	Verschluss mit wenig Kollateralen und zunehmend insuffizientem peripheren Gefäßnetz	Schlechte Kompensationsmöglichkeiten	Bereits die Ruhedurchblutung ist ungenügend
IV	Verschluss ohne Kollateralen einschließlich multipler peripherer Verschlüsse	Es besteht keine Kompensation mehr	Bereits in Ruhe liegt eine Ischämie vor

a) Durchblutungsreserve, die auch bei größerer Inanspruchnahme die suffiziente Versorgung des entsprechenden Organs gewährleistet

Durch den verminderten arteriolären Druck ändert sich das Fließverhalten des Blutes auch im venolären Anteil, wo es ebenfalls zu Mikrothromben kommen kann. Die Folge ist eine venoläre Stase.

> **Hinweis**
>
> Alle Veränderungen betreffen auch die **initialen Lymphgefäßabschnitte**. Hier kommt es über die entzündlichen Reaktionen im Laufe der Zeit ebenfalls zu weit reichenden Wandinsuffizienzen.

Die umfassenden und im ischämischen Gebiet weit reichenden Mikroangiopathien erklären auch die Schwellungen, die nach Beseitigung des eigentlichen Strombahnhindernisses (z. B. durch eine gefäßdilatierende Maßnahme) zu verzeichnen sind. Man spricht dann vom **„postrekonstruktiven Ödem"**. Die geschädigten Kapillaren können den nun wieder vermehrten Zustrom zunächst nicht mehr in der üblichen Weise regulieren. Ein solcher Ödemzustand ist selbstverständlich nicht gerade förderlich für die so wichtige Revaskularisierung gerade auch des terminalen Stromgebietes.

Evidenzbasierte Praxis

Andere Vaskulitiden wie die Thrombangiitis obliterans bzw. das Buerger-Syndrom (auch Endangiitis obliterans oder v. Winiwarter-Buerger-Erkrankung genannt), der Diabetes mellitus und andere Erkrankungen rufen teilweise vergleichbare Mikrozirkulationsstörungen hervor; über die Wirkung der Manuellen Lymphdrainage bei diesen Erkrankungen gibt es allerdings bis heute noch weniger aussagekräftige Erkenntnisse als bei der pAVK.

32.3 Therapie der pAVK

Die therapeutischen Maßnahmen sind selbstverständlich vom Schweregrad der arteriellen Durchblutungsstörung abhängig. So ist in Stadium IV mit Gangrän ein anderes Vorgehen zu wählen als in Stadium II, wo es um vermehrte Nutzung und Bildung von kollateralen Wegen geht (Tab. 32.1).

Generell stehen jedoch folgende Maßnahmen zur Verfügung:

- Prophylaxe, d. h. Ausschaltung und Behandlung der Risikofaktoren.
- Medikamentöse Therapie:
    - zur Gefäßerweiterung,
    - zur Thrombolyse,
    - zur Verbesserung der Fließeigenschaften,
    - zur Gerinnungshemmung und
    - zur Infekt- und Schmerzbekämpfung.
- Invasive Therapie, d. h. gefäßchirurgische Intervention:
    - Thrombektomie/Embolektomie mittels Katheder,
    - Ballondilatation,

- Implantation von Gefäßstützen, sog. Stent-OP, bzw.
- Gefäßtransplantate, d. h. Bypass-OP, und
- Sympathikusinaktivierung (zur Vasodilatation).
- Andere chirurgische Eingriffe wie die Amputation als letzte Maßnahme.
- Physiotherapeutische Maßnahmen, die zur sog. Basistherapie zählen.

32.4 Physiotherapie bei pAVK

Die Zielsetzung physiotherapeutischer Maßnahmen bei der peripheren arteriellen Verschlusskrankheit (pAVK) besteht in der Wiederherstellung der gestörten Funktion durch die Förderung oder Verbesserung der körpereigenen Kompensationsmechanismen des Arterienverschlusskranken, einer Verhinderung von Inaktivitätsschäden am Bewegungsapparat sowie einer allgemeinen Mobilisierung und Motivation des Patienten mit allen daraus resultierenden kardiopulmonalen, stoffwechselmäßigen und gerinnungsphysiologischen Folgen (Cachovan 1998, zit. in Rieger und Schoop 1998).

Bei den physikalisch-therapeutischen Maßnahmen unterscheidet man zwischen

- Maßnahmen im Stadium II
- Maßnahmen im Stadium III und
- Maßnahmen nach operativer Intervention.

32.4.1 Maßnahmen im Stadium II

> **Hinweis**
>
> Das vorrangige Ziel der Behandlung im Stadium II besteht darin, die periphere Durchblutungssituation zu verbessern und gleichzeitig die Ausbildung eines Kollateralkreislaufes zu fördern.

Dazu ist es vor allem notwendig, die Belastung den Bedingungen der verminderten arteriellen Versorgung, besonders der Skelettmuskulatur anzupassen, und zwar durch folgende Maßnahmen:

- Sshmerzberücksichtigendes Gehtraining zur allmählichen Vergrößerung der beschwerdefreien Gehstrecke,
- Belastung nach dem sog. **2/3-Schema zur Förderung der Kollateralbildung**,
- gleichzeitig Verbesserung der Ver- und Entsorgungssituation des gesamten Gebietes zur Trophikverbesserung,
- Verbesserung der muskulären Situation (Kräftigung atrophierter Muskeln, Beseitigung von Muskelverspannungen),

- Vorbeugung von Kontrakturen bzw. Beseitigung eingeschränkter Gelenkbeweglichkeit,
- Korrektur des Gangbildes und der Haltung sowie Verbesserung der Koordination.

Zum Erreichen dieser Therapieziele eignen sich sowohl bewegungstherapeutische/physiotherapeutische als auch physikalisch-therapeutische Maßnahmen. Als **bewegungstherapeutische/physiotherapeutische Maßnahmen** kommen in Frage:
- Umlagerungsübungen/Ratschow-Rollübungen,
- Fuß- und Beinmuskelübungen bzw. Hand- und Armmuskelübungen,
- Gehtraining und
- PNF-Techniken.

Als **physikalisch-therapeutische Maßnahmen** eignen sich:
- muskellockernde Massagetechniken wie
  - weiche Walkungen,
  - weiche Knetungen,
  - Vibrationen und Schüttelungen (in den aktiven Übungspausen),
- Bindegewebsmassagen zur direkten und reflektorischen Beeinflussung des Sympathikus,
- Bürstenmassagen unter strikter Beachtung der trophischen Hautsituation,
- elektrotherapeutische Maßnahmen zur direkten (d. h. gleichstrombedingten) und auch zur indirekten (d. h. sympathikolytischen) Durchblutungsförderung. Eine wichtige Rolle spielt die Elektrotherapie auch bei der Schmerzminderung. Schmerz- und Entzündungsmediatoren beeinflussen das Krankheitsgeschehen nicht unwesentlich. Zudem wird die Schmerzminderung durch eine reflektorische Muskeldetonisierung erreicht.
- Kneippsche Anwendungen zur Verbesserung des arteriolären Gefäßspieles und zur Steigerung der Kapillardurchblutung (sinnvollerweise vor dem Gehtraining!).
- Heiße Rolle nur im Stammgebiet sowohl zur segmentalen Durchblutungsbeeinflussung als auch zur lokalen Behandlung (vor allem auch, wenn im Befund auffällige orthopädische Haltungsveränderungen erkennbar sind) und
- Manuelle Lymphdrainage (s. folgenden Abschnitt).

32.4.1.1 Diskussion der Rolle der Manuellen Lymphdrainage

Auf der Grundlage klinischer Beobachtungen (Balzer und Schönebeck 1993) und experimenteller klinischer Studien (Hutzschenreuter und Ehlers 1988) können heute folgende **Hypothesen** zur Wirksamkeit der Manuellen Lymphdrainage bei pAVK zur Diskussion gestellt werden:
- Die Manuelle Lymphdrainage wirkt auf die nervale Regulation des Gefäßspieles ein, indem sie die Sympathikusaktivität vermindert.
- Die Manuelle Lymphdrainage wirkt auf die peripheren Mechanismen, d. h. auf die Autoregulation, ein, indem sie die vasoaktiven Stoffwechselprodukte beseitigt, die die Gefäßsituation beeinflussen.

Hutzschenreuter und Ehlers stellten 1988 im Rahmen einer randomisierten klinischen Studie bei Patienten mit pAVK Stadium IIa die Wirkung von 8 Bindegewebsmassagen im Zeitraum von 4 Wochen 8 Behandlungen mit Manueller Lymphdrainage gegenüber. Die übrigen physikalischen Maßnahmen waren in beiden Patientengruppen (jeweils 15 Patienten) gleich. Die beschwerdefreien Gehzeiten, die vor dem Behandlungszeitraum in beiden Gruppen gleich waren, hatten sich am Ende des Behandlungszeitraumes bei der Bindegewebsmassagen Gruppe leicht, bei der „ML-Gruppe" dagegen deutlich gebessert.

Hutzschenreuter konnte damit die früher bereits von Asdonk propagierte Wirkungsweise der Manuellen Lymphdrainage statistisch absichern. Er stellt zur Diskussion, dass sich hier sowohl die sympathikolytische Wirkung als auch der vermehrte Abtransport der Mediatoren, die die Gefäßsituation in der terminalen Strombahn negativ beeinflussen, positiv bemerkbar machen.

32.4.1.2 Empfehlungen zur Durchführung der Manuellen Lymphdrainage

Nach diesen Erkenntnissen gibt es zwei Möglichkeiten, bei pAVK Stadium II die Manuelle Lymphdrainage mit anderen physikalischen Maßnahmen zu kombinieren, und zwar:
- Behandlung **vor** dem Gehtraining und den Fuß- und Beinmuskelübungen: Die günstige vasomotorische Wirkung dient als Vorbereitung für die anschließende Belastung.
- Behandlung **nach** dem aktiven Programm, wenn im Vorfeld z. B. Kneippsche Maßnahme zur Verbesserung der Durchblutungsverhältnisse eingesetzt wurden: Die Manuelle Lymphdrainage kann nach dem aktiven Programm dafür sorgen, den durch die Belastung möglicherweise noch weiter „übersäuerten" Gewebezustand zu verbessern.

Evidenzbasierte Praxis
Diese Empfehlungen beruhen bisher auf der Basis theoretischer Überlegungen. Nur eine breite klinische Anwendung kann in Zukunft praktisch verwertbare Erkenntnisse liefern.

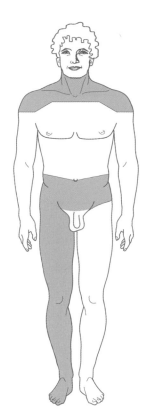

☐ Abb. 32.1   Behandlungssystematik Stadium II pAVK

32.4.1.3 Behandlungssystematik der Manuellen Lymphdrainage

☐ Abb. 32.1 zeigt die Behandlungssystematik der Manuellen Lymphdrainage bei Stadium II pAVK im Überblick.

Die Durchführung sollte mit der **Behandlung der Halsregion** beginnen, an die sich eine **Bauchbehandlung** anschließt. Da für diese Patienten meist sehr gute Erkenntnisse über die Gefäßsituation der Abdominal- und Becken-/Beinregion vorliegen, lässt sich leicht die Entscheidung treffen, ob eine **Bauchtief-Drainage** gefahrlos durchgeführt werden kann. Diese wäre natürlich z. B. bei Gefäßanomalien wie Aneurysmen kontraindiziert.

Wir empfehlen, anschließend die **Grundgriffabläufe** auszuführen, wie sie in ▶ Abschn. 3.7.6 beschrieben sind.

Die gesamte **Behandlungszeit** beträgt bei einer einseitigen Problematik ca. 30 Minuten. Die Manuelle Lymphdrainage hat nur dann einen Sinn, wenn sie **jedes Mal** vor bzw. nach dem aktiven Programm durchgeführt wird.

32.4.2 Maßnahmen im Stadium III

Die physikalisch-therapeutischen Maßnahmen sind in diesem Stadium auf eine konsensuelle und reflektorische Beeinflussung des Arteriolentonus ausgerichtet. Hierfür kommen v. a. geeignete hydrotherapeutische Maßnahmen auf der nicht betroffenen Extremitätenseite infrage.

32.4.3 Maßnahmen nach operativer Intervention

Postoperativ, z. B. nach gefäßrekonstruktiven Maßnahmen bei Patienten, die sich im Stadium III und IV befinden, entwickeln sich laut Balzer und Schönebeck (1993) in 80 % (!) der Fälle postrekonstruktive Ödeme. Bei Patienten im Stadium II liegt die Rate danach immerhin noch bei 30 %.

Prokein et al. (2012) stellen fest, dass laut einer Statistik der diagnosebezogenen Fallgruppen (DRG) im Jahre 2007 bei 80–100 % (!) der Patienten mit Bypass-OP ein PÖ (=postrekonstruktives Ödem) auftrat.

Balzer und Schönebeck beschreiben außerdem den deutlich erkennbaren Effekt der Manuellen Lymphdrainage postoperativ mit wirksamer Schwellungsreduktion und einer dadurch bedingten früheren Rehabilitation. Letztere führen sie auf die verbesserte Mikrozirkulation und den rascheren Rückgang trophischer Läsionen zurück.

Die Empfehlung zur Manuellen Lymphdrainage erfolgt jedoch nur für schwere Fälle postrekonstruktiver Ödeme, da die Anzahl der gefäßchirurgischen Eingriffe in entsprechenden Kliniken den standardisierten Einsatz der kostenaufwändigen Manuellen Lymphdrainage verbiete. Darüber hinaus stellen die Autoren fest, dass bei der Mehrzahl der Patienten die verhältnismäßig geringe Schwellung eine solch aufwändige Therapie auch nicht rechtfertige.

Hier scheint langsam ein Umdenken stattzufinden, denn Prokein et al. (2012) empfehlen in der bereits genannten Veröffentlichung ausdrücklich den Einsatz der Manuellen Lymphdrainage und der angepassten Kompression!

32.4.3.1 Behandlungssystematik der Manuellen Lymphdrainage

☐ Abb. 32.2 zeigt die Behandlungssystematik der Manuellen Lymphdrainage bei pAVK nach operativer Intervention im Überblick. ☐ Abb. 32.3 zeigt das Beispiel einer gefäßrekonstruktiven Maßnahme.

Ob die von Balzer und Schönebeck erwähnten Maßnahmen der Manuellen Lymphdrainage neben den Grifftechniken am betroffenen Bein eine **zentrale Vorbehandlung**, d. h. eine Behandlung der Hals- und Bauchregion beinhalteten, wird nicht deutlich; **es ist jedoch anzunehmen**.

In der **Beinregion** wird lateral begonnen, da sich bei gefäßrekonstruktiven Maßnahmen häufig ein Zugang im Leistenbandbereich finden lässt, so dass die übliche Entstauungsrichtung am Oberschenkel geändert werden muss. Es ist u. E. deshalb sinnvoll, die Behandlung der Flankenregion (Axilla) als „Ersatzabflussgebiet" vor der eigentlichen Beinbehandlung zu planen. Auch im weite-

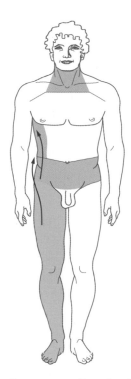

◘ **Abb. 32.2** Behandlungssystematik nach erfolgter operativer Intervention (gefäßrekonstruktive Maßnahme)

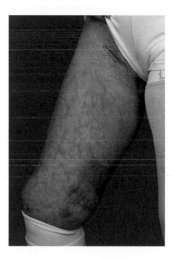

◘ **Abb. 32.3** Gefäßrekonstruktive Maßnahme

ren Verlauf der Grifftechniken an der Beinregion ist selbstverständlich der Narbenverlauf zu berücksichtigen.

Die **Behandlungszeit** pro Sitzung sollte mindestens 45 Minuten umfassen, da Narbenverlauf und -zustand eine Ausweitung der Behandlungsregion erzwingen.

Balzer und Schönebeck (1993) empfehlen eine anfangs tägliche Behandlung, die in eine 3-mal wöchentliche und noch später in eine 2-mal wöchentliche Behandlung übergehen soll. Uns erscheint eine 2-mal wöchentlich durchgeführte Behandlung nicht ausreichend, da sich die schwellungsmindernde Wirkung der Manuellen Lymphdrainage erfahrungsgemäß über solch große Zeiträume

hinweg nicht „konservieren" lässt. Gerade die von Balzer und Schönebeck als kostenaufwändig beurteilte Behandlung sollte unserer Meinung nach deshalb „konzentrierter" eingesetzt werden.

Im Falle einer notwendigen Amputation definieren sich die Behandlungsziele, wie dies im ► Abschn. 14.9 beschrieben wurde.

32.4.3.2 Kompressionstherapie bei Ödemen nach gefäßrekonstruktiven Maßnahmen

Balzer und Schönebeck (1993) berichten, dass die Ödeme gerade nach gefäßrekonstruktiven Maßnahmen die typische Charakteristik von Lymphödemen zeigen und dass deshalb postoperativ eine Versorgung mit Kompressionsstrümpfen der Klasse I zu empfehlen ist. Herpertz (1996) berichtet in diesem Zusammenhang davon, dass an der Feldbergklinik (der weltweit ersten Lymphologischen Fachklinik, in den 60er-Jahren durch Asdonk gegründet) bei Patienten, die wegen Ödemen zur Behandlung aufgenommen wurden und begleitend arterielle Durchblutungsstörungen hatten, seit über 20 Jahren die Kompressionsbandagierung durchgeführt wird, ohne dass sich deswegen nur ein einziges Mal die Durchblutung verschlechtert hätte.

Auch Prokein et al. (2012) empfehlen explizit die Durchführung der Kompressionstherapie in Abhängigkeit der gemessenen Doppler-Verschlussdruck-Werte. (Hier wird einer Dopplersonde untersucht, in welchem Verhältnis der systolische Bluddruck im Knöchelbereich zu dem an den Armen steht – sog. Knöchel-Arm-Index.) Für den MLD-Therapeuten schließt dies mit ein, dass jedesmal vor der Anlage der Kompressionsbandage die Fußpulse palpiert werden müssen!

Evidenzbasierte Praxis
Unsere dringende Empfehlung lautet daher, gerade bei solchen Patienten der physikalischen Entstauungstherapie mehr Bedeutung beizumessen, als dies bisher der Fall war. Wir erhoffen uns für die Zukunft weitere positive Erfahrungen.

Literatur

Balzer K, Schönebeck I (1993) Ödeme nach gefäßchirurgischen Eingriffen und deren Therapie. Lymphol 17:41–47

Diehm C, Allenberg JR, Nimura-Eckert K (1999) Farbatlas der Gefäßkrankheiten. Springer, Berlin/Heidelberg

Herpertz U (1996) Manuelle Lymphdrainage und Tumorzellverschleppung sowie Kompressionstherapie von Ödemen bei AVK. Lymphol 20:92–95

Hutzschenreuter P (1991) Chronisch periphere arterielle Verschlußkrankheiten. In: Hutzschenreuter P, Einfeldt H, Besser S (Hrsg) Lymphologie für die Praxis. Hippokrates, Stuttgart

Hutzschenreuter P, Ehlers H (1988) Bindegewebsmassagen versus manuelle Lymphdrainage nach Dr. Vodder beim AVK-Stadium IIa nach Fontaine. Z Phys Med Baln Med Klim 17:339

Meurer KA, Saborowski F, Hossmann V (1992) Periphere Durchblutungsstörungen. In: Kaufmann W, Löhr GW (Hrsg) Pathophysiologie, 4. Aufl. Aufl. Thieme, Stuttgart, S 465–474

Mörl H (1983) Gefäßkrankheiten in der Praxis. Edition medizin, Weinheim/Basel

Prokein R, Daum H, Gross-Fengels W (2012) Das postrekonstruktive Lymphödem. Vasomed 24(4):201

Rieger H, Schoop W (1998) Klinische Angiologie. Springer, Berlin/Heidelberg

32

Manuelle Lymphdrainage bei sportlichen Ausdauerleistungen (Entmüdung/Regeneration)

Günther Bringezu

Inhaltsverzeichnis

© Springer-Verlag GmbH Deutschland, ein Teil von Springer Nature 2020
G. Bringezu, O. Schreiner (Hrsg.), *Lehrbuch der Entstauungstherapie*,
https://doi.org/10.1007/978-3-662-60576-9_33

Die Manuelle Lymphdrainage hat in der Betreuung von Sportlern zunehmend an Bedeutung gewonnen. Dies gilt vor allem für den **rehabilitativen Bereich**, wo die Entstauungstherapie in der frühposttraumatischen bzw. postoperativen Phase eine geradezu überragende Rolle spielt und meist eine Grundvoraussetzung für andere Maßnahmen darstellt. Um Entstauungs- und Therapiekonzepte nach postoperativen und posttraumatischen Geschehen (auch nach Sportverletzungen!) geht es in ▶ Kap. 13 und 14. Hier steht nun der **präventive, pflegerische Bereich** im Vordergrund.

Vor allem im Bereich der Regeneration besteht geradezu eine Verpflichtung, zur Ergebnisoptimierung die Techniken der Manuellen Lymphdrainage einzusetzen. Die Ermüdung ist von jeher ein Kernproblem der Sportmedizin. Gelingt es z. B., die Entmüdung günstig zu beeinflussen (d. h. zu forcieren), so können evtl. Leistungssteigerungen erzielt werden. Aus diesem Grund ist das Thema „Entmüdung" interessant für Trainer, Sportmediziner, Sportphysiotherapeuten und natürlich für die Aktiven selbst.

Die Ermüdung selbst ist keineswegs ein rein physiologisches Problem, sondern ein äußerst komplexer Vorgang. Gerade beim Sportler spielt die psychische Komponente eine wichtige Rolle. ◻ Abb. 33.1 zeigt die Prozesse, die zur Ermüdung bis hin zur Erschöpfung führen können.

Ermüdung tritt nicht spontan auf, sondern entwickelt sich je nach Art und Dauer der Belastung. Für den Entstehungsmechanismus der Ermüdung spielt natürlich auch der Trainingszustand eine wichtige Rolle. Bei längerer Arbeit und zunehmender Belastung lassen sich die **physiologischen Reaktionen** in folgende **Stadien** unterteilen:

Anpassungsperiode Bei Beginn der Belastung durchläuft der Körper zunächst eine kurze **Anpassungsperiode**, in der sich Atmung, Kreislauf und Stoffwechsel auf die Belastung einstellen. Zu Beginn wird viel anaerob gearbeitet, wobei der Wirkungsgrad relativ ungünstig ist. Allein schon deshalb wird diese Phase zum Warm-up (Aufwärmen) genutzt und dem eigentlichen Leistungseinsatz/Wettkampf vorgeschaltet.

Steady-state Das sog. „Steady-state" ist eine Phase gleichmäßiger Leistung und ausgeglichenen Stoffwechsels, die je nach Arbeitsintensität unterschiedlich lange andauern kann. Dabei kommt es zu einer weitgehend ständigen Regeneration der energieliefernden Systeme. Auf diese Weise kann unterhalb der Dauerleistungsgrenze die Muskelarbeit u. U. stundenlang durchgehalten werden (z. B. Marathonlauf, 100-km-Läufe, Ultra-Triathlon etc.).

Toter Punkt Wird diese Dauerleistungsgrenze überschritten, tritt eine mehr oder weniger deutliche, subjektiv sehr unangenehme Leistungskrise durch akutes Überwiegen anaerober Vorgänge auf, die landläufig als **toter Punkt** bezeichnet wird. Wir sprechen in diesen Fällen davon, dass der Aktive sich den Wettkampf nicht gut eingeteilt, also „überpowert" hat.

Zweite Luft Dieser tote Punkt kann auch überwunden werden. Wir sprechen hier von der sog. **zweiten Luft (second wind)**, einer Art zweitem Steady-state. Durch Abkühlung der Peripherie normalisiert sich die Blutverteilung wieder, die so für eine gleichmäßige Leistungsfähigkeit sorgt.

◻ **Abb. 33.1** Prozesse, die zur Ermüdung und damit zur Leistungsbeeinträchtigung bis hin zur völligen Arbeitsaufgabe führen können

Energieumsatz

Glykogen ↓ ATP
KP ↓
Lactat ↑ Azidose ↑

Neuromuskuläre Faktoren

Abnahme der Kaliumkonzentration und damit Verschlechterung der nervösen Übertragung zwischen Nerv und Muskel an den mot. Endplatten

Psychologische Faktoren

Leistungsempfinden ↓
Motivation ↓
Leistungsbereitschaft ↓

Optimale Leistungsfähigkeit

Erschöpfung

Ermüdung

Ermüdung Erreicht der Körper keine „zweite Luft", so kommt es zum Stadium der **Ermüdung** mit zahlreichen körperlichen und psychischen Symptomen.

Erschöpfung Die Phase der **Erschöpfung**, die manchmal auch lebensbedrohliche Folgen haben kann, zeigt sich in der schon fast logischen Verstärkung der Ermüdungssymptome.

Im Folgenden werden die Stadien der Ermüdung und Erschöpfung näher betrachtet.

33.1 Ermüdungsformen

Unter physiologischen Bedingungen unterscheidet man zwischen folgenden Ermüdungsformen:
- periphere Ermüdung,
- zentrale Ermüdung,
- chronische Ermüdung und
- Erschöpfung.

Die Manuelle Lymphdrainage kommt vor allem bei der peripheren Ermüdung zum Einsatz. Da der Therapeut jedoch bei Sportlerbetreuung häufig auf mehrere Ermüdungsformen gleichzeitig trifft, werden im Folgenden sämtliche Formen kurz beschrieben.

33.1.1 Periphere Ermüdung

Die periphere Ermüdung wird oft auch als Muskelermüdung oder physische Ermüdung bezeichnet und hängt eng mit dem Energiestoffwechsel des Muskels zusammen. Sie ist die zwangsläufige Folge jeder Muskelarbeit, die oberhalb der Dauerleistungsgrenze liegt.

Der Muskel bezieht seine Energie für die Kontraktion aus den energiereichen Phosphaten des ATP und aus Phosphorkreatin, die während der Kontraktion abgebaut und in der Erschlaffungsphase des Muskels resynthetisiert werden. Die Energie für die Resynthese stammt aus der Glykolyse bzw. der Fettverbrennung. Besteht ein Gleichgewicht zwischen dem Sauerstoffbedarf, der zur Beseitigung der sauren Stoffwechselprodukte der Glykolyse notwendig ist, und dem Sauerstoffantransport durch das Blut, so kann der Muskel im Steady-state arbeiten, ohne dass irgendwelche Leistungsstörungen im Sinne einer Ermüdung auftreten.

Übersteigt die anaerobe Arbeit während der Muskelkontraktion die aerobe Erholungsmöglichkeit, wird die Pause für die Regeneration der energiereichen Phosphate zu kurz. Dann kommt es zu einem Anstieg der Milchsäure im Muskel und im Blut. Die oxidativen Prozesse zur Beseitigung der Milchsäure sind beschränkt. Daher kommt es bei jeder größeren Muskelarbeit und zu kur-

zen (bei isometrischer Arbeit sogar fehlenden) Erholungsphasen zu einer Anhäufung von Laktat. Dadurch wird das biochemische Gleichgewicht gestört, und die Muskelfunktion ist z. T. erheblich beeinträchtigt.

Die periphere Ermüdung äußert sich in folgenden **Symptomen:**
- Koordinationsstörungen/Störungen im Bewegungsablauf,
- Missempfindungen in der belasteten Muskulatur,
- ziehende Schmerzen in der arbeitenden Muskulatur,
- zunehmende Kraftlosigkeit,
- zunehmendes Anstrengungsempfinden,
- Abnahme der Leistungsfähigkeit/Nachlassen der Willenskraft (bereits relativ sicherer Hinweis auf die beginnende zentrale Ermüdung).

Bei der peripheren Ermüdung ist die Herabsetzung der Leistungsfähigkeit vorübergehend und daher reversibel. Durch verstärkte Anhäufung von Metaboliten kommt es zu einer Art „Stoffwechselentgleisung" auch im Gewebe. Aus diesen Gründen besteht gerade hier die zwingende Notwendigkeit, Regenerationsmaßnahmen durchzuführen – idealerweise in Kombination mit der Manuellen Lymphdrainage im Rahmen einer Regenerationsmassage.

33.1.2 Zentrale Ermüdung

Die zentrale Ermüdung wird auch als psychische Ermüdung oder als Ermüdung des ZNS bezeichnet, was die Besonderheit bereits erklärt. Die Ursachen sind weitgehend unbekannt. Oft tritt sie im Zuge der sich anbahnenden Muskelermüdung auf und ist durch Minderung der physischen und psychischen Leistungsfähigkeit infolge zentral-nervöser Störungen gekennzeichnet.

Symptome der zentralen Ermüdung sind:
- verlangsamte Informationsübermittlung,
- Beeinträchtigung des Denkens und Entscheidens,
- Störung der Sinneswahrnehmungen, vor allem in Form von Hör- und Sehstörungen (z. B. Doppelbildsehen),
- Störung der sensomotorischen Funktionen,
- Unlustgefühl/Motivationsverlust,
- Neigungen zu Depressionen,
- Antriebsschwäche/Reizbarkeit,
- allgemeine Labilität.

Obwohl die **Ursachen** der zentralen Ermüdung, wie bereits erwähnt, letztlich nicht ganz klar sind, haben sich in der Vergangenheit folgende **Vermutungen** herauskristallisiert:
- schwere körperliche Arbeit,
- lang andauernde Arbeit mit hohen Anforderungen an die Konzentration und/oder Geschicklichkeit,

- gleichförmige Arbeiten unter monotonen Bedingungen,
- Lärm, schlechte Beleuchtung, aber auch thermische Belastungen und Luftqualität,
- Konflikte/Sorgen/Krankheit/Schmerz und falsche Ernährung.

Im Sport könnten die Betreuer durch das Trainingsprogramm, durch die Auswahl der Trainingsorte und durch Eingehen auch auf persönliche Belange des Sportlers viele dieser Faktoren positiv beeinflussen.

> **Hinweis**
>
> Im Gegensatz zur peripheren Ermüdung kann die zentrale Ermüdung schlagartig aufgehoben werden.

Die zentrale Ermüdung kann u. a. durch folgende Möglichkeiten beeinflusst werden:
- die ermüdende Tätigkeit durch eine andere ersetzen (für Abwechslung sorgen),
- die Umgebung ändern (Ortswechsel/„Tapetenwechsel"),
- den Organismus in Alarmzustand versetzen (Fluchtreflex),
- durch neue Informationen Interesse wecken,
- eine affektive Umstimmung auslösen.

Dass die zentrale Ermüdung sofort gestoppt werden kann, erklärt sich dadurch, dass diese Ermüdungsform nicht metabolisch begründet ist. Sie steht vielmehr im Zusammenhang mit den Funktionen der Formatio reticularis, deren Aktivität sowohl durch intensive geistige Tätigkeit als auch durch Monotonie negativ beeinflusst wird. Monotoniebedingte Ermüdungen, wie sie z. B. bei längeren Bahnfahrten unweigerlich auftreten, lassen sich durch Musikberieselung nur begrenzt beeinflussen.

Sowohl bei peripherer als auch bei zentraler Ermüdung besteht eine zunehmende Verletzungsgefahr – vor allem im Zweikampf bei Sportarten, in denen es notwendig ist, die Koordination und damit den Bewegungsablauf aufrechtzuerhalten.

33.1.3 Chronische Ermüdung

Die chronische Ermüdung tritt auf, wenn Belastungen und Pausen/Regeneration über längere Zeit nicht in einem adäquaten Bezug stehen. Hier besteht dann die Gefahr, dass chronische Schäden wie Leistungsabfall und verminderte Belastbarkeit auftreten, wie dies beim Übertraining bekannt ist.

Werden über einen längeren Zeitraum physiologische und/oder mechanische Grenzen der Belastbarkeit per-manent überschritten, besteht auch die Gefahr akuter Schäden. Besonders typische Schäden treten vorwiegend im Bereich des Skelett-Muskel-Systems auf. **Lokale Symptome** einer chronischen Ermüdung sind folglich:
- Knochenbrüche (Ermüdungsbrüche),
- Muskel- und Sehnenrisse bzw. -einrisse,
- Tonusveränderungen der Skelettmuskulatur,
- Bandscheibenschäden,
- Meniskusläsionen,
- Überlastungen von Bandstrukturen,
- Tendinosen/Insertionstendopathien etc.

Ein Überlastungssyndrom kann seine **Ursachen** darin haben, dass das Trainingsprogramm nicht stimmig ist (Trainingsplan überdenken) oder/und der Athlet selbst überfordert ist, sich selbst übernommen bzw. nicht richtig eingeschätzt hat. Letzteres Problem tritt häufig bei unerfahrenen Freizeitsportlern auf.

Für die chronischen Schäden allgemeiner Art (das Übertraining) ist die sofortige Änderung der Trainingsplanung die einzig wahre Maßnahme. Künftig sind dann die notwendigen Regenerationszeiten zu beachten, die den Belastungen entsprechen müssen. Die Beseitigung akuter Schäden ist schon aufwändiger. Hier sind Sportmedizin und Sportphysiotherapie gefordert.

33.1.4 Erschöpfung

Kann sich der Körper bei physischer Arbeit oberhalb der Dauerleistungsgrenze nicht rechtzeitig bzw. bei wiederholten Höchstleistungen nicht ausreichend erholen, tritt Erschöpfung ein. Dieser Extremzustand führt unweigerlich zum sofortigen Arbeitsabbruch, da die Funktion verschiedener Regulationssysteme schwerstens beeinträchtigt ist.

Erschöpfungszustände gehen mit einer massiven metabolischen Azidose einher. Dies ist jedoch nicht die einzige Erklärung für den körperlichen Zusammenbruch. Der Mensch bricht im Erschöpfungszustand eine Arbeit auch dann ab, wenn er glaubt, nicht weitermachen zu können. Der Wille fehlt, und eine innere Stimme sagt ihm: „Gib auf."

Vor allem wegen der metabolischen Azidose empfehlen wir bei Erschöpfungszuständen zur rascheren Regeneration und Vermeidung von Folgeproblemen die Anwendung der Manuellen Lymphdrainage.

33.2 Erholung/Regeneration

Die Erholung bzw. Regeneration ist eine physiologische Anpassungsreaktion, die sofort einsetzt, wenn die Aktivität abgebrochen, reduziert oder durch eine andere, weniger belastende ersetzt wird. Je nach Art und Dauer der

Tab. 33.1 Zeitlicher Ablauf der physiologischen Regeneration nach sportlichen Belastungen (nach G. Neumann, Leipzig)

Zeit nach Belastungsende	Physiologische Vorgänge
4.–6. Minute	Vollständiges Auffüllen der muskulären Kreatin-Phosphatspeicher
20. Minute	Rückkehr von Herzschlagfrequenz und Blutdruck zum Ausgangswert
20–30. Minute	Ausgleich der Unterzuckerung; nach Kohlenhydrataufnahme vorübergehender Blutzuckeranstieg
30. Minute	Erreichen eines Gleichgewichtszustandes im Säuren-Basen-Haushalt, Abnahme der Laktatkonzentration
60. Minute	Nachlassen der Proteinsynthesehemmung in der beanspruchten Muskulatur
90. Minute	Umschlag von der katabolen in die anabole Stoffwechsellage; verstärkter Eiweißumsatz zur Regeneration und Anpassung
2. Stunde	Überwiegende Wiederherstellung der ermüdeten Funktionen der Muskulatur (1. Stufe motorischer Wiederbelastbarkeit)
6. Stunde–1. Tag	Ausgleich im Flüssigkeitshaushalt; Normalisierung des Verhältnisses von festen und flüssigen Blutbestandteilen
1. Tag	Wiederauffüllung des Leberglykogens
2.–7. Tag	Auffüllung des Muskelglykogens in der stark beanspruchten Muskulatur
3.–5. Tag	Auffüllung der muskulären Fettspeicher
3.–10. Tag	Regeneration teilzerstörter Muskelfasereiweiße
7.–14. Tag	Strukturaufbau in funktionsgestörten Mitochondrien (allmählicher Wiedergewinn der vollen muskulären aeroben Leistungsfähigkeit)
1.–3. Woche	Psychische Erholung vom gesamtorganischen Belastungsstress und Wiederabrufbarkeit der sportspezifischen Leistung

Belastung, aber auch je nach Trainingszustand ist für die reine physiologische Regeneration eine bestimmte Zeit notwendig.

■ Tab. 33.1 zeigt den zeitlichen Ablauf der physiologischen Regeneration nach sportlichen Belastungen. Die Angaben sind Durchschnittswerte, die je nach Dauer und Intensität der Belastung und Leistungsfähigkeit individuell abweichen können.

Das Interesse der verantwortlichen Betreuer sollte darin bestehen, durch bestimmte Anwendungsmethoden die Regenerationszeiten z. T. wesentlich zu verkürzen. Dann kann der Sportler evtl. schon früher wieder trainieren.

Zur **aktiven Regeneration** („Cool down"/„Warm down") haben sich folgende Maßnahmen seit langem bewährt, die sofort nach dem Wettkampf durchzuführen sind:

— Stretching,
— Auslaufen,
— Ausschwimmen,
— Spazierengehen,
— Ausradeln und
— andere sportartspezifische aktive Möglichkeiten.

Passive Maßnahmen sind im Anschluss an die aktiven Maßnahmen durchzuführen.

■ Tab. 33.2 gibt eine Übersicht über die Zeitpunkte diverser Regenerationsmaßnahmen, über Ziele und über bevorzugte Methoden **nach** dem Wettkampf.

Bei **chronischen Ermüdungserscheinungen lokaler Art** (z. B. Tendinosen, Insertionstendopathien, Achillodynien etc.) hat sich die örtliche Anwendung von feuchter Wärme bzw. Hitze genauso bewährt wie ergänzende Muskeldehntechniken/Querfriktionen und Stäbchen-Vakuummassage. Möglicherweise ist ergänzend eine vorübergehende Reduzierung des Trainings zu erwägen.

33.2.1 Regenerationsmassage/ Entmüdungsmassage

Besondere Beachtung verdient u. E. die Regenerations-/Entmüdungsmassage, die wir seit vielen Jahren mit besten Ergebnissen bei der Betreuung von Marathonläuferinnen und -läufern einsetzen. Das besondere daran ist, dass die Regenerationsmassage mit Handgriffen der Manuellen Lymphdrainage kombiniert wird und ideal auf alle Belange der Regeneration abgestimmt ist.

Reine Massageanwendungen (klassische Massage), die auf alle Strukturen Turgor- und Trophikverbesserungen erwirken, sind allein schon deshalb nicht optimal, weil sie u. E. eine völlig **unzureichende Wirkung auf das Lymphgefäßsystem** ausüben. Da der Kreislauf im Zuge der Belastung mehr und mehr gefordert wird, ist anzunehmen, dass auch die Entsorgungsanforderungen an das Lymphgefäßsystem steigen. Neben dem verstärkten Transport des Filtrationsüberschusses spielt das Lymphgefäßsystem eine wichtige Rolle im Zusammenhang mit der stetigen Zunahme der Metabolitenkonzentration (Laktat!) auch im Interstitium.

◘ Tab. 33.2 Übersicht über Ziele, Trainingsmethoden und therapeutische Maßnahmen in den unterschiedlichen Regenerationsphasen

Regenerationsphasen	Ziel	Trainingsmethodik	Sportphysiotherapie (Vorschläge)
Regeneration (Primärphase) **2–3 Std. nach der Belastung**	Stoffwechselnormalisierung Anregung des aktiven Spüleffektes Beseitigung der hypertonen Muskulatur (Tonusregulierung) Entlastung des Gewebes (Metaboliteneliminierung etc.)	Funktionelles Cool down/ Warm down (Ganzkörperübungen von geringer Intensität, Dehnübungen)	Postisometrische Relaxation Entmüdungsmassage in Kombination mit ML Kryotherapie zum lokalen Wärmeentzug Kalte bis kühle Dusche
Regeneration (Sekundärphase) **2–3 Tage nach der Belastung**	Normalisierung der zentralnervösen und vegetativen Funktionsabläufe Normalisierung der bioelektrischen Prozesse Restitution der Energiespeicherkapazitäten	Trainingsinhalte mit regenerativem Charakter Spezielle Dehnung der Arbeitsmuskulatur	Postisometrische Relaxation Entspannungsübungen Entmüdungsmassage Entmüdungsbad/Whirlpool, evtl. in Kombination mit regenerativer Wassergymnastik Unterwasserdruckstrahlmassage Sauna Heißes Vollbad, evtl. mit Zusatz Hydroelektrisches Vollbad
Stressbeseitigung	Normalisierung der zentralnervösen und vegetativen Funktionsabläufe Wiederherstellung der kardiopulmonalen und neuromuskulären Leistungsfähigkeit Schaffung einer positiven psychischen Einstellung	Reduzierung und Umstrukturierung des Trainings	Muskelentspannung Autogenes Training bzw. Muskelrelaxation nach Jacobson Massage Sauna Warmes Vollbad, evtl. mit Zusatz Entmüdungsbad/Whirlpool

33

Bislang unbeantwortet ist die Frage, inwieweit Laktat und andere Metaboliten möglicherweise sogar leistungslimitierend auf das Lymphgefäßsystem einwirken können. Hinzu kommt die allseits bekannte physiologische Eigenschaft der Lymphknoten, die den Lymphkollektoren zwischengeschaltet sind und die einen nicht unerheblichen Strömungswiderstand darstellen. Bei völliger Füllung der Lymphknoten können die peripheren Lymphbahnen den entsprechenden Körperabschnitt daher nur unzureichend entsorgen.

Seit Jahren beobachten wir in der Betreuung von Marathonläuferinnen und -läufern, dass gerade im Bereich der Leistengegend über Spannungsbeschwerden geklagt wird. Bei näherer Betrachtung wird die Ursache klar: Die Inguinallymphknoten sind z. T. massiv aufgefüllt und damit auch deutlich palpierbar und schmerzhaft. Bei einigen Athleten wird diese Problematik sichtbar, wenn sie selbst für Entlastung in der Leistengegend sorgen, indem sie leicht vorgebeugt und damit die Leistengegend entlastend gehen.

Die wichtige Erkenntnis, dass **das Lymphgefäßsystem wesentlich am Belastungs- und Regenerationsprozess beteiligt** ist, veranlasst uns nun seit über 15 Jahren dazu, die Regenerationsmassage in dieser Form durchzuführen. Seither arbeiten wir ständig an der Optimierung regenera-

tiver Massageanwendungen. Absolventen des Hanse-Marathons, darunter auch Weltklasseläufer, sind von dieser Art der Nachwettkampfbetreuung in Hamburg immer wieder sehr angetan. Ihre Reaktionen lauteten z. B.:

— „Wie ihr auf unsere sportartspezifischen Belange bei der Regenerationsbehandlung eingeht, ist einmalig."

— „Wir kommen schon deshalb gern nach Hamburg, weil wir wissen, hier optimal betreut zu werden."

— „Wie ihr das macht, ist super! Wenn ihr wüsstet, wie man sonst mit uns umgeht – z. B. ein bisschen die Waden schütteln, und das war's!"

33.2.2 Methodik der Regenerationsmassage

Für die Regenerationsmassage der oberen und unteren Extremitäten schlagen wir folgende Vorgehensweise vor:

33.2.2.1 Untere Extremität

◘ Abb. 33.2 zeigt die Systematik der Regenerationsmassage an den unteren Extremitäten:

Wir empfehlen folgendes Vorgehen:

— Entleerung der iliakalen Lymphknoten (◘ Abb. 33.3),

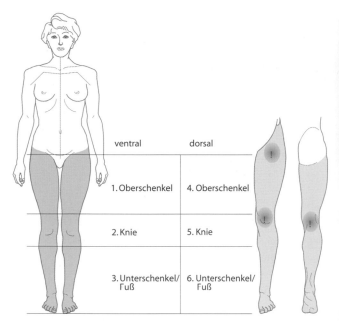

	ventral	dorsal
	1. Oberschenkel	4. Oberschenkel
	2. Knie	5. Knie
	3. Unterschenkel/ Fuß	6. Unterschenkel/ Fuß

◘ **Abb. 33.2** Systematik der Regenerationsmassage untere Extremitäten

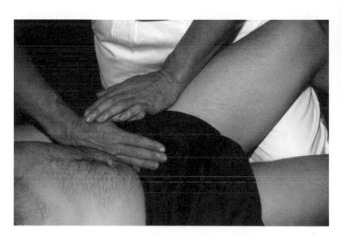

◘ **Abb. 33.3** Entleerung der iliakalen Lymphknoten

— Entleerung der superfizialen inguinalen Lymphknoten (◘ Abb. 33.4),
— Entleerung der profunden inguinalen Lymphknoten (◘ Abb. 33.5).

33.2.2.2 Oberschenkel
— Effleurage/Ausstreichen mit leichter Druckzunahme, jedoch langsam ausgeführt (◘ Abb. 33.6)
— Intensitätssteigerung der Ausstreichung von distal nach proximal „Auspressen der Muskulatur" (◘ Abb. 33.7)

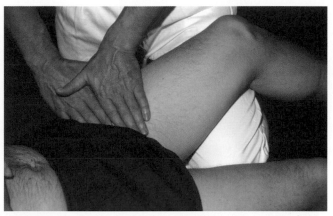

◘ **Abb. 33.4** Entleerung der superfizialen inguinalen Lymphknoten

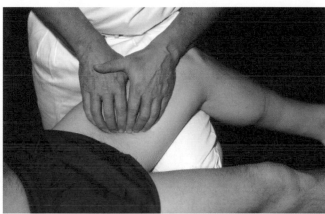

◘ **Abb. 33.5** Entleerung der profunden inguinalen Lymphknoten

— Beidhändig großflächige Vollhandknetung mit entsprechendem Verwindungsgrad von Haut und Muskulatur (◘ Abb. 33.8)
— Beidhändige Vollhandknetung, bei der der Verwindungsgrad geringer ist (zu bevorzugen bei schmerzhafter Muskulatur)
— Schüttelungen der ventralen und dorsalen Oberschenkelmuskulatur

33.2.2.3 Knie
— Behandlung der poplitealen Lymphknoten mittels Stehender Kreise (◘ Abb. 33.9)
— Poplitea-Dehnung „Öffnen der Kniekehle" (◘ Abb. 33.10)
— Stehende Kreise medial und lateral am Kniegelenk. Unterschenkel/Fuß
— Effleurage/Ausstreichung mit leichter Druckzunahme, jedoch langsam ausgeführt (◘ Abb. 33.11)
— Einhandknetung bzw. beidhändige Knetung der Wadenmuskulatur (◘ Abb. 33.12)

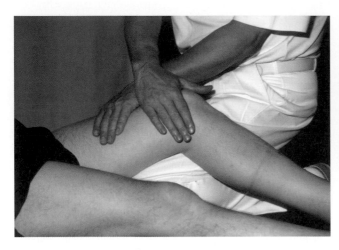

Abb. 33.6   Effleurage/Ausstreichen mit leichter Druckzunahme

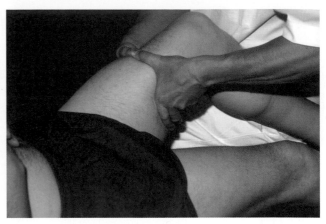

Abb. 33.7   Intensitätssteigerung der Ausstreichung von distal nach proximal „Auspressen der Muskulatur"

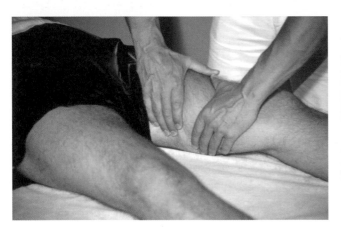

Abb. 33.8   Beidhändig großflächige Vollhandknetung mit entsprechendem Verwindungsgrad von Haut und Muskulatur

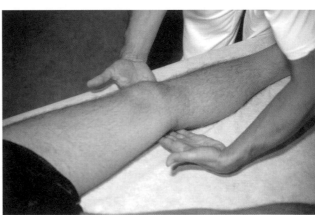

Abb. 33.9   Behandlung der poplitealen Lymphknoten mittels Stehender Kreise

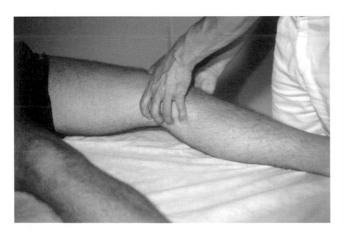

Abb. 33.10   Poplitea-Dehnung „Öffnen der Kniekehle"

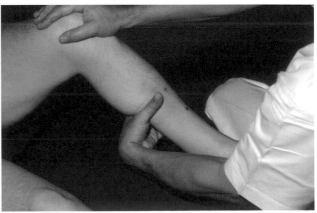

Abb. 33.11   Effleurage/Ausstreichung mit leichter Druckzunahme

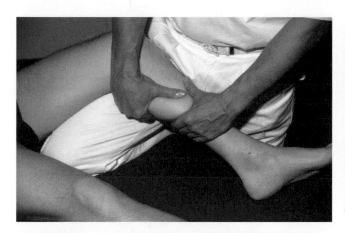

Abb. 33.12 Einhandknetung bzw. beidhändige Knetung der Wadenmuskulatur

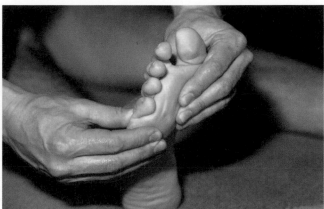

Abb. 33.14 Leichte Mobilisation im Metatarsalbereich

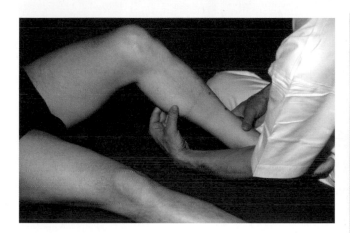

Abb. 33.13 Schüttelung der Unterschenkelmuskulatur

- Schüttelung der Unterschenkelmuskulatur (**Abb.** 33.13)
- Massage/Friktion der Metatarsalräume
- Leichte Mobilisation im Metatarsalbereich (**Abb.** 33.14)
- Ausziehungen bzw. leichte Dehnungen der Fußaponeurose

33.2.2.4 Bein dorsal

Am Oberschenkel werden die gleichen Massagegriffe durchgeführt wie ventral.
- Poplitea-Dehnung „Öffnen der Kniekehle" (**Abb.** 33.15)
- Effleurage/Ausstreichung der Wadenmuskulatur mit leichter Druckzunahme, jedoch langsam ausgeführt
- Beidhändige Vollhandknetung der Wadenmuskulatur (**Abb.** 33.16)
- Schüttelung der Wadenmuskulatur

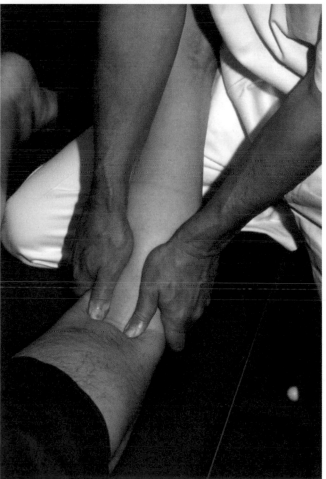

Abb. 33.15 Poplitea-Dehnung „Öffnen der Kniekehle"

Am Schluss evtl. nochmals auf den iliakalen und inguinalen Lymphknoten „nacharbeiten".

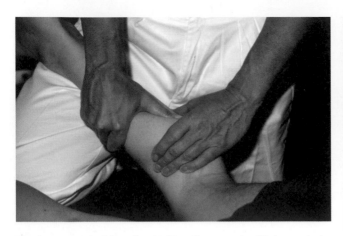

Abb. 33.16 Beidhändige Vollhandknetung der Wadenmuskulatur

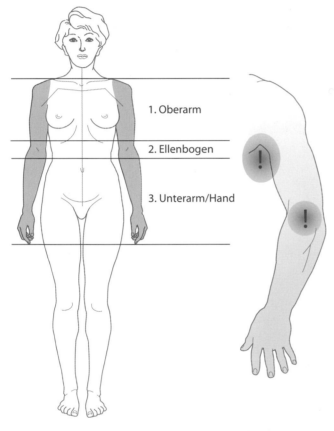

1. Oberarm

2. Ellenbogen

3. Unterarm/Hand

Abb. 33.17 Systematik der Regenerationsmassage obere Extremitäten

33.2.2.5 Obere Extremität

■ Abb. 33.17 zeigt die Systematik der Regenerationsmassage an den oberen Extremitäten. Die Behandlung ist vor allem bei Sportarten angezeigt, bei denen der Oberkörper stark beansprucht wird (■ Abb. 33.18).

Wir empfehlen folgendes praktisches Vorgehen unter Berücksichtigung der kombinierten Anwendung von Griffen der Manuellen Lymphdrainage und denen der Klassischen Massage.

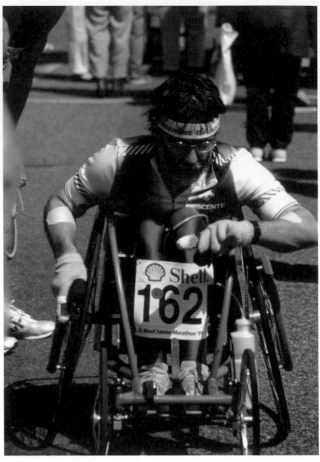

Abb. 33.18 Die oberen Extremitäten werden bei Sportarten wie Handball, Volleyball, Turnen, Tennis o. Ä. und vor allem beim Rollstuhlsport belastet

33.2.2.6 Oberarm

— Entleerung der axillären Lymphknoten (■ Abb. 33.19)
— Effleurage/Ausstreichung Oberarm mit leichter Druckzunahme, jedoch langsam ausgeführt (■ Abb. 33.20)
— Intensitätssteigerung der Ausstreichung des Oberarmes von distal nach proximal „Auspressen der Muskulatur"
— Beidhändige Knetung der Oberarmmuskulatur (■ Abb. 33.21)

33.2.2.7 Ellenbogen

— Daumenkreise im Wechsel und parallel in der Ellenbeuge (■ Abb. 33.22)
— Stehende Kreise in der Ellenbeuge (■ Abb. 33.23)

33.2.2.8 Unterarm

— Effleurage Unterarm (wie Oberarm)
— Intensitätssteigerung der Ausstreichung (wie Oberarm)
— Knetung der Unterarmmuskulatur (■ Abb. 33.24)

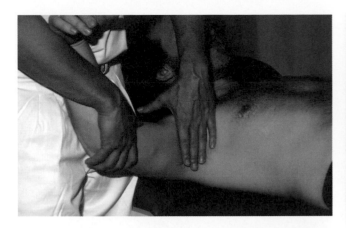

☐ **Abb. 33.19** Entleerung der axillären Lymphknoten

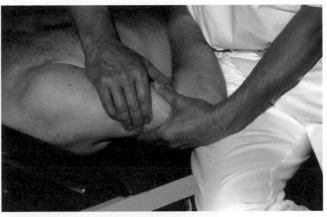

☐ **Abb. 33.21** Beidhändige Knetung der Oberarmmuskulatur

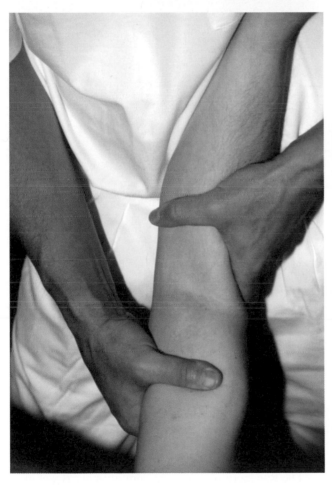

☐ **Abb. 33.20** Effleurage/Ausstreichung Oberarm mit leichter Druckzunahme

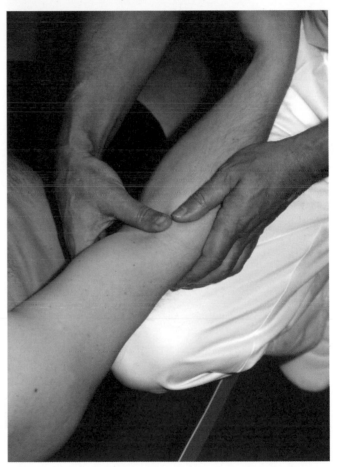

☐ **Abb. 33.22** Daumenkreise im Wechsel und parallel in der Ellenbeuge

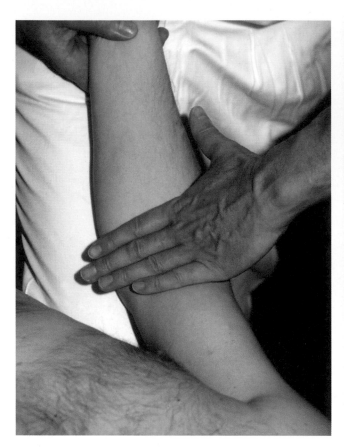

◧ **Abb. 33.23**   Stehende Kreise in der Ellenbeuge

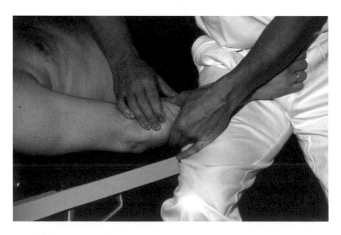

◧ **Abb. 33.24**   Knetung der Unterarmmuskulatur

33.2.2.9 Hand

— Massage/Friktion der Metakarpalräume
— Leichte Mobilisation der Metakarpalräume gegeneinander (◧ Abb. 33.25)
— Ausziehungen/Dehnungen der Handaponeurose
— Schüttelungen der Muskulatur des Armes unter leichter Traktion

Am Schluss evtl. nochmals auf den axillären Lymphknoten „nacharbeiten"

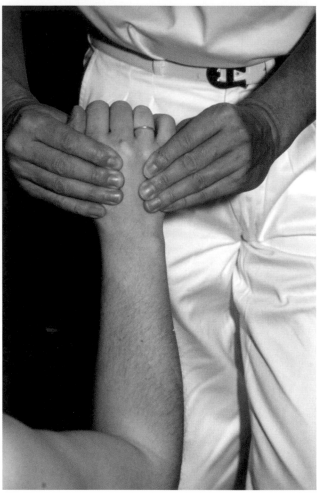

◧ **Abb. 33.25**   Leichte Mobilisation der Metakarpalräume gegeneinander

---

Hinweis

Während der Regenerationsmassage sollte die jeweilige Extremität hochgelagert werden.

Noch erfolgreicher ist die Regenerationsmassage dann, wenn vorab die aktiven Maßnahmen des Cool down (immer häufiger auch als Warm down bezeichnet) durchgeführt wurden und zusätzlich ein Saunabesuch oder ein Regenerationsbad o. Ä. erfolgte.

Die Regenerationsmassage nimmt in der Regel nicht mehr als 20 bis max. 30 Minuten in Anspruch.

Abschließend weisen wir darauf hin, dass die Techniken der Manuellen Lymphdrainage auch in der **Zwischenmassage** der besonders beanspruchten Muskulatur in Wettkampfpausen sinnvoll anzuwenden sind, und zwar wie bei der Regenerationsmassage beschrieben.

33

Manuelle Lymphdrainage zur Behandlung von Obstipation

Günther Bringezu

Inhaltsverzeichnis

© Springer-Verlag GmbH Deutschland, ein Teil von Springer Nature 2020

G. Bringezu, O. Schreiner (Hrsg.), *Lehrbuch der Entstauungstherapie*,

https://doi.org/10.1007/978-3-662-60576-9_34

Innerhalb der Physikalischen Therapie gibt es diverse aktive und passive Maßnahmen in der Obstipationsbehandlung. Wie wir im Folgenden zeigen werden, hat die Manuelle Lymphdrainage dabei einen besonderen Stellenwert.

34.1 Pathologie/Pathophysiologie

> **Definition**
>
> Bei der **Obstipation** handelt es sich in der Regel um eine erschwerte, zu seltene oder nur durch künstliche Maßnahmen (Laxanzien/Einläufe etc.) zu bewirkende Stuhlentleerung. (Die normale Stuhlentleerung erfolgt 3-mal täglich bis 3-mal wöchentlich.)

Eine Obstipation kann die in der Übersicht angeführten **Ursachen** haben.

Mögliche Ursachen einer Obstipation
- Organische Ursachen (selten)
- Anomalien (angeborene Kolonverlängerung, kongenitales Megakolon, Erkrankung der Umgebung mit reflektorischer oder mechanischer Beeinflussung des Kolon, z. B. Stoffwechselstörungen, Urogenitaltrakt, Leber, Pankreas, Magen, Appendix etc.)
- Divertikulitis
- Kolonkarzinom
- Endokrinopathien, z. B. Hypothyreose
- Hypokaliämie
- Psycho-vegetativ: introvertierte, schüchterne, depressive Patienten
- Unterdrückung des Stuhlganges, schlechte, unregelmäßige Ess- und Lebensgewohnheiten
- Diät: schlackenarme, reizlose, leicht resorbierbare Kost
- Mangelnde körperliche Bewegung
- Atonie: herabgesetzter Kolontonus im Alter
- Dyschezie: fehlender Stuhldrang, bedingt durch langjähriges Unterdrücken des Entleerungsreizes (morgendliche Eile, unhygienische sanitäre Verhältnisse etc.)
- Bauchmuskelschwäche
- Teufelskreis: Obstipation – Laxanzien – Hypokaliämie – Obstipation
- Reflektorisch: ausgelöst durch entzündliche Erkrankungen im Bauchraum

Zunächst muss vom Arzt abgeklärt werden, ob die Ursache der Obstipation **organischer Natur** ist. Erst wenn organische Ursachen ausgeschlossen wurden, ist davon auszugehen, dass eine **funktionelle** bzw. **habituelle (chronische) Obstipation** vorliegt.

Je nach Ursache unterscheidet man folgende **Formen** der Obstipation:
- spastische Obstipation,
- passagere (vorübergehende) Obstipation und
- atonische Obstipation.

Die verschiedenen Formen überschneiden sich teilweise. Sie werden im Folgenden näher betrachtet.

34.1.1 Spastische Obstipation (irritables Kolon, Reizkolon)

Liegt eine Spastik des **Kolon** vor, verlängert sich die Verweildauer des Stuhles in den Haustren. Die Folge ist eine vermehrte Wasserresorption und Schleimproduktion; der Stuhl ist hart, trocken und mit Schleim überzogen.

Bei einer Spastik im **Sphinkter-Bereich** ist der Stuhl bandförmig und bleistiftdick.

34.1.1.1 Symptome
Folgende Anzeichen deuten auf eine spastische Obstipation hin:
- Druckschmerzen oder wechselnde krampfartige Schmerzen im Kolonbereich, oft gebessert durch die Stuhlentleerung (nicht selten Obstipation und Diarrhö im Wechsel);
- Schleimauflagerung;
- Sigma – häufig als druckempfindliche Falte palpierbar.

34.1.1.2 Therapie
Zunächst muss die Grundkrankheit ärztlich behandelt werden. Eine mechanotherapeutische Vorgehensweise in Bezug auf peristaltikfördernde Reize ist **nicht indiziert**. Zur Beschwerdemilderung können allenfalls Wärmeanwendungen in Form von Sitzbädern, Leibwickeln, Wärmflaschen, heißer Rolle, Heublumensamensack oder anderen Wärmeüberträgern eingesetzt werden.

Bewegungstherapeutisch stehen die Atemtherapie und die Dehnung verspannter Muskeln vor allem im Hüft- und Glutealbereich, aber auch in der Nacken-Schultergürtel-Region im Vordergrund. Außerdem sind Maßnahmen zur vegetativen Umstimmung erwägenswert.

34.1.2 Passagere Obstipation

Die passagere (vorübergehende) Obstipation kann in folgenden Fällen auftreten:
- auf Reisen,
- bei Allgemeinkrankheiten mit Bettruhe und Appetitlosigkeit,
- bei Schwangerschaft,

Manuelle Lymphdrainage zur Behandlung von Obstipation

— postdiarrhoisch nach Gastroenteritis, Abführmittel-
gebrauch etc. und
— iatrogen, verursacht z. B. durch Antazida, Sedativa
etc.

34.1.2.1　Symptome

Symptome der passageren Obstipation sind:
— harte Bauchdecke,
— Völle- und Druckgefühl,
— allgemeines Unwohlsein,
— diffuser Druckschmerz.

34.1.2.2　Therapie

Siehe unter ▶ Abschn. 34.1.3.

34.1.3　Atonische Obstipation

Bei der atonischen Obstipation stehen als Ursachen im
Vordergrund:
— Haltungsverfall,
— Fehlatmung und
— unzureichende körperliche Bewegung.

34.1.3.1　Symptome

Siehe unter ▶ Abschn. 34.1.2.

34.1.3.2　Therapie

Bei der passageren und atonischen Obstipation wirken
die Behandlungstechniken aus der Physikalischen Therapie auf eine Verbesserung der Peristaltik des Dickdarmes hin. Dabei gibt es je nach Empfinden/Empfindlich-
keit folgende Behandlungsmöglichkeiten:
— Bauchmassage mit anschließender Kolonbehandlung (■ Abb. 34.1): Bei den sog. „Zirkelungen" ist
eine z. T. erhebliche Druckeinwirkung Vorausset-

zung (Technik aus der Klassischen Massage/Kolon-
behandlung).
— Kolonbehandlung nach Prof. Vogler (■ Abb. 34.2
und 34.3)
— Bindegewebsmassage

Diese Verfahren bewirken neben einer allgemeinen reflektorischen Reizung auch eine gezielte mechanische
Reizung der Kolonwand (Dehnung) und tragen zur Mobilisierung des Darminhaltes bei. Weil dazu ein bestimmter mechanischer Reiz notwendig ist, kann dies
von den Betroffenen trotz Applikation des Druckes
während der Exspiration als unangenehm empfunden
werden (s. die Abschnitte zu den Symptomen).

Die Behandlung nimmt etwa 20–30 Minuten in Anspruch.

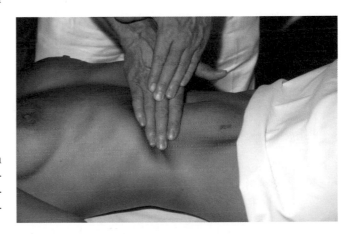

■ **Abb. 34.2**　Kolonbehandlung nach Prof. Vogler

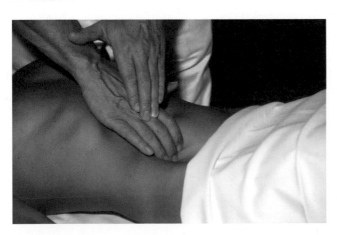

■ **Abb. 34.1**　Bauchmassage mit anschließender Kolonbehandlung,
hier: „Zirkelungen"

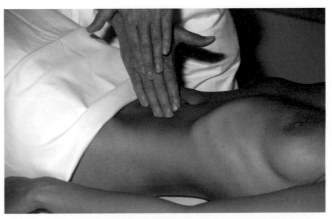

■ **Abb. 34.3**　Kolonbehandlung nach Prof. Vogler, exemplarisch
auf dem Sigmapunkt (auch hier kommt es zu einer erheblichen Verformung des Abdomen)

34.2 Manuelle Lymphdrainage bei passagerer und atonischer Obstipation

Der Einsatz der **Manuellen Lymphdrainage** ist bei Obstipation vor allem in folgenden Fällen sinnvoll:

- bei Unverträglichkeit auf stärkere mechanische Reize der Bauchdecke und des Kolon,
- in der Behandlung von Lymphödemen, vor allem der unteren, aber auch der oberen Extremitäten,
- bei schwerstkranken, bettlägerigen Patienten,
- bei alten Menschen,
- während der Schwangerschaft und
- bei Migräne (Akutbehandlung und Intervalltherapie mittels ML), in deren Zusammenhang häufig Störungen im Verdauungstrakt auftreten.

Der Vorteil der Lymphdrainagebehandlung liegt in der viel „vorsichtigeren", weniger intensiven mechanischen Beeinflussung des Abdomens (◘ Abb. 34.4). Bei guter Dehnung der Bauchhaut und der Bauchmuskulatur wird die Kolonwand durch den mechanischen Dehnreiz mit gereizt. Dabei wird auf die Verbesserung der Peristaltik hingewirkt und indirekt Einfluss auf den Darminhalt genommen.

Die Behandlung ist für die Betroffenen meist durchweg angenehm. Als positiver Nebeneffekt dieser Anregung der Lymphgefäße tritt nicht nur eine Umstimmung von sympathikoton nach parasympathikoton auf, auch die lymphatische Entsorgung des Dickdarmes bzw. des gesamten Darmkonvolutes verbessert sich.

34.2.1 Durchführung

Die Behandlung wird wie folgt ausgeführt:

- Effleuragetechniken über die Bauchdecke und den Solarplexus (um dem Bauchdeckenreflex entgegenzuwirken und eine gute Verformbarkeit zu realisieren), ausgiebig und oft wiederholt;
- Entleerung der iliakalen und inguinalen Lymphknoten beidseits;
- Drehgriffe über die Bauchhaut in Richtung der jeweiligen Inguinallymphknoten (um dem Bauchdeckenreflex nochmals effizient entgegenzuwirken); ausgiebig und oft wiederholt;
- Kolonbehandlung mittels Stehender, Hand-über-Hand ausgeführter Kreise auf folgenden Kolonabschnitten:
  - Colon descendens,
  - Colon ascendens,
  - Colon transversum.

> **Hinweis**
>
> Bei der Kolonbehandlung sollte die Bauchdecke zwar schonend, aber effektiv verformt werden. Außerdem gilt es, die durch den topografischen Kolonverlauf (physiologische Entleerungsrichtung im Kolon) bestimmte Druckrichtung einzuhalten. Auf den einzelnen Kolonabschnitten sind viele Griffansätze möglichst dicht gestaffelt auszuführen; wichtig ist zudem, dass die Behandlung aller drei Abschnitte insgesamt häufig genug wiederholt wird.

- Am Schluss sichern Atemübungen, evtl. Bauchtiefendrainage, Vibrationen auf dem Abdomen (◘ Abb. 34.5) und leichte, entspannende Schüttelungen (◘ Abb. 34.6) gute Behandlungsergebnisse.

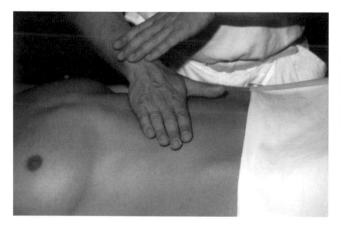

◘ **Abb. 34.4** Kolonbehandlung mittels Manueller Lymphdrainage. Der erforderliche Druck ist weit geringer als bei anderen mechanotherapeutischen Techniken

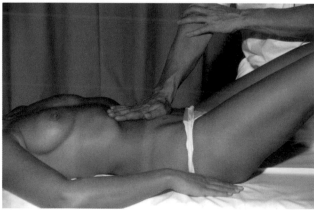

◘ **Abb. 34.5** Vibrationen auf dem Abdomen

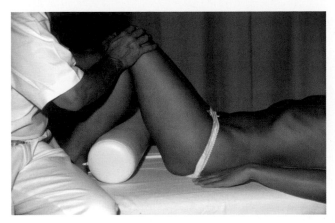

◨ Abb. 34.6   Leichte, entspannende Schüttelungen

Die **Gesamtbehandlungszeit** beträgt nicht mehr als max. 30 Minuten.

Unterstützend können Maßnahmen der Hydrotherapie wie Bürstenbäder, Wechselduschen, heiße Rolle oder andere warme Leibauflagen, warme Sitzbäder, Wechselsitzbäder, kalte oder wechselwarme Knie-, Schenkel- bzw. Untergüsse, kalte Waschungen bzw. Abreibungen des Unterleibes oder sogar der abendliche wärmestauende Leibwickel eingesetzt werden.

Des Weiteren empfehlen wir Bewegungs- und Atemtherapie, Haltungskorrektur sowie Kräftigung der Bauch- und Beckenmuskulatur.

❗ Vorsicht

Bei Lymphödemen sind Wärmeanwendungen kontraindiziert.

Sind Durchblutungsförderungsmaßnahmen und Entstauungsmaßnahmen kombinierbar?

Otto Schreiner und Bodo Richardt

Inhaltsverzeichnis

© Springer-Verlag GmbH Deutschland, ein Teil von Springer Nature 2020
G. Bringezu, O. Schreiner (Hrsg.), *Lehrbuch der Entstauungstherapie*,
https://doi.org/10.1007/978-3-662-60576-9_35

Immer wieder hört man, entstauende und durchblutungsfördernde Maßnahmen seien nicht kombinierbar, widersprächen sich sogar in ihrer Wirkung. Unsere Erfahrungen haben dagegen gezeigt, dass sich die Kombination in bestimmten Zusammenhängen als möglich oder sogar als effektiv erweist.

Im Folgenden soll erläutert werden, unter welchen Voraussetzungen ein derartiges Vorgehen unbedenklich bzw. indiziert und wann es kontraindiziert ist. Unsere Ausführungen orientieren sich an folgenden Fragestellungen:

1. Gibt es einen Therapieansatz, bei dem die Kombination durchblutungsfördernder und entstauender Maßnahmen **sinnvoll** ist?
2. Ist der Einsatz einer solchen Kombination abhängig von der Ödemart oder auch vom Ödemstadium, d. h. von der Pathophysiologie der einzelnen Ödeme?
3. Manche entstauenden Maßnahmen sind gleichzeitig durchblutungsfördernd! Hängt es also von der Maßnahme ab, ob eine Kombination therapeutisch sinnvoll ist?
4. Ist der effektive Einsatz abhängig von der Art der durchblutungsfördernden Maßnahme?

35.1 Mögliche Therapiesituationen

Prinzipiell kann es durchaus sinnvoll sein, eiweißreiche und damit zur Fibrosierung tendierende Schwellungen „flüssig zu halten", indem man diese Regionen mittels durchblutungsfördernder Maßnahmen quasi durchspült, um die Substanzen besser auszuleiten. Dies entspricht einem alten naturheilkundlichen Behandlungsprinzip und trifft durchaus auf einige Ödemsituationen zu, nämlich typischerweise auf **traumatisch bedingte Schwellungen**.

35.2 Ödemart und Ödemstadium

35.2.1 Lymphödeme

Keinesfalls sinnvoll sind durchblutungsfördernde Maßnahmen bei Ödemen, die auf einer mechanischen Insuffizienz der Lymphgefäße beruhen – also bei Lymphödemen primärer und sekundärer Genese. Hier würde jede durchblutungsbedingte Zunahme der lymphpflichtigen Last das Ödem noch vergrößern (Jacobsson 1967)!

❶ Vorsicht

Durchblutungsfördernde Maßnahmen im eigentlichen Lymphödemgebiet und in Körperregionen, die in ana-

tomischer und physiologischer Beziehung (reflektorische Zusammenhänge) dazu stehen, sind kontraindiziert.

Diese Aussage bzw. Warnung beruht einerseits auf Rückschlüssen über die Kenntnis der Physiologie und Pathologie des Lymphgefäßsystems und dessen Beziehung zur Gewebsperfusion und andererseits auf der Kenntnis über die Wirkung der einzelnen durchblutungsfördernden Maßnahmen dieser Strukturen, sowie auf der einzigen Untersuchung, die nach unserer Kenntnis die Durchblutungsrate bei sekundären Armlymphödemen unter Wärmeeinwirkung zum Ziel hatte, und zwar von Sten Jacobsson aus dem Jahre 1967 (!).

Da der physiotherapeutische Alltag jedoch sehr häufig die Frage aufwirft: „Kann man diese oder jene verordnete durchblutungsfördernde Maßnahme gefahrlos bei Patienten mit Lymphödemen anwenden?" besteht hier ein geradezu dringender Forschungsbedarf!

Evidenzbasierte Praxis

Die Frage, inwieweit verordnete durchblutungsfördernde Maßnahmen gefahrlos am Patienten mit Lymphödem oder Lymphödemneigung angewendet werden können, muss dringend wissenschaftlich überprüft werden.

35.2.2 Ödeme bei lokalen Entzündungen

Ebenfalls nicht sinnvoll sind im Allgemeinen durchblutungsfördernde Maßnahmen bei Schwellungen aufgrund **akut** entzündlicher Vorgänge. Das entzündete Gewebe ist ohnehin schon stark durchblutet; zudem werden die meisten physikalischen Maßnahmen zur Durchblutungsförderung nicht toleriert, da sie einen zu starken Reiz darstellen. Dies trifft typischerweise auf akuttraumatische Phasen ebenso zu wie auf rheumatisch bedingte Schwellungen bei rheumatoider Arthritis in der akuten Phase und auf den Morbus Sudeck in Stadium I.

In den weiteren Phasen dieser Beschwerdebilder jedoch, **wenn die akutentzündliche Phase abklingt**, können manche durchblutungsfördernde Maßnahmen durchaus sinnvoll sein. Sie verhindern nämlich,

– dass Hämatome fibrosieren und „verkapseln" und damit nicht mehr oder nur sehr schwer wieder mobilisiert werden können,
– dass Verklebungen intraartikulär entstehen bzw. weiter fortschreiten, wie dies nach jeder akuten Schubphase eines rheumatischen Gelenkes oder eines Gelenkergusses anderer Ursache, zu befürchten ist.

Welche durchblutungsfördernde Maßnahme jeweils eingesetzt werden soll, hängt wiederum von der Phase und ihren Symptomen sowie von der Reizstärke der Maßnahme ab (▶ Abschn. 35.4).

Indikation

Intraartikuläre Ergüsse stellen eine Sondersituation dar: In dieser eigentlich akutentzündlichen Schwellungssituation ist eine Durchblutungsförderung der Kapsel und des extrakapsulären Bereiches durchaus indiziert (▶ Kap. 13 ff. und 6).

35.2.3 Ödeme mit systemischer Ursache

Bei Ödemen mit systemischer Ursache, vor allem beim kardialen Ödem, sind durchblutungsfördernde Maßnahmen im peripheren Ödemgebiet, d. h. an den Beinen, **kontraindiziert**. An den oberen Extremitäten appliziert, tragen sie hingegen zu einer Entlastung des kardiopulmonalen Systems bei (▶ Kap. 10).

Bei anderen systemischen Ödemen wie renalen, hepatogenen und intestinalen Ödemen besteht ebenfalls eine **Kontraindikation** für durchblutungsfördernde Maßnahmen im eigentlichen peripheren Ödemgebiet. Dagegen ist es möglich, solche Verfahren ödemfern anzuwenden, auch wenn segmentale Zusammenhänge zwischen Applikationsort und peripherem Ödemgebiet bestehen.

35.3 Entstauende Maßnahmen

Die **elektrotherapeutische Resorptionsförderung** ist prinzipbedingt mit Durchblutungsförderung kombiniert. Vor allem aufgrund der Elektrodenanlagemöglichkeiten ist der Einsatz jedoch auf lokale Schwellungen – vor allem auf posttraumatische Weichteilschwellungen und einige artikuläre Schwellungen – beschränkt. Für andere Schwellungsarten hat die elektrotherapeutische Resorptionsförderung keine Bedeutung bzw. ist für manche sogar kontraindiziert (▶ Kap. 6).

Temperaturansteigende Teilbäder gehen ebenfalls prinzipbedingt mit Durchblutungsförderung einher. Hier beruht die entstauende bzw. entlastende Reaktion darauf, über eine starke Durchblutungsförderung in der Peripherie auch eine Verlagerung von Blut in diese Regionen zu bewirken (▶ Kap. 10).

> ❗ **Vorsicht**
> Temperaturansteigende Teilbäder sind explizit auf Stauungen im kardiopulmonalen System beschränkt. Bei peripheren Schwellungen sind sie kontraindiziert.

Natürlich bedingt jede **Muskel- und Gelenktätigkeit** auch eine vermehrte Durchblutung der beteiligten Muskelketten. Dies hat jedoch auf die meisten der hier betrachteten Schwellungssituationen keinen Einfluss. Daher ist es unbedenklich, wenn trotz massiver Schwellungen bewe-

gungstherapeutische Übungen durchgeführt werden – auch wenn manchmal das Gegenteil zu hören ist! Sofern sie nicht bis zur völligen Erschöpfung ausgeführt werden (wovon im Regelfall auszugehen ist und was auch völlig „untherapeutisch" wäre), haben Bewegungen – am besten unter Kompression – vielfältige Vorteile und bewirken teilweise direkt oder auch indirekt eine Ödemverminderung (▶ Kap. 5 zu prinzipiellen Aussagen und die ▶ Kap. 14 ff zu den jeweiligen physiotherapeutischen Behandlungskonzepten).

Eine **direkte Kombination** durchblutungsfördernder Maßnahmen mit der Muskel- und Gelenkpumpe kann sich in der posttraumatischen Behandlungsphase als therapeutisch sinnvoll erweisen, wenn sog. „Verletzungsrückstände" zu beseitigen sind (▶ Kap. 13 ff).

Für eine Kombination von **atmungs- und lagerungstechnischer Rückstromförderung** mit durchblutungsfördernden Maßnahmen stellt sich keine Indikation.

Ob **Manuelle Lymphdrainage** sinnvoll mit durchblutungsfördernden Maßnahmen zu kombinieren ist, hängt von Schwellungsursache und Stadium ab (▶ Abschn. 35.2).

Eine Kombination von **Kompressionsbandagen** oder gar **Kompressionsstrümpfen** mit Durchblutungsförderung ist nur bei traumatischen Schwellungen zu erwägen, die komprimiert und gleichzeitig gekühlt werden.

35.4 Durchblutungsfördernde Maßnahmen

35.4.1 Wärme

Um den Einsatz von Wärmemaßnahmen, die „Paradedisziplin" der Durchblutungsförderung, bei Schwellungen beurteilen zu können, muss man zunächst prinzipiell unterscheiden zwischen
- kleinflächigen Anwendungen, die lediglich lokale Reaktionen hervorrufen, und
- großflächigen Anwendungen, die aufgrund thermoregulatorischer und konsensuell-reflektorischer Mechanismen häufig eine systemische Wirkung haben.

Weiterhin muss, wie bereits erläutert, zwischen den einzelnen Ödemarten differenziert werden:

Lymphödeme Bei **Lymphödemen** sind kleinflächige wie großflächige Wärmemaßnahmen im Lymphödemgebiet selbst und in den segmental dazugehörigen Körpergebieten kontraindiziert. Sie würden unweigerlich zur Durchblutungssteigerung der Körperoberfläche und somit zur Ödemzunahme führen.

Außerhalb dieses Bereiches sind jedoch kleinflächige Wärmeanwendungen möglich, die keine „Fernwirkung" erwarten lassen. Voraussetzung ist die therapeutische Notwendigkeit, beispielsweise für eine lokale Wärmemaßnahme am Knie bei Gonarthrose bei gleichzeitigem sekundärem Armlymphödem.

Bei einem einseitigen Beinlymphödem dagegen könnte eine kleinflächige Wärmeanwendung am Knie der „Nichtlymphödem-Seite" aufgrund der konsensuellen Gefäßreaktion zu einer Ödemzunahme führen.

Großflächige Wärmeanwendungen, bei denen eine systemische Wirkung zu erwarten ist, sind auch lymphödemfern kontraindiziert – z. B. eine Fangopackung im Lendenbereich bei gleichzeitigem sekundärem Armlymphödem, das warme oder gar temperaturansteigende Sitzbad u. Ä.

Ödeme anderer Genese Bei Ödemen anderer Genese bestimmt das Ödemstadium, ob im direkten Schwellungsbereich bzw. in segmental damit in Zusammenhang stehenden Körperregionen Wärmeanwendungen therapeutisch sinnvoll und damit zulässig sind:

In **akuten Stadien** posttraumatisch/postoperativer Geschehen, bei der sympathischen Reflexdystrophie und bei der rheumatoiden Arthritis sind Wärmeanwendungen kontraindiziert, weil sie meist nicht vertragen werden.

In den folgenden Stadien dagegen können symptomangepasste Wärmemaßnahmen durchaus angebracht sein, um z. B. verletzungsbedingte Bestandteile besser ausleiten zu können oder um ein größeres Bewegungsausmaß (verbesserte Faserdehnbarkeit) zu ermöglichen. Da keine lymphostatische Insuffizienz vorliegt, ist gegen die Anwendungen auch nichts einzuwenden; sie können sogar zum besseren Lymphabtransport der Region beitragen.

35.4.2 Kälte/Kühlung

Die gleichen Überlegungen gelten auch für Kälteanwendungen, wobei es hier folgende Abweichungen gibt:
- Der Einsatz von Kälte **im direkten Bereich eines Lymphödemes** ist als wärmeentziehende Maßnahme in Form eines Kneippschen Wickels bei einem **Erysipel** denkbar, und zwar adjuvant zur medikamentösen Behandlung. Die Kälte wird dann aufgrund ihrer milden antiphlogistischen Wirkung eingesetzt.
- Entstauende Maßnahmen und Kälteanwendung bei **Ödemen, denen keine lymphostatische Insuffizienz zugrunde liegt**, können in folgenden Fällen eingesetzt werden:
  - in den akuten Phasen der Traumatologie,

- versuchsweise bei einer akuten rheumatoiden Arthritis und
- bei einer Schwellung der Hand bei einem postapoplektischen Ödem.

Hier stimuliert die Kälte die Oberflächensensibilität bzw. mindert die spastischen Reaktionen, so dass die minimale reaktive Durchblutungsförderung akzeptabel ist.

35.4.3 Verschiedene Massagen

Für den Einsatz von Massagen zur Detonisierung von hypertoner Skelettmuskulatur bei gleichzeitig vorhandenen Ödemen gelten ähnliche Prinzipien wie für Wärmemaßnahmen: Mechanische Reize – besonders die Bindegewebsmassage, aber auch die klassische Massage und andere – wirken nicht nur lokal, sondern auch segmental durchblutungsfördernd. Wird eine solche Anwendung notwendig, obwohl gleichzeitig eine Entstauungstherapie wegen eines Ödemes durchgeführt wird, muss Folgendes beachtet werden:
- Bei einem **Lymphödem** – klassisches Beispiel: Patientin mit sekundärem Armlymphödem nach Ablatio mammae und typischen Schulter-Nacken-Beschwerden – sollte eine Gewebsmanipulation bzw. Massageart angewandt werden, die
  - einerseits keine großflächigen Scherkräfte beinhaltet und
  - andererseits keine großflächige Gewebsreizung mit nachfolgender Durchblutungssteigerung bedingt.

Die Marnitz-Therapie als Alternative zur klassischen Massage im Rahmen der Lymphödembehandlung (B. Richardt)
Im Gespräch mit Patienten und Ärzten stellte sich oft heraus, dass zwar Lymphödeme ausreichend und mit Erfolg behandelt werden, nicht jedoch die daraus oft sekundär enstehenden orthopädischen Probleme dieser Patienten.

Relevante Befunde im HWS-BWS-Schultergürtelbereich finden sich nicht etwa nur bei Patientinnen mit manifesten sekundären Armlymphödemen nach Ablatio mammae, sondern auch bei Patienten im Latenzstadium. d. h. auch bei Patienten, die operiert wurden, aber noch kein Lymphödem haben. Die Ursachen hierfür sind vielfältig:
- **Psychisch:** Die operierte Seite wird geschont. Zwangsläufig kommt es zu sekundären Gelenkveränderungen (Immobilitätserscheinungen) bis hin zum Kapselmuster. Die BWS wird stark kyphosiert und die Schulter vorgezogen, um das Fehlen der Brust zu kaschieren und zu kompensieren.
- **Operativ bedingte Veränderungen:** Narbenverläufe behindern vor allem die Abduktion und die Außenrotation. In früheren Jahren wurden bei Operationen häufig mit der totalen Brustresektion auch Teile der Brustmuskeln mit entfernt.
- **Strahlenschäden:** Als vor allem in früheren Jahren nicht selten vorkommende Spätfolgen der Radiatio findet man im Bereich der vorderen Thoraxwand radiogene Fibrosen. Dadurch wird vor allem die häufigste Gebrauchsbewegung im Schultergelenk, die Abduktion stark behindert.

Dies alles führt zu komplexen Problemen des Halte- und Bewegungsapparates:

- Hypertonus der Rücken-, Nacken und Schultermuskulatur;
- eingeschränkte Beweglichkeit des skapulo-thorakalen Gleitlagers, dadurch ein auffallend veränderter humeroskapulärer Rhythmus mit starker Behinderung der Abduktion;
- nicht selten auch eine verringerte Rippenexkursion auf der betroffenen Seite (Atmung);
- ein verkürzter und hypertoner M. trapezius descendens (er muss ja den schweren ödematösen Arm halten, wie eine „ Einkaufstasche", die mehrere Kilos wiegt);
- eine nach Bestrahlung oder durch Narbenverläufe oft stark eingeschränkte Beweglichkeit des Schultergelenks, so dass ein typisches Kapselmuster entstanden ist;
- generell verstärkte Symptome durch mangelnde Bewegung und Schonhaltung.

Die üblichen physiotherapeutischen Maßnahmen zur Behandlung solcher orthopädischen Beschwerden wie klassische Massage, Wärmepackungen, Heißluft, Elektrotherapie, Stangerbäder oder sonstige Bäder sind wegen der damit verbundenen starken Gewebsmehrdurchblutung und der daher zu erwartenden Verschlechterung oder gar Auslösung des Lymphödems kontraindiziert. Der Einsatz solcher Maßnahmen birgt die Gefahr in sich, dass die insuffizienten Lymphgefäße, die nicht einmal mehr die normale lymphpflichtige Last abtransportieren können (mechanische Insuffizienz) noch weiter überfordert sind.

Dennoch müssen die muskulären und statischen Probleme beim sekundären Lymphödem mit behandelt werden! Die Marnitz-Therapie bietet eine Alternative dafür.

Methode

Bei der Marnitz-Therapie arbeitet man mit kleinflächigen punktförmigen Griffen, bei denen man sich langsam in die tieferen Gewebsschichten vortastet, um auf veränderte Gewebsbezirke einen verweilenden Druck auszuüben. Mit Hilfe dieser sorgfältig dosierten Dehn- und Zugreize kann man eine spezifische Wirkung auf das Bindegewebe und die Faszien ausüben.

Neurophysiologische Grundlagen

Der Muskeltonus wird über die Aktivität der in den motorischen Vorderhörnern des Rückenmarks lokalisierten kleinen **Gamma-Motoneuronen** kontrolliert, von denen Nervenimpulse über die Gamma Fasern zu den Muskelspindeln in der Muskulatur gelangen, die wiederum als Dehnungsrezeptoren fungieren.

Bei isometrischer Muskelkontraktion werden die **Dehnungsrezeptoren** wie eine Stahlfeder zusammen gedrückt, bei **passiver Muskeldehnung** auseinander gezogen. Diese Reize werden über sensible Fasern über die Hinterhörner dem Rückenmark zurück gemeldet und erreichen über Zwischenneurone die **Alpha-Gamma-Neurone** der Vorderhörner. Dies wiederum führt zur **Hemmung der Aktivität der Gamma-Motoneurone** und damit zur Abnahme des Muskeltonus.

Die aktive Innervation der Muskelfaser erfolgt über die Alpha-Faser an der motorischen Endplatte.

Bei isometrischer Kontraktion nimmt der Muskeltonus stark zu. Bei der Entspannung oder passiven Dehnung tritt als Folge über das Gamma-System eine Detonisierung des Muskels ein.

Der Muskeltonus wird aber nicht nur durch Störreize aus dem entsprechenden Wirbelsäulensegment erhöht, er wird auch durch **Reize aus den entsprechenden Hautsegmenten** beeinflusst: So bewirkt ein Kältereiz auf bestimmte Hautareale (Dermatome) im Rücken-Schultergürtel-Bereich reflektorisch eine Tonisierung der dazugehörigen dermatombezogenen Muskulatur; bei wiederholter Reizsetzung auch ist auch fernab in anderen Muskelzonen ein erhöhter Muskeltonus festzustellen. Durch eine Unterbrechung des segmentalen Reiz-

stroms über sensible Fasern zum Rückenmark kann wiederum eine Detonisierung der reflektorisch betroffenen Muskelzonen erreicht werden.

Auf diesem Prinzip basiert die gezielte Tiefenmassage nach Marnitz.

Praktische Anwendung

Durch entsprechende Grifftechniken im Bereich der hypertonen Muskulatur werden Muskelfasern und somit auch Muskelspindeln gedehnt, und so reflektorisch die betroffenen Muskelgruppen detonisiert. Muskelhartspann und der hieraus resultierender Muskelschmerz infolge von umschriebener Ödematisierung von Muskelgewebe, der Ansammlung saurer Stoffwechselmetaboliten und bindegewebiger Organisierung (Myogelosen) werden systematisch abgebaut.

Der Dehnreiz am Muskel muss so durchgeführt werden, dass einerseits reflektorischer Gegenspann umgangen und anderseits aber noch ein genügender Druck mit entsprechender Zeitintensität auf die Muskelspindel erreicht wird. (Zitat : „Zart eindringlich ist kein Widerspruch, die Griffintensität wird stets dem Befund angepasst", H. Marnitz).

Eine weitere Besonderheit der Marnitztherapie im Vergleich zu sonstigen speziellen Massagetechniken (Terrier, Cyriax etc.) ist, dass der Behandler die entsprechenden Schmerzzonen aufsucht (nach Marnitz „korrespondierende Zonen") und in einer definierten Reihenfolge behandelt. Damit wird eine spezifisch reflektorische Wirkung erzielt (Strößenreuther et al. 1999).

LWS und BWS sind beispielsweise bei Schulter-Problemen unbedingt mobilisierend in die Behandlung mit einzubeziehen, um negative Auswirkungen entsprechender Störfelder zu verhindern. Eine Behandlung der HWS wiederum ist nur sinnvoll, wenn vorher der Schultergürtel behandelt worden ist.

Die Griffe der Marnitz-Therapie werden überwiegend mit Fingerkuppe oder Daumen ausgeführt. Übermäßige Irritationen und Reibung auf der Haut und der damit verbundene Anstieg der lymphpflichtigen Lasten müssen vermieden werden. Aus der betont langsamen Griffführung, dem länger andauernden Verweildruck in der Tiefe und den jeweils angemessenen Exkursionen der Fingerkuppen oder des Daumens im Gewebe resultiert gleichsam eine Art „Überlistung der Spannungsbereitschaft" des Gewebes.

Nur so ist sichergestellt, dass bei sachkundiger Ausführung in keiner Phase der Behandlung reflexartige Gegenspannung eintreten wird, wieder abhängig vom Verweildruck.

Außer der scheinbar dominanten Schmerzlokalisation sind auch reaktiv veränderte Körperzonen mit zu therapieren, die man durch den entsprechenden Tastbefund ermittelt. Der Griff selbst führt „gemessen, sanft, eindringlich unter verweilendem Druck kleine bis kleinste Exkursionen im Gewebe aus" (Zitat; nach Dr. H. Marnitz).

Es sind Verformungs- und Dehnreize in alle Richtungen möglich, am wirkungsvollsten sind jedoch Griffe quer zum Faserverlauf. Um in die Tiefe zu gelangen, sind Verschiebungen parallel zum Faserverlauf angezeigt. Die Intensität des Drucks und der Grad der Exkursion im Gewebe werden vom jeweiligen Tastbefund und der Schmerzsymptomatik abhängig gemacht. Befundaufnahme und Behandlung selbst werden in einem Arbeitsgang mit gleicher Grifftechnik und gleichem Schema vollzogen.

Befund nach dem Schema – Behandlung nach Befund

Die Kombination der Marnitz-Therapie mit Mobilisationen, Dehnungen und Bewegungstherapie machen diese Behandlungsform zur komplexen Behandlung.

Der Therapeut muss der Symptomatik der Erkrankung entsprechend individuell die Griffe dort einsetzen, wo sie den besten Effekt und die größte reflektorische Wirkung entfalten ohne zu schaden.

- Es eignen sich also alle Methoden, die gezielt kleinflächig, quasi „punktuell" angewandt werden. Dies

Tab. 35.1 Durchblutungsfördernde Maßnahmen bei verschiedenen Ödemen

Durchblutungsfördernde Maßnahme	Ödemart			
	Lymphödeme	CVI Stadium II und III	Andere Ödeme lokaler Ursache	Ödeme systemischer Ursache
Wärmemaßnahmen direkt im Ödemgebiet	KI	KI	KI bei Ödemen im akuten Stadium In späteren Stadien möglich bzw. sinnvoll	KI
Wärmemaßnahmen ödemfern, jedoch mit Fernwirkung	KI	KI	Ø	Bei kardialen Ödemen gute Indikation Bei anderen systemischen Ödemen bei entsprechender Indikation möglich
Wärmemaßnahmen ödemfern ohne Fernwirkung	Bei entsprechender Indikation möglich	Bei entsprechender Indikation möglich	Bei entsprechender Indikation möglich	Bei entsprechender Indikation möglich
Kälte direkt im Ödemgebiet	KI außer als wärmeentziehender Wickel	V. a. als Kneipp-Anwendungen sinnvoll	Als Kurzzeitanwendung möglich bzw. sinnvoll	Ø
Großflächige Massagen im Segment	KI	Ø	Bei entsprechender Indikation möglich	Bei entsprechender Indikation möglich
Punktuelle Massagen, z. B. Marnitz-Therapie	Bei entsprechender Indikation möglich	Bei entsprechender Indikation möglich	Bei entsprechender Indikation möglich	Bei entsprechender Indikation möglich
Gleichstromanwendung direkt im Ödemgebiet	KI	KI	KI außer in Form resorptionsfördernder Applikation und v. a. bei intraartikulären Ergüssen	Ø

KI=Kontraindikation, Ø=bedeutungslos in diesem Zusammenhang/keine Indikation

gilt vor allem für die sog. „Marnitz-Therapie" (s. o.), aber auch für andere ähnliche Formen.
- Für **Ödeme anderer Genese** gelten prinzipiell die gleichen Einschränkungen und Vorgaben wie bei Wärmemaßnahmen (► Abschn. 35.4.1).

35.4.4 Gleichströme

Der Einsatz von Gleichströmen eignet sich nur im Zusammenhang mit Resorptionsförderung (► Abschn. 35.2 und 35.3).

Tab. 35.1 fasst alle durchblutungsfördernden Maßnahmen bei Ödemen nochmals zusammen.

Literatur

Jacobsson S (1967) Blood circulation in lymphedema of the arm. Br J Plast Surg 20:355–358
Strößenreuther RHK, Richardt B, Brenke R, Werner GT (1999) Über den Nachweis einer reflektorischen Wirkung der Schlüsselzonen-Massage nach Dr. med. H. Marnitz. Poster No. 2.1, Jahreskongress 1999 DGPMR und VPT,16.–19.09.1999, Hannover

Die besondere Bedeutung von Manueller Lymphdrainage und Kompressionstherapie in der Physiotherapie

Günther Bringezu und Otto Schreiner

Inhaltsverzeichnis

Elektronisches Zusatzmaterial Die elektronische Version dieses Kapitels enthält Zusatzmaterial, das berechtigten Benutzern zur Verfügung steht https://doi.org/10.1007/978-3-662-60576-9_36. Die Videos lassen sich mit Hilfe der SN More Media App abspielen, wenn Sie die gekennzeichneten Abbildungen mit der App scannen.

Die meisten der in den ersten Kapiteln (▸ Kap. 3, 4, 5, 6, 7, 8, 9, 10 und 11) beschriebenen entstauenden Maßnahmen gehören für Physiotherapeuten und Masseure zum täglichen Handwerkszeug. Im Einzelnen sind dies

- die Muskel- und Gelenkpumpe,
- die Atemtherapie,
- die elektrische Resorptionsförderung (auch wenn hierüber meist wenig Konkretes bekannt ist),
- verschiedene Lagerungstechniken,
- temperaturansteigende Teilbäder (bisher kaum beachtet und selten angewandt) zur Entlastung für das kardiopulmonale System und
- die Kühlung zur Entzündungs- und Schmerzminderung und damit indirekt zur Schwellungsminderung in akuten Verletzungsstadien.

Teilweise werden diese Maßnahmen gezielt eingesetzt, bzw. manchmal tritt die entstauende Wirkung als durchaus erwünschter Nebeneffekt auf. Die Möglichkeiten und Grenzen der einzelnen Verfahren werden jedoch im therapeutischen Alltag nicht immer klar definiert. Sie sind deshalb in ▸ Kap. 3, 4, 5, 6, 7, 8, 9, 10 und 11 so weit beschrieben, wie es für den jeweiligen Entstauungsaspekt notwendig ist.

Die Kompressionstherapie und die Manuelle Lymphdrainage stellen dagegen **besondere Methoden der Entstauung** dar.

36.1 Besondere Aspekte der Kompressionstherapie

Für die besondere Bedeutung der Kompressionstherapie gibt es mehrere Gründe.

Die Kompressionstherapie ist sowohl im Rahmen der bundesdeutschen Ausbildung zum/zur Masseur/in und zum/zur Physiotherapeuten/in als auch im Therapiealltag nur in sehr geringem Maße Gegenstand des Berufsbildes. Sie wird vor allem in folgenden Bereichen eingesetzt:

- Aus prophylaktischen Gründen wird Kompression an den Beinen ausgeübt, wenn immobilisierte Patienten wieder mobilisiert werden und dazu das Bett verlassen müssen.
- Bei Versorgung frischer stumpfer Traumen, vor allem im Rahmen der Sportverletzungsbehandlung, werden funktionelle Verbände eingesetzt. Sie dienen dabei jedoch nur in zweiter Linie der Kompression, sondern haben primär stützende und prophylaktische Ziele.

Zur **Entstauung** wird die Kompressionstherapie bislang weder von Masseuren noch von Physiotherapeuten in großem Umfang eingesetzt, obwohl dies durchaus effek-

tiv und sinnvoll ist (▸ Kap. 4 und die jeweiligen Abschnitte in den ▸ Kap. 14 ff).

Hinweis

Eine besondere Bedeutung im Therapiealltag erhält die Kompression immer dann, wenn sie mit Bewegungen kombiniert wird. Häufig wirkt die Muskel- und Gelenkpumpe erst bei gleichzeitiger Kompression entstauend – vor allem bei Patienten mit einem insuffizienten transfaszialen und/oder extrafaszialen Venensystem!

Diese einfachen funktionellen Zusammenhänge werden jedoch meist zu wenig oder gar nicht beachtet.

Ein Musteranschreiben zur Verordnung eines lymphologischen Kompressionsverbandes und von Kompressionsmaterial finden Sie auf SpringerLink unter ISBN 978-3-662-60576-9.

36.2 Besondere Aspekte der Manuellen Lymphdrainage

Noch stärker unterscheidet sich die Manuelle Lymphdrainage von allen anderen entstauenden Maßnahmen.

Dies liegt daran, dass sie wie die Kompression **vorrangig zur Ödemverringerung** eingesetzt wird. Bei den eingangs genannten Maßnahmen tritt die entstauende Wirkung dagegen meist nur als „Nebeneffekt" auf.

Eine weitere Besonderheit besteht darin, dass diese Therapieform nach der bundesdeutschen Ausbildungs- und Prüfungsordnung **kein eigenständiger Bestandteil der Ausbildung** zum Masseur bzw. zum Physiotherapeuten ist. Lediglich im Rahmen der „Sonderformen der Massage" wird mehr oder weniger ausführlich darüber informiert. In der Folge des 1994 geänderten Gesetzes über die Berufe in der Physiotherapie (Masseur- und Physiotherapeutengesetz – MPhG) legten die bundesdeutschen Kostenträger (federführend hier der IKK-Bundesverband) fest, welche Zertifikatspositionen **reine Fortbildungsmaßnahmen** sind. Die Manuelle Lymphdrainage ist eine davon (diese Regelung ist seit dem 01.07.1997 für alle Lehreinrichtungen in der Bundesrepublik bindend).

Die Manuelle Lymphdrainage zeichnet sich auch dadurch aus, dass in diesem Zusammenhang die **Ödembehandlung durch Angehörige nichtärztlicher Berufe** erstmals spruchreif wurde. Erst die intensive Beschäftigung mit dieser Thematik sorgte dafür, dass man sich auch der entstauenden Aspekte anderer Therapieformen im größeren Umfang annahm.

Vergleicht man die Manuelle Lymphdrainage mit den anderen Entstauungsmaßnahmen, werden folgende Vorteile deutlich:

- Manuelle Lymphdrainage kann auch dann angewandt werden, wenn andere Maßnahmen nur eingeschränkt oder gar nicht durchführbar sind, weil sie nicht toleriert werden. Damit ist vor allem auch bei schmerzhaften Schwellungszuständen zumindest ein Therapieversuch möglich. Ein typisches Beispiel dafür sind akute Phasen sterilentzündlicher Schwellungen (▶ Kap. 14, 15 und 16).
- Manuelle Lymphdrainage ist die einzige entstauende Maßnahme, die auch bei eiweißreichen Schwellungen für einen vaskulären Abtransport sorgt, denn sie aktiviert bzw. rekrutiert Lymphgefäße, die anders nicht erreichbar wären. Vor allem Schwellungen, die auf einer lokalen Insuffizienz der Lymphgefäße selbst beruhen, sind mit anderen entstauenden Maßnahmen kaum oder gar nicht behandelbar. Erst in Kombination mit Manueller Lymphdrainage und Kompressionstherapie wirken z. B. Gelenk- und Muskelpumpe und Hochlagerung zusätzlich schwellungsmindernd.
- Manuelle Lymphdrainage wirkt vor allem bei oberflächlichen, d. h. extrafaszialen Schwellungen, und damit bei der Hauptmasse der therapierelevanten Schwellungen, wo z. B. die Muskel- und Gelenkpumpe nur indirekten und damit eingeschränkten Einfluss hat. Immer dann, wenn die Beweglichkeit gefördert und gleichzeitig die Schwellung verringert werden soll, kann die Manuelle Lymphdrainage ideal mit der Bewegungstherapie kombiniert werden. Typische Beispiele für eine solche „Therapie-Symbiose" sind der posttraumatische/postoperative Einsatz, in akuten Phasen die rheumatoide Arthritis sowie postapoplektische Ödeme.

Aufgrund ihrer besonderen, bislang unterbewerteten Bedeutung wird die Manuelle Lymphdrainage in allen Kapitel ausführlich erörtert, und aus demselben Grund ist der Griffeausführung und Griffesystematik in den ▶ Kap. 14 ff so viel Raum gewidmet.

Wie diese Entstauungsmethode gehandhabt werden muss, damit die Möglichkeiten voll ausgeschöpft und gleichzeitig die Grenzen nicht überschritten werden, wird im Folgenden erläutert.

36.3 Allgemeine Behandlungsrichtlinien für die Manuelle Lymphdrainage

Die folgenden Behandlungsrichtlinien spiegeln die derzeit in Deutschland gültigen berufsrechtlichen Belange der medizinischen Assistenzberufe des/der Masseurs/in sowie des/der Physiotherapeuten/in wider.

1. Die Behandlung von Ödemen und hier speziell die Manuelle Lymphdrainage darf nur auf **ärztliche Anordnung** hin erfolgen. Der Verordnung liegt eine exakte Diagnose der Ödemursache zugrunde, und sie definiert den Umfang und die Zeitdauer der Behandlung, orientiert an den Heilmittelrichtlinien v. 01.07.2004. Ein Musteranschreiben für die Nachverordnung der Manuellen Lymphdrainage finden Sie im Anhang dieses Kapitels auf SpringerLink.

2. Die Ausführung der Manuellen Lymphdrainage und die Leistungsvergütung können nur erfolgen, wenn der **Nachweis über eine spezielle Fortbildung** im Bereich Manuelle Lymphdrainage/Komplexe Physikalische Entstauungstherapie erbracht wird (Basis: bundeseinheitliche Richtlinien der IKK vom 01.07.1997).

3. Der Ausführung der Manuellen Lymphdrainage liegt eine **ausführliche Befunderhebung** zugrunde (▶ Kap. 37 und in dessen Anhang auf SpringerLink finden Sie Informationsmaterial zum Download). Ergibt der physiotherapeutische Befund Unklarheiten hinsichtlich der Schwellungsursache sowie der Begleiterscheinungen, ist vor der Behandlung der verordnende Arzt zu konsultieren. – Gleiches gilt, wenn während der Behandlung Komplikationen, Unverträglichkeiten oder auch Symptome auftreten, die über die zu erwartenden Reaktionen hinausgehen. Auch in solchen Fällen ist umgehend der betreuende/verordnende Arzt zu unterrichten (▶ Abschn. 37.2 und ▶ http://link-springer.com mit Informationsmaterial zum Download).

4. Nach der Befunderhebung wird ein **Behandlungsplan** erstellt, der die verordneten Therapien sinnvoll kombiniert und zusätzlich evtl. noch notwendige, bisher noch nicht verordnete Maßnahmen berücksichtigt. Zusätzliche Maßnahmen sind mit dem verordnenden Arzt abzusprechen. – Die Behandlung mit Manueller Lymphdrainage umfasst meist mehrere Körperregionen und beginnt bis auf wenige Ausnahmen in der Halsregion. Immer dann, wenn Manuelle Lymphdrainage noch nie bzw. seit Jahren nicht mehr durchgeführt wurde, ist es sinnvoll, bei der ersten Sitzung neben der Befunderhebung und der umfassenden Information des Patienten (s. Punkt 7) lediglich die Halsregion zu behandeln, d. h. die sog. „Basisbehandlung" auszuführen. Erst in späteren Sitzungen schließen sich weitere Körperregionen an. Häufig wird nach der Manuellen Lymphdrainage eine Kompressionstherapie ausgeführt. Voraussetzung ist auch hier eine **ärztliche Verordnung!** – In vielen Therapiesituationen ist es jedoch auch sinnvoll, die Manuelle Lymphdrainage in den sonstigen Behandlungsablauf zu integrieren. Sie wird also quasi abschnittsweise an die jeweilige Behandlungssituation angepasst. Typische Beispiele für eine solche Vorgehensweise sind Ödeme bei zentraler Parese (▶ Kap. 29), postopera-

tive/posttraumatische Schwellungen (► Kap. 14, 15 und 16) und rheumatische Schwellungen in der akuten Schubphase (► Kap. 16, 17 und 18). Auch hierbei ist die ausdrückliche Verordnung des Arztes Voraussetzung für die Durchführung der Manuellen Lymphdrainage!

5. Die **Behandlungszeiten** für die Manuelle Lymphdrainage sind in den Leistungsbeschreibungen der Kostenträger für physiotherapeutische Maßnahmen festgelegt (siehe hier ebenfalls die Heilmittelrichtlinien). Sie orientieren sich an der Art der Schwellung und am Aufwand, d. h. an der Anzahl der zu behandelnden Körperregionen. Die Mindestbehandlungszeiten sind derzeit von 30 über 45 bis zu 60 Minuten gestaffelt. In den Vereinbarungen mit den Berufsgenossenschaften wird die Behandlungszeit dagegen über Zeitintervalle von je 10 Minuten definiert. Auch hier umfasst die Mindestbehandlungszeit im allgemeinen 3 Zeitintervalle; kommen weitere Körperabschnitte hinzu, sind entsprechend mehr Zeitintervalle verordnungsfähig. Die Mindestbehandlungszeiten müssen selbstverständlich auch eingehalten werden, wenn die Manuelle Lymphdrainage, wie in Punkt 4 beschrieben, in den sonstigen Behandlungsablauf integriert wird.

6. Die Entstauungsbehandlung muss **dokumentiert** werden. Dies geschieht über die Volumenbestimmung mit verschiedenen Methoden und über Therapiebe-

richte (► Kap. 37 und ► http://link-springer.com mit Informationsmaterial zum Download).

7. Die **Patienten** sind anfangs umfassend über die Besonderheiten der Therapiemethode Manuelle Lymphdrainage, über den zeitlichen Aufwand und über die Ausdehnung der zu behandelnden Körperregionen zu **informieren.** Dies ist immer dann von besonderer Bedeutung, wenn ein Patient die Manuelle Lymphdrainage noch nicht kennt und wenn Körpergebiete mitbehandelt werden müssen, die für den Laien nicht in offensichtlichem Zusammenhang mit der Schwellung stehen. Ein typisches Beispiel ist das sekundäre Armlymphödem nach einseitiger Ablatio mammae: Hier muss die kontralaterale Brustregion und manchmal sogar die Bauchregion mitbehandelt werden.

8. Bei ausdrücklicher Anwendung der Manuellen Lymphdrainage zur **Entspannung,** vor allem bei verschiedenen Kopfschmerzsyndromen (► Kap. 30), gelten folgende Voraussetzungen:

- eine störungsfreie Behandlung ohne Unterbrechungen (Hinweisschild „Bitte nicht stören"),
- eine ruhige Behandlungskabine mit möglichst indirekter, helligkeitsregulierbarer Beleuchtung,
- eine entspannte Lagerung mit ausreichender Bedeckung der nicht behandelten Körperregionen (zur Vermeidung von Frösteln) und
- eine anschließende (ca. 30-minütige) Nachruhe.

36

Befunderhebung und Dokumentation

Günther Bringezu

Inhaltsverzeichnis

Elektronisches Zusatzmaterial Die elektronische Version dieses Kapitels enthält Zusatzmaterial, das berechtigten Benutzern zur Verfügung steht https://doi.org/10.1007/978-3-662-60576-9_37. Die Videos lassen sich mit Hilfe der SN More Media App abspielen, wenn Sie die gekennzeichneten Abbildungen mit der App scannen.

© Springer-Verlag GmbH Deutschland, ein Teil von Springer Nature 2020
G. Bringezu, O. Schreiner (Hrsg.), *Lehrbuch der Entstauungstherapie*,
https://doi.org/10.1007/978-3-662-60576-9_37

37.1 Erfolgskontrolle durch verschiedene Methoden der Volumenbestimmung

Ödeme sind bekanntlich pathologische Flüssigkeitsansammlungen im Gewebe, vornehmlich im epifaszialen bzw. extramuskulären Bereich. Demzufolge sind vor allem bei einseitigen und zudem noch deutlichen Schwellungen Form- und Umfangsveränderungen zu erwarten, die allein schon optisch gewisse Einschätzungen des Ödemproblems zulassen (◻ Abb. 37.1). Bei leichtgradigen oder auch beidseitigen Ödemen ist eine solche Beurteilung weit schwieriger.

Objektive Ergebnisse mit therapeutischer Relevanz/ Konsequenz bringen optische Eindrücke jedoch nicht. So ist es nicht verwunderlich, dass Therapeuten, Ausbildungsstätten und auch Spezialkliniken seit Jahren immer genauere Messmethoden auf wissenschaftlicher Grundlage entwickeln. Diese Bestrebungen werden von folgenden Argumenten vorangetrieben:

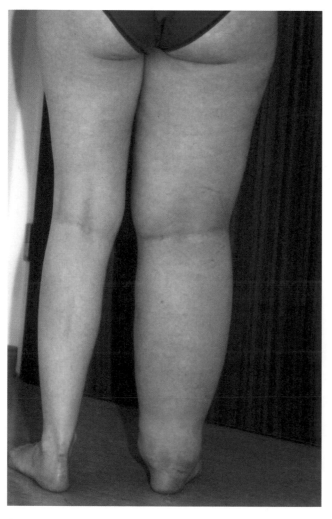

◻ **Abb. 37.1** Schwellung an einem Bein, deutlich zu erkennen im Seitenvergleich

— Die Ödemmessung ist grundsätzlich Bestandteil der Befunderhebung.
— Die Messung dient dem Arzt und Therapeuten als Gradmesser/Entscheidungshilfe für die Verordnungshäufigkeit und Einschätzung der Behandlungsintervalle.
— Den Kostenträgern gegenüber dienen Messergebnisse als optimale Argumente dafür, dass die jeweilige Therapiemethode in der Rehabilitation unverzichtbar ist.
— Messungen fördern die Motivation der Patienten (und der Therapeuten) und geben Hinweise auf die Compliance.

Ödemmessung ist relativ einfach und wenig zeitaufwändig. Sie sollte regelmäßig durchgeführt werden. Im Folgenden werden die **Messmethoden** dargestellt, die für Therapeuten zur Verfügung stehen. Im Einzelnen sind dies:
— das vereinfachte Messverfahren,
— Volumenbestimmung mit dem „4-cm-Scheibenmodell" nach Prof. Kuhnke,
— Volumenbestimmung mittels Ödemgradmesser nach Dr. med. Herpertz,
— Plethysmometrie und
— Volumenbestimmung mittels optoelektronischer Apparate (computergestützt).

37.1.1 Vereinfachtes Messverfahren

Bei diesem Verfahren wird mit einem Maßband der Umfang der **Extremitäten** gemessen. Aussagekräftig sind die Ergebnisse immer dann, wenn es sich um **einseitige Extremitätenödeme** handelt, so dass das Ausmaß der Schwellung durch die Differenz zur gesunden Seite ermittelt werden kann. Der Vergleich ist aber nur dann möglich, wenn die Messung an beiden Extremitäten exakt an den gleichen Messpunkten vorgenommen wird.

> **Hinweis**
>
> Wir empfehlen, mit einer Schablone oder einem Maßband zunächst die **Messpunkte** festzulegen, und zwar ausgehend von der Fußsohle bzw. den Fingerspitzen (◻ Abb. 37.2). Bewährt haben sich je **zwei Messpunkte distal und proximal der Extremitäten**, die individuell festgelegt werden. Die Messpunkte sollten dokumentiert werden, damit Nachmessungen jederzeit an den gleichen Stellen durchgeführt werden können.

Nicht geeignet zur Festlegung von Messpunkts sind die anatomischen Orientierungspunkte Ferse, Malleo-

37

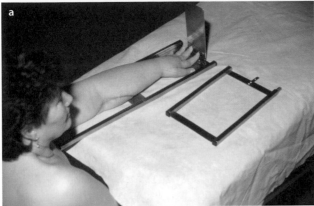

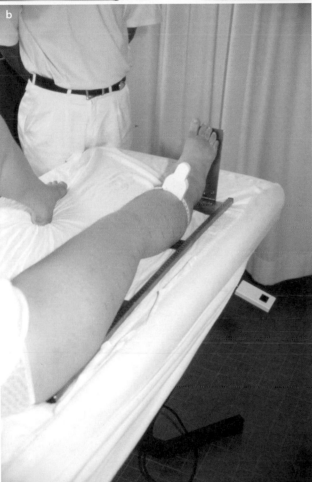

Abb. 37.2 Mit Hilfe einer Schablone werden die Messpunkte an Armen und Beinen festgelegt

len, Patella, Fingergrundgelenke, Styloid etc. Sie sind auf der Ödemseite nicht genau auszumachen, weshalb fehlerhafte Messergebnisse zu erwarten sind.

Die Messung selbst wird mit einem eigens für Umfangmessungen konstruierten **Maßband** durchgeführt (■ Abb. 37.3). Durch den integrierten Federzug ist sein Anpressdruck an jedem Messpunkt und zu jedem Zeit-

punkt gleich. Dieses „Maßband mit Federzug für zirkuläre Messungen" ist im Handel erhältlich.

Einen **Mustervordruck** für den Messvorgang finden Sie im Anhang von Kap. 37 auf SpringerLink.

37.1.2 Volumenbestimmung mit dem „4-cm-Scheibenmodell" nach Prof. Kuhnke

Die Volumenbestimmung nach Prof. Kuhnke eignet sich für **Extremitätenödeme** und geschieht nach folgendem Prinzip: Die Extremität wird in „Scheiben" mit einer Höhe von 4 cm eingeteilt. Dann wird aus dem Wert, der sich durch Umfangmessung ergeben hat, das Volumen der einzelnen Scheiben berechnet (s. unten). Das Volumen der einzelnen Scheiben wird später zum Gesamtvolumen der Extremität addiert (■ Abb. 37.4).

Das Verfahren, das inzwischen international anerkannt ist, hat folgende **Vorteile**:
- Es sind keine aufwändigen Geräte notwendig.
- Die Methode ist je nach Ausführung relativ genau.
- Volumenänderungen lassen sich genau und aussagekräftig dokumentieren.
- Die Angaben in Millilitern (ml) sind konkret vorstellbar.
- Es gibt die Möglichkeit, den Bezug zur nicht ödematisierten Seite herzustellen (ausgedrückt in Ödemvolumen-Prozent=Övol%) oder bei beidseitigen Ödemen mit der anderen Ödemseite zu vergleichen.
- Indem viele kleine Extremitätenabschnitte dargestellt werden, lassen sich Behandlungsschwerpunkte erkennen und festlegen.
- Die Methode ist prinzipiell bei jedem Patienten anwendbar.

Die **Nachteile** des Verfahrens sind:
- Der Zeitaufwand ist relativ groß, da viele Messungen erforderlich sind, und zwar
  - je Arm durchschnittlich 11 Messungen (■ Abb. 37.5) und
  - je Bein durchschnittlich 18 Messungen.
- Um die Fehlerquote niedrig zu halten, müssen die Messungen sehr sorgfältig durchgeführt werden.
- Zur Berechnung sind die Beschäftigung mit mathematischen Formeln, der Umgang mit dem Taschenrechner und die Handhabung von Formularen Voraussetzung.

Mustervordrucke für die im Folgenden beschriebenen Messvorgänge finden Sie online unter ▶ http://link-springer.com im Anhang dieses Kapitels.

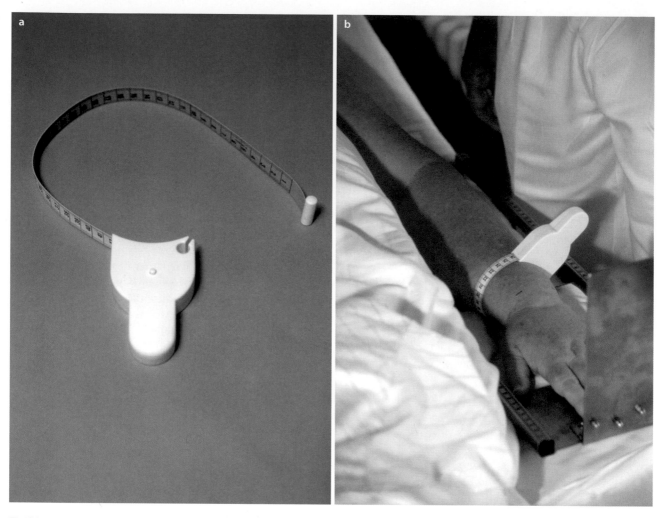

Abb. 37.3 Das Maßband – Garantie für fehlerlose Messungen

37

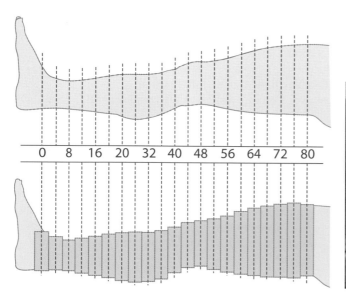

Abb. 37.4 Prinzip des „4-cm-Scheiben-Modells" nach Kuhnke. (Mod. nach Abbildungen von Prof. Dr. med. Eberhard Kuhnke)

0   8   16   20   32   40   48   56   64   72   80

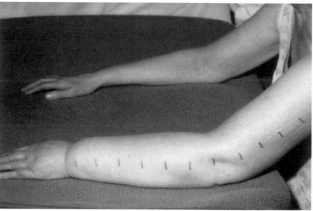

Abb. 37.5 Die exakt im Abstand von 4 cm festgelegten Messpunkte werden deutlich gekennzeichnet

37.1.2.1 Berechnung

Das Ödemvolumen ergibt sich aus der Differenz zwischen dem Volumen der gesunden, d. h. nicht ödematisierten Extremität und dem Volumen der betroffenen Extremität nach der Formel

$$\text{Vol}_{krank} - \text{Vol}_{gesund} = \text{Ödemvolumen}$$

Berechnet wird prinzipiell das Volumen eines Zylinders mit einer kreisrunden Grundfläche und einer Höhe von 4 cm nach der Formel

$$\text{Vol}_{(4\,cm)} = F \times h$$

Da die Grundfläche nicht bekannt ist, sondern lediglich der Umfang, ergibt sich für die Fläche des Kreises

$$F_{Kreis} = \frac{\dfrac{U^2}{\pi}}{4}$$

Ist der Zylinder 4 cm hoch, ergeben sich daraus zwei Vorteile. Zum einen vereinfacht sich die Formel von

$$Vol_{(4\,cm)} = \frac{\dfrac{U^2}{\pi}}{4} \times 4\ cm$$

auf

$$Vol_{(4\,cm)} = \frac{U^2}{\pi}\ cm^3$$

Zum anderen ergibt die Abstandmessung von 4 cm einen ausreichend genauen Näherungswert, und der Rechenaufwand ist noch akzeptabel.

Der Kritik, dass sich Extremitäten nicht in exakte Zylinder einteilen lassen und dadurch die Berechnungen von falschen Voraussetzungen ausgehen, begegnete Kuhnke mit der Gegenüberstellung von sog. „korrigierten" Volumenberechnungen nach einem „Kegelstumpf" und einem „Kugelschichtmodell". Er wies nach, dass die weitaus komplizierteren Berechnungen keine nennenswert genaueren Ergebnisse bringen – vor allem im Hinblick auf die Beurteilung des Ergebnisses. Dies führte zur allgemeinen Anerkennung des „Scheibenmodelles".

Um Ödemvolumina zueinander in Relation zu setzen, kann man das Ödemvolumen bei einseitigen Extremitätenödemen prozentual zum Volumen der gesunden Seite ausdrücken, wobei die gesunde Seite mit 100 % angesetzt wird.

Daraus ergibt sich die Berechnungsgrundlage

$$\ddot{O}Vol\% = \frac{Vol_{krank} - Vol_{gesund}}{Vol_{gesund}} \times 100\%$$

Zur Berechnung der Volumina aus Umfangmessungen benötigt man die Schreibweise

$$\ddot{O}Vol\% = \frac{\dfrac{U_{krank}^2}{\pi} - \dfrac{U_{gesund}^2}{\pi}}{\dfrac{U_{gesund}^2}{\pi}} \times 100\%$$

Die Formel lässt sich schrittweise umstellen und vereinfachen auf

$$\ddot{O}Vol\% = \left(\frac{U_{krank}^2 - 1}{U_{gesund}^2} \right) \times 100\%$$

In Worten: Der jeweilige Scheibenumfang auf der betroffenen Seite wird zunächst mit sich selbst multipliziert und dann durch das auf gleiche Weise gewonnene Ergebnis des Umfangs der gesunden Seite dividiert. Vom Resultat wird der Wert 1 subtrahiert, und dieses Ergebnis wird wiederum mit 100 multipliziert, d. h., das Komma wird um 2 Stellen nach rechts versetzt.

Damit berechnet man das prozentuale Ödemvolumen einer 4 cm hohen Scheibe aus der Ödemextremität (in Relation zur analogen Scheibe aus der gesunden Extremität).

Die Berechnung einer gesamt Extremität addiert sich aus den Einzelwerten nach der Formel

$$\ddot{O}Vol\% = \left(\frac{U_{1krank}^2 + U_{2krank}^2 + U_{3krank}^2 + n^2}{U_{1gesund}^2 + U_{2gesund}^2 + U_{3gesund}^2 + n^2} - 1 \right) \times 100\%$$

Da diese Berechnung nur für einen annähernd zylindrischen Körper möglich ist, kann die Hand bzw. der Fuß nicht berechnet werden. Der jeweils erste Messpunkt liegt etwa am Handgelenk bzw. am Fußgelenk.

> **Hinweis**
>
> Damit bei weiteren Messungen die Voraussetzungen stimmen, ist der distale Messpunkt festzulegen – an der Hand durch Entfernungsmessung von der Fingerspitze des Mittelfingers aus, am Fuß von der Fußsohle aus, möglichst bei 90-Grad-Stellung des Fußgelenkes (◘ Abb. 37.3).

Die Berechnung der gesunden Seite erfolgt nur beim ersten Mal, da man voraussetzt, dass ihr Volumen während eines üblichen Behandlungszeitraumes konstant bleibt.

37.1.2.2 Vereinfachtes Scheibenmodell

Beim vereinfachten Scheibenmodell berechnet man lediglich das Volumen einer oder zweier 4 cm hoher Scheiben am distalen und am proximalen Abschnitt der Ödemextremität. Sie stehen stellvertretend für die Gesamtextremität, und ihre Volumenänderungen werden während des Behandlungszeitraumes dokumentiert werden. Die Mess- und Berechnungsmethode entspricht der des kompletten „4-cm-Scheibenmodells".

Die Vorteile liegen auf der Hand:

- Der Zeitaufwand hält sich in jedem Fall in Grenzen.
- Die Fehlerquote ist zwangsläufig niedriger.
- Ansonsten treffen alle Vorteile des kompletten „4-cm-Scheibenmodelles" zu.

Auch die **Nachteile** sind offensichtlich:

- Die Methode ist zwar genauso richtig, jedoch im Vergleich zur kompletten Methode weniger genau.
- Die Angaben in Millilitern sind nicht aussagekräftig.

37.1.3 Volumenbestimmung mit Ödemgradmesser nach Dr. Herpertz

Einfacher als mit dem Ödemgradmesser nach Dr. Herpertz (◻ Abb. 37.6) ist die Ödemvolumenbestimmung kaum möglich. Die Methode nach dem Prinzip des bewährten Rechenschiebers hat sich als Messmethode bei **einseitigen Lymph- und Phlebödemen** bewährt.

Dabei geht man folgendermaßen vor: Zunächst führt man mit dem Maßband (◻ Abb. 37.3) mindestens eine Umfangmessung an der gesunden und an der ödematisierten Seite durch. Dabei werden die Messpunkte genau festgelegt; sie müssen an beiden Seiten übereinstimmen.

> **Hinweis**
>
> Wir empfehlen, an mindestens zwei Punkten (Unterarm und Oberarm bzw. Unterschenkel und Oberschenkel) zu messen (▶ Abschn. 37.1.1).

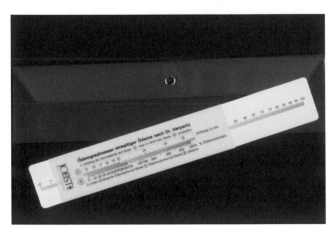

◻ **Abb. 37.6**   Ödemgradmesser nach Dr. Herpertz

Dann wird das Ergebnis der Umfangmessung auf den Ödemgradmesser übertragen (◻ Abb. 37.6). Dafür wird zunächst das Resultat der gesunden Seite auf Skala A über den 0-Wert der Skala B gebracht. Anschließend wird das Resultat der Ödemseite unter Beibehaltung der vorigen Einstellung auf der Skala A abgeglichen. Unter diesem Wert lässt sich auf Skala B nun das Ödemvolumen in Prozent ablesen. Dies kann für mehrere Messpunkte wiederholt werden, und so lässt sich dann das (Gesamt-)Ödemvolumen bestimmen.

Die Messungen werden regelmäßig wiederholt, und die Ergebnisse werden in einer Behandlungsdokumentation festgehalten. Der Ödemgradmesser nach Dr. Herpertz ist auf dem Markt erhältlich.

37.1.4 Plethysmometrie (Wasserverdrängungsmethode)

Bei der Plethysmometrie wird das Volumen einer Extremität bzw. von Teilen der Extremität durch Eintauchen in Wasser bestimmt. Nicht ödematisierte und ödematisierte Extremität werden nacheinander bis zu einem vorher festgelegten Punkt in ein Gefäß mit Wasser eingetaucht. Das jeweilige Volumen wird dann durch die Differenz der verdrängten Flüssigkeitsmengen ermittelt. In der Praxis hat sich diese Messmethode nicht durchgesetzt, weil für Arme und Beine kaum entsprechende Gefäße zur Verfügung stehen.

Die Volumina von **Händen** und **Füßen** allerdings sind mit keiner anderen Methode so exakt feststellbar. Hier hat sich das Überlaufgefäß bewährt. Die Wassertemperatur ist indifferent (33 Grad bis max. 35 Grad). Die Eintauchtiefe wird durch Messpunkte bestimmt (◻ Abb. 37.7a), die in Relation zur Fingerspitze bzw. zur Fußsohle ermittelt werden. Die Messpunkte können auch als „1. Messpunkte" für eine Volumenbestimmung nach Prof. Kuhnke dienen, so dass das Ödemvolumen der Gesamtextremität exakt berechnet werden kann.

Die verdrängte Flüssigkeitsmenge läuft über einen Überlaufschlitz in ein Auffanggefäß. Anschließend kann mit Hilfe eines Zylinders mit Messskala die verdrängte Wassermenge abgelesen werden (◻ Abb. 37.7b–d).

Nur durch Plethysmometrie lässt sich das Ausmaß von Ödemen im **Hand- und Fußbereich** genau bestimmen.

37.1.5 Volumenbestimmung mit optoelektronischen Apparaten (computergestützt)

Mit Hilfe bestimmter fotoelektrischer Apparate lässt sich der Durchmesser der Extremitäten in zwei Ebenen

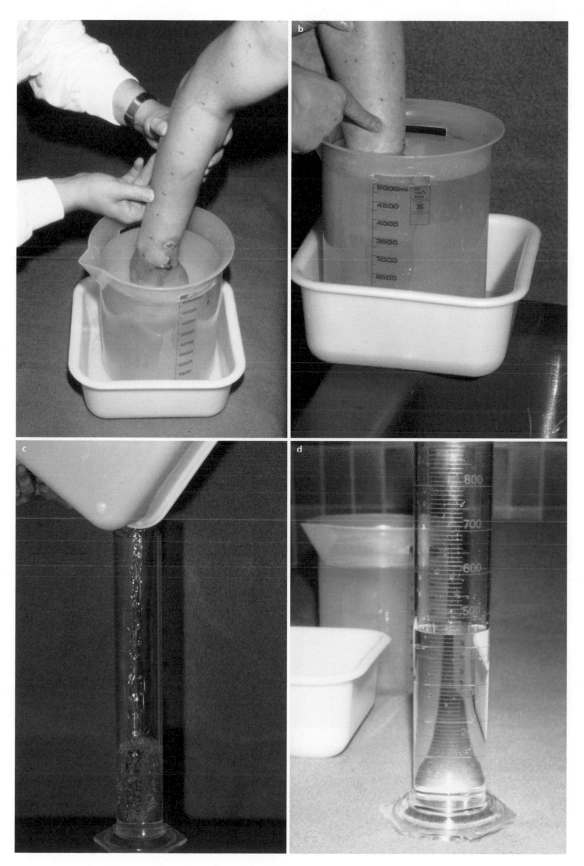

🔲 **Abb. 37.7** **a** Die Eintauchtiefe wird durch den 1. Messpunkt bestimmt. **b, c** Die verdrängte Flüssigkeit gelangt über den Überlaufschlitz in ein Auffanggefäß. **d** Mit einem Messzylinder kann die Menge exakt bestimmt werden

bestimmen; daraus lassen sich dann Umfang und Ellipsenfläche errechnen. Ein angeschlossener Rechner bestimmt mit diesen Daten in wenigen Sekunden das Volumen (◘ Abb. 37.8 und 37.9).

Mit diesem Prinzip arbeiten derzeit fünf Geräte: das Perometer 350 NT, 400 NT, 1000 NT, 1000 NT_arm und 1400 NT. Wir kennen diese Geräte in dauerhaftem Einsatz nicht. Sehr überzeugend sind jedoch die Genauigkeit und die Schnelligkeit der Messverfahren. Dem steht natürlich der relativ hohe Anschaffungspreis gegenüber, der sich ggf. nur für Spezialkliniken wirklich lohnt.

Für alle Geräte gilt selbstverständlich, dass die Werte der gesunden Seite stets zum Vergleich heranzuziehen sind. Zusätzlich ermöglicht das Perometer das Anmessen von **Kompressionsstrümpfen** (◘ Abb. 37.10).

Das Messsystem arbeitet berührungslos. Es wird vollständig durch einen PC gesteuert, auf dem alle Messdaten angezeigt und zur späteren Datenweiterverarbeitung gespeichert werden.

Das Arbeits- und Maßprinzip wird in ◘ Abb. 37.11 verdeutlicht.

Weitere Details sind der Website ▶ www.perosystem.de zu entnehmen.

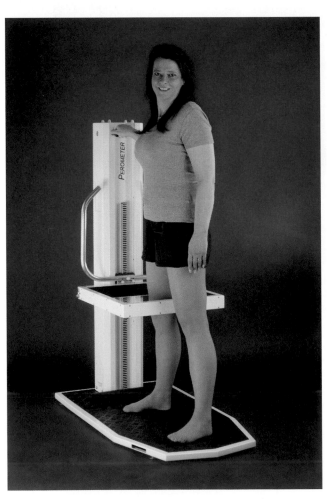

◘ **Abb. 37.8** Das Perometer-Modell 400 NT: ein kleines und leichtes Mess-System

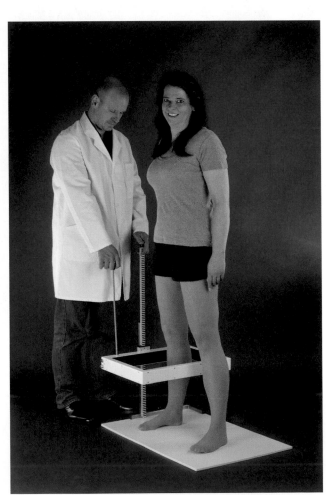

◘ **Abb. 37.9** Das Perometer-Modell 1000 NT: ein Mess-System, das sehr wenig Platz benötigt und für Hausbesuche geeignet ist

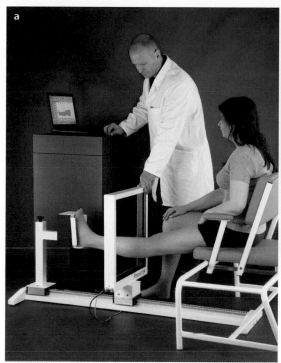

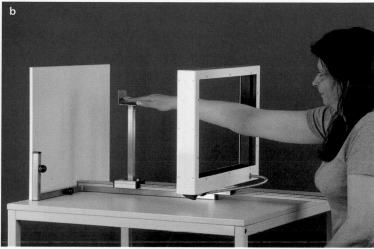

Abb. 37.10 Das Perometer wird zur Volumenbestimmung der unteren und oberen Extremitäten eingesetzt

37.1.6 Abschließende Hinweise

> **Hinweis**
>
> Das Ödemvolumen sollte in regelmäßigen Abständen kontrolliert werden.

Wie viel Zeit zwischen den Messungen liegen kann, ist von der Behandlungsfrequenz abhängig. Bei täglicher Behandlung ist eine Messung einmal pro Woche sinnvoll; bei nur 2–3 Sitzungen pro Woche ist eine 14-tägliche Erfolgskontrolle ausreichend.

> **Hinweis**
>
> Der Zeitpunkt der Messung muss immer gleich sein – also entweder **vor** oder **nach** der Lymphdrainagebehandlung.

Anfänglich sind bei der Entstauungstherapie fast immer gute bis sehr gute Volumen- und damit Umfangsabnahmen zu verzeichnen, und die Erwartungshaltung der Patienten für weitere Sitzungen ist entsprechend hoch. Um Enttäuschungen zu vermeiden, sollten die Therapeuten gleich zu Beginn erläutern, dass die Ergebnisse anfänglich durch Abdrainieren von viel Flüssigkeit messbar besser sind als im weiteren Verlauf, wenn es um die Reduktion der Eiweißlast geht. Der typische Ergebnisver-

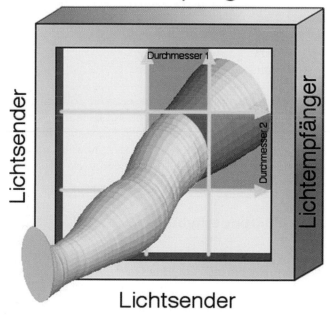

Abb. 37.11 Arbeits- bzw. Messprinzip des Perometer

lauf der Lymphödembehandlung ist in **Abb.** 37.12 dargestellt.

Bei stagnierendem oder sogar zunehmendem Ödemvolumen gilt es, therapeutische Konsequenzen zu ziehen.

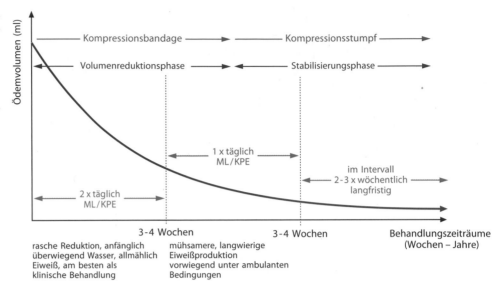

◘ Abb. 37.12 Typischer Ergebnisverlauf in der Lymphödembehandlung

37.2 Dokumentation der Patientendaten und der Therapieergebnisse

Neben den unverzichtbaren Erfolgskontrollen (regelmäßigen Messungen des Ödemvolumens) zur Überwachung des Therapiekonzeptes ist auch eine weiterführende Dokumentation von Patientendaten und Therapieergebnissen notwendig bzw. sinnvoll. Wir schlagen folgende Arten der Aufzeichnung vor:

— Befunderhebung,
— Therapiebericht,
— Hautfaltendickenmessung und
— fotografische Dokumentation.

Wenn sie auch zeitlich aufwändig sind, sollten solche Dokumente in ihrem Wert nicht unterschätzt werden: Die Erfahrung zeigt, dass nur so die gesamten Behandlungsverläufe nachvollziehbar werden. Dies ist auch bei gegenseitiger Übernahme von Patienten im Therapeutenteam wichtig.

37.2.1 Befunderhebung

Das Ziel der Befunderhebung besteht darin, eine von Anfang an nicht nur auf das Ödem, sondern auf **alle Probleme** ausgerichtete Therapie zu entwickeln. Gibt es dabei unterschiedliche Auffassungen zwischen den verordnenden Ärzten und den Therapeuten, so muss darüber nicht nur gesprochen werden; es gilt auch, eine einvernehmliche Lösung zu finden.

Die Voraussetzung ist eine **klar definierte und methodisch gute Befunderhebung.** Dazu haben wir ein Formular zur „Befunderhebung und Dokumentation" entwickelt, welches Sie im Anhang von ▸ Kap. 37 auf SpringerLink finden können.

37.2.2 Therapiebericht

Über die Befunderhebung hinaus sollten ergänzende Aufzeichnungen zum Therapieverlauf vorgenommen werden. Diese sog. Therapieberichte dienen bei evtl. Zwischenfällen in der Therapie der besseren Rekonstruktion bisheriger Behandlungsserien. Sie sollen Auskunft geben über

— den Stand des Behandlungsaufwandes,
— evtl. Therapieunterbrechungen (mit Begründung) und
— notwendige Rücksprachen mit dem behandelnden Arzt (mit Gesprächsergebnissen).

Des Weiteren ermöglichen diese Berichte eine lückenlose Fortführung der Behandlung durch andere Therapeuten des Teams, ohne dass erneute Befragungen und Befunderhebungen erforderlich sind, was die Patienten oft als sehr störend empfinden.

In welcher Form diese Therapieberichte abgefasst werden, ist jedem Bereich selbst vorbehalten. Doch empfehlen wir, alle dokumentierten Daten in einer **Patientenakte** zusammenzufassen. Unser Vorschlag („Therapiebericht – Ödembehandlung für Lymph- und Phlebödeme"; Internet-Link für Download: ▸ http://link-springer.com) fasst auf drei Seiten die wichtigsten Informationen zusammen, die dann ggf. durch weitere Berichte zu ergänzen sind.

> **Hinweis**
>
> Für einen optimalen Informationsaustausch ist es sinnvoll, dem verordnenden Arzt regelmäßig (auch unaufgefordert) einen Therapiebericht zu übermitteln.

37.2.3 Hautfaltendickenmessung

In der Lymphödembehandlung wird häufig das „Stemmer-Zeichen", der Palpationstest des Straßburger Phlebologen Stemmer, eingesetzt. Dabei wird die Hautfaltendicke gemessen; zudem wird beobachtet, wie gut sich die Hautfalte abheben lässt.

Beim Phlebödem ist das Stemmer-Zeichen initial negativ; später, wenn sich lymphologische Konsequenzen im Sinne einer lymphodynamischen Insuffizienz ergeben, wird es leicht positiv.

Dabei kommt es zu folgenden Ergebnissen:
- Stemmer-Zeichen **negativ:** Die Hautfalte lässt sich leicht abheben und ist **nicht** verdickt.
- Stemmer-Zeichen **positiv:** Eine Hautfalte lässt sich schwer abheben, die Hautfalte ist mehr oder minder verdickt (◘ Abb. 37.13).

> **Hinweis**
>
> Um den Stemmer-Test zu objektivieren, ist der Vergleich mit der gesunden Seite zwingend.

Seit vielen Jahren wird der Test mit **Daumen und Zeigefinger** vorgenommen. So lassen sich durch Seitenvergleiche zwar Veränderungen der Hautfaltendicke und damit Flüssigkeitsansammlungen erkennen; messbare, objektiv vergleichbare Werte bringt diese Methode jedoch nicht.

Mit einem **Hautfaltendickenmesser,** ursprünglich zur exakten Bestimmung des Anteils an Unterhautfettgewebe entwickelt, lässt sich nun die Messgenauigkeit wesentlich verbessern und dokumentieren, und erreichte Behandlungsergebnisse sind besser nachzuvollziehen. Das Instrument eignet sich optimal zur genauen Messung der Hautfaltendicke im Zuge der Lymphödembehandlung. Derzeit sind Hautfaltendickenmesser in verschiedenen Materialien und Ausführungen auf dem Markt. Die Auswahl sollte nach folgenden Kriterien erfolgen:

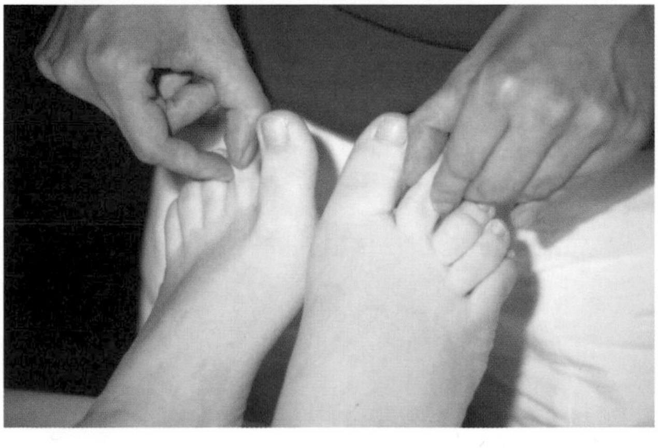

- Zuverlässigkeit der Messergebnisse,
- konstanter Anpressdruck während der Hautfaltendickenmessung,
- exakte Ablesbarkeit der Messergebnisse und
- relativ hohe Messgenauigkeit.

Bei uns hat sich der „SKINFOLD CALIPER", ein haltbares Plastikmodell aus den USA mit hoher Messgenauigkeit, bewährt (◘ Abb. 37.14).

37.2.3.1 Hinweise zur richtigen Handhabung des Hautfaltendickenmessers

Bei der Messung der Hautfalte – z. B. an Fingerstreckseite, Zehenstreckseite, Handrücken, Fußrücken, Deltoideen, Hüfte etc. – ist es wichtig, so präzise wie möglich vorzugehen, um einen echten Seitenvergleich zu garantieren.

> **Hinweis**
>
> Der Hautfaltendickenmesser sollte immer exakt an der gleichen Stelle angesetzt werden; Anhaltspunkte liefern anatomische Strukturen, als Hilfsmittel kann ein Maßband eingesetzt werden.

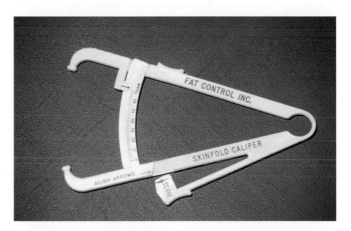

◘ **Abb. 37.14** Hautfaltendickenmesser SKINFOLD CALIPER

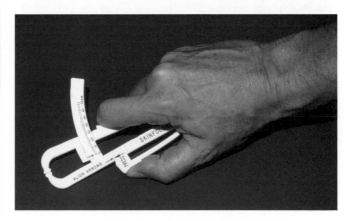

◘ **Abb. 37.15** Justierung des Hautfaltendickenmessers

◘ **Abb. 37.13** Stemmer-Zeichen linker Fuß positiv

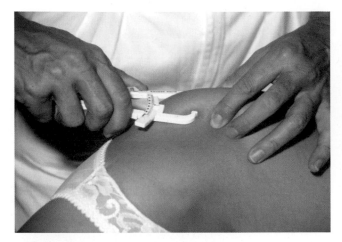

■ Abb. 37.16   Messvorgang an der Hüfte

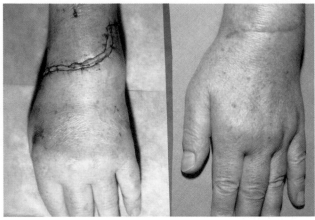

■ Abb. 37.17   Zustand nach Synovektomie. Zwischen den Aufnahmen liegt ein Zeitraum von 6 Wochen

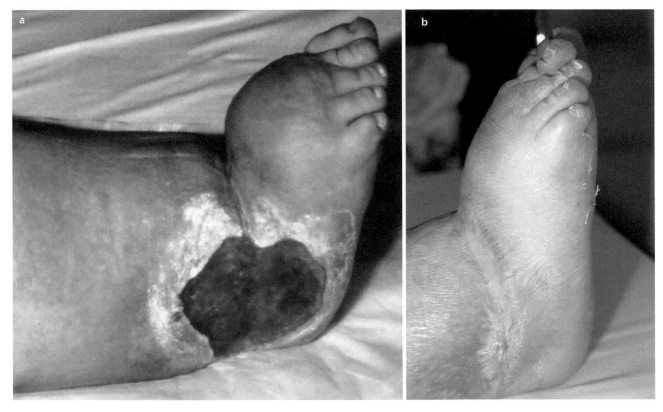

■ Abb. 37.18   a, b Primäres Beinlymphödem einer 33-jährigen Frau mit arteriellen Durchblutungsstörungen und Gangrän. Zwischen den Aufnahmen liegt ein Zeitraum von 7 Monaten

Beim SKINFOLD CALIPER geht man folgendermaßen vor: Man hält das Instrument in einer Hand und legt den Daumen auf die linke Gabel, den „Daumendruckhebel". Dieser Hebel garantiert, dass während der Messung ein exakt definierter Druck auf die Messstufe ausgeübt wird.

Dann drückt man den Hautfaltendickenmesser so zusammen, bis die beiden Pfeile der linken Gabel übereinander stehen. Dann ist das Messgerät richtig justiert (■ Abb. 37.15).

Dann zieht man die Hautfalte mit Daumen und Zeigefinger der freien Hand ca. 1 cm neben der zu messenden Stelle vorsichtig von der darunter liegenden Muskelschicht ab. Nun bringt man das Messgerät an der Hautfaltenstelle an und hält es auch während der Messung fest, so dass die beiden Pfeile auf der linken Gabel stets übereinander liegen (■ Abb. 37.16). Das Ergebnis lässt sich auf der Skala ablesen.

Der SKINFOLD CALIPER ist auf dem Markt bei diversen Anbietern (s. unter www.amazon.de) erhältlich.

37.2.4 Fotografische Dokumentation

In klinischen Fachabteilungen, in denen die Lymphödemtherapie zum Alltag gehört, stellt die Fotodokumentation ein wichtiges Mittel zur „Vorher-Nacher-Betrachtung" dar. Die Bilder gehören u. E. in die Patientenakte und sind bei neuerlichen stationären Behandlungen immer wieder mehr als nur „Erinnerungsfotos". Zudem nehmen viele Patienten am Ende des stationären Aufenthaltes gerne ein Aufnahme- und Entlassungsfoto mit. Damit wird das Behandlungsergebnis für den Betroffenen oft noch besser sichtbar.

■ Abb. 37.17, 37.18 und 37.19 zeigen Beispiele für fotografisch dokumentierte Behandlungsstadien.

Allerdings ist die fotografische Dokumentation mit Kosten verbunden. Bei der Entscheidung sind stets Kosten und Nutzen abzuwägen.

Als **Vorteile** sind hier zu nennen:
- Mit Fotos lassen sich Einzelheiten des Ödems wie Einziehungen, Narben, Hautzustand etc. darstellen.
- Fotos vermitteln einen „Eindruck" vom Ödemausmaß, vor allem dann, wenn es einen Bezug zur gesunden Seite gibt.

Als **Nachteile** sind zu erwägen:
- Fotos ermöglichen keine konkreten Angaben über das Ausmaß der Veränderungen.
- Sie sind nur aussagekräftig bei größeren und dadurch sichtbaren Volumenveränderungen.
- Fotos sind gerade heute leicht ma
- nipulierbar.

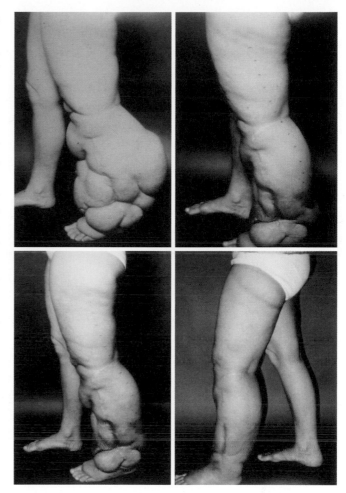

■ **Abb. 37.19** **a–d** 42-jährige Patientin mit extremem primärem Beinlymphödem (Elephantiasis). Zwischen **a** und **b** liegt ein Behandlungszeitraum von 4 Jahren

Damit ist die Fotodokumentation zwar sicherlich keine Alternative, aber doch eine sinnvolle Ergänzung zur Volumenbestimmung/Messung mit den genannten Methoden.

Serviceteil

© Springer-Verlag GmbH Deutschland, ein Teil von Springer Nature 2020
G. Bringezu, O. Schreiner (Hrsg.), *Lehrbuch der Entstauungstherapie*,
https://doi.org/10.1007/978-3-662-60576-9

Stichwortverzeichnis

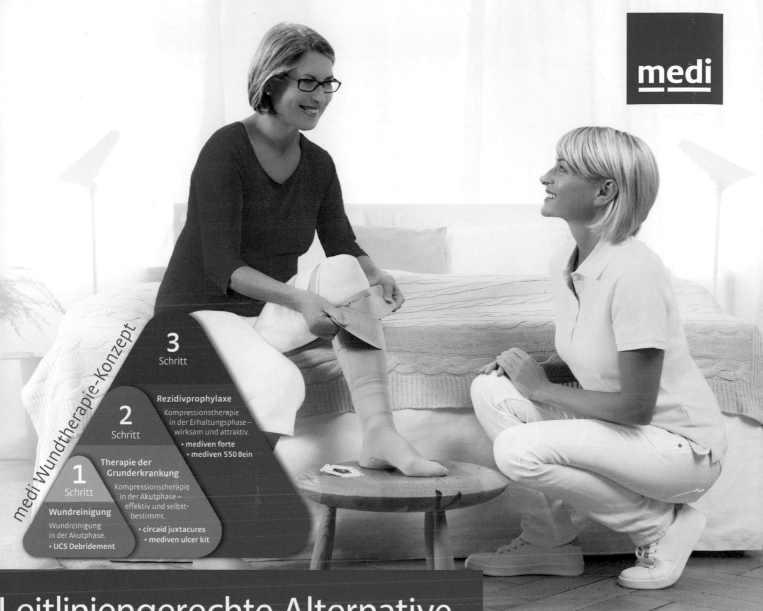

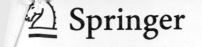
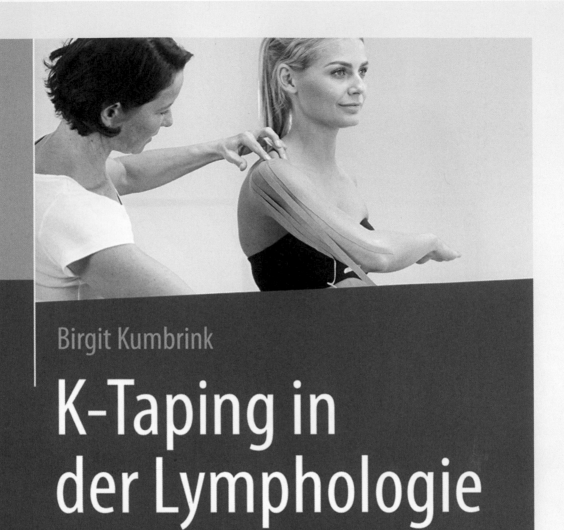